药物学基础与精准用药

主编　孙丽丽　徐凤兰　褚庆环　李培静
　　　张广瑞　赵凤青　刘吉燕　杨丽霞

U0190194

中国海洋大学出版社
·青岛·

图书在版编目（CIP）数据

药物学基础与精准用药 / 孙丽丽等主编. -- 青岛：
中国海洋大学出版社，2024.7. -- ISBN 978-7-5670
-3922-3

Ⅰ. R9

中国国家版本馆CIP数据核字第2024Z5V688号

Fundamentals of Pharmacy and Precision Medicine

出版发行	中国海洋大学出版社		
社　　址	青岛市香港东路23号	邮政编码	266071
出 版 人	刘文菁		
网　　址	http://pub.ouc.edu.cn		
电子信箱	369839221@qq.com		
订购电话	0532-82032573（传真）		
责任编辑	韩玉堂	电　　话	0532-85902349
印　　制	日照报业印刷有限公司		
版　　次	2024年7月第1版		
印　　次	2024年7月第1次印刷		
成品尺寸	185 mm×260 mm		
印　　张	37		
字　　数	941千		
印　　数	1～1000		
定　　价	238.00元		

发现印装质量问题，请致电0633-8221365，由印刷厂负责调换。

药物学作为一门研究药物与生物体之间相互作用的科学，其基础理论涵盖了药物的化学结构、作用机制、代谢途径，以及药物与生物大分子之间的相互作用等方面。对这些基础理论的深入理解，是药物研发和应用的基础，也是实现精准用药的关键。精准用药作为精准医疗的重要组成部分，旨在根据患者的个体差异和疾病特征，选择最适合的药物和剂量，以达到最佳的治疗效果。精准用药的实现，需要依赖对药物学基础理论的深入研究和应用。通过对药物作用机制的深入研究，可以更好地理解药物与生物体之间的相互作用，为精准用药提供理论支持。然而，精准用药的实现并非易事。药物与生物体之间的相互作用复杂多变，不同药物之间也可能存在相互作用。因此，在精准用药的过程中，需要综合考虑多种因素，包括药物的化学结构、作用机制、代谢途径，以及患者的遗传背景、疾病特征等。《药物学基础与精准用药》一书从药物学的基础理论出发，结合现代生物技术和临床数据，深入探讨精准用药的实现方法和策略。

本书从临床实际出发，紧密结合当前临床药物学的发展现状及趋势，重点就各科室用药进行了详细的讲解，包括药物的药理作用、临床应用、相互作用、不良反应等内容；并且介绍了临床常用中药的名称、用量、性味归经、炮制方法、常用配伍及临床应用等内容。本书内容翔实、简明精练，融科学性、先进性、系统性和实用性于一体，在坚持理论"必需、够用"的同时，有效地整合了药学与医学知识，可供临床医师、药师阅读参考。

由于药物学发展迅速，加之参与编写的人员较多，衷心希望广大读者在阅读过程中提出宝贵意见，使本书不断修订完善。

《药物学基础与精准用药》编委会
2024 年 4 月

Contents 目录

第一章　药物学基础

第一节　药物学发展史

人类自有史以来一直都在不断地和疾病、和自然环境作斗争。药物就是人类和疾病作斗争的重要手段。随着社会的进步和医药科学的发展,有关药物的知识越来越丰富,药物研究工作也越来越深入。对药物发现的历史及其经验教训加以回顾并预测未来的发展方向及特点就显得必要而且很有意义了。药物发展历史可分为以下几个时期。

一、天然植物为主要药物时期

凡是古代文明发达的国家,其医药的起源都很早。在中国,《诗经》中就已记载了一百多种可作药用的动、植物名称,可算是中国最早的药物记载。《神农本草经》是最早的药物学著作,大约成书于公元前一世纪。至明朝李时珍的《本草纲目》就已包括 1892 种药物。在西方,距今约近 2 000 年的罗马时代出现了格林(130—200 年),他集一生实践和搜集药物所得,编著了《药物学》,包括植物 540 种,动物 180 种,矿物 100 种。形成了后世长远流传的《格林药物学(制剂)》。

这一时期发展极缓。直到 16 至 18 世纪,在西欧封建社会内部发展了资本主义生产方式,资产阶级在争取建立自己统治的同时,为占有社会生产,攫取高额利润,也迫切要求发展科学技术,在自然科学研究中提倡实验的方法,主张对自然界进行分门别类的研究。于是,在社会生产发展需要的推动下,近代自然科学各学科才纷纷建立并迅速发展起来。威廉·哈维(William Harvey,1578—1657 年)于 1628 年出版《论心脏和血液的运动》一书,被认为是近代生理学诞生的标志,也就是生理学从医学中分离出来成为一门独立学科的开始。几乎同一时期产生了解剖学。但 200 年之后,约于 1846 年药理学才得以从一般药物学中分离出来。1828 年 Wöhler 合成尿素可以认为是有机化学诞生的标志。1897 年 Buchner 兄弟证明破碎酵母细胞的压出液能催化糖类发酵,引进了生物催化的概念,可以说是萌发了生物化学。这些学科的发展,大大推动了药学的发展。人们首先应用化学知识去分离提取天然药物的有效成分,这些工作当然又首先是从作用强烈的天然药物开始,对这些药物人们早有发现,例如,1805 年 Sertürner(德)分离出吗啡,1818 年 Pel étier等(法)分离出士的宁,1832 年 Robiquet(法)分离出可待因,1833 年 Mein 等分离出阿托品,1855 年 Niemann 等分离出可卡因。

一旦得到纯品,一批勇敢的生理学家即用动物试验其作用,于是诞生了药理学。一些临床医师将某些分离成分用于人体也获得成功。据记载,仅从 1805—1835 年的 30 年间即有约 30 种重要的有效成分被分离出来。这种分离天然药物的热潮一直持续到 20 世纪。因此可以说,从古代至 19 世纪末是利用天然药物的时期。这一时期长达数千年,人类所付出的代价是巨大的。

中国医药学有数千年的历史,正如伟人所说:中国医药学是一个伟大的宝库。因此中国创新药有一个很好的储库,中药的研发也是有许多值得借鉴的成功例子,在此仅举一例。中药麻黄的研究是百余年来比较著名的成功范例,重温麻黄的研究历史会给药学工作者以启迪。它告诉人们中药的研究与开发,必须走继承与发扬相结合的路子。

中药麻黄是中国特产而闻名世界的一种药材。中国生产的麻黄,产量大,质量好,居世界首位。麻黄又是第一个作为东方传统药材进行化学有效成分及药理研究并介绍给西方的重要药物。

麻黄为常用中药。中医认为:麻黄有发汗解表,宣肺平喘、利水消肿等功能,临床用于治疗风寒感冒、胸闷喘咳、风水浮肿、支气管哮喘等症。麻黄为麻黄科麻黄属植物草麻黄的干燥草质茎。其主要有效成分是生物碱,生物碱中主要为三对对应异构体的生物碱,即左旋麻黄碱也称麻黄素、右旋伪麻黄碱、左旋甲基麻黄碱、右旋甲基伪麻黄碱、左旋去甲基麻黄碱和右旋去甲伪麻黄碱。

在这些生物碱当中,左旋麻黄碱是具有中枢神经和交感神经兴奋作用的代表性成分,具有平喘、镇咳、发汗、利胆、升血压、收缩血管等作用,临床上常用于治疗哮喘、各种原因引起的低血压及鼻黏膜肿胀引起的鼻塞等症。由于它疗效可靠,毒性小,而且给药也十分方便,因此麻黄碱被世界公认为治疗支气管喘息的重要药物。近年来,对麻黄中的其他生物碱研究的结果也引起了人们的重视,如右旋伪麻黄碱具有很强的抗炎和利尿作用;甲基麻黄碱平喘效果好,但中枢兴奋、强心升压等作用很弱;左旋去甲基麻黄碱具有作用部位较专一的消除鼻黏膜肿胀作用等。一百多年来,麻黄的研究一直经久不衰。

麻黄素的发现早在 1885 年,日本人 G. Yamanashi 就曾在中国生长的麻黄草中提出一种不纯的粗成分。1887 年,日本学者 N. Nagai 首先由麻黄中分离得到麻黄碱结晶,并定名为 Ephedrine。麻黄中同左旋麻黄碱一起存在的另一个含量较多的生物碱是右旋伪麻黄碱,在发现麻黄碱后不久也被分得。其后,又陆续得到另外两对对应异构体:甲基麻黄碱,甲基伪麻黄碱;去甲基麻黄碱,去甲基伪麻黄碱。

麻黄素最重要的药理作用,是中国老一辈药学家陈克恢发现的。陈克恢接触了不少中医药知识,他曾目睹过中药治疗某些疑难危重疾病的神奇疗效,也有过中医药在某些疾病治疗中不如西医西药的亲身体验。他抱着科学救国的希望,远涉重洋赴美国留学,专攻药科,在大学期间,他较系统地学习并掌握了有机化学、植物学、药物化学、植物分类学和生药学的基础理论和基本实验技能。在实践中,他认识到如果要在当时的中国搞研究,还必须掌握生理学、药理学、生物化学及医学方面的知识和实验技能,于是他又进入了医学院,主攻生理学和药理学,掌握了一系列生理学和药理学的实验方法,并以优异的成绩和优秀的学位论文,获得了哲学博士(Ph.D)学位、医学博士(M.D)学位。1923 年陈克恢提前回国,决定从事中药方面的研究。陈克恢认为,麻黄的疗效经过几千年的验证是确实的,根据中医临床中麻黄的用途,他提取了麻黄碱,并进行了一系列药理实验。由于陈克恢具有较广泛的中医药知识,所以他最感兴趣的是麻黄碱的拟交感神经作用。实验结果完全证实了他的设想,1924 年他发表了其初步研究成果,接着第二篇论文又在美国发表;1926 年,他的又一篇论文在美国达拉斯 Dalas 医学年会上宣读,马上在西方引起轰动。至此,麻黄素在遭受 40 年冷遇之后,一跃而成为重要的拟交感神经药物。陈克恢相继发表了 20 余篇论文,对麻黄素的药理进行了更广泛深入的研究。并于 1930 年与 Schmidt 合著出版了关于麻黄素研究的专著。

1930 年,麻黄素首先被收载入当时出版的《中华药典》,日本、美国、英国、苏联等国的药典也纷纷收载,并同其他交感神经兴奋药物一起,出现在许多国家的教科书中。

中国的冯志东当时是陈克恢的助手,陈克恢做药理研究所用的麻黄素主要是由他提取的。后来他还利用麻黄碱和伪麻黄碱二者盐酸盐在氯仿中的不同溶解度,成功地分离了此两种生物碱,并合成了麻黄素的一些衍生物,又分析了麻黄中麻黄素的含量。中国另一位学者赵承嘏在 1926 年建立了利用麻黄碱与伪麻黄碱二者草酸盐在水中的不同溶解度将其分离的方法。该法现在还在应用。

麻黄素及其衍生物在心血管药物的开发研究方面,正日益受到重视,如近年来国外用苯丙醇胺为原料合成的 tinofedine,能舒张脑血管、强心、扩张冠状动脉。

一百多年来,麻黄一直是天然药物研究方面的热门课题之一。今后对麻黄的进一步研究也必将继续下去。中药在研究过程中把现代科学技术与继承发掘祖国中医药遗产紧密结合起来,就很有可能找到解决问题的突破口。

二、药物合成的兴起可以认为是药物发展时期

19 世纪中叶,当时所分离出的纯活性成分确有治病作用,但天然品数量有限、提取分离实属不易。到 20 世纪有一批年轻的有机化学家便开始一显身手,许多重要的化学药物相继被合成。化学治疗概念也得以产生和深化,1908 年 Ehrlich 合成含砷化合物"606"可以说是开了合成化合物的先河。1932 年百浪多息的发现则是一个重要的成就。虽然青霉素、链霉素等产自微生物,但有机化学也帮了大忙。一般认为,20 世纪前 40 年是寻找天然有效成分和合成药并举,通过大量筛选实验得到许多对急性传染病有效药物的时期。此阶段药物的迅速发展正是由于有机化学发展的结果,而且随着合成药的发展,药物化学也从普通有机化学中分离出来而形成一门独立学科;另一方面则是化学与医学的汇合。这一时期,所合成或分离出的药物不需经过漫长的实验研究阶段便进入临床试用并以其最终使用结果来判断其效用和毒性。这一时期努力的结果是形成了新药问世的黄金时期,而且对药物作用及其机理的研究也深入到细胞水平。但也孕育着新的问题,最终以 1959 年西德反应停药物上市,致使万余例"海豹型"畸胎出生,形成轰动一时的惨剧而完全结束了这一时期。

三、生物化学时期

生物化学时期主要是指 20 世纪 40—60 年代,在合成药物大量上市的同时,生物化学取得了巨大进展。生物化学的发展经历 3 个阶段。首先是确定生物体的物质组成,然后描述其组成成分的性质和含量等,此即叙述生物化学阶段。至 20 世纪 30 年代本阶段已经完成而开始向动态生物化学过渡,即研究各种物质组成在生物体内的代谢变化,以及酶、维生素、激素等在代谢中的作用。至 20 世纪 30 年代,大多数维生素已被分离成功,并发现了胰岛素;40 年代肾上腺皮质激素等激素研究形成高潮而且糖代谢、脂肪代谢、蛋白质代谢、能量代谢等基本动态变化过程也相继得到阐述。这就吸引人们更进一步去研究体内活性物质及其功能,因而在体内活性物质基础上形成一系列激素、维生素及其类似药物,同时也为在分子水平上研究药物的作用奠定了基础。

四、生物药学时期

20世纪70年代以来的近30年,医学、化学、生物学三者紧密结合,研究体内调控过程,从整体直达分子水平,多学科渗透,进入生物药学时期。此阶段远比前述各段发展迅速,成果辉煌。

(一)这一时期研究技术上的进展主要体现

(1)电子显微镜等的应用,使对组织的观察深入到亚细胞水平。

(2)同位素技术如液闪计数、放射免疫测定等,使对物质测定灵敏度达到 10^{-12} mol 和 10^{-15} mol 水平。

(3)离心、电泳、层析、低温、大孔树脂、膜分离等技术的突飞猛进,使分离、鉴别、保存精细成分成为可能。

(4)分离分析技术,尤其液相色谱,LC-MS、LC-MS-MS 联用技术在药物研究开发中应用,使药物代谢物的研究产生了质的飞跃。

(5)单克隆技术、基因重组技术等使得基因的解析、确证、创新成为现实。

(二)研究的新成果新水平主要体现

(1)对生物膜的认识大大深化,生物信息跨膜传递机理及相关问题如前列腺素、白三烯、血栓烷素等的作用及变化都远比以前清楚。

(2)以 Camp 发现蛋白激酶胞内磷酸化过程为开端的研究揭示了生物体细胞内的许多重要代谢调控过程。

(3)受体学说已从30年代的仅仅是设想,发展到分离出乙酰胆碱、胰岛素、吗啡等受体,对乙酰胆碱受体,其亚基及一级结构都已通过 DNA 重组技术得到解决。

(4)对生物体内的微量元素如 Zn^{2+}、Ca^{2+}、Mg^{2+}、Se^{2+} 等的研究揭示了许多重要功能等。

在分子水平上对生物体内调控过程有了新认识,加上生物化学原已取得的成就,就使得人们可以研究药物分子怎样与机体内各种大小分子,特别是与生物高分子相互作用,这便是生化药理学研究的主要内容。对正常及疾病变化的分子过程有了确切了解,设计新药就有了可靠基础,药物作用机理也才能得到确切的说明。

(曾 亚)

第二节 药物代谢动力学

一、药物的体内转运与转化

药物的体内过程是指药物经各种途径进入机体到排出体外的过程,包括吸收、分布、代谢和排泄统称为药物转运,药物在体内的吸收、分布、排泄过程中,不发生化学结构的改变而仅是空间位置的改变。代谢变化过程也称为生物转化;药物代谢和排泄合称消除。药物的体内过程见图1-1。

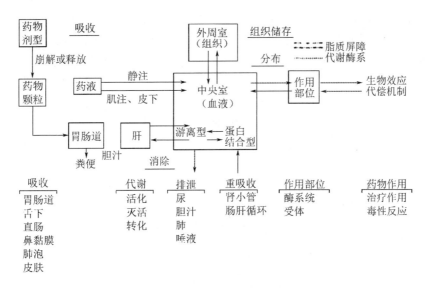

图 1-1 药物在体内的转运与转化

药动学研究反映的是药物在动物或人体内动态变化规律,除可作为药效学和毒理学研究借鉴外,同时也是新药研究开发、先导化合物设计与筛选及申报临床研究或药品生产所必须提交的重要资料。研究结果还可以为确定适应证,选择给药途径、剂型,优化给药方案(如调整剂量与给药间隔时间)等临床应用提供参考依据。

(一)药物的跨膜转运

药物在体内的转运与转化或从用药部位到引起药理效应,均需要通过各种生物膜。生物膜是细胞外表的质膜和细胞内的各种细胞器膜如核膜、线粒体膜、内质网膜、溶菌酶膜等的总称。它由脂质双分子层构成,其间镶嵌着外在蛋白,可伸缩活动,具有吞噬、胞饮作用。另一类为内在蛋白,贯穿整个质膜,组成生物膜的受体、酶、载体和离子通道等。药物的吸收、分布、排泄及代谢与物质的跨膜转运密切相关。

跨膜转运的方式主要有被动转运、主动转运和膜动转运,见图 1-2。

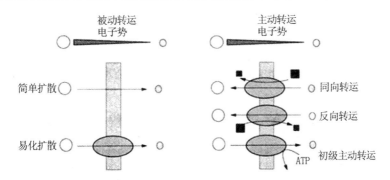

图 1-2 药物的跨膜转运

1.被动转运

被动转运是指药物分子顺着生物膜两侧的浓度梯度,由高浓度的一侧扩散到低浓度的一侧而不需要消耗 ATP,转运速度与膜两侧的浓度差成正比。浓度梯度越大,扩散越容易,当膜两侧浓度达到平衡时转运停止。生物膜脂双层分子内部为疏水性，带电荷的物质如离子很难通过。药物跨膜转运的扩散率主要取决于相对分子质量的大小、在脂质中的相对可溶性和膜的通透性。它包括简单扩散、滤过和异化扩散。

(1)简单扩散：简单扩散又称为脂溶扩散，脂溶性药物可溶于脂质而通过细胞膜。药物的脂/水分配系数越大，在脂质层浓度越高，跨膜转运速度越快。大多数的药物转运方式属简单扩散。其扩散速率 R 与药物的扩散常数 D'、膜的面积 A 及药物的浓度梯度($c1-c2$)成正比，与膜的厚度 X 成反比。其中，最主要的因素是浓度梯度。一般而言，扩散速率符合 Fiek 定律。

$$R = D'A(c1-c2)/X$$

药物解离度对简单扩散有很大的影响。多数药物是弱酸性或弱碱性有机化合物，在体液中可部分解离。解离型药物极性大、脂溶性小、难以扩散；非解离型药物极性小、脂溶性大而容易跨膜扩散。非解离型药物离子化程度受其解离常数 pK_a 及体液 pH 的影响，可用 Handerson-Hasselbalch 公式表示。式中 pK_a 是药物解离常数的负对数值。

$HA \leftrightarrow H^+ + A^-$	$BH^+ \leftrightarrow H^+ + B^-$
$Ka = [H^+][A^-]/[HA]$	$K_a = [H^+][B^-]/[BH^+]$
$pK_a = pH + lg([HA]/[A^-])$	$pK_a = pH + lg([BH^+]/[B])$
$[HA]/[A^-] = lg^{-1}(pK_a - pH)$	$[BH^+]/[B] = lg^{-1}(pK_a - PH)$

pK_a 是弱酸性或弱碱性药物在 50% 解离时溶液的 pH，各药均有其固定的 pK_a。当 pK_a 与 pH 的差值以数学值增减时，药物的离子型与非离子型浓度比值相应以指数值变化，pH 的改变则可明显影响弱酸性或弱碱性药物的解离度。非离子型药物可以自由穿透，而离子型药物不易跨膜转运，这种现象称为离子障。利用这个原理可以改变药物吸收或排泄的速度，对于促进药物吸收、加速体内毒物排泄具有重要的临床意义。例如，弱酸性药物在胃液中非离子型多，在胃中即可被吸收；弱碱性药物在酸性胃液中离子型多，主要在小肠吸收；碱性较强的药物如胍乙啶($pK_a = 11.4$)及酸性较强的药物如色甘酸钠($pK_a = 2$)在胃肠道基本都已离子化，由于离子障原因，吸收均较难。$pK_a < 4$ 的弱碱性药物如地西泮($pK_a = 3.3$)及 $pK_a > 7.5$ 的弱酸性药物如异戊巴比妥($pK_a = 7.9$)在胃肠道 pH 范围内基本都是非离子型，吸收都快而完全。

由上述分析可知，弱酸性药物在酸性环境中不易解离，在碱性环境中易解离，弱碱性药物与之相反。在生理 pH 变化范围内，弱酸性或弱碱性药物大多呈非解离型，被动扩散较快。一般而言，pK_a 为 3.0~7.5 的弱酸药及 pK_a 为 7~10 的弱碱药受 pH 影响较大。强酸、强碱及强极性的季铵盐可全部解离，故不易透过生物膜而难以被吸收。

(2)滤过：滤过又称为水溶扩散，是指直径小于膜孔的水溶性的极性或非极性药物，借助膜两侧的流体静压和渗透压被水携带到低压侧的过程。滤过是指有外力促进的扩散，如肾小球滤过等。其相对扩散率与该物质在膜两侧的浓度差成正比，相对分子质量<100、不带电荷的极性分子等水溶性药物可通过水溶扩散跨膜转运。

(3)易化扩散：易化扩散又称为载体转运，是通过细胞膜上的某些特异性蛋白质——通透酶帮助而扩散，不需要消耗 ATP。如葡萄糖进入红细胞需要葡萄糖通透酶，铁剂转运需要转铁蛋白，胆碱进入胆碱能神经末梢、甲氨蝶呤进入白细胞等分别通过特异性通透酶，或与这种分子或离子结构非常相似的物质。当药物浓度过高时，载体可被饱和，转运率达最大值。载体可被类似物占领，表现竞争性抑制作用。

2.主动转运

主动转运又称逆流转运,是指药物从细胞膜低浓度一侧向高浓度一侧转运,其转运需要膜上特异性的载体蛋白并消耗 ATP,如 Na^--K^+-ATP 酶(钠泵)、Ca^{2+},Mg^{2+}-ATP 酶(钙泵)、质子泵(氢泵)、儿茶酚胺再摄取的胺泵等。主动转运具有饱和性,当同一载体转运两种药物时,可出现竞争性抑制现象,如丙磺舒可竞争性地与青霉素竞争肾小管上皮细胞膜载体,从而抑制青霉素的体内排泄,延长青霉素在机体内的有效浓度时间。

3.膜动转运

大分子物质的转运伴有膜的运动称为膜动转运。

(1)胞饮:胞饮又称吞饮或入胞,是指某些液态蛋白质或大分子物质可通过生物膜的内陷形成小胞吞噬而进入细胞,如脑垂体后叶粉剂可从鼻黏膜给药吸收。

(2)胞吐:胞吐又称胞裂外排或出胞,是指某些液态大分子物质可从细胞内转运到细胞外,如腺体分泌及递质释放等。

(二)药物的体内过程

药物的体内过程包括吸收、分布、生物转化和排泄。

1.吸收

药物的吸收是指药物自体外或给药部位经过细胞组成的屏蔽膜进入血液循环的过程。血管给药可使药物迅速而准确地进入体循环,没有吸收过程。除此之外,药物吸收的快慢和多少常与给药途径、药物的理化性质、吸收环境等密切相关。一般情况下,常用药物给药途径的吸收速度:气雾吸入>腹腔>舌下含服>直肠>肌内注射>口服>皮肤。

(1)胃肠道吸收:口服给药是最常用的给药途径。小肠内 pH 接近中性,黏膜吸收面广、血流量大,是主要的吸收部位。药物经消化道吸收后,通过门静脉进入肝脏,最后进入体循环。有些药物在通过肠黏膜及肝脏时,部分可被代谢灭活,导致进入体循环的药量减少,称为首关消除。舌下给药或直肠给药方式分别通过口腔、直肠及结肠的黏膜吸收,虽然吸收表面积小,但血流供应丰富,可避免首关消除效应且吸收迅速;但其缺点是给药量有限,有时吸收不完全。

影响胃肠道药物吸收的因素有很多,如药物的剂型、药片的崩解速度、胃的排空速率、胃液的pH、胃内容物的多少和性质等。排空快、蠕动增加或肠内容物多,可阻碍药物接触吸收部位,使吸收减慢变少;油及高脂肪食物则可促进脂溶性药物的吸收。

(2)注射给药:肌内注射及皮下注射药物沿结缔组织吸收,后经毛细血管和淋巴内皮细胞进入血液循环。毛细血管具有微孔,常以简单扩散及滤过方式转运。药物的吸收速率常与注射部位的血流量及药物剂型有关。肌肉组织的血流量比皮下组织丰富,故肌内注射比皮下注射吸收快。水溶液吸收迅速,油剂、混悬剂或植入片可在局部滞留,吸收慢,作用持久。

(3)呼吸道给药:肺泡表面积大,与血液只隔肺泡上皮及毛细管内皮各一层且血流量大,药物到达肺泡后吸收极其迅速,气体及挥发性药物(如全身麻醉药)可直接进入肺泡。气雾剂为分散在空气中的极细气体或固体颗粒,颗粒直径为 $3\sim10~\mu m$,可到达细支气管,如异丙肾上腺素气雾剂可用于治疗支气管哮喘;$<2~\mu m$ 可进入肺泡,但粒子过小又可随气体排出;粒径过大的喷雾剂大多滞留于支气管,可用于鼻咽部的局部治疗,如抗菌、消炎、祛痰、通鼻塞等。

(4)经皮给药:完整的皮肤吸收能力差,除汗腺外,皮肤不透水,但脂溶性药物可以缓慢通透。外用药物主要发挥局部作用,如对表皮浅表层,可将药物混合于赋形剂中敷在皮肤上,待药物溶出即可进入表皮。近年来有许多促皮吸收剂可与药物制成贴皮剂,如硝苯地平贴皮剂以达到持久的全身疗效,对于容易经皮吸收的硝酸甘油也可制成缓释贴皮剂预防心绞痛发作。

2.分布

药物进入体内循环后,经各种生理屏障到达机体组织器官的过程称为药物的分布。影响药物分布的因素主要有以下5种。

(1)药物与血浆蛋白的结合:大多数药物与血浆蛋白呈可逆性结合,酸性药物多与清蛋白结合,碱性药物多与 α_1 酸性糖蛋白结合,还有少数药物与球蛋白结合。只有游离型药物才能转运至作用部位产生药理效应,通常也只有游离型药物与药理作用密切相关。结合型药物由于相对分子质量增大,不能跨膜转运及代谢或排泄,仅暂时储存于血液中,称为药物效应的"储藏库"。结合型药物与游离型药物处于相互转化的动态平衡中,当游离型药物被分布、代谢或排泄时,结合型药物可随时释放游离型药物而达到新的动态平衡。通常蛋白结合率高的药物在体内消除较慢,药理作用时间维持较长。

药物与血浆蛋白结合特异性低,而血浆蛋白结合点有限,因此两个药物可能与同一蛋白结合而发生竞争性抑制现象。如某药结合率达99%,当被另一种药物置换而下降1%时,游离型(具有药理活性)药物浓度在理论上将增加100%,可能导致中毒。不过一般药物在被置换过程中,游离型药物会加速被消除,血浆中游离型药物浓度难以持续增高。药物也可能与内源性代谢物竞争与血浆蛋白结合,如磺胺药置换胆红素与血浆蛋白结合,在新生儿中应用可能导致核黄疸症。血浆蛋白过少(如肝硬化)或变质(如尿毒症)时,药物血浆蛋白结合率下降,也容易发生毒性反应。

(2)局部器官血流量:人体组织脏器的血流量分布以肝最多,肾、脑、心次之,这些器官血流丰富,血流量大。药物吸收后由静脉回到心脏,从动脉向体循环血流量大的器官分布,脂溶性静脉麻醉药如硫喷妥钠先在血流量大的脑中发挥麻醉效应,然后向脂肪等组织转移,此时脑中药物浓度迅速下降,麻醉效应很快消失。这种现象称为再分布。药物进入体内一段时间后,血药浓度趋向"稳定",分布达到"平衡",但各组织中药物并不均等,血浆药物浓度与组织内浓度也不相等。这是由于药物与组织蛋白亲和力不同所致,因此,这种"平衡"称为假平衡,此时的血浆药物浓度高低可以反映靶器官药物结合量多少。药物在靶器官的浓度决定药物效应的强弱,故测定血浆药物浓度可以估算药物效应强度。某些药物可以分布至脂肪、骨质等无生理活性组织形成储库,或结合于毛发指(趾)甲组织。

(3)体液的 pH:药物的 pK_a 及体液 pH 是决定药物分布的另一重要因素,细胞内液 pH(约为7)略低于细胞外液(约为7.4),弱碱性药物在细胞内浓度略高,在细胞外浓度略低;而弱酸性药物则相反。口服碳酸氢钠碱化血液及尿液,可使脑细胞中的弱酸性巴比妥类药物向血浆转移,加速自尿排泄而缓解中毒症状,这是抢救巴比妥类药物中毒的措施之一。

(4)血-脑屏障:血-脑屏障是血-脑、血-脑脊液及脑脊液-脑3种屏障的总称,能阻碍药物穿透的主要是前两者。脑是血流量较大的器官,脑毛细血管内皮细胞间紧密连接,基底膜外还有一层星状细胞包围,药物较难穿透,因此药物在脑组织的浓度一般较低,脑脊液不含蛋白质,即使少量未与血浆蛋白结合的脂溶性药物可以穿透进入脑脊液,其后药物进入静脉的速度较快,故脑脊液中药物浓度总是低于血浆浓度,这是大脑的自我保护机制。脂溶性高、游离型分子多、相对分子质量较小的药物可以透过血-脑屏障。脑膜炎症时,血-脑屏障通透性增加,与血浆蛋白结合较少的磺胺嘧啶能进入脑脊液,可用于治疗化脓性脑脊髓膜炎。此外,为了减少中枢神经不良反应,对于生物碱可将之季铵化以增加其极性,如将阿托品季铵化变为甲基阿托品后不能通过血-脑屏障,即不致发生中枢兴奋反应。

(5)胎盘屏障:将母亲与胎儿血液隔开的胎盘也能起屏障作用。胎盘的生理作用是母亲与胎儿间交换营养成分与代谢废物,药物可通过胎盘进入胎儿血液,其通透性与一般的毛细管无显著差别,只是到达胎儿体内的药物量和分布时间的差异,如母亲注射磺胺嘧啶 2 h 后才能与胎儿达到平衡。应该注意的是,几乎所有药物都能穿透胎盘屏障进入胚胎循环,在妊娠期间应禁用对胎儿发育有影响的药物。

3.生物转化

药物在体内经某些酶作用使其化学结构发生改变称为药物的生物转化,又称药物代谢,是体内药物作用消除的重要途径。

活性药物经生物转化后成为无活性的代谢物,称灭活;无活性或低活性药物转变为有活性或强活性药物,称为活化。大多数脂溶性药物在体内经生物转化变成极性大或解离型的代谢物,水溶性增大而不易被肾小管重吸收,利于从肾脏排出;某些水溶性高的药物在体内可不经转化以原型从肾脏排出。

机体内进行生物转化的器官主要是肝脏,胃肠道黏膜、肾脏、肺脏、体液和血液等也可参与重要的生物转化代谢作用。药物代谢通常分为两相:Ⅰ相反应包括氧化、还原或水解;Ⅱ相反应为结合反应。Ⅰ相反应主要是体内药物在某些酶,主要是肝药酶作用下,引入或除去某些功能基团如羟基、羧基和氨基等,使原型药物成为极性强的代谢产物而灭活,但少数例外(反而活化),故生物转化不能称为解毒过程。Ⅱ相反应是在某些酶作用下,药物分子结构中的极性基团与体内化学成分如葡萄糖醛酸、硫酸、甘氨酸、谷胱甘肽等结合,生成强极性的水溶性代谢产物排出体外。Ⅱ相反应和部分Ⅰ相反应的代谢产物易通过肾脏排泄。

药物在机体内的生物转化本质上是酶促反应,其催化酶主要有两大类:特异性酶与非特异性酶。特异性酶是指具有高选择性、高活性催化作用的酶,如胆碱酯酶(AchE)特异性灭活乙酰胆碱(Ach)、单胺氧化酶(monoamin oxidase,MAO)转化单胺类药物。

非特异性酶指肝脏微粒体的细胞色素 P450 酶系统,是促进药物生物转化的主要酶系统,故又简称肝药酶,现已分离出 70 余种。它是由许多结构和功能相似的肝脏微粒体的细胞色素 P450 同工酶组成的。其基本作用是获得两个 H^-,接受一个氧分子,其中一个氧原子使药物羟化,另一个氧原子与两个 H 结合成水($RH+NADPH+O_2+2H^+\rightarrow ROH+NADP^++H_2O$),没有相应的还原产物,故又名单加氧酶,能与数百种药物起反应。此酶系统活性有限,在药物间容易发生竞争性抑制。它又不稳定,个体差异大,且易受药物的诱导或抑制。例如,苯巴比妥能促进光面肌浆网增生,其中 P450 酶系统活性增加,加速药物生物转化,这是其自身耐受性及与其他药物交叉耐受性的原因。西咪替丁抑制 P450 酶系统活性,可使其他药物效应敏化。

肝药酶催化的氧化反应如图 1-3 所示。

4.排泄

药物在体内经吸收、分布、代谢后,最终以原型或代谢产物经不同途径排出体外称为排泄。挥发性药物及气体可从呼吸道排出,非挥发性药物主要由肾脏排泄。

(1)肾脏排泄:肾脏是主要的排泄器官。肾小球毛细管膜孔较大、滤过压也较高,故通透性较大。游离的药物能通过肾小球过滤进入肾小管。随着原尿水分的回收,肾小管中药物浓度上升。当超过血浆浓度时,那些极性低、脂溶性大的药物易经肾小管上皮细胞再吸收而向血浆扩散,排泄较少也较慢。只有那些经生物转化的极性高、水溶性代谢物不能被再吸收而顺利排出。有些药物在近曲小管由载体主动转运进入肾小管,排泄较快。肾小管有两个主动分泌通道,一是弱酸类通道,另一是弱碱类通道,分别由两类载体转运,同类药物间可能有竞争性抑制。例如,丙磺舒抑制青霉素主动分泌,使后者排泄减慢,药效延长并增强。碱化尿液使酸性药物在尿中离子化,酸化尿液使碱性药物在尿中离子化,利用离子障原理阻止药物再吸收,加速其排泄,这是药物中毒常用的解毒方法。

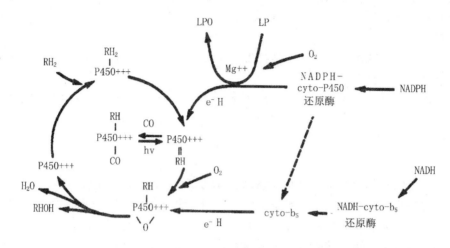

图 1-3　细胞色素 P450 酶系统对药物氧化过程示意图

　　(2)胆汁排泄:有些药物及其代谢产物可自胆汁排泄,原理与肾排泄相似,但不是药物排泄的主要途径。药物自胆排泄有酸性、碱性及中性 3 个主动排泄通道。一些药物在肝细胞与葡萄糖醛酸等结合后排入胆中,随胆汁到达小肠后被水解,游离药物被重吸收,称为肝肠循环。在胆道引流患者,药物的血浆半衰期将显著缩短,如氯霉素、洋地黄等。

　　(3)乳腺排泄:乳汁 pH 略低于血浆,一些碱性药物(如吗啡、阿托品等)可以自乳汁排泄,哺乳期妇女用应慎重,以免对婴儿引起不良反应。

　　5.其他

　　药物还可从肠液、唾液、泪水或汗液中排泄。胃液酸度很高,某些生物碱(如吗啡等)注射给药也可向胃液扩散,洗胃是中毒治疗和诊断的措施。药物也可自唾液及汗液排泄。粪中药物多数是口服未被吸收的药物。肺脏是某些挥发性药物的主要排泄途径,检测呼出气中的乙醇量是诊断酒后驾车的快速简便方法。

二、体内药量变化的时间过程

(一)药物浓度-时间曲线

　　体内药量随时间而变化的过程是药动学研究的中心问题。在药动学研究中,药物在体内连续变化的动态过程可用体内药量或血药浓度随时间变化表示。在给药后不同时间采血,测定机体血药浓度,以血药浓度为纵坐标、时间为横坐标所绘制的曲线图称为药物浓度-时间蓝线图(简称药-时曲线)。通过药-时曲线可定量分析药物在体内的动态变化过程。

　　图 1-4 所示的是单次非血管途径给药后药物浓度与时间的关系及变化规律。药-时曲线可分为三期:潜伏期、持续期及残留期。潜伏期是指给药后到开始出现疗效的一段时间,主要反映药物的吸收和分布过程。静脉注射给药一般无潜伏期。当药物的吸收消除相等时达到峰浓度

（$C_{\max}$），通常与药物剂量成正比。从给药时至峰浓度的时间称为药峰时间（t_{peak}）。持续期是指药物维持有效浓度的时间，长短与药物的吸收及消除速率有关；在曲线中以位于最小有效浓度（MEC）以上的时段称为有效维持时间。残留期是指体内药物已降到有效浓度以下，但又未能从体内完全消除，其长短与消除速率有关。由图1-4可知，药物在体内的吸收、分布和排泄没有严格的界限，只是在某一个阶段以某一过程为主。由药-时曲线与横坐标形成的面积称为线下面积（area under the curve，AUC），反映进入体循环药物的相对量，其大小与进入体内的药量成正比。

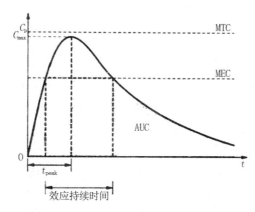

图1-4 药物浓度-时间曲线

（二）药代动力学模型

房室模型是研究和应用较多的模型，它是依据药物在体内转运的速率和差异性，以试验与理论相结合而设置的数学模型。房室模型假设人体作为一个系统，按动力学特点内分很多房室。这个房室的概念与解剖部位或生理功能无关，而是将对药物转运速率相同的部位均视为同一房室。目前常用的动力学分析有一室模型、二室模型和非房室模型。

1.开放性一室模型

用药后，药物进入血液循环并立即分布到全身体液和各组织器官中而迅速达到动态平衡，见图1-5。

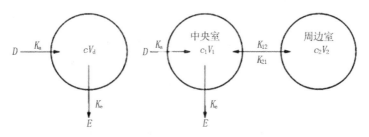

图1-5 药代动力学模型

D：用药剂量；K_a：吸收速率常数；c：血药浓度；V_d：表观分布容积；cV_d：体内药量；
K_e：消除速率常数；E：消除药量；K_{12}：药物由中央室转至周边室的一级速率常数

2.开放性二室模型

药物在体内组织器官中的分布速率不同，即中央室（血流丰富的器官如心、肝、肾）和周边室（血流量少的器官如骨、脂肪）。给药后药物迅速分布到中央室，然后再缓慢分布至周边室（图1-5）。中央室及周边室间的转运是可逆的，即$K_{12}=K_{21}$，但药物只能从中央室消除。大多数药物在体内的转运和分布符合二室模型。

(三)药物消除动力学模型

从生理学上看,体液被分为血浆、细胞间液及细胞内液几个部分。为了说明药动学基本概念及规律,现假定机体为一个整体,体液存于单一空间,药物分布瞬时达到平衡(一室模型)。问题虽然被简单化,但所得理论公式不失为临床应用提供了基本规律。按此假设条件,药物在体内随时间的变化可用下列基本通式表达:

$$\frac{\mathrm{d}c}{\mathrm{d}t} = kc^n$$

式中,c 为血药浓度,常用血浆药物浓度;k 为常数;t 为时间。

由于 c 为单位血浆容积中的药量(A),故 c 也可用 A 代替:$\mathrm{d}A/\mathrm{d}t = kc^n$($n=0$,为零级动力学;$n=1$,为一级动力学)。药物吸收时 c(或 A)为正值,消除时 c(或 A)为负值。

1.零级消除动力学

单位时间内体内药物按照恒定量消除,称为零级动力学消除,又称恒量消除。公式如下:

$$\frac{\mathrm{d}c}{\mathrm{d}t} = -kc^n$$

当 $n=0$ 时,$-\mathrm{d}c/\mathrm{d}t = Kc_0 = K$(为了和一级动力学中消除速率常数区别,用 K 代替 k)。其药-时曲线的下降部分在半对数坐标上呈曲线(图 1-6),称为非线性动力学。体内药物浓度远超过机体最大消除能力时,机体只能以最大消除速率将体内药物消除。消除速率与 c_0 大小无关,因此是恒速消除。例如,饮酒过量时,一般常人只能以每小时 10 mL 乙醇恒速消除。当血药浓度下降至最大消除能力以下时,则按一级动力学消除。按零级动力学消除的药物,其 $t_{1/2}$ 不是一个恒定的值,可随血药浓度变化而变化。

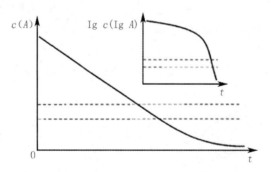

图 1-6 药物在体内消除过程中的药-时曲线

2.一级消除动力学

单位时间内体内药物按恒定的比例消除,称为一级动力学消除,又称恒比消除。公式如下:

$$\frac{\mathrm{d}c}{\mathrm{d}t} = -kc^n$$

当 $n=1$ 时,$\mathrm{d}c/\mathrm{d}t = k_e c^1 = ke^c$($k$ 用 k_e 表示消除速率常数)。当机体消除能力远高于血药浓度时,药物从体内的消除按一级动力学消除。进入体内的药物大多是按一级动力学消除的,药物的 $t_{1/2}$ 是恒定的。

$$c_t = c_0 e^{-k_e t}$$

取自然对数,

$$\ln c_t = \ln c_o - k_e t$$

换算成常用对数，$\ln c_t = \ln c_o - \dfrac{k_e}{2.303} t$。

$$t = \lg \dfrac{c_o}{c_t} \times \dfrac{2.303}{k_e}$$

当 $c_t = 1/2 c_o$ 时，t 为药物半衰期$(t_{1/2})$：$t_{1/2} = \lg 2 \times \dfrac{2.303}{k_e} = \dfrac{0.693}{k_e}$。

可见，按一级动力学消除的药物半衰期与 c 大小无关，是恒定值。体内药物按瞬时血药浓度（或体内药量）以恒定的百分比消除，单位时间内实际消除的药量随时间递减。消除速率常数(k_e)的单位是 h^{-1}，它不表示单位时间内消除的实际药量，而是体内药物瞬时消除的百分率。例如，$k_e = 0.5\ h^{-1}$ 不是说每小时消除 50%（如果 $t_{1/2} = 1\ h$ 则表示每小时消除 50%）。按 $t_{1/2} = 0.693/k_e$ 计算，$t_{1/2} = 1.39\ h$，即需 $1.39\ h$ 后才消除 50%。再按计算，$1\ h$ 后体内尚存 60.7%。绝大多数药物都按一级动力学消除。这些药物在体内经过 t 时后尚存。

$$A_t = A_o c^{-k_e t}, k_e = 0.693/t_{1/2}$$

t 以 $t_{1/2}$ 为单位计算（即 $t = n \times t_{1/2}$），则 $A_t = A_o^{0.693} \times n = A_o (\dfrac{1}{2})^n$。

当 $n = 5$ 时，$A_t \approx 3\% A_o$，即经过 5 个 $t_{1/2}$ 后体内药物已基本消除。与此相似，如果每隔一个 $t_{1/2}$ 给药一次(A_o)，则体内药量（或血药浓度）逐渐累积，经过 5 个 $t_{1/2}$ 后，消除速率与给药速率相等，达到稳态。

(四)药代动力学的重要参数

1.生物利用度

生物利用度是指药物经肝脏首关消除后，进入机体循环的相对量和速度，其公式如下。

绝对生物利用度：$F = （AUC\ 血管外/AUC\ 血管内）\times 100\%$。

相对生物利用度：$F = （AUC\ 受试制剂/AUC\ 标准制剂）\times 100\%$。

从图 1-7 可以看出，某药剂量相等的三种制剂，它们的 $F(AUC)$ 值相等，但 t_{peak} 及 C_{max} 不等。

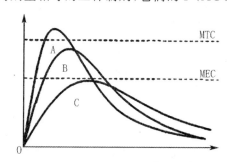

图 1-7 某药剂量相等的三种制剂的生物利用度比较

绝对生物利用度是血管外给药的 AUC 与静脉给药的 AUC 比值的百分率；而相对生物利用度是以相同给药途径来比较测试药物的 AUC 与对照标准药物 AUC 比值的百分率，常用于比较和评价不同厂家生产的同一剂型或同一厂家某一剂型不同批号的吸收率，是衡量药物制剂质量的重要指标。

2.血浆清除率(plasma clearance，CL)

它是药物在肝、肾等消除率的总和，即单位时间内多少容积血浆中的药物被消除干净，单位

用 $L \cdot h^{-1}$ 或 mL/min，计算公式：$CL = k_e V_d = c_0 V_d / AUC = A / AUC$。

按照一级动力学消除的药物，V_d（表观分布容积）和 CL 都是很重要的药动学参数。V_d 由药物的理化性质所决定。而 CL 由机体清除药物的主要组织器官的清除能力决定，因而：$CL = CL_{肾脏} + CL_{肝脏} + CL_{其他组织}$。

可见药物的血浆清除率受多个器官功能的影响。当某个重要脏器如肝或肾的功能下降时，CL 值将下降，从而影响机体的血浆清除率。肝功能下降常影响脂溶性药物的清除率，肾功能下降则主要影响水溶性药物的清除率。

3.表观分布容积

按测得的血浆浓度计算该药应占有的血浆容积。它是指静脉注射一定量（A）药物待分布平衡后，计算公式：$V_d = A / c_0 = FD / c_0$。

式中，A 为体内已知药物总量；c_0 为药物在体内达到平衡时测得的药物浓度；F 为生物利用度；D 为给药量。V_d 是表观数值，不是实际的体液间隔大小。除少数不能透出血管的大分子药物外，多数药物的 V_d 值均大于血浆容积。与组织亲和力大的脂溶性药物，其 V_d 可能比实际体重的容积还大。

4.血浆半衰期（$t_{1/2}$）

它是指血浆药物浓度消除一半所需的时间。

药物半衰期公式为 $t_{1/2} = \dfrac{0.693}{k_e}$。

由此可知，按一级动力学消除的药物，其 $t_{1/2}$ 与浓度无关，为恒定值，体内药物总量每隔 $t_{1/2}$ 消除一半。

零级消除动力学的半衰期 $t_{1/2} = 0.5 c_0 / k$。

血浆半衰期 $t_{1/2}$ 在临床治疗中有非常重要的意义：①血浆半衰期 $t_{1/2}$ 反映机体消除药物的能力和消除药物的快慢程度。②按一级动力学消除的药物，一次用药后，经过 5 个 $t_{1/2}$ 后可认为体内的药物基本消除（<15%）；而间隔一个 $t_{1/2}$ 给药一次，则连续 5 个 $t_{1/2}$ 后体内药物浓度可达到稳态水平。③肝肾功能不良的患者，其药物的消除能力下降，药物的 $t_{1/2}$ 延长。

（五）连续多次用药的血药浓度变化

临床治疗常需连续给药以维持有效的血药浓度。在一级动力学药物中，开始恒速给药时，药物吸收快于药物消除，体内药物蓄积。按计算约需 5 个 $t_{1/2}$ 达到血药稳态浓度（c_{xs}）（图 1-8），此时给药速度（R_A）与消除速度（R_E）相等。

$$C_{xs} = \frac{R_E}{CL} = \frac{R_A}{CL} = \frac{D_{m/\tau}}{CL} = \frac{D_{m/\tau}}{k_e V_d} \quad (\tau \text{ 为给药间隔时间})$$

可见，C_{xs} 随给药速度（$R_A = D_{m/\tau}$）快慢而升降，到达 C_{xs} 的时间不因给药速度加快而提前，它取决于药物的 k_e 或 $t_{1/2}$。据此，可以用药物的 $k_e V_d$ 或 CL 计算给药速度，以达到所需的有效药物浓度。

静脉恒速滴注时，血药浓度可以平稳地到达 C_{xs}，虽然分次给药平均血药浓度上升与静脉滴注相同，但实际上血药浓度上下波动（图 1-8）。间隔时间越长波动越大。

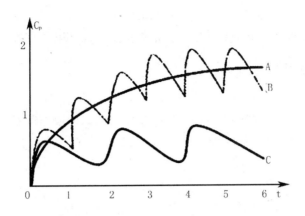

图 1-8 连续恒速给药时的时量曲线

约经 5 个半衰期血药浓度达到稳态。给药间隔越短,血药浓度波动越小;给药剂量越大,血药浓度越高

A.静脉滴注,$D_{m/t1/2}$;B.肌内注射,$D_{m/t1/2}$;C.肌内注射,$1/2\ D_{m/2t1/2}$(D_m 是维持剂量)

药物吸收达到 C_{xs} 后,如果调整剂量需再经过 5 个 $t_{1/2}$。方能达到需要的 C_{xs}。

在病情危重需要立即达到有效血药浓度时,可于开始给药时采用负荷剂量(loading dose,D_1),即每隔一个 $t_{1/2}$ 给药一次时,采用首剂加倍剂量的 D_1 可使血药浓度迅速达到 C_{xs}。

理想的给药方案应该是使 $C_{xs\text{-}max}$ 略小于最小中毒血浆浓度(MTC)而 $C_{xs\text{-}max}$ 略大于最小有效血浆浓度(MEC),即血药浓度波动于 MTC 与 MEC 之间的治疗窗,这时 D_m 可按下列公式计算:

$$D_m = (MTC\text{-}MEC)V_d$$

$D_1 = ASS = 1.44t_{1/2}R_A = 1.44\ t_{1/2}D_{m/\tau}$,$\tau$ 可按一级消除动力学公式推算得 $\tau = (\lg c_0/c\tau) \times 2.303/K\tau$,令 $c_0 = MTC$,$c_\tau = MEC$。

$$\tau = (\lg \frac{MTC}{MEC}) \times \frac{2.303}{0.693/t_{1/2}} = 3.323t_{1/2}\lg \frac{MTC}{MEC}$$

因此可以根据药物的 MTC 及 MEC 计算 D_1,D_m 及 τ。注意此时 $\tau \neq t_{1/2}$,$D_1 \neq 2D_m$(图 1-9)。

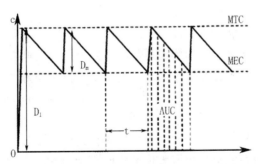

图 1-9 负荷剂量、维持剂量、给药间隔与血药浓度的关系

此外,在零级动力学药物中,体内药量超过机体最大消除能力。如果连续恒速给药,$R_A > R_E$,体内药量蓄积,血药浓度将无限增高。停药后消除时间也较长,超过 5 个 $t_{1/2}$。

临床用药可根据药动学参数如 V_d、CL、k_e、$t_{1/2}$ 及 AUC 等按以上各公式计算剂量及设计给药方案,以达到并维持有效血药浓度。除了少数 $t_{1/2}$ 特长或特短的药物以及零级动力学药物外,采用每一个半衰期给予半个有效量并将首次剂量加倍是有效、安全、快速的给药方法。

有些药在体内转化为活性产物,则需注意该活性产物的药动学,如果活性产物的消除是药物消除的限速步骤,则应按该产物的药动学参数计算剂量及设计给药方案。

三、影响药物作用的因素

药物防治疾病的疗效受多方面因素的影响:患者的年龄、性别、病理状态、个体差异、遗传因素、精神因素等。药物的剂量和剂型、给药途径、反复给药的间隔时间长短和持续次数也可影响药物的作用强度,甚至改变机体对药物的敏感性。临床上,常同时应用多种药物,故了解药物间的相互作用十分重要,以便更好地用药,既保证疗效,又能减少不良反应。现归纳为机体和药物两方面的影响因素加以叙述。

(一)药物因素

1.药物剂量与剂型

(1)剂量:同一药物在不同浓度或剂量时,作用强度不同,有时可适用于不同用途。如防腐消毒药乙醇,用于皮肤及体温计消毒时,使用浓度为 75%(体积分数);较低浓度乙醇(40%~50%)涂擦皮肤可防治压力性损伤;而 0~30%乙醇涂擦皮肤,能使局部血管扩张,改善血液循环,为高烧患者降低体温。又如小剂量催眠药产生镇静作用,增加剂量有催眠作用,再增加剂量可出现抗惊厥作用。

(2)剂型:药物可制成气雾剂、注射剂、溶液剂、糖浆剂、片剂、胶囊、颗粒剂、栓剂和贴皮剂等,各适用于相应的给药途径。药物剂型影响药物的体内过程,主要表现为吸收和消除。如水溶剂注射液吸收较油剂和混悬剂快,但作用维持时间较短。口服给药的吸收速率为水溶液>散剂>片剂。但散剂或胶囊、片剂、糖衣片、肠溶片或肠溶胶囊,可减少药物对胃的刺激。缓释制剂可使药物缓慢释放,吸收和药效维持时间也较长。此外,如将药物与某些载体结合,能使药物导向分布到靶器官,减少不良反应,提高疗效。

(3)给药途径:不同给药途径可影响药物作用,不同给药途径药物的吸收速率不同,一般规律是静脉注射>吸入>肌内注射>皮下注射>口服>直肠给药>贴皮。不同给药途径其治疗剂量可相差很大,如硝酸甘油静脉注射 5~10 μg,舌下含服 0.2~0.4 mg,口服 2.5~5.0 mg,贴皮 10 mg,分别用于急救、常规或长期防治心绞痛。

2.联合用药与药物相互作用

临床常联合应用两种或两种以上药物,以达到多种治疗目的,并利用药物间的协同作用以增加疗效或利用拮抗作用以减少不良反应及解救药物中毒。但不合理的联合用药往往由于药物间相互作用而使疗效降低甚至出现意外的毒性反应。因此联合用药时,应注意以下可能发生的药物作用。

(1)配伍禁忌:药物在体外配伍直接发生物理性或化学性的相互作用而影响药物疗效或毒性反应称为配伍禁忌。注射剂在混合使用或大量稀释时易发生化学或物理改变,因此在静脉滴注时尤应注意配伍禁忌。

(2)影响药动学的相互作用:影响药动学的相互作用因素有如下几点。①阻碍药物吸收。药物吸收的主要部位在小肠,亦受胃排空速度的影响。空腹服药吸收较快,饭后服药吸收较平稳且对胃刺激较少。促进或抑制胃排空的因素都可能影响药物吸收速度。此外,胃肠道 pH 改变能影响药物的解离度,有些药物及食间可相互作用形成络合物,如钙、镁等离子能与四环素药物形成不溶性络合物,浓茶中的鞣酸可与铁制剂或生物碱产生沉淀。②血浆蛋白结合。血浆蛋白结合率高、分布容积小、安全范围窄及消除半衰期较长的药物合用时,与其他药物竞争和血浆蛋白结合而使药理作用加强甚至产生中毒作用。③肝脏生物转化。肝药酶诱导剂及抑制药均可改变肝药酶系的活性,使药物的血药浓度升高或降低,从而影响其药理效应。如肝药酶诱导剂苯巴比妥、利福平、苯妥英及香烟、酒等能增加在肝转化药物的消除而使药效减弱。肝药酶抑制药如异烟肼、氯霉素、西咪替丁等能减慢在肝转化药物的消除而使药效加强。④肾排泄。体液和尿液pH的改变可影响药物的解离度,通过离子障作用影响药物的被动跨膜转运,如碱化尿液可加速酸性药物自肾排泄,减慢碱性药物自肾排泄。反之,酸化尿液可加速碱性药物排泄。弱碱性及弱酸性药物可通过竞争性抑制弱碱性和弱酸性药物的主动转运载体而减慢同类型药物的排泄。

(3)影响药效学的相互作用:联合用药时,不同的药效学作用机制可产生相反或相同的生理功能调节作用,综合表现为药物效应减弱(拮抗作用)或药物效应增强(协同作用),主要表现有以下3种。①生理性拮抗或协同。药物可作用不同靶点而呈现拮抗作用或协同作用,如服用催眠镇静药后饮酒(或喝浓茶、咖啡)会加重(或减轻)中枢抑制作用,影响疗效。抗凝血药华法林和抗血小板药阿司匹林合用可能导致出血反应。②受体水平的协同与拮抗。药物可作用于不同或相同的受体而产生拮抗作用或协同作用。如许多抗组胺药、吩噻嗪类、三环类抗抑郁药都有抗M胆碱作用,如与阿托品合用,可能引起精神错乱、记忆紊乱等不良反应;β受体阻滞剂与肾上腺素合用可能导致高血压危象等,都是非常危险的反应。③干扰神经递质的转运。三环类抗抑郁药抑制神经递质儿茶酚胺再摄取,可增加肾上腺素及其拟似药如酪胺等的升压反应,减弱可乐定及甲基多巴的中枢降压作用。

(二)机体因素

1.年龄

(1)儿童:儿童特别是新生儿与早产儿机体各种生理功能,包括自身调节功能尚未充分发育,与成年人有很大差别,对药物的反应一般比较敏感。新药批准上市不需要小儿临床治疗资料,缺少小儿的药动学数据,临床用药量时常由成年人剂量估算。新生儿体液占体重比例较大,水盐转换率较成人快;血浆蛋白总量较少,药物与血浆蛋白结合率较低;肝肾功能尚未充分发育,药物清除率低。这些因素能使血中游离药物及进入组织的药量增多。儿童的体力与智力都处于迅速发育阶段,易受中枢抑制药影响,如新生儿肝脏葡萄糖醛酸结合能力尚未发育,应用氯霉素或吗啡将分别导致灰婴综合征及呼吸抑制。因此对婴幼儿用药必须考虑他们的生理特点。

(2)老年人:老年人对药物的反应也与成人不同。老年人对药物的吸收变化不大,但老年人血浆蛋白量较低、体水较少、脂肪较多,故药物血浆蛋白结合率偏低,水溶性药物分布容积较小而脂溶性药物分布容积较大。肝肾功能随年龄增长而自然衰退,故药物清除率逐年下降,各种药物血浆半衰期都有程度不同的延长。在药效学方面,老年人对许多药物反应特别敏感。例如,中枢神经药物易致精神错乱,心血管药易致血压下降及心律失常,非甾体抗炎药易致胃肠出血,抗M胆碱药易致尿潴留、大便秘结及青光眼发作等。因此对老年人用药应慎重,用药剂量适当减少,避免不良反应的发生。

2.性别

性别差异可导致某些药物的代谢异常和妇产科问题。在动物中除大白鼠外,一般动物对药物反应的性别差异不大。女性体重较男性轻,脂肪占体重比率高于男性,而体液总量占体重比例低于男性,这些因素均可影响药物分布。在生理功能方面,妇女有月经、妊娠、分娩、哺乳期等特点,在月经期和妊娠期禁用剧泻药和抗凝血药,以免引起月经过多、流产、早产或出血不止;妊娠的最初三个月内用药应特别谨慎,禁用抗代谢药、激素等能使胎儿致畸的药物。20世纪50年代末在西德因孕妇服用反应停(沙利度胺,催眠镇静药)而生产了万余例畸形婴儿的悲惨结果引起了对孕妇用药的警惕。对于已知的致畸药物(如锂盐、乙醇、华法林、苯妥英钠及性激素等)在妊娠第一期胎儿器官发育期内应严格禁用。此后,在妊娠晚期及授乳期间还应考虑药物通过胎盘及乳汁对胎儿及婴儿发育的影响,因为胎盘及乳腺对药物都没有屏障作用。孕妇本身对药物的反应也有其特殊情况,需要注意。例如,抗癫痫药物产前宜适当增量,产前还应禁用阿司匹林及影响子宫肌肉收缩或可抑制胎儿呼吸的药物。

3.遗传因素

个别患者用治疗量药物后出现极敏感或极不敏感反应,或出现与往常性质不同的反应,称为特异质。某些药物的特异性反应与先天性遗传异常有关。目前已发现至少百余种与药物效应有关的遗传异常基因。特异质药物反应多数已从遗传异常表型获得解释,从而形成一个独立的药理学分支——遗传药理学。药物转化异常是遗传因素对药动学的主要影响,可分为快代谢型(extensive metabolizer,EM)及慢代谢型(poor metabolizer,PM)。前者使药物快速灭活,后者使药物灭活较缓慢。而遗传因素对药效学的影响是在不影响血药浓度的条件下,机体对药物的异常反应,如6-磷酸葡萄糖脱氢酶(G6PD)缺乏者对伯氨喹、磺胺药、砜类等药物易发生溶血反应。这些遗传异常只在受到药物激发时才出现异常,故不是遗传性疾病。

4.心理因素

患者的精神状态与药物疗效关系密切,安慰剂是不具药理活性的剂型(如含乳糖或淀粉的片剂或含盐水的注射剂),对于头痛、心绞痛、手术后痛、感冒咳嗽、神经官能症等,30%～50%的疗效就是通过心理因素取得的。安慰剂对心理因素控制的自主神经系统功能影响较大,如血压、心率、胃分泌、呕吐、性功能等。它在患者信心不足时还会引起不良反应。安慰剂在新药临床研究的双盲对照中极其重要,可用于排除假阳性疗效或假阳性不良反应。安慰剂对任何患者都可能取得阳性效果,因此医生不可能单用安慰剂作出真病或假病(心理病)的鉴别诊断。医生的任何医疗活动,包括一言一行等服务态度都可能发挥安慰剂的作用,要充分利用这一效应;但不应利用安慰剂去敷衍或欺骗患者,而延误疾病的诊治并可能破坏患者对医生的信心。对于情绪不佳的患者尤应多加注意,氯丙嗪、利舍平、肾上腺皮质激素及一些中枢抑制性药物在抑郁患者中可能引发悲观厌世倾向,用药时应慎重。

5.病理因素

疾病的严重度与药物疗效有关,同时存在的其他疾病也会影响药物的疗效。肝、肾功能不足时,分别影响在肝转化及自肾排泄药物的清除率,可以适当延长给药间隔及(或)减少剂量加以解决。神经功能抑制(如巴比妥类中毒)时,能耐受较大剂量中枢兴奋药而不致惊厥,惊厥时却能耐受较大剂量的苯巴比妥。此外,要注意患者有无潜在性疾病避免影响药物疗效。例如,氯丙嗪诱发癫痫、非甾体抗炎药激活溃疡病、氢氯噻嗪加重糖尿病、抗M胆碱药诱发青光眼等。在抗菌治疗时,白细胞缺乏、未引流的脓疡、糖尿病等都会影响疗效。

6.机体对药物的反应变化

在连续用药一段时间后,机体对药物的反应可能发生改变,从而影响药物效应。

(1)致敏反应:产生变态反应已如前述。

(2)快速耐受性:药物在短时内反复应用数次后药效递减直至消失。例如,麻黄碱在静脉注射三四次后升压反应逐渐消失;临床用药两三天后对支气管哮喘就不再有效,这是由于药物会促进神经末梢释放儿茶酚胺,当释放耗竭时即不再有作用。

(3)耐受性:连续用药后机体对药物的反应强度递减,程度较快速耐受性轻也较慢,不致反应消失,增加剂量可保持药效不减,这种现象叫作耐受性。有些药物在产生耐受性后,如果停药患者会发生主观不适感觉,需要再次连续用药。如果只是精神上想再用,这称为习惯性,万一停药也不致对机体形成危害。另一些药物称为麻醉药品(narcotics,注意与 anaesthetics 区分),用药时产生欣快感(euphoria),停药后会出现严重的生理功能紊乱,称为成瘾性。由于习惯及成瘾性都有主观需要连续用药,故统称依赖性。药物滥用是指无病情根据的大量长期的自我用药,是造成依赖性的原因。麻醉药品的滥用不仅对用药者危害极大,对社会危害也大,吗啡、可卡因、印度大麻及其同类药都属于麻醉药品。苯丙胺类、巴比妥类、苯二氮䓬类等亦被列入国际管制的成瘾性精神药物。

(4)耐药性:病原体及肿瘤细胞等对化学治疗药物敏感性降低称为耐药性,也称抗药性。有些细菌还可对某些抗生素产生依赖性。在抗癌化学治疗中也有类似的耐药性问题。

(三)合理用药原则

怎样才算合理用药、现尚缺一具体标准,对某一疾病也没有统一的治疗方案。由于药物的有限性(即品种有限及疗效有限)和疾病的无限性(即疾病种类无限及严重度无限),因此不能简单以疾病是否治愈作为判断用药是否合理的标准。从理论上说,合理用药是要求充分发挥药物的疗效而避免或减少可能发生的不良反应。当然这也不够具体,因此只能提出以下几条原则供临床用药参考。

1.明确诊断

选药不仅要针对适应证,还要排除禁忌证。

2.根据药理学特点选药

尽量少用所谓的"撒网疗法",即多种药物合用以防漏诊或误诊,这样不仅浪费而且容易发生相互作用。

3.了解并掌握各种影响药效的因素

用药必须个体化,不能单纯公式化。

4.祛邪扶正并举

在采用对因治疗的同时要采用对症治疗法,这在细菌感染及癌肿化学治疗中尤其不应忽视。

5.对患者始终负责开出处方

仅是治疗的开始,必须严密观察病情反应,及时调整剂量或更换治疗药物。要认真分析每一病例的成功及失败的关键因素,总结经验教训,不断提高医疗质量,使用药技术更趋合理化。

(刘吉燕)

第三节 药物效应动力学

一、药物对机体的作用效应

药物是指用于治疗、预防和诊断疾病的化学物质。古代用药以动、植物来源为主,其本质是化学物质。无论是来源于自然界的天然产物,还是采用人工合成修饰制备的药物,对机体均能产生一定的作用。

(一)药物作用方式及特点

1.药物作用基本概念及特点

药物作用是指药物对机体各部位组织、器官的直接作用。药物效应或称药理效应,是指药物初始作用后,引起机体组织器官生理形态、生化功能发生改变,是机体对药物作用的具体表现,是药物作用的反应结果。如临床眼科治疗青光眼常用的 M 胆碱受体激动剂毛果芸香碱,可兴奋眼睛虹膜中瞳孔括约肌(环状肌)的 M 胆碱受体,使括约肌收缩,进而引起瞳孔变小,虹膜周围前房角间隙变大,房水回流通畅,眼压下降。前者是药物作用,后者是药物效应,二者从不同角度描述药物-机体作用,一般可相互通用。

药理效应主要表现为机体器官原有形态、功能水平的改变。以机体器官功能改变为分类标准,其基本作用方式分为两种:功能水平升高称为兴奋、激动;功能水平降低称为抑制、麻痹。例如,强心苷可增强心肌收缩性,使心排血量增加,改善动脉系统缺血情况;又如,巴比妥类药物可抑制中枢神经系统,用于镇静和催眠。药物对机体作用后,由过度兴奋转为衰竭,则是一种特殊形式的抑制。

2.药物作用途径及方式

药物通过与机体发生生理化学反应,体现其药物效应。药物进入机体的方式不同,发挥药物效应也不尽一致。常见给药途径分为口服给药、静脉注射、肌内注射、透皮吸收、直肠吸收及其他直接吸入肺部的气雾剂和滴剂等。同一种药物采用不同的给药途径,其药理效果不同。如口服硫酸镁不易消化,可导致腹泻脱水;采用静脉注射可舒张血管收缩肌,使血管扩张,降低血压。不同药物采取合适的给药途径,可获得满意的治疗效果。如用于治疗糖尿病的胰岛素口服后无法经胃肠吸收,只能采用皮下注射方式产生药物作用。

根据药物作用部位不同,通过药物吸收进入血液循环系统,从而分布到相关部位、器官发生作用称为全身作用或系统作用。如静脉注射青霉素水溶液,可起到退热镇痛的效果。无须药物吸收,直接在用药部位发挥的作用称为局部作用,如大多数的中药贴膏剂型可直接缓解肌肉酸痛、关节疼痛,显示其药物效果。根据疾病生成原因进行药物治疗称为对因治疗,又称“治本”。如因缺少维生素 A 而导致的“夜盲症”,通过补充一定剂量的维生素 A 或维生素 A 制剂,即可治愈。对症治疗则是用药物改善疾病症状,使其病情缓解,症状减轻,但不能消除病因。一般来说,对因治疗与对症治疗相辅相成。但存紧急情况下,如在对危重患者的救治中,对症治疗优先于对因治疗,可稳定患者病情,阻止进一步恶化,为根除疾病争取宝贵时间。在中医药治疗原则中,“辨证论治”是对因治疗与对症治疗的结合。通过症状及其原因归结到某一类“证”,进一步仔细辨认其主要矛盾与影响因素,选择适合个体的药物进行治疗。

现代分子药理学从微观的角度解释药物效应,将药物作用看作是药物与其特定位点的结合,有的放矢,从分子机制上阐明药物的作用方式。近年来,这方面的研究发展十分迅速,一般认为药物作用靶点有酶、载体分子、离子通道、受体、免疫系统、相关基因及基因组等。有针对性地开发药物,可克服传统药物不良反应大,不良反应多的缺点,更具有选择性和特异性,极大地促进了新药研究,也提高了临床用药的目的性和有效性。

(二)药物的构效关系、量效关系

药物本质是化合物,其理化性质与药物的药理作用密切相关。不同药物的化学结构决定了其药理效应,如官能团相同、结构相似的药物一般具有类似的药理效应,而同一化合物由于空间立体构象不同,则很可能其药物效应完全不同。同时,药物效应也取决于药物的血药浓度,药物剂量与效果之间存在重要的关系。

1.构效关系

药物小分子进入机体后,通过与相应的作用靶点结合发挥作用。构效关系是药物化学结构与其药物效应之间的关系。早期的构效关系研究以定性、直观的方式推测药物化学结构与药物作用结果的关系,从而推测靶活性位点的结构,设计新的活性物质结构。随着信息技术的发展,以计算机为辅助工具的三维模拟技术成为构效关系研究的主要手段,定量构效关系(QSAR)也成为合理药物设计的主要方法之一。

药效功能基团理论认为,药物与靶点作用是靶点对药物的识别,继而结合并发挥药物作用,其功能基团是符合靶点对药物分子识别结合的主要立体空间化学分子结构要素——特定的基团或结构骨架。一般来说,具备功能基团的药物,就具备发挥特定药物效应特性的潜力,其具体效果可待进一步验证。早期的药物化学理论认为功能基团对于发挥药物效应是必要的,如苯二氮䓬类药物多为1,4苯并二氮䓬衍生物,具有相同的母核化合物结构,种类很多,临床常用作镇静催眠药。随着计算机模拟技术的兴起,功能基团概念进一步扩充,从一系列特定的化学基团、相似的骨架结构,外延为具有相似化学基团在空间特定位置的组合,如吗啡与哌替啶并不具有相同的结构骨架,但却具有相同的药效团,因而可以产生相近的生理活性。

药物进入机体后,以一定空间结构作用于机体,其空间立体构象对药物效应产生重要的影响。这种影响主要体现在光学异构、几何异构及空间构象异构这三个不同的方面。光学异构分子存在手性中心,两个对映体互为镜像和实物,除光学特性不一致,其理化性质相同,但药理活性则有许多不同的情况。如 D-(一)-异丙肾上腺素作为支气管舒张剂,比 L-(十)-异丙肾上腺素作用强 800 倍(图 1-10);D-(一)-肾上腺素的血管收缩作用比 L-(十)-肾上腺素强 10 倍以上。L-(十)-乙酰基-β-甲基胆碱治疗痛风的效果比 D-(一)-乙酰基-β-甲基胆碱强约 200 倍。几何异构是由双键或环等刚性或半刚性系统导致基团旋转角度不同而产生的现象。如在雌激素构效研究中发现,顺式己烯雌酚中两个羟基距离为 0.72 nm,而反式己烯雌酚中两个羟基距离为 1.45 nm(图 1-11),药用效果显著增强。有些药物会以不同的空间立体构象与不同的靶点结合,所起药物作用亦不相同。例如,组胺可以偏转式构象与 H_2 受体结合,诱导炎症反应;又可以反式构象与 H_2 受体结合,抑制胃酸分泌。

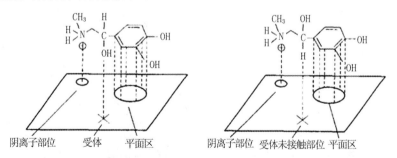

图 1-10　D-(一)-异丙肾上腺素、L-(十)-异丙肾上腺素与受体结合示意图

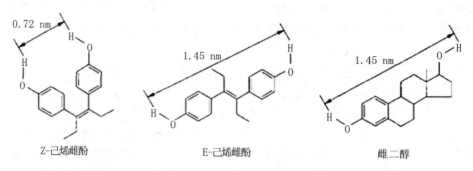

图 1-11　己烯雌酚几何异构示意图

2.剂量-效应关系

剂量-效应关系是指在一定剂量范围内,药物效应随药物剂量减小或浓度降低而减弱,随药物剂量增大或浓度升高而增强,药物剂量大小与血药浓度成正比的关系,简称量效关系。以药理效应为纵坐标、药物剂量或药物浓度为横坐标作图可以得到药物的量效曲线。

由于药物效应与血药浓度关系更为密切,在药理学研究中,常用血药浓度效应关系来直观表现这种关系。将药物剂量或药物浓度改用对数值作图,则呈典型的对称 S 形曲线,这就是通常所说的量效曲线。通过量效曲线,可直观分析药物剂量与效应之间的关系,有利于深入了解药物性质及用药规律,更好地指导临床用药。

根据不同的观测指标,可将量效曲线分为量反应和质反应两种。药物效应强度呈连续性量变,其变化量高低、多少可用具体数值或量的分级表示,称为量反应,如药物作用后血压的升降、平滑肌收缩或舒张的程度、脑部电流变化量等,可用具体数值或最大反应的百分率表示。有些药理效应只能用全或无、阳性或阴性表示则称为质反应,如死亡与生存、抽搐与不抽搐等,需用多个动物或多个试验标本以阳性反应率表示。

(1)量反应的量效曲线:以剂量或浓度为横坐标,药物效应为纵坐标,便得到量反应的量效曲线,它是一先上升、后平行的曲线(图 1-12)。能引起药理效应的最小剂量或最小浓度称最小有效剂量或最低有效浓度,亦称阈剂量或阈浓度。剂量或浓度增加,效应强度亦随之增加;当效应增加到一定程度后,若继续增加药物剂量或浓度而效应不再增加,此时的药理效应极限称为最大效应。在量反应中称为最大效能,它反映了药物的内在活性。如果反应指标是死亡,则此时的剂量称为最小致死量。如将剂量转化成对数剂量,将效应转换为最大效应百分率,则量效曲线为一左右对称的 S 形曲线。

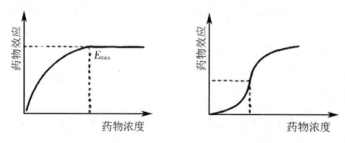

图 1-12　量反应的量效曲线与质反应的量效曲线

(2)质反应的量效曲线:参照阳性观测指标,以药物剂量或药物浓度的区段出现的阳性频率作图,得到呈正态分布的曲线称为质反应的量效曲线。如以对数剂量为横坐标,随剂量增加的累计阳性反应率为纵坐标作图,同样也可得到一条典型的对称S形量效曲线(图1-13)。

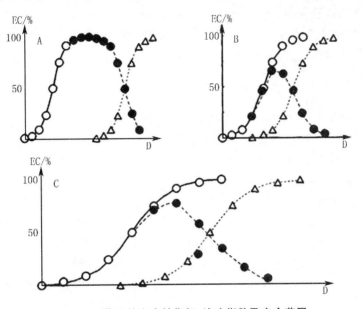

图1-13 药物的安全性指标:治疗指数及安全范围
○有效量的量效关系;△中毒量的量效关系;●有效百分数减中毒百分数

从图1-13可以看出,A药的治疗指数比B药大,A药与C药的治疗指数相等,但A药的安全范围较大;C药的治疗指数比B药大,而安全范围无区别。

(3)半数有效量、半数致死量及治疗指数:半数有效量是能引起50%阳性反应(质反应)或50%最大效应(量反应)的浓度或剂量,分别用半数有效浓度(EC_{50})及半数有效剂量(ED_{50})表示。如果效应指标为中毒或死亡,则可改用半数中毒浓度(TC_{50})、半数中毒剂量(TD_{50})或半数致死浓度(LC_{50})、半数致死剂量(LD_{50})表示。LD_{50}及ED_{50}常可通过动物试验从质反应的量效曲线上求出。在药物安全性评价中,TD_{50}/ED_{50}或TC_{50}/EC_{50}的比值称为治疗指数,它是药物的安全性指标。治疗指数为4的药物相对较治疗指数为2的药物安全。

一般治疗指数越大,药物越安全。但只用治疗指数来衡量一个药物的安全性有时并不可靠。有的药物在未充分发挥疗效时,可能已经导致少数患者中毒,造成TD与ED两条量效曲线重叠,即ED_{95}有可能大于TD_5。较好的药物安全性指标是$ED_{95} \sim TD_5$间的距离,称为安全范围,其值越大越安全。药物安全性与药物剂量或浓度有关,因此一般应用时需将ED与TD两条曲线同时画出加以比较,见图1-13。

对于药物剂量,各国药典都规定了常用的剂量范围;对于非药典药,一般在说明书上也有介绍。药典对于剧毒类药品还规定了极量(包括单剂量、一日量及疗程量),超限用药造成的不良后果及医生应负的法律责任等。

(三)药物作用与不良反应

凡不符合治疗目的,并为患者带来不适或痛楚的反应统称为不良反应。多数药物不良反应是药物作用固有效应的延伸,通过药物安全性评价一般可以预知,但不一定都能避免。少数较严重的反应难以恢复,称为药源性疾病。例如,庆大霉素引起耳聋,肼苯嗪引起系统性红斑狼疮等。

1.不良反应

不良反应是指药物在治疗剂量时产生与治疗目的无关,引起患者不适的药理效应。这主要是药理效应选择性不强造成的,除影响靶器官外,还影响其他多个组织器官。当某一效应用于治疗目的时,其他效应就成为不良反应。如阿托品用于解除胃肠痉挛时,可引起口干、心悸、便秘等不良反应。不良反应通常是较轻微的可逆功能性变化,常难以避免,一般不太严重,停药后能较快恢复,对身体危害不大。

2.毒性反应

毒性反应是指在剂量过大、蓄积过多或作用时间过久时发生的危害性反应,一般比较严重,是应该避免发生的不良反应。药物毒性反应按照发生过程分为急性毒性和慢性毒性。急性毒性发生较快,多损害循环、呼吸及神经系统功能,如一次性误服(或其他原因)巴比妥类药物,可导致严重急性中毒;慢性毒性一般较缓发生,多损害肝、肾、骨髓、内分泌等功能。致癌、致畸胎、致突变,即通常所说的"三致"反应也属于慢性毒性范畴,如长期超量服用含中药朱砂的药品,容易导致人体汞中毒,危害人体健康。

3.后遗效应与停药反应

后遗效应是指停药后血药浓度已降至最低有效浓度(阈浓度)以下时,残存的药理效应。如治疗系统性免疫疾病,长期应用肾上腺皮质激素,停药后,肾上腺皮质功能低下,数月内难以恢复。

突然停药后引起原有疾病或症状的加剧叫停药反应,又称回跃反应。如高血压患者长期服用降压药物,突然停药,次日血压将显著回升。

4.变态反应

变态反应是一类免疫反应,常见为非肽类药物作为半抗原与机体蛋白结合为抗原后,经过接触 10 d 左右敏感化过程而发生的反应。常见于过敏体质患者,临床表现反应从轻微的皮疹、发热至造血系统抑制、肝肾功能损害、休克等。依据各药及个体不同,反应严重度差异较大,反应性质也与药物剂量及原有效应有关。停药后,反应逐渐消失,再用时可能复发。变态反应致敏物质可能是药物本身、代谢物或者药剂中的杂质。临床用药前,常做皮肤过敏试验以预防变态反应,但仍有少数假阳性或假阴性反应。

5.特异质反应

少数特异体质患者对某些药物反应特别敏感,反应性质也与常人不同,但与药物固有药理作用基本一致,反应严重度与剂量成比例,药理阻滞剂救治可能有效,这类反应称特异质反应。它不是免疫反应,而与患者遗传异常有关。如对骨骼肌松弛药琥珀胆碱异质反应是由于先天性血浆胆碱酯酶缺乏所致。这些药理遗传异常不是遗传疾病,只在有关药物触发时才出现异常症状。

在药物早期研发过程中,应密切注意药物的不良反应,开发治疗作用好、不良反应少的药物能更有效地在后期临床应用中发挥作用,减少开发成本;在药物后期临床试验过程中,更应时刻监测不良反应,加大实验样本,扩大标本选择范围,多方面、多层次、多角度考虑实际用药情况,切实保证药品质量,保障人民群众的生命安全。特别值得一提的是,在药物生产制造过程中,应按 GMP 流程规范生产,严格把关药品原料、辅料的采购,严格控制药品质量。若质量控制不严、上级监管不到位,无意或刻意带入非药物成分,患者长期服用后会引起严重的毒性反应与变态反应,甚至危及生命。

目前,世界上许多国家建立了不良反应报告体系(ADR)。近年来,我国也建立了层层监管、反应迅速的不良反应报告制度,并定期通报药物不良反应,收紧药品申报,切实保障人民群众切身利益,自下而上地建立起药物安全性评价网络,为保障人民群众健康安全筑起一道坚实的保护墙。

(四)影响药效的因素

药物-机体作用产生药理效应,其影响因素来自多方面:如患者之间的个体差异、遗传因素、机体生理状态、性别、年龄、药物剂型剂量、给药方案,与其他药物联合使用等均能影响药物效应。无论是在临床应用上,还是在新药研发过程中,充分重视各种因素对药物效应的影响,能更好地指导合理用药,获得更加科学的实验结果。

1.个体差异及遗传因素对药效动力学的影响

在给予剂量、给药途径及次数一致的情况下,绝大部分人服用正常治疗量的同一药物,可达到预期的相似治疗效果。然而在实验研究及临床工作中,人们会观察到个体差异十分明显的药理效应,包括各种不良反应。产生个体差异的原因是,由于药物在不同人体内效应及动力特性不一样,个别高敏性、特异性、耐受性体质的人,用药后会出现难以预料的结果。如极少数过敏体质的人,即便使用极少的青霉素,也可引起变态反应,甚至引发过敏性休克。

某些人对药物的异常反应与遗传因素有关,遗传因素可影响药物的吸收、分布、代谢、排泄等,是决定药物效应的重要因素之一。细胞色素 P450 酶是一系列酶,参与药物在体内的氧化代谢,对药物在体内的氧化代谢,发挥药理效应起重要作用。由于机体先天 P450 酶缺陷或活性降低,导致对药物效应区别较大的情况十分普遍。例如,属 P450 家族的异喹胍-4-羟化酶属常染色体隐性遗传病,可导致异喹胍类药物代谢变慢变弱,同时使 β 受体阻滞剂(如美托洛尔、噻吗洛尔等)、抗心律失常药(如普罗帕酮)、降压药(胍乙啶)等药物的代谢变慢变弱,从而使此类患者在服用上述药物的药理效应较普通人不一致。另外,缺少高铁血红蛋白还原酶的患者,不能使高铁血红蛋白还原成血红蛋白,从而出现发绀的症状。该类患者应该尽量避免使用硝酸盐、亚硝酸盐、磺胺类药物,以免病情加重。

2.机体生理状态对药效动力学的影响

不同年龄、不同性别的人群对药物的反应不尽相同,其药物效应、药物剂量范围、不良反应的性质及严重程度均有一定差异。在使用药物时,应全面分析其共性与特性,采取针对性的给药方案。

不同年龄阶段的人对药物的反应区别较大,尤其是婴幼儿及老年人这两类特殊人群,更应该特别注意。婴幼儿发育系统尚未完善,老年人处于器官不断退化的状态,这两类人群的生理生化功能较正常人虚弱,不能简单按一般规律折算,而要具体分析、具体对待。新生儿对药物的吸收、分布不规则,其血浆蛋白与药物结合率不高,服药后游离物浓度较大,易损伤肝、肾功能,甚至是中枢神经系统,导致药物毒性反应。在应用氨基糖苷类、苯二氮䓬类、巴比妥类药物时要特别小心。婴儿血-脑屏障功能尚不完全,婴幼儿对吗啡特别敏感,小剂量吗啡即可引起中枢抑制,影响呼吸及生长发育。老年人对药物的吸收功能较正常人有所降低,但影响其药物效应动力学更重要的因素则是药物的代谢及排泄。老年人使用氯霉素、利多卡因、洋地黄毒苷等药物时,由于代谢消除延缓和血药浓度增加,易出现药物不良反应,故应适当减少给药剂量。

不同性别人群对药物效应的差异并不大,考虑到女性患者特殊的生理情况,在给药时应注意女性患者的月经、妊娠、分娩、哺乳期的生理变化,尤其是在妊娠第 1~3 个月,以不接触药物为宜,避免导致畸胎或流产的情况发生。

患者的心理状态和生理状态对药物效应也有一定影响,如情绪激动可导致血压升高,血液流动加快,从而加快药物吸收分布。特别是患者自身的生理生化功能正常与否,直接关系到药物效应与用药安全,如肝脏功能不良者在使用甲苯磺丁脲、氯霉素等药物时,肝脏生物转化变慢变弱,药物在肝脏中蓄积,作用加强,持续时间久;而对于某些需在肝脏经生物转化后才有效的药物如氢化可的松等,则作用减弱。又如肾功能不全者,可使庆大霉素、磺胺类等主要经肾脏排泄的药物消除减慢,引起蓄积中毒。另外,营养不良者脂肪组织较少,药物储存减少,血药浓度高,对药物的敏感性增强,易引起毒副作用;而心血管疾病、内分泌失调等也会影响药物效应。

3.药物剂型、剂量对药效动力学的影响

药物剂型是药物经过加工制成便于患者应用的形态。不同剂型吸收难易及起效快慢不同,同一剂型由于辅料选择及制剂工艺不同,药理效应也有所区别。按剂型形态可分为液体制剂(如口服液、中药汤剂、注射液),固体制剂(如片剂、胶囊剂、丸剂),半固体制剂(如糖浆剂、贴膏剂、滴丸),气体制剂等。按药物吸收和释放可分为速效制剂(如注射剂、气雾剂、散剂),长效制剂(如片剂、丸剂、透皮制剂),缓释制剂,控释制剂(如肠溶剂)等。一般来说,液体制剂吸收及起效均较固体制剂快,注射液比口服液易吸收和起效快,水溶液注射液较油剂和混悬剂快。如麻醉和手术意外、溺水、药物中毒等引起的心脏停搏,可心室内注射肾上腺素给药,及时进行抢救。又如当今较为流行的激素皮下埋植剂,是一种长效缓释剂型,可达到长期避孕的效果。近年来,药物剂型研究进展迅速,各种新剂型药物已进入人们的视野,如脂质体制剂、微囊制剂、纳米球制剂等新剂型的药物,在具有传统皮下埋植剂,是一种长效缓释剂型,可达到长期避孕的效果。近年来,药物剂型研究进展迅速,各种新剂型药物已进入人们的视野,如脂质体制剂、微囊制剂、纳米球制剂等新剂型的药物,在具有传统剂型优点的同时还具有靶向作用特点,可使药物在靶器官的分布及浓度更高,选择性强,针对性好,也减小了毒副作用,使用更为安全、有效。

同一药物在不同剂量、不同浓度时,作用强度不一样。如75%(体积分数)的乙醇杀菌能力最强,用于皮肤、医疗器械的消毒;浓度高于75%,杀菌能力反而降低。低浓度的乙醇则用作其他方面:浓度为40%～50%的用于防止压力性损伤的皮肤涂搽;浓度为20%～30%的乙醇涂搽可用于降低体温。

4.给药方案对药效动力学的影响

医生根据患者病情病况,正常诊断给予药物治疗,给药方案对是否能迅速治愈疾病,是否会引起不良反应影响重大。给药方案一般包括给药途径、给药强度等。不同的给药途径引起不同的药物效应。如采用氨茶碱类药物治疗哮喘时,其注射剂和片剂均能兴奋心脏,引起心率增加;改成栓剂给药,则可明显减轻对心脏的不良影响。药物的服用应选择合适的时间,一般来讲,饭前服用吸收较好,显效较快;饭后服用吸收较弱,显效较慢。有刺激性的药物宜在饭后服用,以减少对胃肠道的刺激。用药次数应根据病情需要及药物代谢速率而制订。代谢快的药物要相应增加给药次数,长期给药应注意蓄积毒副作用及产生耐受性。

在连续用药过程中,某些药物的药理效应会逐渐减弱,需加大剂量才能显示出药物效应,称为耐受性。某些病原体或肿瘤细胞对药物的敏感度降低,需加大剂量甚至更换药物,才能有效,称为耐药性或抗药性,大多是由于病原体基因变异而产生的。直接作用于中枢神经系统的药物,能兴奋或抑制中枢神经,连续使用后能产生生理或心理的依赖性。生理依赖性过去称成瘾性,是由于身体适应反复用药后产生愉悦感,突然中止用药,会出现严重的戒断综合征,患者烦躁不安,流泪出汗,腹痛腹泻。心理依赖性又称习惯性,是指用药者服药获得愉悦感后,渴望继续用药,甚至采用各种非法手段,以延续愉悦感。如应用镇痛药吗啡、哌替啶,催眠药甲喹酮,毒品海洛因等,使用者均可产生生理和心理依赖性,故在使用此类药物时一定要严格控制,合理使用,防止滥用。

5.药物相互作用对药效动力学的影响

经相同或不同途径,合用或先后给予两种或多种药物,在体内所起药物作用效应的相互影响,称为药物相互作用。药物之间的相互作用,使药物效应发生变化,其综合效应增强或减弱。某些药物联合应用时,会出现毒副作用,对机体产生伤害,应特别留意。目前研究得较多的是两种药物联用相互作用的效果,对两种以上的药物研究尚不多。

6.药物体外相互作用对药物效应的影响

在临床给药时,常将几种药物同时使用,某些药物在进入机体前就混合以便于使用。由于制剂工艺、药用辅料、药物赋形剂、使用条件等不同,就可能导致药物与药物发生理化性质的相互影响,从而对药物效应产生一定作用。如在同时应用多种注射剂时,需提前混合药物,酸碱度比较大的药物可能对注射剂中使用的稳定剂等有影响,使其沉淀出来,造成医疗事故。

7.药物体内相互作用对药物效应的影响

机体吸收药物进入体内,药物在体内进一步分布、代谢、排泄,完成整个起效过程。在这个过程中,不同药物在分布器官、作用位点、效应靶向、受体机制等水平上互相影响,发挥不同的药理效应。如抗酸剂碳酸氢钠可通过提高胃肠液的 pH 来降低四环素类药物的吸收;而含铝、镁等药物的抗酸剂,则能与四环素类药物形成螯合物,影响胃肠吸收,从而影响药物效应。药物吸收后,需与血浆蛋白结合,才能被运输分布到体内各组织器官,不同药物与血浆蛋白结合能力不同,其相互作用表现为药物结合之间的竞争。如阿司匹林、苯妥英钠等药物结合能力强,可将双香豆素类药物从蛋白结合部位置换出来,药理活性增强,甚至引起毒副作用。某些药物具有诱导或抑制药物代谢酶的作用,可影响其他药物的代谢。如苯巴比妥可加速代谢口服抗凝药,使其失效;而氯霉素可使双香豆素类药物代谢受阻,引起出血。许多药物都通过肾小管主动转运系统分泌排泄,可发生竞争性抑制作用,干扰其他药物排出,从而发生蓄积中毒,如磺胺类药物、乙酰唑胺等均可抑制青霉素的消除;另一方面,这种竞争抑制有一定的治疗意义,可使药物持续保持一定的浓度发挥药物效应,如丙磺舒可减慢青霉素和头孢菌素的肾脏排泄速度,提高血药浓度,增强药物效应。

一般来说,作用性质相近的药物联合应用,可使用药作用增强,称为协同作用。相加作用是两种药物联合应用效应等于或接近于单独使用药物效应之和,如对乙酰氨基酚与阿司匹林合用,可增强镇痛解热之功效。药物合用后效应大于单独使用药物的效果,称为增强,如甲氧苄啶(TMP)可抑制细菌二氢叶酸还原酶,与抑制二氢叶酸合成酶的磺胺药物合用,可双重阻断细菌叶酸合成,使抑菌活性增强 $20\sim100$ 倍。在某些情况下,药物合并使用药效减弱,称为拮抗作用。常见的药物拮抗作用多发生在受体水平上,一种药物与特异性受体结合,阻止其激动剂与其受体结合,称为药理性拮抗;而不同激动剂与作用相反的两个特异性受体结合,其药物效应相反,称为生理性拮抗。如阿托品可与胆碱受体结合,阻滞乙酰胆碱发挥作用,是为药理性拮抗;组胺作用于 H_1 组胺受体,可引起支气管平滑肌收缩,使小动脉、小静脉和毛细血管扩张,血管通透性增加,是为生理性拮抗。

二、受体与药物效应

受体的概念是由药理学家 Langley 和 Ehrlich 于 19 世纪末和 20 世纪初分别提出的。1905 年,Langley 发现南美箭毒抑制烟碱引起的骨骼肌收缩,但无法抑制电刺激引起的骨骼肌收缩反应,因此设想机体内存在与化合物结合的特殊物质。他随即提出在神经与其效应器之间有一种接受物质,并认为肌肉松弛的结果是由于烟碱能与此物质结合产生兴奋,而箭毒与烟碱竞争性与其结合导致的。1908 年,Ehrlich 发现一系列合成化合物的抗寄生虫作用和其引起的毒性反应有高度特异性,提出了"受体(receptor)"一词,并用"锁-钥匙"假说来解释药物-受体作用。此后,药物通过受体发挥作用的设想很快得到了广泛重视,20 世纪 70 年代初不但证实了 N 型乙酰胆碱的存在,而且分离、纯化出 N 型乙酰胆碱蛋白,验证了受体理论的科学性。受体研究从当初只是为了解释某些现象而虚设的一个概念,到目前已成功克隆出数以千计的受体基因,并对它们的结构和功能进行了充分的研究,阐释了种类繁多的各类抗体蛋白分子结构和作用机制,发展成专门的学科。

(一)受体理论基本概念

受体是细胞内一类蛋白质大分子,由一个或多个亚基或亚单位组成,多数存在于细胞膜上,镶嵌在双层脂质膜中,少数位于细胞质或细胞核中。能与受体特异性结合的生物活性物质称为配体,两者的特异性结合部位称为结合位点或受点。一般而言,每种受体在体内都有其内源性配体,如神经递质、激素、自身活性物等;而外源性药物则常是化学结构与内源性相似的物质。受体能识别和传递信息,与配体结合后,通过一系列信息转导机制,如细胞内第二信使激活细胞,产生后续的生理反应或药理效应。

受体具有以下特点。①灵敏性:受体只需与很低浓度的配体结合即可产生显著的药理效应。②特异性:引起某一类型受体反应的配体化学结构非常相似,而光学异构体所引起的反应可能完全不同,此外,同一类型的激动剂与同一类型的受体结合后产生的效应也类似。③饱和性:细胞膜、细胞质或细胞核中的受体数目是一定的,因此配体与受体结合在高浓度具有饱和性。④可逆性:受体与配体结合是可逆的,形成的复合物可以解离而不发生化学结构的改变。⑤多样性:位于不同细胞的同一受体受生理、病理及药理因素调节,经常处于动态变化中,可以有多个亚型,因此使用对受体及亚型选择不同的药物作用可以产生不同的药理作用。⑥可调节性:受体的反应型和数量可受机体生理变化和配体的影响,因此受体的数目可以上调和下调。

(二)受体类型及调节

常见受体的命名兼用药理学和分子生物学的命名方法。对已知内源性配体的受体,按特异性的内源性配体命名;对受体及其亚型的分子结构已了解的受体,按受体结构类型命名;在药物研究过程中发现,尚不知内源性配体受体的,则以药物名命名及根据受体存在的标准命名。由于实验技术发展,特别是分子生物学技术在受体研究中的广泛应用,科学家已成功克隆出数以千计的特定受体,同时发现了许多受体亚型(受体亚型以字母及阿拉伯数字表示)。为进一步统一规范,国际药理学联合会(International Union of Pharmacology,IUPHAR)成立了专门的受体命名和药物分类委员会(简称 NC-IUPHAR),于 1998 年印发了《受体特征和分类纲要》,使受体命名更为科学可信、简易可行。

受体是一个"感觉器",是细胞膜上或细胞内能特异识别生物活性分子并与之结合,进而引起生物学效应的特殊蛋白质。大多数药物与特异性受体相互作用,通过作用改变细胞的生理生化功能而产生药理效应。目前,已确定的受体有三十余种,位于细胞质和细胞核中的受体称为胞内受体,可分为胞质受体及胞核受体,如肾上腺皮质激素受体、性激素受体是胞质受体,甲状腺素受体存在于胞质内或细胞核内;位于靶细胞膜上的受体,如胆碱受体、肾上腺素受体、多巴胺受体等称为膜受体。根据结构组成,膜受体又可分为G蛋白耦联受体、离子通道受体和受体酪氨酸激酶3个亚型。

1.G蛋白耦联受体(G-protein coupled receptor,GPCR)

此类受体是人体内最大的膜受体蛋白家族,因能结合和调节G蛋白活性而得名,介导许多细胞外信号的传导,包括激素、局部介质和神经递质等,如M乙酰胆碱受体、肾上腺素受体、多巴胺受体、5-羟色胺受体、前列腺素受体及一些多肽类受体等。这类受体在结构上都很相似,为七螺旋跨膜蛋白受体,其肽链由7个α-螺旋的跨膜区段、3个胞外环及3~4个胞内环组成(图1-14)。序列分析发现,不同GPCR跨膜螺旋区域的氨基酸比较保守,而C、N末端和回环区域氨基酸的区别较大,可能与其相应配体的广泛性及功能多样性有关。

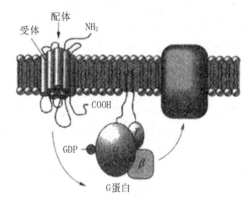

图1-14　G蛋白耦联受体示意图

2.离子通道受体

离子通道受体又称离子带受体,受体激动时,离子通道开放使细胞膜去极化或超极化,产生兴奋或抑制效应。离子通道有 Na^+ 、K^+ 、Ca^{2+} 等通道。如N乙酰胆碱受体含有 Na^+ 通道,脑中的 γ-氨基丁酸(GABA)受体、谷氨酸受体含有多种离子通道。此类受体由单一肽环往返4次穿透细胞膜形成1个亚基,并由4~5个亚基组成跨膜离子通道。

3.酪氨酸激酶活性受体

酪氨酸激酶活性受体为一类具有内源性酪氨酸蛋白激酶活性的单次跨膜受体,目前已发现约60种,按照受体与配体特征将其分为20个亚家族。如胰岛素受体、胰岛素样生长因子、表皮生长因子受体、血小板生长因子受体、集落刺激因子-1受体、成纤维细胞生长因子受体等都属于这类受体。

4.核受体

核受体是配体依赖性转录因子超家族,与机体生长发育、细胞分化等过程中的基因表达调控密切相关。配体与相应核受体结合,诱导受体的二聚化并增强其与特定的DNA序列(激素反应元件)的结合,进而导致特定靶基因表达上调(图1-15)。目前核受体超家族已有150多个成员,包括糖皮质激素受体、雌激素受体、孕激素受体、雄激素受体、维A酸受体、甲状腺激素受体及维生素D受体等。过氧化物酶体增生物激活受体(PPAR)是该家族的新成员,PPAR激活后对体内脂肪与糖类代谢,以及细胞生长、分化和凋亡有重要的影响。

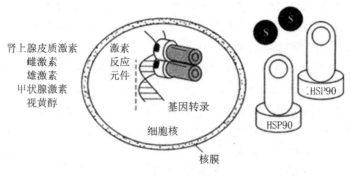

图 1-15　核受体

5.其他受体

孤儿受体是一类序列已知而配体未知的蛋白受体,配体未知的 GPCR 称为孤儿 GPCR。此外,还有孤核受体等。已发现配体的孤核受体有视磺酸 X 受体、视磺酸 Z 受体、法尼酸 X 受体等。通常采用反向药理学方法发现并确定其配体,即以获取受体 cDNA 为起点,结合功能测试,寻找相关的新配体,然后用配体和受体筛选新化合物进行新药研究,一旦找到孤儿受体的相关配体,则可能从中筛选出新的药物靶点,从而发现疗效优异的新药。

有些细胞具有多种受体,如心肌细胞具有 M 胆碱受体,β_1、β_2 肾上腺素受体,H_2 受体等。有时一种阻滞剂还可阻滞多种受体,如氯丙嗪可阻滞多巴胺受体、α 肾上腺素受体,对胆碱受体、组胺受体和 5-羟色胺受体也有较弱的阻滞作用。受体除分布于突出后膜外,有些也分布于突触前膜。激动突触前膜受体可引起反馈作用,促进神经末梢释放递质,在局部调节功能平衡。

(三)受体-配体调节

配体是指能与受体特异性结合的物质,受体只有与配体结合才能被激活并产生效应,配体与受体之间相互作用进行机体协调,发挥受体调节作用,保证机体处于正常的状态。内源性配体一般指体内存在的,能与受体特异性结合的调节物质,大致可分为:①神经递质类,如乙酰胆碱、5-羟色胺等。②内分泌激素,如甲状腺素、雌激素等。③免疫或炎症活性物质,如免疫球蛋白、白介素类、肿瘤坏死因子等。④生长因子类等。药物进入机体,以配体-受体方式与特异性受体结合,发挥药理作用。

(四)第二信使的概念及作用

细胞外的信号称为第一信使,细胞表面受体接受细胞外信号后转换而来的细胞内信号称为第二信使。第二信使学说是 E.W.萨瑟兰于 1965 年首先提出的。他认为人体内各种含氮激素(蛋白质、多肽和氨基酸衍生物)都是通过细胞内的环磷酸腺苷(cAMP)而发挥作用,首次把 cAMP 叫作第二信使,激素等为第一信使。已知的第二信使种类很少,但能传递多种细胞外的不同信息,调节大量不同的生理生化过程,这说明细胞内的信号通路具有明显的通用性。

第二信使至少有两个基本特性:①第一信使同其膜受体结合后,最早在细胞膜内侧或胞质中出现,是仅在细胞内部起作用的信号分子。②能启动或调节细胞内稍晚出现的反应信号应答。第二信使都是小的分子或离子。细胞内有五种最重要的第二信使:cAMP、cGMP、1,2-二酰甘油(diacylglycerol,DAG)、1,4,5-三磷酸肌醇(inosositol 1,4,5-trisphosphate,IP_3)和细胞内外的钙离子。第二信使在细胞信号转导中起重要作用,它能够激活级联系统中酶的活性及非酶蛋白的活性。第二信使在细胞内的浓度受第一信使的调节,它可以瞬间升高,且能快速降低,并由此调节细胞内代谢系统的酶活性,控制细胞的生命活动,包括葡萄糖的摄取和利用、脂肪的储存和移动及细胞产物的分泌。第二信使也控制细胞的增生、分化和生存,并参与基因转录的调节。

部分内源性配体、受体及其第二信使见表1-1。

表 1-1 部分内源性配体、受体及其第二信使

环腺苷酸		Ca^{2+}/肌醇磷脂	
β 肾上腺素受体	促肾上腺皮质激素	M 胆碱受体	P 物质
H_2 组胺受体	促卵泡激素	α_2 肾上腺素受体	缓激肽
5-HT_3 受体	促黄体生成素	H_1 组胺受体	促胃液素
前列腺素 E_2	促甲状腺素	5-HT_3 受体	降钙素
前列环酸	黑色细胞刺激素	抗利尿激素	促甲状腺释放激素
加压素	绒促性素	血管紧张素	上皮生长因子
高血糖素		阿片多肽	血小板来源的生长因子
		K^+ 去极化	生长抑素
		电刺激	

受体在识别相应配体并与之结合后需通过细胞内第二信使,如 cAMP、Ca^{2+}、肌醇磷脂、cGMP 等将获得的生物信息增强、分化、整合及传递,才能发挥其特定的生理功能或药理效应。受体蛋白经常代谢转换处于动态平衡状态,其数量、亲和力及效应力经常受到各种生理及药理因素的影响。连续用药后药效递减是常见的现象,一般分为耐受性、不应性、快速耐受性等。由于受体原因而产生的耐受性称为受体脱敏。β 肾上腺素(β-Adr)受体脱敏时不能激活腺苷酸环化酶(AC),是因为受体与 G 蛋白亲和力降低,或由于 cAMP 上升后引起磷酸二酯酶负反馈增加所致。具有酪氨酸激酶活性的受体可被细胞内吞而数目减少。这一现象称为受体数目的向下调节。受体与不可逆阻滞剂结合后,其后果等于失去一部分受体,如被银环蛇咬伤中毒时,N_2-ACh受体对激动剂脱敏。与此相反,在连续应用阻滞剂后,受体会向上调节,反应敏化。如长期应用β-Adr 受体阻滞剂后,由于受体向上调节,突然停药时会出现反跳现象。

(五)受体介导的信号转导途径

细胞内存在着多种信号转导方式和途径,各种方式和途径间又有多个层次的交叉调控,是一个十分复杂的网络系统,其最终目的是使机体在整体上对外界环境的变化发生最为适宜的反应。在物质代谢调节中,往往涉及神经-内分泌系统对代谢途径在整体水平上的调节,其实质就是机体内一部分细胞发出信号,另一部分细胞接收信号并将其转变为细胞功能上的变化的过程。所以,阐明细胞信号转导的机理就意味着认清细胞在整个生命过程中的增生、分化、代谢及死亡等诸方面的表现和调控方式,进而理解机体生长、发育和代谢的调控机制。药物作用机体的本质是通过作用于细胞信号网络,影响细胞信号的传递,从而发挥其药物效应。了解信号转导的过程,有助于深入了解药物作用机制,从而指导临床用药及新药开发。细胞信号转导的途径大致可分为以下几种。

1.跨膜信号转导

(1)G 蛋白介导的信号转导途径:G 蛋白可与鸟嘌呤核苷酸可逆性结合。由 χ 和 γ 亚基组成的异三聚体在膜受体与效应器之间起中介作用。小 G 蛋白只具有 G 蛋白亚基的功能,参与细胞内信号转导。信息分子与受体结合后,激活不同G 蛋白,有以下几种途径:①腺苷酸环化酶途径

通过激活 G 蛋白不同亚型,增加或抑制腺苷酸环化酶(AC)活性,调节细胞内 cAMP 浓度,cAMP 可激活蛋白激酶 A(PKA),引起多种靶蛋白磷酸化,调节细胞功能。②磷脂酶途径激活细胞膜上磷脂酶 C(PLC),催化质膜磷脂酰肌醇二磷酸(PIP_2)水解,生成三磷酸肌醇(IP_3)和甘油二酯(DG),IP_3 促进肌浆网或内质网储存的 Ca^{2+} 释放。Ca^{2+} 可作为第二信使启动多种细胞反应。Ca^{2+} 与钙调蛋白结合,激活 Ca^{2+}/钙调蛋白依赖性蛋白激酶或磷酸酚酶,产生多种生物学效应。DG 与 Ca^{2+} 能协调活化蛋白激酶 C(PKC)。

(2)受体酪氨酸蛋白激酶(RTPK)与信号非受体酪氨酸蛋白激酶转导途径:受体酪氨酸蛋白激酶超家族的共同特征是受体本身具有酪氨酸蛋白激酶(TPK)的活性,配体主要为生长因子。RTPK 途径与细胞增生肥大和肿瘤的发生关系密切。配体与受体胞外区结合后,受体发生二聚化,自身具备(TPK)活性并催化胞内区酪氨酸残基自身磷酸化。RTPK 的下游信号转导通过多种丝氨酸/苏氨酸蛋白激酶的级联激活:①激活丝裂原活化蛋白激酶(MAPK)。②激活蛋白激酶 C。③激活磷脂酰肌醇 3 激酶(PI3K),从而引发相应的生物学效应。非受体酪氨酸蛋白激酶途径的共同特征是受体本身不具有 TPK 活性,配体主要是激素和细胞因子,其调节机制差别很大。如配体与受体结合使受体二聚化后,可通过 G 蛋白介导激活 PLC-β 或与胞质内磷酸化的 TPK 结合激活 PLC-γ,进而引发细胞信号转导级联反应。

2.核受体信号转导途径

细胞内受体分布于胞质或核内,本质上都是配体调控的转录因子,均在核内启动信号转导并影响基因转录,统称核受体。核受体按其结构和功能,分为类固醇激素受体家族和甲状腺素受体家族。类固醇激素受体(雌激素受体除外)位于胞质,与热休克蛋白(HSP)结合存在,处于非活化状态。配体与受体的结合使 HSP 与受体解离,暴露 DNA 结合区。激活的受体二聚化并移入核内,与 DNA 上的激素反应元件(HRE)结合或其他转录因子相互作用,增强或抑制基因的转录。甲状腺素类受体位于核内,不与 HSP 结合,配体与受体结合后,激活受体并以 HRE 调节基因转录。

3.细胞凋亡

细胞凋亡是一个主动的信号依赖过程,可由许多因素(如放射线照射、缺血缺氧、病毒感染、药物及毒素等)诱导。这些因素大多可通过激活死亡受体而触发细胞凋亡机制。死亡受体存在于细胞表面。属于肿瘤坏死因子的受体超家族,它们与相应的配体或受体结合而活化后,其胞质区即可与一些信号转导蛋白结合,其中重要的是含有死亡结构域的胞质蛋白。它们通过死亡结构域,一方面与死亡受体相连,另一方面与下游的 capase 蛋白酶结合,使细胞膜表面的死亡信号传递到细胞内。

capase 蛋白酶家族作为细胞凋亡的执行者,它们活化后进一步剪切底物。如多聚(ADP-核糖)聚合酶(PARP),该酶与 DNA 修复及基因完整性监护有关。PARP 被剪切后,失去正常的功能,使受其抑制的核酸内切酶活性增强,裂解核小体间的 DNA,最终引起细胞凋亡。这个过程可概括:死亡受体含有死亡结构域的胞质蛋白-capase 蛋白酶家族-底物 PARP-染色体断裂-细胞凋亡。不同种类的细胞在接受不同的细胞外刺激后,引起凋亡的形态学改变是高度保守的,但是它们并不是遵循同一种固定的或有规律的模式进行,而是通过各自的信号转导途径来传递的胞膜上的死亡。

(六)药物-受体相互作用

药物在机体内发挥作用的关键在于其在作用部位的浓度及其与生物靶点的相互作用(激动

或拮抗)的能力。药物的结构决定了其理化性质,而理化性质决定了其与相应靶点的结合能力,进而直接决定了药物效应。药物通过作用于相应受体影响整个细胞信号通路,发挥对机体的作用效应,如何控制药物与相应受体的结合,是目前靶向给药研究的热点和难点。

1.受体与药物的相互作用学说

(1)占领学说:该学说是由 Clark 于 1926 年、Gaddum 于 1937 年分别提出的。占领学说认为,受体必须与配体结合才能被激活并产生效应。效应的强度与被占领的受体数量成正比,全部受体被占领时,则产生药物的最大效应。1954 年 Ariens 修正了占领学说,提出了内在活性概念,即药物与受体结合时产生效应的能力,其大小用α值表示。完全激动剂α值为1,完全阻滞剂 Q 值为 0,部分激动剂的 α 值则为 0~1。占领学说认为,药物与受体结合不仅需要亲和力,而且需要有内在活性才能激动受体产生效应。只有亲和力而没有内在活性的药物,虽然可以与受体结合,但不能激动受体产生效应。

(2)速率学说:Paton 于 1961 年提出速率学说,认为药物与受体间作用最重要的因素是药物分子与受体结合与解离的速率,即单位时间内药物分子与受体碰撞的频率。完全激动剂解离速率大,部分激动剂解离速率小,阻滞剂的解离速率最小。效应的产生是一个药物分子和受体碰撞时,产生一定量的刺激经传递而导致的,与其占有受体的数量无关。

(3)二态模型学说:该学说认为受体蛋白大分子存在两种类型构象状态,即有活性的活性态 R' 和静息态 R,二者处于动态平衡且可相互转化。药物作用后均可与 R' 和 R 两态受体结合,其选择性决定于药物与两态间的亲和力大小。激动剂与 R' 状态的受体亲和力大,结合后可产生效应,并且促进静息态转入活性态;而阻滞剂与 R 状态的受体亲和力大,结合后不产生效应,并且促进活性态转入静息态。当激动剂与阻滞剂同时进入机体后,二者发生竞争性抑制,其作用效应取决于 R'-激动剂复合物与 R-阻滞剂复合物的比例。若后者浓度较高,则激动剂的作用被减弱甚至阻断。由于部分激动剂对 R' 与 R 均有不同程度的亲和力,因而它既能引起较弱的激动效应,也能阻断激动剂的部分药理效应。

2.作用于受体的药物分类

根据药物与受体结合后产生的不同效应,将作用于受体的药物分为激动剂和阻滞剂两类。

(1)激动剂:药物与受体相互作用的首要条件是必须具有受体亲和力,而要产生药理活性则需有内在活性。激动剂是指既有受体亲和力也有内在活性的药物,能与受体特异性结合产生效应。按照内在活性大小,可将激动剂分为完全激动剂(full agnosit,α=1)和部分激动剂(partial agonist,0<α<1)。前者具有较强的亲和力和内在活性,而后者有较强的亲和力但只有较弱的内在活性。部分激动剂和 R 结合的亲和力不小,但内在活性有限(α<1),量效曲线高度(E_{max})较低。与激动剂同时存在,当其浓度尚未达到 E_{max} 时,其效应与激动剂协同;超过此限时,则因与激动剂竞争 R 而呈阻滞关系,此时激动剂必须增大浓度方可达到其最大效能。可见部分激动剂具有激动剂与阻滞剂双重特性。

激动剂分子与受体亲和力的大小可以用 pD_2 定量表示,在数值上是激动剂解离常数的负对数。pD_2 越大,表明激动剂对受体的亲和力越强。

(2)阻滞剂:是指能与受体结合,具有较强亲和力而无内在活性(α=0)的药物,本身不产生作用,因占据受体而阻滞激动剂的效应。根据阻滞剂与受体结合是否可逆,可分为竞争性阻滞剂和非竞争性阻滞剂。竞争性阻滞剂能与激动剂竞争相同受体,这种结合是可逆的。因此无论阻滞剂浓度或剂量多大,通过逐渐增加激动剂的浓度或剂量与阻滞剂竞争相同受体,最终可以夺回被阻滞剂占领的受体而达到原激动剂的最大效能(效应)。此时,量效曲线将逐渐平行右移,但激动剂的最大效能(效应)不变。竞争性阻滞剂和受体的亲和力可用 pA_2 定量表示。当加入一定量的竞争性阻滞剂,使加倍的激动剂所产生的效能(效应)刚好等于未加入阻滞剂时,激动剂所产生的效能(效应),则取所加入阻滞剂物质的量浓度的负对数为拮抗参数 pA_2。pA_2 越大,表明拮抗作用越强,与受体的亲和力也越大。

pA_2 还能判断激动剂的性质。若两种激动剂被一种阻滞剂阻滞且两者 pA_2 相近,说明这两种激动剂作用于同一受体。

非竞争性阻滞剂与受体的结合相对是不可逆的。它能引起受体构型的改变或难逆性的化学键、共价键的结合,从而使受体反应性下降,即使逐渐增加激动剂的浓度或剂量也不能竞争性地与被占领受体结合。随着此类阻滞剂浓度或剂量的增加,激动剂量效曲线的最大效能达到原来未加入非竞争性阻滞剂时的水平,使量效曲线逐渐下移,药物的效能(效应)逐渐减小。

图 1-16 显示了激动剂和阻滞剂的量效曲线。图 1-17 是竞争性和非竞争性拮抗作用的比较。

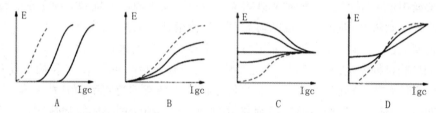

图 1-16 竞争性阻滞剂(A)、非竞争性阻滞剂(B)、部分激动剂(D)对激动剂(虚线)量效的影响及激动剂(C)对部分激动剂(虚线)量效曲线的影响

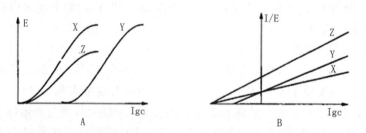

图 1-17 竞争性拮抗作用与非竞争性拮抗作用比较(A.量效曲线;B.双倒数曲线)

X.单用激动剂;Y.竞争性阻滞剂对激动剂的拮抗作用;Z.非竞争性阻滞剂对激动剂的拮抗作用

三、药效动力学研究方法及新动向

药效动力学主要研究药物效应及动力过程,其目的一是为了确认药物的治疗效果,二是为了保证用药安全,为新药研发及临床用药提供科学依据。根据试验目的不同,可将药效动力学研究大致分为体外研究和体内研究两大部分,从细胞水平、器官水平、整体动物水平及目前热门的分子基因水平等方面多层次、全面地考察药物效应。

(一)细胞水平研究

在新药研发初期,从细胞水平出发,利用细胞培养技术对先导化合物进行初步筛选,可获得快速、高通量、稳定的结果,为后续研发工作奠定良好的基础,在抗肿瘤药物、抗生素药物及免疫药理等多方面均有应用,是十分经典、可信度高的方法。以下为细胞水平药理研究代表性的研究方法。

1.MTT 法

MTT 法又称 MTT 比色法,是一种检测细胞存活和生长的方法。其检测原理为活细胞线粒体中的琥珀酸脱氢酶能使外源性溴化 3(4,5-二甲基噻唑-2)-2,5-二苯基四氮唑(MTT)还原为水不溶性的蓝紫色结晶甲瓒(Formazan)并沉积在细胞中,而死细胞无此功能。二甲基亚砜(DMSO)能溶解细胞中的甲瓒,用酶联免疫检测仪在 490 nm 波长处测定其光吸收值,可间接反映活细胞数量。在一定细胞数范围内,MTT 结晶形成的量与细胞数成正比。该方法已广泛用于一些生物活性因子的活性检测、大规模的抗肿瘤药物筛选、细胞毒性试验及肿瘤放射敏感性测定等。它的特点是灵敏度高、经济。采用染色法区别活细胞还有 XTT 法、台盼蓝染色法、SRB 法等。

2.克隆形成法

克隆原细胞质具有持续增生能力的细胞。当单个细胞能连续分裂 6 代以上时,其后代所组成的群体(集落)便含 50 个以上的细胞,通过对集落计数可对克隆原细胞进行定量分析。由于集落反映了单个细胞的增生潜力,故能灵敏地测定抗癌药物对肿瘤细胞的抑制能力,目前被认为是一种较为理想的方法。常用的克隆形成法可分为贴壁法与半固体法。

3.Caco-2 细胞模型

Caco-2 细胞模型是最近十几年来国外广泛采用的一种研究药物小肠吸收的体外模型,帮助了解药物的吸收机制,预测体内吸收和药物相互作用,研究药物的小肠代谢情况,从而促进新药研发,具有相对简单、重复性较好、应用范围较广的特点。Caco-2 细胞来源于人的直肠癌,结构和功能类似于人小肠上皮细胞,并含有与小肠刷状缘上皮相关的酶系。在细胞培养条件下,生长在多孔的可渗透聚碳酸酯膜上的细胞可融合并分化为肠上皮细胞,形成连续的单层,这与正常的成熟小肠上皮细胞在体外培育过程中出现反分化的情况不同。细胞亚显微结构研究表明,Caco-2细胞与人小肠上皮细胞在形态学上相似,具有相同的细胞极性和紧密连接。胞饮功能的检测也表明,Caco-2 细胞与人小肠上皮细胞类似,这些性质可以恒定维持约 20 d,因此可以在这段时间进行药物的跨膜转运试验。另外,存在于正常小肠上皮中的各种转运系统、代谢酶等在Caco-2 细胞中大都也有相同的表达,如细胞色素 P450 同工酶、谷氨酰胺转肽酶、碱性磷酸酶、蔗糖酶、葡萄糖醛酸酶及糖、氨基酸、二肽、维生素 B_{12} 等多种主动转运系统在 Caco-2 细胞中都有与小肠上皮细胞类似的表达。由于其含有各种胃肠道代谢酶,因此更接近药物在人体内吸收的实际环境,从而对药物在体内的作用给出较为准确的模拟情况,药物效应也更为可信可靠。

(二)器官组织水平研究

随着药物效应研究手段的提高,与细胞水平研究相比较而言,器官水平研究药理作用更能直接反映药物的分布及药理作用。离体器官试验常用的离体器官有心脏、血管、肠段、子宫及神经-肌肉标本,用离体标本可更为直观地观测药物的作用,检测药物在机体靶向器官发挥的药理效应。不同的动物标本用于测定不同类的药物作用。

1.心血管类器官

离体蛙心和兔心是观测药物对心脏活动(包括心率、心排血量、收缩力等)的影响最常用的标本。猫、兔、豚鼠和狗乳头肌标本的制备比较简单,在适宜条件下,可较长时间保持良好的实验状态,是观测药物对心肌基本生理特性(如收缩性、兴奋性、自律性)的影响较好的试验标本。兔主

动脉对 α 受体兴奋药十分敏感，是测定作用于 α 受体药作用的一个理想标本，已被广泛用来鉴定和分析拟交感药和其对耐药的作用。

2.胃肠道类器官

豚鼠回肠自发活动较少，描记时有稳定的基线，可用来测定拟胆碱药的剂量反应曲线；而兔空肠具有规则律收缩活动，可观测拟肾上腺素药和抗肾上腺素药、拟胆碱药和胆碱药对活动的影响。

3.其他类器官

未孕兔子宫对 α 受体兴奋药十分敏感，可用于鉴定 α 受体激动剂或阻滞剂。豚鼠离体气管片主要含 β 受体，广泛用于鉴定和分析作用于 β 受体的药物作用。蛙坐骨神经腓肠肌标本、小鸡颈半棘肌、大白鼠膈神经标本常用来评价作用于骨骼肌的药物。而用离体脂肪组织研究作用于 β 受体的药物（脂肪组织存在 β 受体），如果药物对 β 受体有兴奋作用，则引起游离脂肪酸释放增加。预先加入 β 受体阻滞剂，可使游离脂肪酸释放量明显减少，甚至完全阻断。因此通过测定游离脂肪酸含量，可评价作用于 β 受体的药物。

在离体器官研究中，不同动物的不同器官都要求最适宜的营养环境，对渗透压、离子强度、酸碱度等要求较高，因此各种动物的人工生理溶液成分和配制都有区别，应特别引起重视。

（三）分子细胞生物水平研究

药效动力学研究目前已从细胞和器官水平深入到受体和分子水平，分子生物学研究理论及手段日新月异的发展，也为药物效应研究带来了新思路及新技术。生物大分子，特别是蛋白质和核酸结构功能的研究，是分子生物学的基础。现代化学和物理学理论、技术和方法的应用推动了生物大分子结构功能的研究，从分子水平和基因表达的角度阐释药物作用及其机制，使药效学研究更有针对性，能更科学地研究药物-机体之间的作用。

1.受体及离子通道

受体是一种能够识别和选择性结合某种配体（信号分子）的大分子物质，多为糖蛋白，一般至少包括两个功能区域，与配体结合的区域和产生效应的区域。受体与配体结合后，构象改变而产生活性，启动一系列过程，最终表现为生物学效应。根据靶细胞上受体存在的部位，可将受体分为细胞内受体和细胞表面受体。细胞内受体介导亲脂性信号分子的信息传递，如胞内的甾体类激素受体；细胞表面受体介导亲水性信号分子的信息传递，可分为离子通道型受体、G 蛋白耦联型受体和酶耦联型受体。离子通道由细胞产生的特殊蛋白质构成，它们聚集起来并镶嵌在细胞膜上，中间形成水分子占据的孔隙，这些孔隙就是水溶性物质快速进出细胞的通道。离子通道的活性，就是细胞通过离子通道的开放和关闭调节相应物质进出细胞速度的能力，对实现细胞各种功能具有重要的意义。药物对机体细胞的作用需通过这样的生物大分子来实现。目前，此类研究多集中在采用生物物理及生物化学手段，如光镜、电镜、激光共聚焦、膜片钳等，观察药物对其的作用及引发的一系列生化反应等，从而说明其药理效应。

2.信号转导及药物靶点

高等生物所处的环境无时无刻不在变化，机体功能上的协调统一要求有一个完善的细胞间相互识别、相互反应和相互作用的机制，这一机制可以称作细胞通信。在这一系统中，细胞或者识别与之相接触的细胞，或者识别周围环境中存在的各种信号（来自周围或远距离的细胞），并将其转变为细胞内各种分子功能上的变化，从而改变细胞内的某些代谢过程，影响细胞的生跃速度，甚至诱导细胞的死亡。这种针对外源性信号所发生的各种分子活性的变化，以及将这种变化依次传递至效应分子,以改变细胞功能的过程称为信号转导,其最终目的是使机体在整体上对外界环境的变化发生最适宜的反应。药物对机体作用后,其作用靶点及作用机制需要从信号转导的途径来解释,从而阐明药物如何对细胞在整个生命过程中的增生、分化、代谢及死亡等多方面进行调控,进而理解药物对机体病情病况的调控机制。如抗癌药物研究中,药物对凋亡调控基因caspase 家族、Bcl-2 家族等级联反应和蛋白表达等作用,直接关系到药物对肿瘤的抑制效果。

3.基因组学及蛋白质组学

基因组学出现于 20 世纪 80 年代是研究生物基因组的组成,组内各基因的精确结构、相互关系及表达调控的学科,同时也是研究生物基因组和如何利用基因的一门学问。该学科提供基因组信息及相关数据系统利用,研究基因及在遗传中的功能,试图解决生物、医学和工业领域的重大问题。20 世纪 90 年代随着几个物种基因组计划的启动,基因组学取得了长足的发展。2001 年,人类基因组计划公布了人类基因组草图,为基因组学研究揭开新的一页。随着人类基因组草图的完成,现在许多学者开始探索基因与蛋白质如何通过相互作用来形成其他蛋白质,从而出现了蛋白质组学。蛋白质组学是对蛋白质特别是其结构和功能的大规模研究,一个生命体在其整个生命周期中所拥有的蛋白质的全体或者在更小的规模上,特定类型的细胞在经历特定类型刺激时所拥有的蛋白质的全体。分别被称为这个生命体或细胞类型的蛋白质组。蛋白质组学比基因组学要复杂得多——基因组是相当稳定的实体,而蛋白质组通过与基因组的相互作用而不断发生改变。一个生命体在其机体的不同部分及生命周期的不同阶段,其蛋白表达可能存在巨大的差异。鉴于药物在机体作用前后,基因及蛋白水平会发生一定变化,人们设计了一系列检测方法,尝试解释这种差异,从分子组学的角度说明药物效应。如近几年兴起的核酸探针、微阵列检测及高通量的基因芯片、蛋白芯片等,均从不同角度阐释了药物的作用及机制。

4.整体动物水平研究

整体动物试验一般应用小鼠、大鼠、兔、狗、猴、猪等,根据试验目的及要求,在试验控制条件下,在动物身上制造出类似人体的毒理、药理、清理、生理过程,构建最大限度模拟病理过程及现象的模型,与正常动物及给药动物组比照,观察药物对动物生理及行为活动的影响,亦即药理效应、机制和规律。动物选择是否得当,直接关系试验的成功和质量高低。一般应选择某一功能高度发达或敏感性较强的动物,如鸽、狗、猫的呕吐反应敏感,常用来评价引起催吐和镇吐的药物的作用,而鼠类和兔模型则反应不明显;家兔对冷损伤易发生,狗则不能发生损伤;豚鼠对铜离子及汞离子的急性毒性很敏感,而大鼠、小鼠则较耐受。因此有人说,在评价动物选择是否得当时,主要看是否用"专家"式动物。一般来说,小动物模型多用于筛选试验,大动物模型多用于试验治疗和中毒机制的研究。

(1)小动物模型:新药研发中,常采用小鼠、大鼠、豚鼠、兔、猫、鸡等小型动物,进行动物水平筛选测试。抗肿瘤药物研究中,采用动物移植肿瘤,如 Lewis 肺癌小鼠、乳腺癌骨转移小鼠等用于评价研究抗肿瘤药,是目前肿瘤药物研发使用最广泛的途径。研究抗精神病药常用阿扑吗啡造成大白鼠舔、嗅、咬等定向行为,从而观测新药的安定作用。研究镇痛药物常用热刺激法,如小白鼠热板法、电刺激小白鼠尾部法及化学刺激法,用酒石酸锑钾腹腔注射造成扭体反应,从而观测镇痛药的作用。在抗感染药物研究中,用定量的致炎剂如鸡蛋清、右旋糖酐、弗氏佐剂等注入大白鼠踝部皮下,造成关节肿胀,测定用药前后的肿胀程度,从而观测抗感染药物的作用。研究抗心律失常药物,用氯仿、肾上腺素、乌头碱等诱发小白鼠或大白鼠心律失常,或将电栅直接连在心房或心室诱发心房颤动或心室颤动,是评价抗心律失常药的常用新方法。对抗溃疡药物的研究和评价,常采用大白鼠或豚鼠制备试验性溃疡模型,常用应激性刺激法(如将大白鼠浸于 20 ℃水中)、组胺法、幽门结扎法等诱发溃疡,其中以应激法较优,成功率达 100%,更为常用。

(2)大动物模型:大型动物研究成本较高,多用于试验治疗及中毒机制的研究。如 1934 年,Goldblatt 等采用线结扎狗肾动脉,造成肾性高血压,开创了试验性高血压研究的新时代。也是研究抗高血压药物的经典模型。利用铜圈置入健康 Beagle 犬心脏中,制备急性心肌缺血动物模型,其机制可能在于铜圈作为异物被置入冠脉内,会诱发冠脉内血栓形成,堵塞冠脉而发生急性心肌缺血,是研究心肌缺血药物的模型。镇咳药研究中,猫静脉注射致咳物二甲苯基哌嗪,引起咳嗽;咳嗽次数在一定范围内与致咳物剂量呈线性关系,是研究评价镇咳药的好方法。研究抗糖尿病药,给狗、猫、猴、羊静脉注射四氧嘧啶,选择性地损伤胰腺口细胞。引起实验动物糖尿病,是经典的研究抗糖尿病的方法。目前采用与人类最接近的恒河猴制造了多种模型,对许多疾病及药物的研发做出了重大贡献。

(3)转基因动物及基因敲除动物:近年来,随着人类对生命认识的深入,利用分子生物学技术使传统药理研究发展到分子甚至更微观的水平,可采用基因敲除、转基因技术等制作更符合疾病病理病情的动物模型。转基因动物就是用实验室方法将人们需要的目的基因导入其基因组,使外源基因与动物本身的基因整合在一起,并随细胞的分裂而增生,在动物体内得到表达,并能稳定地遗传给后代的动物。整合到动物基因组上的外来结构基因称为转基因,由转基因编码的蛋白质称为转基因产品,通过转基因产品影响动物性状。如果转基因能够遗传给子代,就会形成转基因动物系或群体。转基因哺乳动物自 20 世纪 80 年代诞生以来,一直是生命科学研究和讨论的热点。随着研究的不断深入和实验技术的不断完善,转基因技术得到了更广泛的应用,如目前用于研究阿尔茨海默病的 APP/PS1/PS2 多重转基因小鼠,能较好地表现神经纤维缠结及斑块沉积的重要病理特征,同时一定程度体现了发病机制,被公认为模拟老年痴呆的最佳模型。基因敲除动物模型是通过运用基因工程技术的方法,将动物体内的某些特定基因在染色体水平剔除或使之失活,使得与该基因相关的蛋白质表达减少或不表达。从而使动物体内与该蛋白相关的功能丧失。这一技术为探讨基因在体内的功能和疾病的发病机制提供了一种很好的研究工具,这与早期生理学研究中常用的"切除部分-观察整体-推测功能"的三部曲思想相似。目前国内研究中,已有研究机构制作出肝脏葡萄糖激酶基因条件敲除的 2 型糖尿病小鼠模型,可作为 2 型糖尿病的动物模型,正式进入产业化应用阶段。这将有助于推动 2 型糖尿病的发病与治疗的研究,诠释筛选抗糖尿病药物的作用机制,并推进抗糖尿病药物的研发。

(杨丽霞)

第四节　临床药物使用原则

对任何疾病都必须始终贯彻预防为主,防治结合的原则,即未病防病(包括传染性及非传染性疾病),有病防重(早发现,早诊断,早治疗),病重防危(防治并发症,保护重要器官功能),病愈早康复防复发。要随时运用辩证唯物主义的思维方法,密切联系实际,做到以下几点。

一、树立对患者的全面观点

根据病情轻重缓急,通过现象看本质,抓住主要矛盾,又要随时注意矛盾的转化。急则先治"标",缓则先治"本";如有必要和可能,则"标""本"同治。

(一)治"本"就是针对病因或发病因素的治疗

许多疾病,只要进行病因治疗,就可解除患者痛苦,达到治愈。例如,无并发症的轻或中度的细菌、螺旋体、原虫及其他寄生虫感染,只要给予特效抗感染药物即可治愈。有些疾病表现为功能异常或病理生理改变,如心功能不全、心律失常、心绞痛、高血压、支气管哮喘或慢性失血性贫血等,当进行对症处理后,病情虽可缓解,但由于病因未除,仍易复发。因此,一定要努力寻找病因加以治疗,只要做到病因消除才能根治疾病。

(二)治"标"就是对症治疗

所谓"标",就是临床表现,即各器官的病理生理或功能改变所引起的症状、体征或血液的生化指标异常。它们常常是导致患者求医的主要原因。常见的有发热、全身酸痛及各系统症状。比如:心血管系统有心悸、水肿、气促、胸痛、血压波动、心律失常、晕厥等,呼吸系统有咳嗽、气促、咳痰、咯血、胸痛等;消化系统有食欲缺乏、恶心、呕吐、嗳气、反酸、呕血、腹痛、腹胀、腹泻、便秘、便血、黄疸等;泌尿系统有尿频、尿急、排尿疼痛、血尿、尿失禁、少尿或无尿等;精神神经系统有头痛、头晕、眩晕、嗜睡、神志不清、昏迷、失眠、躁动、抽搐、瘫痪、思维紊乱或行为异常等。其他各系统及五官各有其常见症状、体征,在此不一一列举。

当临床表现使患者感到痛苦或危及生命与远期预后时,应及时作对症处理,减轻症状,改善病理生理状况,赢得时间进行全面详细的检查,得出病因诊断并进行病因治疗。2003 年春流行的 SARS,虽已查出病因为冠状病毒变异亚型引起,但无特效药,许多患者就是靠对症支持疗法度过危险期和自身产生的抵抗力而获痊愈的。

对于"症",也要分清本质进行有针对性的治疗,不可头痛医头,足痛医足。例如,颅内压增高可引起头痛、呕吐,不可简单地给以镇痛止吐药物,而要降低颅内压,使用降颅内压药物,而不可通过腰椎穿刺抽出脑脊液减压,因后者有引起脑疝的危险。颅内压过低也可致头痛,却需要输液治疗。硝酸酯类药是预防和治疗心绞痛常用药,对有些患者可引起颅内静脉扩张导致剧烈头痛,如果不问清楚服药史,盲目给以止痛药可能无效。血管紧张素转换酶抑制剂可引起干咳,医师不问服药情况盲目给可待因镇咳是错误的。又如,同是无尿,但阶段性不同,处理原则也不同;急性失水引起的低血容量休克所致的无尿,在起病 6～7 h 间快速补液改善休克后,无尿也就好转;但如无尿已持续 7 h 以上,肾小管已坏死,此时的快速补液虽然升高血压,改善其他器官的微循环,不但无尿不会好转,大量输液反而有害;如果无尿是肾毒性物质(如鱼胆或毒蕈)中毒所致,大量补液是有害无益的。

对症治疗虽然可解除患者痛苦,甚至使患者脱离险境,但对于诊断未明确的患者要严格掌握,以免掩盖病情延误诊断。例如,对急腹症不可滥用吗啡、哌替啶类麻醉性止痛剂,对发热性疾病不可滥用肾上腺皮质激素或解热药。

二、一切从实际出发

针对原发疾病病情及并发症的严重程度,诊断的主次,根据主客观条件,权衡轻重缓急,对患者利害得失,选择治疗方案,全面考虑,找出主要矛盾,进行综合治疗,不可单纯依赖药物。用药既要有针对性,又要分清主次、先后,不可"大包围"式地用药。另一个实际是经济问题。卫生资源匮乏是一个全球性现象,在发展中国家卫生资源不足尤其严重,一方面是国民经济生产总值增长的速度,用于健康保障费用增长的速度,通货膨胀的速度,医药费用上涨尤其是价高的新药涌现和高精尖检查技术的应用所增加的付出等不成比例,另一方面是不少医务人员未很好掌握高精尖检查技术的适应证造成滥用,和片面认为新药就是最好的药,而不愿使用"老"药,以致不适当地增加了医药费用的支出。实际上,不少"老"药不仅有效,毒副作用较少而且价廉,其显效率可能低于某些新药,但是,如果它在某些患者身上已经有了好的效果,又没有不良反应,就不必更换。

三、始终贯彻个体化原则

由于患者的年龄、性别、体重、生理状况、环境因素、病情程度、病变范围、病程阶段、肝肾等解毒排毒器官的功能状况,并发症的有无,既往治疗的反应,对药物的吸收、代谢、排泄率,免疫力及病原微生物对抗菌药物的敏感性等方面的差异,以及患者对药物反应性大小的不同,在治疗上用药的种类和剂量大小的选择均应有所不同,不可千篇一律。一般文献及本书中所列出的治疗药物的剂量范围可供读者参考。此外,还要根据患者的特点制订所要解决问题的特点或目标值,药物性能及患者所用实际药量的治疗反应,深入分析,适时调整。对于许多慢性疾病,尤其在老年人,开始用药量宜小,而且应当根据病情的严重程度制订复查疗效指标和观察毒副作用的时间和频度。

四、树立发展观点

确实了解患者用药情况(在门诊患者尤其重要),仔细观察治疗反应,以及时评价判断疗效,酌情增减药量,加用或更换药物并继续严密观察效果。与此同时还要观察药物毒副作用或者一些不应该有的情况。这里所说的毒副作用有两种情况:一是患者自身对药物出现了异常反应,例如,有的患者在用青霉素治疗过程中虽然皮试阴性但在连续注射或滴注几次后可以突然发生过敏性休克,医护人员切不可以为皮试阴性又已经用了几剂未出现异常反应而放松了对严重变态反应的警惕性;另一种情况是由于药物带来的问题,除已知的毒副作用外,还有医源性疾病,其中突出的有肾上腺皮质激素带来的各种不良反应及抗生素带来的二重感染或菌群失调等问题。因此,不但要严格掌握适应证,而且在使用中要有目的地加强观察,才能取得最佳疗效。

(曾 亚)

第五节 治疗药物监测

治疗药物监测(therapeutic drug monitoring,TDM)是通过测定患者治疗用药的血浓度或其他体液浓度,以药代动力学原理和计算方法拟定最佳的适用于不同患者的个体化给药方案,包括治疗用药的剂量和给药间期,以达到使患者个体化给药方案的实施安全而有效的目的。

临床实践证明,治疗药物的疗效与该药到达作用部位或受体的浓度密切相关,而与给药剂量的关系则次于前者,药物在作用部位或受体的浓度直接与血药浓度有关,即二者呈平行关系。因此,测定血药浓度可间接地作为衡量药物在作用部位或受体浓度的指标,此即为治疗药物监测的原理。TDM 的实施对确保临床治疗用药安全有效起了重要作用。

一、血药浓度与药理效应的关系

患者经相同途径接受相同剂量药物后,其治疗反应可各不相同,部分患者疗效显著,也有患者可无反应,甚或产生毒性反应者,此均与个体差异有关,即患者生理状态如年龄、体重、病理状态,以及遗传因素、饮食、合并用药等不同,造成药物在其体内的吸收、分布、代谢和排泄过程差异,以致相同的给药方案产生的血药浓度各异,导致治疗反应的差异。

多数药物的剂量和血药浓度之间呈平行关系,药物的剂量越大,则血药浓度越高,但也有些药物在一定范围内剂量和浓度呈线性关系,超出此范围,剂量稍有增大,血药浓度即呈大幅度升高,此即为非线性药代动力学特征或称饱和动力学。主要原因在于某些药物经体内代谢,而体内药物代谢酶的代谢能力有一定限度,当剂量超过一定限度时,血药浓度明显上升,过高的血药浓度易导致毒性反应的发生。

二、治疗药物监测的条件

进行治疗药物监测时,必须具备下列条件,其结果方可对患者临床安全有效用药具有指导意义。

(1)药物的治疗作用和毒性反应必须与血药浓度呈一定相关性者。

(2)较长治疗用药疗程,而非一次性或短暂性给药者。

(3)判断药物疗效指标不明显者。

(4)已有药物的药代动力学的参数、治疗浓度范围或中毒浓度靶值者。

(5)已建立了灵敏、准确和特异的血药浓度测定标准,可迅速获得结果,并可据此调整给药方案者。

三、治疗药物监测的适应证

(1)治疗指数低、毒性大的药物,即药物的治疗浓度范围狭窄,其治疗浓度与中毒浓度甚为接近者。例如,地高辛的治疗剂量与中毒剂量接近,由于患者间存在的个体差异,在常规治疗剂量应用时亦易发生毒性反应,据报道其毒性反应发生率可达 35% 左右,TDM 的应用可明显降低其毒性反应的发生。氨基糖苷类抗生素治疗重症感染时亦可因血浓度升高而导致耳肾毒性反应的发生。属此类情况者还有抗躁狂药碳酸锂、抗癫痫药苯妥英钠等。

(2)具非线性特性药代动力学特征的药物。属此类情况者有苯妥英钠、阿司匹林、双香豆素、氨茶碱等。

(3)患有肾、肝、心和胃肠道等脏器疾病,可明显影响药物的吸收、分布、代谢和排泄的体内过程时,血药浓度变化大,需进行监测。如肾衰竭患者应用氨基糖苷类抗生素时,由于对该类药物排泄减少,药物在体内积聚、血药浓度明显升高,可使耳肾毒性发生率升高;肝功能不全者可影响自肝内代谢药物的生物转化,减少与血浆蛋白的结合;心力衰竭患者由于心排血量的降低致使肾、肝血流量均减少,影响了药物的消除;胃肠道疾病患者则可影响口服药物的吸收。

(4)有药物毒性反应发生可能,或可疑发生毒性反应者,尤其是在某些药物所致的毒性反应与所治疗疾病症状相似,需判断药物过量抑或不足时,血药浓度监测更为重要。如地高辛过量或心力衰竭本身均可发生心律失常,又如苯妥英钠用于癫痫治疗时,如过量亦可发生类似癫痫样抽搐。

(5)在常用剂量下患者无治疗反应者,测定血药浓度查找原因。

(6)需长期服药,而药物又易发生毒性反应者,可在治疗开始后测定血药浓度,调整剂量,在较短时间内建立安全有效的给药方法,如卡马西平、苯妥英钠用于癫痫的发作预防时进行 TDM。

(7)联合用药发生交互作用改变了药物体内过程时,如红霉素与氨茶碱同用,前者对肝酶的抑制可使后者血浓度升高而致毒性反应产生,因此需对氨茶碱血药浓度进行监测。

(8)在个别情况下确定患者是否按医嘱服药。

(9)提供治疗上的医学法律依据。

根据上述各种情况宜进行 TDM 者,有下列各类药物。①抗菌药物:氨基糖苷类,包括庆大霉素、妥布霉素、阿米卡星和奈替米星等;万古霉素、氯霉素、两性霉素 B、氟胞嘧啶等。②抗癫痫药物:苯巴比妥、苯妥英钠、卡马西平、扑米酮、丙戊酸和乙琥胺等。③心血管系统药物:地高辛、利多卡因、洋地黄毒苷、普鲁卡因胺、普萘洛尔、奎尼丁和胺碘酮等。④呼吸系统药物:茶碱、氨茶碱等。⑤抗肿瘤药:甲氨蝶呤、环磷酰胺、氟尿嘧啶、巯嘌呤等。⑥免疫抑制剂:环孢素、他克莫司、西罗莫司、霉酚酸、麦考酚酸等。⑦抗精神病药物:碳酸锂、氯丙嗪、氯氮平、丙米嗪、阿米替林等。⑧蛋白酶抑制剂类抗病毒药:茚地那韦、沙奎那韦、利托那韦等。

四、血药浓度监测与个体化给药方案的制订

一般情况下,以血药浓度测定结果为依据,调整给药方案;也偶有以测定唾液中药物浓度为调整用药依据者,因唾液中药物浓度与血药浓度在一定范围内呈平行关系。

血药浓度测定结果可参考各类药物的治疗浓度范围。若未在治疗浓度范围内时,则可按照下述方法调整给药剂量或间期。

(一)峰-谷浓度法

以氨基糖苷类抗生素庆大霉素为例,如测定峰浓度过高,即可减少每天给药总量,如谷浓度过高,则可延长给药间期。调整给药方案后在治程中重复测定谷、峰浓度 1～2 次,如尚未达到预期结果,则可再予调整,直至建立最适宜的个体化给药方案。

(二)药代动力学分析方法

最常用的方法有稳态一点法或重复一点法。

稳态一点法为患者连续用药达稳态后,在下一剂量给药前采血测定药物浓度(谷浓度),根据所要达到稳态药物浓度求出所需调整的给药剂量。

重复一点法采血 2 次,比稳态一点法准确性好。该方法先拟定患者初始剂量及给药间期(τ),第 1 次给药后经过 τ 后采血并测浓度 1 次(C_1),经过第 2 个剂量 τ 后采血测浓度(C_2)。

(三)Bayesian 法

当给予初始剂量后,未获得预定的治疗效果时,采集患者的稳态谷浓度,利用 Bayesian 反馈程序,估算得到患者的个体药动学参数,之后结合下一剂给药剂量和时间间隔计算血药浓度预测值,根据该预测值对给药方案进行调整。治疗药物监测中注意事项如下。

(1)必须结合临床情况拟定个体化给药方案,不能仅根据血药浓度的高低调整剂量,如结合患者的疾病诊断、年龄、肝功能、肾功能等资料,是否联合用药,取血时间及过去史等综合分析,制

订合理的给药方案。

（2）必须掌握好取血标本时间，随意采血不仅毫无临床意义且可导致错误结论。对连续给药者一般应在达稳态浓度时取血，否则所得结果较实际为低。但在给予患者首剂负荷量时，可较早达稳态浓度。如药物半衰期长（如>24 h），为避免毒性反应的发生，亦可在达稳态浓度之前先测定血药浓度，此后继续进行监测。口服或肌内注射给药时的峰浓度，取血时间可在给药后0.5～1.0 h；静脉给药后瞬时的血药浓度并不能反映药理作用的浓度，仅在0.5～1.0 h后，体内达到平衡时取血，测定结果方具有临床意义。谷浓度的取血时间均在下一次给药前。

（3）某些药物血清蛋白结合率高，在一些疾病状态下，如尿毒症、肝硬化、严重烧伤、妊娠期时，由于血浆蛋白降低，药物呈结合状态者减少，游离部分增多，后者具药理作用，如显著增高亦可致毒性反应发生。在血药浓度测定时为总含量（结合与游离之和），遇有上述病情时，需考虑游离血药浓度的影响，在调整给药方案时综合考虑。

五、治疗药物监测方法简介

用于治疗药物监测的方法必须具有灵敏度高、特异性强和快速的特点，以适应及时更改给药方案的要求，目前常用分析方法如下。①免疫分析法：包括放射免疫法、酶免疫法、荧光免疫法和化学发光微粒子免疫分析法；②色谱分析法：包括高效液相色谱法、气相色谱法和液质联用仪。这些方法各有优、缺点。应根据所测药物的特殊性选择相应的分析方法。如对某些药物进行TDM时，除检测其血样中原形药物外，尚需同时检测具药理活性的代谢产物。因此，宜选择可对血样中进行多组分检测并且灵敏度和特异性高的液质联用仪分析方法。

（曾　亚）

第二章 药物制剂

第一节 片 剂

一、概述

中药片剂是指药材提取物、药材提取物加药材细粉或药材细粉与适宜辅料混匀压制而成的圆片状或异形片状的制剂。它基本上具有与化学药物片剂同样的优点,但其容易吸潮、霉败,所含挥发性药物久贮后含量容易下降或使药效降低,以及崩解时间延长等。

中药片剂的研究和生产仅在 20 世纪 50 年代才开始,随着中药化学、药理、制剂与临床几方面的综合研究,中药片剂的品种、数量不断增加,工艺技术日益改进,片剂的质量逐渐提高。中药片剂类型发展也很快,现已与化学药片剂相似。在片剂生产工艺方面也逐渐摸索出一套适用于中药片剂生产的工艺条件,如对含脂肪油及挥发油片剂的制备,如何提高中药片剂的硬度、改善崩解度、片剂包衣等逐渐积累经验,使质量不断提高。

二、中药片剂的类型

按照剂型来分,中药片剂与化学药物片剂相似。按其原料特性,可分为下述四种类型,即提纯片、全粉末片、全浸膏片和半浸膏片。

(一)提纯片

提纯片是指将处方中药材经过提取,得到单体或有效部位,以此提纯物细粉作为原料,加适宜的辅料制成的片剂。如北豆根片、银黄片等。

(二)全粉末片

全粉末片是指将处方中全部药材粉碎成细粉作为原料,加适宜的辅料制成的片剂。如参茸片、安胃片。

(三)全浸膏片

全浸膏片是指将药材用适宜的溶剂和方法提取制得浸膏,以全量浸膏制成的片剂。如通塞脉片等。

(四)半浸膏片

半浸膏片是指将部分药材细粉与稠浸膏混合制成的片剂。如藿香正气片、银翘解毒片等。

此类型片剂在中药片剂中占的比例最大。

三、常用辅料

中药提取物是多种活性成分的混合物,且多为难溶性成分。若以中药浸膏为原料制成片剂(普通片、分散片等),一方面原辅料用量太大会影响成型;另一方面浸膏黏性大、吸湿性大,不利于片剂的崩解,难以达到崩解的质量要求。由于一些中草药本身往往兼有辅料的作用,如浸膏可作黏合剂、细粉作为稀释剂和崩解剂,所以一般中药片剂中应用辅料比较少,这一点是中药片剂与化学药片剂显著不同的地方。在中药提取时要尽量从中药提取分离出有效部位,以尽可能地减少片剂原料用量。

在制备中药片剂时,所用的辅料基本上与化学药物的片剂相同。中草药及其提取物组成复杂,在使用辅料时其辅料相容性需要认真研究。由于中药中有效成分难以定量甚至定性,因此进行辅料相容性研究对于中药片剂几乎是空白。以下仅针对中药片剂的特点对其辅料进行描述。

(一)填充剂

中药片剂常选用处方中含淀粉较多的药材(如天花粉、淮山药、浙贝母等),粉碎成细粉加入,既是起治疗作用的药物,又起到稀释剂、吸收剂和崩解剂的作用。

中药中质地疏松或纤维性较强的药物制片剂常应用糖粉作稀释剂。这是由于糖粉具有一定的黏性,可减少片剂的松散现象,并能使片剂表面光洁,增加片剂的硬度。糖粉常与淀粉、糊精配合使用,三者选择适当比例配合,可作为乳糖的代用品,用作主药含量少的片剂稀释剂。糖粉有引湿性,酸性及碱性较强的药物能导致蔗糖转化而增加其引湿性,故不宜用于酸、碱性药物。

硫酸钙二水物由于对油类有较强的吸收能力,常作为稀释剂和挥发油的吸收剂。硫酸钙二水物为白色粉末,不溶于水,无引湿性,性质稳定并可与多数药物配伍,制成的片剂外观光洁、硬度、崩解度均好。

磷酸氢钙为白色细微粉末或晶体,呈微碱性,无引湿性,且与引湿药物同用有减低引湿作用。可作为中药浸出物、油类及含油浸膏的良好吸收剂,压成的片剂较坚硬。

氧化镁、碳酸镁、碳酸钙、氢氧化铝凝胶粉及活性炭等都可作为片剂的吸收剂,用来吸收挥发油和脂肪油。中药片剂有些含有丰富的挥发油和脂肪油,不易压成片剂或不甚相同且稳定性、酸碱性亦不一样,应根据处方中组成药物特性试验选用。应用的方法:①吸收剂先与含油类药物混合,使其先吸油,再与其他药物混合;②将吸收剂制成空白颗粒,干燥后与挥发油混合,吸油后再与其他颗粒混匀。吸收剂的用量视药物中含油量而定,一般用量为10%左右。

(二)润湿剂与黏合剂

使用润湿剂与黏合剂的目的是为了将药物细粉润湿、黏合制成颗粒以便于压片。若药物本身具有黏性,如中药浸膏粉及含有黏性成分的药材细粉等,只要加入不同浓度的乙醇或水即能润湿,并诱发其本身的黏性,使聚结成软材,以利于制粒、压片。当药物本身没有黏性或黏性不足,则需另加黏合剂制粒。黏合剂可以是液体或是固体细粉,一般地说,液体的黏合作用较大,容易混匀,而固体黏合剂往往也兼有稀释剂和崩解剂的作用,应根据主药的性质、用途和制片方法选用黏合剂。黏合剂的用量要恰当,如果其黏性不足,用量太少,则压成的片剂疏松易碎;如果黏性过强或用量太多,则片剂过于坚硬,不易崩解。中药成分形态、类型复杂,因此,必须通过实践摸索调整。中药片剂中的黏合剂使用有如下较特殊之处。

1.水

凡药物本身具有一定黏性,如中药半浸膏粉或其他黏性物质,用水润湿能黏结制粒。在转动制粒法中,常以水喷雾润湿制粒,经济实用,但应注意使水分散均匀,以免产生结块现象。

2.乙醇

凡具有较强黏性的药物,如某些中药浸膏粉等遇水或淀粉浆后,易结成块,不易制成颗粒;或在加热干燥时易引起变质的药物;或药物在水中溶解度大,使制粒操作困难;或颗粒干燥后太硬,压片产生花斑,崩解超时限等,均应采用乙醇为润湿剂,以克服制粒时困难,并缩短受热干燥时间。此外,用大量淀粉、糊精和糖粉作赋形剂亦常用乙醇作润湿剂。乙醇浓度视药物和赋形剂的性状、气温高低而定,一般浓度为 30%～70%,药物水溶性大、黏性大、气温高,乙醇浓度应高些,反之,则浓度可稍低。乙醇浓度越高,粉料被润湿后黏性越小。用乙醇作润湿剂时应迅速搅拌,并立即制粒,迅速干燥,以免乙醇挥发而使软材结团或使已制得的颗粒变形结团。

3.糖浆、饴、炼蜜、液状葡萄糖

这四种液体黏性都很强,适合于中药纤维性强的或质地疏松的,或弹性较大的动物组织类药物,因为这些药物本身黏性极差且各具有特殊性质,必须用黏性较强的黏合剂,才能黏合成颗粒。

蜂蜜在中药制片过程中起到润湿剂和黏合剂的作用。蜂蜜中含有少量蜂蜡,能减少颗粒与冲模之间的摩擦,从而防止颗粒压片时黏冲,使压出的片剂光滑美观。蜂蜜的黏合性经适当调整后,既可适用于质地疏松纤维性强及弹性较强的植物性药物(通常浓度要 60% 左右),又可用于胶类或黏合性强的药物,通常浓度在 30% 左右。对于药材中含有挥发油脂肪油以及矿物质较多的黏性差的可用浓度在 70% 以上的蜂蜜。此外蜂蜜含有一定量的水分,所以蜂蜜有一定的崩解作用。

4.化学药物片剂中常用的聚维酮及羟丙甲纤维素

这些天然及合成的药用高分子材料在中药片剂的制备中的应用也日趋广泛,对于解决含生药或低黏度中药药材细粉的混合物具有很好的黏合作用。例如,速效银翘片剂中含生药较多(约15%),用提取浸膏与 15% 的淀粉浆制粒、压片,但片剂硬度不够,包衣过程中常出现掉硅、裂片等现象。实验表明,用 3% 的羟丙基甲基纤维素(HPMC)乙醇溶液代替 15% 的淀粉浆,制粒、压片,使素片质量得到明显提高。

(三)崩解剂

中药片剂中除口含片、舌下片、咀嚼片外,一般都要求迅速崩解,需加入崩解剂。中药片剂多半含有药材细粉和浸膏,其本身遇水后能缓缓崩解或溶解,故这种中药片剂不需另加崩解剂。但由于浸膏黏性大、吸湿性大,不利于片剂的崩解,难以达到崩解的质量要求,这类中药片剂通常可使用羧甲基淀粉钠、交联羧甲基纤维素钠、交联聚维酮等作为崩解剂。

四、制备工艺

中药片剂制备工艺技术与化学药基本相似。但中药片剂往往含有大量浸膏和纤维性细粉,故在制粒和压片中都有一些特点。

(一)原料处理的一般原则

中草药应先进行洁净、加工和炮制,选其入药部分(如麻黄去根、夏枯草去叶柄或花梗),要求炮制者则进行炮制。中草药成分复杂,除含有效成分外,还含有大量的无效成分如纤维素、淀粉、糖、树胶、蛋白质等,其中有些可用作制片辅料(稀释剂和崩解剂),使充分发挥其有利的作用以减小片剂的剂量。对各种中草药,视具体品种情况可进行如下处理。

(1)含淀粉较多、用量极少的贵重药材或矿物药材可磨成细粉,作辅料加入稠膏中,如葛根、半夏、麝香、石膏、牛黄等。

(2)对含有挥发性成分的中草药,可用水蒸气蒸馏法提取挥发性成分,其残渣在必要时再加水蒸煮,滤取煎液浓缩成稠浸膏或干浸膏,并与挥发性成分混合备用,如薄荷、陈皮等。如含有挥发性成分较少者可直接粉碎成细粉如砂仁、广木香、连翘等。

(3)含醇溶性成分如生物碱、苷等,可用不同浓度的乙醇,用渗漉法或浸渍法等提取,再回收乙醇,浓缩成稠膏。

(4)含纤维较多或黏性较大的药材,均采用水煎,再浓缩成稠膏备用,如茅根、大腹皮、丝瓜藤、丝瓜络、大枣、熟地、桂圆肉等。

(5)中草药浸膏片、半浸膏片中稠膏一般可浓缩到比重1.2~1.3。如全浸膏片必须将浓缩液喷雾干燥,或将稠膏真空干燥,或在常压下烘干。常压下烘干者干膏较硬,若直接粉碎成颗粒压片,则片剂易产生麻点及崩解困难等缺点。半浸膏浓缩液浓缩的程度应考虑到生成细粉的多少而定,粉多可稀,反之则浓。

(二)制颗粒

湿颗粒制法有以下几种。

1.利用全部中草药细粉制粒

将全部中草药细粉,混匀,加适量的黏合剂或润湿剂制成适宜的软材,再通过适宜的筛网,制粒。此法最适于少量贵重的中草药制片。

2.加部分中草药细粉制粒

将水或其他溶媒提取液浓缩到稠浸膏状时,加入预先留出的部分细粉混匀后制粒。预先留出的量是由浸膏的量及片剂崩解情况来决定的。如浸膏量多而片剂不易崩解时所加细粉量就多些。目前大多为加入处方量的10%~30%。稠浸膏与细粉混匀后,如黏性适中可直接制成软材,制粒。黏性不足则需加适量的润湿剂或黏合剂制粒。若制成的颗粒在试压出现花斑、麻点,须将稠膏与细粉混匀烘干再粉碎成细粉,然后加润湿剂制成软材,过筛制粒。

3.干浸膏制粒

干浸膏制粒目前生产上有以下3种情况。①若制得的干浸膏有一定黏性,可磨成20~40目大小颗粒。必要时加入挥发油或其他辅料即可压片。此法所制的颗粒较粗且硬,压成的片剂常有麻点、斑点或色泽不匀,如采用真空干燥法,所得的浸膏则疏松易碎。②若浸膏粉黏性较差,不能制得良好片剂,则将浸膏磨成细粉(80~100目),用乙醇为润湿剂,迅速搅拌和制粒。此法制粒的工序虽较复杂,但所制得的颗粒细一些,制成的片剂外表也美观。③若稠浸膏黏性太强或量多,须加部分稀释剂或药材细粉混匀,烘干后直接碎成颗粒。

现在不少生产单位将水煎液浓缩到一定比重后,用喷雾干燥法制浸膏粉,进而制粒压片,这样,不仅大大提高生产率,且所得片剂质量和防止杂菌污染方面都得到提高和改善,是中药片剂生产工艺发展的一个方向。

另外,也可用水煎液浓缩,加醇沉淀除去部分杂质的浸膏制粒。此法制粒所压成的片剂可缩小服用的体积。

(三)湿粒干燥

湿粒干燥温度一般为 60～80 ℃,以免颗粒软化而黏结成块。干粒水分含量通常在 3％～5％。芳香性、挥发性以及含苷成分的中草药应控制在 60 ℃以下,以防有效成分散失。

(四)干粒过筛

中草药干颗粒比化学药物的颗粒要求细些,因浸膏所制的颗粒本身较硬,如颗粒较粗则压成的片剂常出现花斑,所以一般选用 14～22 目筛或更细的颗粒压片。

(五)压片

干粒加入润滑剂或其他辅料混匀,经片重计算后即可进行压片。压片时与化学药物片剂不同的是,片重的计算较为复杂。具体如下所述。

(六)片重计算

若处方中规定了每批药料应制的片数及每片重量时,则将处方中的药料加工制成颗粒,使所得的干粒重恰等于片数与片重之积,即干颗粒总重量(主药＋辅药)＝片重×片数。若药料的片数及片重未定,可先称出颗粒的总重量相当于若干单服重量,再根据单服重量的颗粒重来决定每服的片数,求得每片的重量:单服颗粒重(g)＝干颗粒重量(g)/单服剂数,片重(g)＝单服颗粒重(g)/单服片数。

若按原药材服用量及药材提取后所得浸膏重,并根据需要假定一天的服用片数的片重可由下式求得:原材料可服天数＝原材料重量/每天服用原材料重量,每天服用浸膏重量＝煎煮浓缩后所得浸膏重量/原材料可服用天数,每片应含浸膏重量＝每天服用浸膏重量/每天服用片数,片重＝每片含浸膏重量＋平均每片加入辅料的重量。

很多中药片剂在生产过程中常将部分药材浓缩成膏,而将另一部分药材磨成细粉,对于这一类的片重计算可由下式求得:片重＝(干颗粒重＋压片前加入的辅料重量)/理论片数＝(成膏固体重＋原粉重＋压片前加入的辅料重量)/(原材料总重量/每片含原药材量)＝(药材重量×收膏率％×膏中含总固体％＋原粉重＋压片前加入的辅料重量)/(原材料总重量/每片含原药材量)。

(七)对于挥发油或挥发性物质有特殊的处理方式

挥发油可加在润滑剂与颗粒混合后筛出的部分细粒中,或加入直接从干颗粒中筛出的部分细粉中,再与全部干颗粒混匀。若挥发性药物为固体(如薄荷脑)或量较少,可用适量乙醇溶解,或与其他成分混合研磨共熔后喷入干颗粒中,混匀后,密闭数小时,使挥发性药物渗入颗粒。

(八)中药片剂包衣

我国传统的中药片剂、丸剂、颗粒剂,由于其成分的多样性,都存在吸湿性强,易裂片、霉变、表面颜色深或表面颜色分布不均的缺点。包衣是解决这类问题的最佳手段之一。中药片剂的包衣包括包糖衣和薄膜包衣。包糖衣后能起一定的防潮作用,但由于糖衣含有大量的糖粉和滑石粉,使一些特别是中老年、糖尿病患者不宜长期服用。另外,由于糖衣层不稳定,易于出现裂片、吸潮、变色等质量问题,故我国目前中药片剂包衣的大趋势是采用薄膜包衣。但如何通过薄膜包衣技术实现中药的全浸膏、半浸膏片、生药粉片,甚至中药颗粒及微丸,使其具有良好的防潮、遮光、掩色掩味性能且不影响其崩解,是薄膜包衣材料及技术应用的重要问题。

五、中药片剂生产工艺中的问题及解决办法

中药片剂由于含有药粉、浸膏或挥发油,因此在生产中还会遇到一些较特殊的问题,需结合组成中存在的中药成分进行分析。

（一）松片

（1）中药细粉过多，或者因为其中含纤维较多，以及它本身的组织结构特点使药粉具有一定的弹性。压片时不能黏结，导致出现松片。补中益气片中的黄芪、升麻、柴胡就属这一类型。以上情况可将原料粉碎成通过六号筛的细粉，再加适量润湿剂或选用黏性较强的黏合剂如明胶、饴糖、明胶糖浆等重新制粒克服。

（2）片剂原料中含有较多的挥发油、脂肪油等，或从中药中提取的原油压片，易引起松片。可加适当的吸收剂，如磷酸氢钙、碳酸钙、氢氧化铝凝胶粉等来吸油。

（二）黏冲

中药片剂尤其是浸膏片，由于浸膏中含有易引湿的成分，以及室内温度、湿度过高等，均易产生黏冲。处理方法：重新干燥或适当增加润滑剂，室内保持干燥等。

（三）崩解时间超限

崩解迟缓是影响中药片剂质量的主要因素之一。

（1）若浸膏类制成的颗粒过于坚硬，压成的片剂硬度大，可改进浸膏的干燥方法或减少浸膏量，增加药材细粉或增加羧甲基淀粉钠、交联聚维酮等崩解剂解决。

（2）片剂的贮存条件不当，也能影响某些片剂的崩解，如含有阿拉伯胶、蔗糖、葡萄糖、浸膏的片剂贮存温度较高或引湿后，均能明显地延长崩解时间。

改进制粒方法也可改善中药片剂的崩解性能，如紫花杜鹃片（浸膏在颗粒中占80%）分别用混合机与喷雾制粒，两种片剂的崩解时限分别为60 min、20～30 min；感冒清片（浸膏在颗粒中占40%）用上述两种方法制粒，两种片剂的崩解时限分别为55 min、23 min。表明改用喷雾制粒压片，崩解时限明显缩短，产品质量提高。

（四）裂片

（1）颗粒中油类成分过多，减弱了颗粒间的黏合力；或纤维性成分较多，富有弹性而引起裂片，此时可加入吸收剂或糖粉克服。

（2）颗粒过分干燥引起裂片，可喷入适量的乙醇，亦可加入含水量较多的颗粒，或在地上洒水使颗粒从空气中吸收适当水分。

（五）变色

中药浸膏类制成颗粒过硬，或所用润滑剂未经过筛混匀，常发生花斑，需返工处理。所用润滑剂需经细筛筛过，并与颗粒充分混匀即可改善。

（六）引湿受潮

中药片剂，尤其是浸膏片在制备过程及压成片剂后，如果包装不严，容易引湿受潮和黏结，甚至霉坏变质。引湿是由浸膏中含有容易引湿的成分如糖、树胶、蛋白质、鞣质、无机盐等引起的，解决方法如下。

（1）在干浸膏中加入适量辅料，如磷酸氢钙、氢氧化铝凝胶粉、淀粉、糊精、活性炭等。

（2）加入部分中药细粉，一般为原药总量的10%～20%。

（3）提取时加乙醇沉淀，除去部分水溶性杂质。

（4）用5%～15%的玉米朊乙醇溶液、聚乙烯醇溶液喷雾或混匀于浸膏颗粒中，待干后进行压片。

（5）片剂包衣，片剂经包糖衣后，可大大减少引湿性。

（6）改进包装，既要严密以防潮气侵入，又要便于使用。另可在包装容器中加放 1 小包干燥剂。

（七）微生物污染

在制片时，尤其是以中药全部细粉或部分中药细粉压制片剂，由于原料带菌、细粉未经处理或经过处理在生产过程中又重新被细菌等污染，致使达不到《药品卫生标准》，所以要抓住易污染的环节，能灭菌的尽可能灭菌，在制片过程中应尽量注意环境卫生及个人卫生，以保证片剂质量和用药安全。

六、包糖衣可能出现的问题及其解决方法

对于中药片剂，为减少其引湿性、增加药物稳定性或控制药物的释放部位等，需要将片剂进行包衣。20 世纪中药片剂的包衣均采用糖包衣，但糖包衣技术具有高耗能性及经验依赖性等缺点。经过近 60 年的研究发展，随着生产设备和工艺的不断改进和完善，高分子薄膜包衣材料的相继问世及发展，薄膜包衣技术得到了迅速发展，国外基本上以薄膜包衣取代了糖衣。我国目前中药片剂的防潮、掩味、遮色等功能性包衣已基本为薄膜包衣所取代。

中药片剂的薄膜包衣过程和包衣过程中可能出现的问题及解决办法同化学药物片剂相近，在此不再赘述，仅对糖包衣进行描述。

（一）糖浆不粘锅

其原因可能是锅壁上蜡未除尽。办法是洗净锅壁或将锅涂上一层糖浆，撒一层滑石粉再用。

（二）色泽不匀

其原因是片剂粗糙不平；有色糖浆用量过少，加之未搅匀；温度太高，干燥过快，糖浆在平面上析出过快，衣层未经适当干燥，即加蜡打光。解决办法是可用浅色糖浆，增加包衣层数，"勤加少上"并控制温度。洗去蜡料，重新包衣。

（三）膨胀磨片或剥落

其原因是片芯层或糖衣层未充分干燥，崩解剂用量不宜过多。

（四）龟裂或爆裂

其原因是糖浆或滑石粉用量不当，温度太高，干燥过快，析出粗糖晶，使平面留有裂缝。

（五）露边与麻面

其原因是包衣料用量不当，温度过高或吹风过早。

（六）粘锅

其原因是加糖过多，黏性大，搅拌不匀。解决办法是糖浆的含糖量应恒定，一次用量不宜过多，锅温不宜过低。

（七）印字不清

其原因是字迹与糖衣层之间附着力差，解决办法是改进可食性油墨的附力。

（张广瑞）

第二节 散　　剂

一、概述

散剂是指一种或数种药物经粉碎、均匀混合或与适量辅料均匀混合而成的干燥粉末状制剂，可供内服和外用。

散剂是古老的剂型之一，战国时期的《五十二病方》中，已有关于药末剂的记载，后来的医药典籍如《内经》《神农本草经》《伤寒论》《名医别录》等都有关于散剂的应用特点、制备方法、混合均匀程度和检查等内容的记载，其中不少技术沿用至今。西药散剂由于颗粒剂、胶囊剂、片剂等固体制剂的发展，制剂品种已不太多，但是在医院药房配制的制剂中仍占一席之地，如痱子粉、脚气粉、头疼粉等，在皮肤科或伤科用药上也有其独特之处。

随着粉体学和生物药剂学等学科的不断发展，对药物的溶解、吸收与颗粒大小、疗效之间的关系有了更加深入的认识。散剂除了作为固体制剂之一直接使用以外，微粉化了的固体药物成分也是许多重要剂型的起点。特别是对于难溶性药物而言，药物粒子大小可以直接影响药物溶解度、溶解速度，进而影响到临床疗效。例如，微粉化醋酸炔诺酮比未微粉化的溶出速率要快很多，在临床上微粉化的醋酸炔诺酮包衣片比未微粉化的包衣片的疗效几乎大 5 倍。灰黄霉素是溶解度很小的药物，超微粉化与一般微粉化的灰黄霉素制剂相比较治疗真菌感染，其血药浓度高且用药剂量小。散剂也是粉雾剂的基础，微粉化粒子通过特殊给药装置可到达鼻腔、肺部或皮肤病灶部位，如沙丁胺醇粉雾剂、布地奈德粉雾剂、西瓜霜喷粉剂等，这些给药系统的开发使散剂在医疗上的应用得到了较大的发展。

二、散剂的特点和分类

散剂的特点古代早有论述，"散者散也，去急病用之"。因散剂粉碎程度大，比表面积较大，因而具有易分散、起效快的特点；散剂覆盖面大，具有保护、收敛等作用。此外，制法简便，剂量可随症增减，便于小儿服用，贮存、运输、携带比较方便。但由于药物粉碎后比表面较大，故其嗅味、刺激性、吸湿性及化学活动性等也相应增加，使部分药物易起变化，因此，一些刺激性、腐蚀性强、易吸潮变质及挥发性成分较多的药物不宜配成散剂。

散剂的分类方法很多，一般按其用途、组成、性质及剂量分类。

(一)按医疗用途分类

可分为内服散剂、外用散剂和煮散剂。内服散包括口服用散剂及吸入散剂等，口服散剂可用水、白汤、茶、米汤或酒直接冲服，如川芎茶调散、七厘散、阿奇霉素散剂等。外用散剂又包括撒布散剂、吹入散剂、牙用散剂及杀虫散剂等。撒布散剂一般将药物研成极细末，撒于患处，或用酒、醋、蜜等调敷于患处，如创伤用的拔毒生肌散、金黄散、达克宁散剂等。吹入散剂是将药物研成粉末，吹入鼻、耳、喉等体内腔道中发挥疗效，如吹耳散、双料喉风散。牙用散剂(也称牙粉)一般用于清洁牙齿或治疗牙疾，如牙痛散。杀虫散剂用于杀灭跳蚤、虱子、臭虫等。煮散剂系指将药物粉碎成粒径较大的颗粒，以布包上散剂后煎服。

(二)按药物组成分类

可分为单散剂与复方散剂:单散剂系由一种药物组成,如蔻仁散、川贝散等;复方散剂系由两种或两种以上药物组成,如婴儿散、活血止痛散等。

(三)按药物性质分类

可分为含剧毒药散剂如九分散、丸一散等;含液体药物散剂如蛇胆川贝散、紫雪散等;含共熔组分散剂如白避瘟散、痱子粉等。

(四)按剂量分类

可分为单剂量散剂与多剂量散剂。前者系将散剂分成单独剂量由患者按包服用,如多数的内服散剂;后者系以总剂量形式发出,由患者按医嘱自己分取剂量,如多数的外用散剂。一般剧毒药散剂必须分剂量。

三、散剂的制备

散剂的制备工艺一般按如下流程(图 2-1)进行。

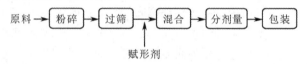

图 2-1 散剂的制备工艺流程

一般情况下,将固体物料进行粉碎前需要对物料进行前处理,所谓物料的前处理系指将物料加工成符合粉碎所要求的粒度和干燥程度等。制备散剂的粉碎、过筛、混合等单元操作也适合其他固体制剂的制备过程,这里仅就散剂要求有关内容做一简要说明。

(一)粉碎与过筛

制备散剂的药物一般均需适当粉碎,其目的是增加药物有效面积、提高生物利用度;调节粉末流动性,改善不同药物粉末混合均匀性,降低药物刺激性等。

根据散剂用途的不同,对其粉碎的粒径要求有所不同,普通散剂能通过 6 号筛(100 目,150 μm)的细粉含量不少于 95%;难溶性药物、收敛剂、吸附剂、儿科或外用散能通过 7 号筛(120 目,125 μm)的细粉含量不少于 95%;眼用散应全部通过 9 号筛(200 目,75 μm)等。对肺、鼻吸入型粉末,应根据人体生理特征,给药部位,药物特性(如密度)选择合适的粒度,过细粉末易随气流丢失,过粗粉末达不到病变部位,易产生刺激性,甚至阻塞给药通道(如肺支气管等)。

(二)混合

1.混合的目的和特点

将两种以上组分的物质掺合均匀的操作统称为混合。混合是制备复方散剂(两种或两种以上药物)或稀释散(药物＋赋形剂)的重要过程,也是制剂工艺中的基本工序之一。其目的是保证药物含量均匀准确、制剂外观色泽一致。对于含有毒、剧毒或贵重药物的散剂具有更重要的意义。

粉体的混合不同于互溶液体的混合,粉体是以固体粒子作为分散单元,因此在实际混合过程中完全混合几乎办不到。为了满足混合样品中各成分含量的均匀分布,可尽量减小各成分的粒度,常以微细粉体作为混合的主要对象。

2.粉体混合的定量分析

粉体混合质量的评估必须用科学的数量形式来判定混合均匀度,即粉体混合的定量分析。同时,粉体混合的定量分析要经过取样→检测→统计分析三个过程,从而得到一个单一的量值来表达混合物的均匀度。

(1)取样:从混合物中某一位置取出少量的物料,叫"取样",这少量的物料叫"观测样品"又称"点样品",取样的位置称"取样点"。在同一容器内,同一时间水平上,不同取样点取得的样品组成这一时间水平上的"样本"。点样品的个数即样本的大小。①样品大小:在满足检测需要的量并可能对取样点周围物料具有代表性的前提下,样品越小越好。样品过大,不仅浪费物料且对定量分析的正确性不利。②样品个数:关于样品个数多少(即样本的大小)。样品个数越多,即样本越大,定量分析结果越可靠,误差率越小。但迄今为止,确定最佳样品个数尚未研究出来。据美国化学工程协会建议,要求5～15个样品,也有人认为至少需要20个乃至50个样品。我国习惯上取5～10个样品。③取样点位置:在物料处于静止状态下取样时,取样点应尽可能均匀分布在物料的各个位置。如果能在混合物的运动流中取样,则比静止状态下取样所得出分析结果更准确。所以,在条件许可的情况下(如最佳混合时间已经确定),在混合器出口物流中取样的办法较好。

(2)检测:系将取得样品,用化学或物理的方法,测定各组分(尤其是关键组分——示踪物)的含量 X_i。如果样品个数是5,则检测到5个结果: X_1,X_2,X_3,X_4,X_5。

(3)统计分析:将上述检测结果,用统计学的方法进行计算,得出单一的数值,来评估混合物的混合质量,叫统计分析法。

3.混合机制

根据粉体在混合运动过程的状态、混合操作的机制,归纳起来有三种基本运动形式:对流混合、剪切混合和扩散混合。但实际混合过程中,发生的对流、剪切、扩散三种混合机制不可能在各自的区域独立起作用,而是随着混合的进行而同时出现。其混合特性如图2-2所示。一般来说,在混合开始阶段以对流与剪切混合为主导作用,随后扩散的混合作用增加。需指出一点,某种机型总是以运用某一机制为主。

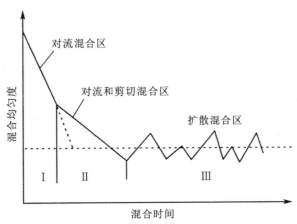

图2-2 混合特性曲线

虽然粉体的混合有多种运动形式,但在制药工业中所常用的混合设备中以对流混合为主,其粉体粒子由一个空间位置向另一个空间位置的运动,或两种以上组分在相互占有的空间内发生运动,以期达到各组分的均匀分布。

此外,粉体混合不同于液体,它的特点一般是在开始时粉料各组分之间迅速地进行混合,达到最佳混合状态后要向反方向变化即出现偏析(或叫反混合)。此时,混合与偏析(一正一反)将同时进行,可以认为这两个过程是平衡的。在一般情况下,该状态达不到最初的最佳混合状态,故对某一混合机型和混合物料来说,并非随意延长时间就可以提高混合均匀度。

4.混合的影响因素

在混合机内多种固体物料进行混合时往往伴随着离析现象,离析是与粒子混合相反的过程,阻碍良好的混合,也可使已混合好的物料重新分层,降低混合程度。物料的粉体性质存在显著差异时,混合过程中或混合后容易发生离析现象;球形颗粒容易流动而易产生离析;当混合物料中含有少量水分可有效地防止离析。在实际的混合操作中影响混合速度及混合度的因素很多,包括物料因素、设备因素、操作因素等。例如,V 型混合机的装料量占容器体积的 30% 左右时,σ 值最小。当转动型混合机的转速过低时,粒子在物料层表面向下滑动,各成分粒子的粉体性质差距较大时易产生分离现象;当转速过高(即临界转速以上)时,粒子受离心力的作用随转筒一起旋转而几乎不产生混合作用;因此,适宜转速一般取临界转速的 0.7～0.9 倍。当各成分间密度差及粒度差较大时,应先装密度小的或粒径大的物料后装密度大的或粒径小的物料,并且混合时间应适当。

为了达到均匀的混合效果,必须充分考虑以下一些问题。

(1)各组分的混合比例:比例相差过大时,难以混合均匀,此时应该采用等量递加混合法(又称配研法)进行混合,即量小药物研细后,加入等体积其他细粉混匀,如此倍量增加混合至全部混匀,再过筛混合即成。

"倍散"系指在小剂量的剧毒药中添加一定量的填充剂制成的稀释散。稀释倍数由剂量而定:剂量 0.01～0.1 g 可配成 10 倍散(即 9 份稀释剂与 1 份药物混合),0.001～0.01 g 配成 100 倍散,0.001 g 以下应配成 1 000 倍散。配制倍散时应采用逐级稀释法。常用的稀释剂有乳糖、糖粉、淀粉、糊精、碳酸钙、磷酸钙、白陶土等惰性物质,一般采用配研法制备,称量时应正确选用天平,为便于观察混合是否均匀,可加入少量色素标记。

(2)各组分的密度:各组分密度差异较大时,应避免密度小者浮于上面,密度大者沉于底部而不易混匀。但当粒径小于 30 μm 时,粒子的密度大小将不会成为导致分离的主要因素。

(3)各组分的黏附性与带电性:有的药物粉末对混合器械具有黏附性,不仅影响混合效果且常易造成成分损失。一般应将量大或不易吸附的药粉或辅料先加垫底,量少或易吸附者后加入。混合时摩擦起电的粉末不易混匀,通常加少量表面活性剂或润滑剂加以克服,如硬脂酸镁、十二烷基硫酸钠等具有抗静电作用的物质。

(4)含液体或易吸湿成分的混合:如处方中含有液体组分时,可用处方中其他固体组分或吸收剂吸收该液体至不湿润为止。常用的吸收剂有磷酸钙、白陶土、蔗糖和葡萄糖等。若含有易吸湿组分,则应针对吸湿原因加以解决。若结晶水在研磨时释放而引起湿润,则可用等摩尔无水物代替;若某组分的吸湿性很强(如胃蛋白酶等),则可在低于其临界相对湿度条件下,迅速混合并密封防潮;若混合引起吸湿性增强,则不应混合,可分别包装。

(5)形成低共熔混合物:有些药物按一定比例混合时,可形成低共熔混合物而在室温条件下出现润湿或液化现象。药剂调配中可发生低共熔现象的常见药物有水合氯醛、樟脑、麝香草酚等,以一定比例混合研磨时极易湿润、液化,此时尽量避免形成低共熔物的混合比。

5.混合设备的选择

(1)确定操作目的和被混合物料性能。其中,操作目的包括混合均匀度要求、生产能力、无菌生产还是非无菌生产;物料性能包括粒子大小、密度和表观密度、休止角、流动性、附着性和凝聚性、含水量等。

(2)根据上述基本条件,初步确定合适的混合机型,并根据操作条件等其他因素确定混合机型。

(3)所需考虑的操作条件及其他因素有:①混合机装载系数、混合时间、原料组分比及各组分加入方法、混合均匀度、取样等;②用于无菌生产或非无菌生产(关系到最后容器的可灭菌性);③装料、卸料、粉尘、密封、有效清洗性等。

(4)每批混合量的估算:$W = V_e \times \rho$,$V_e = V \times \varepsilon$。式中,$W$ 为混合重量(t);V_e 为混合机的有效容积(m^3);V 为混合机的全容积(m^3);ε 为混合机的装载系数;ρ 为混合物料的表观密度(t/m^3)。

当计算生产能力时还要考虑到:装卸料时间、混合时间、清洗消毒(或灭菌)时间、班产要求等。

(三)分剂量

将混合均匀的散剂按需要分成等重份数的过程叫作分剂量,常用的方法有以下几种。

1.目测法

目测法又称估分法,是指称取总量的散剂,以目测分成若干等分的方法。该法操作简便,适于药房小量配制,但误差较大(可达 10%~20%),毒性药或贵重细料药的散剂不宜使用此法。

2.重量法

按规定剂量用手秤或天平逐包称量。该法剂量准确,但操作麻烦、效率低。含毒性药及贵重细料药的散剂常用此法。

3.容量法

容量法为目前应用最多的分剂量法。常用的散剂分量器是以木质、牛角、金属或塑料制成的一种容量药匙。有的在匙内装有活动楔子,用以调节所需剂量。大量生产时用散剂自动分量机及散剂定量包装机。容量法适用于一般散剂分剂量,方便,效率高,且误差较小。容量法分剂量应注意粉末特性并保持铲粉条件一致,以减少误差。

(四)质量检查

《中国药典》2010 年版收载了散剂的质量检查项目,主要有以下几项。

1.粒度

除另有规定外,局部用散剂照下述方法检查,粒度应符合规定。取供试品 10 g,精密称定,置七号筛,筛上加盖,并在筛下配有密合的接受仪器,照粒度和粒度分布测定法检查,精密称定通过筛网的粉末重量,应不低于 95%。

2.外观均匀度

取供试品适量,置光滑纸上,平铺约 5 cm²,将其表面压平,在亮处观察,应呈现均匀的色泽,无花纹与色斑。

3.干燥失重

除另有规定外,取供试品,照"干燥失重测定法"测定,在 105 ℃ 干燥至恒重,减失重量不得过 2.0%。

4.装量差异

单剂量包装的散剂照下述方法检查,应符合规定。取散剂 10 包(瓶),除去包装,分别精密称定每包(瓶)内容物的重量,求出内容物的装量与平均装量,每包装量与平均装量(凡无含量测定的散剂,每包装量应与标示装量比较)相比应符合规定,超出装量差异限度的散剂不得多于 2 包(瓶),并不得有 1 包(瓶)超出装量差异限度 1 倍。凡规定检查含量均匀度的散剂,一般不再进行装量差异检查。

5.装量

多剂量包装的散剂,照最低装量检查法检查,应符合规定。

6.无菌

用于烧伤或创伤的局部用散剂,照无菌检查法检查,应符合规定。

7.微生物限度

除另有规定外,照微生物限度检查法检查,应符合规定。

(五)散剂的包装和贮存

散剂包装与贮存重点在于防潮,因为散剂的比表面积较大,其吸湿性与风化性都比较显著,若由于包装与贮存不当而吸湿,则极易出现潮解、结块、变色、分解、霉变等一系列不稳定现象,严重影响散剂的质量以及用药的安全性。因此,散剂的吸湿特性及防止吸湿措施成为控制散剂质量的重要内容。在包装和贮存中应解决好防潮问题。

1.散剂的吸湿性

临界相对湿度(CRH)是水溶性药物的特征参数,空气的相对湿度高于物料的临界相对湿度时极易吸潮。

CRH 是评价药物吸湿性强弱的主要指标,其测定方法是称取一定量样品,在一定温度下,分别置于一系列不同湿度容器中,待样品达到吸湿平衡后,取出样品称重,求出样品在不同湿度中的吸水量,以相对湿度对吸水量做吸湿平衡曲线。若相对湿度增加到一定值,样品吸湿重量骤增,此时相对湿度为样品的 CRH,即药品开始显著吸湿的相对湿度。

测定 CRH 有如下意义:①CRH 值可作为药物吸湿性指标,一般 CRH 越大,越不易吸湿;②为生产、贮藏的环境提供参考,应将生产及贮藏环境的相对湿度控制在药物的 CRH 值以下,以防止吸湿;③为选择防湿性辅料提供参考,一般应选择 CRH 值大的物料作辅料。

在药物制剂的处方中多数为两种或两种以上的药物或辅料的混合物。水溶性物质的混合物吸湿性更强,根据 Elder 假说,混合物的 CRH 约等于各组分 CRH 的乘积,即 $CRH_{AB} \approx CRH_A \times CRH_B$,而与各组分的比例无关。式中,$CRH_{AB}$ 为 A 与 B 物质混合后的临界相对湿度;CRH_A 和 CRH_B 分别表示 A 物质和 B 物质的临界相对湿度。根据上述公式可知水溶性药物混合物的 CRH 值比其中任何一种药物的 CRH 值低,更易于吸湿。例如,葡萄糖和水杨酸钠的 CRH 值分别为 82% 和 78%,按上述计算,两者混合物的 CRH 值为 64.0%。该值提示我们混合与保存必须在低于混合物 CRH(64.0%)的环境下进行才能有效地防止吸潮。

非水溶性药物无特定的 CRH 值,仅是表面吸附水蒸气,混合时,混合物料吸湿量具有加和性。

2.散剂的包装

(1)包装材料:散剂的比表面积较大,易吸湿、结块,甚至变色、分解,从而影响疗效及服用。因此应选用适宜的包装材料和贮藏条件以延缓散剂的吸湿。用于包装的材料有多种,如包药纸

(包括光纸、玻璃纸、蜡纸等)、塑料袋、玻璃管等。各种材料具有不同的透湿系数(P),P值越小,防湿性能好。例如,包药纸中的有光纸适用于性质较稳定的普通药物,不适用于吸湿性的散剂;玻璃纸适用于含挥发性成分和油脂类的散剂,不适用于引湿性、易风化或易被二氧化碳等气体分解的散剂;蜡纸适用于包装易引湿、风化及二氧化碳作用下易变质的散剂,不适用于包装含冰片、樟脑、薄荷脑、麝香草酚等挥发性成分的散剂。塑料袋的透气、透湿问题未完全克服,应用上受到限制。玻璃管或玻璃瓶密闭性好,本身性质稳定,适用于包装各种散剂。

(2)包装方法:分剂量散剂可用各式包药纸包成五角包、四角包及长方包等,也可用纸袋或塑料袋包装。非分剂量的散剂可用塑料袋、纸盒、玻璃管或瓶包装。玻璃管或瓶装时可加盖软木塞用蜡封固,或加盖塑料内盖。用塑料袋包装,应热封严密。有时在大包装中亦可装入硅胶等干燥剂。复方散剂用盒或瓶装时,应将药物填满、压紧,否则在运输过程中往往由于组分密度不同而分层,以致破坏了散剂的均匀性。

3.散剂的贮存

散剂应密闭贮存,含挥发性或易吸湿性药物的散剂,应密封贮存。除防潮、防挥发外,温度、微生物及光照等对散剂的质量均有一定影响,应予以重视。

四、特殊散剂的制备及举例

一般散剂的制备过程前已叙述,但对一些特殊散剂处方,必须采用适宜的制备工艺,以便获得较高质量的散剂,下面就一些具有代表性的特殊散剂的制备作一简要的说明。

(一)含毒性药物的散剂

由于毒性药物的剂量小,不易准确称取,剂量不准易致中毒。为保证复方散剂中毒性药的含量准确,多采用单独粉碎再以等量递增法(即配研法)与其他药粉混匀,如九分散中马钱子粉与麻黄等其余药粉等量递增混匀。此外,单味化学毒剧药要添加一定比例量的稀释剂制成稀释散或称倍散。如剂量在 0.01~0.1 g 者,可配制 1:10 倍散(取药物 1 份加入赋形剂 9 份);如剂量在 0.01 g 以下,则应配成 1:100 或 1:1 000 倍散。倍散配制时应采用等量递增法稀释混匀后备用。稀释散的赋形剂应选不与主药发生作用的惰性物质。常用的有乳糖、淀粉、糊精、蔗糖、葡萄糖、硫酸钙等,其中以乳糖为最佳。为了保证散剂的均匀性及易于与未稀释原药粉的区别,一般以食用色素如胭脂红、靛蓝等着色,且色素应在第一次稀释时加入,随着稀释倍数增大,颜色逐渐变浅。如硫酸阿托品散的制备:先用乳糖饱和研钵表面能后倾出,再加入硫酸阿托品 1.0 g 与胭脂红乳糖(1.0%)1.0 g 研匀,按等体积递增法逐渐加入 98 g 乳糖混匀并过筛,即制得 100 倍散(1 g 药物加入赋形剂 99 g)。

(二)含低共熔混合物的散剂

低共熔现象系指当两种或更多种药物混合后,有时出现润湿或液化的现象。一些低分子化合物混合且比例适宜时(尤其是在研磨混合时)会出现此现象。如薄荷脑与樟脑、薄荷脑与冰片。含有这些物质时,可采用先形成低共熔物,再与其他固体粉末混匀或分别以固体粉末稀释低共熔组分,再混合均匀。

(三)含液体药物的散剂

在复方散剂中有时含有挥发油、非挥发性液体药物、酊剂、流浸膏、药物煎汁等液体组分。对这些液状组分应根据其性质、剂量及方中其他固体粉末的多少而采用不同的处理方法:①液体组分量较小,可利用处方中其他固体组分吸收后研匀;②液体组分量较大,处方中固体组分不能完全吸收,可另加适量的赋形剂(如磷酸钙、淀粉、蔗糖等)吸收;③液体组分量过大且有效成分为非挥发性,可加热蒸去大部分水分后再以其他固体粉末吸收,或加入固体粉末或赋形剂后,低温干燥后研匀。

(张广瑞)

第三节 硬 膏 剂

一、定义与分类

硬膏剂相对于软膏剂而言,是将药物溶解或混合于半固体或固体黏性基质中,摊涂于纸、布或皮革等裱褙材料上,供贴敷于皮肤的半固体外用剂型。

硬膏剂中的膏药是古老剂型之一,膏药一般在常温下为坚韧固体,无显著黏性,用前常需预热软化再粘贴于皮肤上,膏药的种类有多种:以油与黄丹为基质的为黑膏药;以油与宫粉为基质为白膏药;以松香等为基质的为松香膏药。其中黑膏药至今仍以内外兼治作用而较广泛应用。19世纪以后,橡胶膏剂出现并渐多应用。橡胶硬膏可直接粘贴于皮肤上。近年来贴膏剂也日渐应用。

按照基质组成,硬膏剂主要分为以下几类。

(一)以铅肥皂为基质

主要以高级脂肪酸盐为基质。例如:以植物油、黄丹为原料熬炼成的黑膏药;植物油与一氧化铅作用而制成的铅膏药;用植物油、碱式碳酸铅为原料制成的白膏药;等等。

(二)以橡胶为基质

如橡胶硬膏(俗称胶布)。

(三)以树脂为基质

以高分子聚合物树脂等为基质,又称无丹膏药,如红膏药。

(四)以丙烯酸系和橡胶系为基质

主要是压敏胶剂。

二、作用与特点

硬膏剂具有保护、封闭和治疗的作用。中医药传统理论认为,含有药物的硬膏剂兼有外治(治表)和内治(治里)的作用。用膏药盖贴可使溃疡愈合、隆肿消散、腐肉除去、脓毒吸出等,同时起到止痛、生肌、遮风护肉的作用。内治用于祛风寒、活血、消瘀、壮筋骨、通络止痛、主治跌打损伤、风湿痹痛等,以弥补内服药力的不足,其作用比软膏剂持久。硬膏剂贴于穴位对机体经穴给药与传导刺激,调节机体的防卫功能,具有穴位和经皮吸收的双重作用。

从现代医学而言,硬膏剂的作用机制如下。

(一)热疗作用

使用膏药时,须先预热软化,由于膏药的热含量大,传热性小,能使患处受到较长时间的热疗作用。

(二)刺激神经作用

膏药的基质能刺激末梢神经,通过反射,扩张血管,促进局部的血液循环,从而有利于药物的穿透和炎症的消散。

(三)水合作用

由于皮肤的水性分泌物能够被膏药基质吸收,因此使用膏药后,皮肤的含水量由 5%～15%增加到 50%,大大地增加了皮肤的水合程度。水合作用可使角质层水合膨胀而形成多孔状态,易于药物的扩散穿透。

(四)表面活性作用

铅皂作为表面活性剂,能够增加皮肤的通透性,从而促进药物的被动吸收。

硬膏剂在临床应用中表现出如下特点:①可产生持久的药效,一般可达一天以上,甚至数天换药一次;②可随时中断给药,安全可靠;③使用方便,患者可自行用药。

三、硬膏剂的制备

(一)橡胶硬膏

橡胶硬膏(亦称橡皮膏)系以橡胶为主要基质,与树脂、脂肪或类脂性物质(辅料)和药物混匀后,摊涂于布或其他裱褙材料上而制成的一种外用制剂。如不含药的氧化锌橡皮膏,含药的伤湿止痛膏、神经性皮炎膏等。橡胶膏剂的特点主要有:①橡胶膏剂黏着力强,无须预热可直接贴用;②能较长时间保持其黏性;③不污染衣物,携带方便,有保护伤口及防止皲裂等作用;④橡胶化学性质比较稳定,也不易与其他药物发生相互作用。其缺点是粘贴时间长,易导致皮肤过敏;膏层较薄,药效维持时间较短。

1.橡胶硬膏的组成

橡胶膏剂主要由以下三部分组成:①裱褙材料;②膏药料;③膏面覆盖物("内衬")。

(1)裱褙材料:又称底材,是胶质的支持体,与橡胶硬膏的质量有着密切的关系,一般采用漂白细布,亦有用聚乙烯、软聚氯乙烯片者。总的来说,底材的发展趋势是倾向于高强度、低表面阻力的薄型材料。

(2)膏药料:是膏药的主要部分,主要由基质、辅料和药物组合而成。

(3)膏面覆盖物:又称保护层,主要起防止胶层氧化降解,阻止挥发性药物挥散的作用。它对胶层的黏着力必须远小于底材对胶层的黏着力。现以塑料薄膜、硬质纱布或玻璃纸用得比较普遍。

2.橡胶硬膏的基质

(1)橡胶:为基质的主要原料,一般应用天然橡胶或合成橡胶。具有弹性,低传热性,不透气和不透水的性能。

(2)增黏剂:增加膏体的黏性,常选用松香作增黏剂,其软化点一般在 70～75 ℃,酸价控制在170～175。但是由于松香容易氧化,故易加速橡胶硬膏的老化。

(3)软化剂:常用的有凡士林、羊毛脂、液状石蜡、植物油等。其作用是使生胶软化,增加可塑性,增加胶浆的柔性和成品的耐寒性,改善膏浆的黏性。当有挥发性物质存在(挥发油、樟脑、冰片、薄荷脑等)时,由于其本身对橡胶有软化作用,故应减少软化剂的用量。

(4)填充剂:常用氧化锌作填充剂。氧化锌能与松香酸生成松香酸的锌盐而使膏料的黏性迅速上升,同时亦能减弱松香酸对皮肤的刺激;氧化锌还有缓和的收敛消毒作用。氧化锌应选用药用规格,Mn^{2+}、Cu^{2+}含量应控制在 0.000 1% 以下。在热压法制备橡胶硬膏时,常用锌钡白(俗称立德粉)作填充剂,特点是遮盖力强,胶料硬度大。

3.橡胶硬膏的制备

目前国内制备橡皮膏的生产工艺主要有溶剂法及热压法。含药橡胶硬膏剂的制备工艺流程图如图 2-3、图 2-4 所示。

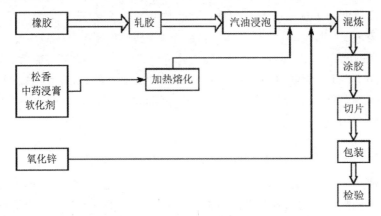

图 2-3　溶剂涂展法(溶剂法)工艺流程

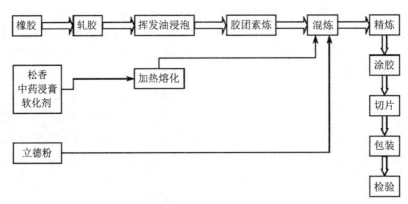

图 2-4　热压涂展法(热压法)工艺流程

热压法与溶剂法相比,节省汽油、无须溶剂回收装置,较安全;橡胶硬膏黏性适中,老化慢;保存药性,辅料便宜,但耗电量稍大。

(二)压敏胶硬膏

中药压敏胶硬膏是以压敏胶剂作为药物的贮库或载体材料的一类硬膏剂。压敏胶剂,是一类具有对压力有敏感性的、含有压敏胶黏剂的压敏胶带。压敏胶的黏附力(胶黏带与被粘表面加压粘贴后所表现的剥离力)必须大于黏着力(即所谓用手指轻轻接触胶黏带时显示出来的手感黏力)。按其主要成分可分为橡胶型和树脂型两类。除主要成分外,还要加入其他辅助成分,如增黏树脂、增塑剂、填料、黏度调整剂、硫化剂、防老剂、溶剂等配合而成。

近年来,由于高速操作、合理涂布、排除溶剂公害问题的需要,发展了热熔压敏胶。热熔压敏胶是以热塑性聚合物为主的胶黏剂,集热熔胶和压敏胶的特点于一体,无溶剂,无污染,使用比较方便。它在熔融状态下进行涂抹,冷却固化后施加轻度指压就能起到黏合作用。它的应用范围很广,可用于尿布、妇女用品、双面胶带、标签、包装、医疗卫生、书籍装订、表面保护膜、木材加工、壁纸及制鞋等方面,其中,包装用热熔压敏胶消费量最大,几乎占总量的一半。

医学上日常用的橡皮膏和电气绝缘胶即属于压敏胶黏带。

1.压敏胶的组成

压敏胶主要由以下几部分组成:①压敏胶黏剂;②基材;③底层处理剂;④背面处理剂;⑤隔离纸。

2.压敏胶的基质

(1)基材的要求:压敏胶的主要成分包括橡胶型和树脂型,如聚丙烯酸酯或聚乙烯基醚两类,基材要求均匀,伸缩性小且对溶剂浸润性好,主要有:①织物类的,如棉布、玻璃布或无纺布等;②塑料薄膜类,如 PE、PP、PVC 和聚酯薄膜;③纸类,如牛皮纸、玻璃透明纸等。基材原度为0.1~0.5 mm。

(2)底层处理剂:其作用是增加胶黏剂与基材间的黏附强度,以便揭除胶黏带时不会导致胶黏剂与基材脱开而玷污被粘表面,并使胶黏带具有复用性。常用的底层处理剂是用异氰酸酯部分硫化的氯丁橡胶,改性的氯化橡胶。

(3)背面处理剂:一般由聚丙烯酸酯、PVC、纤维素衍生物或有机硅化合物等材料配制而成的,可以起到隔离剂作用。双面胶黏带需加一层隔离纸,如半硬 PVC 薄膜、PP 薄膜或牛皮纸。

3.压敏胶的制备

溶剂型压敏胶是橡胶型压敏胶中用途和产量最大的一类。以前一直占据着整个压敏胶的主导地位,后来由于环境保护等原因而萎缩,但在压敏胶与压敏胶制品中仍占有重要地位。其制备工艺主要分为塑炼和涂布,其中塑炼在压敏胶的制备中起着非常重要的作用。

(1)塑炼:塑炼是配制均匀的压敏胶溶液的非常重要的过程,橡胶经过塑炼可以增加其可塑性。塑炼的实质是使橡胶分子链发生断裂,降低橡胶的相对分子质量。断裂作用既可发生于大分子主链,也可发生于侧链。橡胶在塑炼时受到氧、热、机械力和增塑剂等因素的作用,所以塑炼的机制与这些因素密切相关,上述因素中起重要作用的是氧和机械力。塑炼通常可分为低温塑炼和高温塑炼,前者以机械降解为主,后者以自动氧化降解为主。

经过塑炼的橡胶,相对分子质量很高的大分子以及少量的凝胶成分消失,因而可溶解为均匀的、黏度适于涂布操作的压敏胶溶液。

(2)塑炼的类型及其工艺关键:按塑炼的使用设备的类型,塑炼可分为三种方法:开炼机塑炼、密炼机塑炼和螺杆机塑炼。

1)开炼机塑炼:开放式炼胶机是使用最早的塑炼方法,其优点是塑炼胶料质量好,收缩小,但生产效率低,劳动强度大。该法适合于胶料变化多和耗胶量少的工厂。开炼机塑炼属于低温塑炼。因此,降低橡胶温度以增大作用力是开炼机塑炼的关键。与温度和机械作用力有关的设备特性和工艺条件都是影响塑炼效果的重要因素。

为了降低胶料温度,开炼机的辊筒需进行有效的冷却。因此辊筒内设有带孔眼的水管,直接向辊筒内表面喷水冷却以降低辊筒的温度。不同的橡胶品种应该选择适宜的辊筒温度。

另外也可采用分段塑炼来降低胶料温度,就是将塑炼过程分成若干段来完成,每段塑炼后保证胶料充分冷却。一般分为2~3段,每段停放冷却4~8 h。可以通过调节两个辊筒的速度比来增大机械作用力,两个辊筒的速度比越大则剪切作用越强,因而塑炼效果越好,但是随着速度比的增大,生胶温升加速,电力消耗增加,所以速度比一般为(1∶1.25)~(1∶1.27)。

缩小辊间距离也可增大机械作用力,提高塑炼效果。生胶通过辊筒后的厚度 b 总是大于辊距 e,其比值 b/e 称为超前系数。超前系数越大,说明生胶在两个辊筒间所受的剪切应力越大,橡胶可塑性增大也越大。对于开放式炼胶机,超前系数多为 2～4。密炼机塑炼的生产能力大、劳动强度较低、电力消耗少;但由于是密闭系统,所以清理较难,适用于胶种变化少的场合。

2)密炼机塑炼:密炼机的结构较复杂,生胶在密炼室内一方面在转子和空壁之间受到剪切应力和摩擦力的作用,另一方面还受到上顶栓的外压。密炼时生热量极大,物料来不及冷却,所以属于高温塑炼,温度通常高于 120 ℃,甚至处于 160～180 ℃。生胶在密炼机中主要是借助于高温下的强烈氧化断链来提高橡胶的可塑性,因而,温度选择是密炼时的关键。塑炼效果随温度的升高而增大。但温度过高也会导致橡胶的物理机械性能下降。天然橡胶密炼时,温度一般不超过 150 ℃,以 110～120 ℃为最好。

密炼时,装胶容量和上顶栓压力也影响塑炼效果,装胶过少或过多都不能使生胶得到充分辗扎。由于塑炼效果在一定范围内随压力增加而增大,因此上顶栓压力一般在 49.0 kPa(368 mmHg)以上,甚至更高。螺杆机塑炼的特点是在高温下进行连续塑炼,生产效率比密炼机塑炼高,并能连续生产,但在操作运行中产生大量的热,对生胶的物理机械性能破坏较大。螺杆机塑炼时生胶一方面受到强烈的搅拌作用,另一方面由于生胶受螺杆与机筒内壁的摩擦产生大量的热,加速了氧化裂解。

3)螺杆机塑炼:用螺杆机塑炼时,温度的选择非常重要,生产中,机筒温度以 95～110 ℃为宜,机头温度以 80～90 ℃为宜。因为机筒温度高于 110 ℃,生胶的可塑性没有大的变化,超过 120 ℃则排胶温度太高而使胶片发黏,黏辊;低于 90 ℃时,设备负荷增大,常出现夹生现象。

橡胶塑料的程度可用威廉可塑度、门尼黏度和德弗硬度等来表示,其中门尼黏度用得较多,门尼黏度表征橡胶试样于一定温度、压力和时间的情况下,在活动面与固定面之间变形时所受的扭力。生胶的门尼黏度随塑炼时间的增加而下降。通常生胶塑炼到门尼黏度为 60～75 ℃为宜。门尼黏度越低,表明橡胶分子的相对分子质量下降越多。在制造压敏胶时,生胶塑炼要根据所用目的选择合适的门尼黏度,即如要求压敏胶有较高的持黏力时(如配制重包装带用压敏胶时),门尼黏度可高一些,塑炼的时间就可短一些。但是,如果生胶的门尼黏度过高,配成的压敏胶溶液的黏度就会很高,这就会给涂布操作带来困难。

(三)凝胶膏剂

1.定义与特点

凝胶膏剂(原巴布膏剂),系指药材提取物、饮片或化学药物与适宜的亲水性基质及适宜辅料混匀后,涂布于背衬材料上制得的贴膏剂。它是以水溶性高分子材料为基质的贴膏剂。

凝胶膏剂具有以下特点。

(1)载药量大,水溶性、脂溶性药物均可用,尤其适于中药浸膏。

(2)与皮肤生物相容性好,能提高皮肤的水化作用,透气,耐汗,无致敏、刺激性。

(3)药物释放性好,生物利用度高,有利于药物透皮吸收。

(4)使用方便,不污染衣物。反复贴敷仍能保持原有黏性,是取代现有贴膏的理想换代产品。

(5)凝胶膏剂的缺点为黏附性略差。

2.组成

(1)背衬层:是基质的载体,一般用无纺布、棉布等。

(2)保护层:防止粘连、水分失散,起保护膏体的作用,一般选用聚丙烯及聚乙烯薄膜、聚酯薄膜及防粘纸等。

（3）膏体：为凝胶膏剂的主要部分，由基质和药物构成。基质的性能决定凝胶膏剂的黏着性、舒适性、稳定性。

3.基质

主要包括黏着剂、保湿剂、填充剂及促渗剂。

（1）黏着剂：多为天然、半合成和合成高分子聚合物，如海藻酸钠、西黄耆胶、阿拉伯胶、明胶、甲壳素、甲基纤维素、乙基纤维素、羟丙基甲基纤维素、羟甲基纤维素及其钠盐、聚乙烯醇、丙烯酸类聚合物、聚丙烯酸及其钠盐、聚乙烯吡咯烷酮等。

（2）保湿剂：常用甘油、丙二醇、聚乙二醇、山梨醇等。

（3）填充剂：常用微粉硅胶、白陶土、碳酸钙、氧化锌等。

（4）渗透促进剂：常用氮酮、二甲基亚砜及中药挥发性成分如薄荷油、桉叶油、冰片等。

4.制备

凝胶膏剂属于贴膏剂，其制备工艺因药物的性质、基质的不同而有差异。基质与药物的比例，配制顺序等均影响凝胶膏剂的成型。其制备方法主要有压延机涂布法、热熔涂布法、溶液涂布法等。将膏涂布于载体后，再用层压的方法将膏层与保护层复合。一般贴膏剂的制备流程图如图2-5所示。

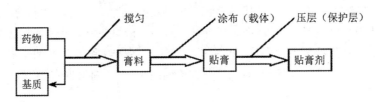

图2-5 制备贴膏剂的一般流程

一般是先将高分子物质胶溶，涂布，再加入黏合剂等其他附加剂，制成均匀基质后，再与药物混匀，覆盖防黏层，分割，包装。

（四）硬膏剂存在的问题

硬膏剂在生产和使用过程中主要存在以下问题。

（1）质量控制，中药硬膏剂，尤其是对于新型制剂，如压敏胶剂，对其质量缺乏有效的控制指标。

（2）对于摊涂，现在一般还不是很重视，但作为外用制剂，一方面应具备至少30万级的洁净要求，另一方面应控制重量差异。

（3）剥离反应橡胶硬膏剥离时产生物理性外伤，能使皮肤出现红斑。但剥离后，反应会迅速消失。

（4）变态反应由于涂料成分的特殊影响而产生变态反应，在贴后24～48 h发生。剥离后炎症能扩展到贴敷区域之外。

（5）刺激反应由于橡胶硬膏剂成分的刺激和膏与皮肤间积存汗液及微生物的增殖所引起。一般随着贴敷时间的增加，炎症也增强，皮肤呈现瘙痒。红斑性丘疹、小水泡、有时有脓包及渗出物.但剥离后消失得较快且不向外扩展。

（6）黏附性巴布膏剂具有很多优点，但是黏附性差。

针对硬膏剂所存在的上述问题,国内外已采用了很多措施加以改善。并且已经取得了很多成就。

(秦菁莉)

第四节 丸　　剂

一、定义与特点

丸剂是指中药材细粉或药材提取物加适宜的黏合剂或其他辅料制成的球形或类球形制剂。丸剂吸收缓慢,药力持久,服用、制作、携带、贮存都比较方便。丸剂一般适用于慢性疾病或久病体虚者,如十全大补丸等。某些作用峻猛,用以治疗瘀血经闭,症瘕积聚,但不宜作汤剂的药物,为使其缓慢发挥药效,也须制成丸剂,如鳖甲煎丸、大黄䗪虫丸等。也有用以方便急救的药物,但含有芳香性成分者,不宜加热煎煮而宜制成丸剂,如安宫牛黄丸、苏合香丸等。此外,一些贵重或难以入煎的药物,或经高温煎煮则破坏药效的药物,都宜制成丸剂。

丸剂为重要传统中药剂型,古典医籍《黄帝内经》《神农本草经》《苏沈良方》中早有丸剂剂型理论、品种、制法及应用等方面的记载。近年来浓缩丸、滴丸、微丸等新类型丸剂得到迅速的发展。用以制备丸剂的药物可以是固体、半固体,亦可以是液体;制成后可利用包衣来掩盖药物不良臭味。丸剂的生产技术和设备较简单,适于工业化生产。丸剂的特点如下。

(一)主要优点

(1)溶散、释放药物缓慢,可延长药效,降低毒性、刺激性,减少不良反应,适用于慢性病治疗或病后调和气血。

(2)中药原粉较理想的剂型之一,固体、半固体、液体药物均可制成丸剂。

(3)制法简便,携带储存方便。

(4)水溶性基质滴丸具有速效作用。

(二)主要缺点

(1)某些传统品种的丸剂剂量大,服用不便,尤其不利于儿童服用。

(2)生产操作不当易致溶散迟缓。

(3)含原药材粉末较多者卫生标准难以达标。

(4)生产流程长,污染机会多。

(5)操作不当影响溶散和疗效。

(6)有些中成药丸剂的有效成分标准尚不明确。

二、丸剂的分类

丸剂的分类方法很多,目前常用的是按照赋形剂和制备工艺分类。

(一)按赋形剂分类

按赋形剂不同,丸剂可分为水丸、蜜丸、浓缩丸、糊丸、蜡丸等。此外,凡直径<2.5 mm的各类丸剂统称为微丸。

1.水丸

水丸是将药物细粉用冷开水、药汁或其他液体为黏合（润湿）剂制成的小球形丸剂。一般用泛制法制备,故又称水泛丸。水丸是在汤剂的基础上发展而成的。开始由处方中一部分药物的煎汁与另一部分药物的细粉以滴水成丸的方法制成煎服丸剂,之后逐渐演变,以各种水溶性液体为黏合剂,用泛制法将方中全部或部分药物细粉制成小丸。因其黏合剂为水溶性的,服用后较易崩解、吸收,显效较快。

泛制丸粒体积小,表面致密光滑,既便于吞服,又不易吸潮,有利于保管贮存。水丸使用的赋形种类繁多,由病情、中医辨证施治的要求,酌情选用,以利发挥药效。制备时,亦可根据药物性质、气味等可分层泛入,掩盖不良气味,防止芳香成分的挥发。

2.蜜丸

蜜丸是指药物细粉以炼制过的蜂蜜为黏合剂制成可塑性的固体药剂。蜜丸在中成药中是中医临床应用最广泛的一种。由于蜂蜜含有较丰富的营养成分,具滋补作用;味甜能矫味;并具有润肺止咳、润肠通便、解毒的作用。这些均符合中医学"精不足者,补之以味""除众病、和百药"的论述。蜂蜜还含有大量的还原糖,能防止药材有效成分的氧化变质。蜂蜜炼制后黏合力强,与药粉混合后丸块表面不易硬化,有较大的可塑性,制成的丸粒圆整、光洁、滋润,含水量少,崩解缓慢,作用持久,所以是一种良好的黏合剂。

蜜丸常用于治疗慢性病和需要滋补的疾病。蜜丸的大小因各地习惯的不同而异;有的用塑制法制成大蜜丸(每丸重 3～15 g)或小蜜丸,但由于蜜丸用蜂蜜量较大,制备技术不当,又易吸潮,发霉变质,故有的品种改作水蜜丸或其他剂型。水蜜丸是广大药剂工作者根据水泛丸制作的原理而创制的。该法采用富有营养成分的蜂蜜,加水炼制为黏合剂且节省蜂蜜,降低成本,易于贮存。该种方法比手工塑制法简单,生产效率高,而丸粒小,又光滑圆整,易于吞服。补益药剂制小蜜丸者,多用水蜜作黏合剂制成水蜜丸。南方气候较湿润的省份,生产水蜜丸者居多。

3.糊丸

糊丸是指将药物细粉用米粉或面粉糊为黏合剂制成的丸剂。糊丸历史悠久,始见于汉代《伤寒论》方中,在宋代广泛使用、糊丸干燥后质较坚硬,在胃内崩解迟缓,可使药物缓缓释放,延长药效,又能减少药物对胃肠道的刺激。《汤液本草·用丸散药例》说"其丸……稠面糊,取其迟化"。所以一般含有剧毒或刺激性较强的(巴豆、马钱子、生半夏、木鳖子、丹药……)药物的处方,多制成糊丸,取其迟化的嚼化丸和磨汁用的丸药也作糊丸。由于所用的糊粉和制糊的方法不同,制成的糊,其黏合力和临床治疗作用也不同,故糊丸也有一定的灵活性,能适应各种处方的特性,充分发挥药物的治疗作用。但若糊粉选用不当,制备技术低劣,所制成的丸剂常常出现崩解度不合格和霉败现象。糊丸在消化道中崩解迟缓,适用于作用峻烈或有刺激性的药物,但由于崩解时限不易控制,现已较少应用。

4.蜡丸

蜡丸是指将药物细粉与蜂蜡混合而制成的丸剂。金代李杲曾说"蜡丸取其难化而旋,旋取效或毒药不伤脾胃。"因为蜂蜡的主要成分软脂酸蜂脂极性小,不溶于水,制成蜡丸后在体内释放药物极缓慢,延长药效。调节一定用蜡量,使丸剂在胃中不溶解而在肠中溶解,以防止药物中毒或对胃起强烈的刺激。所以若方中含有较多剧毒药物或刺激性强的药物,并要求在肠道吸收以达到疗效的药物,皆可制成蜡丸。但蜡丸制作较难,释放药物过缓,目前此剂型品种不多,有的已改为滴丸。

5.浓缩丸

浓缩丸是指将处方中的部分药物经提取浓缩成膏再与其他药物或适宜的辅料制成的丸剂,可用塑制法或泛制法制备,又称"药膏丸"。一般认为浓缩丸是丸剂改进的一种剂型。浓缩丸是丸剂中较好的一种剂型,有一定的特点,体积较传统的蜜丸、水丸有大幅度的缩小。浓缩丸的特点是服用量少易服,增加了疗效,携带及运输均较方便,又节约了大量的赋形剂,既符合中医用药特点又适于机械化生产,也适用于基层单位生产。但在药材煮提过程中或其他药材处理不当,或粉碎制丸技术低劣,都会破坏部分药材的有效成分和影响其崩解度,从而降低疗效。浓缩丸按赋形剂可分水丸型浓缩丸和蜜丸型浓缩丸两类。此外,根据中医辨证施治的观点,按临床治疗的需要,还可选用其他材料(如红糖、白糖、枣泥、胶汁、脏器、乳汁等)作黏合剂制成各种丸剂。

(二)按制法分类

按制法不同,丸剂可分为塑制丸、泛制丸和滴制丸。

1.塑制丸

药物细粉与适宜黏合剂混合制成的可塑性丸块,经制丸机或丸模制成的丸剂,如蜜丸、糊丸、浓缩丸、蜡丸等。

2.泛制丸

药物细粉以适宜液体为润湿剂或黏合剂泛制而成的圆球形制剂,如水丸、水蜜丸、浓缩丸、糊丸等。

3.滴制丸

将药材提取物与基质用适宜方法制成溶液或混悬液后,经滴头滴入互不相溶的冷却液中,收缩冷凝而制成的制剂,简称滴丸。

三、丸剂常用的赋形剂

理想的赋形剂要求具有稳定的理化性质,无毒副作用,黏性适宜,而且来源广,成本低,便于加工等。丸剂常用的赋形剂主要有润湿剂、黏合剂、稀释剂、吸收剂、崩解剂等。

(一)常用润湿剂

润湿剂主要是用以启发与增加药物的黏性,降低丸块的硬度和防止丸块硬化等,以便丸剂加工成形。适合于本身具有黏性的药粉制丸。

1.水

水是泛丸中应用最广,最主要的赋形剂。水本身虽无黏性,但能润湿溶解药物中的黏液质、糖、淀粉、胶质等,润湿后产生黏性,即可泛制成丸。处方中有强心苷类的药物,如洋地黄等,不宜用水作润湿剂,因为水能使原药粉中的酶逐渐分解强心苷。处方中含有引湿性或可溶性成分以及毒剧药等,应先溶解或混匀于少量水中,以利分散,再与其他药物混匀泛丸。为了保证成品的质量,减少微生物的污染,应选用新煮沸放冷的水或蒸馏水,成丸后应立即干燥,以免导致发酵及生霉,从而减少成品中的细菌数,保证丸剂的质量。

2.酒

酒穿透性强,有活血通络,引药上行及降低药物寒性的作用,故舒筋活血之类的处方,常以酒作赋形剂泛丸。各种酒含有不同浓度的乙醇,能润湿药粉中的树脂、油树脂等成分而产生丸块的黏性,是一种良好的润湿剂。但是酒润湿药粉的产生黏性的能力一般没有水强,故用水为润湿剂致黏合力太强而制丸困难者常以酒代之。含醇量高的酒也有杀菌作用,使药物在制丸过程中不至于败坏。酒易于挥发,成丸后容易干燥。因地区习惯和处方中药物性质的不同,常用黄酒(含醇量在 12%～15%)及白酒(含醇量在 50%～70%)。在某些情况下,也可以用不同浓度的乙醇来代替。

3.醋

药用以米醋为主(含乙酸 3%～5%)。中医认为醋能散瘀血、消肿痛、入肝经,故散瘀止痛的药丸常以醋作赋形剂。醋既能润湿药粉产生黏性,又能使药材中生物碱等成分有变成盐类的可能,有助于碱性成分的溶出而提高疗效。

4.水蜜

水蜜是指蜂蜜经加热炼制过滤后,加适量的水(一般水∶蜜＝3∶1)稀释,必要时过滤而成。水蜜不仅有润湿而且有黏合作用;以水为润湿剂制成的丸剂称为水蜜丸。目前有的厂家生产蜜丸是将赋形剂由纯蜜改为水蜜。由塑制法改为泛制法,借以简化工艺和降低成本。

5.药汁

药汁是指利用处方中某些药物的水煎液(或鲜汁)作润湿剂,既有利于保存药性,又有一定的黏性便于制丸。如含有纤维较多的药材如大腹皮、千年健等可用煎汁加含有新鲜药材生姜、大葱等可压汁制丸;其他如牛胆汁(牛胆苦参丸)、熊胆(梅花点舌丸)、竹沥(竹沥达痰丸)、乳汁(麦门冬丸)均具有一定的生理活性,但需根据处方选择使用。

(二)常用黏合剂

黏合剂主要用于增加药材细粉的黏性,使丸块具有适宜的可塑性而便于丸剂的成型,或者用于丸剂的包衣,使包衣材料易于黏附于丸粒表面。

1.蜂蜜

(1)蜂蜜的选择与要求:蜂蜜富含营养成分,具滋补、矫味、润肺止咳、润肠通便解毒等作用。除此之外,蜂蜜中还含有大量还原糖,可防止有效成分氧化。蜂蜜的品种较多,一般以白荆条花、刺槐花、荔枝花、椴树花蜜为优;梨花、芝麻花蜜较佳;苜蓿花、枣花、油菜花等蜜较次,乌桕花及杂花蜜则更次。乌头花、曼陀罗花、雪上一枝蒿等花蜜有毒,切勿药用。

2010 年版《中国药典》规定,蜂蜜为半透明、带光泽、浓稠的液体,白色至淡黄色或橘黄色至黄褐色,放久或遇冷渐有白色颗粒状结晶析出。气芳香,味极甜。相对密度不得低于1.349(25 ℃)。含还原糖不得低于 64.0%,尚规定了酸度、淀粉和糊精等检查项目。

(2)蜂蜜的炼制:传统的炼蜜是指蜂蜜经加热,热炼而成的制品。炼蜜的目的是除去杂质,破坏酵素,杀死微生物,蒸发水分,增强黏性。其方法是:小量生产可用铜锅或直火锅加热,文火炼;大量生产可用蒸汽夹层锅、减压蒸发浓缩锅进行炼制,最后滤除杂质。炼蜜的程度分为嫩蜜、中蜜(炼蜜)、老蜜三种。

嫩蜜:炼蜜温度为 105～115 ℃,含水量为 18%～20%,相对密度为 1.34,色泽无明显变化,略有黏性,适用于含淀粉、黏液质、糖类及脂肪较多的药物。

中蜜(炼蜜):炼蜜温度为 116～118 ℃,含水量为 14%～16%,相对密度为 1.37,呈浅红色,炼蜜时表面翻腾着均匀的黄色而有光泽的细泡(俗称"鱼眼泡"),手捻有黏性,两指分开间无长白丝出现,适用于黏性中等的药粉制丸。

老蜜:炼蜜温度为 119～122 ℃,含水量<10%,相对密度为 1.40,呈红棕色,炼制时表面出现较大的红棕色气泡(俗称"牛眼泡"),黏性强,手指捻之较黏,两指分开有白色长丝(俗称"打白丝"),滴入冷水呈球形而不散,多用于黏性差的矿物药或富含纤维的药粉制丸。

炼蜜程度除由制丸药材性质而定外,与药粉含水量、制丸季节气温变有关系,在其他条件相同情况下一般冬季用稍嫩蜜,夏季用稍老蜜。

2.米糊或面糊

米糊或面糊是以黄米、糯米、小麦及神曲等的细粉制成的糊,其中以黏性较强的糯米粉最常用。

糊粉的用量一般为药材细粉总量的30%左右,低的仅为药材细粉的5%～10%,高的可达50%以上。制糊的方法不一,以糯米粉为例,将糯米粉加少量温水调匀成浆,冲入沸水,不断搅拌成半透明糊状(冲糊法);或将糯米粉加适量水混合均匀制成块状,置沸水中煮熟,呈半透明状(煮糊法);或将糯米粉加适量水混合均匀制成块状,且蒸笼稍蒸熟后使用(蒸糊法)。3种方法均有应用,尤以冲糊法应用最多。

除糯米糊外,米糊、面糊、酒糊、神曲糊、药汁糊、淀粉糊等,均可根据临床需要及药材性质,选择使用。

3.植物性浸膏

植物性稠浸膏通常含水20%～25%,此外还含糖、糊精等,有较高的黏性,为良好的黏合剂。目前制备浓缩丸时,常把处方中部分药材提取浓缩成稠膏作黏合剂,与另一部分药材的细粉混合制成软硬适宜的丸块,然后再出条,分割成丸。在泛制法中,有的将处方中部分药材提取浓缩成稠膏作黏合剂,与另一部分药材的细粉泛制成丸。

应用干浸膏时,应先将其溶解在水或水与甘油混合物中,使其呈现黏性以适于制丸。若水量不足,干浸膏未充分溶匀,则部分浸膏呈粒状存于丸块中,使丸块难于搓揉、分剂量以及成形。此时可以加入适量的水分及植物性粉末调节。植物性浸膏如非处方中药物组成之一,应选择无显著药理作用或不致影响丸剂应有疗效者,如甘草浸膏等。

(三)稀释剂与吸收剂

稀释剂,主要是使丸剂具有一定的重量和体积,在有润湿剂或黏合剂作用时,亦能使丸块具有适宜的可塑性,使丸剂便于成型,吸收剂主要用于吸收药材浸出物或挥发油类的物质,常用于含药材浸出油与挥发油类的丸剂。

中药丸剂中常用药材细粉作为含有药材浸出物或挥发油类丸剂的吸收剂(或小剂量药材的稀释剂)。药材细粉往往为丸剂处方中的组成部分,在丸剂中,氢氧化铝凝胶粉、碳酸钙、甘油磷酸钙及可溶性糖粉亦常用作吸收剂。片剂中常用的一些其他稀释剂(比如淀粉、糊精、乳糖等)及吸收剂也可用于丸剂。

(四)崩解剂

片剂中常用的一些崩解剂,如微晶纤维素、低取代羟丙基纤维素。羧甲基淀粉钠等对加速丸剂的溶散也都有一定的作用。

对于油性较强的丸剂可加入适量表面活性剂,如吐温-80等,增加丸剂的可润湿性,从而加速溶散。

(五)包衣材料

丸剂包衣的目的主要是:使丸面平滑美观,掩盖臭、异味,便于吞服;防止主药氧化变质或挥发;防止吸湿及虫蛀;包肠溶衣后,可使丸剂安全通过胃而至肠内再崩解。

丸剂包衣的种类主要有药物衣、保护衣、肠溶衣。除蜜丸外,其他丸剂在包衣前素丸应充分干燥,使之有一定的硬度,以免包衣时碎裂变形,或在包衣后干燥时衣层发生皱缩或脱壳。包药物衣可在包衣锅或匾中进行。包糖衣、薄膜衣、肠溶衣的方法与片剂相同。

1.药物衣

包衣材料是处方中药物极细粉,既美观,又能正常发挥药效。常见的药物衣有朱砂衣、黄柏衣、雄黄衣、青黛衣、百草霜衣、滑石衣等。

除了片剂中常用的包衣材料(包括糖衣、胃溶包衣、肠溶衣等)可用于丸剂的包衣材料外,还常根据药物的性质来采用某些药物进行包衣,这是中药丸剂的一大特色。药物作为包衣材料是丸剂处方中的组成部分,有明显的药理作用,用以包衣既可首先发挥药效又可保护丸粒增加美感。中成药丸剂包衣的多属此类。常用的有以下几种。

(1)朱砂衣:朱砂有镇静安神的作用;凡镇静、安神、补心类丸剂皆可用此包衣。朱砂衣应用较为广泛,是中成药丸剂最常用的一类包衣。朱砂细粉的用量一般为干丸重量的 5%～17%,如朱砂安神丸、天王补心丸、抱龙丸等。朱砂包衣的丸剂多用于治疗慢性病,服用时间较长,但要严格监控丸剂中汞的含量,以免引起汞中毒。

(2)黄柏衣:黄柏有清热燥湿的作用,可用于利湿、渗水、清下焦湿热类丸剂的包衣。其黄柏粉的用量约为干丸重的 10%,如四妙丸等。

(3)青黛衣:青黛有清热解毒、凉血、治疮疹痒病流水的作用,可用于清热解毒类丸剂的包衣。青黛粉的用量约为干丸重量的 4%,如千金止带丸、当归芦荟丸。

(4)雄黄衣:雄黄有解毒、杀虫的作用。可用于解毒、杀虫类丸剂的包衣。雄黄细粉的用量,为干丸重量的 6%～7%,如化虫丸等。

(5)百草霜衣:百草霜有清热作用,可用于清热解毒类丸剂的包衣。百草霜粉的用量为干丸重量的 5%～20%,如六神丸、牛黄消炎丸。

此外,还有红曲衣(消食健脾),赭石衣(降气、止逆、平肝止血),礞石衣(降气、行滞、祛痰),金衣,银衣(重镇、安神)等,可依处方而选用。

2.保护衣

选取无明显药理作用且性质稳定的物质作为包衣材料,使主药与外界隔绝而起保护作用。其中薄膜衣外观好,省时省工。其他有糖衣、有色糖衣、明胶衣、树脂衣等。

3.肠溶衣

选用肠溶材料将丸剂包衣,使之在胃液中不溶散而在肠液中溶散。肠溶衣主要材料有虫胶、邻苯二甲酸醋酸纤维素(CAP)等。近年来,新型包衣材料 Eudragit 越来越多应用于肠溶包衣上。

四、丸剂的制备

丸剂的制备方法主要包括塑制法和泛制法两种。这两种制备方法适用的范围有所不同。

(一)塑制法

1.制备工艺

塑制法又称丸块制丸法,是指药材细粉或药材提取物与适宜的赋形剂混匀,制成软硬适宜的塑性丸块,再依次制成丸条、分割及搓圆而制成的丸剂。中药蜜丸、浓缩丸、糊丸等都可采用此法制备。下面以蜜丸为例介绍塑制法制备丸剂的工艺过程。其工艺流程为如下。

物料的准备→制丸块→制丸条→分粒及搓圆→干燥→整丸等。

(1)物料的准备:塑制法制丸常用的黏合剂为蜂蜜,可视处方药物的性质,炼成程度适宜的炼蜜,备用。为了防止药物与工具粘连,并使丸粒表面光滑,在制丸过程中还应用适量的润滑剂。蜜丸所用的润滑剂是蜂蜡与麻油的融合物(油蜡配比一般为7:3),冬、夏天或南、北方,油蜡用量应适当调整。亦有用适量的滑石粉或石松子粉作为润滑剂者。物料的准备主要包括:①处方药材粉碎成细粉,过6号药筛。②根据药粉的黏性大小和粗细等性质,将蜂蜜炼制成适宜规格的炼蜜。③机械制蜜丸时常选用药用乙醇为润滑剂,而手工制丸则选用适当比例的麻油与蜂蜡加热熔融制成的专用油。

(2)制丸块:又称和药,取混合均匀的药物细粉,加入适量黏合剂,充分混匀,制成软硬适宜、可塑性较大的丸块的操作。中药行业习称"合坨"。生产上一般使用捏合机。制丸块是塑制蜜丸的关键工序,影响丸块质量的因素主要有:①炼蜜的程度。应根据药粉的黏性、粉末的粗细、药粉存放时间与含水量以及当时的气温和湿度等决定炼蜜的程度。炼蜜过嫩,黏性不足,粉末黏合不好,丸粒搓不光滑;炼蜜过老,丸块发硬,难以搓丸。②和药的蜜温。一般采用热蜜和药。但含有较多树脂、胶类、糖、黏液质等有较强黏性的药物(如乳香、没药、血竭、阿胶、白及、熟地等)时,应以60~80 ℃温蜜和药。否则,蜜温过高易使其熔化,所得丸块黏软,不易成形,冷后又变硬,不利制丸,服后亦不易溶散。含有冰片、麝香等芳香挥发性药物,也应采用温蜜和药,以免药物挥散。若处方中药物粉末黏性很小,则须用老蜜趁热和药。③用蜜量。药粉与炼蜜的比例一般为1:(1~1.5)。用蜜量主要由以下因素决定:一般含胶质、糖类等黏性强的药粉用蜜量应少;含纤维较多而黏性差的药粉用蜜量宜多,甚至可达1:2以上;夏季用蜜量较少,冬季用蜜量较多;机械制丸用蜜量较少,手工制丸用蜜量较多。

(3)制丸条:丸块应制成粗细适当的丸条以便于分粒。丸块制好后,应放置一定时间,使蜜等黏合剂充分润湿药粉,即可制丸条。制备小量丸条可用搓条板,搓条板由上下两个平板组成,制丸条时将丸块按每次所需成丸粒数取一定重量,置于搓条板上,手持上板,二板对搓,施以适当压力,使丸块搓成粗细一致而两端平整的丸条。丸条长度由所预定成丸数而定。丸条要求粗细均匀一致,表面光滑,内部充实而无空隙。大量生产常用丸条机。丸条机有螺旋式和挤压式两种,丸条粗细可通过更换出条管出口调节器及出条管来控制。

(4)制丸粒:手工可用搓丸板,操作时将粗细均匀的丸条横放在搓丸机低槽沟上,用有沟槽的压丸板先轻轻前后摆动,逐渐加压,然后继续磋压,直至上下齿端相遇,将丸条切割成小段并搓成光圆的丸粒,即可。大量生产采用轧丸机,有双滚筒式和三滚筒式,在轧丸后立即搓圆。目前药厂多用联合制丸机。该机由出条和分粒两大部分组成。操作时,只需将丸块放入制条器内,丸条即从出条管口出来,经切口取其长度,用输送带和刷子将丸条送入滚筒制成丸粒。

由光电讯号限位控制出条、切丸的HYZ-14C型制丸机,PW-1型蜜丸机,各部动作协调,碾辊型线正确、转速高。药条挤出,采用直流电机无级调速,药丸重量由药条微调嘴调节,丸重差异小,成品圆整。

(5)干燥:蜜丸因所用之蜜已加热炼制,水分已经控制在一定范围之内,一般制成丸剂后可在室内放置适宜时间保持丸药的滋润状态即可包装。以老蜜制成的蜜丸一般无须干燥可立即分装。用嫩蜜或偏嫩中蜜制成的蜜丸,须在60~80 ℃干燥,亦可采用微波加热或远红外辐射干燥。水蜜丸因蜜中加水稀释,所成丸粒含水量较高,必须干燥,使含水量不超过12%,否则易发霉变质。同时由于中草药原料常带菌,蜂蜜以及操作过程中可能带来的污染,使制成的丸粒带菌,贮存期间易生虫发霉,因此蜜丸制成后应进行灭菌。目前已采用微波加热,远红外辐射等方法既可干燥又可起到一定的灭菌作用。

（6）包装：目前药厂多采用蜡纸盒或塑料小盒包装丸剂。包装时先将蜜丸用洁净的蜡纸包裹，然后置蜡纸盒或塑料小盒内，扣严，蘸取蜡衣。这种包装操作简便，价廉，且封口严密，防潮效果好。含有名贵药物、芳香挥发性药物或受气候影响较大的蜜丸，以往多用蜡壳包装。蜡壳的组成一般为蜂蜡 30%～40%，石蜡 60%～70%。

2.塑制法所制得的丸剂常发生的问题

（1）变硬：在贮存过程中变硬，主要由以下原因造成：①用蜜量不足；②蜜炼得过老；③混匀时蜜温较低；④含胶类药比例较多且混合时蜜温过高而使其烊化，冷后又凝固。

针对丸剂变硬的原因，调整用蜜量，合焙时蜜温，以及炼蜜程度即可解决丸剂变硬的情况。

（2）皱皮：蜜丸在一定时间后，其表面会呈现皱褶，称为皱皮或脱皮。主要由以下原因造成：①炼蜜过嫩而含水较多，当水分蒸发后蜜丸萎缩而造成皱皮；②包装不严，蜜丸在湿热季节吸潮，而在干燥季节水分蒸发，使蜜丸反复产生胀缩现象而造成；③润滑剂使用不当。将蜜炼至适宜程度，控制适当的含水量，加强包装使之严密，即可解决皱皮问题。

（3）表面粗糙：有些丸剂在放置一段时间后会出现表面粗糙的现象，这主要是由以下原因造成：①药料中含矿物或贝壳类药过多；②药料中含纤维多；③药粉过粗；④加蜜量少且混合不匀；⑤润滑剂用量不足。

表面粗糙这个问题一般是将药料粉碎得更细些，加大用蜜量，用较老的炼蜜，给足润滑剂等办法解决。亦可将纤维多的，矿物药等药味加以提取，浓缩成膏兑入炼蜜中。

（4）空心：将蜜丸掰开时，在中心有一个小空隙，常有饴糖状物析出。主要原因是制丸时揉搓不够。

（5）反砂：蜜丸在放置一定时间后，表面会有糖等结晶析出，此现象称为"反砂"。造成这一现象的原因主要是：①蜂蜜质量不好，含果糖量低；②合坨不均匀；③蜂蜜炼制程度不够。

出现反砂现象，可以用改善蜂蜜质量，合坨充分，控制炼蜜程度等方法解决。

（6）发霉生虫：蜜丸在存放过程中会发生发霉，生虫，生螨，或其他卫生学指标不合格的现象。导致这一现象的主要原因如下：①药料处理不干净，残留微生物或虫卵等；②药料在粉碎、过筛、合坨、制丸及包装等操作中污染；③包装不严密，在贮存中污染。

所以，应严格控制制备过程中的每个细节，减少污染途径。

（二）泛制法

泛制法是将药物细粉与水或其他液体黏合剂（黄酒、醋、药汁、浸膏等）交替润湿及撒布在适宜的容器或机械中不断翻滚，逐层增大的一种方法。制成的丸剂既可小如芥子，又可大如豌豆。

泛制法主要用于水丸的制备，其他丸剂如水蜜丸、糊丸、浓缩丸等也可用泛制法制备。制备过程可分为原料的粉碎与准备、起模、成型、选丸及干燥等步骤。以下以水丸为例介绍泛制法，其工艺流程为原料的准备→起模→泛制成型→盖面→干燥→选丸→包衣→打光→质量检查→包装。

1.原料的准备

应根据处方药物的性质，采用适宜的方法粉碎、过筛、混合，制得药物的均匀细粉。一般泛丸用药粉应过 5～6 号筛，起模、盖面或包衣用粉应过 6～7 号筛。必要时部分药材可经提取、浓缩后作为赋形剂应用。某些纤维性组成较多或黏性过强的药物（如大腹皮、丝瓜络、灯心草、动物胶、树脂类等）不易粉碎或不适泛丸时，须先将其加水煎煮，提取有效成分的煎汁作润湿剂，以供泛丸应用；动物胶类如阿胶、龟板胶、虎骨胶等，可加水加热熔化，稀释后泛丸应用；树脂类药物如乳香、没药、阿魏、安息香等,可用适量黄酒溶解,以代水作润湿剂泛丸。某些黏性强、刺激性大的药物如蟾酥等,也须用酒溶化后加入泛丸。

处方中适于打粉的药材应经净选,炮制合格后粉碎。如用水作润湿剂,必须是 8 h 以内新鲜开水或蒸馏水。泛丸用的工具必须充分清洁、干燥。

2.起模

起模是将药粉制成直径为 0.5~1.0 mm 大小丸粒的过程,是水丸制备的关键工序。模子的形状直接影响丸剂的圆整度,其数目和粒度差亦影响成型过程中筛选的次数、丸粒的规格。泛丸起模是利用水的湿润作用诱导出药粉的黏性,使药粉相互黏着成细小的颗粒,并在此基础上层层增大而成丸模的过程。因此起模应选用方中黏性适中的药物细粉。黏性太大的药粉,加入液体时,由于分布不均匀,先被湿润的部分产生的黏性较强且易相互黏合成团,如半夏、天麻、阿胶、熟地等。无黏性的药粉不宜于起模,如磁石、朱砂、雄黄等。起模的用粉量多凭经验,因处方药物的性质不同,有的吸水量大,如质地轻松的药粉,起模用药量宜较少;而有的吸水量少,如质地黏韧的药粉,起模用粉量宜多。成品丸粒大,用粉量少;反之,则用粉量多。

(1)手工起模的方法:在泛丸锅或泛丸匾中,喷刷少量水,使之部分湿润,撒布少量药粉,转动泛丸锅或匾,刷下附着的粉末,再喷水湿润、撒粉吸附,如此反复多次,泛制期间配合"揉""撞""翻"等操作,使丸模增大至直径为 0.5~1.0 mm 的球形小颗粒,筛去过大或过小以及异形的丸模,即得。该法制得的丸模较紧密,但较费时。

(2)机器起模方法:将起模用药粉与赋形剂按湿法制成颗粒,再经旋转摩擦,撞去棱角成为丸模。该法丸模成型率高,丸模较均匀,但模子较松散。另亦有采用包衣造粒机起模,即将雾化浆液喷于粉粒而制得球形母粒。该法不但起模速度快,而且丸模圆整均匀。

起模用粉量应根据药粉的性质和丸粒的规格决定。少量手工泛制起模用粉一般控制在 1%~5%。大量生产时可采用下列经验公式计算。

$$X=0.625\times D/C$$

式中,C 为成品水丸 100 粒干重(g);D 为药粉总重(kg);X 一般起模用粉量(kg);0.625 为标准丸模 100 粒的重量(g)。

起模方法:可分为药物细粉加水起模、湿粉制粒起模以及喷水加粉起模 3 种。

药粉加水起模是先将所需起模用粉的一部分置包衣锅中,开动机器;药粉随机器转动用喷雾器喷水于药粉上。借机器转动和人工搓揉使药粉分散,全部均匀地受水湿润,继续转动片刻,部分药粉成为细粒状,再撒布少许干粉,搅拌均匀,使药粉黏附于细粒表面,再喷水湿润。如此反复操作至模粉用完、取出、过筛分等即得丸模。

湿粉制粒起模是将起模用的药粉放在包衣锅内喷水,开动机器滚动或搓揉药粉,使粉末均匀润湿,制成手握成团,松之即散的软材状。用 8~10 目筛制成颗粒。将此颗粒再放入糖衣锅内,略加少许干粉,充分搅匀,继续使颗粒在锅内旋转摩擦,撞去棱角成为圆形,取出,过筛分等即得。

喷水加粉起模法是取起模用的冷开水将锅壁湿润均匀,然后撒入少量药粉,使均匀的粘于锅壁上,然后用塑料刷在锅内沿转动相反方向刷下,使它成为细小的颗粒,包衣锅继续转动再喷入冷开水,加入药粉。在加水加粉后搅拌、搓揉,使黏粒分开。如此反复操作,直至模粉全部用完,达到规定标准,过筛分等即得丸模。

3.成型

成型是指将经筛选合格的丸模,逐渐加大至接近成品的操作。加大的方法和粉末泛制起模类似。成型操作时应注意以下几点。

(1)每次加水、加粉量应适当,加水量以丸粒表面润湿而不粘连为宜;加粉量以能被润湿的丸粒完全吸附为度,否则过多的粉末易在下一次润湿时产生新的丸模,随着丸粒增大加水和加粉的量亦应逐步增加且每次应撒布均匀。泛制法制水蜜丸、糊丸和浓缩丸时,所用赋形剂的浓度同样应随着丸粒的增大而提高。

(2)在加速增大的过程中,要注意保持丸粒的硬度和圆整度,滚动时间亦应适当,以丸粒坚实致密而不影响溶散为宜。

(3)起模和加大过程中产生的歪粒、粉块、过大过小的丸粒等应随时用水调成糊状泛在丸粒上。

(4)处方中若含有芳香挥发性或特殊气味以及刺激性较大的药材,最好分别粉碎后,泛于丸粒中层,以避免挥发或掩盖不良气味。

(5)含朱砂、硫黄以及酸性药物的丸剂,不能用铜质或铁质泛丸锅起模与加大,以免因化学变化而使丸药表面变色或产生有害成分。此类品种宜用不锈钢制的泛丸锅制作。

模粉用量计算方法主要有以下两种。①模粉比例法:该法适用于工厂大量生产,是按照泛丸的一般规律来推算每吨模子增大至成型时的用粉量(包括模子本身的用粉量),从而计算出本批生产应用多少标准模子(筛选均匀的 3.25 mm 的模子)。例如,5 mm 规格的细丸一般每千克模子可用粉 3 kg 左右,5.5 mm 规格小粒丸一般每千克模子用粉 4 kg 左右;6.25 mm 规格的小粒儿一般每千克模子用粉量 6 kg 左右,并按粉料的松黏性质灵活伸缩。即质松、吸水率大的用粉量少,质黏吸水率小的用粉量多,如果把每个品种、每次生产的实际用模比例记录下来,作为以后生产的参考,这样更有了可靠的依据,可直接计算出每批粉料所需用模子的重量,即需用模子重量=投料重量/每千克模子成型时的用粉量。②粒数计算法:以成丸粒数为依据,计算使用模子粒数和重量。即筛出标准模子,用数丸板取 100 粒;精确称定重量,按需用模子重量=每 100 粒模子重量×成品粒数/100,粒数计算法一般用于细料丸药,如小儿回春丸、牛黄清心丸等。

4.盖面

盖面是指将适当材料(清水、清浆或处方中部分药物的极细粉)泛制于筛选合格的成型丸粒上,使丸粒表面致密、光洁、色泽一致的操作,是泛丸成型的最后一个环节。其作用是使整批投产成型的丸粒大小均匀,色泽一致,并提高其圆整度和光洁度。常用的盖面方法有干粉盖面、清水盖面、浆头盖面、清浆盖面等。这四种盖面方法一般都用于水泛丸,其他泛丸盖面的基本操作与水丸相同,但各有特殊要求。如蜜泛丸盖面所用赋形剂应以厚炼蜜为主,若和以废丸糊,须与蜜液调和匀,做到丸剂盖面用的蜜厚薄一致。最后加蜜润湿,不宜过潮,取出前多滚;至丸面光洁色泽一致为度。较黏的丸剂品种在最后润湿后需加适量麻油润滑。特殊品种可用干粉盖面,最后在干粉全部黏着丸面后再用麻油润湿至丸面光洁呈黑色;待色泽一致,取出及时干燥。

(1)干粉盖面:潮丸干燥后,丸面色泽较其他盖面浅,接近于干粉本色。操作方法除上述步骤外,主要区别在于最后一次湿润和上粉过程。干粉盖面,应在加大前先用 100 目筛,从药粉中筛取极细粉供盖面用,或根据处方规定,选用方中特定的药物细粉盖面。在撒粉前,丸粒湿润要充分,然后滚动至丸面光滑,再均匀地将盖面用粉撒于丸面,快速转动至粉粒全部黏附于丸面至表面呈湿时,即迅速取出。

(2)清水盖面:方法与干粉盖面相同,但最后不须留有干粉,而以冷开水充分润湿打光,并迅速取出,立即干燥。成品色泽仅次于干粉盖面的丸粒。

（3）浆头盖面：方法与清水盖面相同。可用废丸溶成糊浆稀释使用。但仅适用于一般色泽要求不高的品种。

（4）清浆盖面：某些丸剂对成丸色泽有一定要求，但用干粉和清水盖面都难达到目的时可采用此法。本法与清水盖面相同，唯在盖面用水中加适量干粉，调成粉浆，待使丸面充分润湿后迅速取出。

5.干燥

盖面后的丸粒应及时干燥。干燥温度一般控制在80℃以下，含挥发性成分的药丸干燥应控制在60℃以下。长时间高温干燥可能影响水丸的溶散速度，可选用间歇干燥或沸腾干燥。沸腾干燥不仅效率较高且丸剂含菌量较低。

6.选丸

选丸是指除去过大、过小及不规则的丸粒，使丸剂成品大小均一的筛选操作，选丸手工可用手摇筛，大量生产则用振动筛、滚筒筛及检丸器。

7.包衣

根据医疗需要，将水丸表面包裹衣层的操作称为包衣或上衣，包衣后的丸剂称为"包衣丸剂"。

五、滴丸

滴丸是用滴制法制成的丸剂，指用固体或液体药物经溶解、乳化或混悬于适宜的熔融的基质中，通过一适宜的滴管滴入另一与之不相混溶的冷却剂中，由于表面张力作用使液滴成球状并冷却凝固而成丸。由于丸与冷却剂的比重不同，凝固形成之丸徐徐沉于容器底或浮于冷却剂的表面，取出洗去冷却剂，干燥而得。

滴制法制丸早在1933年已应用于药剂上并设计出相应的滴丸设备。1956年Bjoirnsson与Miller报道了用聚乙二醇4000为基质，用植物油为冷却剂制备了苯巴比妥钠滴丸。滴丸技术适用于含液体药物，以及主药体积小或有刺激性的药物。采用滴丸剂型可增加药物的稳定性，减少刺激性，掩盖不良气味。近几年来，我国滴丸品种迅速增加，其产品不仅用于口服，还可用于局部用药，如耳部用药、眼部用药等。随着我国中药生产工艺的提高，大量中成药物采用了滴丸剂型，如速效救心丸与复方丹参滴丸等。

由于中药滴丸具有其他剂型不具备的突出特色，符合人们对现代药物制剂的"三小"（用量小、毒性小、不良反应小），"三效"（高效、长效、速效）和方便用药、方便携带等基本要求，从而更加符合日益发展的临床需要，得以广泛应用于临床。

（一）滴丸的优点

（1）药物稳定性增加。由于基质的使用，使易水解、易氧化分解的药物和易挥发药物包埋后，稳定性增强。

（2）滴丸可用于局部用药。滴丸剂型能克服西药滴剂的易流失、易被稀释，以及中医用散剂的妨碍引流、不易清洗、易被脓液冲出等缺点，从而可广泛用于耳、鼻、眼、牙科的局部用药。在腔道内缓释与控释给药，采用滴丸剂型也可以大大改善疗效。

（3）通过滴丸基质的调节可以使药物根据疾病治疗的需要发挥速效或长效缓释的效果；在治疗急症如心绞痛发作的用药中，增加药物的水溶性，可使其在口腔内迅速溶解，经黏膜吸收后迅速进入血液发挥疗效；复方丹参滴丸对主动脉舒张作用迅速，起效时间优于片剂6倍，血药浓度达到峰值时间几乎在 20 min 之内。而需要持续药效的如治疗高血压类药物,则可通过基质发挥缓释效果,平稳控制血压。

(4)可代替肠溶衣、栓剂。使用肠溶基质制成的滴丸,可使药物在胃中不崩解,而到肠中崩解,并可免去包肠溶衣的操作工艺。滴丸同水溶性栓剂一样,可用聚乙二醇等水溶性辅料作基质,与栓剂相比,具有药物生物利用度高、作用快、生产方便、成本低的优点。

(二)滴丸的常用基质

(1)熔点较低或加热(60~100 ℃)能熔化成液体,而遇骤冷后又能凝成固体(在室温下仍保持固体状态),且与主药混合后仍能保持上述物理状态。

(2)与主药无相互作用,不影响主药的疗效。

(3)对人体无毒副作用等。

常用的水溶性基质有聚乙二醇 6000 或聚乙二醇 4000、硬脂酸钠、甘油明胶等。脂溶性基质有硬脂酸、单硬脂酸甘油酯、虫蜡、蜂蜡、氢化植物油等。

(三)滴丸常用的冷却剂

用来冷却滴出的液滴,使之冷凝成固体药丸的液体,称冷却剂。冷却剂的要求如下。

(1)不溶解主药与基质,且相互间无化学作用,不影响疗效。

(2)有适宜的相对密度,即冷却剂与液滴相对密度要相近,以利于液滴逐渐下沉或缓缓上升而充分凝固,使丸形圆整。

(3)有适当的黏度,使液滴与冷却剂间的黏附力小于液滴的内聚力而能收缩凝固成丸。

根据滴丸基质的性质选用冷却剂,水溶性基质的滴丸常选用甲基硅油、液状石蜡、煤油或植物油等作为冷却剂,脂溶性基质的滴丸常选用水或不同浓度的乙醇等作冷却剂。

(四)滴丸的种类

根据各自特点及用途一般有以下几种滴丸。

1.速释高效滴丸剂

滴丸是利用固体分散体的技术进行制备。当基质溶解时,体内药物以微细结晶、无定形微粒或分子形式释出,所以溶解快、吸收快、作用快、生物利用度高。

2.缓释控释滴丸

缓释是使滴丸中的药物在较长时间内缓慢溶出,而达长效;控释是使药物在滴丸中以恒定速度溶出,其作用可达数天甚至更多,如氯霉素控释滴丸。

3.溶液滴丸

片剂所用的润滑剂、崩解剂多为水不溶性,所以通常不能用片剂来配制澄明溶液。而滴丸可用水溶性基质来配制,在水中可崩解为澄明溶液,如氯己定滴丸可用于饮水消毒。

4.栓剂滴丸

滴丸同水溶性栓剂一样可用聚乙二醇等水溶性基质,用于腔道时由体液溶解产生作用。如诺氟沙星耳用滴丸,甲硝唑牙用滴丸等。滴丸可同样用于直肠,也可由直肠吸收而直接作用于全身,具有生物利用度高、作用快的特点。

5.硬胶囊滴丸

硬胶囊中可装入不同溶出度的滴丸,以组成所需溶出度的缓释小丸胶囊,如联苯双酯的硬胶囊滴丸。

6.包衣滴丸

同片剂、丸剂一样需包糖衣、薄膜衣等,如联苯双酯滴丸。

7.脂质体滴丸

脂质体为混悬液体,用聚乙二醇可制成固体剂型,是将脂质体在不断搅拌下加入熔融的聚乙二醇4000中形成混悬液,倾倒于模型中冷凝成型。

8.肠溶衣滴丸

用在胃中不溶解的基质,如酒石酸锑钾滴丸是用明胶溶液作基质成丸后,用甲醛处理,使明胶的氨基在胃液中不溶解,在肠中溶解。

9.干压包衣滴丸

以滴丸为中心,压上其他药物组成的衣层,融合了两种剂型的优点,如镇咳祛痰的喷托维林氯化钾干压包衣。前者为滴丸,后者为衣层。

(五)滴丸的制备与生产设备

1.制备原理

滴丸的制备原理是基于固体分散法。固体分散法是利用一种水溶性的固体载体将难溶性药物分散成分子、胶体或微晶状态,然后再制成一定剂型,采用此法制备滴丸的具体操作是选择亲水性基质或水不溶性基质,加热熔融,然后加入药物,搅拌使全溶、混悬或乳化,在保温下滴入与之不相混溶的冷却剂中,控制一定速度,使其固化成圆整的球形。

2.制备方法

一般按以下流程进行:药材处理→药液配制→滴制→干燥→质检→包装。

(1)药材的处理:应根据所用药物的性质选择适宜的方法进行提取后再进行精制。一般中药材通过提取、精制后即可与基质混匀备用,如将川芎提取精制得到川芎总碱。若为化学纯品,如冰片、薄荷冰等,可不进行处理、直接兑入药液中即可。

(2)药液的配制:将选择好的基质加热熔化,然后将处理好的药物加入其中,可溶解、乳化或混合均匀制成药液,药液应保温在80~90 ℃,以便滴制。

(3)滴制:滴制前还应选择适当的冷却剂并调节冷却的温度。滴制时要调节滴头的滴速、药液的温度,将药液滴入冷却剂中、凝固形成丸粒。

(4)干燥:从冷却剂中捞出凝固的丸粒,并拣去废丸,先用纱布擦去冷却剂,然后再用适宜的溶液搓洗除去冷却剂,用冷风吹干后,在室温下晾4 h即可。

(5)包装:滴丸包装应注意温度的影响,包装要严密。因滴丸要求在体温时能熔化,故一般采用玻璃瓶或瓷瓶包装,亦有用铝塑复合材料包装,贮存在阴凉处。

3.生产设备

滴丸剂的生产设备在国内起步较晚,尚处于初级发展阶段且配套水平较低。由于多数设备制造厂家与开发滴丸剂型的科研单位分离,导致滴丸生产设备远远落后于滴丸技术的发展。国内新近研制了DWJ-A型全自动滴丸机,可完成滴丸的全自动化连续生产,符合GMP标准,成功地解决了制备滴丸剂的一系列难题。DWJ-A型全自动滴丸机的基本工作原理如下:将原料与基质放入调料罐的料桶内,通过加热、搅拌制成滴丸的混合药液,经送料管道输送到滴灌。当温度达到设定的条件之后,机器打开滴嘴,药液由滴嘴小孔流出,在端口形成液滴后,滴入下面冷却缸内液状石蜡(冷却剂)中,药滴在表面张力作用下成型。液状石蜡在冷却磁力泵的作用下形成从冷却缸内的上部向下部的流动,滴丸随着液状石蜡从螺旋冷却管下端向上端流动,并在流动中降温定型,最后在螺旋冷凝管的上端出口落到分离机构上,滴丸被传送带送出分离箱(图2-6)。

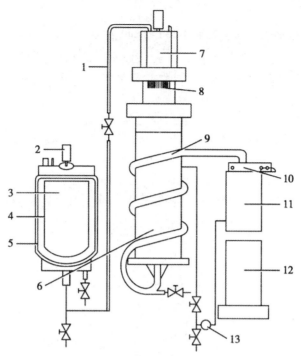

1.输送管道；2.搅拌电机；3.调料罐；4.加热层；5.保温层；6.冷却缸；7.滴罐；8.滴头；9.螺旋冷却管；10.分离机构；11.分离箱；12.压缩机；13.冷却磁力泵

图 2-6 滴丸机基本工作原理

（秦菁莉）

第五节 中药注射剂

一、概述

（一）定义与特点

中药注射剂是指以中医药理论为指导，采用现代科学技术和方法，从中药、天然药物的单方或复方中提取的有效物质制成的，可供注入体内包括肌内、穴位、静脉注射和静脉滴注使用的灭菌制剂，以及供临用前配制溶液的无菌粉末或浓缩液。

与其他传统中药药物剂型相比，中药注射剂具有高效、安全、低毒的特点，是发展中医药，解决中医急症用药的方向，已越来越受到人们的重视。它具有以下特点：①作用迅速，疗效确切，符合"急症重症治疗"的原则要求；②有单方和复方之分，单方中药注射剂制法简单，疗效确切，而复方中药注射剂组成复杂；③有质量控制标准，但制订质量标准较困难、复杂；④对药效试验、安全试验和毒性试验要求较为严格；⑤有些中药注射剂常含有杂质，容易发生沉淀且制备工艺复杂，批次差异大，质量不易重现；某些中药注射剂药效不稳定；有的有刺激性和过敏性等安全问题。

(二)发展概况

中药注射剂是在传统的中药汤剂基础上发展起来,最早为20世纪30年代的柴胡注射液,用于感冒、发热的治疗;20世纪60年代研制出抗601注射液、茵栀黄注射液、201-2(板蓝根)注射液等20多个品种;20世纪70年代进入大发展时期,在临床上应用的品种达1 400余种。1977年版《中国药典》共收载了疗效确切的中药注射液23种;2000年版《中国药典》一部收载1种:注射用双黄连(冻干);2005年版《中国药典》一部收载4种:止喘灵注射液、灯盏细辛注射液、注射用双黄连(冻干)、清开灵注射液;2010年版《中国药典》一部收载5种:止喘灵注射液、灯盏细辛注射液、注射用双黄连(冻干)、注射用灯盏花素、清开灵注射液。

中药注射剂是以药材或饮片为原料经提取精制后配制而成,但客观上存在杂质,有效物质含量差异较大,容易带进热原等问题。因此,如何提高中药注射剂质量标准,使中药注射剂真正达到安全、有效、可控,将直接关系到中药注射剂发展的兴衰。

(三)中药注射剂的分类

1.按分散系统

可分为注射用溶液剂、注射用混悬剂、注射用乳剂、注射用粉针和冻干制品。

2.按给药途径

可分为皮内注射、皮下注射、肌内注射、静脉注射等。

3.按组成成分

可分为纯有效成分注射剂、有效部分注射剂、复方提取物注射剂。

二、中药注射剂的制备

中药注射剂的制备工艺过程,除对中药材进行预处理和有效成分的提取、精制等工序外,其他步骤与一般注射液生产工艺基本相同。

(一)中药材的预选与处理

中药材种类众多,成分复杂,其有效成分及含量与原药材的品种、产地、采收季节及贮藏条件等密切相关。因此,在制备中药注射剂时必须先对原药材进行品种鉴定,并经含量测定合格后再作预处理。预处理时首先挑拣去除药材中混杂的异物及非药用部位;然后对其进行淋洗、切片和干燥。有些药材还需经炮制或粉碎成一定粒度后方能使用。

(二)提取与精制

以中药材为原料制备注射剂,提取和精制是关键工序。中药材只有经过提取和精制,尽可能提出有效成分、尽量除去无效杂质,制剂才能达到安全、有效、可控。中药注射剂常用的提取和分离方法如下。

1.蒸馏法

蒸馏法多用于含挥发性成分药材的提取分离。即将药材的粗粉或碎片,加水或通水蒸气蒸馏,药材中的挥发性成分便随水蒸气蒸馏而带出。必要时可将馏出液进行二次蒸馏,以提高馏出液的纯度或浓度,但蒸馏次数不宜过多,以免成分氧化或分解。需要时也可采用减压蒸馏法。为了提高挥发性成分馏出率,可先回流后蒸馏法,或在蒸馏液中加入适量氯化钠提高水溶液沸点后进行水蒸气蒸馏。当蒸馏收集到的挥发油量大时则呈油珠状浮于液面或沉于底层而分离。若挥发油量少可加氯化钠至饱和使挥发油析出。采用分离后的挥发油配液可以克服因药材不同、含量差异大而造成的注射剂质量不稳定。

对于既含挥发性有效成分,又含非挥发性活性组分的药材,多以双提法(蒸馏煮提法)进行提取和精制,即将蒸馏法和水提醇沉法相结合。采用多功能提取罐同时取挥发性和不挥发性的成分,将水提液纯化处理后与挥发油合并配液。

2.水醇法

水醇法是根据中药有效成分多溶于水又溶于醇的特点,利用它们在水与各种浓度乙醇中溶解度的不同而进行的提取与纯化方法。对于临床疗效确切、有效成分不甚明确的中药,为保持原方疗效,通常采用此法。水醇法又可分为水提醇沉法与醇提水沉法。

(1)水提醇沉法:即药材用水提取,提取液经浓缩,再加入乙醇使达不同含醇量,某些药物成分在醇溶液中溶解度降低析出沉淀,固液分离后使水提液得以精制的方法。药材经水煎煮后,一些有效成分如生物碱盐、苷类、有机酸盐、氨基酸类可被提取出来,同时也浸出了淀粉、树脂、蛋白质、果胶、黏液质、色素、无机盐等无效成分。将提取液浓缩至每毫升相当于生药 $1\sim2$ g 加入适量乙醇,可将杂质全部或部分除去。当多糖类杂质较多时,乙醇浓度宜稀,以防有效成分损失。通常淀粉在 $50\%\sim60\%$ 的乙醇中即可沉淀,无机盐在 60% 乙醇中沉淀,多糖类在 $60\%\sim80\%$ 的乙醇中沉淀,蛋白质在 75% 以上的乙醇中才能沉淀,鞣质可溶于水和乙醇但不溶于无水乙醇。一般水提浓缩液加 $3\sim5$ 倍乙醇使含醇量达 $70\%\sim80\%$ 即可将淀粉、多糖、蛋白质、无机盐等沉淀分离,而鞣质、水溶性色素、树脂等却不易去除,要分离除去该类物质,往往在醇沉后回收乙醇,再加水冷藏 20 h。为使杂质尽量除尽,醇沉处理常需进行 $2\sim3$ 次,醇的浓度宜从低到高。对于如猪苓、香菇等有效成分为多糖的中药,采用分级醇沉可以得到较为精制的多糖组分。

(2)醇提水沉法:即药材用乙醇提取,将醇提取液回收乙醇,经浓缩后加水沉淀,以除去树脂、色素、油脂等水不溶性杂质的方法。该法可减少药材中黏液质、淀粉、蛋白质等杂质的浸出,故适用于含此类杂质较多的药材的提取与纯化。

以上两种水醇法均未将药液中的杂质除尽,如果直接注入肌肉会引起局部硬结而产生疼痛,同时也会影响注射剂的澄明度和质量,所以必要时需用其他手段和方法对药液作进一步处理。由于乙醇溶出的脂溶性色素较多,故对同样的药材,采用醇提水沉法得到的药液色泽较水提醇沉法为深。但醇提水沉法操作相对简单,受热程度较低,并且对含黏液质、淀粉、蛋白质较多的药材比水提醇沉法容易处理。因此,在保证注射剂质量的情况下,可考虑优先采用醇提水沉法。

3.酸碱沉淀法

本法系利用中药有效成分在水中的溶解度与溶液 pH 有关的性质而达到提取有效的成分、分离杂质的目的。如高级脂肪酸、芳香酸、多元酚、树脂、多数苷元、内酯以及黄酮苷等酸性、微酸性或中性成分,往往在碱性水溶液中较易溶解。故可用碱性水溶液进行提取,加酸则产生沉淀而析出。又如多数生物碱、有机胺以及钙、镁、铁等盐类通常在酸性水溶液中较易溶解,故可用酸性水溶液提取,加碱则产生沉淀而分离。常用的酸碱有盐酸、硫酸、醋酸、氢氧化钠、碳酸钠、氢氧化钙、氨水等,其使用浓度一般为 $0.1\%\sim0.5\%$,浓度太高易造成有效成分分解。同时,应该注意采用酸水溶液提取可能将药材中所含草酸钙变成草酸而被提出。

此法所得产品往往纯度不高,有时尚需用有机溶剂进一步纯化。如用乙醇处理,可除去蛋白质及多糖;用氯仿处理,可除去脂溶性杂质。

4.超滤法

超滤法是应用各向异性结构的高分子膜为滤过介质,在常温、低压条件下,将中药浸出液中不同相对分子质量的物质加以分离的新技术。中药有效成分相对分子质量多在 1 000 以下,通过超滤可将低聚物及蛋白质等大分子物质分离除去。用超滤法制备中药注射液,具有以下优点:①工艺流程简单,生产周期短;②不需反复加热和相态转溶,耗能低,有利于保持中药成分的生物活性和物理化学稳定性;③能阻留细菌和热原;④易于除去鞣质等杂质,澄明度较高;⑤不需有机溶剂和化学处理,更能体现传统汤剂和中药复方的特色。

要保证超滤的高质高效,超滤膜的选择是个关键。目前超滤膜的品种主要有醋酸纤维素膜(CA)、聚砜膜(PS)、聚酰胺膜(PA)、聚丙烯腈膜(PAN)等,其中 CA、PS 较为常用,它们截留的相对分子质量分别为 30 000、44 000 左右。在使用时常按标志使用,如标志为 1×10^4 相对分子质量,则该膜能将 1×10^4 以上相对分子质量的物质截留 90% 以上。不同的中药应根据所含有效成分及相对分子质量选择适当的膜。超滤中药药液时,常在膜面形成一层凝胶状膜,它对膜孔的流速及截留均有影响。故在实际工作中,宜选用孔径比实际需要大的滤膜。如黄酮类、生物碱类,其相对分子质量虽多在 1 000 以下,却常因中药复方成分多,分子构型大而选用 $(1 \sim 3) \times 10^4$ 相对分子质量的滤膜。一般认为截留相对分子质量 $(1 \sim 3) \times 10^4$ 的膜孔范围,可用于中药注射液的制备。

中药材水煎液含杂质多,混浊度较高,在超滤前应进行预处理。具体方法有:①预滤,选用滑石粉、硅藻土、滤纸浆等滤材对药液进行粗滤。②离心,根据药液量的多少,选用不同类型的离心机,对提取液直接离心除杂质,然后将上清液浓缩至需要量,再做一次高速离心预处理。第一次离心,因药液量大,速度可低些,通常为 2 000 r/min 左右;第二次离心,速度可调至 $(1 \sim 2) \times 10^4$ r/min。③调 pH,药液在超滤前调节酸碱度,可增加有效成分的溶解度和稳定性。④醇沉,此法对有效成分尚不完全明确的中药复方较为适用。⑤药液的特殊处理,如脱除无机盐等。

需要指出的是,采用超滤法并不能保证药液中的热原完全除去,要使药液热原等各项检查符合药典要求,必须做反复处理,这亦是实际应用中采用多级超滤提高药液质量的原因。另外,超滤时澄明度与有效成分应两者兼顾,在提高了药液澄明度却大大降低有效成分含量情况下,药液宜采用稳定溶胶的方法进行处理,因为往往中药注射液就是一种胶体溶液。

5.反渗透法

反渗透法亦是一种膜分离技术。它是在外加压力下使膜两侧静压差大于溶液渗透压,并致溶剂从高浓度一侧向低浓度一侧转移而使不同相对分子质量的溶质截留或滤过的方法。反渗透法既具有分离作用,又可用于浓缩。有效成分遇热不稳定的中药,采用此种技术可大大提高中药注射液的质量。反渗透法所透过的物质是相对分子质量 500 以下的低分子组分。反渗前也应对药液作预处理,方法同超滤。必要时,反渗透法与超滤法联合使用,可获得更好效果。

6.离子交换法

本法利用中药材水浸液中某些成分可离子化,能与离子交换树脂起交换作用的特性而达到分离纯化组分的目的。它具有操作简便、选择性高等优点,但对药液的处理要求也很高。当药液通过离子交换树脂时,其成分可选择性地吸附到树脂上,再用适当溶剂洗脱即可获得所需组分。

(三)中药注射剂的配液与滤过

中药材经过提取和精制后,可按一般注射剂的方法配液。中药注射剂处方中的组分可以是有效成分、有效部位或原药材,因此中药注射液浓度有三种表示方法:有效成分 mg/注射液 mL 表示;有效部位 g/注射液 mL;原药材 g/注射液 mL。为了保证制剂的稳定性,在配液时也可加入一些附加剂,如含挥发油成分的柴胡注射液;为了增加其溶解度、稳定性和提高澄明度,可用复合溶剂或加入增溶剂,如银黄注射液、清开灵注射液等;为了防止氧化变色或产生沉淀,配液时可加入适当的抗氧剂。有些中药注射液含杂质(如鞣质)较多或 pH 偏高或偏低则需考虑加适量止痛剂和 pH 调节剂,甚或等渗调节剂,以减少药液刺激性。

当中药注射液中树脂、黏液质、鞣质、色素等杂质较多时,用一般滤过方法不易获得澄明溶液且滤过速度极慢,不能适应工业化生产要求。常可用加入助滤剂及微孔滤膜滤过的办法克服。常用的助滤剂有活性炭、纸浆、滑石粉、硅藻土等。活性炭有助滤、脱色和除去细菌、热原的双重作用。使用时,一般与药液一起加热煮沸,稍冷或趁热滤过,其用量为溶液总量的 0.1%~1.0%。为使活性炭吸附作用充分发挥,常将活性炭在 150 ℃活化 3~4 h。由于活性炭对生物碱、黄酮、挥发油等具有较强吸附作用,因此中药注射液选用活性炭作助滤剂时应慎重,只有在有效成分不被吸附或药液中色素较多时应用。纸浆是一种较好的助滤剂,也有脱色作用,一般对中药有效成分不起反应,故特别适用于处理一些难以滤清的药液,其常用量为 0.5%~0.7%。滑石粉和硅藻土吸附小,对胶质分散作用好,可除去药液中大部分色素、多糖、黏液质以及水溶液中过量的挥发油。凡有效成分易被活性炭吸附者或含树胶黏液质较多者以及蒸馏得到的挥发油溶液等,可选用滑石粉或硅藻土助滤,其常用量为 1.0%~2.0%。例如,复方当归注射液,采用滑石粉助滤,不仅可得到澄明溶液,而且能提高滤速。经过初滤的中药材提取液采用微孔滤膜滤过,也可获得滤速快、澄明度好的效果。若在滤过中滤膜出现阻塞,可以在滤膜上加一层滤纸以阻挡药液中的粗粒子,同时在加压或减压抽滤时,应适当控制系统的压力或真空度。

(秦菁莉)

第三章 药品调剂

第一节 调剂的制度化管理

医院药品调剂是集专业技术、药品管理、药品供应于一体的综合性系统。药师负责药品供应的整个过程,必须不断地完善调剂工作制度,使调剂工作逐步规范化、制度化,才能保证药学服务质量,更好地为患者服务。

一、药品请领管理制度

药房的药品储备量不应过大,以月支出量的 1/2~2/3 较为适宜。坚持每周领药,领药前系统查看,根据缺药品种和数量填写药品请领单,避免漏领品种,保证药品的循环流通,减少积压。有效期药品取少量多次请领的办法,避免药品过期失效造成浪费。药品领入上架之前,坚持查对制度(查批号、查效期、查规格、查数量)。防止药品在流通过程中的差错。每月的出、入库单据要装订成册,妥善保管。

按照药品管理相关法规,对不同的药品实行不同形式的管理。

二、药品分装制度

目前医院从市场购进药品的包装规格与医师处方开具的药品数量不符,给药师调配处方带来诸多不便。为了缓解药房发药时紧张状况,缩短患者取药时间,需将一些常用药按协定处方量提前分装以备调剂时使用。

(一)药品分装核查制度

药品分装核查,即药品外观质量;查药品名;查药品含量与药袋书写的用法、用量;查与前一次分装的药品含量差异;改变规格应及时通知相关人员。分装药品前须由另一人核对,确认无误后方可分装,分装后的药品贮备时间一般为 10 d,还可根据药品的理化性质及季节变化,调整药品的分装周期,保证药品质量。

(二)分装药品清场制度

分装药品时,每次只允许分装 1 种药品,1 种药品分装完毕应及时清场,并由另一人核对,确认无误后方可分装第 2 种药品。

（三）药品分装登记制度

药品分装后应及时填写分装登记本,按药品的名称、规格、数量、包数逐一登记,药袋应注明失效期或有效期,最后由分装人和核对人签字。必要时可在药袋上注明分装日期。

（四）分装效期药品设卡制度

药品的失效期或有效期均在药品的原包装上,分装后的药品无法知道效期。因此,凡是效期药品,除在登记本上注明外,均设卡片放在贮药筐内与发药窗口的药斗内,以提示药师注意并及时向患者交代失效期,保证药品疗效。

（五）药品分装清洁制度

分装药品的操作台应保持整洁,并定期清洗消毒。应保持药品分装器具的清洁卫生。药品分装操作前应清洁双手,所需分装器具均用药棉或纱布擦净,1 种药品分装完毕擦净后再行分装第 2 种药品,不允许用手直接触及药品。

三、药品调配制度

药师职责的核心是安全、准确、迅速、有效地把药物用于患者。在药品调配中坚持"四查""十对""一交代"制度。"四查"即查处方内容是否符合要求,查药物是否有配伍禁忌,查药品质量,查用药合理性;"十对"即对科别、姓名、年龄;对药品名称、剂型、规格、数量;对药品性状、对用法用量;对临床诊断;"一交代"即发药时呼叫患者姓名,患者答应后方可发药,并向患者口头交代药品的用法、用量及注意事项。发药后,调配人与核对人应签字以示负责。

四、处方管理制度

处方是执业医师或执业助理医师为患者开具的用药指令,是药学技术人员调配药品的依据。要依据《处方管理办法》的具体要求,加强对处方的审核,尤其应注意检测用药的安全性、合理性、适宜性,并严谨、规范地调配处方,防范差错,保证患者的权益和用药安全。处方包括医疗机构病区用药医嘱单。

2007 年,国家卫生部颁布了新的《处方管理办法》,对处方权的获得,处方的开具、调剂、监督管理及法律责任做了详细规定,并在全国范围内制定了统一的处方标准。达到了规范处方管理,提高处方质量,促进合理用药,保障医疗安全的目的。各单位的处方管理制度必须依据《处方管理办法》制订。

处方作为医疗文件和经济核算支出的凭证,应妥善保管,药房工作人员应按麻醉药、精神药、普通药的管理规定,把当天处方分类装订成册,按月集中,分别保存备查。根据处方管理规定期限保存到期后,报请上级批示后销毁。

五、经济核算制度

经济核算是市场经济条件下经济管理与岗位责任制相结合的一种新的管理手段,对增加经济效益、提高服务质量起了积极的促进作用。按照传统管理方式,凡是进入药房的药品均实报实销,实行"以存定销"的办法,调剂人员只负责发放、不负责核算,易出现药品流失现象。而经济核算可制止这种现象的发生。特别是实行信息化、网络化管理后,提高了经济核算的效率和准确性。药品实行计算机网络化管理,可随时通过计算机系统查询药品的数量、价格以及总金额的输入情况。把每天的处方分类装订后,按计算机划价进行核算,并按科室分别登记,月底汇总报表,作为本月药房药品支出的总金额数。除因药品价格上涨下调因素,药品季度盘点差额率均控制在合格范围内。

为了控制药品流失,必须着重抓"三个统一":①思想统一(工作人员的思想认识统一);②行动统一(同抓共管堵漏洞);③人员统一(工作人员和值班人员统一)。提高认识,健全制度,增强药师责任心,堵住"人情药",达到收支平衡。

六、登记统计制度

药房是医院管财管物较集中的地方,临床所需治疗药品均由药房发出。药品管理的好与坏,直接关系到患者的生命安危和医院的经济收益。为了确保服务质量,保证经济核算的准确性,医院建立了各种统计表,如药品实物盘点表、经济核算统计表、工作量统计表、效期药品登记表、经济收支账册、药品分装登记本、差错登记本、缺药登记本等。

七、值班制度

药房设值班人员负责非工作时间的患者用药,保证药房 24 h 不间断地为患者提供药品调配服务。避免药房出现空岗现象,影响医院医疗工作正常运行。

八、人员定位制度

药房工作不仅忙乱而且琐碎,人员配置要相对固定,各负其责,使各项工作顺利进行,保证患者用药安全有效。有的医院根据自身实际情况,设立 3 个小组:①保障组,负责所有药品的请领、保管、分装工作;②投药组,负责药品的调配和补充工作;③核算组,负责装订处方、核算、登记、报表、麻醉药品管理等工作。

九、药品放置规范制度

药房一般有药品数百乃至上千个品种,有多种规格需分别归类,按剂型分别贮存于密集柜和玻璃柜中;并按《新编药物学》的药理作用分类排列存放,横竖成线,并设标志。医院制剂按用量大小分别存放固定位置,按协定处方量分装好的药品存放位置不得任意更换,以免凭习惯拿错药。麻醉药、精神药按特殊药品管理规定保存,贵重药品单独放置保管。物品设备应放置有序,保持整洁的工作环境。效期药品相对集中保存,便于查找,设专人负责,每月清点 1 次,及时登记效期。近期失效药品应及时联系调剂,避免造成浪费。

十、人员素质教育培训制度

药房是医院面向社会的窗口,工作人员的职业道德与业务素质直接影响着医院的声誉和经济收益。因此,素质教育应常抓不懈。素质教育包括两个部分:一是医德医风教育;二是业务素质教育。应经常抓医德医风教育,开展文明用语活动,改善服务态度,树立全心全意为伤病员服务的思想,提高服务质量。应把业务素质教育提到议事日程,有计划地进行专业技术培训(脱产培训与在职培训),提高专业技术水平;阅读有关的药学杂志与资料,了解药学方面的信息与动态,提高调剂人员的素质。

通过科学、系统的综合管理方式,促进药房各项工作的落实,有效地保障临床供应工作,保证患者安全用药,加强经济管理,提高工作效率和科学管理水平。

(张广瑞)

第二节 门诊调剂

一、概述

门诊调剂系统是医院面向社会的窗口,是医院门诊服务系统的重要组成部分,是医院药学部(科)的重要部门之一,工作量占整个药学部(科)业务的30%～50%。在医院药学工作中,门诊调剂系统是直接为患者服务的窗口,是药师与医师、患者联系沟通的重要途径,它具有专业技术性、经营管理性、咨询指导性和服务全面性的工作性质,担负着向医师、护师提供药学情报、介绍新药知识;向患者提供药物咨询,同时积极筹划危重患者的抢救用药,监察不合理用药,严格特殊药品使用,如强效期药品管理等各项任务。门诊调剂的工作质量、服务态度、管理水平以及取药环境反映药学部(科)的形象,也反映医院医疗服务的质量,同时也是提升医院门诊服务质量的关键环节之一。另外,随着药学科学技术特别是各边缘学科逐渐向药学领域的渗透,大量新药、新技术、新设备在医院药学工作中不断得到广泛应用,使得门诊调剂工作范围不断扩大,专业技术水平不断增强,逐渐由药品供应型、保障服务型向技术服务型转化,在药物治疗中发挥着越来越重要的作用。

(一)门诊调剂工作的特点

1.随机性

门诊调剂直接服务于院外患者,工作随门诊患者的数量、病种等情况的变化而不断发生变化。患者来源的随机性导致了门诊调剂科(室)的随机性。

2.瞬时性

门诊患者在整个就诊过程中,药师为患者服务是通过发药窗口在较短的时间内完成的。在"以患者为中心"的服务模式下,不仅要做好技术性的服务工作,还应该让患者通过瞬间服务和服务增强康复的信心。

3.规律性

虽然门诊调剂呈现一定的随机性,但每个地区、每个季节患者的发病率都有一定的规律。门诊调剂工作人员应根据所在医院的规模大小、地理位置、门诊患者的固定流量等因素,经过准确细致的研究分析,在充分考虑门诊患者用药数量随机被动的情况下,科学总结本医院门诊调剂科(室)的用药规律,提供准确、及时、可信的资料和统计数据,保证资料的客观性、同一性、可靠性,从而制订出具有本院特色的门诊药品请领计划。

4.终端性

门诊调剂是门诊患者经诊断后,采用药物治疗的最后一个环节,具有终端的特点。由于药品种类繁多、更新较快,医师难以全面掌握药品的理化性质、配伍禁忌、一般不良反应与禁忌证知识,必须加强不合理用药监察工作,发现问题及时提醒医师注意并修改处方,调配时药师对错误处方有权拒绝调配。同时,由于一般患者对药品不十分了解,其工作质量往往缺少外部监督机制,发现调配差错时往往是滞后的,很可能对患者已造成较大危害,所以门诊调剂科(室)应有严格而完整的规章制度,工作中加强宏观调控和微观管理,严格操作规程,严防差错事故。

5.被动性

《处方管理办法》中规定药师有审方权,但是药师必须按医师处方调剂配发,不得任意改动处方内容。药师审核处方时,如发现处方内容有问题或缺项、需更换药品等都必须经过医师更改处方,并重新签字确认后方能更换,药师的工作在此表现出一定的被动性。医师的处方权和药师的审方权均具有法律意义,一旦出现差错,应分清职责,分别承担法律责任。

6.社会性

门诊调剂科(室)直接面对患者,是医院为患者服务的重要窗口之一。随着医药科技的迅猛发展和药学专业的细化,咨询服务在门诊工作中占有越来越重要的主导地位。其服务不仅在数量上而且在质量上都有了质的变化,咨询服务即将成为医药服务的主流。由于药品品种的迅速增加,医师受到接受信息的局限,需要解答和咨询的问题日益增多;另一方面随着人民生活水平的不断提高,人们对生活质量的重视,参与医疗的意识增强,对疾病的药物疗效需要更多的了解,特别是对药物的不良反应尤为关注。门诊调剂科(室)的工作人员直接与临床医师和患者发生联系,将越来越多地面对医师和患者的咨询,如果门诊调剂科(室)的药师面对咨询无法解答,势必影响调剂工作的质量和医院的形象。

(二)门诊调剂工作的任务

门诊调剂工作的任务是药师根据医师处方为患者提供优质的药品和服务,同时按处方要求向患者说明每种药品的用法用量、使用和注意事项、可能出现的不良反应以及常见不良反应的简单处理。

传统的门诊调剂工作,药师的任务主要是以保障药品供应为主,与医师的联系仅通过处方,由于诸多客观因素,药师的审方工作多流于形式,药师与患者之间的交流沟通也仅局限于小窗口传递药品,在"以患者为中心"的医疗服务模式下,药师必须转变观念,为了对患者用药负责,药师应加强与医师的联系,要加强审方工作,使不合格的处方、不合理的用药得到事前纠正。另一方面要扩大门诊调剂发药窗口,改窗口式发药为柜台式发药,以便加强与患者的交流,可通过书面或口头对患者进行用药教育,使患者遵从医嘱顺利地进行药物治疗。

二、门诊调剂建设的总体要求

(一)建设要求

门诊调剂科(室)要按照"以患者为中心"的服务思想进行规划和设置,既方便门诊患者就医,又考虑使各科室能够秩序井然的工作,保证门诊调剂工作的顺利进行。

2008年,国家卫生部编制的《综合医院建设标准》和《乡镇卫生院建设标准》,以及《综合建筑设计规范》等,是建设门诊调剂科(室)的标准依据。在这些标准中,对于不同规模和不同功能的医院,从建设规模与项目构成、建筑面积指标、规划布局与建设用地、建筑标准、医疗设备、相关指标等多方面做了详细的规定,应当照此标准执行。

1.建筑一般要求

通常门诊调剂室设于靠近建筑物底层入口处的位置,与诊疗科室保持一定的距离,宜与门诊收费部门邻近,以便于患者收费取药同时进行,并能及时更正收费差错,便于为患者提供收费、取药一条龙服务。

位置适中,便于药品的请领和调配,减轻劳动强度,提高工作效率。

2.建筑面积

建筑面积取决于药学部(科)的总面积,而药学部(科)的总面积又根据医院的等级、规模、床位和患者的流量等设置,有3种计算方法。

(1)按医院建筑面积计算。各种提法不尽相同,比较一致的提法是:药学部(科)的面积(不含制剂室)应占医院面积的 $4\%\pm0.5\%$,另外对总面积<1 000 m² 的小医院,药房面积应根据实际需要划定。

(2)按门诊量或病房床位数计算。①按门诊人次计算:除节假日外,门诊日平均人次<100 为100 m²;100~1 000 人次,按 1:0.9 m² 计算,1 000 人次以上,按 1:0.8 m² 计算。②按病房床位计算:床位数<100 张,按 1:1.7 m² 计算;床位数 100~500 张,按 1:1.5 m² 计算,床位数 500 张以上,按 1:1.4 m² 计算或面积应在 120 m² 以上。

(3)按医院的等级、规模计算。省级(三级)医院 200 m²,二级医院 150 m²,乡镇(一级)医院 60~80 m²。

3.环境要求

门诊调剂科(室)应考虑环境的卫生要求。如防止粉尘飞扬及医院的交叉感染,保持空气新鲜及温度、湿度、色彩、照明度等,因以上因素对于操作人员的精神状态和工作效率均有较大影响。

(1)周边环境。门诊调剂科(室)一般位于门诊部内,周围环境要求安静、空气新鲜,远离嘈杂、易污染的场所,如小卖部、候诊室、饭馆、厕所、动物室等。

(2)室内环境。①温度、湿度:能满足药品贮藏的要求,保持适宜的温度、湿度,室内温度为20~25 ℃,相对湿度为 45%~65%。②粉尘控制:应控制在 5~15 mg/m²。③照明要求:在进行光照设计时,需要考虑的因素很多,如人与人之间的视力差别,室内布局,操作人员的舒适感、心理因素及主观感觉等。作业区域最低照度必须适合完成最困难、最重要的工作。按照国际照明委员会对不同工作岗位提出的照度建议值范围,药房调剂操作照明度应设计在 500~1 000 LX。④颜色设计:工效学从心理卫生学观点看工作场合,认为颜色是影响人心理的一种现象,颜色能使人产生积极或消极的思想感情、观念等。通过颜色的合理设计,可提高视觉能力和警觉性,减少差错事故的发生,提高工作效率。根据《安全色使用导则》规定,红色表示禁止、停止和提供信息,对陈列于调剂台的药品可按此原则贴签,以改善用药的安全性。黄色与橘黄色可令人聚精会神,将其作为调剂工作场合的主色调,将受益匪浅。⑤墙壁与地面:室内顶棚应便于清扫、防积尘;照明宜采用吸顶灯具;内墙墙体不应使用易裂、易燃、易吸潮、易腐蚀、不耐碰撞、不易吊挂的材料;室内墙壁宜平整,墙角应修成圆弧形,以免积灰,便于清洁卫生。地面可采用水磨石、地砖或复合地板等,可油漆墙裙。除特殊要求外,有患者通行的楼地面应采用防滑材料铺装。有推床(车)通过的门和墙面,应采取防碰撞措施,门的宽度应适应运输车的出入。⑥室内材料:不应使用易产生粉尘、微粒、纤维性物质的材料。⑦卫生器具:所有卫生洁具、洗涤池应采用耐腐蚀、难沾污、易清洁的建筑配件。⑧管线:所有管线均应暗设,并注意合理走向和位置。⑨水、电、暖气供应:应有良好的水、电、暖气供应。⑩安全防护设施:设置有效的防火、防水、防盗、防潮、防鼠设施。

(二)设施和布局

1.发药窗口的设置

每 200 张处方设一个窗口。发药窗口间距不应<1.20 m。窗口外的取药排队场所要有足够的空间,并适当安放一些公共座位,供候药者活动、休息之用。窗口下沿应设置一小平台,供发药

者与取药者交接药品或处方之用。窗口以大面积透明玻璃挖制而成,窗口内装有送话扩音装置。

根据一般人的人体高度,确定收方发药窗口的设置高度。取药者所站的地方地面至窗口下沿的高度,以成人站立双手平伸的高度为宜。药房室内地面至窗口下沿的高度,以发药人员端坐窗口时,双手随意平伸的高度为宜,室内的地面应高于室外取药者所站位置的地面。

急诊患者多的医院应单独设立急诊患者发药窗口或急诊药房;儿科与成人取药应尽量分开;传染病单设窗口,并严格隔离消毒;自费患者应与大病医疗患者适当分开。

国内外很多医院为了开展"以患者为中心"的药学服务,已经开始改窗口式发药为柜台式发药。便于发药者与取药者进行交流。

2.药架的布局

药架布局应考虑:第一要充分利用好空间;第二减轻调剂人员的劳动,较大的调剂室可设置小型的传送机输送调配好的药品至发药窗口。

3.工作间的分配

有药品周转库、分装间、发药处、调剂室、资料室、办公室、值班室、更衣室等。

4.合理定位存放药品

(1)按剂型摆放:一般综合性医院的注射剂、片剂是用量最多的剂型,应有足够的摆放空间分别摆放,并且要放在容易取拿的地方,其他剂型也应根据使用情况而排列。

(2)按内服、外用摆放:内服、外用药要区别开来,分别上架,要有醒目的标签牌,以提示药师注意。

(3)按使用频率摆放:使用频率高的放在最宜拿取的位置。

(4)特殊药品的摆放:生物制剂须冷藏的应冰箱保存;麻醉药品、精神药品必须按规定存放。

(5)已分装药品的存放:常用药品放在壁橱、药架或转动药柜的中央部位;次常用药品放在常用药品的左右、上下;重量轻的放在上部,重的放在下部。

5.备用库房的设置

应按医院的具体情况考虑是否设置二级库,一般大型医院多设置二级库,储备部分常用药和用量大的药品,以便周转。二级库的位置应该与调剂室紧相邻以便于补充药品,但为了管理需要,两室之间以能分隔为好。

(三)配备要求

1.人员配备要求

首先,调剂人员应具有药学中等以上专业技术知识和专业职称,熟练掌握调剂业务,严格执行各项规章制度和操作规程;树立"全心全意为患者服务"的职业观念,并有良好的职业道德,时刻审视、监督自己的行为。其次,调剂人员要有良好的心理和身体素质,工作时应集中精力、体能充沛、情绪平稳,保证遇到特殊情况能冷静妥善处理,一切从"安全第一、服务第一、质量第一"的要求出发,杜绝事故,减少差错,尽量避免与患者发生纠纷。此外,调剂人员还要不断接受新的调剂理念,不断更新知识,提高业务技术水平。

2.设备配备的要求

(1)调剂台和发药柜台要便于操作,利于提高工作效率。

(2)药橱和药架应便于灵活组合和移动。

(3)冷藏或冷冻设备如冰箱或冰柜,用于存放需低温或冷冻保存的药品。

(4)称量器具如天平,用于称量拟分装的药品;量杯,用于量取液体药品。

（5）计算机已成为必不可少的药品调剂设备，用来减少药品的流失与浪费，提高科学化管理水平。

（6）自动发药设备为减小劳动强度，提高劳动效率，条件好的调剂室可购置自动分装机和发药机。

三、门诊调剂人员职责与工作流程

（一）职责范围与要求

门诊调剂负责门诊处方调配发药，为医护人员和患者提供药物咨询服务，检查并协助门诊各科室做好所需药品的保管和使用工作。

（1）负责门诊处方调配，特殊患者保健用药，药品供应保障。

（2）严格实行质量控制、效率控制、职能控制。

（3）人员定岗定位，各负其责。

（4）接收药库集中发药，严格执行逐一清点、逐一核对制度。

（5）窗口发药，严格执行双签字制度而且必须签全名。

（6）积极参加各种培训学习，严格执行逐级反映、逐级汇报的制度。

（7）药品应严格执行各项管理制度，做到账物相符。特殊药品严格执行"三专"管理，即专人负责、专库（柜）加锁、专用账册。

（8）门诊调剂品种主要有常规品种、抢救品种、毒麻品种、临供品种；常规品种一般不得断药，对库房缺药的品种应及时通知各科室，并主动介绍替代药品。

（9）药品装瓶、分包、上架应认真查对，对不同规格（含量），不同形状（剂型、颜色），不同效期的药品，不得混放。

（10）效期药品掌握"近期先用，远期后用"的原则，用不完的药品，应提前与相关人员联系，并且及时处理。

（11）建立"十登记"制度：缺药登记，新药登记，退药登记，借药登记，差错事故登记，药品质量登记，差错处方登记，不良反应登记，效期药品登记，温湿度登记。

（二）调配程序

1. 人工调配程序

目前，医院门诊调剂的主要工作在于"领、分、发"3个方面，配方是门诊调剂工作的中心内容，处方调配的程序：收方－审方－配药－复核－发药。目前，药品调配的形式已由过去的独立配方为主发展为现在的协作配方为主。独立配方速度快，所需人员少，但快速的节奏使配方人员的精神处于高度紧张状态，加上药名接近，如甲巯咪唑片和地巴唑片，药品颜色或外包装接近，如特布他林和美托洛尔，患者姓名相同或相近等诸多因素的干扰，使得独立配方的差错率相对较高。而协作配方通过一人收方、审方、配药，另一人再审方、复核，分工明确，并通过审核这一关，大大减少了差错，提高了配方的准确性，从而保证了用药安全。因此，如果药房工作人员数量许可，调配药品应实行协作配方，尽量减少独立配方。

2. 自动摆药调配程序

自动摆药调剂由自动发药机完成。

（三）岗位分工

1.主管岗位

（1）在主任、副主任的领导下，负责本室的工作安排和全面管理及各项规章制度的落实。

（2）组织全室人员认真按《处方管理办法》和岗位责任做好药品配发工作，提供优质精品服务，保证药品供应。

（3）定期到临床科室征求意见和建议，掌握用药动态，检查督促做好药品的使用管理。

（4）制订本室的规章制度和操作规程，并负责实施。每人定岗定位，督促检查，确保安全，严防差错事故。

（5）定期检查各类药品的请领计划、药品供应、麻醉药品和精神药品管理、贵重药品清点的情况以及各项登记表的落实。

（6）组织做好本室的药品统计报表工作，定期认真清点，做到药品账物相符，降低库存，加快药品的周转。

（7）督促本室全体人员的业务学习。

（8）安排每月值班和临时变动的值班班次。做好值班期间的药品准备工作。督促检查交接班制度及值班员的工作情况。阅读交班日记，发现问题及时处理。

（9）负责各类人员考勤及各项数据的统计工作，并定期上报工作量及考勤表。报表力求及时准确。

（10）组织各岗位定期盘点药品，做好登记、统计工作。

（11）负责安排进修生、实习生的训练计划。组织与指导药学院学生的实习和外医疗单位药学人员的进修学习。

（12）负责本室的安全检查和卫生检查。

2.窗口岗位

（1）各窗口设立1名负责人，监督本窗口的服务、工作状况，有事及时向主管药师汇报。

（2）负责门诊处方的调配和处方确认工作，严格执行《处方管理办法》中的有关规定。

（3）当天清点自己所分管的药品。做到账物相符，如有疑问，及时向主管汇报。

（4）负责保持本窗口工作环境良好，操作台整齐干净。

（5）负责每天处方统计整理汇总，交专人保存。

3.补药与分装岗位

（1）负责各窗口的补药工作，做到及时、准确、无误。

（2）负责药品的分装、登记工作。

（3）负责监督各工作间卫生状况。

（四）监督检查

（1）建立药房工作日志，记录每天工作情况，作为年终考核工作业绩的依据之一。

（2）定期检查药品质量，发现即将过期或有质量问题的药品，要根据不同情况及时处理，并做好记录。

（3）药房负责人每天抽查调剂人员是否执行操作规程，要有检查记录，发现违规及时纠正，进行批评教育，并给予一定的经济处罚。

（4）差错事故、投诉登记内容完整，有当事人、事情经过、调查情况和处理结果，并按规定向上级报告。对出现严重差错或事故的责任人，调离现工作岗位。

（5）调剂人员必须具有药学专业技术职称，未经培训的其他卫生技术人员不得从事调剂工作。

（6）对急诊室等门诊科室的抢救用储备药品，每月检查一次，发现问题要及时处理，要有检查记录。

（7）调剂人员每年体检一次，有体检档案，患传染病、严重皮肤病者不得上岗。

（8）每季度组织一次综合检查，主要内容包括药剂管理、窗口服务、药品质量、调配质量及自查记录。检查结果作为考评的主要依据。

四、门诊调剂管理

药房管理工作的好坏直接关系到一个医院的社会效益和经济效益，直接影响到医院的社会形象及人民群众对医院的信任，所以做好门诊药房的管理工作是整个医院管理工作十分重要的一环。

（一）制度化管理

从实际出发制订一系列切实可行的规章制度。如"门诊药房工作制度""药品管理制度""差错登记制度""特殊药品管理制度""学习制度""考勤制度"等，同时制订相应的奖惩措施及量化考评指标，使药房的每一项工作、每一个岗位都能做到工作落实到人，责任落实到人，使药房的管理工作有章可循。

1.严格"四查十对制度"

收方后应查处方内容，包括对病员的姓名、年龄、科别；查药品，对药品的名称、剂量、剂型；查配伍禁忌，对药品性状、用法、用量；查用药合理性，对临床诊断。遇到缺药，药品用量、用法不妥或有配伍禁忌等问题时，应与开方医师联系更正。配方时，应细心、迅速、准确，遵守调配技术常规和操作规程，不得估计取药，禁止用手直接接触药品。

2.坚持核对制度

药房有2人以上工作时，处方配好后应经另一人核对发出，处方调配人及核对人均须在处方上签名；若只有1人配方应自行核对，交班时由他人对处方复审后补签名。发药时应将药袋上的内容填写清楚，发出整瓶、整盒的药品要贴上用法标签，并向患者交代用法和注意事项。

3.例行检查制度

药房负责人定期组织检查药品质量，发现问题及时处理，防止发出过期、失效、变质药品。凡是有效期在1年内的药品要在警示牌上登记。定期检查门诊各科室储备药品的质量、使用和管理情况，发现问题及时报告。

4.规范特殊药品管理制度

麻醉药品、医疗用毒性药品、精神药品、贵重药品的处方调配，按相应管理办法执行。

5.分装称量制度

给储药瓶补充药品时，必须细心核对，不同片型、颜色不可混放，药瓶储药不得超过药瓶容量的九成。调剂室的衡器、量具要按照计量规定定期检测，做好记录。

6.着装卫生制度

工作人员要衣帽整齐、佩戴胸卡，保持室内卫生，物品摆放有序，遵守劳动纪律，坚守工作岗位。其他人员非公事不得进入药房。

(二)质量管理

质量管理是药房管理工作的重心。药品从进入药房到发至患者手中,药品质量管理要贯穿始终。要严格核对验收,进行全面质量检查,除了品种、规格、数量和价格要认真核对外,效期、外观及包装等也要认真检查,杜绝伪劣药品进入药房。药品到药房后要按性质、剂型及时上架分类陈列,并安排专人定期养护,按"先进先发""先产先发"的原则调配使用,保证药品质量。强化处方审查与调配复核,调剂人员在调配处方和发放药品过程中要认真仔细核对患者的姓名、年龄、性别及医师签名,还要仔细核对药品的名称、含量、剂量、数量、效期,同时还要认真检查药品有无变色、风化、潮解、变质等,处方调配好须另外一人认真核对、双方签名后才能发药。麻醉药品、精神药品等特殊的药品要严格按照我国《药品管理法》《麻醉药品管理办法》等法律法规管理。

(三)人员素质管理

1.提高人员素质

工作人员的素质对于提高药房工作质量尤为关键。首先,要加强思想品德和职业道德教育,使工作人员树立良好的医风医德,牢记"全心全意为人民服务"的宗旨,真正做到"以患者为中心",努力提高为患者服务的质量;同时,也要加强业务学习,努力提高业务素质,在做好日常工作的同时,采取多层次与多渠道的在职学习,以更新知识和提高专业水平,也可以组织一些专题讲座,参加学术会议或短期学习班,提高药房人员的专业素质。

2.树立良好形象

药师、尤其是管理人员,平时要注意门诊调剂外部形象的打造,营造良好的药学服务环境。

(1)引入礼仪服务理念:礼仪现已深入社会生活的方方面面,在社交环境和工作环境中越来越受到人们的重视。将礼仪引入门诊调剂工作尤为重要,规范的语言、亲切的微笑、得体的举止,会让前来取药的患者对药师产生信任和依从,同时也让患者感觉到医院服务的正规性,为进一步的药患沟通打下良好的基础。医院可组织药学人员参加礼仪讲座,接受正规礼仪培训,让大家明白礼仪与良好窗口形象的相关性,规范日常用语,使用标准礼貌用语,如"您好""对不起,请稍等"等礼貌用语。

(2)加强职业道德建设,树立"以患者为中心"的服务理念:有良好的职业道德,才能得到患者的信任和理解,融洽同患者的关系。每位员工应树立以"患者为中心"、倡导"尊重生命,重视细节"的服务理念。有理不在声高,理直不必气壮,学习与患者沟通的技巧。每月向门诊患者及其家属进行满意度调查,广泛听取他们的意见和建议,要求全体人员均实行挂牌服务,接受监督。

(四)人力资源配置管理

1.根据岗位合理调配工作人员

调剂工作非常繁重,门诊药房的药品有数百种乃至上千种之多。不同规格和剂量的药品需进行分装、包装、书写标签,每天要和成百上千的患者及其家属进行接触,诸如怎样服药、服药时的注意事项、药品保管说明等,必要时还要和医师、护士交换意见。因此,需要安排足够的药师和一般药剂人员来完成这一任务。应根据工作量进行测算,确定合理的人员编制,以满足工作的需要。

2.根据工作量的变化合理安排人员

药房每天的工作量存在多寡不均的现象,形成了一个时间曲线。一般来说,每天门诊配方发药的高峰期在9:00~11:00,约有75%的处方在这段时间发出。因此,将准备工作安排在9:00以前完成。集中人力,开放所有窗口迎接9:00~11:00的发药高峰,全力以赴地为患者服务。而 12：00～14：00,发药量最低,轮流安排值班,其余工作人员进行适当休息;14：00～17：00 则安排部分人员配方发药,组织其余人员进行专业知识、药品说明书的学习,或向医师、患者讲解药品信息等。

(五)用药咨询服务管理

传统意义上,药房的工作只是单纯的配方发药。在调配药品时药师可以只对药品的用法、用量和注意事项进行简要的解释,甚至在很多时候以简单的每天几次、每次多少代替。随着社会的发展,人们保健意识的增强,如何保证门诊患者安全有效地使用药品,药房开展合理用药咨询就显得尤为重要。合理用药咨询工作是药师直接接触患者为之服务的一项工作,对患者有很大好处,同时对药师也提出了更高的要求。在实际工作中,可安装嵌入式合理用药软件系统(PASS)对门诊处方进行审查,提高药师审核处方水平。在软件分析的基础上,结合自身积累的专业知识,建议医师修改处方或换用其他药物,促进合理用药,提高医疗质量。

(六)与医院各部门的联系

门诊药房不仅要协调好自身与药学部(科)内部包括药库、住院药房、制剂室及中药房等部门的联系,同时更要加强与临床各科室的联系,当好临床医师的参谋。将收集到的药学信息如合理用药、新药资料、药物的相互作用和不良反应等方面知识,定期向临床医师介绍,开设用药咨询窗口,不仅可以接受患者有关用药方面的咨询,更可以及时回答临床医师有关药学方面的咨询,为临床提供优质的药学服务。

药房管理工作是集管理学、心理学、药学、经济学等为一体的一项综合性的工作,做好上述几点仅仅是基础,只有在日常工作中不断地学习、不断地总结经验,才能更好地做好药房管理工作。借助完善的计算机网络系统,改善服务流程,随着药学人员整体素质的提高、管理措施的到位以及医院整体服务环境的不断改善,相信通过广大药学人员的努力,会为门诊药房服务模式开辟一个新局面。

五、急诊药房的管理

急诊药房与门诊药房一样,是门诊调剂系统的组成部分,其管理基本同门诊药房,但又有其自身的特点。现简述如下。

(一)急诊药房的任务与药品的调配特点

1.急诊药房的主要任务

(1)负责本院急诊处方及科室领单等调配发放工作,保障急诊用药。

(2)为急诊医师和患者提供用药咨询服务,协助急诊医师合理用药和指导患者正确使用药品,保证患者用药安全。

(3)积极配合临床参与危重和中毒急救患者抢救,并保证其用药。

(4)做好药品分装和保管工作,确保药品质量。

2.调配特点

急诊调剂面对的是急诊患者,其病情急、重、危,所以应及时了解、掌握危重患者情况,积极主动地做好药品供应。

(1)时间突然、伤亡严重:各种灾害或突发事件可能都会造成伤亡,要抢救大量患者。自然灾害如地震、火山喷发、台风等对人类社会的生命财产安全造成极大威胁;人为灾害如战争,车、船、飞机失事,火灾,恐怖活动等也构成巨大危险。这些灾害的发生,不仅具有时间上的突然性,还伴有大量的人员伤亡。这就要求药学部(科)乃至整个医院应以保证急救用药为中心,迅速开展急救服务工作,争取挽救更多人员的生命。

(2)药品数量有限、品种固定:一般急救用药往往品种固定、数量有限,所以为保障急救工作的顺利进行,急救药品应分类保管,以求供应及时,忙而不乱。

(二)急诊药房的特性

由于急诊调剂任务的特殊性,急诊药品与普通门诊药品的调剂有不同的程序,主要表现在以下 3 个方面。

1.优先调配

急救药品调配直接关系到患者的生死,早一分钟使用,就有可能把患者从死亡线上抢救回来,早日恢复健康;晚一分钟使用,则有可能造成不可估量的后果。因此,必须保证急诊处方的优先调配权,对标示有"急"的处方,应暂时终止普通药品的调配,保证急救药品及时供应,确保急救患者用药需求。

2.程序简化

为争取尽快调配急救药品,急救药品调配程序应尽量简化。普通药品的调配一般要经过收方、审方、调配、复核、发药等多步程序,由多人共同协作完成,需要时间较长;而急救药品调配必要时可单独完成,缩短时间,但调配时应严格注意调配的准确性,反复核对,以确保调配出的药品准确无误。

3.手续简化

药品管理严格做到账物相符,取药手续一定要完备。但在调配急诊药品时,为确保抢救药品的及时供应,取药手续在必要时可以简化,如急救药品可以先发药,再补办手续;麻醉药品在无授权医师签字时,可先调配,然后再补办手续等。

(三)急诊用药

急诊药房药品应分类管理,这样有利于提高工作效率,缩短调配时间,确保危重患者的及时用药。

(1)心脑血管系统用药:心脑血管疾病是发病率较高、急救概率较大的常见病,多发病。可将心脑血管疾病的药品分类集中储备。

(2)外伤用药:急救患者中,外伤占有较大的比例,抢救时常采用对症处理的方式。常用药品为心、肺复苏药,促凝血药,抗生素等。

(3)消化系统疾病用药:消化道疾病急性发作一般分为溃疡性疾病、消化道平滑肌痉挛疾病等,常用药品主要是抗酸药、促凝血药、解痉药、黏膜保护药等。

(4)解毒药品:由于各种原因,各种中毒事件时有发生,尤其是有机磷酸酯中毒具有极大的危害性。在军事上,作用较强的沙林、塔崩、梭曼等神经性毒剂,毒害极为严重。常用解救药品为胆碱酯酶复活剂和抗胆碱能神经兴奋药,如阿托品等。

(5)变态反应用药:如急性过敏症等。

(6)小儿急救用药:如小儿惊厥。

(7)其他急救用药:包括蛇咬、烧伤、烫伤等,以及突发事件如食物中毒等。

六、门诊药房的交流沟通

交流是人类社会赖以生存和发展的必要条件,从心理学的角度看,交流是一种心理联系和心理沟通形式。药师的交流是获取患者有关疾病和心理的信息,运用自己的专业知识,和其他卫生人员、患者一起去解决药物治疗的问题,达到药物治疗的效果。

1993 年在东京召开第 53 届国际药学联合会的会议上推荐的《优良药房工作准则》,特别强调调剂工作不仅要做好药品调配前的准备,而且要做好调配中和事后的服务,面向社会拓展服务内容。

药师的交流沟通也是药学发展的必然结果,是随着生物-医学模式向生物-心理-社会医学模式转化的需要,是药学服务的重要内容。

(一)药师与患者交流的重点

1.药物的适应证

事关药物治疗的有效性,也是治疗疾病的重点问题,药师在交流时应准确无误。如双黄连颗粒剂的适应证是外感风热引起的发热,而其他原因引起的发热,就不是它的适应证。

2.不良反应

用药的安全性是药物治疗的前提,但药物的毒副作用较难避免,应事先向患者解释清楚,使其预有所知,预有所防。如急性痛风,服用秋水仙碱,可引起腹泻等消化道反应,如适当减少剂量,可减轻或避免反应。

3.注意事项

不同患者在使用药物过程中,可能遇到某些问题,要慎用或不用。如口服地西泮(安定)片镇静催眠,因其可以通过胎盘屏障,在妊娠初 3 个月有增加胎儿畸形的危险,在妊娠后期,可使新生儿中枢神经活动有所抑制,故妊娠妇女在上述期间最好不用。

4.给药说明

主要是给患者专门交代的事项,如使用吲达帕胺治疗高血压,在治疗期间要及时补钾。

5.用法与用量

患者正确掌握用法用量,可收到预期的疗效,否则可能影响治疗或带来其他不良反应。如硝酸异山梨酯片剂,缓解心绞痛,舌下给药,1 次 5 mg;预防心绞痛口服给药,1 次 5~10 mg,2~3 次/天;缓释片,口服给药,1 次 20~40 mg,2~3 次/天。如不按上述要求服用,缓解心绞痛时采取口服 5 mg,可能起效慢,效果差;如超量时,可能引起眩晕欲倒,心跳加快而弱,甚至抽搐等不良反应。

(二)交流的内容

1.适应证

有的药物有多种适应证,如阿司匹林有镇痛、消炎、解热、抗风湿及抗血栓等作用,可据病情有针对性地介绍,临床使用阿司匹林预防暂时性缺血发作、心肌梗死等的血栓形成时,要说明本品对血小板聚集有抑制作用,可阻止血栓形成。

2.不良反应

药物的不良反应,在用药以前应详细与患者交流,使患者预先了解,如地高辛的不良反应:常见的有心律失常(可能中毒),胃纳不佳或恶心,呕吐(刺激延髓中枢),下腹痛,异常的无力软弱(电解质失调)等;罕见的不良反应有视力模糊或"黄视"(中毒症状)、腹泻(电解质平衡失调)、精神抑郁或错乱。

3.注意事项

用药注意事项有时与药师、患者、医师都有关联,应视情况有针对性地交流。比如:使用头孢唑啉钠时交流的内容:交叉变态反应,患者对一种头孢菌素或青霉素衍生物青霉素胺过敏者,也可能对本品过敏;头孢菌素类可经乳汁排出,哺乳期妇女应用本品时须权衡利弊;患者有胃肠道疾病史的,特别是溃疡性结肠炎或抗生素相关性结肠炎者应慎用本品。因此,在发放此类药品时,应了解患者的过敏史、病史等一系列情况。

4.药物的相互作用

药物的相互作用是多种多样的,药师在审核药品时,应注意是否有配伍禁忌存在。

5.给药说明

应向患者交代与用药有关的特殊问题,如药品的用量个体化,宜饭前或饭后服用,或者其他特殊服用方法。

6.用法用量

药师与患者交流时,应使患者充分理解,特别是用法、用量经常变动的药物,须交代清楚,及时调整用量。

(三)交流的技巧

1.用声音沟通

普遍认为我们说话的方式,所表达的意思远远超过所用的词汇。在药师与患者交流时,所用的语调、声音强度、说话的速度流畅性等,会起到帮助表达语义的效果。如果说话的声音低一些,语气亲切一些,就易被患者理解为恳切的帮助。

2.用面部表情沟通

药师对患者的表情应是以职业道德情感为基础,当然也与习惯过程和表达能力有关,在药师与患者交流时应善于表达与对方沟通的面部表情,有时说话并不多,但微微一笑,往往比说多少话都起作用。

(四)交流的注意事项

(1)全心全意服务:"全心全意为患者服务"是药师的神圣职责。交流时要以诚感人,树立良好的药师形象,在感情上博得对方的信任与依赖,这是有效沟通的基础。

(2)尊重别人,态度和蔼:患者患病时,可能情绪较差,此时应尽量减少患者的痛苦,可以选择一些关键性的问题与患者交流,避免烦琐的语言,使交流在自然顺畅中进行。

(3)耐心听取患者的陈述:应耐心听取患者的叙述,要让对方把话讲完,然后再耐心解答。

(4)仪表仪容:药师在交流时应注意自己的外表,如衣着整洁,朴素大方,使对方感到易于接近和交谈。

综上所述,交流必须以患者为中心,使患者建立心理安全感,感到自己被关怀,倾听药师的交流,激发患者内在潜力,解决自身问题,使药师与患者建立治疗性、帮助性的伙伴关系,从而达到治疗疾病、提高医疗服务的目的。

七、门诊调剂常见问题及对策

门诊调剂是门诊患者就诊完毕离开医院之前的最后一个重要环节,也是药房工作人员与患者直接接触的窗口。正确有效地调配、发放药品,是调剂人员的一项重要工作,以确保患者用药的准确性、安全性、合理性、有效性和规范性。作为服务性较强的门诊调剂工作,因发药交代不清或调配差错而引起药物中毒和不良反应的服务性差错难免发生,极易产生医疗纠纷。因此,推行门诊调剂工作的补救服务策略,制订相应的门诊调剂补救性服务程序,可以有效减少因调剂而导致的医疗纠纷。

(一)发药过程中常见问题

1.漏发

当一张处方药品种类较多时,调配人员由于着急或马虎,导致漏发其中的一种或几种药品。抑或是调配人员正在发药或审核过程中,患者误以为调配完毕,只取了一部分药,先行离开窗口,造成漏发。

2.错发

调配人员错误辨认造成调配错误。如将硝酸异山梨酯发为吲哚美辛,地巴唑发为甲巯咪唑等。

3.用量错误

药品的用量尤为重要,药师在发药时,对患者未交代或未写清楚用量。如对于片剂不能交代每次服用多少毫克,应交代每次服用多少片为宜。

4.配伍禁忌

指导临床合理用药,避免药物不良反应的发生是药师的重要职责。而一些窗口的药师忙于处方调配,忽路了药物配伍禁忌的检查。如有的处方将益生菌药物金双歧与抗生素合用,使二者作用同时减弱,又如甲氧氯普胺与阿托品合用,在药效上直接拮抗,相互抵消作用等。

5.交代不清

处方调配完毕,在向患者交代用法时不够认真或交代不清,致使患者用药失误。如用于漱口的甲硝唑漱口液,由于交代不清致使患者漱口后咽下,引起胃肠不适。当既有内服药又有外用药时,因交代不够仔细,也易造成患者将外用药内服。

(二)预防差错措施

1.加强管理

严格操作规程是防止药品差错的根本性措施。应该严格按照卫生部(现卫健委)颁布的操作规范条例,真正做好"四查十对"。当医师在计算机上开具处方时,药师接到处方后必须与计算机核对,然后对药品进行调配,再逐一核对,才能发出药品,这样可避免出现差错。

2.熟练业务

要想提高服务质量,避免差错发生,应认真学习业务,对于每一种药物应有全面的了解。包括药效学、药动学、不良反应、用法、用量、药物相互作用等。另外还要学习一些临床知识,以提高自身业务素质,更好地保证患者最佳用药。

3.严肃认真

不假设和猜想模糊处方的内容,发现问题立即与开处方的医师联系、核实。

4.建立配伍禁忌一览表

将一些常用药及常见易发生配伍禁忌的药品列入表内,特别是新药及中药西制品种,在投药的同时进行核查,最大限度地减少不良反应发生。

5.做好用药嘱托

药房调配人员发药时必须认真详细向患者交代,确保患者用药安全、有效、合理。

(三)补救策略

1.培训门诊调剂服务补救意识和能力

门诊调剂服务水平高低与服务补救效果密切相关。因此,针对可能出现的失误进行服务补救训练,培训门诊调配人员如何面对患者的抱怨,处理好人际关系,学习服务补救技巧,提高随机应变、选择解决方案、使用授权等能力。为此,应规定仪表仪容规范语言及服务忌语,举行服务补救典型案例分析讲座,对药房工作人员进行集中培训。开辟人性化服务,评选服务明星,通过身边的榜样事例进行教育,树立"以人为本"的服务意识让调配人员在实践中体会到患者无小事。

2.制定现场调剂服务补救程序

重视患者的问题。当出现问题时,当事人和主管领导主动出现在现场——承认问题的存在——更正错误——向患者和家属道歉(在恰当的时候加以解释)——调整患者的情绪——当场解决问题——给予患者弹性的、适当且相对满意的补偿,例如,对患者给以心理安慰、物质安慰、上门随访等补偿方式。

3.门诊药房服务补救的策略

(1)及时性策略:进行服务补救关键是就地快速反应并解决问题。必须是在服务失误发生的现场进行,补救越快效果越好,若未得到及时解决,其服务失误将会扩大并升级。

(2)分类性策略:区分对待不同类型的患者,施以特殊的补救方法。大约有4%的患者经常抱怨,且对任何服务都不太满意。对于这类患者,客观准确地指出患者在接受服务中的不当,体谅患者的情绪,讲究表达技巧,当事人可适当回避。

(3)主动性策略:要求门诊药房调配人员主动发现服务失误,及时采取早期干预方法弥补失误。

(4)授权性策略:在门诊调剂工作人员当中推选出工作经验丰富、有良好沟通能力的人员,授予特定的解决问题权限。遇到有服务失误立即随同责任人到现场主动解决问题,在特定的权限内主动行使服务补救。

4.建立健全监控系统,跟踪并识别服务失误

(1)建立良好的沟通渠道:通过设立意见箱,开通投诉热线,专设投诉机构,定期召开工作人员座谈会,进行患者满意度测评以及征求测评意见,在倾听患者抱怨中发现问题。

(2)建立监控网络:在门诊调剂各服务窗口安装摄像头,监控器放在管理者办公室,对发生的服务失误及时记录,全面分析和评估,主动找出问题所在,进行整改。总结所有服务失误案例,对重点问题进行服务质量改进,从补救中吸取经验教训,以达到服务零投诉的目标。

(3)建立有效的奖惩制度:采用科室负责制,患者表扬投诉与奖惩挂钩,对将服务失误中造成的负面影响减小到最低限度、挽回医院声誉的人和事给予表彰奖励。

总之,由于门诊调剂窗口服务工作有其被动性、终端性、瞬间性,这就要求调配人员提高认识,加强自身职业道德修养,要有强烈的事业心和责任感,重视处方调配这一重要环节,把好发药关,杜绝差错事故,全员性、全过程进行服务预防补救的管理工作,一个服务环节不满意、全体纠正、全体补救,并且在建立服务补救程序时应该充分体现快速化、制度化和人性化的原则,形成文件化程序,要求不断更新该程序,使其常使用、常更新,从而不断改进调剂工作中的服务质量,真正形成服务缺陷主动找、随时改的良性循环。在积极采取补救措施的同时,要不断培养药房调配人员的服务意识,营造团结协作的科室氛围,做好门诊调剂服务,使门诊的发药工作准确、快捷,保证患者用药真正做到安全、有效。

八、医院便民药房

随着医疗体制的改革,特别是医疗保险的出台,给广大患者解决了部分看病用药的难题。但

在现有的医疗体制下,大量外来人员还不能参加医疗保险,无法在医院系统地治疗。其次,随着人们的工作和生活节奏的加快,除得了重病外,大部分以自己购买药品治疗为主。另外,一些患病轻微的患者也选择自购药品治疗。然而,患者群体对医学知识的了解十分有限,对大多数私人药店又不放心,而对医院药房的信用度较高,愿意在医院购买药品。但是,医院从挂号、开方、划价、交款到取药等手续烦琐而费时,对医师和患者都造成人力和时间的极大浪费,即便开设简易门诊,由专门医师负责开患者所需药品,手续还是有些烦琐。

为了极大地方便患者,若在医院设立一个便民药房,让患者根据自己的病情需要到柜台前选购药品,简化手续,同时药剂人员运用掌握的专业技术知识为患者提供合理的药物咨询服务,这对于当前倡导的"以患者为中心"的服务也是一个很好的体现。

(一)便民药房的购药群体组成

外来人员中以民工、商人、白领阶层、少量出差人员为主,其中民工看病以能看好病又省钱为主要目的,他们的医学知识十分有限,对处方药和非处方药区分不清,而对大多数私人药店又不放心,对医院开设的药房较为放心,从而购买药品;商人们以保健为主要目的,他们经常在医院做一些检查,一旦有病又没有时间住院治疗,因此对一些需要长期治疗的慢性病为图方便而购买药品;白领阶层生活节奏较快,有一定的医学知识,看病要求方便简单,经常自己购买药品使用;出差人员路过本地,因生病而根据病情临时购买少量药品短期治疗。本地人员中以慢性病患者、病情较轻患者为主;慢性病患者需长期按医嘱用药,用药相对固定,对有些不属于医保用药范围的药品,以购买为主;病情较轻的患者如感冒、发热等常见病,购买一些属于非处方药(OTC)类药品,以省去医院挂号、诊疗的排队之苦。

(二)医院设便民药房对非处方药的影响

医院设立以非处方药为主的便民药房,可以促进非处方药制度的进一步完善和发展,促进医药行业与国际接轨。具体表现如下。

1.积极参与上市药品质量与疗效的追踪监察

为今后处方药向非处方药的转化奠定基础。

2.积极参与上市药品的 ADR 流行病学研究

掌握某一药品的全面的、系统的、大量人群的 ADR 流行病学的资料,就可判断此药将来能否转变为非处方药。

3.积极参与非处方药的再评价

已成为 OTC 的药品,每隔 3～5 年还需进行一次再评价,推陈出新。

4.积极参与非处方药的新剂型的开发

如小剂量阿司匹林作为防止心脑血管疾病的药物,是从医院临床需要研制的,小剂量阿司匹林以其疗效好,不良反应小的优点而使其成为非处方药可能性很大。

(三)便民药房的工作要求、技巧和方法

1.对便民药房工作人员的要求

医院便民药房不同于零售药店,也不同于 OTC 药房,还会有许多购买者拿医师开的处方或病历来购买药品,这样就要按照医师的要求供应处方药品。为此,便民药房中的药品,除 OTC 药品外,还必须有一些处方药品,同时对这些处方药品的使用必须做出更加细致的交代。因此,便民药房的工作人员应对药房内销售什么样的药品,哪些是 OTC 药品,哪些是处方药品做到心中有数,这样到医院药库请领才能做到全面细致,保证药品供应的连续性;在便民药房中按照药品的分类分别摆放药品,并根据销售情况及时补充药品。此外,主要工作之一就是要询问患者的症状、病情,较为准确地为患者提供合理、有效的药品,并耐心说明药品的用法、用量、注意事项、可能出现的不良反应;对于那些病情不明、症状不清的患者,应建议其去医院检查,请医师确诊后治疗。另外一项重要工作就是要做好消费者的咨询工作,对于不同的购药群体,他们会提出各种各样的问题,如何较为准确地回答这些问题,并根据病情帮助患者提出定的解决方案,显得至关重要。

2.便民药房工作人员的工作技巧

(1)对于从广告和经济角度考虑的购买群体。患者购药时常会出现这样的情况:他们会根据自己对病情的认识,依照广告宣传来购买药品,同时对几种药品进行价格比较。这时工作人员应先询问病情,如其所购药品与病情适应证相符,可销售其所需药品,并将药品因厂家不同,进口药品等产生的价格不同告知对方;如其所购药品对病情无太大作用有可能产生相反作用的,应向其说明原因,建议其购买其他有效药品或去医院诊断后再来购买药品。对那些认为价高疗效就好的患者,应说明价高的原因,建议其根据病情购买,只推荐同类药品中适用的药品,不可推荐价高而作用不适当的药品;对经济不富有、购买能力低的患者,推荐经济有效的药品,让患者明白药品的价格与疗效并无特定的关联,价高的药品不等于疗效也好;价低药品的治疗总费用不一定低于价高的药品。用药必须合理、经济。

(2)对于长期用药和有医师处方的购买群体。有些患者,因其疾病基本上是经医师治疗确诊的,其所购买的药品需要长期服用,所以要完全按其要求销售药品。主要目的是要告知其药品的详细用法、用量、注意事项和用药疗程,长期用药后可能出现的不良反应,在用药一定时间后需要去医院找医师做进一步的检查;当缺少其所需处方药品时,应建议其去找医师修改处方,不可自行推荐同类药品,以防止可能出现的用药不符而延误病情。

(3)对于一些特殊的购买群体。主要是指有些不十分理性的人员,他们有的十分冲动,常常因为某种传说或是看某一篇文章就感觉患有某种疾病来购买药品;有的十分疑虑,看一次病后,总觉病还没有治好,而来购买这样或那样的药品。对于这样的情况,工作人员可根据情况婉言拒绝销售药品,或做好解释工作,不可满足其不合理的要求,以防止不合理的用药威胁健康。

3.便民药房工作人员的工作方法

首先应在服务上多下功夫,要有耐心和热情,对不同的购买群体都要一视同仁。其次对患者应先询问其病情,再尽可能详细地介绍药品的适应证、疗效、规格、用法、用量、注意事项,如有同类药品应做出比较,必要时拿出说明书进行讲解;解答问题时应全面而详细,必要时重复讲解;如有可能了解一些患者的用药情况、生活习惯、经济状况等,根据这些信息推荐药品,并纠正其不正确的用药行为;购药结束后,应再次对有关问题进行强调,让患者确定所购药品正确无误和安全有效。交流中应注意方式和方法,态度要诚恳,介绍应科学、准确,服务要周到,使患者感觉是全心全意为其着想。

便民药房只是医院药房的一个补充,是方便患者的一个方面。不能片面地追求经济效益,应当定期了解近期内购药群体所购常用药品,在用法、用量上出现的经常性问题,在今后的工作中需及时纠正患者的不良用药习惯,防止用药不当引发的药源性疾病。以优质的工作和服务感染患者的同时,也让患者享受到了应有的益处,经济效益和社会效益也就有了提高。

(张广瑞)

第三节 药房调剂自动化

医院的药品调配发放以前多为全手工劳作方式,占用人力资源很多,工作单调、繁复、机械,易引发疲劳状态。近年来随着计算机技术的发展,医院药学信息化、自动化建设的发展力度和步伐不断加快,国内各级医院的局域网信息系统不断完善,已经有很多家医院陆续引进片剂单剂量包药机、针剂摆药机、整包装自动发药机、药品自动调配管理柜等,有效地提高了药品调配准确度,提升了药学服务水平。

一、药房自动化调剂设备及应用

引进自动化药品调剂设备时,需要根据调剂发药系统安置地点、服务对象、方式的不同,选用不同厂家的不同产品。通常用于整包装药品调剂的设备是整包装药品发药机,用于单剂量药品调剂的设备有口服药品单剂量分包机、针剂摆药机及相关辅助设备等。这类设备的生产厂家集中在日本、欧盟、美国、韩国等,目前国内引进自动化调剂设备的医院约有百家,多为日本厂家生产的片剂单剂量包药机。国内近年来的发展也较为迅速,已有部分厂家如苏州艾隆等研制了类似的产品。

(一)药品自动化调剂设备

1.整包装药品自动化调剂设备

由药品储存系统、药品填装系统、药品发放系统、药品传输系统和控制系统五部分组成,不同厂家产品的主要区别在于药品填装方式不同。目前引进设备的生产厂家主要有荷兰乐博(RoboPharm)公司、德国欧娲(ROWA)公司的产品,前者采用手工填装方式,后者为全自动药品填装模式;国内有苏州艾隆的仓储式智能化药品存取系统设备,适合用于药房面积小、单位时间处方密度适中的药房及单人值班的急诊药房。

2.口服药品单剂量自动调剂设备

口服药品单剂量自动化调剂设备简称片剂分包机,由储药系统、分拣系统、包装系统、打印系统和控制系统五部分组成。各厂家产品在结构和设计上的不同在于储药盒的排列方式(分转桶式和直列式)、药品分拣方式(分滑落式和直落式)和药品分包方式(国内多使用袋装、欧美多使用瓶装)不同。目前国内医院引进较多的片剂摆药机生产厂家主要是日本汤山(YUYAMA)公司、东商(TOSHO)公司的产品。

3.针剂单剂量自动调剂设备

针剂单剂量摆药机由储药系统、分拣系统、传动系统、打印系统和控制系统五部分组成。可按患者用药的时间摆药或按静脉配液摆药,前者多用于不需要配制即可直接注射的药品,后者则用于需经配液后才能使用的药品。储药系统有整列、散装、冷藏等多种选择和组合。

4.全自动药品管理柜

全自动药品管理柜有多个储药盒分别存放着病区常用的药品,护士取药时通过智能化管理系统确认患者医嘱(或直接选择药物),自动化药品管理柜会弹出相应的储药盒并提示本次取药的数量,并自动记录本次操作取药的护士姓名、取药时间、所取药品的品种和数量。部分设备还可以配备指纹扫描装置,因此比较适合用于病区毒麻药品或高风险药品的调剂。

5.TPN 自动静脉液体混合仪

可自动接收 HIS、PIVAS 配液软件等相关系统数据,驱动设备按医嘱内容进行配制;根据配液人员指定配液顺序快速、精确地将多种液体按指定的医嘱量从源容器中抽出并混合配制。EM2400 型混合仪具有 24 个端口,可同时进行 24 种原液的混合配制,整个配液抽取过程动态显示并全程记录,对最终配制好的营养袋通过体积和称重进行双重检验,并自动出具详细的配制报告。

6.其他

化疗药物全自动配制设备、散剂智能化调剂设备等。

(二)自动化调剂设备的应用模式

药房自动化建设过程中,需要医疗机构视其环境要求、服务对象、服务方式、调剂规模的不同进行选择,并做适应性整合。目前国内医院用于门诊药房调配的主要是整包装药品发药机,有个别单位配备使用片剂分包机;全自动药品管理柜主要放置在病区,也可放在各药房用于特殊药品管理;片剂分包机是最为常见的首选引进设备,主要用于住院药房的单剂量自动化调配工作;针剂摆药机可配套使用,但用者寥寥。

视医院管理需要和引进设备的不同,住院药房的自动化建设可分为集中式、分散式两种。分散式的住院患者用药供应需要在各个病区放置全自动药品管理柜,设备的资金投入相对较大;目前国内的药房自动化建设多采用集中式,这种方式能够压缩病区药品库存量,减少护士工作量。通常实施自动化的调剂,每个药品包装上都标注有标签,并使用了条形码技术,保证药品调配具有较高的准确性。

(三)条形码技术的应用

集中式药房自动化模式借助在多个药品调配环节使用条形码技术,使药品调配具有较高的准确性。条形码是用以表达一组信息的图形标识符,一维条码是由反射率相差大、宽度不等的多个黑条和空白按照一定的编码规则排列的平行线图案,二维条码是用某种特定几何图形按照一定规律分布的黑白相间的图形。条形码技术识别速度快、可靠性高、编码具唯一性、采集信息量大、灵活、经济、实用。条形码技术在日常调配工作中的普遍应用,有助于完善自动化调剂设备作用,强化药师岗位职责,显著提升信息审核、流程记录、质量跟踪、操作规范等。

条形码扫描技术应用于药品管理中的入库、出库、调剂、配制、发放、监测等环节,可实时掌握药品存量和流量,提高药品管、控、用效率;用于电子处方能够提高药品调配的效率,缩短患者等候时间;用于静脉药物集中调配,实现排药、配制、复核的全程追踪监管,可有效减少遗漏差错、提高调配效率;对入住医院的患者,从住院登记时即打印出带有条码、含有患者个人信息、具有唯一性的腕带,里面包含了患者的姓名、性别、ID 号、病房号和床号、药物过敏史等信息,可方便医护人员快速而准确地采集患者信息,有效避免错误并提高对病患的管理效率。借助条码技术可实现医师医嘱、药师调配、护士给药等药疗信息和患者信息密切联系,快速扫描并核查;如果某个环节存在信息不对等,手持扫描终端会发出警报声,规避用药错误,确保药品的 5 个正确使用——正确的患者、正确的药物、正确的剂量、正确的给药时间、正确的价格。

二、药师在自动化调剂中的作用

(一)正确认识自动化调剂的作用

1.自动化调剂的优势

(1)提高药品调剂速度和准确率。借助机械化、智能化的定位提示与控制功能,保证了调剂品种的快速、准确,显著提高患者的用药安全,减少差错隐患。

(2)减少污染受损,保证药品质量。药品储装盒内有干燥剂,药品封装为密封药袋,药品的摆药、核对、运输、病房存放、发药等全过程都处于单剂量密封袋中,减少了手工摆药过程中各种可能的污染机会,显著地改善了口服药摆药的卫生状况。

(3)用药标注清晰,增强患者依从性。片剂分包机将1次服药量装入同一药袋内,并在药袋上打印患者ID号、姓名、科别、药品名称、服用方式、时间等内容,满足了患者知情权,方便患者了解用药信息,增强患者对治疗的依从性,防止发生吃错或漏服药品等用药错误。

(4)提高药品管理水平,有效减少浪费。机摆药品实现动态管理,其控制系统可提供药盒内药品数量的查询、药盒缺药提示、患者摆药信息查询、按摆药时间和护理单元查询摆药记录,以及查询摆药过程出现的错误记录等,药品清点统计简便,单位可细化到药品的最小单位。

(5)改善工作环境,减轻劳动强度,提供有效防护。急诊自动化药品存取系统设备接受处方后,能自动将相关药品储存盒调整到距离药师触手可及的位置,并投射提示药品所在位置,尤其是在单人值班的急诊药房能显著提高精确度,减轻药师精神负担。自动化调剂设备可接替许多简单、繁复的工作,减少接触毒性药物时间,降低劳动强度,改进工作环境。

2.自动化调剂存在的问题

(1)自动化调剂设备的功能局限:目前的机型在很多方面,如效期药品管理功能、库存信息量与实物量相符程度和药品数量准确度、药品与药盒的适配性等方面仍有可改进之处;有些异形药品、异形包装、需冷藏品种、用药频次偏低及变换速度快等仍需要保留人工调配模式。

(2)药品匹配差异影响设备效率:市场供应药品的剥离拆片工作费时费力,尤其以铝箔纸水泡眼包装为甚,对提高工作效率起到负面、反向的抵消作用。国产药品存在的质控差异大也带来问题,如注射药品包装尺寸规格差异大、卡瓶造成机器运行障碍、口服药品脆碎度不合要求、大小厚薄光滑度不一导致分包量不准等。

(3)综合成本效益的评估不理想:由于设计理念不同且价格昂贵,导致引进机器先期投入成本高;使用中耗材消耗、储药盒定做专用、仪器养护等日常成本支出大;药品包装拆除过程中投入的劳动力以及部分的药物损坏等;而这些尚无处收费。所以,工作中如何让后续成本支出与日常设备养护的花费最小化,还需要药师在工作中逐步摸索。

(4)调剂模式转变导致责任增加:片剂分包后仍需要核对,这部分原由护士完成的工作转移给了药师,在为临床医护人员提供高质服务、解放护士的同时,药学人员承担的责任、风险显著增加,工作线延长、工作量转移后相关的人员编制配备不足等问题尚需要在实际工作中进一步探索解决办法。

(二)日常管理与工作流程的适应性跟进

随着自动化设备引进,调剂工作模式需要随之进行改变和调整。药师身在其中,需要努力适应并驾驭这种变化,甚至是强制性制约一些不良习惯,以最大限度地发挥自动化药品调配设备的优势,切实提高工作效率与质量。

1.了解引进自动化调剂设备的前提条件

引进医院必须有信息化、数据化配套环境,在考虑提请引进设备时,要视医院发展状况的需求,必须满足具有顺畅的医疗局域网的全程电子录入和信息传递系统等前提条件。

2.做好自动化调剂设备安装前后的相关工作

为了保证调剂品种与数量的准确性,在安装前后的准备工作中,药房的药师必须协助做好下列工作。

(1)药品入机分类:需要根据药房的服务区域、引进设备的性能要求、药品日常消耗情况,考虑对药房的在用品种进行分类,一些适合机器摆药的拟定为入机药品,另一些列为手工调配药品。不适合整包装发药机的为药盒异形、易碎、需冷藏等品种;不适合片剂包药机的品种包括大小和重量均一性差、易碎、易掉粉、易受潮、表面黏涩、易掉色、异形等药品。

(2)药品相关数据的核查:目的是保证机器控制系统与 HIS 的顺利对接。整包装发药机的入机药品需要药师协助测量药品外包装的相关信息,以此为据相应的调整药品轨道;片剂包药机的入机药品要提供厂家规定的数量,以测量药品的大小、形状、重量等,厂家据此测量数据提前定制片剂包药机的储药盒,以保证能够准确分拣药物。

(3)设备安装期间的配合:按照厂家要求准备场地环境,在安装期间配合工程师完成设备调适,并接受现场操作培训。

3.完善设备引进后日常管理与使用的规范制度

随着自动化调剂设备的使用,调剂工作模式出现相应的改变,药师需要充分利用专业知识与实践经验,加强学习,适应新的环境要求。自动化调剂设备正式投入使用后,药师应参与协助下列工作。

(1)建立规范的管理制度:包括审查核对、流程梳理、质量跟踪、操作规范、使用评价等药房工作流程的各个环节,都需要结合实际情况进行梳理、完善;同时对药师的职能分工、操作技能,以及相关培训考评等也需要适应性地进行标准化、规范化调整。

(2)制定详细的操作指南:制定时注意细节描述,使之具有可操作性,帮助药师们掌握新设备要求,增进技能水平,保证发挥出自动化调剂设备的最大效率。尤应注意做好机器的日常保养维护,保持机器内、外环境的清洁,定期检查药盒内干燥剂并及时更换。在用的药品有变换厂家情况时,药师需要及时跟进,提供药品相关数据,尽快调整或换用新的药盒。

片剂分包机是最普遍使用的调剂设备,能够显著提高药品调剂的准确性,但仍然会出现一些差错,特别是在设备刚投入使用时,注意适当控制分包速度,减少连续长时间操作,否则差错率会更高。对大小、颜色、形状相似的药品,为方便查对可设定为分开包装。

(张广瑞)

第四章 神经内科用药

第一节 镇 痛 药

镇痛药是一类作用于中枢神经系统,选择性地消除或缓解疼痛的药物。本类药物镇痛作用强,反复应用易产生依赖性和成瘾性,造成用药者精神变态而出现药物滥用及停药戒断症状。因此,本类药物又称为麻醉性镇痛药,临床上常用的麻醉性镇痛药包括阿片生物碱类镇痛药和人工合成镇痛药。

一、阿片生物碱类镇痛药

吗啡是阿片中的主要生物碱。通过激活体内的阿片受体而发挥作用。

(一)中枢神经系统作用

1.镇痛镇静

吗啡有强大的选择性镇痛作用,对各种疼痛均有效,对持续性、慢性钝痛的作用大于间断性锐痛。吗啡具有明显的镇静作用,消除由疼痛引起的焦虑、紧张、恐惧等情绪,使患者在安静的环境中易入睡,并可产生欣快感。

2.抑制呼吸

治疗量的吗啡能抑制呼吸中枢,急性中毒时呼吸频率可减慢至 3～4 次/分钟。

3.镇咳作用

有强大的镇咳作用,对多种原因引起的咳嗽有效。常被可待因代替。

4.其他作用

缩瞳作用,中毒时瞳孔缩小如针尖。还可引起恶心、呕吐。

(二)兴奋平滑肌

1.胃肠道

本药能提高胃肠道平滑肌和括约肌张力,肠蠕动减慢,可引起便秘。

2.胆管

本药能使胆管括约肌张力提高,胆汁排出受阻,胆囊内压力增高。

3.其他

本药能使膀胱括约肌张力提高,致排尿困难、尿潴留;能使支气管平滑肌张力提高,诱发哮喘。

(三)心血管系统作用

吗啡可扩张血管平滑肌,引起直立性低血压;抑制呼吸,二氧化碳潴留,脑血管扩张,引起颅内压升高。

(四)用途

1.镇痛

由于成瘾性大,仅用于其他镇痛药无效的急性锐痛如严重创伤、烧伤等。心肌梗死引起的剧痛,血压正常情况下可用吗啡止痛。

2.心源性哮喘

左心衰竭突发性的、急性肺水肿而引起的呼吸困难(心源性哮喘),除应用强心苷、氨茶碱及吸氧外,静脉注射吗啡可产生良好效果。作用机制可能为:①吗啡扩张外周血管,降低外周阻力,心脏负荷降低,有利于肺水肿消除;②其镇痛作用消除患者的焦虑、恐惧情绪;③降低呼吸中枢对二氧化碳的敏感性,使呼吸由浅快变深慢。

(五)不良反应

1.不良反应

不良反应有恶心、呕吐、呼吸抑制、嗜睡、眩晕、便秘、排尿困难、胆绞痛等。

2.耐受性和成瘾性

连续多次给药而产生耐受性和成瘾性,可耐受正常量的25倍而不致中毒,成瘾后一旦停药即出现戒断症状,表现为兴奋、失眠、流泪、流涕、出汗、震颤、呕吐、腹泻,甚至虚脱、意识丧失等。成瘾者为获得使用吗啡后的欣快感及避免停药后戒断症状的痛苦,常不择手段去获得吗啡,对社会造成极大的危害。

3.急性中毒

用量过大可引起急性中毒,表现为昏迷、瞳孔极度缩小如针尖、呼吸抑制、血压下降、尿量减小、体温下降。可因呼吸麻痹而死亡。抢救可采用人工呼吸、吸氧、注射吗啡拮抗剂纳洛酮等措施,必要时给予中枢兴奋药尼可刹米。

(六)用药注意事项

(1)本品属麻醉药品,必须严格按照《麻醉药品管理条例》进行管理和使用。

(2)胆绞痛、肾绞痛时须与阿托品合用,单用本品反而加剧疼痛。

(3)疼痛原因未明前慎用,以防掩盖症状,贻误诊治。

(4)禁忌证为支气管哮喘、肺心病、颅脑损伤、颅内高压、昏迷、严重肝功能不全、临产妇和哺乳期妇女等。

二、人工合成镇痛药

哌替啶又名杜冷丁。

(一)作用

1.镇痛镇静

镇痛作用为吗啡的1/10,起效快持续时间短。镇静作用明显,可消除患者的紧张、焦虑、烦躁不安等因疼痛引起的情绪反应,易入睡。

2.抑制呼吸

抑制呼吸中枢,但作用弱,持续时间短。

3.兴奋平滑肌

提高胃肠道平滑肌及括约肌张力,减少推进性肠蠕动,但作用时间短,不引起便秘,也无止泻作用;兴奋胆管括约肌,甚至引起痉挛,胆管内压力增高;治疗量对支气管平滑肌无影响,大剂量可引起收缩;对妊娠收缩无影响,不拮抗催产素兴奋子宫的作用,用于分娩止痛不影响产程。

4.扩张血管

能扩张血管引起直立性低血压。由于呼吸抑制,使体内二氧化碳蓄积,致脑血管扩张,颅内压升高。

(二)用途

1.镇痛

哌替啶对各种疼痛有效,用于各种剧痛。

2.心源性哮喘

哌替啶可替代吗啡治疗心源性哮喘。

3.人工冬眠

哌替啶与氯丙嗪、异丙嗪组成冬眠合剂,用于人工冬眠疗法。

4.麻醉前给药

麻醉前给药可消除患者的术前紧张和恐惧感,减少麻醉药用量。

(三)不良反应和用药注意事项

(1)不良反应有眩晕、恶心、呕吐、出汗、心悸、直立性低血压等,大剂量可抑制呼吸。成瘾性久用可产生成瘾性,但较吗啡弱,仍需控制使用。

(2)剂量过大可引起呼吸抑制、震颤、肌肉痉挛、反射亢进甚至惊厥等中毒症状,解救时可配合使用抗惊厥药。

(3)胆绞痛、肾绞痛者须与阿托品等解痉药合用。

(4)新生儿对哌替啶抑制呼吸中枢作用极为敏感,故产前2～4 h间不宜使用。

(5)禁忌证与吗啡相同。

(孙丽丽)

第二节 镇静药、催眠药及抗惊厥药

一、巴比妥类

(一)苯巴比妥

1.剂型规格

(1)片剂:每片 15 mg、30 mg、100 mg。

(2)注射剂:每支 0.1 g。

2.作用用途

本品属长效催眠药,具有镇静、催眠、抗惊厥、抗癫痫作用。与解热镇痛药合用可增加其镇痛作用,还用于麻醉前给药,也用于治疗新生儿高胆红素血症。常用本品钠盐。

3.用法用量

(1)口服:镇静、抗癫痫,每次 0.015～0.03 g,每天 3 次。催眠,睡前用 0.03～0.09 g。

(2)肌内注射(钠盐):抗惊厥,每次 0.1～0.2 g,必要时 4～6 h 后重复 1 次,极量为每次 0.2～0.5 g。麻醉前给药,术前 0.5～1 h,肌内注射 0.1～0.2 g。

4.注意事项

不良反应可见头晕、嗜睡等,久用可产生耐受性及成瘾性,多次连用应警惕蓄积中毒。少数患者可发生变态反应。用于抗癫痫时不可突然停药,以免引起癫痫发作。肝肾功能不良者慎用。密闭避光保存。

(二)异戊巴比妥

1.剂型规格

片剂:每片 0.1 g。胶囊剂:每粒 1 g。注射剂:每支 0.1 g、0.25 g、0.5 g。

2.作用用途

本品为中效巴比妥类催眠药,作用快而持续短。临床主要用于镇静、催眠、抗惊厥,也可用于麻醉前给药。

3.用法用量

(1)口服:催眠,于睡前半小时服 0.1～0.2 g。镇静,每次 0.02～0.04 g。极量为每次 0.2 g,每天 0.6 g。

(2)静脉注射或肌内注射(钠盐):抗惊厥,每次 0.3～0.5 g。极量为每次 0.25 g,每天 0.5 g。

4.注意事项

肝功能严重减退者禁用。本品久用可产生耐受性、依赖性。老年人或体弱者使用本品可能产生兴奋、精神错乱或抑郁,注意减少剂量。注射速度过快易出现呼吸抑制及血压下降,应缓慢注射,每分钟不超过 100 mg,小儿不超过 60 mg/m^2,并严密监测呼吸、脉搏、血压,有异常应立即停药。不良反应有头晕、困倦、嗜睡等。

(三)司可巴比妥

1.剂型规格

胶囊剂:每粒 0.1 g。注射剂:50 mg,100 mg。

2.作用用途

本品为短效巴比妥类催眠药,作用快,持续时间短(2～4 h),适用于不易入睡的失眠者,也可用于抗惊厥。

3.用法用量

成人用法如下。①口服:催眠,每次 0.1 g;极量,每次 0.3 g。镇静,每次 30～50 mg,每天 3～4 次。麻醉前给药,每次 0.2～0.3 g,术前 1～2 h 服用。②肌内注射:催眠,0.1～0.2 g。③静脉注射:催眠,每次 50～250 mg。镇静,每次 1.1～2.2 mg/kg。抗惊厥,每次 5.5 mg/kg,需要时每隔 3～4 h 重复注射,静脉注射速度不能超过 50 mg/15 s。

4.注意事项

严重肝功能不全者禁用。老年人及体弱者酌情减量。久用本品易产生耐受性、依赖性。

二、其他催眠药

(一)格鲁米特

1.剂型规格

片剂:每片 0.25 g。

2.作用用途

本品主要用于催眠,服后 30 min 可入睡,持续 4～8 h。对于夜间易醒和焦虑、烦躁引起的失眠效果较好,可代替巴比妥类药物,或与巴比妥类药物交替使用,可缩短快波睡眠时相(REM),久用之后停药易引起反跳,故不宜久用。还可用于麻醉前给药。

3.用法用量

口服:①催眠,每次 0.25～0.5 g。②镇静,每次 0.25 g,每天 3 次。③麻醉前给药,前一晚服 0.5 g,麻醉前 1 h 再服 0.5～1 g。

4.注意事项

有时出现恶心、头痛、皮疹等。久用易致依赖性和成瘾性。

(二)水合氯醛

1.剂型规格

溶液剂:10%溶液,10 mL/支。水合氯醛合剂:由水合氯醛 65 g,溴化钠 65 g,琼脂糖浆 500 mL,淀粉 20 g,枸橼酸 0.25 g,浓薄荷水 0.5 mL,蒸馏水适量共配成 1 000 mL。

2.作用用途

本品具有催眠、镇静、抗惊厥作用。多用于神经性失眠、伴有显著兴奋的精神病及破伤风痉挛、士的宁中毒等。临床主要用于催眠,特别是顽固性失眠及其他药物无效时。

3.用法用量

口服:临睡前 1 次口服 10%溶液 10 mL。以水稀释 1～2 倍后服用或服其合剂(掩盖其不良臭味和减少刺激性)。灌肠:抗惊厥,将 10%溶液 15～20 mL 稀释 1～2 倍后一次灌入。

4.注意事项

胃炎、消化性溃疡患者禁用,严重肝、肾功能不全及心脏病患者禁用。本品致死量在 10 g 左右,口服 4～5 g 可引起急性中毒,可见到针尖样瞳孔,其他症状类似巴比妥类药物中毒。长期应用可产生依赖性和成瘾性,突然停药可出现谵妄、震颤等戒断症状。本品刺激性较大,易引起恶心、呕吐等不良反应。偶见变态反应,如红斑、荨麻疹、湿疹样皮炎等,偶尔发生白细胞计数减少。

(三)咪达唑仑

1.剂型规格

片剂:每片 15 mg。注射剂:每支 5 mg(1 mL)、15 mg(3 mL)。

2.作用用途

本品具有迅速镇静和催眠的作用,还具有抗焦虑、抗惊厥和肌松作用。适用于各种失眠症,特别适用于入睡困难及早醒,亦可作为术前及诊断时的诱眠用药。

3.用法用量

(1)成人:可口服、肌内注射,以及静脉给药。

口服:①失眠症,每晚睡前 7.5～15 mg。从低剂量开始,治疗时间为数天至 2 周。②麻醉前给药,每次 7.5～15 mg,麻醉诱导前 2 h 服。③镇静、抗惊厥,每次 7.5～15 mg。

肌内注射:术前用药,一般为 10～15 mg(0.1～0.15 mg/kg),术前 20～30 min 给药。可单用,也可与镇痛药合用。

静脉给药:①全麻诱导,0.1～0.25 mg/kg,静脉注射。②全麻维持,分次静脉注射,剂量和给药间隔时间取决于患者当时的需要。③局部麻醉或椎管内麻醉辅助用药,0.03～0.04 mg/kg,分次静脉注射。④ICU 患者镇静,先静脉注射 2～3 mg,再以 0.05 mg/(kg·h)静脉滴注维持。

(2)老年人:推荐剂量为每天 7.5 mg,每天 1 次。

(3)儿童:肌内注射,术前给药,为 0.15～0.2 mg/kg,麻醉诱导前 30 min 给药。

4.注意事项

精神病和严重抑郁症中的失眠症患者禁用。器质性脑损伤、严重呼吸功能不全者慎用。长期持续大剂量应用易引起成瘾性。极少数出现遗忘现象。

(四)溴替唑仑

1.剂型规格

片剂:每片 0.25 mg。

2.作用用途

本品为短效苯二氮䓬类镇静催眠药,具有催眠、镇静、抗惊厥、肌肉松弛等作用。临床用于治疗失眠症。还可用于术前催眠。口服吸收迅速而完全,血药浓度达峰时间为 0.5～2 h。经肝脏代谢,大部分经肾由尿排出,其余随粪便排出,半衰期为 3.6～7.9 h。

3.用法用量

口服:①失眠症,推荐剂量为每次 0.25 mg,睡前服。②术前催眠,每次 0.5 mg。③用于失眠症,老年人推荐剂量为每次 0.125 mg,睡前服。④用于长时间飞行后调整时差,每次 0.25 mg。⑤用于倒班工作后改善睡眠,每次 0.125 mg。

4.注意事项

精神病(如抑郁症)患者、急性呼吸功能不全者、重症肌无力患者、急性闭角型青光眼患者、孕妇、哺乳期妇女、18 岁以下患者禁用。肝硬化患者慎用。可产生药物耐受性或短暂性遗忘。本品可使高血压患者血压下降,使用时应注意。用药期间不宜驾驶车辆或操作机器。

(五)佐匹克隆

1.剂型规格

片剂:每片 7.5 mg。

2.作用用途

本品为环吡咯酮类催眠药,具有很强的催眠和抗焦虑作用,并有肌松和抗惊厥作用。其作用迅速,能缩短入睡时间,延长睡眠时间,减少夜间觉醒和早醒次数。临床主要用于失眠症及麻醉前给药。

3.用法用量

口服:每次 7.5 mg,临睡前用,连用 21 d。肝功能不全者、年龄超过 70 岁者每次 3.75 mg。手术前服 7.5～10 mg。

4.注意事项

15 岁以下儿童、孕妇、哺乳期妇女、对本品过敏者禁用。肌无力,肝功能、肾功能、呼吸功能不全者慎用。驾驶员、高空作业人员、机械操作人员禁用。偶见嗜睡、口苦等,少数可出现便秘、倦怠、头晕等。

(孙丽丽)

第三节 抗帕金森病药

帕金森病又称震颤麻痹,是锥体外系功能紊乱引起的中枢神经系统疾病,其主要临床表现为静止性震颤、肌强直、运动迟缓及姿势步态异常等,多见于中老年人,65 岁以上人群患病率为1 000/10 万。黑质中的多巴胺能神经元上行纤维到达纹状体,其末梢释放多巴胺,为抑制性递质,对脊髓前角运动神经元起抑制作用;同时纹状体中存在有胆碱能神经元,其末梢释放乙酰胆碱,为兴奋性递质,对脊髓前角运动神经元起兴奋作用。生理状态下,多巴胺和乙酰胆碱两种神经相互制约,处于动态平衡状态,共同调节机体的运动功能。当中枢神经系统黑质多巴胺能神经元受损变性,引起黑质-纹状体通路中的多巴胺能神经功能减弱,纹状体多巴胺含量显著降低,造成胆碱能神经功能相对亢进,引起帕金森病(图 4-1)。

抗帕金森病药分为中枢拟多巴胺药和中枢抗胆碱药两类。

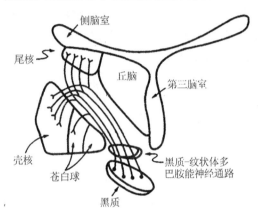

图 4-1 黑质-纹状体多巴胺能神经通路

一、中枢拟多巴胺药

(一)补充中枢递质药

其中以左旋多巴为主。

左旋多巴又称 L-多巴,为酪氨酸的羟化物。因多巴胺不能透过血-脑屏障,故选用其前韶体物质。

1.体内过程

口服在小肠迅速吸收,12 h 血药浓度达高峰,半衰期为 13 h,吸收后首次通过肝脏大部分被脱羧转化为多巴胺,而多巴胺不易透过血-脑屏障。临床用药过程中,实际进入脑内的左旋多巴不足用量的 1%。如同时给予脱羧酶抑制剂(如卡比多巴),可减少在外周的脱羧,使进入脑组织的左旋多巴量明显增多,以减少用量,并降低外周的不良反应。维生素 B_6 是脱羧酶的辅基,可促进左旋多巴在外周脱羧,降低疗效。

2.作用和临床应用

(1)抗帕金森病:进入中枢的左旋多巴在脑内多巴脱羧酶的作用下,转化为多巴胺,直接补充纹状体内多巴胺递质的不足,从而增强多巴胺能神经通路的功能,缓解帕金森病症状。临床用于治疗各种类型帕金森病。其作用特点如下。①对轻症、年轻和治疗初期的患者疗效好,而对重症、年老体弱的患者疗效差。②显效慢,用药后2～3周才能改善症状,1～6个月才能获得稳定疗效。③用药早期效果好,随着治疗时间的延长,疗效逐渐下降。④服药后,先改善肌强直及运动障碍,后缓解肌震颤,但对后者作用差。⑤对氯丙嗪等抗精神病药引起的帕金森病无效。

(2)改善肝昏迷:肝功能衰竭时,体内芳香氨基酸的代谢产物苯乙胺与酪胺难以迅速被氧化解毒,进入脑内后代谢生成为胺类伪递质而干扰 NE 的正常作用,导致中枢神经信息传导障碍。左旋多巴为多巴胺和去甲肾上腺素的前体物质,用药后通过补充脑内多巴胺与去甲肾上腺素以恢复神经系统功能,从而使肝昏迷患者意识苏醒,但无改善肝功能作用。

3.不良反应和用药监护

不良反应主要是体内左旋多巴脱羧产物多巴胺引起的外周反应和部分中枢反应所致。

(1)胃肠道反应:治疗初期80%患者出现厌食、恶心、呕吐等,主要是左旋多巴在外周和中枢脱羧成多巴胺,分别直接刺激胃肠道和兴奋延髓。多潘立酮是消除恶心、呕吐的有效药。

(2)心血管反应:表现有直立性低血压、心律失常,尤其是老年患者易发生。与外周脱羧酶抑制剂合用可减轻。心脏病、心律失常患者禁用。

(3)长期用药反应:①长期用药可出现不自主的异常动作,表现为咬牙、吐舌、点头、舞蹈样动作等。②长期用药的患者出现"开-关"现象,即患者突然多动不安(开),而后又出现肌强直、运动不能(关),这两种现象可交替出现。一旦产生,则应减量或停用,7～10 d 再从小剂量开始服用。③出现精神错乱,有逼真的梦幻、幻想、幻视等,也可有抑郁等精神症状。

(二)脱羧酶抑制药

其中以卡比多巴和苄丝肼为主。

卡比多巴又名 α-甲基多巴肼、洛得新。苄丝肼又名羟苄丝肼、色丝肼。

1.作用和临床应用

两药均是脱羧酶的抑制剂,具有较强的抑制外周脱羧酶活性,与左旋多巴合用可明显减少左旋多巴在外周的脱羧作用,使进入脑内的左旋多巴增加,提高治疗帕金森病的疗效。同时,配伍用药还可减少左旋多巴的用量,明显减少其外周不良反应。

左旋多巴的复方制剂帕金宁(左旋多巴与卡比多巴混合比为 10∶1)、美多巴(左旋多巴与苄丝肼混合比为 4∶1)是治疗帕金森病的首选药。

2.不良反应和用药监护

在治疗剂量时不良反应较少见。使用时注意剂量个体化,应逐渐增加剂量至患者的病情有显著改善而无明显不良反应为宜。

(三)多巴胺受体激动药

其中以溴隐亭和培高利特为主。

溴隐亭又名溴麦角亭、溴麦亭,为半合成麦角生物碱。培高利特又名硫丙麦角林。

1.作用和临床应用

两药均能选择性激动黑质-纹状体通路的 D_2 受体,缓解帕金森病患者的肌肉强直和运动障碍,但对改善肌肉震颤疗效差。激动垂体部位的 D_2 受体,可抑制催乳素和生长激素分泌。

临床主要用于不能耐受左旋多巴治疗或用其他药物疗效不佳的帕金森病患者。其抑制催乳素及生长素的分泌,可用于退乳及治疗催乳素分泌过多症和肢端肥大症。

2.不良反应和用药监护

不良反应与左旋多巴相似,有恶心、呕吐、直立性低血压、运动困难和精神症状等,尤其精神症状多见。长期用药偶有肢端红痛和肺纤维化,一旦出现,应立即停药。有精神病史者、心肌梗死患者禁用,末梢血管疾病、消化性溃疡患者慎用。

(四)促多巴胺释放药

其中,以金刚烷胺为主。金刚烷胺又名金刚胺。

1.作用和临床应用

主要是通过促进帕金森病患者脑中黑质-纹状体内残余多巴胺能神经递质的释放,表现为多巴胺受体激动药的作用,产生抗帕金森病效果。同时,也具有抑制激动多巴胺受体、较弱的中枢抗胆碱作用。对帕金森病的肌肉强直缓解作用较强,疗效虽不及左旋多巴,但优于抗胆碱药。与左旋多巴合用,能相互补充不足,产生协同作用。

临床主要用于不能耐受左旋多巴的患者。

2.不良反应和用药监护

常见有眩晕、嗜睡、言语不清、运动失调、恶心、呕吐、便秘和口干等。一天用量如超过300 mg或与抗胆碱药合用,不良反应明显增强,严重者可致精神错乱和惊厥。长期用药常见下肢网状青斑、踝部水肿等。有癫痫病史、心力衰竭、肾功能不全患者及孕妇禁用。

二、中枢抗胆碱药

以苯海索为主。苯海索又名安坦。

(一)作用和临床应用

通过选择性阻断中枢神经系统纹状体内胆碱受体,降低胆碱能神经功能,恢复胆碱能神经与多巴胺能神经的功能平衡,从而改善帕金森病患者的肌肉强直、运动障碍及肌震颤症状,疗效不及左旋多巴和金刚烷胺。其外周抗胆碱作用较弱,仅为阿托品的 $1/10 \sim 1/3$。

临床主要用于轻症或不能耐受左旋多巴的患者以及抗精神病药引起的帕金森综合征。也可用于脑炎或动脉硬化引起的帕金森病,可有效改善流涎、震颤等症状。

(二)不良反应和用药监护

有类似阿托品样不良反应,表现为口干、便秘、尿潴留、瞳孔散大和视力模糊等。前列腺肥大、幽门梗阻和青光眼患者禁用。

(三)制剂和用法

1.左旋多巴

片剂 50 mg。口服,抗帕金森病,开始每次 0.1～0.25 g,1 天 2～4 次,每隔 2～4 d 递增0.25～0.75 g,直至疗效显著而不良反应不明显为止。一般,有效量为 1 天 2～5 g,最大日用量不超过 8 g。与外周多巴脱羧酶抑制剂同用,每天 0.6 g,最大日用量不超过 2 g。治疗肝昏迷,每次0.5～1 g,口服或鼻饲,1 天 2～4 次或 5 g,保留灌肠;或每次 0.2～0.6 g 加入 5％葡萄糖注射液500 mL 内,缓慢滴入,清醒后减量至 1 d 0.2 g。

2.复方卡比多巴

片剂,开始治疗时以小剂量为妥,1 天 3 次。间隔2～3 d,增加 0.5～1 片,每天剂量卡比多巴不超过 75 mg,左旋多巴不超过 750 mg。

3.美多巴

片剂,开始服用时,美多巴 25 mg,左旋多巴 100 mg,1 天 3 次。每天剂量美多巴不超过 250 mg,左旋多巴不超过 1 000 mg。

4.溴隐亭

片剂,2.5 mg。口服,开始每次 1.25 mg,1 天 2 次,在 2～4 周间每天增加 2.5 mg,渐增至1 d 20 mg,以找到最佳疗效的最小剂量。

5.金刚烷胺

片剂或胶囊剂,100 mg。口服,每次 100 mg,1 天 2 次,早、晚各 1 次。极量为一次 400 mg。

6.盐酸苯海索

片剂,2 mg。口服,抗帕金森病,开始每次 1～2 mg,1 天 3 次,逐渐递增,1 d 不超过 20 mg。抗精神病药引起的帕金森综合征,开始 1 天 1 mg,逐渐递增至 1 天 5～10 mg,1 天 3 次。

(孙丽丽)

第四节　抗癫痫药

癫痫是一种由各种原因引起的脑灰质的偶发、突发、过度、快速和局限性放电而导致的神经系统临床综合征。尽管近年来手术方法对难治性癫痫的治疗取得了很大进展,但有 80% 的癫痫患者仍然可通过抗癫痫药物获得满意疗效。随着人们对抗癫痫药物的体内代谢和药理学参数的不断深入研究,临床医师能更加有效地使用抗癫痫药物,使抗癫痫治疗的效益和风险比达到最佳水平。

根据化学结构可将抗癫痫药物分为以下几类。①乙内酰脲类:苯妥英、美芬妥英等。②侧链脂肪酸类:丙戊酸钠、丙戊酰胺等。③亚芪胺类:卡马西平。④巴比妥类:巴比妥钠、异戊巴比妥、甲苯比妥、扑米酮。⑤琥珀酰亚胺类:乙琥胺、甲琥胺、苯琥胺等。⑥磺胺类:乙酰唑胺、舒噻美等。⑦双酮类:三甲双酮、双甲双酮等。⑧抗癫痫新药:氨乙烯酸、氟氯双胺、加巴喷丁、拉莫三嗪、非尔氨酯、托吡酯。⑨激素类:促肾上腺皮质激素,泼尼松。⑩苯二氮䓬类:地西泮、氯硝西泮等。

一、苯妥英钠

苯妥英钠别名大仑丁、二苯乙内酰脲。

(一)药理作用与应用

该药能稳定细胞膜,调节神经元的兴奋性,抑制癫痫灶内发作性电活动的传播和扩散,阻断癫痫灶对周围神经元的募集作用。对于全身性强直阵挛发作、局限性发作疗效好,对精神运动性发作次之,对小发作无效,是临床上应用最广泛的抗癫痫药物之一。口服主要经小肠吸收,成人单剂口服后 t_{max} 为 3～8 h,长期用药后半衰期为 10～34 h,平均为 20 h。有效血药浓度为 10～20 μg/mL,开始治疗后达到稳态所需时间为 7～11 d。

(二)不良反应

1.神经精神方面

神经症状有眩晕、构音障碍、共济失调、眼球震颤、视力模糊和周围神经病变。精神症状包括智力减退、人格改变、反应迟钝和神经心理异常。

2.皮肤、结缔组织和骨骼

可有麻疹样皮疹、多形性红斑、剥脱性皮炎和多毛。齿龈增生常见于儿童和青少年。小儿长期服用可引起钙磷代谢紊乱、骨软化症和佝偻病。

3.造血系统

巨红细胞贫血、再生障碍性贫血和白细胞计数减少等。

4.代谢和内分泌

该药可作用于肝药酶,加速皮质激素分解,也可抑制胰岛素分泌、降低血中 T_3 的浓度。

5.消化系统

可有轻度厌食、恶心、呕吐和上腹疼痛,饭后服用可减轻症状。

6.致畸作用

癫痫母亲的胎儿发生颅面和肢体远端畸形的危险性增加,但是否与服用苯妥英钠有关目前尚无定论。

(三)注意事项

应定期检查血常规和齿龈的情况,长期服用时应补充维生素 D 和叶酸。妊娠哺乳期妇女和肝肾功能障碍者慎用。

(四)禁忌证

对乙内酰脲衍生物过敏者禁用。

(五)药物相互作用

(1)与卡马西平合用,可使两者的浓度交互下降。

(2)与苯巴比妥合用,可降低苯妥英钠的浓度,降低疗效。

(3)与扑米酮合用,有协同作用,可增强扑米酮的疗效。

(4)与丙戊酸钠合用,可使苯妥英钠的血浓度降低。

(5)与乙琥胺和三甲双酮合用,可抑制苯妥英钠的代谢,使其血浓度增高,增加毒性作用。

(6)与三环类抗抑郁药合用,可使两者的作用均增强。

(7)与地高辛合用,可增加地高辛的房室传导阻滞作用,引起心动过缓。地高辛能抑制苯妥英钠的代谢,增加其血浓度。

(8)不宜与氯霉素、西咪替丁和磺胺甲噁唑合用。

(9)与地西泮、异烟肼和利福平合用时,应监测血浓度,并适当调整剂量。

(10)与孕激素类避孕药合用时可降低避孕药的有效性。

(六)用法与用量

成人,50~100 mg,每天 2~3 次,一般 200~500 mg/d,推荐每天 1 次给药,最好晚间服用,超大剂量时可每天 2 次。儿童每天 5~10 mg/kg,分 2 次给药。静脉用药时,缓慢注射(<50 mg/min),成人 15~18 mg/kg,儿童 5 mg/kg,注射时需心电图监测。

(七)制剂

(1)片剂:100 mg。

（2）注射剂：5 mL：0.25 g。

（3）粉针剂：0.1 g,0.25 g。

二、乙苯妥英

乙苯妥英别名皮加隆,乙妥英,Peganone。

（一）药理作用与应用

本药类似苯妥英钠,但作用及不良反应均比苯妥英钠小。临床常与其他抗癫痫药合用,对全身性发作和复杂部分性发作有较好疗效。

（二）不良反应

本药不良反应比苯妥英钠少,有头痛、嗜睡、恶心、呕吐,共济失调、多毛和齿龈增生少见。

（三）用法与用量

口服,成人,开始剂量 0.5～1 g/d,每 1～3 d 增加 0.25 g,最大可达 3 g/d,分 4 次服用。儿童,1 岁以下 0.3～0.5 g/d,2～5 岁 0.5～0.8 g/d,6～12 岁 0.8～1.2 g/d。

（四）制剂

片剂：250 mg,500 mg。

三、甲妥英

甲妥英别名美芬妥英,Methenytoin,Methoin。

（一）药理作用与应用

与苯妥英钠相似,但有镇静作用。主要用于对苯妥英钠效果不佳的患者,对癫痫小发作无效。

（二）不良反应

毒性较苯妥英钠强,有嗜睡、粒细胞减少、再生障碍性贫血、皮疹、中毒性肝炎等不良反应。

（三）用法与用量

成人,50～200 mg,每天 1～3 次。儿童,25～100 mg,每天 3 次。

（四）制剂

片剂 50 mg,100 mg。

四、丙戊酸钠

丙戊酸钠别名二丙二乙酸钠,抗癫灵,戊曲酯。

（一）药理作用与应用

本药可能通过增加脑内抑制性神经递质 GABA 的含量,降低神经元的兴奋性,或直接稳定神经元细胞膜而发挥抗癫痫作用。口服吸收完全,t_{max} 为 1～4 h,半衰期为 14 h,达到稳态所需时间 4 d,有效血浓度为 67～82 μg/mL。本品是一种广谱抗癫痫药,对各型小发作、肌阵挛发作、局限性发作、大发作和混合型癫痫均有效,对复杂部分性发作、单纯部分性发作和继发性全身发作的效果不如其他一线抗癫痫药。此外,本药还可用于治疗小舞蹈病、偏头痛、心律失常和顽固性呃逆。

（二）不良反应

1.消化系统

消化系统不良反应有恶心、呕吐、厌食、消化不良、腹泻和便秘等。治疗过程中还可发生血氨升高，少数患者可发生脑病。在小儿以及抗癫痫药合用的情况下容易发生肝肾功能不全，表现为头痛、呕吐、黄疸、水肿和发热。一般情况下，肝毒性的发生率很低，约为 1/50 000。严重肝毒性致死者罕见。

2.神经系统

神经系统不良反应有震颤，也可有嗜睡、共济失调和易激惹症状。认知功能和行为障碍罕见。

3.血液系统

由血小板减少和血小板功能障碍导致的出血时间延长、皮肤紫斑和血肿。

4.致畸作用

妊娠初期服药可致胎儿神经管发育缺陷和脊柱裂等。

5.其他

偶见心肌劳损、心律不齐、脱发、内分泌异常、低血糖和急性胰腺炎。

（三）注意事项

服用 6 个月以内应定期查肝功能和血常规。有先天代谢异常者慎用。

（四）禁忌证

肝病患者禁用。

（五）药物相互作用

（1）丙戊酸钠为肝药酶抑制剂，合用时能使苯巴比妥、扑米酮和乙琥胺的血浓度增高，而苯巴比妥、扑米酮、苯妥英钠、乙琥胺和卡马西平又可诱导肝药酶，加速丙戊酸钠的代谢，降低其血浓度。

（2）与阿司匹林合用可使游离丙戊酸钠血浓度显著增高，半衰期延长，导致丙戊酸钠蓄积中毒。

（六）用法与用量

1.抗癫痫

成人维持量为 600～1 800 mg/d，儿童体重 20 kg 以上时，每天不超过 30 mg/kg，体重 <20 kg 时可用至每天 40 mg/kg，每天剂量一般分 2 次口服。

2.治疗偏头痛

1 200 mg/d，分 2 次口服，维持 2 周可显效。

3.治疗小舞蹈病

口服，每天 15～20 mg/kg，维持 3～20 周。

4.治疗顽固性呃逆

口服，初始剂量为每天 15 mg/kg，以后每 2 周每天剂量增加 250 mg。

（七）制剂

（1）丙戊酸钠片剂：100 mg，200 mg，250 mg。

（2）糖浆剂：5 mL：250 mg；5 mL：500 mg。

（3）丙戊酸胶囊：200 mg，250 mg。

(4)丙戊酸氢钠(肠溶片):250 mg,500 mg。

(5)丙戊酸/丙戊酸钠(控释片):500 mg。

五、丙戊酸镁

(一)药理作用与应用

新型广谱抗癫痫药,药理作用同丙戊酸钠。适用于各种类型的癫痫发作。

(二)不良反应

嗜睡、头昏、恶心、呕吐、厌食胃肠道不适,多为暂时性。

(三)注意事项

孕妇、肝病患者和血小板减少者慎用。用药期间应定期检查血象。

(四)药物相互作用

本药与苯妥英钠和卡马西平合用可增加肝脏毒性,应避免合用。

(五)用法与用量

口服,成人,200～400 mg,每天 3 次,最大可用至 600 mg,每天 3 次。儿童每天 20～30 mg/kg,分 3 次服用。

(六)制剂

片剂:100 mg,200 mg。

六、丙戊酰胺

丙戊酰胺别名丙缬草酰胺、癫健安、二丙基乙酰胺。

(一)药理作用与应用

其抗惊厥作用是丙戊酸钠的 2 倍,是一种作用强见效快的抗癫痫药。临床用于各型的癫痫。

(二)不良反应

头痛、头晕、恶心、呕吐、厌食和皮疹,多可自行消失。

(三)用法与用量

口服,成人,0.2～0.4 g,每天 3 次。儿童每天 10～30 mg/kg,分 3 次口服。

(四)制剂

片剂:100 mg,200 mg。

七、唑尼沙胺

唑尼沙胺别名 Exogran。

(一)药理作用与应用

具有磺酰胺结构,对碳酸酐酶有抑制作用,对癫痫灶放电有明显的抑制作用。本品口服易吸收,t_{max} 为 5～6 h,半衰期为 60 h。临床主要用于癫痫全面性发作、部分性发作和癫痫持续状态。

(二)不良反应

主要为困倦、焦躁、抑郁、幻觉、头痛、头晕、食欲缺乏、呕吐、腹痛、白细胞减少、贫血和血小板减少等。

(三)注意事项

不可骤然停药,肝肾功能不全者、机械操作者、孕妇和哺乳期妇女慎用。定期检查肝肾功能和血常规。

（四）用法与用量

成人初量 100~200 mg,分 1~3 次口服,逐渐加量至 200~400 mg,分 1~3 次口服。每天最大剂量 600 mg。儿童 2~4 mg/kg,分 1~3 次口服,逐渐加量至 8 mg/kg,分 1~3 次口服,每天最大剂量为 12 mg/kg。

（五）制剂

片剂:100 mg。

八、三甲双酮

三甲双酮别名 Tridion。

（一）药理作用与应用

在体内代谢成二甲双酮起抗癫痫作用,机制不明。口服吸收好,t_{max} 为 30 min 以内,二甲双酮半衰期为 10 d 或更长。主要用于其他药物治疗无效的失神发作,也用于肌阵挛和失张力发作。

（二）不良反应

有骨髓抑制、嗜睡、行为异常、皮疹、胃肠道反应、肾病综合征、肌无力综合征和脱发。有严重的致畸性。

（三）禁忌证

孕妇禁用。

（四）用法与用量

口服,成人维持量为 750~1 250 mg/d,儿童每天 20~50 mg/kg。

（五）制剂

(1)片剂:150 mg。

(2)胶囊剂:300 mg。

（孙丽丽）

第五节 拟 胆 碱 药

拟胆碱药可激动胆碱受体,产生与乙酰胆碱类似的作用。按药物作用机制分为直接拟胆碱药和间接拟胆碱药两大类,直接激动胆碱受体,称胆碱受体激动药;抑制胆碱酯酶活性,间接升高受体部位乙酰胆碱的浓度,提高内源性乙酰胆碱的生物效应,称胆碱酯酶抑制药(或称抗胆碱酯酶药)。若按药物对胆碱受体作用的选择性,分为 M、N 胆碱受体激动药,M 胆碱受体激动药和 N 胆碱受体激动药。

一、M 胆碱受体激动药

M 胆碱受体激动药可分为两类,即胆碱酯类和天然的拟胆碱生物碱。胆碱酯类主要包括乙酰胆碱、卡巴胆碱、醋甲胆碱和贝胆碱。天然的拟胆碱生物碱有毛果芸香碱、槟榔碱和毒草碱。

(一)乙酰胆碱(ACh)

乙酰胆碱为胆碱能神经递质,性质不稳定,极易被体内乙酰胆碱酯酶(AChE)水解破坏,其能特异性作用于各类胆碱受体,选择性差,故无临床实用价值;但其为内源性神经递质,分布较广,具有非常重要的生理功能,因而必须熟悉该递质的作用。其作用如下所述。

1.M 样作用

激动 M 胆碱受体,表现出兴奋胆碱能神经全部节后纤维所产生的作用,如心脏抑制、腺体分泌增加、血管扩张、瞳孔缩小。

(1)扩张血管,降低血压。

(2)抑制心脏,减慢心肌收缩力和心率。

(3)兴奋内脏平滑肌使其收缩。兴奋胃肠道、泌尿道平滑肌并可促进胃、肠分泌,导致恶心、嗳气、呕吐、腹痛及排便、排尿等症状。

(4)腺体分泌增加,如出汗、流涎。

(5)使瞳孔括约肌和睫状肌收缩,致瞳孔缩小,调节痉挛。

2.N 样作用

(1)激动 N_n 受体(N_1 受体)相当于兴奋神经节,使节后神经兴奋。表现为交感神经和副交感神经同时兴奋所产生的作用,同时兴奋肾上腺素髓质分泌肾上腺素。总体表现为胃肠道、膀胱等处的平滑肌收缩加强,腺体分泌增加,心肌收缩力加强和小血管收缩,血压上升。

(2)激动 N_M 受体(N_2 受体):本品激动运动终板的 N_M 受体,使骨骼肌收缩。

(二)毛果芸香碱

毛果芸香碱属 M 胆碱受体激动药,是从毛果芸香属植物中提取出的生物碱。本品选择性地激动 M 胆碱受体,产生 M 样作用。对眼和腺体的作用强,而对心血管的作用小。其作用和临床应用如下所述。

1.眼

滴眼后可引起缩瞳、降低眼内压和调节痉挛等作用(图 4-2)。

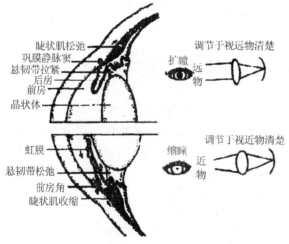

图 4-2 M 胆碱受体激动药和阻滞药对眼的作用

箭头表示房水流通及睫状肌收缩或松弛方向。上:胆碱受体阻滞药对眼的作用;下:胆碱受体激动药对眼的作用

(1)缩瞳:激动虹膜瞳孔括约肌的M胆碱受体,使虹膜瞳孔括约肌收缩,瞳孔缩小。局部用药后作用可持续数小时至1 d。

(2)降低眼内压:通过缩瞳作用可使虹膜向中心拉动,虹膜根部变薄,从而使处于虹膜周围的前房角间隙扩大,房水易于经滤帘进入巩膜静脉窦,使眼内压下降。

(3)调节痉挛:毛果芸香碱激动动眼神经支配的M受体。使睫状肌向瞳孔中心方向收缩,导致牵拉晶状体悬韧带松弛,晶状体由于本身弹性变凸,屈光度增加,此时远距离物体不能清晰地成像于视网膜上,故视远物模糊,视近物清楚。这一作用称为调节痉挛。

2.腺体

毛果芸香碱激动腺体的M受体,皮下注射10～15 mg可使汗腺、唾液腺分泌明显增加。

3.临床应用

全身用于抗胆碱药如阿托品中毒的抢救,局部用于治疗青光眼。

(1)治疗青光眼:青光眼有闭角型及开角型两种,毛果芸香碱均适用。低浓度的毛果芸香碱(2%以下)可滴眼用于治疗闭角型青光眼(充血性青光眼);本品对开角型青光眼(单纯性青光眼)的早期也有一定疗效,但机制未明,常用1%～2%溶液滴眼。

(2)治疗巩膜炎:与散瞳药阿托品交替使用,使瞳孔扩张收缩交替出现,从而防止虹膜睫状体发炎时虹膜与晶状体粘连。

4.不良反应

本品滴眼药液浓度过高(2%以上)或过量吸收后出现M胆碱受体过度兴奋症状,可用阿托品拮抗。

5.用药注意及禁忌证

(1)滴眼时应压迫内眦,避免药液流入鼻腔后吸收中毒。

(2)禁用于急性虹膜炎。

(三)卡巴胆碱

卡巴胆碱对M、N胆碱受体的作用与乙酰胆碱相似,但其不易被胆碱酯酶水解,作用时间较长。本品对膀胱和肠道作用明显,故可用于术后腹胀气和尿潴留,仅用于皮下注射,禁止静脉注射给药。该药不良反应较多且阿托品对它的解毒效果差,故目前主要用于局部滴眼治疗青光眼。

二、抗胆碱酯酶药

胆碱酯酶是一种水解乙酰胆碱的特殊酶,主要存在于胆碱能神经元、神经-肌肉接头以及其他某些组织中,此酶对于生理浓度的乙酰胆碱作用最强,特异性也较高。抗胆碱酯酶药与胆碱酯酶的亲和力比乙酰胆碱大得多,分为易逆性抗胆碱酯酶药和难逆性抗胆碱酯酶药。

(一)易逆性抗胆碱酯酶药

1.新斯的明

(1)抑制胆碱酯酶,产生M和N样作用:新斯的明可与乙酰胆碱竞争与胆碱酯酶的结合,抑制胆碱酯酶的活性,使胆碱能神经末梢释放的乙酰胆碱破坏减少,突触间隙中的乙酰胆碱积聚,表现出M样和N样作用。

(2)直接激动N_M受体(N_2受体):新斯的明除了抑制胆碱酯酶的作用外,还能直接与骨骼肌运动终板上N_M受体结合,促进运动神经末梢释放乙酰胆碱,加强骨骼肌收缩作用。故对骨骼肌作用最强,对胃肠道和膀胱等平滑肌作用较强,对心血管、腺体、眼和支气管平滑肌作用较弱。

(3)治疗重症肌无力:本病为神经-肌肉接头传递障碍所致慢性疾病,这是一种自身免疫性疾病,主要症状是骨骼肌呈进行性收缩无力,临床表现为受累骨骼肌极易疲劳。新斯的明为治疗重症肌无力常规使用药物,用来控制疾病症状。

(4)治疗术后腹胀及尿潴留:新斯的明能加快肠蠕动及增加膀胱张力,从而促进排气排尿。

(5)用于阵发性室上性心动过速:新斯的明 M 样作用使心率减慢。

(6)用于非去极化型肌松药的解毒:如用于筒箭毒碱中毒的解救。

(7)不良反应较少,过量可产生恶心、呕吐、腹痛、出汗、心动过缓、肌肉震颤和无力。

(8)治疗重症肌无力时,可口服给药,也可皮下或肌内注射给药。静脉注射给药时有一定危险性,特别要防止剂量过大引起兴奋过度而转入抑制,致使肌无力症状加重。

(9)使用前应先测心率,如心动过缓先用阿托品使心率增至 80 次/分钟后再用本品。

(10)解救筒箭毒碱中毒时应先给患者吸氧,并备好阿托品。

(11)禁用于支气管哮喘、机械性肠梗阻、泌尿道梗阻及心绞痛等患者。

2.毒扁豆碱

毒扁豆碱是从西非毒扁豆的种子中提取的一种生物碱,现已人工合成。

(1)毒扁豆碱作用与新斯的明相似,但无直接兴奋作用:眼内局部应用时,其作用类似于毛果芸香碱,但奏效快、作用强而持久,表现为瞳孔缩小,眼内压下降,可维持 1～2 d。吸收后外周作用与新斯的明相似,表现为 M、N 胆碱受体激动作用;进入中枢后亦可抑制中枢 AChE 活性而产生作用,表现为小剂量兴奋、大剂量抑制。

(2)局部用于治疗青光眼,常用 0.05% 溶液滴眼。

(3)本品滴眼后可致睫状肌收缩而引起调节痉挛,出现头痛。大剂量中毒时可致呼吸麻痹。

(4)与毛果芸香碱相比,毒扁豆碱刺激性较强,长期给药时,患者不易耐受。临床应用时,可先用本品滴眼数次,后改用毛果芸香碱维持疗效。滴眼时应压迫内眦,以免药液流入鼻腔后吸收中毒。

3.吡斯的明

吡斯的明的作用与新斯的明类似,口服吸收较差,故临床应用时剂量较大,起效缓慢,作用时间较长。主要用于治疗重症肌无力,疗程通常少于 8 周,亦可用于治疗麻痹性肠梗阻和术后尿潴留。不良反应与新斯的明相似,但 M 胆碱受体效应较弱。

4.加兰他敏

加兰他敏是一种从石蒜科植物中提取的生物碱,其作用类似新斯的明,用于治疗重症肌无力和脊髓灰质炎后遗症,也可用于治疗竞争性神经-肌肉阻滞药过量中毒。

5.安贝氯铵

安贝氯铵作用类似新斯的明,但较持久,主要用于重症肌无力的治疗,尤其适用于不能耐受新斯的明或吡斯的明的患者。

(二)难逆性抗胆碱酯酶药

1.有机磷酸酯类

有机磷酸酯类能与胆碱酯酶牢固结合,且结合后不易水解,因此酶的活性难以恢复,致使体内乙酰胆碱持久积聚而引起中毒。有机磷酸酯类对人畜均有毒性,主要用作农作物及环境杀虫,常见的有敌百虫、马拉硫磷、乐果、敌敌畏等。有些剧毒物质,如沙林、塔崩及梭曼还被用作化学战争的神经毒气,在应用时,如管理不妥或防护不严,均可造成人畜中毒。因此必须掌握其中毒表现及防治解救方法。

2.烟碱

烟碱是 N 胆碱受体激动药的代表。由烟草中提取,可兴奋自主神经节和神经-肌肉接头的 N 胆碱受体。其对神经节的 N 受体作用呈双相性,小剂量激动 N 受体,大剂量却阻断 N 受体。烟碱对神经-肌肉接头 N 受体作用与其对神经节 N 受体作用类似,由于烟碱作用广泛、复杂,无临床实用价值。

(孙丽丽)

第六节　抗 胆 碱 药

一、M 受体阻滞药

常用的药物有阿托品、东莨菪碱、山莨菪碱、后阿托品、丙胺太林和哌仑西品等,以阿托品为例进行介绍。

(一)药物作用

能选择性阻断 M 受体,对抗乙酰胆碱或拟胆碱药的 M 样作用。

(二)临床用途

1.解除平滑肌痉挛

对过度兴奋的胃肠平滑肌松弛作用明显,用于缓解胃肠绞痛及膀胱刺激症状。

2.抑制腺体分泌

对汗腺、唾液腺作用最明显,用于全麻前给药、严重盗汗和流涎症。

3.眼科用药

散瞳、升眼压、导致远视(调节麻痹)。临床可用于虹膜睫状体炎、虹膜晶状体粘连(与缩瞳药交替使用)和小儿验光。

4.兴奋心脏

较大剂量时使心率加快和房室传导加快,常用于治疗窦性心动过缓和房室传导阻滞。

5.扩血管

大剂量时能解除小血管痉挛,用于治疗感染中毒性休克。

6.对抗 M 样作用

用于解救有机磷中毒。有机磷中毒的患者对阿托品的敏感性远比正常人低,其用量不受药典规定的极量限制,使用总量随中毒程度不同可相差很大。要及早、足量、反复注射阿托品,直至达到"阿托品化"。"阿托品化"的主要指征:瞳孔扩大不再缩小,口干及皮肤干燥、颜面潮红,肺部湿啰音消失,轻度躁动不安及心率加快等。对以上指征需全面观察,综合分析,灵活判断。

(三)不良反应

1.外周反应

常见口干,皮肤干燥,潮红,视近物模糊,瞳孔扩大,心率加快,体温升高等外周症状。

2.中毒反应

阿托品过量中毒除外周症状加重外,还可出现中枢兴奋症状,如烦躁、谵妄、幻觉甚至惊厥等。严重中毒时由兴奋转入抑制而出现昏迷、呼吸麻痹。

(四)禁忌证

青光眼、前列腺肥大、高热患者禁用。

二、胆碱酯酶复活药

以氯解磷定(BAM-CI)氯解磷定(又名氯磷定、氯化派姆)为例进行介绍。

(一)药物作用

1.使胆碱酯酶复活

与磷酰化胆碱酯酶中的有机磷结合,使胆碱酯酶与有机磷解离,恢复胆碱酯酶的活性。

2.与游离的有机磷结合

防止中毒进一步加深。

(二)临床用途

用于解救有机磷中毒。对有机磷的解毒作用有一定选择性。对内吸磷、对硫磷中毒疗效较好;对敌敌畏、敌百虫中毒效果较差;对乐果中毒则无效。对轻度有机磷中毒,可单独应用氯解磷定或阿托品以控制症状;中度、重度中毒时则必须合并应用阿托品。

三、用药监护

(一)用药监测

(1)阿托品治疗量时应观察心率变化,心率每分钟高于 100 次,体温高于 38 ℃ 及眼内压高的患者不宜用阿托品。

(2)用药期间注意监测阿托品化指征的出现。

(3)大剂量应用阿托品时应严密观察外周和中枢中毒症状的出现。如出现呼吸加快、瞳孔扩大、中枢兴奋症状及猩红热样皮疹时,多为阿托品中毒,应及时报告医师,及时处理。外周症状可用拟胆碱药毛果芸香碱或新斯的明对抗治疗。有机磷中毒使用阿托品过量时不能用新斯的明。中枢兴奋症状可用镇静药苯巴比妥或地西泮对抗治疗。

(4)应用解磷定期间应观察患者的体液平衡情况,如有脱水,需补充体液。

(二)用药护理

(1)应用阿托品常见外周轻症在停药后可逐渐消失,不需特殊处理。但在用药前应向患者或家属说明药物可能引起的不良反应,并介绍一些简便的防治措施,如口干可少量多次饮水,解除口腔黏膜干燥感。

(2)阿托品滴眼时应压迫内眦,防止药液经鼻腔黏膜吸收产生不良反应。

(3)应用阿托品等抗胆碱药前应劝患者排尿排便,用药后多饮水及多食含纤维食物,减少尿潴留及便秘的发生。

(4)有机磷农药中毒时应及早使用胆碱受体阻滞药,防止胆碱酯酶老化。

(5)胆碱酯酶复活药(氯解磷定)在体内迅速被分解,维持时间短(仅 1.5～2 h),应根据病情需要反复给药,彻底解毒。

(6)阿托品中毒除按一般中毒处理外,必须及时用 4% 鞣酸溶液清除体内过量药物,并用毛果芸香碱 0.25～0.5 mL 皮下注射,每 10～15 min 1 次,至中毒症状消失。

(7)一旦怀疑有机磷酸酯类中毒,应立即除去被污染的衣物,用清水或肥皂水彻底清洗皮肤,减少农药经皮肤黏膜吸收;若为口服中毒,应马上用 2% $NaHCO_3$ 或 1% 盐水反复洗胃,再用硫酸镁导泻。敌百虫口服中毒不能用碱性溶液洗胃,对硫磷中毒忌用高锰酸钾洗胃。

(8)有机磷酯酯类中毒抢救时,一定要保持患者呼吸道的通畅,防止肺水肿、脑水肿、呼吸衰竭,积极预防感染。

（孙丽丽）

第七节　拟肾上腺素药

拟肾上腺素药是一类能直接或间接激动肾上腺素受体,产生与交感神经兴奋相似效应的药物。按其对不同受体的选择性,可分为 α、β 受体激动药,α 受体激动药,β 受体激动药三大类。本章重点介绍的药物就包括 α、β 受体激动药肾上腺素,α 受体激动药去甲肾上腺素以及 β 受体激动药异丙肾上腺素。

一、α、β 受体激动药

(一)肾上腺素

肾上腺素(Adrenaline,AD,副肾素)是肾上腺髓质分泌的主要激素,药用制剂从家畜肾上腺提取或人工合成。本类药物化学性质不稳定,遇光易失效;在中性尤其碱性溶液中,易氧化变色而失活。

1.体内过程

口服后可被碱性肠液破坏,故口服无效。皮下注射可使局部血管收缩,吸收较慢,作用持续约 1 h;肌内注射吸收较皮下注射快,作用持续 20 min;静脉注射立即生效。

2.药理作用

肾上腺素通过激动 α 和 β 受体,产生 α 和 β 样效应。

(1)兴奋心脏:通过激动心脏的 $β_1$ 受体使心肌收缩力增强、心率加快、传导加速、心排血量增加。还能扩张冠脉血管,改善心肌的血液供应。但在加强心肌收缩力的同时,增加心肌耗氧量,如剂量过大或静脉注射速度过快,可引起心脏异位起搏点兴奋,导致心律失常,甚至室颤。

(2)舒缩血管:对血管的作用因血管平滑肌上分布的受体类型和密度不同,药理作用不同。激动 α 受体可使皮肤、黏膜及内脏血管收缩;激动 $β_2$ 受体使骨骼肌血管及冠脉血管扩张。

(3)影响血压:治疗量(0.5～1 mg)的肾上腺素激动 $β_1$ 受体,使心脏兴奋,心排血量增加,收缩压升高,由于 $β_2$ 受体对低浓度肾上腺素较敏感,骨骼肌血管的扩张作用抵消或超过了皮肤黏膜血管的收缩作用,故舒张压不变或略有下降,脉压增大。较大剂量的肾上腺素,除强烈兴奋心脏外,还因对仅受体的激动作用加强,使血管收缩作用超过了血管扩张作用,导致收缩压、舒张压均升高,如应用 α 受体阻滞药(如酚妥拉明等)抵消了肾上腺素激动 α 受体而收缩血管的作用,则肾上腺素激动 $β_2$ 受体而扩张血管的作用会得以充分表现,这时用原剂量的肾上腺素可引起单纯的血压下降,此现象称为肾上腺素升压效应的翻转。故 α 受体阻滞药引起的低血压不能用肾上腺素治疗,以免血压更加降低。

(4)扩张支气管:激动支气管平滑肌上的 β_2 受体,使支气管平滑肌松弛;还可抑制肥大细胞释放过敏递质(如组胺、白三烯等);肾上腺素还可兴奋 α_1 受体,使支气管黏膜血管收缩,毛细血管通透性降低,有利于减轻或消除黏膜水肿。以上作用均有利于缓解支气管哮喘。

(5)促进代谢:激动 β_2 受体,可促进糖原和脂肪分解,使血糖和血中游离脂肪酸均升高。

3.临床应用

(1)心搏骤停:用于溺水、传染病、房室传导阻滞、药物中毒、麻醉及手术意外等引起的心搏骤停。在配合心脏按压、人工呼吸、纠正酸中毒等其他措施的同时,可用 0.5~1.0 mg 的肾上腺素心内注射,以恢复窦性心律。对电击所致的心搏骤停,可用肾上腺素配合心脏除颤器或利多卡因抢救。

(2)过敏性休克:AD 是治疗过敏性休克的首选药物,其兴奋心脏、收缩血管、舒张支气管、抑制组胺释放等作用,可迅速缓解过敏性休克所致的心跳微弱、血压下降、喉头水肿和支气管黏膜水肿及支气管平滑肌痉挛引起的呼吸困难等症状。

(3)急性支气管哮喘:AD 可舒张支气管平滑肌,消除支气管黏膜充血水肿,抑制过敏物质释放,从而控制支气管哮喘的急性发作。起效快,但持续时间短。

(4)局部应用。①与局部麻醉药配伍:在局麻药中加入适量 AD(1∶250 000),可使局部血管收缩,延缓局麻药的吸收,减少吸收中毒并延长局麻作用时间。但在肢体远端部位,如手指、足趾、耳部、阴茎等处手术时,局麻药中不加 AD,以免引起局部组织坏死。②局部止血:对鼻黏膜或牙龈出血,可用浸有 0.1% 的肾上腺素纱布或棉球填塞出血部位,通过收缩局部血管起止血作用。

4.不良反应

常见的不良反应为心悸、头痛、烦躁和血压升高等,血压剧升有发生脑出血的危险;亦可引起心律失常,甚至室颤。应严格掌握剂量。

高血压、糖尿病、甲状腺功能亢进及器质性心脏病患者禁用。老年人应慎用。

(二)多巴胺

多巴胺(DA)为合成去甲肾上腺素的前体物质,药用为人工合成品。

1.体内过程

口服易被破坏而失效,一般用静脉滴注给药。不易透过血-脑屏障,几乎无中枢作用。在体内被 COMT 及 MAO 代谢失活。

2.药理作用

多巴胺可直接激动 α、β 和 DA 受体,对 α、β 受体作用明显,对 β_2 受体作用弱。

(1)兴奋心脏:小剂量多巴胺主要激动 β_1 受体,使心肌收缩力增强,心排血量增加。一般剂量对心率影响不明显;大剂量可加快心率,多巴胺兴奋心脏的作用较肾上腺素弱,较少发生心悸及心律失常。

(2)舒缩血管:小剂量可兴奋多巴胺受体,扩张脑、肾、肠系膜血管;大剂量可激动 α 受体,使皮肤、黏膜血管收缩。

(3)影响血压:小剂量时由于兴奋心脏及舒缩血管的综合作用,使收缩压升高,舒张压无明显变化。大剂量时较显著地兴奋心脏和收缩血管,外周阻力增加,收缩压和舒张压均升高。

(4)改善肾功能:小剂量多巴胺可激动肾血管的多巴胺受体,使肾血管扩张,肾血流量增加,肾小球滤过率增多;并能直接抑制肾小管对钠的重吸收,使尿量增多。但在大剂量使用时,多巴胺作用于肾血管的 α 受体,使肾血管收缩,肾血流量减少。

3.临床应用

(1)休克:对于心功能不全、尿量减少的休克疗效较好,也可用于感染性休克、出血性休克及心源性休克。但应注意补足血容量和纠正酸中毒。

(2)急性肾衰竭:与利尿药(如呋塞米)合用,可用于急性肾衰竭的治疗。

4.不良反应

应用治疗量时不良反应较轻,偶见恶心、呕吐、头痛等。用量过大或静脉滴注速度过快可致心律失常、血压升高,肾血管收缩引起肾功能下降等,减慢滴速或停药可缓解上述反应。避免药液漏出血管外,以免引起局部组织缺血坏死。

(三)麻黄碱

麻黄碱(麻黄素)是从中药麻黄中提取的生物碱,现已人工合成。

1.体内过程

口服、注射均易吸收。易透过血-脑屏障,在体内仅有少量被 MAO 代谢,一次用药作用可维持 3～6 h。大部分以原形经肾排泄,酸性尿液可促进其排泄。

2.药理作用

对 α、β 受体均有直接兴奋作用,并能促进肾上腺素能神经末梢释放去甲肾上腺素。与肾上腺素比较,麻黄碱具有以下特点:①兴奋心脏、收缩血管、升高血压、扩张支气管的作用起效慢、效应弱、维持时间持久。②中枢兴奋作用显著。③连续用药可产生快速耐受性。

3.临床应用

(1)某些低血压状态:用于防治硬膜外和蛛网膜下腔麻醉所引起的低血压。

(2)支气管哮喘:扩张支气管作用较肾上腺素弱,起效慢,但作用持久,仅用于轻症哮喘的治疗和预防哮喘发作。

(3)鼻黏膜充血所致鼻塞:药物滴鼻可消除黏膜充血和肿胀,但小儿禁用。

4.不良反应

中枢兴奋所致的不安、失眠等反应最为常见,晚间服用宜加镇静催眠药。连续滴鼻过久,可产生反跳性鼻黏膜充血。前列腺肥大患者服用本药可增加排尿困难。

高血压、冠心病及甲状腺功能亢进患者禁用。

二、α 受体激动药

(一)去甲肾上腺素

去甲肾上腺素(NA)是去甲肾上腺素能神经末梢释放的主要神经递质,药用为人工合成品。

1.体内过程

口服易被破坏,皮下或肌内注射因强烈收缩血管,可发生局部缺血性坏死,故只能静脉给药。主要由 COMT 和 MAO 代谢而失活,维持时间短。

2.药理作用

主要激动 α 受体,对 β_1 受体激动作用较弱,对 β_2 受体几乎无作用。

(1)收缩血管:通过激动血管平滑肌上的 α 受体,产生强大的收缩血管作用。以皮肤、黏膜血管收缩作用最明显,其次为肾、脑、肝、肠系膜及骨骼肌血管,而对冠脉血管呈扩张作用,原因是心脏兴奋,心肌的代谢产物腺苷增多所致。

(2)兴奋心脏:去甲肾上腺素可激动心脏的 β_1 受体,但作用强度较肾上腺素弱,可使心肌收缩力增强、心排血量增加、传导速度加快、心肌耗氧量增加。但在整体条件下,由于血压升高,反射性地兴奋迷走神经而减慢心率的作用,超过它直接加快心率的作用,故可使心率减慢。

(3)升高血压:因兴奋心脏而增加心排血量,并收缩血管而加大外周血管阻力,故可使收缩压及舒张压都升高。

3.临床应用

(1)休克:去甲肾上腺素在休克治疗中已不占重要地位,仅用于神经性休克、过敏性休克、心源性休克早期和应用扩血管药无效时的感染性休克。宜小剂量、短时间静脉滴注,以保证心、脑、肾等重要脏器的血液供应,长时间或大剂量用药可造成微循环障碍。现主张与 α 受体阻滞药酚妥拉明合用,以对抗过强的血管收缩作用,保留其 β 效应,改善微循环。

(2)上消化道出血:将本药 1~3 mg 适当稀释后口服,可使食管和胃黏膜血管收缩,产生局部止血作用。

4.不良反应

(1)局部组织缺血坏死:静脉滴注浓度过高、时间过长或药液漏出血管外时,因血管强烈收缩而致局部组织缺血坏死。故静脉滴注时应防止药液外漏,并注意观察局部反应,一旦药液外漏或发现滴注部位皮肤苍白,应立即更换滴注部位,并对原滴注部位进行热敷,用普鲁卡因或 α_1 受体阻滞药酚妥拉明局部浸润注射,以对抗去甲肾上腺素的缩血管作用,防止组织坏死。

(2)急性肾衰竭:静脉滴注时间过长或剂量过大使肾血管强烈收缩,肾血流量减少,出现尿少、尿闭甚至急性肾衰竭。用药期间要观察患者尿量的变化,尿量要保持在每小时 25 mL 以上。

(3)停药反应:长时间静脉滴注去甲肾上腺素,如果骤然停药,可出现血压突然下降,故应逐渐降低滴速后停药。

高血压、冠心病、动脉硬化、甲状腺功能亢进、少尿或无尿患者禁用。

(二)间羟胺

间羟胺(阿拉明)主要作用于 α 受体,对 β 受体作用弱,并有促进肾上腺素能神经末梢释放递质的间接作用。与去甲肾上腺素相比,间羟胺收缩血管、升高血压的作用弱而持久。对肾血管作用较弱,较少发生少尿、闭尿等不良反应。对心率影响不明显,很少引起心律失常。该药既能静脉滴注又可肌内注射,应用方便。常作为去甲肾上腺素的代用品,用于各种休克和低血压的治疗。不良反应与去甲肾上腺素相似。

(三)去氧肾上腺素

去氧肾上腺素(新福林,苯肾上腺素)是人工合成品。可以激动 α_1 受体,具有升高血压,减慢心率,散大瞳孔的作用,用于防治低血压,治疗阵发性室上性心动过速;与阿托品相比,去氧肾上腺素扩瞳作用弱,起效快而维持时间短,主要在眼底检查时作为快速扩瞳药。

三、β 受体激动药

(一)异丙肾上腺素

异丙肾上腺素(ISP,喘息定,治喘灵)为人工合成品。

1.体内过程

口服易破坏,常用其气雾剂吸入给药,也可舌下给药或静脉滴注。吸收后被 COMT 破坏,代谢速度较慢,故作用时间较肾上腺素略长。

2.药理作用

异丙肾上腺素对 β_1 和 β_2 受体无明显的选择性激动作用,对 α 受体几乎无作用。

(1)兴奋心脏:激动心脏 β_1 受体,使心肌收缩力增强、心率加快、传导加速、心排血量增多,心肌耗氧量明显增加,比肾上腺素作用强。大剂量也可引起心律失常,但比肾上腺素少见,因异丙肾上腺素对窦房结的兴奋作用强,因此较少发生室颤。

(2)血管和血压:激动 β_2 受体,使骨骼肌血管扩张,肾、肠系膜及冠状血管有不同程度扩张,血管总外周阻力降低,舒张压下降;由于心脏兴奋使心排血量增加,故收缩压升高,脉压增大。

(3)扩张支气管:激动支气管平滑肌 β_2 受体,松弛支气管平滑肌,作用较肾上腺素强。也可抑制过敏物质的释放,但对支气管黏膜血管无收缩作用,故消除支气管黏膜水肿作用不如肾上腺素。

(4)影响代谢:促进糖原和脂肪分解,使血糖及游离脂肪酸升高,并能增加组织的耗氧量。

3.临床应用

(1)支气管哮喘:适于支气管哮喘急性发作,常用气雾剂吸入或舌下给药,能迅速控制急性发作。作用快而强,但易引起心悸,久用可产生耐受性。

(2)心搏骤停:对溺水、麻醉意外及药物中毒等引起的心搏骤停,可用本药 0.5～1 mg 心室内注射,使心跳恢复。

(3)房室传导阻滞:本品具有强大的加速房室传导作用,可舌下含服或静脉滴注治疗房室传导阻滞。

(4)休克:异丙肾上腺素能兴奋心脏,增加心排血量及扩张血管,改善微循环,在补足血容量的基础上用于治疗感染性休克及心源性休克。

4.不良反应

(1)一般不良反应:常见心悸、头痛、头晕、低血糖等。

(2)心律失常:支气管哮喘已明显缺氧者,用量过大,易使心肌耗氧量增加,导致心律失常。对哮喘患者自用气雾剂或舌下含化时,应嘱咐患者勿超过规定的用药次数及吸入量。

冠心病、心肌炎、甲状腺功能亢进、心绞痛患者禁用。

(二)多巴酚丁胺

多巴酚丁胺是多巴胺的衍生物。口服无效,一般静脉滴注给药。能选择性地激动 β_1 受体,使心肌收缩力加强、心排血量增加,适用于心肌梗死并发心功能不全的患者。控制滴速时,一般比较安全。当滴速过快或浓度过高时,可引起心率加快或房室传导加快,少数出现心悸,偶可见心律失常。

(孙丽丽)

第五章　呼吸内科用药

第一节　抗感冒药

感冒是由多种病毒感染引起的一种常见的急性呼吸系统疾病,具有多发性、传染性、季节性等特点,临床表现以鼻塞、咳嗽、头痛、恶寒、发热、全身不适为主要特征。全年均可发病,尤以春季多见。

抗感冒药物泛指用于治疗感冒的各种药物,剂型、种类繁多,目前市场上销售的抗感冒药物大多是对症治疗。感冒初期由于病毒的侵入,鼻黏膜腺体分泌亢进,血管通透性增加,出现打喷嚏、流鼻涕现象,此时可根据症状选用抗组胺药物如苯海拉明、氯苯那敏、异丙嗪等。感冒发作期可出现发热、头痛、肌肉痛等症状,可用解热镇痛药如阿司匹林、对乙酰氨基酚、双氯芬酸、贝诺酯等缓解;如果症状不能控制,可加服抗病毒药物或抗感冒中成药。

一、解热镇痛抗炎药

解热镇痛抗炎药是一类具有解热镇痛,而且大多数还有抗炎、抗风湿作用的药物,在化学结构上与肾上腺皮质激素不同,又称为非甾体抗炎药(NSAIDs)。在抗感冒药物中,这类药物针对的主要是感冒中的发热症状,兼有止痛和减轻炎症反应的作用,其中以阿司匹林、对乙酰氨基酚、双氯芬酸等的解热作用较好,对乙酰氨基酚没有减少炎症反应的作用。

(一)应用原则与注意事项

1.应用原则

(1)用药时限:此类药物用于解热一般限定服用3 d,用于止痛限定服用5 d,如症状未缓解或消失,应及时向医师咨询,不得长期服用。

(2)使用一种解热镇痛药时避免同时服用其他含有解热镇痛药成分的药品,以免造成肝损伤等不良反应。

2.注意事项

(1)应用解热镇痛药属于对症治疗,并不能解除疾病的致病原因,由于用药后改变了体温,可掩盖病情,影响疾病的诊断,应引起重视。

(2)该类药物很多都对胃肠道有不良反应,其中阿司匹林对胃肠道的刺激性最大。为避免药品对胃肠道的刺激,应在餐后服药,不宜空腹服药。

（3）关注特殊人群用药：高龄患者、孕妇及哺乳期妇女、肝肾功能不全的患者、血小板减少症患者、有出血倾向的患者以及有上消化道出血和（或）穿孔病史的患者，应慎用或禁用本类药物。对有特异体质者，使用后可能发生皮疹、血管性水肿和哮喘等反应，应当慎用。患有胃十二指肠溃疡者应当慎用或不用。

（4）应用本类药物时应严格掌握用量，避免滥用，老年人应适当减量，并注意间隔一定的时间（4～6 h），同时在解热时多饮水和及时补充电解质。

（5）本类药物中大多数之间有交叉变态反应。

（6）使用本类药物时不宜饮酒或饮用含有酒精的饮料。

（二）药物特征比较

儿童和青少年在病毒感染时如果使用阿司匹林退热，可能会发生一种罕见但可致死的不良反应（瑞氏综合征，表现为严重的肝损害和脑病），因此为孩子选择退热药请避免阿司匹林，而以选择对乙酰氨基酚为好。呼吸系统疾病常用解热镇痛抗炎药的比较见表5-1。

表 5-1　呼吸系统疾病常用解热镇痛抗炎药的比较

药物	作用和应用			不良反应		
	解热镇痛	抗炎	其他应用	肠道（出血）	过敏	其他
阿司匹林	+++	+++	抑制血小板聚集、抗血栓形成	+++	++	凝血功能障碍、水杨酸反应
对乙酰氨基酚	+++ 缓慢持久	±	感冒发热复方制剂		+	高铁血红蛋白症、肝坏死
吲哚美辛	++++	+++	其他药物不能耐受或疗效不佳的病例、癌性发热	+++	++	中枢神经系统、造血系统
布洛芬	++	+++	风湿性、类风湿关节炎	±		视力模糊、头痛
萘普生	++++	++++	不能耐受阿司匹林、吲哚美辛的病例	++		少而轻

二、减轻鼻黏膜充血药

拟交感神经药被广泛用作普通感冒症状的减轻鼻黏膜充血药，它们通过α肾上腺素能效应选择性地收缩鼻黏膜血管，使局部血流重新分配，减轻鼻窦、鼻黏膜血管充血，解除鼻塞症状，有助于保持咽鼓管和窦口通畅，减轻流涕、打喷嚏等症状。麻黄碱和去氧肾上腺素、羟甲唑啉、萘甲唑啉和赛洛唑啉等拟交感神经药能局部以滴鼻或喷雾形式给药，伪麻黄碱等可以口服。

（一）应用原则与注意事项

1.应用原则

（1）禁使用所有含有盐酸苯丙醇胺（PPA）的药物。

（2）伪麻黄碱属于"兴奋剂类管制品种""易制毒类化学品"，生产、经营和使用按有关规定执行。

（3）局部用药应限制在7 d以内。

2.注意事项

(1)关注不良反应:这种药物的不良反应主要表现在心脑血管系统,如头痛、心悸、血压升高等。大剂量可引发期前收缩、心动过速,甚至心室颤动,故患有甲状腺功能亢进、器质性心脏病、高血压、心绞痛者的患者禁用含此成分的抗感冒药。

(2)关注不适宜人群:婴幼儿不宜使用;心血管疾病患者慎用。

(二)伪麻黄碱

1.别称

假麻黄碱,异麻黄碱,伪麻黄素。

2.药理作用

本品通过促进去甲肾上腺素的释放,间接发挥拟交感神经作用;能选择性地收缩上呼吸道毛细血管,消除鼻咽部黏膜充血、肿胀,减轻鼻塞症状,对全身其他脏器的血管无明显的收缩作用,对心率、心律、血压和中枢神经无明显影响。

3.药动学

服药后 2～3 h 血药浓度达高峰。部分代谢为无活性的代谢产物,55%～75%以原形从尿中排泄。其半衰期随尿液 pH 的改变而异。

4.适应证

用于减轻感冒、鼻炎(包括过敏性鼻炎)及鼻窦炎引起的鼻充血症状。

5.用法用量

口服,成人一次 0.12 g,一天 2 次。

6.不良反应

有较轻的兴奋作用、失眠、头痛。

7.禁忌证

严重的高血压、冠心病、服用单胺氧化酶抑制剂及对盐酸伪麻黄碱敏感或不能耐受的患者禁用。

8.药物相互作用

(1)本品可加强肾上腺素的作用,如用本品后需用肾上腺素,则应减量。

(2)本品可增加糖皮质激素的代谢。

(3)与洋地黄合用可致心律失常。

(4)与多沙普仑合用,二者的加压作用均增强。

9.注意事项

避免与其他拟交感神经药和减轻鼻黏膜充血药同时使用。

10.特殊人群用药

孕妇、哺乳期妇女、老年患者慎用。

(三)药物特征比较

口服和局部用药在药效上无明显差异,但局部用药可能会有充血症状反弹的情况,特别是长时间应用后,而口服给药没有反弹情况出现,但更有可能出现全身性的不良反应,并且在药物相互作用方面有更高的风险。

三、抗组胺药

本节所指的抗组胺药是指能选择性地阻断组胺 H_1 受体、拮抗组胺的作用而产生抗组胺效应的一类药物,主要用于治疗过敏性鼻炎、过敏性结膜炎及过敏性皮肤病等。按其化学结构可分为烃胺类、乙醇胺类、乙二胺类、吩噻嗪类、哌嗪类及其他类。

感冒初期感冒病毒刺激机体释放出组胺,造成流涕、咳嗽和痰多等症状,所以常用的感冒药中多含有抗组胺成分,如氯苯那敏、苯海拉明、氯雷他定和西替利嗪等。本类药物通过阻断组胺受体抑制小血管扩张,降低血管通透性,有助于消除或减轻普通感冒患者的打喷嚏和流涕等症状。

(一)应用原则与注意事项

1.应用原则

(1)根据临床疾病的特点选择用药:变态反应紧急阶段有生命威胁时应首先用生理性拮抗剂,如肾上腺素;重度变态反应可选用高效、速效的第二代抗组胺药,如西替利嗪、咪唑斯汀等;一般,变态反应且非驾驶或高空作业者可选用第一代抗组胺药,如氯苯那敏、异丙嗪等;慢性变态反应可选用高效、长效的抗组胺药,如阿司咪唑、酮替芬、曲尼司特和多塞平等。

(2)抗组胺药治疗慢性过敏性皮肤病宜交替或联合应用,以增强抗过敏效果,如同时应用两种或几种抗组胺应选择不同类者。

(3)白天宜用新型的无嗜睡作用的药物;睡前服用传统的抗组胺药,使夜间睡眠良好。

(4)从抗组胺的不良反应选择用药:不应与红霉素、克拉霉素、交沙霉素和伊曲康唑等多种药物合用,因其降低了抗组胺药的代谢,增加室性心律失常的风险,尤其是出现尖端扭转。

(5)老年人应使无抗胆碱作用的药物,应避免使用苯海拉明、赛庚啶和异丙嗪等,可选用酮替芬、桂利嗪、氯雷他定和咪唑斯汀等。儿童宜使用对中枢系统作用轻、不良反应少和服药方便的糖浆类,如可用曲普利啶、氯苯那敏和酮替芬等。

2.注意事项

(1)抗组胺药能减少支气管分泌,继而可能形成黏稠的痰液栓,因此不能治疗排痰性咳嗽。

(2)关注不良反应:抗组胺药的常见不良反应包括中枢抑制作用,传统的抗组胺药可通过血-脑屏障进入中枢,有明显的中枢抑制作用,所以驾驶员、高空作业人员、机械操作者及参赛前的运动员不宜服用本类药物。

(3)应用此类药物剂量不要过大,否则可出现中枢神经系统抑制症状;尽可能避免与复方感冒制剂同时使用,因为许多复方感冒制剂中含有氯苯那敏等抗组胺药。

(4)避免与对中枢神经系统有抑制作用的饮料(如酒)、镇静催眠抗惊厥药(如地西泮)和抗精神失常药(如氯丙嗪)同用,否则有可能引起头晕、全身乏力、运动失调、视力模糊和复视等中枢神经过度抑制症状,儿童、老年人和体弱者更易发生。

(5)关注药物相互作用:避免与抗胆碱类(如阿托品)、三环类抗抑郁药(如阿米替林)同用,否则可出现口渴、便秘、排尿困难、心动过缓、青光眼症状加重和记忆功能障碍等有不良反应。

(6)关注不适宜人群:患闭角型青光眼、尿潴留、前列腺增生、幽门十二指肠梗阻和癫痫的患者,以及孕妇和哺乳期妇女慎用。新生儿和早产儿对本类药物抗胆碱作用的敏感性较高,不宜使用。

(二)异丙嗪

1.别称

非那根,茶氯酸异丙嗪,茶异丙嗪。

2.药理作用

本品具有抗组胺、止吐、抗晕动症、镇静催眠作用。

3.药动学

本品肌内注射或口服吸收良好,用药后 2～3 h 血药浓度达峰值,肝脏首关代谢显著,生物利用度较低,体内分布广泛,可透过血-脑屏障和胎盘屏障,并可经乳汁分泌。血浆蛋白结合率高(76%～93%),代谢机制多样,主要以代谢物的形式经尿及胆汁缓慢排泄,消除半衰期为 5～14 h。

4.适应证

(1)抗过敏,适用于各种过敏性症(如哮喘、荨麻疹等)。

(2)用于晕动病,防治晕车、晕船、晕飞机。

(3)用于麻醉和手术前后的辅助治疗,包括镇静、催眠、镇痛、止吐。

(4)用于防治放射病性或药源性恶心、呕吐。

5.用法用量

(1)口服。①成人:一次 12.5 mg,一天 4 次,餐后及睡前服用,必要时睡前可增至 25 mg。②儿童:常用量为按体重一次 0.125 mg/kg 或按体表面积 3.75 mg/m²,每 4～6 h 1 次。

(2)肌内注射。

成人:①抗过敏,一次 25 mg,必要时过 2～4 h 重复;严重过敏时可肌内注射 25～50 mg,最高量不得超过 100 mg。在特殊紧急的情况下,可用灭菌注射用水稀释至 0.25%,缓慢静脉注射。②止吐,12.5～25 mg,必要时每 4 h 重复 1 次。③镇静催眠,一次 25～50 mg。

小儿:①抗过敏,按体重一次 0.125 mg/kg 或按体表面积 3.75 mg/m²,每 4～6 h 1 次。②止吐,按体重一次 0.25～0.5 mg/kg 或按体表面积 7.5～15 mg/m²,必要时每 4～6 h 重复;或一次 12.5～25 mg,必要时每 4～6 h 重复。③镇静催眠,必要时按体重一次 0.5～1 mg/kg 或一次 12.5～25 mg。④抗眩晕,睡前可按需给予,按体重 0.25～0.5 mg/kg 或按体表面积 7.5～15 mg/m²;或一次 6.25～12.5 mg,一天 3 次。

6.不良反应

常见嗜睡、视物模糊或色盲(轻度)、眩晕、口鼻咽干燥、耳鸣、皮疹、胃痛或胃部不适感、反应迟钝(儿童多见)、低血压、恶心或呕吐,甚至出现黄疸。还可增加皮肤光敏性、噩梦、易兴奋、易激动、幻觉、中毒性谵妄,儿童易发生锥体外系反应。少见血压增高、白细胞减少、粒细胞减少症及再生障碍性贫血。

7.禁忌证

对本品过敏者禁用。

8.药物相互作用

(1)与其他中枢神经抑制药(特别是麻醉药、巴比妥类、单胺氧化酶抑制药或三环类抗抑郁药)同用时可相互增强效应,用量要另行调整。

(2)与抗胆碱类药物(特别是阿托品类药)同用时,本药的抗毒蕈碱样效应可增强。

(3)与溴苄胺、异喹胍或胍乙啶等同用时,后者的降压效应增强;与肾上腺素同用时,后者的

α肾上腺素能作用可被阻断,使β肾上腺素能作用占优势。

(4)顺铂、水杨酸制剂、万古霉素、巴龙霉素及其他氨基糖苷类抗生素等具有耳毒性的药物与本药同用时。以上药物的耳毒性症状可被掩盖。

(5)不宜与茶碱及生物碱类药物同时配伍注射。

9.注意事项

(1)对吩噻嗪类药高度过敏者对本品也过敏。

(2)下列情况应慎用:肝功能不全和各类肝脏疾病患者,肾衰竭患者,急性哮喘,膀胱颈部梗阻,骨髓抑制,心血管疾病,昏迷,闭角型青光眼,高血压,胃溃疡,前列腺肥大症状明显者,幽门或十二指肠梗阻,呼吸系统疾病(尤其是儿童服用本品后痰液黏稠,影响排痰,并可抑制咳嗽反射),癫痫患者(注射给药时可增加抽搐的严重程度),黄疸,瑞氏综合征(异丙嗪所致的锥体外系症状易与瑞氏综合征相混淆)。

(3)应用异丙嗪时,应特别注意有无肠梗阻或药物过量、中毒等问题,因其症状体征可被异丙嗪的镇吐作用所掩盖。

10.特殊人群用药

(1)孕妇、哺乳期妇女:孕妇在临产前1～2周应停用此药;哺乳期妇女慎用。

(2)老年人:老年人使用本药后易发生头晕、呆滞、精神错乱和低血压,还可出现锥体外系症状(特别是帕金森病、静坐不能和持续性运动障碍),这种情况在用量过大或胃肠道外给药时更易发生。

(3)儿童:一般的抗组胺药对婴儿特别是新生儿和早产儿有较大的危险性;<3个月的婴儿体内的药物代谢酶不足,不宜应用本品。

(三)苯海拉明

1.别称

苯那君、苯那坐尔、二苯甲氧乙胺和可他敏。

2.药理作用

本品具有抗组胺、中枢抑制、镇咳、抗M胆碱样作用,以及降低毛细血管渗出、消肿、止痒等作用。

3.药动学

本品可口服或注射给药,吸收快而完全。口服的生物利用度为50%,15～60 min起效,3 h达血药峰浓度,作用可维持4～6 h。本品在体内分布广泛,蛋白结合率高,代谢机制多样,主要经尿以代谢物的形式排出,原形药很少。

4.适应证

(1)急性重症变态反应,可减轻输血或血浆所致的变态反应。

(2)手术后药物引起的恶心、呕吐。

(3)帕金森病和锥体外系症状。

(4)牙科局麻,当患者对常用的局麻药高度过敏时,1%苯海拉明液可作为牙科用局麻药。

(5)其他变态反应病不宜口服用药者。

5.用法用量

(1)口服:一般1次25～50 mg,一天2～3次,餐后服用。

(2)深部肌内注射:1次20 mg,一天1～2次。

6.不良反应

常见中枢神经抑制作用、共济失调、恶心、呕吐、食欲减退等;少见气急、胸闷、咳嗽、肌张力障碍等;有报道给药后可发生牙关紧闭并伴喉痉挛;偶可引起皮疹、粒细胞减少、贫血及心律失常。

7.禁忌证

对本品过敏或对其他乙醇胺类药物高度过敏者;重症肌无力者;驾驶车船、从事高空作业、机械作业者工作期间禁用。新生儿和早产儿禁用。

8.药物相互作用

(1)本品可短暂影响巴比妥类药和磺胺醋酰钠等的吸收。

(2)和对氨基水杨酸钠同用可降低后者的血药浓度。

(3)可增强中枢神经抑制药的作用。

9.注意事项

(1)肾衰竭时,给药的间隔时间应延长。

(2)本品的镇吐作用可给某些疾病的诊断造成困难。

10.特殊人群用药

(1)孕妇慎用,哺乳期妇女不宜使用。

(2)老年人慎用。

(3)新生儿和早产儿禁用。

(四)氯苯那敏

1.别称

扑尔敏,氯苯吡胺,氯屈米通,马来那敏。

2.药理作用

本药为烃烷基胺类抗组胺药。其特点是抗组胺作用强,用量少,具有中等程度的镇静作用和抗胆碱作用。

3.药动学

可口服或注射给药,口服吸收快而完全,生物利用度为 $25\%\sim50\%$,血浆蛋白结合率为 72%。口服后 $15\sim60$ min 起效,肌内注射后 $5\sim10$ min 起效,消除相半衰期为 $12\sim15$ h,作用维持 $4\sim6$ h。主要经肝脏代谢,其代谢物经尿液、粪便及汗液排泄。本品亦可随乳汁分泌。

4.适应证

(1)皮肤过敏症如荨麻疹、湿疹、皮炎、药疹、皮肤瘙痒症、神经性皮炎、虫咬症、日光性皮炎。

(2)过敏性鼻炎。

(3)药物和食物过敏。

5.用法用量

(1)口服:成人一次 4 mg,一天 3 次。

(2)肌内注射:一次 $5\sim20$ mg,一天 $1\sim2$ 次。

6.不良反应

主要有嗜睡、口渴、多尿、咽喉痛、困倦、虚弱感、心悸、皮肤瘀斑、出血倾向。

7.禁忌证

对本品过敏者,高空作业者、车辆驾驶人员、机械操作人员工作时间禁用。

8.药物相互作用

(1)同时饮酒或服用中枢神经抑制药可使抗组胺药的药效增强。

(2)本品可增强金刚烷胺、抗胆碱药、氟哌啶醇、吩噻嗪类以及拟交感神经药等的作用。

(3)奎尼丁和本品同用,其类似于阿托品样的效应加剧。

(4)本品和三环类抗抑郁药物同用时可使后者增效。

9.注意事项

(1)注射剂有刺激性,静脉注射过快可致低血压或中枢神经兴奋。

(2)不宜与氨茶碱混合滴注。

10.特殊人群用药

(1)孕妇、哺乳期妇女慎用。

(2)老年人较敏感,应适当减量。

(3)新生儿、早产儿不宜使用。

(五)阿司咪唑

1.别称

息斯敏、阿司唑、安敏、吡氯苄氧胺和苄苯哌咪唑。

2.药理作用

本品为长效的 H_1 受体阻滞剂,作用强而持久,每天服用 1 次即可抑制变态反应症状24 h,无中枢镇静作用及抗毒蕈碱样胆碱作用。

3.药动学

口服吸收迅速,1 h 左右达血药浓度峰值,血浆蛋白结合率为 97%,不易通过血-脑屏障。大部分在肝中经 CYP450 酶系统代谢,代谢产物去甲基阿司咪唑仍具有抗组胺活性。本品及代谢产物均具有肝肠循环。本品及其代谢产物均自尿排出,但原形药物极少。本品及代谢产物的半衰期长达 19 d,故达到稳态血药浓度需 4～8 周。

4.适应证

治疗常年性和季节性过敏鼻炎、过敏性结膜炎、慢性荨麻疹和其他过敏性反应症状。

5.用法用量

(1)成人:口服,1 次 3～6 mg,一天 1 次,于空腹时服。一天内最多用至 10 mg。

(2)儿童:口服,6 岁以下按 0.2 mg/kg,6～12 岁每天 5 mg,12 岁以上剂量同成人。

6.不良反应

(1)偶有嗜睡、眩晕和口干等现象。长期服用可增加食欲而使体重增加。

(2)服用过量可引起心律失常。

7.禁忌证

对本品过敏者禁用。

8.药物相互作用

(1)本品不能与抑制肝脏代谢酶的药物合用,如抗真菌药氟康唑、伊曲康唑、酮康唑和咪康唑,大环内酯类抗生素克拉霉素、红霉素,以及特非那定、5-羟色胺再摄取抑制药和 HIV 蛋白酶抑制药等,以免引发严重的室性心律失常。

(2)避免与其他可能导致心律失常的药物合用,如抗心律失常药、三环类抗抑郁药、抗疟药卤泛群、奎宁、抗精神病药、西沙必利和索他洛尔等。

(3)与利尿药合用时,应注意电解质失衡引起的低血钾。

9.注意事项

(1)应避免与影响肝脏代谢酶,易致电解质紊乱如低血钾的药物合用。

(2)因阿司咪唑广泛地经肝脏代谢,患有显著的肝功能障碍的患者应尽量避免服用。

(3)服用过量可引起严重的心律失常,本品给药不宜超过推荐剂量。药用炭可有效地减少本品在胃肠道的吸收,中毒后应尽快服用,也可催吐或洗胃,血液透析不能增加本品的清除。

(4)应在饭前 1～2 h 或饭后 2 h 服用。

10.特殊人群用药

(1)孕妇、哺乳期妇女慎用。

(2)老年患者用量酌减。

(六)依巴斯汀

1.别称

开思亭、苏迪。

2.药理作用

本药为哌啶类长效非镇静性第二代组胺 H_1 受体阻滞剂,能抑制组胺释放,对中枢神经系统的 H_1 受体拮抗作用和抗胆碱作用弱。

3.药动学

口服吸收较完全,极难通过血-脑屏障,大部分在肝脏代谢为活性代谢产物卡瑞斯汀,2.6～4 h 体内达峰值。依巴斯汀和卡瑞斯汀有较高的血浆蛋白结合率(＞95％),卡瑞斯汀的半衰期长达 15～19 h,66％以结合的代谢产物形式由尿排出。

4.适应证

荨麻疹、过敏性鼻炎、湿疹、皮炎、皮肤瘙痒症等。

5.用法用量

(1)成人:口服,一次 10 mg,一天 1 次。

(2)儿童:口服,2～5 岁一次 2.5 mg,一天 1 次;6～11 岁一次,5 mg,一天 1 次。

6.不良反应

有时困倦,偶见头痛、头晕、口干、胃部不适、嗜酸性粒细胞增多、ALT 及 ALP 升高。罕见皮疹、水肿、心动过速。

7.禁忌证

对本品及其辅料过敏者禁用。

8.药物相互作用

(1)与具有 CYP450 肝药酶抑制作用的抗真菌药如酮康唑、伊曲康唑、氟康唑、咪康唑合用时应慎重。

(2)大环内酯类抗生素如红霉素等可使本品代谢物卡巴斯汀的血药浓度升高 1～2 倍。

(3)与丙卡巴肼、氟哌利多等合用时应注意中枢抑制和心脏毒性的发生。

9.注意事项

(1)对其他 H_1 受体阻滞剂有不良反应者慎用。

(2)已确定有心电图 Q-T 间期延长或心律失常患者慎用。

(3)哮喘和上呼吸道感染患者慎用。

（4）驾驶或操纵机器期间慎用。

（5）肝、肾功能不全者慎用。

10.特殊人群用药

（1）孕妇慎用,哺乳期妇女用药期间应暂停哺乳。

（2）适用于 2 岁以上的儿童,对 2 岁以下儿童用药的安全性有待于进一步验证。

（3）老年患者通常生理功能减退,应注意减小剂量,以 1 天 1 次,1 次 5 mg 开始服药。

（七）氯雷他定

1.药品名称

开瑞坦、克敏能、华畅、百为哈和百为坦。

2.药理作用

本药为哌啶类抗组胺药,具有选择性的拮抗外周组胺 H_1 受体的作用,其抗组胺作用起效快、药效强、作用持久。本品无镇静作用,无抗毒蕈碱样胆碱作用,乙醇对其无强化作用。

3.药动学

口服吸收迅速、良好,血药浓度达峰时间(t_{max})为 1.5 h,与血浆蛋白的结合率为 98%。大部分在肝中被代谢,代谢产物去羧乙氧基氯雷他定仍具有抗组胺活性。本品及其代谢物均自尿和粪便排出,半衰期约为 20 h。

4.适应证

用于过敏性鼻炎、急性或慢性荨麻疹、过敏性结膜炎、花粉症及其他过敏性皮肤病。

5.用法用量

（1）成人及＞12 岁的儿童:口服,1 次 10 mg,一天 1 次。

（2）2～12 岁儿童:口服,体重＞30 kg 者 1 次 10 mg,一天 1 次;体重≤30 kg 者 1 次 5 mg,一天 1 次。

6.不良反应

常见的不良反应有乏力、头痛、嗜睡、口干、胃肠道不适(包括恶心、胃炎)以及皮疹等;偶见健忘及晨起面部、肢端水肿;罕见的不良反应有视物模糊、血压降低或升高、晕厥、癫痫发作、乳房肿大、脱发、变态反应、肝功能异常、心动过速、心悸、运动功能亢进、黄疸、肝炎、肝坏死和多形红斑等。

7.禁忌证

具有变态反应或特异体质的患者禁用。

8.药物相互作用

（1）大环内酯类抗生素、抗真菌药酮康唑等可减缓本品的代谢,增加本品的血药浓度,有可能导致不良反应增加。

（2）与其他中枢抑制药、三环类抗抑郁药合用或饮酒可引起严重嗜睡。

（3）单胺氧化酶抑制药可增加本品的不良反应。

9.注意事项

（1）对肝功能不全者,消除半衰期有所延长,可按 1 次 10 mg,隔天 1 次服用。肾功能不全者慎用。

（2）本品对心脏功能无影响,但偶有心律失常报道,有心律失常病史者应慎用。

（3）抗组胺药能清除或减轻皮肤对所有变应原的阳性反应,因此在做皮试前约 48 h 应停止使用氯雷他定。

10.特殊人群用药

(1)孕妇、哺乳期妇女慎用。

(2)2岁以下儿童服用本药的安全性及疗效尚未确定。

(八)药物特征比较

1.药理作用比较

该类药物中大部分具有抗外周组胺 H₁ 受体、镇静、抗乙酰胆碱、局部麻醉和奎尼丁样作用，但因结构、剂型不同，药理作用也不尽相同。详见表5-2。

表5-2　常用的 H₁ 受体阻滞剂的作用特点比较

药物	抗组胺	镇静催眠	抗晕动止吐	抗胆碱	作用持续时间
苯海拉明	++	+++	++	+++	4～6 h
异丙嗪	++	+++	++	+++	6～12 h
氯苯那敏	+++	－	－	++	4～6 h
西替利嗪	+++	－	－	－	7～10 h
左卡巴斯汀	+++	－	－	－	12 h
阿司咪唑	+++	－	－	－	10 d
特非那定	+++	－	－	－	12～24 h
依巴斯汀	+++	－	－	－	24 h

注：强+++；中++；弱+；无－。

2.主要不良反应比较

(1)苯海拉明：常见中枢神经抑制作用、共济失调；少见气急、胸闷；偶可引起皮疹、粒细胞减少、贫血；常见恶心、呕吐、食欲缺乏。

(2)氯苯那敏：嗜睡、困倦、虚弱感；心悸；出血倾向；口渴、多尿。

(3)阿司咪唑：嗜睡、眩晕；超量服用本品可能发生 Q-T 间期延长或室性心律失常；口干，偶见体重增加。

(4)咪唑斯汀：偶见困意和乏力；与某些抗组胺药物合用时，曾观察到 Q-T 间期延长的现象；偶见食欲增加并伴有体重增加。

(5)依巴斯汀：有时困倦，偶见头痛、头晕；罕见心动过速、嗜酸性粒细胞增多、口干、胃部不适、ALT 及 ALP 升高。

(6)氯雷他定：常见乏力、头痛、嗜睡；罕见心动过速及心悸；常见口干、恶心、胃炎，罕见肝功能异常；常见皮疹，罕见脱发、变态反应。

(7)非索非那定：常见头痛、嗜睡、头昏、疲倦、恶心。

(8)左西替利嗪：头痛、嗜睡、口干、疲倦、衰弱、腹痛。

（徐凤兰）

第二节 平 喘 药

平喘药是指能通过不同的作用机制缓解支气管平滑肌痉挛,使其松弛和扩张,进而缓解气急、呼吸困难等症状的药物。临床常用的平喘药按作用方式可分为支气管扩张药、抗炎平喘药和抗过敏平喘药,其中支气管扩张药包括茶碱类、$β_2$ 受体激动药和吸入性抗胆碱药。

一、茶碱类药物

茶碱类药物为甲基黄嘌呤类的衍生物,是临床常用的平喘药,具有强心、利尿、扩张冠状动脉、松弛支气管平滑肌和兴奋中枢神经系统等作用,主要用于治疗支气管哮喘、慢性阻塞性肺疾病、肺气肿和心脏性呼吸困难等疾病。茶碱类的应用因其有不良反应曾一度受到冷落,但近年来研究表明,小剂量的茶碱仍能起到平喘作用,并且兼有一定程度的抗炎作用,所以临床应用又趋广泛。

迄今为止已知的茶碱类药物及其衍生物有 300 多种,基本上是对茶碱进行成盐或结构修饰,以提高茶碱的水溶性、生物利用度与降低不良反应。临床上较为常用的品种有茶碱、氨茶碱、二羟丙茶碱和多索茶碱等。

(一)应用原则与注意事项

1.应用原则

(1)用药剂量个体化:茶碱类药物于肝内代谢,影响因素较多,血药浓度的个体差异大,因此应根据患者情况制订个体化给药方案,必要时监测血药浓度,根据血药浓度调整给药剂量。老年患者以及酒精中毒、充血性心力衰竭和肝肾功能不全等患者的茶碱清除率低,给药剂量应减少。吸烟者本类药物的代谢加快,应较常规用量大。

(2)血浆药物浓度监测:茶碱类药物的治疗窗较窄,中毒剂量与治疗剂量较为接近,为避免药物不良反应,接受茶碱类药物治疗的患者有条件时均应测定血药浓度(therapeutic drug monitoring,TDM),以保证给药的安全性和有效性。

2.注意事项

(1)控制静脉给药速度:此类药品应避免静脉注射过快,因为当茶碱的血药浓度高于 20 μg/mL 时可出现毒性反应,表现为心律失常、心率增快、肌肉颤动或癫痫。

(2)关注不适宜人群:茶碱类药物禁忌于对该类药物及其衍生物过敏者;活动性消化性溃疡、未经控制的惊厥性疾病患者;急性心肌梗死伴血压下降者;未治愈的潜在癫痫患者。多索茶碱哺乳期妇女禁用,孕妇慎用。

(3)注意药物相互作用:茶碱类药 90% 在肝内被细胞色素 P450 酶系统代谢,为 CYP1A2 代谢酶的底物,当与该酶的抑制剂或诱导剂同时使用时影响药物疗效,增加药物不良反应。

(二)氨茶碱

1.别称

阿咪康、安释定、茶碱乙烯双胺和茶碱乙二胺盐。

2.药理作用

本药为茶碱与乙二胺的复盐,药理作用主要来自茶碱。

(1)松弛支气管平滑肌,也能松弛肠道、胆道等多种平滑肌。对支气管黏膜的充血、水肿也有缓解作用。

(2)增加心排血量,扩张入球和出球肾小动脉,增加肾小球滤过率和肾血流量,抑制肾小管重吸收钠和氯离子。

(3)增加骨骼肌的收缩力,茶碱加重缺氧时的通气功能不全被认为是过度增加膈肌的收缩而致膈肌疲劳的结果。

3.药动学

口服吸收完全,其生物利用度为96%,用药后 1～3 h 血药浓度达峰值,有效血药浓度为10～20 $\mu g/mL$。血浆蛋白结合率约为60%,V_d 为(0.5±0.16)L/kg。80%～90%的药物在体内被肝脏的混合功能氧化酶代谢,本品的大部分代谢物及约 10%原形药均经肾脏排出,正常人体内的半衰期(半衰期)为(9.0±2.1)h。

4.适应证

用于支气管哮喘、喘息性支气管炎、慢性阻塞性肺疾病;也可用于急性心功能不全和心源性哮喘。

5.用法用量

(1)口服:①成人一次 0.1～0.2 g,一天 3 次;极量为一次 0.5 g,一天 1 g。②儿童按一天 3～5 mg/kg,分 2～3 次服。

(2)静脉注射:①成人一次 0.125～0.25 g,用 20～40 mL 50%葡萄糖溶液稀释后缓慢静脉注射,注射时间不得短于 10 min;极量为一次 0.5 g,一天 1 g。②儿童按一次 2～4 mg/kg。

(3)静脉滴注:一次 0.25～0.5 g,用葡萄糖注射液 250 mL 稀释后缓慢滴注。

6.不良反应

恶心、呕吐、易激动、失眠;心动过速、心律失常;发热、嗜睡、惊厥甚至呼吸、心搏骤停致死。

7.禁忌证

对本品过敏的患者、活动性消化道溃疡和未经控制的惊厥性疾病患者禁用。

8.药物相互作用

(1)地尔硫草、维拉帕米可干扰茶碱在肝内的代谢,与本品合用增加本品的血药浓度和毒性。

(2)西咪替丁可降低本品的肝清除率,合用时可增加茶碱的血清浓度和(或)毒性。

(3)与克林霉素、林可霉素及某些大环内酯类、氟喹诺酮类抗菌药物合用时可降低茶碱的清除率,增高其血药浓度,其中尤以与依诺沙星合用为著。当茶碱与上述药物配伍使用时,应适当减量或监测茶碱的血药浓度。

(4)苯巴比妥、苯妥英、利福平可诱导肝药酶,加快茶碱的肝清除率,使茶碱的血清浓度降低;茶碱也干扰苯妥英的吸收,两者的血药浓度均下降,合用时应调整剂量,并监测血药浓度。

(5)与锂盐合用可使锂的肾排泄增加。影响锂盐的作用。

(6)与美西律合用可降低茶碱的清除率,增加血浆中的茶碱浓度,需调整剂量。

(7)与咖啡因或其他黄嘌呤类药并用可增加其作用和毒性。

9.注意事项

(1)下列情况慎用,如肾功能或肝功能不全的患者、高血压、有非活动性消化道溃疡病史的患者、孕妇及哺乳期妇女、新生儿和老年人。

（2）茶碱制剂可致心律失常和（或）使原有的心律失常恶化,患者心率和（或）节律的任何改变均应进行监测和研究。

（3）应定期监测血清茶碱浓度,以保证最大疗效而不发生血药浓度过高的危险。

10.特殊人群用药

（1）孕妇、哺乳期妇女尽量避免使用。

（2）老年患者的血浆清除率降低,潜在毒性增加,应慎用,并进行血药浓度监测。

（3）小儿的药物清除率较高,个体差异大,应进行血药浓度监测。

(三)二羟丙茶碱

1.别称

喘定、奥苏芬、甘油茶碱、双羟丙茶碱和新赛林。

2.药理作用

本药的药理作用与氨茶碱相似,其扩张支气管的作用约为氨茶碱的 1/10,心脏兴奋作用仅为氨茶碱的 $1/20\sim1/10$,对心脏和神经系统的影响较小。

3.药动学

口服容易吸收,生物利用度为 72%,在体内代谢为茶碱的衍生物。口服 $19\sim28$ mg/kg,1 h 后血浆中的浓度为 $19.3\sim36.3$ $\mu g/mL$。V_d 为 0.8 L/kg,半衰期为 $2\sim2.5$ h,以原形随尿排出。

4.适应证

用于支气管哮喘、具有喘息症状的支气管炎、慢性阻塞性肺疾病等缓解喘息症状。也用于心源性肺水肿引起的喘息。尤适用于不能耐受茶碱的哮喘病例。

5.用法用量

（1）口服:成人 1 次 $0.1\sim0.2$ g,一天 3 次;极量为 1 次 0.5 g。

（2）静脉滴注:1 次 $0.25\sim0.75$ g,以 5% 或 10% 葡萄糖注射液 $250\sim500$ mL 稀释后静脉滴注,滴注时间为 $1\sim2$ h。

（3）静脉注射:1 次 $0.5\sim0.75$ g,用 25% 葡萄糖注射液 $20\sim40$ mL 稀释后缓慢注射,注射时间为 $15\sim20$ min。

6.不良反应

类似于茶碱。剂量过大时可出现恶心、呕吐、易激动、失眠、心动过速和心律失常,可见发热、脱水和惊厥等症状,严重者甚至呼吸、心搏骤停。

7.禁忌证

同氨茶碱。

8.药物相互作用

（1）与拟交感胺类支气管扩张药合用会产生协同作用。

（2）与苯妥英钠、卡马西平、西咪替丁、咖啡因或其他黄嘌呤类药合用可增加本药的药效和毒性。

（3）与克林霉素、林可霉素及某些大环内酯类、喹诺酮类抗菌药物合用可降低本药在肝脏的清除率,使血药浓度升高,甚至出现毒性反应。

（4）与普萘洛尔合用可降低本药的疗效。

（5）碳酸锂加速本药的清除,使本药的疗效降低;本药也可使锂的肾排泄增加,影响锂盐的作用。

9.注意事项

(1)大剂量可致中枢神经兴奋,预服镇静药可防止。

(2)哮喘急性严重发作的患者不首选本品。

(3)茶碱类药物可致心律失常和(或)使原有的心律失常恶化,患者心率和(或)心律的任何改变均应密切注意。

10.特殊人群用药

(1)本药可通过胎盘屏障,使胎儿的血清茶碱浓度升高至危险程度,须加以监测,孕妇慎用。可随乳汁排出,哺乳期妇女不宜使用。

(2)55岁以上的患者慎用。

(3)新生儿用药后本药的血浆清除率可降低,血清浓度增加,应慎用。

(四)多索茶碱

1.别称

安赛玛,达复啉,凯宝川芎,枢维新,新茜平。

2.药理作用

本药对磷酸二酯酶有显著的抑制作用,其松弛支气管平滑肌痉挛的作用较氨茶碱强 10～15 倍,并具有镇咳作用且作用时间长,无依赖性。本品为非腺苷受体阻滞剂,无类似于茶碱所致的中枢、胃肠道及心血管等肺外系统的不良反应,但大剂量给药仍可引起血压下降等。

3.药动学

口服吸收迅速,生物利用度为 62.6%。本药吸收后广泛分布于各脏器及体液中,以肺组织中含量最高。总蛋白结合率为 48%,在肝内代谢。口服和静脉给药的清除半衰期分别为 7.27 h 和 1.83 h。

4.适应证

用于支气管哮喘、具有喘息症状的支气管炎及其他支气管痉挛引起的呼吸困难。

5.用法用量

(1)口服。①片剂:一次 200～400 mg,一天 2 次,餐前或餐后 3 h 服用;②胶囊:一次300～400 mg,一天 2 次。

(2)静脉注射:一次 200 mg,每 12 h 1 次,以 50%葡萄糖注射液稀释至 40 mL 缓慢静脉注射,时间应在 20 min 以上,5～10 d 为 1 个疗程。

(3)静脉滴注:将本药 300 mg 加入 5%葡萄糖注射液或生理盐水注射液 100 mL 中缓慢静脉滴注,滴注时间不少于 30 min,一天 1 次,5～10 d 为 1 个疗程。

6.不良反应

少见心悸、窦性心动过速、上腹不适、食欲缺乏、恶心、呕吐、兴奋、失眠;如过量服用,可出现严重心律失常、阵发性痉挛。

7.禁忌证

凡对本品或黄嘌呤衍生物类药物过敏者、急性心肌梗死患者及哺乳期妇女禁用。

8.药物相互作用

不得与其他黄嘌呤类药物同时使用;与麻黄碱或其他肾上腺素类药物同时使用需慎重。

9.注意事项

(1)下列情况慎用,如肝、肾功能不全,严重的心、肺功能异常者,甲状腺功能亢进症,活动性胃、十二指肠溃疡等症。

(2)本品的剂量要视个体的病情变化选择最佳剂量和用药方法,必要时监测血药浓度。

(3)服药期间不要饮用含咖啡因的饮料或食品。

10.特殊人群用药

(1)孕妇应慎用,哺乳期妇女禁用。

(2)老年患者对本药的清除率可能不同,用药时应监测血药浓度,应慎用。

(五)药物特征比较

1.药理作用比较

茶碱类药物因结构和剂型的不同,其药理作用特征各异,具体药物的药理作用特点详见表5-3。

表 5-3　茶碱类药物的药理作用比较

药理作用	茶碱	氨茶碱	二羟丙茶碱	多索茶碱	甘氨茶碱钠
松弛支气管滑肌	++	+++	++(氨茶碱的1/10)	++++(氨茶碱的10～15倍)	+++
阻断腺苷	++	+	+	-	+
镇咳	-	-	-	+	-
改善呼吸功能	++	++	+	++	++
心脏兴奋、利尿	++	增加尿量、尿钠	心脏兴奋为氨茶碱的1/20～1/10;利尿作用强	尿量轻度增加	++

注:+代表作用强度;-代表未有相应的药理作用。

2.主要不良反应比较

茶碱类药物口服有一定的胃肠道刺激性;注射剂的碱性强,对血管有刺激性。该类药物的毒性反应常出现在血药浓度高于 20 μg/mL 时,早期多见恶心、呕吐、易激动和失眠等,甚至出现心动过速、心律失常;血药浓度高于 40 μg/mL 时可发生发热、脱水和惊厥等症状,严重时甚至呼吸、心搏骤停致死。

(1)茶碱:胃灼热、恶心、呕吐、食欲缺乏和腹胀;心悸、心律失常;头痛、失眠;尿酸值增高。

(2)氨茶碱:恶心、呕吐和胃部不适;可见血性呕吐物或柏油样便;心律失常、心率加快;滴注过快可致一过性低血压;头痛、烦躁、易激动、失眠、肌肉颤动或癫痫。

(3)二羟丙茶碱:口干、恶心、呕吐、上腹疼痛、呕血、腹泻和食欲减退;心悸、心动过速、期前收缩、低血压、面部潮红和室性心律失常等,严重者可出现心力衰竭;头痛、烦躁、易激动、失眠和兴奋过度等,甚至导致阵挛性、全身性的癫痫发作;高血糖;尿蛋白、肉眼或镜下血尿、多尿症状。

(4)多索茶碱:食欲缺乏、恶心、呕吐、上腹部不适或疼痛;少数患者心悸、心动过速、期前收缩和呼吸急促;头痛、失眠和易怒;高血糖;尿蛋白。

(5)甘氨茶碱钠:恶心、呕吐;心动过速、心律失常;易激动、失眠。

二、β₂肾上腺素能受体激动剂

β₂受体激动剂是目前临床应用较广泛的支气管扩张剂,主要通过激动呼吸道的 β₂受体,激活腺苷酸环化酶,使细胞内的环磷腺苷(cAMP)含量增加、游离 Ca^{2+} 减少,从而松弛支气管平滑肌,抑制炎性细胞释放变态反应介质,增强纤毛运动与黏液清除,降低血管通透性,从而发挥平喘作用。主要用于支气管哮喘、喘息性支气管炎、慢性阻塞性肺疾病所致的支气管痉挛等症。

根据平喘作用起效时间的快慢,β_2受体激动剂可分为速效类和慢效类;按作用维持时间长短,可分为短效类(SABA)和长效类(LABA)。2012 年在我国上市的茚达特罗起效快,支气管舒张作用长达 24 h。常用的 β_2 受体激动药按平喘作用的分类见表 5-4。

表 5-4　常用的 β_2 受体激动药按平喘作用的分类

起效速度	维持时间	
	短效	长效
速效	沙丁胺醇气雾剂	福莫特罗吸入剂
	特布他林气雾剂	
	丙卡特罗气雾剂	
	菲诺特罗气雾剂	
慢效	沙丁胺醇片剂	沙美特罗吸入剂
	特布他林片剂	

(一)应用原则与注意事项

1.应用原则

(1)短效 β_2 受体激动药用于迅速缓解症状,为按需使用的基本药物;长效 β_2 受体激动药不宜单药使用,常与吸入性糖皮质激素联合应用治疗需要长期治疗的患者。

(2)口服制剂可用于不能采用吸入途径的患者,常用于儿童和老年人。

(3)本类药物注射给药会影响子宫肌层,也可能影响心脏,妊娠期患者如需大剂量使用 β_2 受体激动药,应采用吸入给药。

(4)应指导患者正确的吸入方法和气雾吸入的注意事项。

2.注意事项

(1)甲状腺功能亢进、心血管疾病、心律失常、心电图 Q-T 间期延长及高血压患者慎用 β_2 受体激动药。

(2)该类药物可引起严重的低钾血症。对于危重型哮喘,因同时应用茶碱和其衍生物、糖皮质激素、利尿药以及低氧均可使低钾血症更明显,因此应监测血钾浓度。

(3)糖尿病患者应用该类药物有酮症酸中毒的危险,需监测血糖。

(二)沙丁胺醇

1.别称

硫酸舒喘灵,阿布叔醇,爱纳乐,爱纳灵,喘宁碟。

2.药理作用

本药为选择性 β_2 受体激动剂,能选择性地激动支气管平滑肌的 β_2 受体,松弛平滑肌;有较强的支气管扩张作用,其支气管扩张作用比异丙肾上腺素强约 10 倍。

3.药动学

口服的生物利用度为 30%,服后 15～30 min 生效,2～4 h 作用达峰值,持续 6 h 以上,半衰期为 2.7～5 h。气雾吸入的生物利用度为 10%,吸入后 1～5 min 生效,1 h 作用达高峰,可持续

4～6 h,维持时间亦为同等剂量的异丙肾上腺素的 3 倍。V_d 为 1 L/kg,大部分在肠壁和肝脏代谢,主要经肾排泄。

4.适应证

用于缓解支气管哮喘或喘息型支气管炎伴有支气管痉挛的病症。

5.用法用量

(1)气雾剂吸入:①成人缓解症状或运动及接触变应原之前 1 次 100～200 μg;长期治疗的最大剂量为 1 次 200 μg,一天 4 次;②儿童缓解症状或运动及接触变应原之前 10～15 min 给药,1 次 100～200 μg;长期治疗的最大剂量为一天 4 次,1 次 200 μg。

(2)溶液:①成人 1 次 2.5～5 mg,用氯化钠注射液稀释到 2～2.5 mL,由驱动式喷雾器吸入;②12 岁以下儿童的最小起始剂量为 1 次 2.5 mg,用氯化钠注射液 1.5～2 mL 稀释后由驱动式喷雾器吸入。主要用来缓解急性发作症状。

(3)口服:成人 1 次 2～4 mg,一天 3 次。

(4)静脉滴注:1 次 0.4 mg,用氯化钠注射液 100 mg 稀释后静脉滴注,每分钟 3～20 μg。

6.不良反应

常见肌肉震颤;亦可见恶心、心率加快或心律失常;偶见头晕、头昏、头痛、目眩、口舌发干、烦躁、高血压、失眠、呕吐、面部潮红和低钾血症等。

7.禁忌证

对本品及其他肾上腺素受体激动药过敏者禁用。

8.药物相互作用

(1)与其他肾上腺素受体激动剂或茶碱类药物合用时其支气管扩张作用增强,但不良反应也可能加重。

(2)β受体阻滞剂如普萘洛尔能拮抗本品的支气管扩张作用,故不宜合用。

(3)单胺氧化酶抑制剂、三环类抗抑郁药、抗组胺药和左甲状腺素等可增加本品的不良反应。

(4)与甲基多巴合用时可致严重的急性低血压反应。

(5)与洋地黄类药物合用可增加洋地黄诱发心动过速的危险性。

(6)在产科手术中与氟烷合用可加重宫缩无力,引起大出血。

9.注意事项

(1)下列情况慎用,如高血压、冠状动脉供血不足、心血管功能不全、糖尿病、甲状腺功能亢进症和运动员等。

(2)不能过量使用。

(3)本品可能引起严重的低钾血症,进而可能使洋地黄化者造成心律失常。

(4)本品久用易产生耐受性,此时患者对肾上腺素等具有扩张支气管作用的药物也同样产生耐受性,使支气管痉挛不易缓解,哮喘加重。

(5)少数患者同时接受雾化沙丁胺醇及异丙托溴铵治疗时可能发生闭角型青光眼,故合用时不要让药液或雾化液进入眼中。

(6)肝、肾功能不全的患者需减量。

10.特殊人群用药

(1)孕妇、哺乳期妇女慎用。

(2)老年人应慎用,使用时从小剂量开始逐渐加大剂量。

(三)特布他林

1.别称

博利康尼,布瑞平,喘康速,间羟叔丁肾上腺素,间羟喇必妥。

2.药理作用

本药为选择性 β_2 受体激动剂,其支气管扩张作用与沙丁胺醇相近。对于哮喘患者,本品 2.5 mg 的平喘作用与 25 mg 麻黄碱相当。

3.药动学

口服的生物利用度为 $15\% \pm 6\%$,约 30 min 出现平喘作用,有效血药浓度为 3 μg/mL,血浆蛋白结合率为 25%,2~4 h 作用达高峰,持续 4~7 h,V_d 为 (1.4 ± 0.4) L/kg。气雾吸入 5~30 min 生效,1~2 h 后作用达高峰,持续 3~6 h。皮下注射或气雾吸入后 5~15 min 起效,0.5~1 h 作用达高峰,作用维持 1.5~4 h。

4.适应证

(1)用于支气管哮喘、慢性支气管炎、肺气肿和其他伴有支气管痉挛的肺部疾病。

(2)连续静脉滴注本品可激动子宫平滑肌的 β_2 受体,抑制自发性子宫收缩和缩宫素引起的子宫收缩,预防早产。同理亦可用于胎儿窒息。

5.用法用量

(1)口服:成人每次 2.5~5 mg,一天 3 次,一天总量不超过 15 mg。

(2)静脉注射:一次 0.25 mg,如 15~30 min 无明显的临床改善,可重复注射一次,但 4 h 内的总量不能超过 0.5 mg。

(3)气雾吸入:成人每次 0.25~0.5 mg,一天 3~4 次。

6.不良反应

主要为震颤、强直性痉挛、心悸等拟交感兴奋的表现。口服 5 mg 时,手指震颤的发生率可达 20%~33%,故应以吸入给药为主,只在重症哮喘发作时才考虑静脉应用。

7.禁忌证

同沙丁胺醇。

8.药物相互作用

(1)与其他肾上腺素受体激动药合用可使疗效增加,但不良反应也增多。

(2)β受体阻滞剂如普萘洛尔、醋丁洛尔、阿替洛尔、美托洛尔等可拮抗本品的作用,使疗效降低,并可致严重的支气管痉挛。

(3)与茶碱类药物合用可增加松弛支气管平滑肌的作用,但心悸等不良反应也增加。

(4)单胺氧化酶抑制药、三环类抗抑郁药、抗组胺药、左甲状腺素等可增加本品的不良反应。

9.注意事项

(1)对其他肾上腺素受体激动药过敏者对本品也可能过敏。

(2)大剂量应用可使有癫痫病史的患者发生酮症酸中毒。

(3)长期应用可产生耐受性,使疗效降低。

(4)从小剂量逐渐加至治疗量常能减少不良反应。

(5)运动员慎用。

10.特殊人群用药

(1)本药可舒张子宫平滑肌,抑制孕妇的子宫收缩并影响分娩,对人或动物未见致畸作用,孕妇应慎用(尤其妊娠早期的妇女)。如在分娩时应用静脉制剂,可能引起母体一过性低血钾、低血糖、肺水肿及胎儿低血糖。哺乳期妇女慎用。

(2)儿童用药的安全性和有效性尚不明确。12岁以下的儿童不推荐使用本药的片剂和注射剂,5岁以下的儿童不宜使用本药的吸入气雾剂。

(四)福莫特罗

1.别称

安咳通、安通克、奥克斯都保、福莫待若和盼得馨。

2.药理作用

本药为长效 β_2 受体激动剂,对支气管的松弛作用较沙丁胺醇强且持久,尚具有明显的抗炎作用,可明显抑制抗原诱发的嗜酸性粒细胞聚集与浸润、血管通透性增高以及速发型与迟发型哮喘反应,对血小板激活因子(PAF)诱发的嗜酸性粒细胞聚集亦能抑制,这是其他选择性 β_2 受体激动剂所没有的。还能抑制人嗜碱性粒细胞与肺肥大细胞由过敏和非过敏因子介导的组胺释放。对吸入组胺引起的微血管渗漏与肺水肿也有明显的保护作用。

3.药动学

口服吸收迅速,0.5~1 h血药浓度达峰值。口服 80 μg,4 h后支气管扩张作用最强。吸入后约 2 min起效,2 h达高峰,单剂量吸入后作用持续 12 h左右。血浆蛋白结合率为50%。通过葡萄糖醛酸化和氧位去甲基代谢后部分经尿排泄,部分经胆汁排泄,提示有肝肠循环。

4.适应证

用于慢性哮喘与慢性阻塞性肺疾病的维持治疗和预防发作。因其为长效制剂,特别适合哮喘夜间发作的患者和需要长期服用 β_2 受体激动剂的患者。

5.用法用量

吸入,成人的常用量为 1 次 4.5~9 μg,一天 1~2 次,早晨和晚间用药;或 1 次 9~18 μg,一天 1~2 次,1 d 的最高剂量为 36 μg。哮喘夜间发作可于晚间给药 1 次。

6.不良反应

常见头痛、心悸和震颤;偶见烦躁不安、失眠、肌肉痉挛和心动过速;罕见皮疹、荨麻疹、房颤、室上性心动过速、期前收缩、支气管痉挛、低钾血症或高钾血症;个别病例有恶心、味觉异常、眩晕、心绞痛、心电图 Q-T 间期延长、变态反应、血压波动和外周血的胰岛素、游离脂肪酸、血糖及尿酮体水平升高。

7.禁忌证

对本品过敏者禁用。

8.药物相互作用

(1)本品与肾上腺素、异丙肾上腺素合用易致心律不齐,甚至引起心脏骤停。

(2)本品与茶碱、氨茶碱、肾上腺皮质激素、利尿药(呋塞米、螺内酯等)合用,可能因低血钾而引起心律不齐。

(3)与洋地黄类药物合用可增加洋地黄诱发心律失常的危险性。

(4)与单胺氧化酶抑制药合用可增加室性心律失常的发生率,并可加重高血压。

(5)本品可增强泮库溴铵、维库溴铵的神经-肌肉阻滞作用。

9.注意事项

(1)下列情况慎用,如甲状腺功能亢进症、嗜铬细胞瘤、梗阻性肥厚型心肌病、严重的高血压、颈内动脉-后交通动脉瘤或其他严重的心血管病(如心肌缺血、心动过速或严重的心力衰竭)、肝肾功能不全、严重的肝硬化、运动员。

(2)可能造成低钾血症。哮喘急性发作时及联合用药都可能增加血钾降低的作用,在上述情况下建议监测血钾浓度。

(3)本品能引起 Q-T 间期延长,因此伴有 Q-T 间期延长的患者及使用影响 Q-T 间期的药物治疗的患者应慎用。

(4)可影响血糖代谢,糖尿病患者用药初期应注意血糖的控制。

(5)本品可能引起气道痉挛,哮喘急性发作时的缺氧会增加此危险性。

10.特殊人群用药

(1)孕妇、哺乳期妇女慎用。

(2)新生儿和早产儿用药的安全性尚未确定,应谨慎使用。

(五)沙美特罗

1.别称

喘必灵,祺泰,强力安喘通,施立碟,施立稳。

2.药理作用

本药为新型的选择性长效 β_2 受体激动剂。吸入本品 25 μg,其支气管扩张作用与吸入 200 μg 沙丁胺醇相当。尚有强大的抑制肺肥大细胞释放组胺、白三烯、前列腺素等变态反应介质的作用,可抑制吸入抗原诱发的早期和迟发相反应,降低气道高反应性。

3.药动学

单次吸入本品 50 μg 或 400 μg 后,5~15 min 达血药峰浓度。用药后 10~20 min 出现支气管扩张作用,持续 12 h。本品与人体血浆的体外蛋白结合率为 96%。在体内经羟化作用而广泛代谢,并以代谢产物的形式随粪便和尿液排出体外。

4.适应证

用于支气管哮喘,包括夜间哮喘和运动引起的支气管痉挛的防治;与吸入性糖皮质激素合用,用于可逆性阻塞性气道疾病,包括哮喘、慢性阻塞性肺疾病。

5.用法用量

(1)粉雾剂胶囊:粉雾吸入,成人一次 50 μg,一天 2 次;儿童一次 25 μg,一天 2 次。

(2)气雾剂:气雾吸入,剂量和用法同粉雾吸入。

6.不良反应

可见震颤、心悸及头痛等;偶见心律失常、肌痛、肌肉痉挛、水肿、血管神经性水肿;罕见口咽部刺激。

7.禁忌证

对本品过敏者、对牛奶过敏的患者禁用。

8.药物相互作用

(1)本药与茶碱类等支气管扩张药合用可产生协同作用,合用时应注意调整剂量。

(2)与短效 β 肾上腺素受体激动药(如沙丁胺醇)合用时可使 FEV_1 得到改善,且不增加心血管不良反应的发生率。

(3)与黄嘌呤衍生物、激素和利尿药合用可加重血钾降低。

(4)不宜与单胺氧化酶抑制药合用,因可增加心悸、激动或躁狂发生的危险性。

（5）不宜与三环类抗抑郁药合用,因可能增强心血管的兴奋性,三环类抗抑郁药停药 2 周后方可使用本药。

（6）与保钾利尿药合用,尤其本药超剂量时,可使患者的心电图异常或低血钾加重,合用时须慎重。

9.注意事项

（1）下列情况慎用:如肺结核、甲状腺功能亢进症、对拟交感胺类有异常反应、有低钾血症倾向、已患有心血管疾病及有糖尿病病史。

（2）本品不适用于缓解急性哮喘发作。

（3）治疗可逆性阻塞性气道疾病应常规遵循阶梯方案,并应通过观察临床症状及测定肺功能来监测患者对治疗的反应。为避免哮喘急性加重的风险,不可突然中断使用本品治疗。

10.特殊人群用药

（1）孕妇、哺乳期妇女慎用。

（2）3 岁以下小儿服用的安全性尚未确立,应慎用。

（六）班布特罗

1.别称

邦尼、帮备、贝合健、汇杰和立可菲。

2.药理作用

本药为新型的选择性长效 β_2 受体激动剂,为特布他林的前体药物,亲脂性强,与肺组织有很高的亲和力,产生扩张支气管、抑制内源性变态反应介质释放、减轻水肿及腺体分泌,从而降低气道高反应性、改善肺及支气管通气功能的作用。

3.药动学

口服后 20% 的药物经胃肠道吸收,生物利用度约为 10%,2～6 h 达血药浓度峰值,作用可持续 24 h,给药 4～5 d 后达稳态血药浓度。本药的血浆半衰期约为 13 h,特布他林的血浆半衰期约为 17 h。原药及其代谢物(包括特布他林)主要经肾脏排出。

4.适应证

用于支气管哮喘、慢性喘息性支气管炎、慢性阻塞性肺疾病和其他伴有支气管痉挛的肺部疾病。

5.用法用量

（1）口服:成人的起始剂量为 1 次 10 mg,一天 1 次,睡前服用。根据临床疗效,过 1～2 周剂量可调整为 1 次 20 mg,一天 1 次。肾功能不全患者(肾小球滤过率≤50 mL/min)的起始剂量为 1 次 5 mg,一天 1 次。

（2）儿童:2～5 岁 1 次 5 mg,一天 1 次;2～12 岁一天的最高剂量不超过 10 mg。

6.不良反应

肌肉震颤、头痛、心悸和心动过速等;偶见强直性肌肉痉挛。

7.禁忌证

（1）对本品、特布他林及拟交感胺类药物过敏者禁用。

（2）肥厚型心肌病患者禁用。

8.药物相互作用

（1）本药可能延长琥珀胆碱对肌肉的松弛作用,并具有剂量依赖性,但可恢复。

（2）单胺氧化酶抑制药、三环类抗抑郁药、抗组胺药、左甲状腺素等可能增加本药的不良反应。

（3）与皮质激素、利尿药合用可加重血钾降低的程度。

（4）与其他拟交感胺类药合用作用加强，毒性增加。

（5）与其他支气管扩张药合用时可增加不良反应。

（6）β肾上腺素受体阻滞剂（醋丁洛尔、阿替洛尔、拉贝洛尔、美托洛尔、纳多洛尔、吲哚洛尔、普萘洛尔、噻吗洛尔）能拮抗本药的作用，使其疗效降低。

（7）β_2 肾上腺素受体激动药会增加血糖浓度，从而降低降血糖药物的作用，因此患有糖尿病者服用本药时应调整降血糖药物的剂量。

（8）本药能减弱胍乙啶的降血压作用。

9.注意事项

（1）严重的肾功能不全患者本品的起始剂量应减少。

（2）肝硬化、严重的肝功能不全患者应个体化给予一天剂量。

（3）甲状腺功能亢进症、糖尿病及心脏病患者慎用。

10.特殊人群用药

（1）孕妇、哺乳期妇女慎用。

（2）2岁以下儿童的剂量尚未确定。

（3）有肝、肾及心功能不全的老年患者慎用。

（七）丙卡特罗

1.别称

川迪，曼普特，美喘清，美普清，普鲁卡地鲁。

2.药理作用

本药为选择性 β_2 受体激动剂，对支气管的 β_2 受体有较高的选择性，其支气管扩张作用强而持久。尚具有较强的抗过敏作用，不仅可抑制速发型的气道阻力增加，而且可抑制迟发型的气道反应性增高。本品尚可促进呼吸道纤毛运动。

3.药动学

口服可迅速由胃肠道吸收，呈二房室分布，5 min 内开始起效，经 1～2 h 在血浆、组织及主要器官中能达到最高浓度。α 相半衰期为 3.0 h，β 半衰期为 8.4 h，作用可持续 6～8 h。主要在肝脏及小肠中代谢为葡萄糖醛酸化合物，由尿液及粪便排泄。

4.适应证

适用于支气管哮喘、喘息性支气管炎、伴有支气管反应性增高的急性支气管炎、慢性阻塞性肺疾病。

5.用法用量

口服，成人于每晚睡前 1 次服 50 μg；或每次 25～50 μg，早、晚（睡前）各服 1 次。

6.不良反应

偶见口干、鼻塞、倦怠、恶心、胃部不适、肌颤、头痛、眩晕或耳鸣；亦见皮疹、心律失常、心悸、面部潮红等。

7.禁忌证

同沙丁胺醇。

8.药物相互作用

(1)与其他肾上腺素受体激动剂及茶碱类合用可引起心律失常,甚至心脏骤停。

(2)与茶碱类及抗胆碱能支气管扩张药合用时其支气管扩张作用增强,但可能产生降低血钾作用,并因此影响心率。

9.注意事项

(1)下列情况慎用,如甲状腺功能亢进症、高血压、心脏病和糖尿病。

(2)本品有抗过敏作用,故评估其他药物的皮试反应时,应考虑本品对皮试的影响。

10.特殊人群用药

(1)孕妇及哺乳期妇女用药的安全性尚不明确,应慎用。

(2)儿童用药的安全性尚不明确,应慎用。

(八)药物特征比较

1.给药途径、作用时间比较

上述 β_2 受体激动剂因结构、剂型和给药方式不同,所以起效时间和维持时间也不相同。具体药物的给药途径和作用时间详见表5-5。

表 5-5　常用的 β_2 受体激动剂比较

分类	药物名称	给药途径	作用时间		孕妇、哺乳期用药妊娠分级	注释
			起效	维持		
短效类	沙丁胺醇	吸入	5 min	4~6 h	孕妇、哺乳期慎用(C级)	心脏兴奋作用是异丙肾上腺素的1/10
		口服	30 min	6 h		
	特布他林	吸入	5~30 min	3~6 h	孕妇、哺乳期慎用(B级)	心脏兴奋作用是异丙肾上腺素的1/10
		口服	1~2 h	4~8 h		
	丙卡特罗	吸入	5 min	6~8 h	孕妇、哺乳期慎用(尚不明确)	对 β_2 受体有高度的选择性,严禁与儿茶酚胺合用
		口服	5 min	6~8 h		
长效类	福莫特罗	吸入	3~5 min	8~12 h	孕妇、哺乳期慎用(C级)	浓度依赖型 起效快,可按需用于急性症状
		口服	30 min	12 h		
	沙美特罗(慢效)	吸入	30 min	12 h	孕妇、哺乳期使用尚不明确(C级)	非浓度依赖型 与SABA合用可改善 FEV_1,且不增加心血管不良事件的发生率
		口服	—	24 h		
	班布特罗				孕妇慎用(B级)	为特布他林的前体

2.主要不良反应比较

β_2 受体激动剂的主要不良反应包括震颤尤其是手震颤、神经紧张、头痛、肌肉痉挛和心悸、心律失常、外周血管扩张及低血钾等。吸入剂型用药后可能出现支气管异常痉挛。

(1)沙丁胺醇:心率加快、心律失常;肌肉震颤;头晕、头痛、失眠和面部潮红;低血钾;恶心、呕吐。

(2)特布他林:心动过速、心悸;震颤;头痛、强直性痉挛、睡眠失调、行为失调;恶心、胃肠道障碍、皮疹、荨麻疹。

（3）福莫特罗：心悸、心动过速；震颤、肌肉痉挛；头痛、失眠、烦躁不安；低血钾或高血钾、血糖升高；恶心、味觉异常、皮疹、荨麻疹。

（4）丙卡特罗：心律失常、心悸；肌颤；倦怠、头痛、眩晕、耳鸣、面部潮红；恶心、胃部不适、口干、皮疹。

（5）沙美特罗：心悸，偶见心律失常；震颤、偶见肌肉痉挛、肌痛；头痛；罕见高血糖；皮疹。

（6）班布特罗：心悸、心动过速；肌肉震颤、肌肉痉挛；头痛。

三、抗胆碱能药物

用于平喘的抗胆碱药是指选择性阻断胆碱能 M 受体而缓解气道平滑肌痉挛的药物。该类药物主要拮抗气道平滑肌 M 受体，抑制细胞内 cGMP 的转化和提高 cAMP 的活性来降低细胞内的钙离子浓度，抑制肥大细胞的活性，从而松弛气道平滑肌引起的支气管扩张。同时通过抑制迷走神经兴奋，使气道黏液的分泌减少。主要用于支气管哮喘、慢性阻塞性肺疾病。

（一）应用原则与注意事项

1.应用原则

（1）抗胆碱药起效较慢且能引起支气管痉挛，故不推荐用于急性支气管痉挛的初始治疗和急救治疗。

（2）该类药物的平喘强度和起效速度均不如 β₂ 受体激动剂，但作用较为持久，且不易产生耐药性，对有吸烟史的老年哮喘患者较为适宜。

2.注意事项

（1）既往对本类药物过敏者禁用。

（2）有闭角型青光眼倾向、前列腺增生、膀胱颈梗阻的患者及孕妇、哺乳期妇女慎用。

（3）吸入给药时需注意保护，防止雾化液或药物粉末接触患者的眼睛。

（4）抗胆碱药与沙丁胺醇（或其他 β₂ 受体激动剂）雾化溶液合用易发生急性闭角型青光眼。

（二）异丙托溴铵

1.别称

爱喘乐，爱全乐，溴化异丙阿托品，溴化异丙基阿托品，溴化异丙托品。

2.药理作用

本药是对支气管平滑肌 M 受体有较高选择性的强效抗胆碱药，松弛支气管平滑肌的作用较强，对呼吸道腺体和心血管系统的作用较弱，其扩张支气管的剂量仅及抑制腺体分泌和加快心率剂量的 $1/20 \sim 1/10$。

3.药动学

口服不易吸收。气雾吸入后作用于气道局部，因此支气管扩张的时间曲线与全身药动学并不完全一致。吸入后起效时间为 $5 \sim 15$ min，持续 $4 \sim 6$ h。在肝内代谢作用的持续时间为 $3 \sim 4$ h，由粪便排泄。

4.适应证

用于慢性阻塞性肺疾病相关的支气管痉挛，包括慢性支气管炎、肺气肿哮喘等，可缓解喘息症状。

5.用法用量

（1）溶液：吸入，成人（包括老年人）和 12 岁以上的青少年一次 1 个单剂量小瓶（500 μg），一天3～4次,急性发作的患者病情稳定前可重复给药。单剂量小瓶中每 1 mL 雾化吸入液可用氯化钠注射液稀释至终体积 2～4 mL。

(2)气雾剂:吸入,成人及学龄儿童的推荐剂量为一次 40～80 μg,一天 3～4 次。

6.不良反应

常见头痛、恶心和口干;少见心动过速、心悸、眼部调节障碍、胃肠动力障碍和尿潴留等抗胆碱能不良反应;可能引起咳嗽、局部刺激;罕见吸入刺激产生的支气管痉挛,变态反应如皮疹、舌、唇和面部血管性水肿、荨麻疹、喉头水肿。

7.禁忌证

(1)对阿托品及其衍生物过敏的患者禁用。

(2)对本品过敏者禁用。

8.药物相互作用

(1)与沙丁胺醇、非诺特罗、茶碱、色甘酸钠等合用可互相增强疗效。

(2)金刚烷胺、吩噻嗪类抗精神病药、三环类抗抑郁药、单胺氧化酶抑制药及抗组胺药可增强本品的作用。

9.注意事项

(1)使用本品后可能会立即发生变态反应。

(2)应避免使眼睛接触到本品,如果在使用本品时不慎污染到眼睛,引起眼睛疼痛或不适、视物模糊等闭角型青光眼的征象,应首先使用缩瞳药并立即就医。

(3)患有囊性纤维化的患者可能会引起胃肠道蠕动的紊乱。

(4)有尿路梗阻的患者使用时发生尿潴留的危险性增高。

10.特殊人群用药

孕妇、哺乳期妇女及儿童慎用。

(三)噻托溴铵

1.别称

思力华,天晴速乐。

2.药理作用

本药为新型的长效抗胆碱类药物,对 5 种胆碱受体(M$_1$～M$_5$)具有相似的亲和力,通过与平滑肌的 M$_3$ 受体结合而产生扩张支气管平滑肌的作用。支气管扩张作用呈剂量依赖性,并可持续 24 h 以上。

3.药动学

吸入后 30 min 起效,持续时间至少为 24 h。年轻健康志愿者对本品的绝对生物利用度为19.5%,吸入 5 min 后达血药峰浓度,药物的血浆蛋白结合率达 72%,V$_d$ 为 32 L/kg。吸入给药时,仅 14% 的药物经肾排泄。

4.适应证

用于慢性阻塞性肺疾病的维持治疗,包括慢性支气管炎和肺气肿、伴随性呼吸困难的维持治疗及急性发作的预防。

5.用法用量

吸入,一次 18 μg,一天 1 次。

6.不良反应

常见口干、便秘、念珠菌感染、鼻窦炎、咽炎;少见全身变态反应、心动过速、房颤、心悸、排尿困难、尿潴留;可发生恶心、声音嘶哑、头晕、血管性水肿、皮疹、荨麻疹、皮肤瘙痒;因吸入刺激导致的支气管痉挛,还可能有视力模糊、青光眼。

7.禁忌证

对噻托溴铵、阿托品或其衍生物过敏的患者禁用。

8.药物相互作用

不推荐本品与其他抗胆碱药物合用。

9.注意事项

(1)使用本品后有可能立即发生变态反应。

(2)下列情况慎用,如闭角型青光眼,前列腺增生,膀胱颈梗阻,中、重度肾功能不全,18岁以下的患者。

(3)中到重度肾功能不全的患者(肌酐清除率≤50 mL/min)应对噻托溴铵的应用予以密切监控。

(4)如药粉误入眼内可能引起或加重闭角型青光眼的症状,应立即停用并就医。

10.特殊人群用药

(1)孕妇、哺乳期妇女慎用。

(2)老年患者对本品的肾清除率下降,但未见COPD患者的血药浓度随年龄增加而出现显著改变。

(3)尚无儿科患者应用该药的经验,<18岁的患者不推荐使用。

(四)药物特征比较

1.药理作用比较

异丙托溴铵对各类受体的亲和力无选择性,新一代长效抗胆碱药噻托溴铵对 M_1、M_3 受体的选择性更高、半衰期长。两种抗胆碱药的作用比较见表5-6。

表5-6　两种抗胆碱药的作用比较

药物	M受体选择性	扩张支气管	抑制腺体分泌	加快心率
异丙托溴铵	无	++(支气管扩张作用为抑制腺体分泌、增加心率作用的20倍)	+	+
噻托溴铵	M_3、M_1	+++(平喘作用强于异丙托溴铵)	－	－

2.不良反应比较

抗胆碱药治疗哮喘主要采用吸入给药,本类药物对支气管的扩张作用虽不如受体激动药,起效也较慢,但不良反应轻且不易产生耐药性。

(1)异丙托溴铵:常见头痛,少见眼部调节障碍;常见恶心、口干,少见胃肠动力障碍;少见心动过速、心悸;少见血管性水肿、荨麻疹、喉头水肿和变态反应;少见尿潴留;罕见吸入刺激产生的支气管痉挛;少见眼部调节障碍。

(2)噻托溴铵:少见头晕、头痛、味觉异常,罕见失眠;常见口干,少见口腔炎、胃食管反流性疾病、便秘、恶心,罕见肠梗阻包括麻痹性肠梗阻、牙龈炎、舌炎、口咽部念珠菌病、吞咽困难;少见房颤,罕见室上性心动过速、心动过速、心悸;少见皮疹,罕见荨麻疹、瘙痒过敏(包括速发型变态反应);少见排尿困难、尿潴留,罕见尿路感染;少见咽炎、发声困难、咳嗽、支气管痉挛、鼻出血,罕见喉炎、鼻窦炎;少见视物模糊,罕见青光眼、眼压增高。

四、吸入性糖皮质激素

吸入性糖皮质激素(inhaled corticosteroid,ICS)是防治各种类型的中-重度慢性哮喘的首选药物,具有局部药物(肺内沉积)浓度高、气道内药物活性大、疗效好和全身性不良反应少等特点。可以减轻患者的症状,提高最大呼气流量和呼吸量,降低气道高反应性,防止哮喘恶化,改善患者的生活质量。近年来认为 ICS 联合长效 β_2 激动剂(LABA)即 ICS/LABA 联合治疗有更好的疗效,并可避免单用 ICS 时因增加剂量而出现的不良反应。但须注意 ICS 在哮喘急性发作时不能立即奏效,故不能用于急性发作。

ICS 的不良反应常见为局部反应,包括反射性咳嗽、支气管痉挛、喉部刺激、口咽部念珠菌病、声嘶等,通常是暂时的、不严重的。在推荐剂量范围内,ICS 很少发生全身性不良反应。长期大剂量使用时可能引起全身反应,如骨密度降低、白内障、肾上腺抑制、糖代谢异常、易擦伤等。

(一)应用原则与注意事项

1.应用原则

(1)吸入性糖皮质激素为控制呼吸道炎症的预防性用药,起效缓慢且须连续和规律地应用2 d 以上方能发挥作用。

(2)对哮喘急性发作和支气管平滑肌痉挛者宜合并应用 β_2 受体激动剂,以尽快松弛支气管平滑肌。

(3)应当依据哮喘的严重程度给予适当剂量,分为起始和维持剂量。当严重哮喘或哮喘持续发作时,可考虑给予全身性激素治疗,待缓解后改为维持量或转为吸入给药。

2.注意事项

(1)掌握正确的吸入方法:掌握正确的吸入方法和技术是决定吸入糖皮质激素是否取得良好疗效和有无不良反应的关键因素。需长期吸入用药以维持巩固病情者,为预防口咽部白念珠菌感染,应于每次吸入后用清水漱口。

(2)治疗时剂量应个体化,依据患者或儿童的原治疗情况调整剂量。

(3)关注不适宜人群:吸入性糖皮质激素禁用于对类固醇激素或其制剂辅料过敏的患者。对乳蛋白严重过敏者禁用氟替卡松干粉剂。患有活动性肺结核及肺部真菌、病毒感染者,以及儿童、孕妇慎用。

(二)倍氯米松

1.别称

必可酮,安德心,贝可乐,倍可松。

2.药理作用

本药是局部应用的强效肾上腺糖皮质激素。因其亲脂性强,气雾吸入后可迅速透过呼吸道和肺组织而发挥平喘作用。其局部抗炎、抗过敏疗效是泼尼松的 75 倍,是氢化可的松的 300 倍。

3.药动学

以气雾吸入的方式给药后,生物利用度为 $10\% \sim 20\%$,具有较高的清除率,较口服用药的糖皮质激素类高 $3 \sim 5$ 倍,故全身性不良反应小。V_d 为 0.3 L/kg。半衰期为 3 h,肝脏疾病时可延长。其代谢产物的 70% 经胆汁、$10\% \sim 15\%$ 经尿排泄。

4.适应证

用于慢性支气管哮喘。

5.用法用量

(1)成人及12岁以上的儿童:吸入。轻微哮喘,一天200~400 µg或以上,分2~4次用药;中度哮喘,一天600~1 200 µg,分2~4次用药;严重哮喘,一天1 000~2 000 µg,分2~4次用药。

(2)5~12岁的儿童:吸入。一天200~1 000 µg;4岁以下的儿童一天总剂量为100~400 µg,分次用药。

6.不良反应

常见口腔及喉部念珠菌病、声嘶、喉部刺激。

7.禁忌证

对本品过敏或本品中的其他附加成分过敏者禁用。

8.药物相互作用

(1)胰岛素与本药有拮抗作用,糖尿病患者应注意调整本药的剂量。

(2)本药可能影响甲状腺对碘的摄取、清除和转化。

9.注意事项

(1)下列情况慎用,如患有活动期和静止期的肺结核。

(2)对于长期使用糖皮质激素的儿童和青少年,应密切随访其生长状况。

(3)从口服糖皮质激素转为吸入糖皮质激素时,在很长时间内肾上腺储备功能受损的风险仍然存在,应定期监测肾上腺皮质功能。

(4)对可逆性阻塞性气道疾病(包括哮喘)的处理应常规遵循阶梯方案,并应由临床症状及通过肺功能测定监测患者的反应。

(5)本品不适用于患有重度哮喘的患者;不用于哮喘的初始治疗;应个体化用药。

(6)不可突然中断治疗。

(7)每次用药后用水漱口。

10.特殊人群用药

孕妇、哺乳期妇女慎用。

(三)布地奈德

1.别称

雷诺考特,普米克,普米克都保,普米克令舒,布德松。

2.药理作用

本药是局部应用的不含卤素的肾上腺糖皮质激素类药物,局部抗炎作用强,约为丙酸倍氯米松的2倍、氢化可的松的600倍。

3.药动学

气雾吸入给药后,10%~15%在肺部吸收,生物利用度约为26%;粉雾吸入给药后,全身的生物利用度约为38%,血浆蛋白结合率为85%~90%,V_d为3 L/kg。吸入本药500 µg后,32%的药物经肾排出,15%经粪便排出。吸入给药的半衰期成人为2~3 h,儿童为1.5 h。

4.适应证

支气管哮喘,主要用于慢性持续期支气管哮喘;也可在重度慢性阻塞性肺疾病中使用。

5.用法用量

按个体化给药。在严重哮喘和停用或减量使用口服糖皮质激素的患者,开始使用气雾剂的剂量为成人一天 200～1 600 μg,分 2～4 次使用(较轻的患者一天 200～800 μg,较严重者则是一天 800～1 600 μg);一般一次 200 μg,早、晚各一次;病情严重时一次 200 μg,一天 4 次。儿童2～7 岁一天 200～400 μg,分 2～4 次使用;7 岁以上一天 200～800 μg,分 2～4 次使用。

鼻喷吸入用于鼻炎,一天 256 μg,可于早晨一次喷入(每侧鼻腔 128 μg)或早、晚分 2 次喷入,奏效后减至最低剂量。

6.不良反应

同其他吸入性糖皮质激素。本品可产生局部和全身性不良反应,但由于本品在体内代谢灭活快、清除率高,故其全身性不良反应比二丙酸倍氯米松轻。

7.禁忌证

对本品过敏者禁用。

8.药物相互作用

酮康唑能提高本药的血药浓度,其作用机制可能是抑制了细胞色素 P4503A4 介导的布地奈德的代谢。

9.注意事项

(1)鼻炎、湿疹等过敏性疾病可使用抗组胺药及局部制剂进行治疗。

(2)肺结核、鼻部真菌感染和疱疹患者慎用。

(3)长期接受吸入治疗的儿童应定期测量身高。

(4)由口服糖皮质激素转为吸入布地奈德或长期高剂量治疗的患者应特别小心,可能在一段时间内处于肾上腺皮质功能不全的状况中,建议进行血液学和肾上腺皮质功能的监测。

(5)在哮喘加重或严重发作期间,或在应激择期手术期间应给予全身性糖皮质激素。

(6)应避免合用酮康唑、伊曲康唑或其他强 CYP3A4 抑制剂。若必须合用上述药物,则用药间隔时间应尽可能长。

10.特殊人群用药

(1)孕妇、哺乳期妇女慎用;本药可进入乳汁中,哺乳期妇女应避免使用,必须使用时应停止哺乳。

(2)2 岁以下儿童用药的安全性和有效性尚不明确,应避免使用。

(四)氟替卡松

1.别称

辅舒碟,辅舒良,辅舒良滴顺,丙酸氟替卡松,氟替卡松丙酸酯。

2.药理作用

本药为局部用强效肾上腺糖皮质激素药物。脂溶性高,易于穿透细胞膜与细胞内的糖皮质激素受体结合,与受体具有高度亲和力。在呼吸道内浓度和存留的时间较长,故其局部抗炎活性更强。

3.药动学

吸入后 30 min 作用达高峰,起效较布地奈德快 60 min。口服的生物利用度仅为 21%,肝清除率亦高,吸收后大部分经肝脏首关效应转化为无活性的代谢物,消除半衰期为 3.1 h。

4.适应证

(1)用于支气管哮喘的预防性治疗,主要用于慢性持续期支气管哮喘。

(2)用于重度慢性阻塞性肺疾病。

5.用法用量

(1)成人及 16 岁以上的儿童:吸入给药,一次 $100\sim1\,000\ \mu g$,一天 2 次;一般一次 $250\ \mu g$,一天2 次。初始剂量为:①轻度哮喘,一次 $100\sim250\ \mu g$,一天 2 次;②中度哮喘,一次 $250\sim500\ \mu g$,一天 2 次;③重度哮喘,一次 $500\sim1\,000\ \mu g$,一天 2 次。

(2)4 岁以上的儿童:吸入给药,一次 $50\sim100\ \mu g$,一天 2 次。

6.不良反应

其局部不良反应与其他糖皮质激素相同。

7.禁忌证

对本品过敏者禁用。

8.药物相互作用

强效细胞色素 P4503A4 酶抑制药(如酮康唑、利托那韦等)可抑制本药代谢,使其生物利用度及血药浓度增加,从而增加本药导致全身性不良反应的危险性,如库欣综合征或反馈性 HPA 轴抑制。

9.注意事项

(1)活动期或静止期肺结核患者、有糖尿病病史的患者慎用。

(2)其他同倍氯米松。

10.特殊人群用药

(1)尚缺乏妊娠期间应用本药的安全性资料,孕妇用药应权衡利弊。哺乳期妇女应权衡利弊后用药。

(2)老年人长期大剂量使用易引起骨质疏松,甚至骨质疏松性骨折。

(3)儿童用药可导致生长延迟、体重增长减缓及颅内压增高等。此外,儿童的体表面积与体重之比较大,局部用药发生反馈性下丘脑-垂体-肾上腺轴(HPA轴)抑制的危险性更大。因此儿童应谨慎用药,应尽可能采用最低的有效治疗剂量并避免长期持续使用(连续用药 4 周以上的安全性和有效性尚不明确)。

(五)药物特征比较

1.剂量比较

见表 5-7。

表 5-7　常用 ICS 的每天剂量(μg)

药物	低剂量	中剂量	高剂量
二丙酸倍氯米松	$200\sim500$	$500\sim1\,000$	$>1\,000$
布地奈德	$200\sim400$	$400\sim800$	>800
丙酸氟替卡松	$100\sim250$	$250\sim500$	>500
环索奈德	$80\sim160$	$160\sim320$	>320

2.药理作用比较

见表 5-8。

3.不良反应比较

见表 5-9。

表 5-8 ICS 的药理作用比较

	布地奈德	二丙酸倍氯米松	氟替米松
与 GCR 结合 *	9.4	0.4	18
水溶性($\mu g/mL$)	14	0.1	0.04
气道黏液浓度	最高	略高	低
与黏膜结合	最高	略高	低
肺部沉积率	最高	低	略高
抗炎作用 *	980	600	1 200
生物利用度	6%～10%	20%	<10%
肝清除率	1.4 L/min	较慢	0.9 L/min

注:* 以地塞米松为 1。

表 5-9 常用 ICS 的不良反应发生率(%)

不良反应	倍氯米松 MDI *	布地奈德 DPI	氟替卡松 MDI *	莫米松 DPI	曲安奈德 MDI	氟替卡松/沙美特罗 MDI * 和 DPI
发声困难	<1	1～6	2～6	1～3	1～3	2～5
咳嗽	—	5	4～6	—	—	3～6
念珠菌病	—	2～4	2～5	4～6	2～4	4～10
上呼吸道感染	3～17	19～24	16～18	8～15	—	10～27
胃肠道反应	<1	1～4	1～3	1～5	2～5	1～7
头痛	8～17	13～14	5～11	17～22	7～21	12～20

注:* 指以 HFA(氢氟化物)为抛射剂;MDI:定量吸入气雾剂;DPI:干粉吸入剂。

五、抗过敏平喘药

本类药物包括变态反应介质阻释剂色甘酸钠、酮替芬和白三烯受体阻滞剂扎鲁司特、孟鲁司特等。变态反应介质阻释剂通过稳定肺组织的肥大细胞膜,抑制变态反应介质释放,对多种炎性细胞亦有抑制作用。白三烯受体阻滞剂通过阻断半胱氨酰白三烯的合成或拮抗其与受体的作用发挥平喘作用。其平喘作用起效较慢,不宜用于哮喘急性发作期的治疗,临床上主要用于预防哮喘的发作。

(一)应用原则与注意事项

(1)该类药物主要用于预防性治疗,在哮喘急性发作时无效。

(2)白三烯受体阻滞剂起效慢,作用较弱于色甘酸钠,仅用于轻、中度哮喘和稳定期的控制,或合并应用以减少糖皮质激素和 β_2 受体激动剂的剂量。

(3)白三烯受体阻滞剂在治疗哮喘上不宜单独应用,对 12 岁以下的儿童、孕妇及哺乳期妇女应权衡利弊后应用。

(二)色甘酸钠

1.别称

咳乐钠,宁敏,色甘酸,色甘酸二钠,咽泰。

2.药理作用

本品无松弛支气管平滑肌的作用和 β 受体激动作用,亦无直接拮抗组胺、白三烯等过敏介质的作用和抗炎症作用,但在抗原攻击前给药可预防速发型和迟发型过敏性哮喘。亦可预防运动和其他刺激诱发的哮喘。

3.药动学

口服极少吸收。干粉喷雾吸入时其生物利用度约为 10%,吸入后 10～20 min 即达血药峰浓度(正常人为 14～91 ng/mL,哮喘患者为 1～36 ng/mL),血浆蛋白结合率为 60%～75%,V_d 为 0.13 L/kg,血浆半衰期为 1～1.5 h,经胆汁和尿排泄。

4.适应证

(1)用于预防支气管哮喘发作,对轻度哮喘可能有治疗作用。

(2)可用于过敏性鼻炎、季节性花粉症、春季角膜炎、结膜炎、过敏性湿疹及某些皮肤瘙痒症。

(3)可用于溃疡性结肠炎和直肠炎。

5.用法和用量

(1)干粉吸入:一次 20 mg,一天 4 次;症状减轻后一天 40～60 mg;维持量为一天 20 mg。

(2)气雾吸入:一次 3.5～7 mg,一天 3～4 次,一天最大剂量为 32 mg。

6.不良反应

鼻刺痛、烧灼感、喷嚏、头痛、嗅觉改变、一过性支气管痉挛;罕见鼻出血、皮疹等。

7.禁忌证

对本品过敏者禁用。

8.药物相互作用

(1)与异丙肾上腺素合用可提高疗效。

(2)与糖皮质激素合用可增强治疗支气管哮喘的疗效。

(3)与氨茶碱合用可减少茶碱的用量,并提高平喘疗效。

9.注意事项

(1)掌握正确的用药方法。无论是气雾吸入、粉雾吸入还是局部喷布,务必使药物尽量到达病变组织;喷布时间必须与患者的呼吸协调一致。

(2)本品极易潮解,应注意防潮。

(3)不要中途突然停药,以免引起哮喘复发。

(4)本品并非直接舒张支气管而属预防性作用,故应在哮喘易发季节前 1～3 周用药。

(5)吸入色甘酸钠可能引起支气管痉挛,可提前数分钟吸入选择性 $β_2$ 受体激动剂。

(6)肝、肾功能不全者慎用。

10.特殊人群用药

孕妇及哺乳期妇女慎用。

(三)酮替芬

1.别称

贝卡明,喘者定,敏喘停,噻苯酮,噻喘酮。

2.药理作用

本药为强效抗组胺和过敏介质阻释剂。本品的抗组胺作用较长而抗过敏作用的持续时间较短。以上两种作用各自独立。

3.药动学

口服后吸收迅速而完全,3～4 h 达血药浓度峰值。当血药浓度达到 100～200 $\mu g/mL$ 时,本药 75% 与血浆蛋白结合。半衰期约 1 h。一部分经肝脏代谢,60% 经尿排泄,其余经粪便、汗液排泄。

4.适应证

(1)用于支气管哮喘,对过敏性、感染性和混合性哮喘都有预防发作的效果。

(2)喘息性支气管炎、过敏性咳嗽。

(3)过敏性鼻炎、过敏性结膜炎、过敏性皮炎。

5.用法用量

口服。成人一次 1 mg,一天 2 次;极量为一天 4 mg。儿童 4～6 岁一次 0.4 mg,6～9 岁一次 0.5 mg,9～14 岁一次 0.6 mg。以上均为一天 1～2 次。

6.不良反应

常见嗜睡、倦怠、口干、恶心等胃肠道反应;偶见头痛、头晕、迟钝、体重增加。

7.禁忌证

对本品过敏者、车辆驾驶员、机械操作者以及高空作业者工作时禁用。

8.药物相互作用

(1)与乙醇及镇静催眠药合用可增强困倦、乏力等症状,应避免合用。

(2)与抗胆碱药合用可增加后者的不良反应。

(3)与口服降血糖药合用时,少数糖尿病患者可见血小板减少,故两者不宜合用。

(4)本品抑制齐多夫定的肝内代谢,应避免合用。

(5)本品与抗组胺药有协同作用。

9.注意事项

过敏体质者慎用。

10.特殊人群用药

(1)孕妇慎用;哺乳期妇女应用本品应停止哺乳。

(2)3 岁以下的儿童不推荐使用本品。

(四)孟鲁司特

1.别称

蒙泰路特钠,孟鲁司特钠,顺尔宁。

2.药理作用

本药为高选择性半胱氨酰白三烯(Cys-LTs)受体阻滞剂,通过抑制 LTC_4、LTE_4 与受体的结合,可缓解白三烯介导的支气管炎症和痉挛状态,减轻白三烯所致的激惹症状,改善肺功能。

3.药动学

口服吸收迅速而完全,口服的平均生物利用度为 64%,99% 的本品与血浆蛋白结合。本品几乎被完全代谢,细胞色素 P4503A4 和 2C9 与其代谢有关。完全由胆汁排泄,在健康受试者中的平均血浆半衰期为 2.7～5.5 h。

4.适应证

用于哮喘的预防和长期治疗,包括预防白天和夜间的哮喘症状,治疗对阿司匹林敏感的哮喘患者以及预防运动诱发的支气管哮喘。也用于减轻过敏性鼻炎引起的症状(15 岁及 15 岁以上成人的季节性过敏性鼻炎和常年性过敏性鼻炎)。

5.用法用量

口服。成人及 15 岁以上的儿童一次 10 mg,一天 1 次;6～14 岁的儿童一次 5 mg,一天 1 次;2～5 岁的儿童一次 4 mg,一天 1 次,睡前服用咀嚼片。

6.不良反应

不良反应较轻微,通常不须终止治疗。临床试验中,本药治疗组有≥1%的患者出现与用药有关的腹痛和头痛。

7.禁忌证

对本品任何成分过敏者禁用。

8.药物相互作用

(1)利福平可减少本药的生物利用度。

(2)与苯巴比妥合用时,本药的曲线下面积(AUC)减少大约 40%,但是不推荐调整本药的使用剂量。

(3)本药在推荐剂量下不对下列药物的药动学产生有临床意义的影响,如茶碱、泼尼松、泼尼松龙、口服避孕药(炔雌醇/炔诺酮)、特非那定、地高辛和华法林。

9.注意事项

(1)在医师的指导下可逐渐减少合并使用的吸入性糖皮质激素的剂量,但不应突然停用糖皮质激素。

(2)在减少全身用糖皮质激素的剂量时,偶见嗜酸性粒细胞增多症、血管性皮疹、肺部症状恶化、心脏并发症和神经病变,因此患者在减少全身用糖皮质激素的剂量时应加以注意并做适当的临床监护。

10.特殊人群用药

(1)孕妇应避免使用本品。

(2)哺乳期妇女慎用。

(3)6 个月以下儿童用药的安全性和有效性尚未明确。

(五)扎鲁司特

1.别称

安可来,扎非鲁卡。

2.药理作用

本药为口服的长效高度选择性半胱氨酰白三烯(Cys-LTs)受体阻滞剂,既能拮抗白三烯的促炎症活性,也可拮抗白三烯引起的支气管平滑肌收缩,从而减轻哮喘的有关症状和改善肺功能。使用本品不改变平滑肌对 β_2 受体的反应性,对抗原、阿司匹林、运动及冷空气等所致的支气管收缩痉挛均有良好疗效。

3.药动学

口服吸收良好,血药浓度达峰时间(t_{max})约为 3 h,但服药 2 h 内便可产生明显的首剂效应。血浆蛋白结合率为 99%。本药主要在肝脏代谢,消除半衰期约为 10 h。主要经粪便排泄

(89%),经尿排泄仅为口服剂量的 10%。

4.适应证

用于轻、中度慢性哮喘的预防及长期治疗。对于用 β_2 受体激动药治疗不能完全控制病情的哮喘患者,本品可以作为一线维持治疗。

5.用法用量

口服,成人及 12 岁以上儿童的起始剂量及维持剂量为一次 20 mg,一天 2 次。根据临床反应,剂量可逐步增加至 40 mg,一天 2 次时疗效更佳。

6.不良反应

头痛、胃肠道反应、皮疹、变态反应(荨麻疹和血管性水肿)、轻微的肢体水肿(极少)、挫伤后出血障碍、粒细胞缺乏症、AST 及 ALT 升高、高胆红素血症;罕见肝衰竭。

7.禁忌证

对本产品及其组分过敏者、肝功能不全者禁用。

8.药物相互作用

(1)在肝脏经 CYP2C9 药酶代谢,并抑制 CYP2C9 的活性,可升高其他 CYP2C9 抑制剂如抗真菌药氟康唑、他汀类调血脂药氟伐他汀的血药浓度。

(2)本品亦可抑制 CYP2D6 的活性,使经该药酶代谢的 β 受体阻滞剂、抗抑郁药和抗精神病药的血药浓度升高。

(3)阿司匹林可使扎鲁司特的血药浓度升高。

(4)与华法林合用可增高华法林的血药浓度,使凝血酶原时间延长。

(5)红霉素、茶碱及特非那定可降低本品的血药浓度。

9.注意事项

(1)如发生血清氨基转移酶升高等肝功能不全的症状或体征,应对患者进行相应的处理。

(2)若出现系统性嗜酸性粒细胞增多,有时临床体征表现为系统性脉管炎,与 Churg-Strauss 综合征的临床特点相一致,常与减少口服糖皮质激素的用量有关。

(3)本品不适用于解除哮喘急性发作时的支气管痉挛。

(4)不宜用本品突然替代吸入或口服的糖皮质激素治疗。

(5)对于易变性哮喘或不稳定性哮喘的治疗效果尚不明确。

10.特殊人群用药

(1)孕妇、哺乳期妇女慎用。

(2)65 岁以上的老年人对本药的清除率降低,但尚无资料证明可导致药物蓄积。服用本药后,老年患者的感染率增加,但症状较轻,主要影响呼吸道,不必终止治疗。

(3)国内的资料指出,12 岁以下儿童用药的安全性和有效性尚不明确,不推荐 12 岁以下的儿童使用。

(六)药物特征比较

1.药物相互作用比较

见表 5-10。

2.不良反应比较

白三烯受体阻滞剂可引起嗜酸性粒细胞增多、血管炎性皮疹、心肺系统异常和末梢神经异常,应予以注意。

表 5-10　常用的白三烯受体调节药与有关药物的相互作用

药物	代谢酶	对 P450 同工酶的影响	药物相互作用
扎鲁司特	CYP2C9	抑制 CYP2C9、CYP3A4	抑制华法林的代谢,能延长凝血酶原时间约 35%;红霉素、特非那定和茶碱可能降低本品的血药浓度(分别约为 40%、54% 和 30%),但本品不影响这 3 种药物的浓度;高剂量的阿司匹林可增加本品的血药浓度约 45%
孟鲁斯特	CYP3A4 CYP2C9	不影响 CYP3A4、2C9、1A2、2A6、2C19、2D6 的活性;抑制 CYP2C8(体外)	对华法林、特非那定、茶碱、地高辛、泼尼松龙、口服避孕药等的药动学无明显影响;苯巴比妥、利福平等肝药酶诱导剂可降低本品的 AUC 约 40%,应酌情调整剂量;不抑制紫杉醇、罗格列酮、瑞格列奈经 CYP2C8 代谢

(1)色甘酸钠:恶心、口干;偶见皮疹;刺激性咳嗽,偶有排尿困难。

(2)酮替芬:嗜睡、头晕目眩、头痛;口干、恶心;皮疹;体重增加。

(3)孟鲁司特:头痛、睡眠异常;腹痛、恶心、呕吐、消化不良、腹泻;肌肉痉挛、肌痛。

(4)扎鲁司特:出血障碍、粒细胞缺乏;头痛;胃肠道反应、ALT 及 AST 升高、高胆红素血症;荨麻疹和血管性水肿。

(5)曲尼司特:可见红细胞计数及血红蛋白降低、外周嗜酸性粒细胞增多;偶见头痛、眩晕、失眠、嗜睡;少见食欲缺乏、腹痛、恶心、呕吐、腹泻;可见皮疹、全身瘙痒;少见尿频、尿急、血尿。

(徐凤兰)

第三节　镇咳药、祛痰药

一、镇咳药

咳嗽动作是因各种刺激作用于不同的感受器,主要通过迷走神经及运动神经传入中枢神经系统,再经迷走神经及运动神经将信息传向至喉头肌及参与咳嗽动作的骨骼肌等,以完成咳嗽动作。一般把抑制咳嗽反射活动中枢环节的药物称为中枢性镇咳药,如咖啡因、福尔可定及右美沙芬;抑制中枢以外的其他环节者称为外周性镇咳药;有的药物兼有中枢和外周两种作用,如苯丙哌林、喷托维林及复方甘草合剂等。

(一)应用原则与注意事项

1.应用原则

(1)因过敏引起的咳嗽应选用抗过敏药物,如苯海拉明、氯雷他定、西替利嗪等。

(2)因普通感冒、咽喉炎引起的咳嗽,如果咳嗽较轻、干咳、痰量少,可选复方甘草合剂等;如咳嗽剧烈、频繁、夜间加重或已经影响睡眠,可选可待因、右美沙芬等。

2.注意事项

(1)对轻度的咳嗽一般无须应用镇咳药。对于无痰而剧烈的干咳,或有痰且过于频繁的剧烈咳嗽,可适当地应用镇咳药,以缓解咳嗽。

(2)选用镇咳祛痰复方制剂进行治疗时,最好只选一种药物。

(3)含可待因或其他阿片类的镇咳制剂一般不宜给儿童应用,1 岁以下的儿童更应完全不用。

(4)当肺癌出现异常痛苦的咳嗽时,可应用吗啡、美沙酮等吗啡受体激动药;但在其他原因所致的咳嗽因可引起痰液潴留、抑制呼吸以及成瘾性,则属禁忌。

(5)妊娠 3 个月内的妇女忌用右美沙芬,另外磷酸可待因可透过胎盘,使胎儿成瘾,应慎用;磷酸可待因还可自乳汁中排出,哺乳期妇女慎用。

(6)肝功能不全时因肝脏不能将铵离子转化为尿素而容易中毒,此时禁用氯化铵;肾功能不全时也禁用。

(二)可待因

1.别称

甲基吗啡,克斯林,新泰洛其,可非,奥亭。

2.药理作用

本药具有镇咳、抑制支气管腺体的分泌、中枢性镇痛、镇静作用。

3.药动学

本药口服后较易经胃肠道吸收,吸收后主要分布于肺、肝、肾和胰脏中,血浆蛋白结合率约为25％。易透过血-脑屏障,也能透过胎盘屏障。本药在体内经肝脏代谢,半衰期为 2.5～4 h,其代谢产物主要经肾随尿液排出。

4.适应证

(1)用于各种原因引起的剧烈干咳和刺激性咳嗽(尤其适合于伴有胸痛的剧烈干咳)。

(2)用于中度以上疼痛时镇痛。

(3)用于局麻或全麻时镇静。

5.用法用量

(1)成人:口服,一次 15～30 mg,一天 2～3 次;极量为一次 100 mg,一天 250 mg。

(2)儿童:口服,镇痛时一次 0.5～1 mg/kg,一天 3 次;镇咳时用量为镇痛剂量的 1/3～1/2。

(3)肾功能不全患者:口服,肌酐清除率(Ccr)不低于 50 mL/min 者不必调整剂量;Ccr 为10～50 mL/min 者给予常规剂量的 75％;Ccr 低于 10 mL/min 者给予常规剂量的 50％。

(4)肝功能不全患者:口服,本药的吗啡样作用时间延长,需要调整剂量,但目前尚无具体的剂量调整方案。

6.不良反应

常见幻想,呼吸微弱、缓慢或不规则,心率或快或慢;少见惊厥,耳鸣,震颤或不能自控的肌肉运动,荨麻疹,瘙痒、皮疹或脸肿等变态反应;长期应用产生依赖性,常用量引起依赖性的倾向较其他吗啡类弱,典型症状为食欲减退、腹泻、牙痛、恶心、呕吐、流涕、寒战、打喷嚏、打呵欠、睡眠障碍、胃痉挛、多汗、衰弱无力、心率增速、情绪激动或原因不明的发热。

7.禁忌证

对本药或其他阿片衍生物类药物过敏者、呼吸困难者、昏迷患者、痰多的患者禁用。

8.药物相互作用

(1)与解热镇痛药合用有协同镇痛作用,可增强止痛效果。

(2)与抗胆碱药合用可加重便秘或尿潴留等不良反应。

（3）与美沙酮或其他吗啡类药合用可加重中枢性呼吸抑制作用。

（4）在服用本药的 14 d 内若同时给予单胺氧化酶抑制药,可导致不可预见的、严重的不良反应。

（5）与西咪替丁合用能诱发精神错乱、定向力障碍和呼吸急促。

9.注意事项

（1）本药属麻醉药,使用应严格遵守国家麻醉药品管理条例。

（2）本药不能静脉给药。口服给药宜与食物或牛奶同服,以避免胃肠道反应。

（3）由于本药能抑制呼吸道腺体分泌和纤毛运动,故对有少量痰液的剧烈咳嗽宜合用祛痰药。

（4）药物过量的处理:①对呼吸困难者应给予吸氧,对呼吸停止者应给予人工呼吸;②经诱导呕吐或洗胃使胃内药物排出;③给予阿片拮抗药(如纳洛酮单剂量 400 μg,静脉给药);④给予静脉补液和(或)血管升压药。

10.特殊人群用药

本药可透过胎盘,使胎儿成瘾,引起新生儿的戒断症状(如过度啼哭、打喷嚏、打呵欠、腹泻、呕吐等)。美国 FDA 对本药的妊娠安全性分级为 C 级,如果长时期或高剂量使用则为 D 级。本药可经乳汁分泌,有导致新生儿肌力减退和呼吸抑制的危险,哺乳期妇女应慎用。

（三）福尔可定

1.别称

奥斯灵,澳特斯,福必安,福可定,吗啉吗啡。

2.药理作用

本药为中枢性镇咳药,可选择性地作用于延髓咳嗽中枢,并有镇静和镇痛作用。

3.药动学

口服吸收良好,生物利用度约为 40%,血浆蛋白结合率约为 10%。代谢及消除缓慢,消除半衰期约为 37 h。

4.适应证

用于剧烈干咳和中等程度的疼痛。

5.用法用量

口服,成人每次 5～10 mg,每天 3 次。儿童 5 岁以上的儿童每次 2.5～5 mg,每天 3 次;1～5 岁的儿童每次 2～2.5 mg,每天 3 次。极量为每天 60 mg。

6.不良反应

偶见恶心、嗜睡等;大剂量可引起烦躁不安及运动失调。

7.禁忌证

对本药有耐受性者,痰多及患有严重的高血压、冠心病的患者禁用。

8.药物相互作用

与单胺氧化酶抑制剂合用可致血压升高,故两药禁止合用。

9.注意事项

（1）避免将本药与其他拟交感神经药(如食欲抑制药、苯丙胺、抗高血压药及其他抗组胺药)合用。

（2）长期使用可致依赖性。

(3)严重的肝、肾功能损害者需调整剂量。

10.特殊人群用药

妊娠期间服用本药的安全性尚未确立,故孕妇慎用。

(四)右美沙芬

1.别称

洛顺,普西兰,瑞凯平,双红灵,可乐尔。

2.药理作用

本药通过抑制延髓咳嗽中枢而发挥中枢性镇咳作用。无镇痛作用,长期应用未见耐受性和成瘾性。治疗剂量不抑制呼吸。

3.药动学

口服吸收良好,15～30 min 起效,作用持续 3～6 h;皮下或肌内注射后吸收迅速,镇咳作用的平均起效时间为 30 min。本药在肝脏代谢,原形药及代谢物主要由肾脏排泄。

4.适应证

用于干咳,适用于感冒、咽喉炎以及其他上呼吸道感染时的咳嗽。

5.用法用量

(1)成人:一次 10～15 mg,一天 3～4 次。

(2)儿童:①一般用法,2 岁以下儿童的剂量未定;2～6 岁,一次 2.5～5 mg,一天 3～4 次;6～12 岁,一次 5～10 mg,一天 3～4 次。②咀嚼片,一天 1 mg/kg,分 3～4 次服用。③糖浆剂,2～3 岁,一次 4.5～5.25 mg,一天 3 次;4～6 岁,一次 6～7.5 mg,一天 3 次;7～9 岁,一次 7.5～9 mg,一天 3 次;10～12 岁,一次 10.5～12 mg,一天 3 次。

6.不良反应

头晕、头痛、嗜睡、易激动、嗳气、食欲减退、便秘、恶心、皮肤过敏,停药后上述反应可自行消失。过量可引起神志不清、支气管痉挛、呼吸抑制。

7.禁忌证

对本药过敏者、有精神病病史者、正服用单胺氧化酶抑制剂的患者、妊娠早期妇女禁用。

8.药物相互作用

(1)胺碘酮可提高本药的血药浓度。

(2)与氟西汀、帕罗西汀合用可加重本药的不良反应。

(3)与单胺氧化酶抑制药合用时可出现痉挛、反射亢进、异常发热、昏睡等症状。

(4)与阿片受体阻滞剂合用可出现戒断综合征。

(5)乙醇可增强本药的镇静及中枢抑制作用。

9.注意事项

(1)本药的缓释片不要掰碎服用,缓释混悬液服用前应充分摇匀。

(2)用药后的患者应避免从事高空作业和汽车驾驶等操作。

(3)毒性剂量会引起嗜睡、共济失调、眼球震颤、惊厥、癫痫发作等。对此可采取吸氧、输液、排出胃内容物等,必要时静脉注射盐酸纳洛酮 0.005 mg/kg 以对抗抑郁,癫痫发作时可用短效巴比妥类药物。

10.特殊人群用药

(1)孕妇及哺乳期妇女:有资料表明本药可影响早期胎儿的发育,故妊娠早期妇女禁用,妊娠中、晚期孕妇慎用。美国 FDA 对本药的妊娠安全性分级为 C 级。哺乳期妇女慎用。

(2)老年人:剂量酌减。

(五)苯丙哌林

1.别称

咳快好,科福乐,咳哌宁,可立停,刻速清。

2.药理作用

本品为非麻醉性镇咳药,主要阻断肺及胸膜感受器的传入感觉神经冲动,同时也直接对镇咳中枢产生抑制作用,并具有罂粟碱样平滑肌解痉作用。

3.药动学

口服易吸收,服后 15～20 min 生效,作用持续 4～7 h。本药缓释片吸收进入血液的速度与体内代谢的速度相当,且释放速度与吸收同步。

4.适应证

用于治疗感染(包括急、慢性支气管炎)、吸烟、刺激物、过敏等原因引起的咳嗽,对刺激性干咳效佳。

5.用法用量

口服,一次 20～40 mg(以苯丙哌林计),一天 3 次;缓释片为一次 40 mg(以苯丙哌林计),一天2次。

6.不良反应

服药后可出现一过性口、咽部发麻的感觉,偶有口干、头晕、嗜睡、食欲缺乏、胃部烧灼感、全身疲乏、胸闷、腹部不适、皮疹等。

7.禁忌证

对本药过敏者禁用。

8.药物相互作用

尚不明确。

9.注意事项

(1)因本药对口腔黏膜有麻醉作用,故服用片剂时宜吞服或用温水冲溶后口服,切勿嚼碎。

(2)服药期间若出现皮疹,应停药。

10.特殊人群用药

(1)动物实验虽未发现致畸作用,但本药在妊娠期间的用药安全性尚未确定,孕妇应慎用。虽未见本药在乳汁中排出的报道,但哺乳期妇女应慎用。

(2)儿童用药时酌情减量。

(六)喷托维林

1.别称

咳必清,鲁明贝宁,托克拉斯,枸橼酸维静宁,维静宁。

2.药理作用

本药为人工合成的非成瘾性中枢性镇咳药,对咳嗽中枢有选择性抑制作用。除对延髓的呼吸中枢有直接抑制作用外,还有微弱的阿托品样作用和局麻作用,吸收后可轻度抑制支气管内感应器,减弱咳嗽反射,并可使痉挛的支气管平滑肌松弛,降低气道阻力,故兼有末梢镇咳作用。其镇咳作用的强度约为可待因的 1/3。

3.药动学

口服易吸收,在 20～30 min 间起效,一次给药作用可持续 4～6 h。药物吸收后部分由呼吸道排出。

4.适应证

适用于多种原因(如急、慢性支气管炎等)引起的无痰干咳,也可用于百日咳。

5.用法用量

(1)成人:口服,一次 25 mg,一天 3～4 次。

(2)儿童:5 岁以上一次 6.25～12.5 mg,一天 2～3 次。

6.不良反应

药物的阿托品样作用偶可导致轻度头晕、头痛、嗜睡、眩晕、口干、恶心、腹胀、便秘及皮肤过敏等不良反应。

7.禁忌证

呼吸功能不全者、心力衰竭患者、因尿道疾病而致尿潴留者以及孕妇、哺乳期妇女禁用。

8.药物相互作用

马来酸醋奋乃静、异戊巴比妥、溴哌利多、溴苯那敏、布克力嗪、丁苯诺啡、丁螺环酮、水合氯醛等可增加本药的中枢神经系统和呼吸系统抑制作用。

9.注意事项

(1)痰多者使用本药宜与祛痰药合用。

(2)服药后禁止驾车及操作机器。

(3)药物过量可出现阿托品中毒样反应,如烦躁不安、癫痫样发作、精神错乱等,还可见面部及皮肤潮红、瞳孔散大、对光反射消失、腱反射亢进等症状。

10.特殊人群用药

(1)儿童用药时酌情减量。

(2)孕妇、哺乳期妇女禁用。

(七)复方甘草合剂

1.别称

复方甘草(合剂),布拉蛴,阿片酊,甘草流浸膏,八角茴香油。

2.药理作用

本品中的甘草流浸膏为保护性祛痰剂;酒石酸锑钾为恶心性祛痰药;复方樟脑酊为镇咳药;甘油、浓氨溶液、乙醇均为辅料,可保持制剂稳定,防止沉淀生成及析出。

3.药动学

尚不明确。

4.适应证

用于上呼吸道感染、支气管炎和感冒时所产生的咳嗽及咳痰不爽。

5.用法用量

口服,一次 5～10 mL,一天 3 次,服时振摇。

6.不良反应

有轻微的恶心、呕吐反应。

7.禁忌证

(1)孕妇及哺乳期妇女禁用。

(2)对本品过敏者禁用。

8.药物相互作用

(1)服用本品时注意避免同时服用强力镇咳药。

(2)如正在服用其他药品,使用本品前请咨询医师或药师。

9.注意事项

(1)若本品服用1周症状未缓解,请咨询医师。

(2)胃炎及胃溃疡患者慎用。

(3)如服用过量或发生严重不良反应时应立即就医。

(4)慢性阻塞性肺疾病(COPD)合并肺功能不全者慎用。

(5)请将此药品放在儿童不能接触的地方。

10.特殊人群用药

(1)孕妇及哺乳期妇女禁用。

(2)儿童用量请咨询医师或药师,儿童必须在成人的监护下使用。

(八)药物特征比较

1.药理作用比较

上述镇咳药物因结构和剂型不同,其药理作用特征各异,具体药物的药理作用特点详见表5-11。

表 5-11　镇咳药物的药理作用比较

药理作用	可待因	福尔可定	右美沙芬	苯丙哌林	喷托维林
延髓咳嗽中枢	+++	+++	+++	++++ (可待因的2～4倍)	+
支气管内感应器	−	−	−	+	++
支气管腺体	+	+	+	−	−
支气管平滑肌	−	−	−	++	+
呼吸中枢	++	+	−	−	+
镇痛	++ (吗啡的1/10～1/7)	++	−	−	−

注:＋代表作用强度;－代表未有相应的药理作用。

2.主要不良反应比较

镇咳药物的中枢神经系统不良反应多见,如亢奋、眩晕、嗜睡、头痛、神志模糊、疲劳等;消化系统症状也较多见,如胃部不适、恶心、便秘等。

(1)可待因:心理变态或幻想,长期应用可引起药物依赖性;呼吸微弱、缓慢或不规则;恶心、呕吐,大剂量服药后可发生便秘;心律失常;瘙痒、皮疹或颜面肿胀。

(2)福尔可定:嗜睡,大剂量可引起烦躁不安及运动失调,长期使用可致依赖性;恶心。

(3)右美沙芬:常见亢奋,有时出现头痛、头晕、失眠,偶见轻度嗜睡;偶有抑制呼吸现象;常见胃肠道紊乱,少见恶心、呕吐、便秘、口渴;皮疹。

(4)苯丙哌林:头晕、嗜睡;口干、食欲缺乏、胃部灼烧感、腹部不适;皮疹。

(5)喷托维林:轻度头晕、头痛、嗜睡、眩晕;口干、恶心、腹胀、便秘;皮肤过敏。

二、祛痰药

在正常情况下,呼吸道内不断有小量分泌物生成,形成一薄层黏液,起到保护作用,并参与呼吸道的清除功能。在呼吸道炎症等病理情况下,分泌物发生质和量的改变,刺激黏膜下感受器使咳嗽加重;大量痰液还可阻塞呼吸道引起气急,甚至窒息;由于痰液是良好的培养基,有利于病原体滋生引起继发性感染,此时促使痰液排出就是重要的治疗措施之一。

祛痰药主要包括黏液溶解药及刺激性祛痰药(又称恶心性祛痰药)。前者使痰液中的黏性成分分解或黏度下降,使痰易于排出,如溴己新、氨溴索、乙酰半胱氨酸、羧甲司坦等;后者刺激胃黏膜反射性引起气道分泌较稀的黏液稀化痰液,使痰易于排出,如氯化铵、远志等。

(一)应用原则与注意事项

1.应用原则

普通感冒、喉炎引起的咳嗽一般以干咳多见,即使有痰,也一般为透明、白色或水样痰;如痰液为黄、棕色和绿色则表明存在细菌感染;咳粉红色泡沫痰则表明可能存在心脏病,咳嗽伴咯血或痰中带血可能为支气管扩张、肺结核或肺癌。应根据不同疾病的痰液特点选择祛痰药,如黏稠痰或痰量较多可选氨溴索或桃金娘油,如有脓性痰则应选用乙酰半胱氨酸或糜蛋白酶。

2.注意事项

(1)祛痰药大多仅对咳痰症状有一定作用,在使用时还应注意咳嗽、咳痰的病因。

(2)黏液溶解药不可与强镇咳药合用,因为会导致稀化的痰液堵塞气道。

(3)祛痰药基本都对胃黏膜有刺激作用,胃炎及胃溃疡患者应慎用。

(二)溴己新

1.别称

必咳平,赛维,必消痰,傲群,亿博新。

2.药理作用

本药是从鸭嘴花碱得到的半合成品,具有减少和断裂痰液中黏多糖纤维的作用,使痰液黏度降低、痰液变薄、易于咳出。还能抑制黏液腺和杯状细胞中酸性糖蛋白的合成,使痰液中的唾液酸(酸性黏多糖的成分之一)含量减少,痰液黏度下降,有利于痰咳出。此外,本药的祛痰作用尚与其促进呼吸道黏膜的纤毛运动及具有恶心性祛痰作用有关。

3.药动学

本药口服吸收迅速而完全,1 h血药浓度达峰值,并在肝脏中广泛代谢,消除半衰期为6.5 h。口服本药后的24 h内和5 d内,经尿液排出的药量大约分别为口服量的70%和88%,其中大部分为代谢物形式,仅少量为原形。另有少许经粪便排出。

4.适应证

主要用于急、慢性支气管炎,肺气肿,哮喘,支气管扩张,硅沉着病等痰液黏稠而不易咳出的症状。

5.用法用量

(1)成人。①口服给药:一次8～16 mg,一天3次。②肌内注射:一次4～8 mg,一天2次。③静脉注射:一次4～8 mg,加入25%葡萄糖注射液20～40 mL中缓慢注射。④静脉滴注:一次

4～8 mg,加入 5％葡萄糖注射液 250 mL 中滴入。⑤气雾吸入:0.2％溶液一次 0.2 mL,一天1～3 次。

(2)儿童:口服给药,一次 4～8 mg,一天 3 次。

6.不良反应

(1)轻微的不良反应有头痛、头昏、恶心、呕吐、胃部不适、腹痛、腹泻,减量或停药后可消失。

(2)严重的不良反应有皮疹、遗尿。

(3)使用本药期间可有血清氨基转移酶一过性升高的现象。

7.禁忌证

对本药过敏者禁用。

8.药物相互作用

本药能增加四环素类抗生素在支气管中的分布浓度,合用可增强抗菌疗效。

9.注意事项

(1)本药宜在饭后服用。

(2)国外有多种与抗生素联合制成的复方制剂,对急、慢性支气管炎,肺炎,扁桃体炎,咽炎等呼吸道感染疾病的疗效比单用抗生素好。

10.特殊人群用药

孕妇及哺乳期妇女慎用。

(三)氨溴索

1.别称

沐舒坦,菲得欣,伊诺舒,兰勃素,美舒咳。

2.药理作用

本药为溴己新在人体内的代谢产物,为黏液溶解剂,作用比溴己新强。能增加呼吸道黏膜浆液腺的分泌,减少和断裂痰液中的黏多糖纤维,使痰液黏度降低,痰液变薄,易于咳出。本药还可激活肺泡上皮Ⅱ型细胞合成表面活性物质,降低黏液的附着力,改善纤毛与无纤毛区的黏液在呼吸道中的输送,以利于痰液排出,达到廓清呼吸道黏膜的作用,直接保护肺功能。另外,本药有一定的止咳作用,镇咳作用相当于可待因的 1/2。

3.药动学

本药口服吸收迅速而完全,0.5～3 h 血药浓度达峰值。主要分布于肺、肝、肾中,血浆蛋白结合率为 90％,生物利用度为 70％～80％。本药主要在肝脏代谢,90％由肾脏清除,半衰期约为 7 h。

4.适应证

适用于急、慢性呼吸系统疾病(如急、慢性支气管炎,支气管哮喘,支气管扩张,肺结核,肺气肿,肺尘埃沉着症等)引起的痰液黏稠、咳痰困难。本药注射剂亦可用于术后肺部并发症的预防性治疗及婴儿呼吸窘迫综合征(IRDS)的治疗。

5.用法用量

(1)成人。①片剂、胶囊、口服液:一次 30 mg,一天 3 次,餐后口服。长期服用可减为一天 2 次。②缓释胶囊:一次 75 mg,一天 1 次,餐后口服。③雾化吸入:一次 15～30 mg,一天 3 次。④静脉注射:一次 15 mg,一天 2～3 次,严重病例可以增至一次 30 mg。每 15 mg 用 5 mL 无菌注射用水溶解,注射应缓慢。⑤静脉滴注:使用本药的氯化钠或葡萄糖注射液,一次 30 mg,一天

2次。

（2）儿童。①口服溶液：12岁以上的儿童一次30 mg，一天3次；5～12岁一次15 mg，一天3次；2～5岁一次7.5 mg，一天3次；2岁以下的儿童一次7.5 mg，一天2次。餐后口服，长期服用者可减为一天2次。②缓释胶囊：按一天1.2～1.6 mg/kg计算。③静脉注射：术后肺部并发症的预防性治疗，12岁以上一次15 mg，一天2～3次，严重病例可以增至一次30 mg；6～12岁一次15 mg，一天2～3次；2～6岁一次7.5 mg，一天3次；2岁以下一次7.5 mg，一天2次。以上注射均应缓慢。婴儿呼吸窘迫综合征，一天30 mg/kg，分4次给药，应使用注射泵给药，静脉注射时间至少为5 min。④静脉滴注：12岁以上的儿童一次30 mg，一天2次。

6.不良反应

（1）中枢神经系统：罕见头痛及眩晕。

（2）胃肠道：可见上腹部不适、食欲缺乏、腹泻，偶见胃痛、胃部灼热、消化不良、恶心、呕吐。

（3）变态反应：极少数患者有皮疹，罕见血管性水肿，极少数病例出现严重的急性变态反应。

（4）其他：本药通常有良好的耐受性，有报道显示快速静脉注射可引起腰部疼痛和疲乏无力感。

7.禁忌证

对本药过敏者禁用。

8.药物相互作用

（1）本药与抗生素（如阿莫西林、阿莫西林/克拉维酸、氨苄西林、头孢呋辛、红霉素等）合用可升高后者在肺组织内的分布浓度，有协同作用。

（2）本药与 β_2 肾上腺素受体激动剂、茶碱等支气管扩张药合用时有协同作用。

9.注意事项

（1）本药注射液不宜与碱性溶液混合，在 pH＞6.3 的溶液中可能会导致产生氨溴索游离碱沉淀。

（2）避免同服阿托品类药物。

（3）避免联用强力镇咳药，因咳嗽反射受抑制时易出现分泌物阻塞。

10.特殊人群用药

建议妊娠早期的妇女不予采用，妊娠中、晚期的妇女慎用。本药可进入乳汁中，哺乳期妇女慎用。

（四）乙酰半胱氨酸

1.别称

富露施，美可舒，莫咳，痰易净，易咳净。

2.药理作用

本药为黏液溶解剂，具有较强的黏液溶解作用。其分子中所含的巯基（－SH）能使痰液中糖蛋白多肽链的二硫键（－S－S－）断裂，从而降低痰液的黏滞性，并使痰液化而易咳出。本药还能使脓性痰液中的 DNA 纤维断裂，因此不仅能溶解白色黏痰，也能溶解脓性痰。对于一般祛痰药无效的患者，使用本药仍可有效。

3.药动学

本药喷雾吸入后在 1 min 内起效，5～10 min 作用最大。吸收后在肝内经脱乙酰基代谢生成半胱氨酸。

4.适应证

(1)用于大量黏痰阻塞而引起的呼吸困难,如急性和慢性支气管炎、支气管扩张、肺结核、肺炎、肺气肿以及手术等引起的痰液黏稠、咳痰困难。

(2)还可用于对乙酰氨基酚中毒的解救。

(3)也可用于环磷酰胺引起的出血性膀胱炎的治疗。

5.用法用量

(1)喷雾吸入:用于黏痰阻塞的非急救情况下,以 0.9%氯化钠溶液配成 10%溶液喷雾吸入,一次 1～3 mL,一天 2～3 次。

(2)气管滴入:用于黏痰阻塞的急救情况下,以 5%溶液经气管插管或直接滴入气管内,一次 1～2 mL,一天 2～6 次。

(3)口服给药。①祛痰:一次 200～400 mg,一天 2～3 次。②对乙酰氨基酚中毒:应尽早用药,在中毒后的 10～12 h 内服用最有效。开始 140 mg/kg,然后一次 70 mg/kg,每 4 h 1 次,共用 17 次。

6.不良反应

对呼吸道黏膜有刺激作用,可引起呛咳、支气管痉挛;水溶液的硫化氢臭味可致恶心、呕吐;偶可引起咯血。

7.禁忌证

对本药过敏者、支气管哮喘、严重的呼吸道阻塞、严重的呼吸功能不全的老年患者禁用。

8.药物相互作用

(1)与异丙肾上腺素合用或交替使用时可提高本药疗效,减少不良反应的发生。

(2)与硝酸甘油合用可增加低血压和头痛的发生。

(3)酸性药物可降低本药的作用。

(4)本药能明显增加金制剂的排泄。

(5)本药能减弱青霉素、四环素、头孢菌素类药物的抗菌活性,因此不宜与这些药物合用,必要时可间隔 4 h 交替使用。

9.注意事项

(1)本药与碘化油、糜蛋白酶、胰蛋白酶有配伍禁忌。

(2)避免同时服用强力镇咳药。

(3)用药后如遇恶心、呕吐可暂停给药,支气管痉挛可用异丙肾上腺素缓解。

(4)本药不宜与金属(铁、铜等)、橡皮、氧化剂及氧气接触,因此喷雾器应用玻璃或塑料制作。

10.特殊人群用药

(1)孕妇及哺乳期妇女:孕妇慎用,尤其是妊娠早期妇女。美国 FDA 对本药的妊娠安全性分级为 B 级。对哺乳的影响尚不明确。

(2)儿童:依年龄酌情增减。

(五)羧甲司坦

1.别称

贝莱,卡立宁,康普利,美咳,强利痰灵。

2.药理作用

本药为黏液稀化药,作用与溴己新相似,主要在细胞水平上影响支气管腺体分泌,可使黏液中黏蛋白的双硫链(－S－S－)断裂,使低黏度的涎黏蛋白分泌增加,而高黏度的岩藻黏蛋白产生减少,从而使痰液的黏滞性降低,有利于痰液排出。

3.药动学

本药口服起效快,服后 4 h 即可见明显疗效。广泛分布到肺组织中,最后以原形和代谢产物的形式经尿液排出。

4.适应证

(1)用于慢性支气管炎、慢性阻塞性肺疾病及支气管哮喘等疾病引起的痰液稠厚、咳痰或呼吸困难以及痰阻气管所致的肺通气功能不全等。亦可用于防治手术后咳痰困难和肺部并发症。

(2)还可用于小儿非化脓性中耳炎,有一定的预防耳聋的效果。

5.用法用量

(1)成人:口服,片剂、口服液一次 250～750 mg,一天 3 次;糖浆一次 500～600 mg,一天 3 次;泡腾片一次 500 mg,一天 3 次。用药时间最长为 10 d。

(2)儿童:2～4 岁一次 100 mg,一天 3 次;5～8 岁一次 200 mg,一天 3 次。

6.不良反应

偶有轻度头晕、食欲缺乏、恶心、腹泻、胃痛、胃部不适、胃肠道出血和皮疹等。

7.禁忌证

对本药过敏者、消化性溃疡活动期患者禁用。

8.药物相互作用

与强镇咳药合用会导致稀化的痰液堵塞气道。

9.注意事项

本药的泡腾散或泡腾片宜用温开水溶解后服用。

10.特殊人群用药

(1)孕妇及哺乳期妇女:孕妇用药应权衡利弊,哺乳期妇女不宜使用。

(2)儿童:2 岁以下儿童用药的安全性尚未确定,应慎用。

(六)糜蛋白酶

1.别称

α糜蛋白酶,胰凝乳蛋白酶。

2.药理作用

本药是由牛胰中分离制得的一种蛋白分解酶类药,作用与胰蛋白酶相似,能促进血凝块、脓性分泌物和坏死组织等的液化清除。本药具有肽链内切酶及脂酶的作用,可将蛋白质大分子的肽链切断,成为相对分子质量较小的肽,或在蛋白分子肽链端上作用,使氨基酸分离,并可将某些脂类水解。通过此作用能使痰中的纤维蛋白和黏蛋白等水解为多肽或氨基酸,使黏稠的痰液液化,易于咳出,对脓性或非脓性痰都有效。

3.药动学

未进行该项实验且无可靠的参考文献。

4.适应证

(1)用于眼科手术以松弛睫状韧带,减轻创伤性虹膜睫状体炎。

(2)也用于创伤或手术后伤口愈合、抗炎及防止局部水肿、积血、扭伤血肿、乳房手术后水肿、中耳炎、鼻炎等。

（3）还用于慢性支气管炎、支气管扩张、肺脓肿等。

5.用法用量

喷雾吸入，用于液化痰液，可制成 0.05％溶液雾化吸入。

6.不良反应

（1）血液：可造成凝血功能障碍。

（2）眼：眼科局部用药一般不引起全身性不良反应，但可引起短期眼压增高，导致眼痛、眼色素膜炎和角膜水肿，这种青光眼症状可持续 1 周后消退；还可导致角膜线状浑浊、玻璃体疝、虹膜色素脱落、葡萄膜炎及创口裂开或延迟愈合等。

（3）其他：①肌内注射偶可致过敏性休克。②可引起组胺释放，导致局部注射部位疼痛、肿胀。

7.禁忌证

（1）对本药过敏者禁用。

（2）20 岁以下的患者（因晶状体囊膜玻璃体韧带相连牢固，眼球较小，巩膜弹性强，应用本药可致玻璃体脱出）禁用。

（3）眼压高或伴有角膜变性的白内障患者，以及玻璃体有液化倾向者禁用。

（4）严重的肝肾疾病、凝血功能异常及正在应用抗凝药者禁用。

8.药物相互作用

尚不明确。

9.注意事项

（1）本药肌内注射前需做过敏试验，不可静脉注射。

（2）本药对视网膜有较强的毒性，由于可造成晶状体损坏，应用时勿使药液透入玻璃体内。

（3）本药遇血液迅速失活，因此在用药部位不得有未凝固的血液。

（4）对本药引起的青光眼症状，于术后滴用 β 肾上腺素受体阻滞剂（如噻吗洛尔）或口服碳酸酐酶抑制药（如乙酰唑胺）可能会缓解。

（5）由于超声雾化后本药的效价下降明显，因此超声雾化的吸入时间以控制在 5 min 内为宜。

10.特殊人群用药

孕妇及哺乳期妇女用药的安全性尚不明确。

（七）标准桃金娘油

1.别称

吉诺通，稀化黏素。

2.药理作用

本药为桃金娘科树叶的标准提取物，是一种脂溶性挥发油，具有溶解黏液、刺激腺体分泌、促进呼吸道黏膜纤毛摆动、加速液体流动、促进分泌物排出等作用。可改善鼻黏膜的酸碱环境，促进鼻黏膜上皮组织结构的重建和功能的恢复。此外，本药还具有消炎作用，能通过减轻支气管黏膜肿胀而起到舒张支气管的作用。亦有抗菌和杀菌作用。

3.药动学

口服后从小肠吸收，大部分由肺及支气管排出。

4.适应证

(1)用于急、慢性气管炎,支气管扩张,肺气肿,硅沉着病,鼻窦炎等痰液黏稠或排痰困难者。

(2)还可用于支气管造影术后,以利于造影剂的排出。

5.用法用量

(1)胶囊:口服,一次 300 mg,一天 2～3 次,7～14 d 为 1 个疗程。若疗效不佳,观察 3 d 后停药。

(2)肠溶胶囊:口服。①急性病患者一次 300 mg,一天 3～4 次;②慢性病患者一次300 mg,一天2 次,最后一次剂量最好在晚上临睡前服用,以利于夜间休息;③支气管造影后,服用240～360 mg 可帮助造影剂的咳出。

6.不良反应

偶有恶心、胃部不适等不良反应。

7.禁忌证

对本药过敏者禁用。

8.药物相互作用

尚不明确。

9.注意事项

(1)本药不可用热水送服,应用温凉水于餐前半小时空腹服用。

(2)本药的肠溶胶囊不可打开或嚼碎后服用。

10.特殊人群用药

(1)孕妇及哺乳期妇女:孕妇慎用;对哺乳的影响尚不明确。

(2)儿童:4～10 岁的儿童服用儿童用剂型,用法同成人。

(八)药物特征比较

1.药理作用比较

祛痰药物因种类不同,其药理作用特征各异,具体药物的药理作用特点详见表 5-12。

表 5-12　祛痰药的药理作用比较

药理作用	溴己新	氨溴索	乙酰半胱氨酸	羧甲司坦	氯化铵	糜蛋白酶	标准桃金娘油
减少和断裂痰液中的黏多糖纤维	+++	+++	++++	++	-	+++	++
抑制黏液腺分泌	++	+++	-	+++	++	-	-
促进呼吸道黏膜的纤毛运动	+	+	-	-	-	-	++
刺激胃黏膜迷走神经末梢	+	-	-	-	++	-	-
激活肺泡上皮Ⅱ型细胞合成表面活性物质	-	+	-	-	-	-	-
镇咳	-	++(可待因的1/2)	-	-	-	-	-
脓性痰	-	-	++	-	-	++	-
抗炎	-	-	-	-	-	-	+

注:+代表作用强度;-代表未有相应的药理作用。

2.主要不良反应比较

(1)溴已新:恶心、呕吐、胃部不适、腹痛、腹泻,头痛、头昏,遗尿,皮疹。

(2)氨溴索:上腹部不适、食欲缺乏、腹泻,偶见胃痛、胃部灼热、消化不良、恶心、呕吐;罕见头痛及眩晕;皮疹,罕见血管性水肿。

(3)乙酰半胱氨酸:恶心、呕吐、胃炎;可引起呛咳、支气管痉挛,偶可引起咯血;国外有引起眩晕、癫痫等的报道;皮疹。

(4)羧甲司坦:食欲缺乏、恶心、腹泻、胃痛、胃部不适、胃肠道出血;偶有轻度头晕;皮疹。

(5)氯化铵:恶心、呕吐;头痛、进行性嗜睡、精神错乱、定向力障碍、焦虑;偶见暂时性多尿和酸中毒。

(6)糜蛋白酶:凝血功能障碍;肌内注射偶可致过敏性休克。

(7)标准桃金娘油:恶心、胃部不适。

(杨丽霞)

第四节　呼吸兴奋药

呼吸兴奋药与抢救呼吸系统危重症密切相关。目前的观点认为保持气道通畅是抢救呼吸衰竭的首要和最有效的措施。因重症患者使用中枢兴奋药只会消耗体内有效的能源,组织缺氧可更严重,弊多利少,因此呼吸兴奋药的应用已逐步减少。

目前常用的有尼可刹米、洛贝林、二甲弗林等,这些药物作用时间一般较短,口服可吸收,主经肝代谢。主要用于以中枢抑制为主、通气不足引起的呼吸衰竭,对于肺炎、肺气肿、弥漫性肺纤维化等病变引起的以肺换气功能障碍为主所导致的呼吸衰竭不宜使用呼吸兴奋剂。

一、应用原则与注意事项

(一)应用原则

呼吸兴奋剂的使用需根据呼吸衰竭的轻重、意识障碍的深浅而定。若病情较轻、意识障碍不重,应用后多能收到加深呼吸幅度、改善通气的效果;对病情较重、支气管痉挛、痰液引流不畅的患者,在使用呼吸兴奋剂的同时必须强调配合其他有效的改善呼吸功能的措施,如建立人工气道、清除痰液并进行机械通气等,一旦有效改善通气功能的措施已经建立,呼吸兴奋剂则可停用。

(二)注意事项

(1)应用呼吸兴奋剂的目的是兴奋呼吸、增加通气、改善低氧血症及二氧化碳潴留等,否则不必应用,应用中达不到上述目的则应停用,改为其他措施。

(2)应在保持呼吸道通畅、减轻呼吸肌阻力的前提下使用,否则不仅不能纠正低氧血症和二氧化碳潴留,而且会因增加呼吸运动而增加耗氧量。

(3)应用在抢救呼吸衰竭时,除针对病因外应采取综合措施,包括控制呼吸道感染、消除呼吸道阻塞、适当给氧、纠正酸碱失衡及电解质紊乱、人工呼吸机的应用。

(4)大部分呼吸兴奋剂的兴奋呼吸作用的剂量与引起惊厥的剂量相近,在惊厥之前可有不安、自口周开始的颤抖、瘙痒、呕吐、潮红等,所以应用此药时应密切观察。

(5)部分呼吸兴奋剂持续应用时会产生耐药现象,所以一般应用3～5 d,或给药12 h、间歇12 h。

(6)为了克服呼吸兴奋剂的不良反应,发挥其兴奋剂的作用,可采用联合两种药物的交替给药的方法。

二、药物各论

(一)尼可刹米

1.别称

二乙烟酰胺,可拉明,烟酸二乙胺,烟酸乙胺。

2.药理作用

本药能直接兴奋延髓呼吸中枢,使呼吸加深加快。也可通过刺激颈动脉窦和主动脉体的化学感受器,反射性地兴奋呼吸中枢,并提高呼吸中枢对二氧化碳的敏感性。对大脑皮质、血管运动中枢及脊髓也有较弱的兴奋作用。本药对阿片类药物中毒的解救效力较戊四氮强,而对巴比妥类药中毒的解救效力较印防己毒素、戊四氮弱。

3.药动学

本药易吸收,起效快,作用时间短暂。单次静脉注射作用只能维持5～10 min,经肾排泄。

4.适应证

(1)用于中枢性呼吸功能不全、各种继发性呼吸抑制、慢性阻塞性肺疾病伴高碳酸血症。

(2)也用于肺源性心脏病引起的呼吸衰竭,以及麻醉药或其他中枢抑制药的中毒解救。

5.用法用量

(1)成人。①皮下、肌内及静脉注射:一次0.25～0.5 g,必要时每1～2 h重复用药;极量为一次1.25 g。②静脉滴注:3～3.75 g本品加入500 mL液体中,滴速为25～30滴/分。如出现皮肤瘙痒、烦躁等不良反应,须减慢滴速;若经4～12 h未见效,或出现肌肉抽搐等严重不良反应,应停药。

(2)儿童:6个月以下的婴儿一次0.075 g,1岁一次0.125 g,4～7岁一次0.175 g。

6.不良反应

(1)常见烦躁不安、抽搐、恶心等。

(2)较大剂量时可出现打喷嚏、呛咳、心率加快、全身瘙痒、皮疹。

(3)大剂量时可出现多汗、面部潮红、呕吐、血压升高、心悸、心律失常、震颤、惊厥,甚至昏迷。

7.禁忌证

抽搐、惊厥患者,小儿高热而无中枢性呼吸衰竭时禁用。

8.药物相互作用

(1)与其他中枢神经兴奋药合用有协同作用,可引起惊厥。

(2)本药与鞣酸、有机碱的盐类及各种金属盐类配伍均可能产生沉淀;遇碱类物质加热可水解,并脱去乙二胺基生成烟酸盐。

9.注意事项

(1)本药对呼吸肌麻痹者无效。

(2)本药的作用时间短暂,应视病情间隔给药,且用药时须配合人工呼吸和给氧措施。

(3)出现血压升高、心悸、多汗、呕吐、震颤及肌僵直时,应立即停药以防出现惊厥。

(4)过量的处理:出现惊厥时,可静脉注射苯二氮䓬类药或小剂量的硫喷妥钠、苯巴比妥钠等;静脉滴注 10％葡萄糖注射液,促进药物排泄;给予对症和支持治疗。

10.特殊人群用药

(1)孕妇及哺乳期妇女用药的安全性尚不明确。

(2)6 个月以下的婴儿一次 0.075 g,1 岁一次 0.125 g,4～7 岁一次 0.175 g。

(二)洛贝林

1.别称

半边莲碱,芦别林,祛痰菜碱,山梗菜碱。

2.药理作用

本药为呼吸兴奋药,可刺激颈动脉窦和主动脉体的化学感受器(均为 N_1 受体),反射性地兴奋延髓呼吸中枢而使呼吸加快,但对呼吸中枢无直接兴奋作用。本药对迷走神经中枢和血管运动中枢也有反射性兴奋作用,对自主神经节先兴奋后阻断。

3.药动学

静脉注射后作用持续时间短,通常为 20 min。

4.适应证

主要用于各种原因引起的中枢性呼吸抑制。常用于新生儿窒息、一氧化碳中毒、吸入麻醉药或其他中枢抑制药(如阿片、巴比妥类)中毒、传染病(如肺炎、白喉等)引起的呼吸衰竭。

5.用法用量

(1)成人:皮下、肌内注射,一次 10 mg,极量为一次 20 mg,一天 50 mg;静脉注射,一次 3 mg,极量为一次 6 mg,一天 20 mg。

(2)儿童:皮下或肌内注射,一次 1～3 mg;静脉注射,一次 0.3～3 mg,必要时 30 min 后可重复 1 次;新生儿窒息可注入脐静脉内,用量为 3 mg。

6.不良反应

(1)可见恶心、呕吐、呛咳、头痛、心悸等。

(2)大剂量用药可出现心动过缓(兴奋迷走神经中枢);剂量继续增大可出现心动过速(兴奋肾上腺髓质和交感神经)、传导阻滞、呼吸抑制、惊厥等。

7.禁忌证

尚不明确。

8.药物相互作用

(1)用药后吸烟可导致恶心、出汗及心悸。

(2)本药禁止与碘、鞣酸以及铅、银等盐类药配伍;与碱性药物配伍可产生山梗素沉淀。

9.注意事项

(1)静脉给药应缓慢。

(2)用药过量可引起大汗、心动过速、低血压、低体温、呼吸抑制、强直性阵挛性惊厥、昏迷、死亡。

10.特殊人群用药

可用于婴幼儿、新生儿;妊娠与哺乳期、老年人,尚无实验数据。

(三)多沙普仑

1.别称

佳苏仑,吗啉吡咯酮,吗乙苯吡酮,吗乙苯咯,盐酸多普兰。

2.药理作用

本药为呼吸兴奋药,作用比尼可刹米强。小剂量时可刺激颈动脉窦化学感受器,反射性地兴奋呼吸中枢;大剂量时可直接兴奋延髓呼吸中枢、脊髓及脑干,使潮气量增加,也可使呼吸频率有限增快,但对大脑皮质可能无影响。本药还有增加心排血量的作用。

3.药动学

静脉给药后 20～40 s 起效,1～2 min 达到最大效应,药效持续 5～12 min。主要在肝脏代谢,可能会产生多种代谢产物(其中酮多沙普仑有药理活性)。0.4%～4% 经肾脏排泄,母体化合物的清除半衰期在成人、早产儿体内分别为 3.4 h、6.6～9.9 h。

4.适应证

(1)用于全麻药引起的呼吸抑制或呼吸暂停(排除肌松药的因素),也用于自主呼吸存在但通气量不足的患者。

(2)用于药物过量引起的轻、中度中枢神经抑制。

(3)可用于急救给氧后动脉血氧分压低的患者。

(4)也可用于慢性阻塞性肺疾病引起的急性呼吸功能不全、呼吸窘迫、潮气量低等。

(5)还可用于麻醉术后,加快患者苏醒。

5.用法用量

(1)中枢抑制催醒:一次 1～2 mg/kg,必要时 5 min 后可重复 1 次。维持剂量为每 1～2 h 注射 1～2 mg/kg,直至获得疗效。总量不超过一天 3 000 mg。

(2)呼吸衰竭:一次 0.5～1 mg/kg,必要时 5 min 后可重复 1 次,1 h 内的用量不宜超过 300 mg。或用葡萄糖氯化钠注射液稀释静脉滴注,一次 0.5～1 mg/kg,滴注直至获得疗效。总量不超过一天 3 000 mg。

6.不良反应

(1)可见头痛、乏力、呼吸困难、心律失常、恶心、呕吐、腹泻、尿潴留、胸痛、胸闷、血压升高,以及用药局部发生血栓性静脉炎(红、肿、痛)等。

(2)少见呼吸频率加快、喘鸣、精神紊乱、呛咳、眩晕、畏光、感觉奇热、多汗等。

(3)有引起肝毒性的个案报道。

(4)大剂量时可引起喉痉挛。

7.禁忌证

甲状腺功能亢进、嗜铬细胞瘤、重度的高血压或冠心病、颅内高压、脑血管病、脑外伤、脑水肿、癫痫或惊厥发作、严重的肺部疾病患者及对本药过敏者(国外资料)禁用。

8.药物相互作用

(1)与碳酸氢钠合用时本药的血药浓度升高,毒性明显增强,有因此导致惊厥的报道。

(2)与咖啡因、哌甲酯、匹莫林、肾上腺素受体激动药等有协同作用,合用时应注意观察紧张、激动、失眠、惊厥或心律失常等不良反应。

(3)与单胺氧化酶抑制药及升压药合用可使升压效应更显著,与单胺氧化酶抑制药合用须谨慎。

(4)肌松药可使本药的中枢兴奋作用暂不体现。

9.注意事项

(1)用于急救给氧后动脉血氧分压低的患者时,应同时在2 h内解除其症状的诱因。

(2)对于麻醉后或药物引起的呼吸抑制,用药前应确保气道通畅和氧气充足。

(3)用药前后及用药时应当检查或监测:①常规测血压、脉搏,检查肌腱反射,以防用药过量;②给药前和给药后半小时测动脉血气,以便及早发现气道堵塞者或高碳酸血症患者是否有二氧化碳蓄积或呼吸性酸中毒。

(4)过量时的处理:无特殊解毒药,主要是进行支持、对症治疗。可短期静脉给予巴比妥类药,必要时可给氧和使用复苏器。透析无明显效果。

10.特殊人群用药

(1)孕妇及哺乳期妇女:国内的资料建议孕妇慎用本药。美国FDA对本药的妊娠安全性分级为B级。本药是否经乳汁分泌尚不清楚,哺乳期妇女应慎用。

(2)儿童:12岁以下儿童使用本药的有效性和安全性尚未确定,用药应谨慎。

(四)二甲弗林

1.别称

回苏灵。

2.药理作用

本药为中枢兴奋药,对呼吸中枢有较强的兴奋作用,其作用强度比尼可刹米强约100倍,促苏醒率高。用药后可见肺换气量明显增加,二氧化碳分压下降。

3.药动学

口服吸收迅速、完全,起效快,作用维持时间为2～3 h。

4.适应证

(1)用于各种原因引起的中枢性呼吸衰竭,以及麻醉药、催眠药引起的呼吸抑制。

(2)也可用于创伤、手术等引起的虚脱和休克。

5.用法用量

(1)口服:一次8～16 mg,一天2～3次。

(2)肌内注射:一次8 mg,一天1～2次。

(3)静脉注射:一次8～16 mg,临用前用5%葡萄糖注射液稀释。

(4)静脉滴注:常规用法为一次8～16 mg,用于重症患者时一次16～32 mg。临用前用氯化钠注射液或5%葡萄糖注射液稀释。

6.不良反应

可出现恶心、呕吐、皮肤烧灼感等。

7.禁忌证

有惊厥病史或痉挛病史者、吗啡中毒者、肝肾功能不全者、孕妇、哺乳期妇女禁用。

8.药物相互作用

尚不明确。

9.注意事项

(1)给药前应准备短效巴比妥类药物,作为惊厥时的急救用药。

(2)用药过量可引起肌肉震颤、惊厥。过量的处理:①洗胃、催吐;②静脉滴注10%葡萄糖注射液,促进排泄;③出现惊厥时可用短效巴比妥类药(如异戊巴比妥)治疗;④给予相应的对症治疗。

10.特殊人群用药

(1)孕妇及哺乳期妇女禁用。

(2)儿童大剂量用药易发生抽搐、惊厥,应谨慎。

三、药物特征比较

(一)药理作用比较

上述呼吸兴奋药物的药理作用特征各异,具体药物的药理作用特点详见表5-13。

表5-13 呼吸兴奋药物的药理作用比较

药理作用	尼可刹米	洛贝林	多沙普仑	二甲弗林
兴奋延髓呼吸中枢	++	−	+++	++++
颈动脉窦化学感受器	++	++	+++	−
主动脉体化学感受器	++	++	−	−
兴奋大脑皮质	+	−	−	−
兴奋血管运动中枢及脊髓	+	++	++	−

注:+代表作用强度;−代表未有相应的药理作用。

(二)主要不良反应比较

呼吸兴奋类药物多作用于中枢神经系统,故精神神经类不良反应多见。

1.尼可刹米

烦躁不安、抽搐,大剂量时可出现震颤、惊厥,甚至昏迷;恶心、呕吐;心率加快,大剂量时可出现血压升高、心悸、心律失常;全身瘙痒、皮疹。

2.洛贝林

头痛;恶心、呕吐、呛咳;心悸,大剂量用药可出现心动过缓,剂量继续增大可出现心动过速、传导阻滞;呼吸抑制。

3.多沙普仑

头痛、乏力,眩晕、畏光、感觉奇热;恶心、呕吐、腹泻;心律失常、血压升高;呼吸困难、胸痛、胸闷,少见呼吸频率加快、喘鸣;尿潴留。

4.二甲弗林

恶心、呕吐;皮肤烧灼感。

(徐凤兰)

第六章 心内科用药

第一节 抗心律失常药

心律失常的治疗目的是减轻症状或延长生命,只有症状明显时心律失常才需要治疗。而对心律失常的有效治疗则来源于对心律失常的发生机制以及抗心律失常药物的电生理特性之了解。

一、心脏电生理特性及其离子流基础

根据生物电特性,心肌细胞可分为快反应细胞和慢反应细胞,前者包括浦倾野纤维、束支、希氏束、心房肌、心室肌以及房室间异常传导纤维;后者包括窦房结、房室结、房室环的心肌纤维、二尖瓣和三尖瓣的瓣叶。心肌细胞的电生理特性包括自律性、兴奋性和传导性,其基础都是细胞膜的离子运动。静息状态下心肌细胞内电位比膜外电位要负(窦房结-60 mV,房室结-90 mV),称静息电位(resting membrane potential,RMP),主要是钾离子跨膜运动达到膜内外电位平衡形成。当心肌受到刺激引起兴奋便可出现动作电位(action potential,AP),通常按时间顺序分为0、1、2、3、4 五相。①0 相:为除极化期。快钠通道开放,大量钠离子由细胞外快速进入细胞内(快钠内流,I_{Na}),膜内电位由负值迅速变为+20～+30 mV。慢反应细胞的 0 相除极则依赖于钙离子为主的缓慢内向电流。②1 相:为快速复极初期。钠通道关闭,钾离子外流,Cl^- 离子内流,使膜内电位迅速降至 O mV。③2 相:为缓慢复极期,平台期。慢通道开放,钙离子及少量钠离子内流,与外流的钾离子处于平衡状态,使膜内电位停滞于 O mV。④3 相:为快速复极期。钙离子内流停止,钾离子外流增强,膜内电位较快的恢复到静息水平。⑤4 相:静息期。细胞膜通过离子泵 Na^+、Ca^{2+} 主动转运机制排出 Na^+、Ca^{2+},摄回 K^+,使细胞内外各种离子浓度恢复到兴奋前状态。非自律细胞的膜电位维持一个相对稳定的水平;而自律细胞在复极达到最大舒张电位(MDP)后开始逐渐递增的缓慢自动除极,直至膜电位达到阈电位形成一次动作电位。这种舒张期自动除极的形成,在慢反应细胞以 K^+ 外向电流的衰减为基础,有超极化激活的非特异性 Na^+ 内向离子流(If)及 Na^+、Ca^{2+} 交换引起的缓慢内向电流($I_{Na/ca}$)参与形成;在快反应细胞则主要是 Na^+ 内向离子流（Ｉf）引起。

心肌细胞传导性的重要决定因素是 0 相上升速度与幅度(V_{max}),快反应细胞取决于 Na^+ 的内流速度。0 相上升速度快,振幅大,除极扩布的速度即激动传导速度也快。

心肌细胞的自律性取决于舒张期自动除极化速度,常以 4 相坡度表示。快反应细胞主要是 Na^+ 内向离子流引起,慢反应细胞则以 K^+ 外向电流的衰减及 Ca^{2+} 内流为基础。

心肌细胞的兴奋性呈周期性变化,动作电位时程(APD)代表了心肌除极后膜电位的恢复时间,可分为以下各期:从 0 相开始到复极达 $-60~mV$ 的期间刺激心肌细胞不能引起可以扩布的动作电位,称为有效不应期(ERP),ERP 代表了心肌激动后兴奋性的恢复时间。ERP 延长,ERP/APD 比值增大,折返兴奋到达时不应期尚未完毕,利于折返激动消除。从 ERP 完毕至复极基本完成($-80~mV$)为相对不应期(RRP),强化刺激可引起扩布性期前兴奋,但其传导慢,不应期短。RRP 开始的很短时间内心肌各细胞群的应激性恢复有先后不同,故易形成折返而引起心肌颤动,称易损期。RRP 延长,易损期亦延长,是易致心律失常因素。从 $-80\sim-90~mV$ 为超常期,表现为兴奋性增高。

临床心律失常的产生可由于激动起源和(或)传导异常引起,不管其机制如何,最终均与心肌细胞膜上离子转运过程的异常有关,而绝大多数的抗心律失常药也是通过对不同的离子通道的不同作用达到治疗目的。

根据电生理特性和功能的不同,国际药理联合会对 Na^+、K^+、Ca^{2+} 三大类细胞膜离子通道进行了最新命名。其中 Na^+ 通道分为 Ⅰ、Ⅱ、Ⅲ、μ_1 和 h_1 型,除 h_1 型外,均对河豚毒素敏感,当细胞电位低于 $-80\sim-90~mV$ 时很容易激活,而高于 $-50~mV$ 时则迅速灭活。在一定的刺激下表现为较大的快速内向电流,与动作电位 0 相除极的产生和传导密切相关。

细胞膜钙离子通道分为 L、N、T、P 型,N 型和 P 型主要存在于神经系统组织中,在心血管系统中意义不大。T 型通道是低电压(通常为 $-100\sim-60~mV$)时钙离子进入细胞的通道,与细胞的自律性和起搏有关。L 型通道是高电压激活的通道,当膜电位处于 $-40~mV$ 时很容易激活,是细胞钙离子内流的主要通道,也是迄今为止研究最多的钙离子通道。

细胞膜钾离子通道种类很多,已命名的功能明确的亚型有十余个,其活性也多受膜电位影响,如延迟整流钾离子通道(RV)的主要功能是启动复极化过程,在膜电位高于 $-50~mV$ 时方能激活;快速延迟整流性钾流(I_{Kr})是心动过缓时主要复极电流,而缓慢延迟整流性钾流(I_{Ks})则在心动过速时加大;再如内向整流钾电流 I_R(IR),随着超极化程度的增加,内向电流的幅度增加,而除极化时,则变为外向电流,这对保持稳定的膜电位水平至关重要。另外,除了瞬间外向钾离子通道(K_A)外,多数钾离子通道不能自动失活,必须使膜电位复极化导致通道失活。

每种离子通道均具有激活、灭活和静息三种状态,与此相对应,心肌细胞也经历应激、绝对不应期和相对不应期的周期性改变。药物可选择性的作用于一种或多种状态的离子通道,并表现其阻断特性。这种阻断作用可随离子通道的开、关频率而改变,称为频率依赖性或使用依赖性。一般来说,钠通道阻滞剂对舒张期时处于静息状态的钠通道亲和力低,而对激活或灭活状态下(相当于动作电位的平台期)的通道亲和力高。每次激动可使药物与通道受体结合,而静息时从结合中解离。不同的药物对钠通道受体的结合和解离速率亦不一样,以利多卡因为代表的 I_b 类药物的动力学速率最快,1 s;以氟卡尼为代表的 Ⅰc 类药的动力学速率最慢,16 s;以奎尼丁为代表的 Ⅰa 类药物则处于中间为 $5\sim10$ s。因此心率越快可使越多的药物与通道结合,而没有足够的时间解离,从而使 V_{max} 下降,兴奋性和传导性降低,使心律失常终止。钙通道阻滞剂维拉帕米与 L 型通道的结合部位已经发现位于 L 型通道细胞膜的内侧,在除极化刺激引起通道开放时,维拉帕米经通道进入细胞膜,与通道蛋白结合并阻塞通道,因此心率增快,钙离子通道开放频率增加,药物的通道阻断作用增加。

二、抗心律失常药物分类

目前国际上应用最为广泛的抗心律失常药物的分类方法是于 1970 年由 Vaughan Wil-liams 提出,1983 年经 Harrison 加以改良,主要根据药物对心肌细胞的电生理效应特点,将众多药物划分为四大类:膜稳定剂、β 受体阻滞剂、延长动作电位时程药以及钙通道阻滞剂。需要指出的是,许多抗心律失常药物的作用不是单一的,如奎尼丁是 Ⅰ 类药的代表性药物,又有 Ⅲ 类药物作用;索他洛尔既是 β 受体阻滞剂(Ⅱ类),同时兼具延长 Q-T 间期作用(Ⅲ类)。

三、抗心律失常的药物治疗选择

(一)心律失常的处理原则

心律失常的治疗目的是减轻症状或延长生命,因此治疗时必须做到以下几点。

(1)对极快或极慢的严重心律失常,应尽快明确其性质、发生机制,选择有效治疗措施尽快终止发作。选择何种药物进行治疗,应根据医师自己对心律失常的认识水平及对使用药物的掌握情况而定。

(2)寻找病因和诱发因素,给予及时的治疗,并避免再发。

(3)及时纠正心律失常引起的循环障碍和心肌供血不足,减少危害,避免发生严重后果。

(4)有些心律失常需选用非药物治疗,如射频消融术(适用于阵发性室上性心动过速、室上速伴预激综合征、室速、房扑、房颤)。改良窦房结术、电复律术(室颤、室扑、房颤、房扑、室速、室上速等)。人工心脏起搏术(缓慢心律失常)以及带有自动除颤功能的起搏器(AICD)。

(二)抗心律失常的药物选择

1.窦性心动过速

可用镇静剂、β 受体阻滞剂、维拉帕米、地尔硫䓬。有心功能不全者,首选洋地黄制剂。

2.期前收缩

(1)无自觉症状,无心脏病者的良性、偶发期前收缩,可不予治疗。必须时可服用镇静剂、小檗碱、β 受体阻滞剂、普罗帕酮、安他唑啉(每次 0.1~0.25 mg,一天 3 次)等。

(2)伴有心力衰竭患者的期前收缩,首选洋地黄制剂。

(3)风湿性心脏病二尖瓣病变后期发生的频发房性期前收缩,可能是心房纤颤的先兆,如有心功能不全,首选洋地黄制剂。如心功能尚好,可选用维拉帕米、胺碘酮、β 受体阻滞剂、丙吡胺、奎尼丁、亦可选用妥卡尼、安他唑啉、普罗帕酮等。

(4)频发、连发、多形、多源、R-on-T 形室性期前收缩,明确不伴有器质性心脏病的不主张常规抗心律失常药物治疗,可使用镇静剂或小剂量 β 受体阻滞剂。个别需要者可短时间选用美西律、阿普林定、丙吡胺、安他唑啉、普罗帕酮等。伴有器质性心脏病的患者应首先治疗原发病,祛除诱发因素,在此基础上可选用 β 受体阻滞剂、胺碘酮,非心肌梗死的器质性心脏病患者可选用普罗帕酮、美心律。

(5)急性心肌梗死急性期伴发的室性期前收缩,首选 β 受体阻滞剂、利多卡因。以后可选用胺碘酮、索他洛尔等;不宜选用 Ⅰ C 类药物,如普罗帕酮等。

(6)洋地黄中毒引起的室性期前收缩,首选苯妥英钠、亦可选用利多卡因、美西律等。

3.阵发性室上性心动过速

终止发作应首选非药物治疗方法。抗心律失常药物首选维拉帕米、普罗帕酮。亦可选用

ATP、β受体阻滞剂、阿普林定、丙吡胺、普鲁卡因胺和毛花苷C等。上述药物无效者,可选用胺碘酮;还可联合用药。预激综合征合并室上速时,不宜使用洋地黄制剂及维拉帕米。

4.心房纤颤

控制心室率时,可选用洋地黄制剂(如毛花苷C静脉注射)、β受体阻滞剂、维拉帕米、地尔硫草等。若洋地黄与维拉帕米或地尔硫草合用时,洋地黄的剂量应减少1/3。药物转复心房纤颤时,有器质性心脏病的患者可首选胺碘酮,不伴有器质性心脏病的患者可首选Ⅰ类药。

5.心房扑动

药物治疗原则同房颤。洋地黄制剂转复成功率为40%～60%,奎尼丁转复成功率为30%～60%。减慢心室率可选用洋地黄制剂、β受体阻滞剂或维拉帕米等。

6.室性心动过速

室速伴明显血流动力学障碍,对抗心律失常药物治疗反应不佳者,应及时行同步直流电转复。药物复律胺碘酮安全有效,心功能正常者可选用利多卡因、普罗帕酮、普鲁卡因胺。无器质性心脏病的患者可选用维拉帕米、普罗帕酮、β受体阻滞剂、利多卡因。尖端扭转型室性心动过速病因各异,治疗方法各不相同,发作时首先寻找并处理诱发因素,药物转律首选硫酸镁,其次利多卡因、美心律或苯妥英,无效行心脏起搏。获得性Q-T延长综合征、心动过缓所致扭转型室性心动过速无心脏起搏条件者可慎用异丙肾上腺素。

7.心室纤颤

首选溴苄胺。亦可选用胺碘酮、利多卡因,但心室纤颤波纤细者可选用肾上腺素,使其转变为粗颤波。心室纤颤最有效的治疗方法是非同步电除颤。

8.缓慢心律失常

可选用阿托品、山莨菪碱、异丙肾上腺素;病窦综合征患者,还可选用烟酰胺、氨茶碱、硝苯吡啶、肼苯达嗪等。

四、抗心律失常药物的致心律失常作用

早在20世纪60年代已认识到奎尼丁所致晕厥是由于尖端扭转型室速、心室颤动引起,多发生于用药早期。80年代初期,临床及电生理检查证实,应用抗心律失常药物后患者可出现新的心律失常,或原有的心律失常恶化,并可危及生命。1987年ACC会议将其命名为致心律失常作用,但以往认为发生率低而被忽视。1989年心律失常抑制试验(Cardiac Arrhythmia Suppression Trial,CAST)结果发表,对心脏病学界产生了强烈震动,使传统的药物治疗观念发生了明显改变。CAST的目的是评价心肌梗死后抗心律失常药物的治疗效果及对预后的影响,美国10个心血管病研究中心选用恩卡尼、氟卡尼和莫雷西嗪治疗心肌梗死后6个月～2年内伴有室性心律失常的患者,经过长期、随机、双盲对照观察,结论是用药组室性心律失常能被有效控制,但死亡率比对照组高3倍。这种结果提示致心律失常作用并非只发生在用药初期,某些短期应用疗效很好的药物却在长期治疗中室性期前收缩明显减少时诱发致命性心律失常,并引起死亡率增加。

迄今为止,还没有一种药物只有抗心律失常作用而没有致心律失常作用,致心律失常作用的发生率为5%～15%,并且药物促发的心律失常可以表现为所有的心律失常的临床类型,如缓慢性心律失常(窦性心动过缓、窦性停搏、窦房传导阻滞、房室传导阻滞等)和快速性心律失常(室上性和室性)。大多数的抗心律失常药物均可以引起缓慢性心律失常,如β受体阻滞剂,钙通道阻

滞剂。Ⅰ类及Ⅲ类药物、洋地黄常引起在传导障碍基础上的快速心律失常,最具代表性的是房性心动过速伴房室传导阻滞、非阵发性交界性心动过速伴房室分离及多形性室性期前收缩二联律。引起室性心律失常的药物多为延长 Q-T 间期药物(如Ⅰa 类和Ⅲ类,以及强力快钠通道抑制剂,如Ⅰc类),室性心动过速是最常见的表现,特别是尖端扭转型室性心动过速,常常有致命的危险。Dhein 等实验观察常用抗心律失常药物低、中、高治疗浓度的致心律失常作用,证实致心律失常作用的排列顺序是氟卡尼>普罗帕酮>奎尼丁>阿吗灵>丙吡胺>美西律>利多卡因>索他洛尔,并发现普萘洛尔可降低氟卡尼的致心律失常作用。近年来加拿大及欧洲相继应用胺碘酮治疗心肌梗死后伴室性期前收缩患者,观察结果令人鼓舞,认为可显著抑制室性期前收缩,并可降低死亡率。

致心律失常作用的发生机制涉及心律失常产生的所有机制,如冲动的产生异常和(或)传导异常。主要机制有两种:①Q-T 间期延长(Ⅰa 类药物及Ⅲ类药物),Q-T 间期延长本身是药物有效治疗作用的一个组成部分,但若延长 >500 ms 或 Q-Tc >440 ms 时,尤其是合并电解质紊乱(如低血钾、低血镁)或与其他延长 Q-T 间期的药物合用时,可引起早期后除极触发尖端扭转型室速。②传导减慢促使折返发生,Ⅰc 类药物可强有力的抑制快钠通道,导致心肌电生理效应的不均一性增加,产生折返活动,形成单向宽大畸形的室性心动过速。

致心律失常作用的诱发因素包括:①心功能状态:心力衰竭时抗心律失常药物的疗效降低,而致心律失常作用的发生率明显增加,可能与组织器官灌注不足,药物在体内分布、代谢与排泄受阻有关。因此心力衰竭合并心律失常时治疗的重点应着重于改善患者心功能,纠正缺氧、感染、低钾、低镁以及冠脉供血不足等诱发因素,如确实需要使用抗心律失常药物时,应在严密观察下选用有关药物。②电解质紊乱:低钾、低镁等可引起 Q-T 间期延长、增高异位节律点的自律性,诱发包括扭转型室速、室颤在内的恶性心律失常。低钾也可引起房室传导阻滞。低钾、低镁患者服用Ⅰa 类药物、胺碘酮或洋地黄时,致心律失常作用明显增加。③药物的相互作用:抗心律失常药物联合应用时,致心律失常作用明显增加。已知奎尼丁、维拉帕米、胺碘酮等与地高辛合用,可明显增高地高辛的血浓度,诱发洋地黄中毒。维拉帕米与胺碘酮合用、维拉帕米与普萘洛尔合用、硫氮䓬酮与地高辛或美西律合用,都有诱发窦性停搏等严重心律失常的报告。Ⅰa 类与Ⅰc 类合用,Ⅰa 类与Ⅲ类药合用,洋地黄与钙通道阻滞剂合用以及抗心律失常药与强利尿剂合用时都有可能发生致心律失常作用。④血药浓度过高:包括药物剂量过大或加量过速,或虽按常规剂量给药,但患者存在药物代谢及排泄障碍。如肝、肾功能不全时,易发生药物蓄积作用。⑤急性心肌缺血、缺氧:如急性心肌梗死早期,由于存在心肌电不稳定性,易发生药物致心律失常作用。肺心病时由于明显低氧血症,抗心律失常药也极易出现致心律失常作用。⑥其他:包括心脏自主神经功能紊乱及药物的心脏致敏作用。

致心律失常作用的诊断主要根据临床表现进行判断。在应用某种药物的过程中,出现新的心律失常或原有的心律失常加重或恶化,特别是其发生与消失同药物剂量的改变、药代动力学密切相关时,应高度怀疑是药物的致心律失常作用。当出现以下情况时,则大致可以肯定为致心律失常作用:室性期前收缩增加 $3\sim10$ 倍,室性心动过速的周期缩短 10%,出现多形性室速或扭转型室速,非持续性室速变为持续性室速以及用药过程中出现的病窦综合征,房室传导阻滞等。

为预防药物致心律失常作用的发生应严格掌握抗心律失常药物的适应证,对无器质性的心脏病的室性心律失常,经长期观察无血流动力学症状者不应抗心律失常治疗。对潜在致命性或致命性室性心律失常应积极治疗,包括纠正心力衰竭,心肌缺血和电解质紊乱等,但预后不良。

对有可能发生致心律失常作用和心律失常猝死的患者,应最大程度限制使用抗心律失常药物。由于β受体阻滞剂是目前唯一被证实对心肌梗死后室性心律失常和死亡率有积极作用的抗心律失常药,所以有人建议,心肌梗死患者应首选β受体阻滞剂,其次为胺碘酮,无效可分别依次试用Ⅰa、Ⅰc或仍无效可以Ⅰb类药物分别与上述药物联合应用或考虑非药物治疗。用药"个体化",根据病情慎重选择药物及剂量,防止不恰当的联合用药。用药过程中应密切监测血钾、血镁、血钙及血药浓度,常规监测心电图 Q-T 间期、QRS 间期、P-R 间期及心率与心律的改变。

致心律失常作用一经确定,应立即停用有关药物,注意纠正可能的诱发因素,心肌缺血、低氧血症、心功能不全等,低钾、低镁应迅速纠正。对症处理,缓慢心律失常可给予阿托品或异丙基肾上腺素,无效应考虑安置人工心脏起搏器。尖端扭转型室速应用缩短 Q-T 间期的药物,如异丙肾上腺素和硫酸镁,但注意异丙肾上腺素对缺血性心脏病和先天性 Q-T 间期综合征属于禁用药,临时心脏起搏器对尖端扭转型室速效果肯定、安全。快速性室性心律失常如伴有明显血流动力学障碍应尽快电复律,并坚持持续人工心肺复苏,才可能挽救患者生命。

五、妊娠期间抗心律失常药物的选择

(一)妊娠期间药代动力学变化

妊娠期间影响药物浓度的主要因素如下。

(1)妊娠期间孕妇血容量增加,药物要达到治疗水平的血浆浓度就必须增加药物的负荷剂量。

(2)血浆浓度下降可减少药物——蛋白的结合,导致药物总浓度下降,而其游离的药物浓度不变。

(3)妊娠期间,随着心排血量的增加,伴随肾血流量增加,使肾脏的药物清除率上升。

(4)黄体酮的激活使肝脏的代谢增加,故也增加了某些药物的清除率。

(5)由于胃肠吸收发生变化,从而导致药物血浆浓度升高或降低。

妊娠期间没有任何药物是绝对安全的,所以应尽量避免药物治疗。但是,若药物治疗是必须的,则最好静脉治疗,这样可使药物迅速达到有效治疗浓度,妊娠期间使用抗心律失常药物的最大顾虑是药物的致畸作用。胚胎期间(即受精后的前 8 周)药物的致畸危险性最大,以后因胎儿的器官已基本形成,对胎儿的危险性也就降低了。

(二)妊娠期间抗心律失常药物的选择

1.Ⅰ类抗心律失常药物

奎尼丁、普鲁卡因胺、利多卡因、氟卡尼、普罗帕酮比较安全,苯妥英钠有致畸作用,故禁止在妊娠期间使用。

2.Ⅱ类抗心律失常药物

β受体阻滞剂可用于妊娠妇女,β₁阻断剂(美托洛尔和阿替洛尔)更适合于妊娠期间使用。但有报告普萘洛尔可引起胎儿宫内生长迟缓、心动过缓、低血糖、呼吸暂停、高胆红素血症,并能增加子宫活力,有引起早产的可能,但与对照组比较差异无显著性。

3.Ⅲ类抗心律失常药物

索他洛尔比较安全;溴苄胺对胎儿的影响所知甚少;胺碘酮可引起胎儿甲低、生长迟缓和早产,故不宜使用。

4.Ⅳ类抗心律失常药物

维拉帕米已用于治疗母子室上速,但可引起母体或胎儿心动过缓,心脏传导阻滞,心肌收缩抑制和低血压,并可使子宫的血流量减少,故妊娠期间应尽量避免使用,尤其是在使用过腺苷的情况下。

5.其他药物

地高辛相当安全,腺苷也常用于母子室上速,其剂量为 6~18 mg 于半分钟内静脉注射。

六、各类抗快速性心律失常药物

(一)膜稳定剂

膜稳定剂亦称钠通道阻滞剂。主要作用是抑制钠离子通道的开放,降低细胞膜对钠离子的通透性,使动作电位 V_{max} 降低,传导延缓,应激阈值增高,心房和心室肌的兴奋性降低,延长有效不应期,使 ERP/APD 比值增大,使舒张末期膜电位的负值更大,有利于折返激动的消除。通过阻滞 Na^+ 的 4 相回流,减慢几乎所有自律细胞的舒张期自动除极化速度,抑制细胞自律性而消除异位心律。

由于窦房结的正常起搏活动主要通过缓慢的内向钙离子流完成,因此大多不受Ⅰ类药物影响。

1.药理作用

对钠、钾离子通道同时具较强的抑制作用。其抑制钠通道开放的作用,可使快反应纤维的动作电位 V_{max} 减慢,异位起搏点细胞动作电位 4 相坡度降低;而由于钾离子通道的阻滞,使细胞复极化减慢,同时延长 ERP 和 APD,但在延长程度上 APD<ERP,ERP/APD 比值增大,变单向阻滞为双向阻滞。对受损的或快反应心肌细胞部分除极引起的缓慢传导,Ⅰa 类药物的抑制作用更为明显,因而可使发生于缺血部位心肌的折返活动得到终止。另外,此类药物还可使房室附加通路(旁路)的不应期延长,传导速度减慢,抑制预激综合征合并的室上性心动过速,在预激综合征伴房扑或房颤时可减慢心室率。

由于钾离子通道的阻滞作用可使 APD 延长,导致 Q-T 间期延长,T 波增宽、低平,在某些敏感患者可能诱发尖端扭转型室性心动过速或多形性室性心动过速,最为严重的反应即为"奎尼丁晕厥"。

Ⅰa 类药物均可竞争性抑制毒蕈碱型胆碱受体,具有抗迷走神经和轻度的 α 受体阻滞作用,其电生理效应明显受其受体阻断作用影响。对于慢反应纤维,电生理作用微弱,抗胆碱作用较明显,尤其是在血药浓度较低时,可以引起窦性心动过速,促进房室传导,在房扑或房颤时增加心室率。当血药浓度达到稳态后,其对快反应纤维的电生理作用趋于优势,但其抗胆碱效应常成为临床不良反应的主要原因。

Ⅰa 类药物可抑制心肌收缩力,其作用以丙吡胺最强,奎尼丁次之,普鲁卡因胺只有轻度的抑制作用。对心功能损害的患者可引起左室舒张末压的明显升高和心排血量的降低,而导致严重的心力衰竭。只有 N-乙酰卡尼作用相反,具正性肌力作用。

Ⅰa 类药物对外周血管的作用并不一致,奎尼丁与普鲁卡因胺可抑制血管平滑肌,引起外周血管阻力降低,这种外周血管的扩张作用部分是由于 α-肾上腺素受体的阻断。外周血管阻力降低伴心排血量减少可使动脉压降低。丙吡胺对外周血管有直接收缩作用,可使外周血管阻力增加,尽管同样的心脏抑制作用使心排血量降低,但动脉血压仍可得到良好的维持。

2.临床应用

Ⅰa类药物具有广谱的抗心律失常作用,可用于消除房性、交界性和室性期前收缩;转复和预防房扑、房颤;对许多包括预激综合征在内产生的室上性心动过速有效,在预激综合征并房扑或房颤时可减慢心室率;还可用于预防和终止室性心动过速。

根据 Hondeghem 的调节受体理论,Ⅰa类药物与钠通道的结合与解离速率相对较为缓慢,因此药物与受体结合的动力状态的不同,决定了临床效应亦有所不同。奎尼丁主要阻滞激活状态的钠通道,结合于动作电位 0 位相,常作为转复房扑和房颤的药物,并用于复律后维持正常窦律。普鲁卡因胺、丙吡胺等对失活钠通道的亲和力最大,失活>激活>静息,对房性心律失常作用较弱,而主要用于治疗各种室性期前收缩和室性心动过速(在美国丙吡胺仅允许用于室性心律失常),可预防室速/室颤的发生,在急性心肌梗死患者疗效不亚于利多卡因;也可用于治疗预激综合征合并的心律失常,预防复发性房性心律失常,包括房颤电转复后的复发。

Ⅰa类药物的禁忌证:Q-T间期延长引起的室性心律失常,严重窦房结病变,房室传导阻滞,双束支或三束支室内传导阻滞,充血性心力衰竭和低血压,洋地黄中毒,高血钾,重症肌无力及妊娠期妇女。

3.不良反应与防治

Ⅰa类药物的心脏毒性作用主要包括抑制心血管以及促心律失常作用。其负性肌力作用对于已有心功能损害的患者可能诱发或加重心力衰竭。外周血管舒张引起低血压常发生于静脉用药时,主要是由于过量和(或)给药速度过快所致。对心肌传导的抑制可引起室内传导阻滞、心室复极明显延迟、室性心律失常,严重者出现尖端扭转型室性心动过速,可发展为室颤或心脏停搏,而导致患者晕厥或心律失常性猝死。其发生可能与低血钾、心功能不全或对药物敏感等因素有关,与剂量关系不明确。预防的方法是用药期间连续测定心电图的 QRS 时间和 Q-T 间期,若前者超过 140 ms 或较用药前延长 25%,Q-T 间期或 QTC 超过 500 ms 或较用药前延长 35%~50%时应停药。注意补钾、补镁。一旦发生尖端扭转型室性心动过速应立即进行心肺复苏处理,静脉应用异丙基肾上腺素、阿托品、硫酸镁、氯化钾治疗,持续发作者可临时心脏起搏或电复律治疗。

治疗剂量时最常见的不良反应是胃肠道反应(腹泻、恶心、呕吐等)和神经系统症状(头晕、头痛等),个别患者可有皮疹、血小板计数减少、白细胞计数减少、低血糖、肝功能损害等。

(二)β 受体阻滞剂

β受体阻滞剂的出现是近30年来药理学的一大进展,迄今已有20余种且新品还在不断研制成功。此类药物通过竞争性阻断心脏β肾上腺素受体,抑制外源性及内源性交感胺(儿茶酚胺)对心脏的影响而间接发挥抗心律失常作用。其共同的药理特征是通过抑制腺苷酸环化酶的激活,抑制了钙离子通道的开放,使心肌细胞,尤其是慢反应细胞4相自动除极化速率降低,V_{max}减慢,激动的传导减慢,缩短或不改变 APD,相应延长 ERP(尤其是房室结),使 ERP/APD 比值增加,所以能消除因自律性增高和折返激动所致的室上性及室性心律失常,抑制窦性节律和房室结传导。由于此作用是通过竞争性阻滞出现的,因此用药期间安静状态下窦性心律无明显下降,只有当交感神经明显兴奋如运动和紧张状态,窦性心律的升高才被抑制。对希浦系统及心室肌的不应期及传导性影响不大,但在长期用药、大剂量或缺血缺氧状态下可使之有意义的延长及减慢,明显的提高心室致颤阈值。其中的某些药物尚具有直接膜抑制性,但需要较高的浓度才可出现,在抗心律失常作用中可能具有一定的临床意义。心脏选择性、内源性拟交感活性对抗心律失常作用意义不大。唯一的一个例外是索他洛尔,它具有抑制复极化、延长动作电位时程的作用,已归于Ⅲ类抗心律失常药物范围。

β受体阻滞剂还具有抑制心肌收缩力、降低心肌耗氧量的作用,常用于治疗心绞痛和高血压。

作为抗心律失常药物,β受体阻滞剂适用于下列情况:①不适当的窦性心动过速;②情绪激动或运动引起的阵发性房性心动过速;③运动诱发的室性心律失常;④甲状腺功能亢进和嗜铬细胞瘤引起的心律失常;⑤遗传性Q-T间期延长综合征;⑥二尖瓣脱垂或肥厚型心脏病引起的快速性心律失常;⑦心房扑动、心房颤动时用以减慢心室率。另外,β受体阻滞剂特别适用于高血压、劳累性心绞痛和心肌梗死后患者的心律失常。虽然β受体阻滞剂抑制心室异位活动的作用较弱,近期效果不如其他抗心律失常药,但经过几个大系列的临床试验,发现其不良反应少,几乎没有致心律失常作用,特别是它可明确的减少心肌梗死后心律失常事件、缺血事件的发生率和死亡率,是目前确认的可降低急性心肌梗死存活者猝死率的抗心律失常药,因此,若无禁忌证,可广泛应用,但需注意长期用药不可突然停药以避免发生突然停药综合征。

β受体阻滞剂禁用于:①缓慢性心律失常如严重窦性心动过缓、窦房传导阻滞、窦性静止、慢快综合征、高度房室传导阻滞;②心源性休克;③非选择性药物如普萘洛尔禁用于支气管哮喘;④重度糖尿病、肾功能不全患者应慎用;⑤慢性充血性心力衰竭与低血压不是β受体阻滞剂的禁忌证,但应用宜谨慎。

常用β受体阻滞剂的用法用量如下。①普萘洛尔10~20 mg,3~4次/天。②美托洛尔12.5~100 mg,2次/天,静脉注射总量0.15 mg/kg,分次注射。③阿替洛尔12.5~200 mg,1次/天。静脉注射每次2.5 mg,总量<10 mg。④比索洛尔2.5~20 mg,1次/天。⑤醋丁洛尔100~600 mg,2次/天。⑥噻吗洛尔5~10 mg,2次/天,可增至40 mg/d。⑦吲哚洛尔5~10 mg,2~3次/天,最大量60 mg/d。⑧氧烯洛尔40~80 mg,2~3次/天,最大量480 mg/d。⑨阿普洛尔25~50 mg,3次/天。最大量400 mg/d。静脉注射每次5 mg,注射速度<1 mg/min。⑩艾司洛尔:负荷量0.5 mg/kg,1 min内静脉注射,继以每分钟50 μg/kg滴注维持,无效5 min后重复负荷量,并将维持量增加50 μg。最大维持量200 μg/(kg·min),连续应用不超过48 h。⑪氟司洛尔:静脉注射每分钟5~10 μg/kg。

(三)延长动作电位时程药物

1.药理作用

延长动作电位时程药又称复极化抑制药,对钾、钠、钙离子通道均有一定抑制作用,对电压依赖性钾离子通道的抑制作用最强。主要通过对延迟整流钾离子流Ik(平台期外向钾流)的阻滞作用,可使2相平台期延长,动作电位时程延长,同时ERP也随心肌复极过程的受抑制而延长,尤其是原来APD较短的组织延长更为明显,从而使心肌细胞间的不应期差异缩小,动作电位趋于一致,有利于消除折返性心律失常。该类药物对房室旁路组织的作用更强,无论前传、逆传都受到抑制,临床上常作为预激综合征的治疗用药。该类药物还可提高心室致颤阈值,预防恶性室性心律失常转为心室颤动或猝死。另外,该类药物往往兼有其他的作用效应,如胺碘酮同时具有Ⅰ、Ⅱ、Ⅲ、Ⅳ类药物作用特点,另一药物索他洛尔兼有Ⅱ、Ⅲ类抗心律失常药作用特点。而溴苄胺的突出特点是提高心室致颤阈而具有化学性除颤作用,它对交感神经具双重作用。

Ⅲ类药物对血流动力学的影响不尽一致。胺碘酮对血管平滑肌有特异性松弛作用,大剂量静脉注射时有负性肌力作用,口服剂量对心功能无明显影响。索他洛尔兼有β受体阻滞剂的作用,但有轻度的正性肌力作用,可能由于动作电位延长、钙内流时间增加,胞质内钙增高所致。溴苄胺亦可增加心肌收缩力,但对心肌梗死患者可导致心肌耗氧增加而加重心肌缺血,其对交感神经的双重作用可能导致暂时的血压升高,但以延迟出现的低血压更为常见,对心排血量及肺毛细管楔压并无明显影响。

2.临床应用

Ⅲ类药物属于广谱抗心律失常药物,是迄今认为最有效的抗心律失常药,对预防致命性室速、室颤、复发性心房扑动、心房颤动、阵发性室上性心动过速以及预激综合征伴发的心律失常均高度有效。CAST试验显示Ⅰ类药物用于心肌梗死后患者,非但没有降低死亡率,相反还增加了死亡的危险性。多项临床药物研究均显示Ⅲ类药物可使心肌梗死后猝死率降低。

Ⅲ类药物的禁忌证:显著心动过缓、心脏传导阻滞、Q-T延长综合征、低血压、心源性休克患者禁用。另外,甲状腺功能障碍及碘过敏患者禁用胺碘酮。

3.不良反应与防治

Ⅲ类药物的不良反应,与剂量大小及用药时间长短成正比。窦性心动过缓很常见,窦房传导阻滞、房室传导阻滞亦有发生。索他洛尔由于具有相反的频率依赖性,当心动过缓时,APD的延长更明显,因此比较容易引起尖端扭转型室速。Ⅲ类药物静脉注射过快可导致低血压,加重心力衰竭相对罕见。

Ⅲ类药物的心外不良反应主要为消化道症状(如恶心、便秘、口干、腹胀、食欲缺乏、肝损害、肝大等)和中枢神经系统反应(头痛、头晕、乏力等)。

(四)钙通道阻滞剂

这一类药品种繁多,达几十种,主要用于抗高血压等。用于抗心律失常的钙通道阻滞剂主要包括苯烷基胺类如维拉帕米、苯噻氮䓬类如地尔硫䓬以及苄普地尔。它们能选择性阻滞细胞膜L型通道,防止细胞外钙离子进入细胞内,阻止细胞内储存的钙离子释放。因为慢反应细胞的电生理活动主要依赖缓慢内向的Ca^{2+}流,因而它们的电生理作用表现为抑制窦房结、房室结,降低4相自动除极斜率,升高除极阈值,使窦房结的自律性下降,心率减慢(这一作用可因外围血管扩张,血压下降,交感神经张力反射性升高而抵消)。抑制V_{max},减慢冲动的传导,延长房室结有效不应期,变单向阻滞为双向阻滞,从而终止折返激动,但对房室旁路无明显抑制作用。抑制触发激动,阻断早期后除极的除极电流,减轻延迟后除极的细胞内钙超负荷,对部分由于触发激动而产生的室性心律失常有效。当心房肌因缺血等致膜电位降低而转变为慢反应细胞时,钙通道阻滞剂亦有一定疗效。苄普地尔对房室旁路有抑制作用,同时具有膜稳定作用,尚可抑制钾外流而延长动作电位时程及不应期,因而抗心律失常作用较强。

钙通道阻滞剂还具有扩张外周血管及冠状动脉,抑制心肌收缩力的作用,可用于降血压及冠心病心绞痛(尤其是变异性心绞痛)的治疗,但可能会使心力衰竭加重。

钙通道阻滞剂主要用于室上性心律失常,终止房室结折返所致的阵发性室上性心动过速极为有效,对预激综合征合并的无QRS波群增宽的室上性心动过速亦有较好疗效。对房性和交界性期前收缩有一定效果。对心房扑动和心房颤动可减慢心室率,但复律的可能性较小。对触发活动导致的室性心律失常,如急性心肌梗死、运动诱发的室性心律失常,分支型室性心动过速(无心脏病证据,发作时心电图呈右束支传导阻滞合并电轴左偏图形,或呈左束支传导阻滞伴电轴右偏或左偏),维拉帕米静脉注射可取得理想效果。地尔硫䓬则认为对迟发后除极引起的室性心律失常有效,尤其是心肌缺血引起者。对大多数折返机制引起的室性心律失常,钙通道阻滞剂无效甚至有害(苄普地尔除外)。

钙通道阻滞剂的禁忌证:病态窦房结综合征、Ⅱ度或Ⅲ度房室传导阻滞,心力衰竭、心源性休克患者忌用。预激综合征合并房扑、房颤时,由于钙通道阻滞剂仅抑制房室结传导而不影响旁路的传导,从而使更多的心房激动经旁路传入心室导致心室率增加,患者血流动力学状态恶化,甚至诱发心室颤动,因此应属禁忌。

常用钙通道阻滞剂的用法用量如下。①维拉帕米:40～120 mg,3 次/天,可增至 240～320 mg/d。缓释剂 240 mg,1～2 次/天。最大剂量 480 mg/d。静脉注射每次 5～10 mg,缓慢注射,必要时 15 min 后可重复 5 mg,静脉注射。②地尔硫䓬:每次 30～90 mg,3 次/天。静脉注射 0.25～0.35 mg/kg,稀释后缓慢注射,随后 5～15 mg/h 静脉滴注维持,静脉应用过程中应监测血压。

(五)其他治疗快速性心律失常药物

1.洋地黄类

洋地黄类药物的品种繁多,历史久远,其药理作用与临床应用见"强心苷"节,对心律失常的治疗作用主要源自其电生理效应和拟自主神经作用,治疗剂量的洋地黄可增强迷走神经张力和心肌对乙酰胆碱的敏感性,降低窦房结自律性,降低心房肌应激性,缩短心房肌的不应期,而延长房室结细胞的有效不应期,减慢房室传导(延长 A-H 间期);缩短房室旁路的有效不应期增加其传导;降低浦肯野细胞和心室肌细胞膜钾离子通透性,延长复极时间。大剂量可刺激交感神经、释放心源性儿茶酚胺使窦房结以下起搏点自律性明显增强,浦肯野纤维及心室肌细胞膜钾离子通透性增加,复极加快,舒张期除极坡度变陡,后电位振荡幅度增大,而诱发异位性心律失常。

洋地黄适用于阵发性室上性心动过速,快速室率的心房颤动或扑动以及心力衰竭所致的各种快速性心律失常。

由于洋地黄可使房室旁路的传导增快,因此禁用于预激综合征伴发的室上性心动过速、房颤或房扑。洋地黄还禁用于病窦综合征、Ⅱ～Ⅲ度房室传导阻滞、室性心动过速、肥厚型梗阻性心肌病等。

常用洋地黄的用法用量如下。①毛花苷 C:0.4～0.8 mg,静脉注射,必要时过 2～4 h 重复注射 0.2～0.4 mg。24 h 不超过 1.2 mg。②地高辛:0.25 mg,1～2 次/天,维持量 0.125～0.25 mg/d。③甲基地高辛:负荷量 0.9 mg,分 2～3 d 服用,维持量为 0.1～0.2 mg/d。

2.硫酸镁

镁是人体中仅次于钾、钠、钙位居第 4 位的阳离子,是细胞内仅次于钾的重要阳离子。可激活各种酶系,参与体内多种代谢过程,是心肌细胞膜上 Na^+,K^+-ATD 酶的激活剂,具有阻断钾、钙离子通道,保持细胞内钾含量、减少钙流作用。对心肌细胞的直接电生理作用是抑制窦房结自律性和传导性,抑制房内、室内及房室结的传导性,抑制折返和触发活动引起的心律失常。镁对交感神经有阻滞作用,可提高室颤、室性期前收缩阈值,有利于控制异位心律。

镁制剂对洋地黄中毒引起的快速性心律失常及尖端扭转型室性心动过速疗效甚好,有人认为尖端扭转型室速可首选硫酸镁。对房扑和房颤可部分转复,对各种抗心律失常药物疗效不佳的顽固性室早可能有效,对原有低镁血症者疗效更佳。

镁制剂禁用于肾功能不全、高镁血症、昏迷和呼吸循环中枢抑制的患者。

临床常用的镁制剂为硫酸镁,一般采用 10%～20%硫酸镁 20 mL 稀释 1 倍后缓慢注射,以后 2～3 g/d 静脉滴注,连用几天。

镁盐使用过量可致中毒,引起血压下降,严重者导致呼吸抑制、麻痹,甚至死亡。钙剂是镁中毒的拮抗剂,可对抗镁引起的呼吸、循环抑制。用法:10％葡萄糖酸钙或氯化钙 10 mL,稀释后静脉注射。

七、治疗缓慢心律失常药物

(一)抗胆碱能药物

抗胆碱能药物阻断 M 型胆碱反应,消除迷走神经对心脏抑制作用,缩短窦房结恢复时间,改善心房内和房室间传导,从而使心率增加,适用于迷走神经兴奋性增高所致的窦性心动过缓、窦性静止、窦房传导阻滞和房室传导阻滞以及 Q-T 间期延长所伴随的室性心律失常。

用药方法:阿托品 0.3～0.6 mg,口服,3 次/天;1 mg,皮下或静脉注射。山莨菪碱 5～10 mg,口服,3 次/天;10～20 mg,静脉注射或静脉滴注。溴丙胺太林 10～30 mg,口服,3 次/天。

(二)β 受体兴奋剂

β 受体兴奋剂增强心肌收缩力,加快心率和房室传导,增加心排血量,降低周围血管阻力。此外尚有扩张支气管平滑肌作用。适用于窦房结功能低下所致的缓慢心律失常如窦性心动过缓、窦性静止、窦房传导阻滞及房室传导阻滞。其中异丙肾上腺素兴奋心脏作用强烈,可消除复极不匀,促使延长的 Q-T 间期恢复,还可用于治疗缓慢室性心律失常和 Q-T 延长引起的尖端扭转性室性心动过速。沙丁胺醇的心脏兴奋作用较弱,仅为异丙肾上腺素的 1/10～1/7,而作用时间较长,宜于口服。

用药方法:异丙肾上腺素 1～2 mg 入液静脉滴注,滴速 1～3 μg/min;10 mg 吞下含化,3～4 次/天。沙丁胺醇 2.4 mg,口服,3～4 次/天。

(三)糖皮质激素

糖皮质激素具有抑制炎症反应,减轻局部炎症水肿的作用;故临床上常用于治疗急性病窦综合征、急性房室传导阻滞等。常用药物有地塞米松:10～20 mg 加入液体中静脉注射,一天 1～2 次。首次最大剂量可用至 80 mg。连用不应超过 7 d,否则应逐渐减量,缓慢停药。亦可给予相当剂量的氢化可的松静脉滴注或泼尼松口服。

(孙 煜)

第二节 抗 休 克 药

一、概述

休克是由各种有害因素的强烈侵袭作用于机体内而导致的急性循环功能不全综合征,临床主要表现为微循环障碍、组织和脏器灌注不足以及由此而引起的细胞和器官缺血、缺氧、代谢障碍和功能损害。如不及时、恰当地进行抢救,休克可逐渐发展到不可逆阶段甚至引发死亡。因此,临床必须采取紧急措施进行处理。近年来,随着研究的逐渐深入,对休克复杂的病理生理过程的认识不断提高,尤其是休克病程中众多的体液因子包括神经递质和体内活性物质、炎症介质及细胞因子等在休克发生发展中作用的确立,使休克的治疗水平跃上了一个崭新的台阶。如今,对休克的治疗已不再单纯局限于改善血流动力学的处理,而是以稳定血压为主、全面兼顾的综合治疗措施。

(一)休克的病理生理与发病机制

休克的发生机制较为复杂,不同原因引起的休克其病理生理变化也不尽一致。然而,无论休克的病因如何,在休克初期均可因心排血量减少、循环血量不足或血管扩张而出现血压降低。于是,机体迅速启动交感肾上腺素能神经系统的应激反应,使体内儿茶酚胺分泌急剧增加而引起细小动、静脉和毛细血管前后括肌痉挛,周围血管阻力增加并促进动静脉短路开放。此外,肾素-血管紧张素-醛固酮系统的兴奋、抗利尿激素分泌增多以及局部缩血管物质的产生,均有助于血压和循环血量的维持以及血流在体内的重新分配,以保证重要脏器供血(此阶段常被冠之为"微循环痉挛期",也称之为"休克代偿期")。若初期情况未能及时纠治,则微循环处于严重低灌注状态,此时,组织中糖的无氧酵解增强,乳酸等酸性代谢产物堆积而引起酸中毒。微动脉和毛细血管前括肌对酸性代谢产物刺激较为敏感呈舒张效应,而微静脉和毛细血管后括肌则对酸性环境耐受性强而仍呈持续性收缩状态,因而毛细血管网开放增加,大量体液淤滞在微循环内,使有效循环血量锐减。随着组织细胞缺血、缺氧的加重,微血管周围的肥大细胞释放组胺增加,ATP分解产物腺苷以及从细胞内释放出的 K^+ 也增加,机体应激时尚可产生内源性阿片样物质(如内啡肽),这些物质均有血管扩张作用,可使毛细血管通透性增大,加之毛细血管内静水压显著增高,大量体液可渗入组织间隙,由此引起血液流变性能改变;此外,革兰氏阴性杆菌感染释放内毒素以及机体各种代谢产物也加剧细胞和组织损伤、加重器官功能障碍(此阶段常被冠之为"微循环淤滞期",也称之为"休克进展期")。若此时休克仍未获治疗则继续发展进入晚期,由于持续组织缺氧和体液渗出,可使血液浓缩和黏滞性增高;酸性代谢产物和体液因素,如各种血小板因子激活、血栓素 A_2 释放,均可使血小板和红细胞易于聚集形成微血栓;肠、胰及肝脏的严重缺血可导致休克因子(如 MDF)的释放,进而加剧组织和器官结构及功能的损伤。此外,损伤的血管内皮细胞使内皮下胶原纤维暴露,进而可激活内源性凝血系统而引起弥散性血管内凝血(DIC),使休克更趋恶化、进入到不可逆阶段(此期被冠之为"微循环衰竭期",也称之为"休克难治期")。

总之,休克是致病因子侵袭与机体内在反应相互作用的结果,机体在抵御这些侵害因素并作出调整、代偿和应激反应的过程中,常常伴发一系列的病理生理变化,同时,在这些病理生理过程中相随产生和释放的许多血管活性物质、炎症递质、休克因子等又反过来作用于机体,进一步加剧循环障碍及组织、器官功能损害,使休克进入恶性循环,这就是休克的发生机制。

(二)休克的治疗原则

1.一般治疗

(1)患者应置于光线充足、温度适宜的房间,尤其冬季病房内必须温暖,或在患者两腋下及足部放置热水袋,但要注意避免烫伤,急性心肌梗死患者应尽可能在冠心病监护病房(CCU)内监测,保持安静并避免搬动。

(2)除气喘或不能平卧者外,应使患者处于平卧位并去掉枕头,以有利于脑部供血。

(3)给氧,可低流量鼻导管给氧,或酌情采用面罩吸氧。

(4)镇痛,尤其是急性心肌梗死或严重创伤等并发剧烈疼痛引起休克时应注意止痛,一般可用吗啡 5～10 mg 或哌替啶 50～100 mg 肌内注射,必要时可给予冬眠疗法。

(5)昏迷、病情持续时间较长或不能进食的重症患者最好尽早插入胃管,给予清淡饮食或混合奶,能由胃管给的药尽量从胃管给,为防止呕吐,可给予甲氧氯普胺、吗丁啉或西沙必利。这样,不仅能使患者自然吸收代谢,有利于水电解质平衡,增加患者营养,降低因大量静脉输液而给心脏带来过度负荷以防心力衰竭,同时对保持肺部清晰、预防肺部感染、防止呼吸衰竭也有一定好处。另外,通过胃管给清淡饮食将胃酸或胃肠道消化液冲淡或稀释,对预防消化道应激性溃疡或消化道糜烂以及消化道大出血也不无裨益。

2.特殊治疗

某些重要脏器的功能障碍或衰竭,往往成为休克的始动因素或其发展过程中的关键环节,在休克的治疗中,借助于某些特殊方法或在药物治疗难以奏效时将这些方法应用于休克,可能会起到令人满意的治疗效果。这些特殊治疗方法如下。

(1)机械辅助通气:机械通气给氧并不适于一般的休克患者,因使用机械通气,尤其是应用呼气末正压(PEEP)及持续气道正压(CPAP)时,由于胸腔压力增加,可明显减少回心血量及肺循环血量,从而可能加剧休克和缺氧。但若二氧化碳潴留及缺氧明显,出现顽固性低氧血症(如ARDS)以及由于中毒或药物作用出现呼吸抑制时,则应果断建立人工气道,进行机械通气。应用人工气道时要注意清洁口腔、固定插管、防止管道及气囊压迫造成黏膜损伤,合理选择通气模式及正确调控参数,并做好呼吸道湿化、及时吸除呼吸道分泌物及定时更换或消毒机器管道、插管、气管套管、雾化器等,以防止交叉感染。

(2)机械性辅助循环:对心源性休克或严重休克继发心力衰竭者,可应用主动脉内气囊反向搏动术(Intra-aortic ballon counterpulsation therapy,IABP)、左室或双室辅助循环,以帮助患者渡过难关、赢得时间纠治病因。

(3)溶栓及心脏介入性治疗:对急性心肌梗死并心源性休克者尽早行溶栓或经皮冠脉腔内成形术(PTCA)开通闭塞血管、挽救濒死心肌、改善心脏功能,新近应用证明已取得显著效果;单纯二尖瓣狭窄导致急性肺水肿、心源性休克时,可急诊行经皮球囊二尖瓣扩张术(PBMV);若明确心源性休克由心脏压塞引起时,应立即行心包穿刺抽液。

(4)血液净化疗法:休克并发肾衰竭时,除药物治疗外,可采用腹膜透析来纠正肾衰竭。

(5)手术治疗:外科疾病导致的感染性休克,如化脓性胆管炎、肠梗阻、急性胃肠穿孔所致的腹膜炎、深部脓肿等,必须争取尽早手术。出血性休克患者,在经药物治疗难以止血时也应尽快手术;心源性休克由急性心肌梗死、心脏压塞或二尖瓣狭窄引起者,一旦介入性治疗失败或不能介入治疗解决时,宜迅速行冠脉搭桥术(CABG)、心包切开术或二尖瓣闭式分离术。

3.药物治疗

药物治疗是休克处理中最为关键的措施之一,针对不同的休克类型及具体情况选择用药,及时祛除病因,维持适宜的血压水平,在提高血压水平的同时维持好末梢循环,注意保持水、电解质及酸碱平衡,保证心、脑、肾等重要脏器的供血并预防DIC和多器官功能衰竭,这是各型休克药物治疗的共同原则,具体治疗措施有以下几项。

(1)祛除病因和预防感染:休克发生后,针对病因及时用药可以阻止休克发展甚或使休克逆转,如失血性休克的止血、止痛,感染性休克的抗感染治疗,过敏性休克的抗过敏等。应该指出,抗生素不仅适用于感染性休克,其他休克患者也应选用适当的抗生素预防感染,尤其是病情较重或病程较长者,在选药中必须注意选择不良反应小、对肾脏无明显影响的抗生素,一般可选用哌拉西林2~4 g静脉滴注,一天2次,也可选用其他抗生素。感染性休克则应根据不同的感染原进行抗感染治疗。

(2)提高组织灌流量、改善微循环。①补充血容量:低血容量性休克存在严重的循环血量减少，其他各型休克也程度不同地存有血容量不足问题，这是因为休克患者不仅向体外丢失液体，毛细血管内淤滞和向组织间隙渗出也使体液在体内大量分流，若不在短期内输液，则循环血量难以维持。因而，各型休克均需补充循环血量，心源性休克在补充液体时虽顾虑有加重心脏负荷的可能，但也不能列为补液的禁忌。有条件者最好监测 CVP 和 PCWP 指导补液。一般说来，CVP <0.4 kPa（4 cmH$_2$O）或 PCWP <1.1 kPa（8 mmHg）时，表明液量不足；CVP 在 $0.3\sim$ 0.9 kPa（$3\sim9$ cmH$_2$O）时可大胆补液，PCWP <2.0 kPa（15 mmHg）时补液较为安全；但当 PCWP 达 $2.0\sim2.4$ kPa（$15\sim18$ mmHg）时补液宜慎重，若 CVP >1.5 kPa（15 cmH$_2$O）、PCWP >2.7 kPa（20 mmHg）时应禁忌补液。无条件监测血流动力学指标时，可根据患者临床表现酌情补液，若患者感口渴或口唇干燥、皮肤无弹性、尿量少、两下肢不肿，说明液体量不足，应给予等渗液；若上述情况好转，且两肺部出现湿性啰音和（或）两小腿水肿，表明患者体内水过多，宜及时给予利尿剂或高渗液，或暂停补液观察，切忌输入等渗或低渗液体。②合理应用血管活性药物：血管活性药物有稳定血压、提高组织灌注、改善微循环血流及增加重要脏器供血作用，包括缩血管药和扩血管药。在实际应用过程中，应注意以下两点：a.血管活性药物的浓度不同，作用迥异，应予密切监测，并适时适度调整。例如，血管收缩药去甲肾上腺素及多巴胺高浓度静脉滴注时常引起血管强烈收缩，而低浓度时则可使心排血量增加、外周血管阻力降低。根据多年的临床经验，去甲肾上腺素应低浓度静脉滴注，以防血管剧烈收缩、加剧微循环障碍和肾脏缺血，诱发或加剧心肾功能不全。b.血管收缩药与血管扩张药虽作用相反，但在一定条件下又可能是相辅相成的，两者适度联用已广泛用于休克的治疗。多年的临床实践经验证明，单用血管收缩药或血管扩张药疗效不佳以及短时难以明确休克类型和微循环状况的患者，先后或同时应用两类药物往往能取得较好效果。③纠正酸中毒、维持水电平衡：酸中毒是微循环障碍恶化的重要原因之一，纠正酸中毒可保护细胞、防止 DIC 的发生和发展。碱性药物可增强心肌收缩力、提高血管壁张力及增加机体对血管活性药物的反应。扩容时应一并纠正酸中毒。常用碱性药物为 5%碳酸氢钠，一般每次静脉滴注 $150\sim250$ mL，或根据二氧化碳结合力和碱剩余（BE）计算用量，先给 $1/3\sim1/2$，其余留待机体自身调整，过量则损害细胞供氧、对机体有害无益。此外，尚应注意水电平衡、防止电解质紊乱。④应用细胞保护剂：除糖皮质激素外，细胞保护剂尚包括自由基清除剂、能量合剂、莨菪碱等。其中，莨菪类药物（尤其是山莨菪碱）对感染性休克具有多方面保护作用，可提高细胞对缺氧的耐受性、稳定溶酶体膜、抑制血栓素 A$_2$ 生成及血小板、白细胞聚集等，宜早期足量应用。辅酶 A、细胞色素 C、极化液等可为组织和细胞代谢提供能量，对休克有一定疗效。自由基清除剂也已用于休克治疗，其疗效尚待评价。⑤纠正 DIC：DIC 一旦确立，应及早给予肝素治疗。肝素用量为 $0.5\sim1.0$ mg/kg 静脉滴注，每 $4\sim6$ h 一次，保持凝血酶原时间延长至对照的 $1.5\sim2.0$ 倍，DIC 完全控制后可停药。感染性休克患者，早期应用山莨菪碱有助于防治 DIC。此外，预防性治疗 DIC 尚可给予双嘧达莫 25 mg，每天 3 次；或阿司匹林肠溶片 300 mg，每天 1 次；或华法林 2.5 mg，每天 2 次；或噻氯匹定 250 mg，每天 $1\sim2$ 次。如果出现纤溶亢进时，应加用抗纤溶药物治疗。

（3）防治多器官功能衰竭：休克时若出现器官功能衰竭，除了采取一般治疗措施外，尚应针对不同的器官衰竭采取相应措施；若出现心力衰竭时，除停止或减慢补液外，尚应给予强心、利尿和扩血管药物治疗；若发生急性肾功能不全，则可采用利尿甚或透析治疗；若出现呼吸衰竭时，则应给氧或呼吸兴奋剂，必要时使用呼吸机，以改善肺通气功能；若休克合并脑水肿时，则应给予脱水、激素及脑细胞保护剂等措施。

二、抗休克药物分类

抗休克药物是指对休克具有防治作用的许多药物的共称,过去常单纯指血管活性药物。所谓血管活性药物,可概括地分为收缩血管抗休克药(血管收缩剂)和舒张血管抗休克药(血管扩张剂)。目前,休克治疗中除选择性使用上述两类药物外,还常应用强心药物、糖皮质激素、阿片受体阻断剂等。此外,还有一些药物已试用于临床,初步结果表明效果良好,有的尚处于实验阶段或疗效不能肯定,距离临床仍有一段距离。

三、舒张血管抗休克药

(一)血管扩张药的抗休克作用

(1)扩张阻力血管和容量血管,使血管总外围阻力及升高的中心静脉压下降,心肌功能改善,心搏量及心脏指数增加,血压回升。

(2)可扩张微动脉、解除微循环痉挛,使血液重新流入真毛细血管,增加组织血流供应、减轻细胞缺氧、改善细胞功能,使细胞代谢障碍及酸血症的情况好转。

(3)促进外渗的血浆逆转至血管内,有助于恢复血容量,改善肺水肿,脑水肿及肾脏功能。

(4)使毛细血管内血流灌注量增加,流速增快,血液淤滞解除,血浆外渗减少,且代谢及酸血症状改善。从而使休克时血液浓缩,红细胞凝聚的现象得以纠正,有助于防治DIC。

(二)血管扩张药的应用指征

(1)冷休克或休克的微血管痉挛期,常有交感神经过度兴奋,体内儿茶酚胺释放过多,毛细血管中的血流减少,组织缺血缺氧。临床表现为皮肤苍白、四肢厥冷、发绀、脉压低、脉细、眼底小动脉痉挛、少尿甚至无尿。

(2)补充血容量后,中心静脉压已达到正常值或升高至 1.5 kPa(11 mmHg),无心功能不全的临床表现,且动脉血压仍持续低下,提示有微血管痉挛。

(3)休克并发心力衰竭、肺水肿、脑水肿、急性肾功能不全或发生DIC者。

(三)血管扩张药的应用注意事项

(1)用药前必须补足血容量,用药后血管扩张,血容量不足可能再现,此时应再补液。

(2)血管扩张后淤积于毛细血管床的酸性代谢物可较大量地进入体循环,导致 pH 明显下降,应予补碱,适当静脉滴注碳酸氢钠注射液。

(3)用药过程中,应密切注意药物的不良反应,并注意纠正电解质紊乱。

(4)用药过程中如出现心力衰竭,可给予毛花苷 C 0.4 mg,以 25%葡萄糖注射液 20 mL 稀释后缓慢静脉注射。

(5)如用药后疗效不明显或病情恶化,应及时换用其他药物治疗。

四、血管收缩药

(一)血管收缩药的应用指征

(1)休克早期,限于条件无法补足血容量,而又需维持一定的血压,以提高心、脑血管灌注压力,增加其血流量。

(2)已用过血管扩张药,并采取了其他治疗措施而休克未见好转。

(3)由于广泛的血管扩张,血管容积和血容量间不相适应,全身有效循环血量急剧降低,血压下降,如神经源性休克和过敏性休克。

(二)血管收缩药在各类休克中选择应用

(1)低血容量休克早期,一般不宜应用血管收缩药。但在一些紧急情况下,由于血压急剧下降,而有明显的心、脑动脉血流量不足或伴有心、脑动脉硬化时,在尚未确立有效地纠正休克的措施之前,可应用小剂量血管收缩药如间羟胺或去甲肾上腺素,以提高冠状动脉和脑动脉灌注压,防止因严重供血不足而危及生命。但此仅为一种临时紧急措施,不能依靠其维持血压,否则弊多利少。

(2)心源性休克时,心肌收缩力减弱,心排血量下降,全身有效循环血量减少。小剂量血管收缩药(间羟胺或去甲肾上腺素)对低阻抗型心源性休克,可避免外周阻力过度下降且能使心排血量增高。但收缩压升至 12.0 kPa(90.0 mmHg)以上,心排血量将降低。因此,收缩压必须控制在 12.0 kPa(90.0 mmHg)。对高阻抗型的心源性休克,可并用酚妥拉明治疗。

(3)对感染性休克使用血管收缩药,应注意以下几点:①应在积极控制感染、补充血容量、纠正酸中毒及维持心、脑、肾、肺等主要器官功能的综合治疗基础上适当选用;②除早期轻度休克或高排低阻型休克可单独应用外,凡中、晚期休克或低排高阻型休克,宜采用血管扩张药或将血管收缩药与血管扩张药并用;③血管收缩药单独应用时宜首选间羟胺,但也可以用去甲肾上腺素,两者的剂量均不宜大,以既能维持一定的血压又不使外周阻力过度上升并能保持一定尿量的最低剂量为宜;④血压升高不宜过度,宜将收缩压维持在 12.0~13.3 kPa(90.0~99.8 mmHg)(指原无高血压者),脉压维持在 2.7~4.0 kPa(20.3~30.0 mmHg);⑤当病情明显改善,血压稳定在满意水平持续 6 h 以上,应逐渐减量(可逐渐减慢滴速或逐渐降低药物浓度),不可骤停。

(4)神经源性休克与过敏性休克时,由于小动脉扩张,外周阻力降低,血压下降。给予血管收缩药可得到很好的疗效。神经源性休克可选用间羟胺或去甲肾上腺素,过敏性休克应首选肾上腺素。由于这两类休克均有相对血容量不足,所以同时补充血容量是十分必要的。

五、阿片受体阻断剂

随着神经内分泌学的发展及对休克病理生理研究的不断深入,内源性阿片样物质在休克发病中的作用越来越受到重视。内源性阿片样物质包括内啡肽和脑啡肽等,前者广泛存在于脑、交感神经节、肾上腺髓质和消化道,休克时其在脑组织及血液内含量迅速增多,作用于 u、k 受体,可产生心血管抑制作用,表现为心肌收缩力减弱、心率减慢、血管扩张和血压下降,进而使微循环淤血加剧,因此,内啡肽已被列为一类新的休克因子。1978 年,Holoday 和 Faden 首次报道阿片受体阻断剂——纳洛酮治疗内毒素性休克取得较好疗效,其后,Gullo 等(1983)将纳洛酮应用于经输液、拟交感胺药物及激素治疗无效的过敏性休克患者也获得显著效果,使纳洛酮已成为休克治疗中重要而应用广泛的药物之一。

(一)治疗学

1.药理作用

阻断内源性阿片肽与中枢和外周组织阿片受体的结合,抑制脑垂体释放前阿皮素和外周组织释放阿片肽。

拮抗内源性阿片肽与心脏阿片受体的直接结合,逆转内阿片肽对心脏的抑制作用,加强心肌收缩力、增加心排血量,提高动脉压及组织灌注,改善休克的血流动力学。

明显改善休克时的细胞代谢,预防代谢性酸中毒,对休克伴发的电解质紊乱(如高血钾)有调节作用、纠正细胞缺血缺氧。

通过稳定组织细胞的溶酶体膜、抑制中性粒细胞释放超氧自由基对组织的脂氧化损伤,从细胞水平上发挥抗休克作用。

纠正微循环紊乱、降低血液黏度,改善休克时细胞内低氧和膜电位,促进胞内 cAMP 增多,有利于心肌细胞的能量代谢。

纳洛酮通过上述机制逆转了 β-内啡肽大量释放产生的低血压效应,并防止低血容量和休克所致的肾功能衰退,增加重要器官的血流量,缩短休克病程,迅速改善休克症状并降低死亡率。

2.临床应用

纳洛酮对各种原因所致的休克均有效,尤其适用于感染中毒性休克,对经其他治疗措施无效的心源性、过敏性、低血容量性、创伤性及神经源性休克也有较好疗效。有研究认为早期、大剂量、重复使用,在休克出现 3 h 内使用效果最好。

3.用法及用量

首剂用 0.4～0.8 mg 稀释后静脉注射,继后可以 4 mg 加入 5% 葡萄糖液中持续维持静脉滴注,滴速为每小时 0.25～0.3 μg/kg。

(二)不良反应与防治

治疗剂量无明显的毒性作用,超大剂量应用时尚可阻断 δ 受体,对呼吸和循环系统产生轻微影响。偶见恶心、呕吐、血压升高、心动过速甚或肺水肿等。对于需要麻醉性镇痛药控制疼痛、缓解呼吸困难的病例,不宜使用本品,因为止痛效果可为本品对抗。

(三)药物相互作用

(1)儿茶酚胺类药物如肾上腺素、异丙肾上腺素及 ACEI(卡托普利)对纳洛酮有协同效应;布洛芬干扰机体前列腺素合成,可加强纳洛酮的药理作用。

(2)胍乙啶(交感神经节阻断剂)、普萘洛尔(β受体阻滞剂)可降低交感神经兴奋性和肾上腺素的作用,拮抗纳洛酮的药理效应;维拉帕米可阻滞细胞膜的钙离子通道而干扰纳洛酮的作用。

(四)制剂

注射剂:0.4 mg(1 mL)。

(孙　煜)

第三节　调血脂及抗动脉粥样硬化药

一、概述

动脉粥样硬化的发生和发展是一个复杂的动态过程,其始动步骤可能与动脉内皮功能障碍有关,涉及因素有血脂异常、高血压、吸烟及糖尿病等。其中,血脂异常最为重要。流行病学调查研究表明,不同国家或地区人群中的 TC 水平与冠心病的发病率和死亡率呈正相关。如芬兰 TC 水平最高,则冠心病发病率也最高;而日本 TC 水平最低,则冠心病发病率也最低。大系列临床研究和长时间随访观察表明,高胆固醇血症在动脉粥样硬化发生和发展过程中,所起的危害性作用,明显大于高血压和糖尿病,如果高胆固醇血症合并高血压和(或)糖尿病,则其危害性增加数倍。动脉内皮功能障碍导致其分泌一氧化氮、选择性通透、抗白细胞黏附、抑制平滑肌细胞增殖以及抗凝与纤溶等功能受损,致使血浆中脂质与单核细胞积聚于内皮下间隙,低密度脂蛋白胆固醇氧化为 OX-LDL,单核细胞变为巨细胞,经清道夫受体成为泡沫细胞,形成脂质核心,而血管平滑肌细胞迁移到内膜而增殖形成纤维帽。脂质核心有很强的致血栓作用,纤维帽含致密的细胞外基质,它能使质核与循环血液分隔,从而保持斑块的稳定。

粥样斑块可分为两类:一类为稳定斑块,其特点是纤维帽厚、血管平滑肌细胞含量多,脂质核心小,炎症细胞少,不易破裂;另一类为脂质含量多(占斑块总体积的 40% 以上)、纤维薄、胶原与血管平滑肌细胞少,炎症细胞多,故易于破裂。1995 年公布的 Falk 等 4 项研究分析表明,急性冠状动脉综合征(包括心肌梗死、不稳定性心绞痛)的主要原因是粥样斑块破裂或糜烂引起血栓形成,并最终导致冠脉血流阻断所致。在急性冠脉综合征的患者中。其血管犯罪病变狭窄<50% 者占 68%,而狭窄>70% 者仅占 14%,这说明,稳定斑块可以减少心血管病事件。此外,多项临床试验证明,调脂治疗可使一部分冠状动脉粥样斑块进展减慢或回缩。因此,调脂治疗是防治动脉粥样硬化的最重要措施之一。

血脂系指血浆或血清中的中性脂肪或类脂。中性脂肪主要是三酰甘油,而类脂主要是磷脂、非酯化胆固醇、胆固醇酯及酯化脂肪酸。

脂质必须与蛋白质结合成脂蛋白才能在血液循环中运转,脂蛋白是由蛋白质、胆固醇、三酰甘油和磷脂组成的复合体。脂蛋白中的球蛋白称为载脂蛋白(Apo)。正常血浆利用超速离心法可分出 4 种主要脂蛋白,即乳糜微粒(CM)、极低密度脂蛋白(VLDL),低密度脂蛋白(LDL)和高密度脂蛋白(HDL),载脂蛋白的组成分为 ApoA、B、C、D、E。每一型又可分若干亚型,如 ApoA 可分 AⅠ、AⅡ、AⅥ;ApoB 可分 B48、B100;ApoC 可分 CⅠ、CⅡ、CⅢ;ApoE 可分 EⅠ、EⅢ 等。用区带电泳法可将脂蛋白分为 CM、前 β(pre-β)、β 及 α 脂蛋白 4 种。

脂蛋白代谢需要酶的参与,主要的酶有脂蛋白脂酶(LPL)和卵磷脂胆固醇转酰酶(LCAT)。如果这些酶缺乏,就会产生脂代谢紊乱。血脂过高是由于血浆脂蛋白移除障碍或内源性产生过多,或两者同时存在而引起。

血脂异常一般是指血中总胆固醇(TC)、低密度脂蛋白-胆固醇(LDL-C)、三酰甘油(TG)超过正常范围和(或)高密度脂蛋白-胆固醇(HDL-C)降低,也常称高脂血症,主要是指 TC 和(或)LDL-C 和(或)TG 增高以及 HDL-C 降低。

血脂异常是脂蛋白代谢异常的结果。研究表明,高胆固醇血症、低密度脂蛋白血症、ApoB 水平增高和高密度脂蛋白水平降低 TG 升高是冠心病的重要危险因素。血脂水平长期异常,冠心病事件的发生率增加。长期控制血脂于合适的水平,可以预防动脉粥样硬化,而控制血脂水平可以减轻动脉粥样硬化斑块,减少心血管病事件。北欧辛伐他汀生存研究(4S)表明,心肌梗死后和心绞痛患者,接受为期 6 年的辛伐他汀治疗,与安慰组相比较,治疗组主要冠状动脉性事件发作的危险性降低 34%,死亡危险性降低 30%,使需要接受冠脉搭桥手术的患者减少 37%。Hebert 等分析他汀类使 LDL-C 下降 30%,非致死性和致死性冠心病下降 33%,脑卒中下降 29%,心血管疾病死亡率下降 28%,总死亡率下降 22%。最近 Goud 等汇总分析出现 TC 下降 10%,冠心病死亡危险性下降 15%,各种原因死亡危险下降 11%。

近年来,对高三酰甘油(TG)血症在动脉粥样硬化中的意义的认识正在加深;目前认为,单纯高三酰甘油血症也是心血管病的独立危险因素,降低血三酰甘油水平,可降低心血管病临床事件及死亡率。但当高三酰甘油血症伴有高胆固醇血症或低高密度脂蛋白血症时,则冠心病事件和死亡率显著增加。研究发现富含 TG 的脂蛋白(TRL)与富含胆固醇的脂蛋白(CRL)之间通过脂质交换机制取得平衡,每一种脂蛋白都有很大的变异。LDL-C 为致动脉粥样硬化最强的脂蛋白,但其危害性因其颗粒大小而不同。LDL-C 可分为三个亚型,LDL-C$_3$ 即为小而密 LDL(SLDL),对 LDL 受体亲和力低于大而松的 LDL-C$_1$ 和 LDL-C$_2$,在血浆中停留时间长,不易从血液中清除,半衰期较其他亚型长,且易进入动脉内膜,易被氧化,被巨噬细胞吞噬形成泡沫细胞,成为动脉粥样硬化的脂肪,有高度的致动脉粥样硬化作用。而通过脂质交换机制,LDL-C 大小及分型比例受 TG 水平的控制。当 TG 增高时,LDL-C 亚型分布有变化,SLDL 增加而 HDL-C 减少,形成高 TG、HDL-C 低及 SLDL 升高三联征。这种三联征有极强的致动脉粥样硬化作用。目前已普遍认为三酰甘油水平升高是独立的心血管疾病危险因素。人们在以往使用他汀类或贝特类调血脂药物治疗血脂异常以及冠心病一、二级预防中所获得的益处,很可能也是得益于这些药物在降低 TC 的同时,也降低了 TG。

我们已经认识到 HDL-C 是种"好的胆固醇",这是因为 HDL-C 具有逆转运胆固醇的作用,它可以将动脉壁中多余的胆固醇直接或间接地转运给肝脏,经相应受体途径进行分解代谢。因此升高 HDL-C 水平不仅有降低 TC 水平的作用,而且还具有防治动脉粥样硬化的作用。VAHIT 试验表明,吉非贝齐可使 HDL-C 上升,TG 水平下降,使冠心病死亡率及心肌梗死下降 22%。

二、血脂异常的分型

血脂异常可分为原发性和继发性两大类。

继发性血脂异常的基础疾病:主要有甲状腺机能过低、糖尿病、慢性肾病和肾病综合征、阻塞性肝胆疾病、肝糖原贮存疾病、胰腺炎、乙醇中毒、特发性高血钙、退行球蛋白血症(多发性骨髓瘤、巨球蛋白血症及红斑狼疮)、神经性厌食症等。另外,还有一些药物如噻嗪类利尿剂、含女性激素的口服避孕药、甲状腺素、促进合成代谢的类固醇激素、黄体内分泌素以及某些 β 受体阻滞剂等,也能引起继发性脂质代谢异常。妊娠血脂代谢的变化属生理性。

(一)世界卫生组织(WTO)分型

将高脂血症分为以下五型,各型的实验室检查、特点及其与临床的联系见表 6-1。

表 6-1 高脂蛋白血症分型

表型	试管内血清 4℃冰箱过夜	区带脂蛋白电泳谱	血脂	备注
Ⅰ	血清透明,顶端有"奶油层"	CM↑	TC↑,TG↑	不发或少发冠心病,易发胰腺炎
Ⅱa	血清透明,顶端无"奶油层"	LDL-C↑	TC↑↑	易发冠心病
Ⅱb	血清透明,顶端无"奶油层"	LDL-C↑,VLDL-C↑	TC↑↑,TG↑	易发冠心病
Ⅲ	血清透明,顶端有"奶油层"	介于 LDL-C 与 VLDL-C 间的 β-VLDL-C↑	TC↑↑,TG↑	易发冠心病,需超速离心后才能确诊
Ⅳ	血清透明,顶端无"奶油层"	VLDL-C↑	TC↑,TG↑↑	易发生冠心病
Ⅴ	血清透明,顶端有"奶油层"	CM↑,VLDL-C↑	TC↑,TG↑↑	少发冠心病

(二)血脂异常简易分型

惯用的高脂蛋白血症分型并不是病因学诊断,它常可因膳食、药物或其他环境因素的改变而变化。同时,它所需检测的项目繁多,个别类型的确诊,还需复杂的技术和昂贵的设备。因此,除少数特别难治性顽固性血脂异常患者外,为一般性临床治疗,可不必进行高脂蛋白血症的分型,也无须烦琐地进行其他分类,仅作血脂异常简易分型即可。实际上,血脂异常简易分型已包括了常见的与冠心病发病关系较大的高脂蛋白血症类型。血脂异常简易分型的主要目的在于指导临床医师有针对性地选用各种血脂调节药物。

三、血脂异常的治疗

高脂血症的治疗包括非药物治疗和药物治疗。非药物治疗包括饮食和其他生活方式的调节,如保持合适的体重;降低脂肪,尤其是胆固醇和饱和脂肪酸的摄入量,适当增加蛋白质和碳水化合物的比例,控制总热量;减少饮酒和戒烈性酒,运动锻炼和戒烟;注意抗高血压药物对血脂的影响。此外,血液净化亦用于高脂血症治疗。

高脂血症的药物治疗包括一级预防和二级预防以及已有动脉硬化疾病患者的血脂水平控制。

继发性血脂异常的治疗应以治疗基础疾病为主,当这些疾病被治愈或控制后,或停用某些有关药物后,血脂异常未改善或不满意时,应按原发性血脂异常做进一步处理。另外,当血脂异常继发于某种一时难以治愈或控制的疾病,可在治疗基础疾病的同时,进行调脂治疗。

(一)病因治疗

凡是能找到高脂血症病因的患者,均应积极对病因进行治疗。高血压病者、吸烟者由于血管内皮受损,致使 LDL-C 更容易进入血管壁内;而糖尿病患者由于 LDL-C 被糖化,故容易黏附于血管壁上而进入血管壁内;肥胖和缺乏体力活动也是高脂血症的重要促发因素。

(二)一般治疗

非药物治疗是所有血脂异常患者治疗的基础。不论是冠心病的一级预防还是二级预防,都需要非药物治疗。

1.饮食治疗

饮食治疗是治疗高脂血症的首选措施,目前是降低已升高的血清胆固醇,同时维持营养上的合理要求。饮食治疗的方案是脂肪酸的热量<总热量的 30%,饱和脂肪酸占总热量的 7%~10%,每天胆固醇<200 mg。应减少食谱中的全脂奶、奶油、动物脂肪、动物内脏、饱和植物油和棕榈油及椰子油,少吃或不吃蛋黄。限制食盐、减少饮酒和戒烈性酒。超重或肥胖病患者的饮食应按"肥胖病"的要求进行。

2.戒烟

吸烟可损伤血管内皮的天然屏障作用,降低血浆 HDL-C 水平,降低其自然抗氧化能力。

3.增加体力活动

体力活动可增加能量物质的消耗,促使血浆 LDL-C 及三酰甘油水平降低,同时升高 HDL-C 水平。每周步行 13 km,大可提高 HDL-C 水平 10%。

4.减轻体重

对于体重超过标准的患者,应减轻体重。减轻体重可降低 LDL-C 水平和提高 HDL-C 水平,降低高血压、糖尿病和冠心病的发病率。

(三)药物治疗

调血脂和抗动脉硬化药物可分为五大类,分别是胆酸螯合剂、贝特类、他汀类、烟酸类及其他。

药物治疗适用于不能进行饮食调节及非药物治疗后疗效不满意的患者。对于冠心病二级预防尤其是急性冠脉综合征的患者,应以他汀类调脂药物治疗,应越早开始治疗越好。原发性血脂异常通常与遗传因素及环境因素有关,治疗应该是长期的,尤其是冠心病二级预防,应根据患者的经济情况选择用药种类、剂量及时间,首要目标要达到靶目标。达到靶目标后,有条件者减量长期服用,无条件者应监测血脂水平,血脂水平异常后重新开始治疗。

二种或三种调血脂药物联合应用,较单一药物疗效更佳,而且由于联合用药时剂量减少而使不良反应减轻。故目前主张,对于较为明显的血脂异常,应尽早联合用药。下列联合用药方式可供参考。①胆酸螯合剂与烟酸类合用:适用于 LDL-C 增高伴或不伴有 TG 增高者。②贝特类与胆酸螯合剂合用:适用于 LDL-C 增高、HDL-C 降低伴或不伴有 TG 增高者。③胆酸螯合剂与他汀类合用:适用于 LDL-C 增高者。④胆酸螯合剂、烟酸类、他汀类联合应用:适用严重家族性高胆固醇血症,可使 LDL-C 水平降低,HDL-C 水平显著升高。⑤诺衡与美调脂合用:有增加发生肌炎的危险,故应慎用。

某些抗高血压药物可使血脂成分发生异常改变,故使用抗高血压药物过程中应注意其对脂代谢的不良影响。

四、调血脂药的临床应用

(一)胆酸螯合剂

该类药物包括考来烯胺、考来替泊和地维烯胺。

1.作用机制

该类药物为胆汁酸结合树脂,通过阻断胆酸肝肠循环,干扰胆汁重吸收,降低胆汁酸重返肝脏,刺激肝细胞内的胆固醇降解合成新的胆汁酸,从而降低肝细胞中胆固醇浓度。而肠道内的胆酸与药物结合后由大便排出,使血中胆酸量减少,促使肝细胞表面 LDL 受体从血液中摄取胆固醇以合成胆酸,因而降低血浆 LDL 水平,平均下降 15%～30%,同时升高 HDL-C 水平(升高 5%)。

2.临床应用

主要用于治疗单独 LDL-C 水平升高者(Ⅱa 型),以 LDL-C 轻、中度升高疗效较好;严重升高者需与其他类调血脂药物合用。该类药物还可与其他类调血脂药物合用治疗混合型高脂血症。

3.不良反应及注意事项

可有异味、恶心、腹胀、食欲缺乏及便秘。多进食纤维素可缓解便秘。罕见的不良反应有腹泻、脂肪泻、严重腹痛及肠梗阻、高氯性酸中毒等。还有升高三酰甘油的作用,严重高三酰甘油血症禁用此类药物,因此时有诱发急性胰腺炎的可能。

4.药物相互作用

(1)可减少地高辛、噻嗪类利尿剂、四环素、甲状腺素、普萘洛尔及华法林的吸收。上述药物应在服用胆酸螯合剂前 1～4 h 或服用胆酸螯合剂后 4 h 服用。

(2)可干扰普罗布考、贝特类调血脂药物的吸收,两类药物同服应有 4 h 间隔。

(3)影响叶酸的吸收,故处于生长期的患者服用该类药物时,每天应补充叶酸 5 mg。孕妇及哺乳期妇女需补充更多一些;应于服药前 1～2 h 服叶酸。

(4)减少脂溶性维生素的吸收,长期服用该类药物者,应适当补充维生素 A、维生素 D、维生素 K 及钙剂。

(二)他汀类调血脂药物

该类药物包括洛伐他汀、辛伐他汀、普伐他汀、氟伐他汀、阿伐他汀、西伐他汀等。

1.作用机制

通过对胆固醇生物合成早期限速酶 HMG-CoA(β-羟 β-甲基戊二酰辅酶 A)还原酶的抑制作用而起作用,在 HMG-CoA 还原酶的作用下,HMG-CoA 转变为甲基二羟戊酸,此为胆固醇生物合成的重要中间环节,从而减少了内源性胆固醇合成,使血浆总胆固醇下降,刺激 LDL 的肝摄取,降低 LDL-C 及 VLDL 的浓度。一般可降低 LDL 30%～40%,是目前已知最强的降低胆固醇药物;还可轻度升高 HDL-C 2%～10%。此外,某些他汀类药物显示抑制巨噬细胞中胆固醇的积聚。现已明确,他汀类药物有多向性效应。他汀类药物的非调脂作用主要包括改善血管内皮功能和细胞功能(平滑肌细胞的迁移、增生、分化),抗氧化过程,加强斑块纤维帽,缩小富含脂质的核心,减轻炎症反应、抑制促凝活性、抑制血小板功能;从而防止斑块破裂、出血及血栓形成,终使斑块稳定,减少冠状动脉事件和减少心血管病死亡率。

2.临床应用

用于治疗严重的原发性高胆固醇血症、有冠心病或其他心血管病危险因素的中等度高胆固醇血症者。还可有胃胀气、胃灼热感、便秘、腹泻、眩晕、头痛、视力模糊、肾衰竭。禁用于活动性肝病、妊娠及哺乳期妇女、对本药过敏者。

3.不良反应及注意事项

主要为肝脏损害和横纹肌溶解,后者随拜尔公司宣布在全球范围内暂停销售西立伐他汀钠(拜斯停),再度引起人们重视。近年来已多有报道指出他汀类药物(β-羟基-β-甲基戊二酰辅酶 A 还原酶,简称 HMG-CoA 还原酶抑制剂)中的洛伐他汀、辛伐他汀、普伐他汀及西立伐他汀单用或与烟酸、贝特类降脂药(如吉非贝齐)大环内酯类抗生素(如红霉素、克拉霉素)、环孢菌素 A、左甲状腺素、米贝地尔等合用时均引起危及生命的横纹肌溶解症。尤其是他汀类药物与贝特类药物联用,可使横纹肌溶解的危险性增加已是公认的事实,故在美国已禁止这两类药物合用。据报道,全球有 600 万人服用过拜斯停,其中有 34 人怀疑因剂量过大或与吉非贝齐合用导致横纹肌溶解而死亡。一旦疑及由他汀类药物引起的横纹肌溶解症应立即停药,停药后肌痛等症状多在3 d 至 3 个月后消失,CK 多在短期内恢复正常。肌无力可持续至 1 年后消失。有人给 CoQ_{10} 每天 250 mg 口服,可较快减缓症状。国内有西立伐他汀引起肝功能损害的报道,但未见引起横纹肌溶解症的报道,可能与国内上市晚,使用例数少,剂量小有关。影响细胞存活的潜在试验表明,同等剂量的他汀类药物中,普伐他汀毒性最小,其次为辛伐他汀,而洛伐他汀肌毒性最大。当使用此类药物时,应尽量不与其他药物合用,并嘱患者注意乏力、肌无力、肌痛等症状,并应定期监测血清 CK,一旦有横纹肌溶解症状或血清 CK 明显升高(横纹肌溶解症,血清 CK 可升高至正常值 10 倍以上),应即停药,预后多较好。

4.药物相互作用

(1)与免疫抑制剂(如环孢霉素)、吉非贝齐、烟酸合用,可引起肌病。

(2)与红霉素合用可致肾损害。

(3)可中度提高香豆素类药物的抗凝效果,故两药合用时应适当降低香豆素类药物的用量。

(三)贝特类调血脂药物

该类药物包括氯贝丁酯、苯扎贝特、益多酯、非诺贝特、吉非贝齐等。

1.作用机制

(1)增强肌肉、脂肪、肝脏的 LPL 活性,加速 VLDL 中 TG 的分解代谢,使 VLDL 形成减少,降低血浆 TG 浓度。

(2)降低脂肪组织释放游离脂肪酸数量,并抑制 HMG-CoA 还原酶,减少细胞内胆固醇合成。

(3)增加肝细胞膜上 LDL 受体数量,加速 LDL 由血液中转移到肝细胞内,从而促进血液中胆固醇的清除。

(4)改善葡萄糖耐量。

(5)诱导 HDL-C 产生,使胆固醇进入 HDL-C。

(6)降低血浆纤维蛋白原含量和血小板黏附性。

临床试验表明,诺衡能明显降低血浆三酰甘油(降低 40%~50%)、总胆固醇及 LDL-C,并可升高 HDL-C(升高 20%)水平,使冠心病发病率减少 34%,死亡率减少 26%,对癌症的发生没有影响。力平脂口服吸收良好,若与胆酸螯合剂合用,对降低总胆固醇及 LDL-C 比他汀类的辛伐他汀强,降低 VLDL 和三酰甘油更突出。

2.临床应用

降低 TG 作用较降低 TC 作用强。临床上主要用于降低 TG,如严重高三酰甘油血症(如Ⅲ、Ⅳ、Ⅴ型高脂血症)以及复合性高脂血症患者。此外,本品还能减少血小板聚积,抑制血小板源生长因子,预防和延缓动脉粥样硬化进程。

3.不良反应及注意事项

可有恶心、呕吐、食欲缺乏、一过性肝功能异常、肌炎、阳痿、中性粒细胞减少、皮疹等。可使胆石症的发病率增加。可通过胎盘,故孕妇禁用。有报道指出,氯贝丁酯可使非冠心病的各种疾病的死亡率明显增加,故氯贝丁酯已不适用于临床应用,一些国家已禁用此药。目前主要应用诺衡和力平脂。

4.药物相互作用

有降低凝血作用,与抗凝剂合用时要调整后者的剂量。与他汀类合用可发生横纹肌溶解,甚至死亡,美国禁止两类药合用。

(四)烟酸类调血脂药物

该类药物包括烟酸、烟酸肌醇和阿昔莫司。

1.作用机制

主要作用是增加脂肪细胞磷酸二酯酶活性,使 cAMP 减少,脂酶活性降低,脂肪分解减少,血浆游离脂肪酸浓度下降,肝脏合成及释放 VLDL 随之减少。同时,抑制肝脏酶活性,减少 HDL 异化作用,提高血 HDL 浓度。本品对 VLDL、IDL 及 LDL 过高的患者均有效。此外,烟酸还有较强的外周血管扩张作用。阿昔莫司调脂作用平缓,还有抑制血小板聚集及改善葡萄糖代谢等功能,故适用于糖尿病性血脂异常。常用剂量的烟酸类药物可使 LDL 降低 15%~30%,TG 下降 20%,HDL-C 升高 30%。

2.临床应用

可用于大多数类型的血脂异常,如Ⅱa、Ⅱb、Ⅲ、Ⅳ、Ⅴ型高脂血症,既可降低 LDL-C 及 TG,

又能升高 HDL-C。与其他调脂药物合用,效果更明显。

3.不良反应及注意事项

该类药物中以烟酸的不良反应较多见。

(1)皮肤潮红、皮疹、瘙痒及胃肠道反应,如呕吐、腹泻及消化不良。

(2)心悸、肝功能减退、视觉异常。

(3)可能刺激溃疡病发作,溃疡病患者禁用。

(4)可升高血糖及引起糖耐量异常,肝病、糖尿病及痛风患者慎用。

(5)长期治疗可出现色素过度沉着,黑色棘皮症及皮肤干燥。

(6)可能加强降压药引起的血管扩张作用,有可能引起直立性低血压。

(7)肾功能不全者慎用阿昔莫司。

（孙丽丽）

第四节　血管扩张药

血管扩张药是一类直接或间接舒张血管平滑肌,降低血管外周阻力的药物。

一、血管扩张药的分类

按作用机制及方式可分为如下几种。

(1)作用于受体类药物,包括 α 受体阻断剂;M 受体阻断剂;β_2 受体兴奋剂;血管紧张素Ⅱ(AngⅡ)受体阻断剂;多巴胺(DA)受体兴奋剂;内皮素(ET)受体阻断剂;其他:如组胺受体、5-HT受体、阿片受体及嘌呤受体等于血管均有分布,其激动剂或阻滞剂可引起血管舒缩效应。

(2)作用于离子通道类药物,包括钙通道阻滞剂;钾离子通道开放剂。

(3)ACEI,如卡托普利、依那普利、培哚普利、赖诺普利等。

(4)直接作用于血管平滑肌药物,如硝酸酯类、肼屈嗪、硝普钠、烟酸及其衍生物等。

(5)交感神经抑制剂:包括中枢性交感神经抑制剂(如可乐定)、神经节阻滞剂(如六烃季铵),节后交感神经阻滞剂(如利血平)及单胺氧化酶抑制剂(如帕吉林)等。

(6)其他:如近年来发现的多种局部舒血管物质,包括前列环素(PGI_2)、内皮依赖性舒张因子(EDRF)、腺苷、缓激肽等。这些物质多由血管内皮细胞分泌,局部产生舒血管效应,作用时间短暂且很快失活。现已人工合成并试用于临床治疗。

二、血管扩张药的临床应用

血管扩张药现已应用于多种心脏、血管疾病的治疗。应用血管扩张药时必须严格其适应指征;多数血管扩张药对心脏及心脏以外的其他脏器和组织也有不同影响(包括直接作用和间接作用),如 α_1 受体阻断剂、硝酸酯类及二氢吡啶类钙通道阻滞剂有反射性加快心率作用,维拉帕米、硫氮䓬酮等有电生理作用的钙通道阻滞剂可减慢心率及心肌收缩力,阿托品类药物除引起心率增快外尚可使瞳孔散大、胃肠道平滑肌松弛,某些血管扩张药能降低血小板黏附、聚集等。凡此种种,临床选药时应加以注意。大多数血管扩张药初用时,由于血管扩张作用患者可有心悸、头痛、头晕、面红及直立性低血压等。血管扩张药在临床上主要用于治疗以下疾病。

(一)高血压病

血管扩张药、β受体阻滞剂和利尿剂已成为降压治疗的三大基础药物,其中以血管扩张药应用最多、发展最快。WHO/ISH 正式推荐用于降压的血管扩张药为 ACEI、钙通道阻滞剂、α_1 受体阻断剂及 Ang Ⅱ 受体拮抗剂。Ang Ⅱ 受体阻断剂正不断投入临床,可望使高血压的药物治疗更加令人鼓舞。这些血管扩张药与传统的利尿剂和 β 受体阻滞剂相比,不仅降压作用平稳、可靠且对血脂、血糖及电解质无不良影响,多数血管扩张药尚可逆转心肌肥厚,保护肾脏功能及改善胰岛素抵抗,显示出良好的治疗前景。

(二)充血性心力衰竭(CHF)

血管扩张药已同心肌正性肌力药物、利尿剂一起,构成了强心、利尿、扩血管等治疗心力衰竭的三大有效措施,自 20 世纪 70 年代开始应用于临床,已使一些过去认为是难治性心力衰竭的症状和预后均有所改善,从而使心力衰竭的治疗取得了重大进展。血管扩张药可通过扩张容量血管和周围阻力血管减轻心脏前、后负荷,增加每搏量、降低心室充盈压。不同机制的血管扩张药对 CHF 的远期疗效存在着较大差异。

(三)休克

某些血管扩张药物如酚妥拉明、阿托品、山莨菪碱、多巴胺、硝普钠、异丙肾上腺素等可降低小动脉及微动脉阻力、改善微循环及增加重要脏器血供量,从而纠正休克时的异常病理生理变化,使休克好转。

(四)冠心病

用于治疗冠心病的血管扩张药大多取其直接扩张冠状动脉作用,如双嘧达莫、尼可地尔、胺碘酮等,其中后者因在治疗冠心病过程中发现有治疗心律失常作用现已转作抗心律失常药物。然而,最常用于心绞痛治疗和预防的为硝酸酯类和钙通道阻滞剂。

(五)脑血管疾病

用于治疗脑血管疾病的血管扩张药主要是指有选择性脑血管扩张作用的药物,这些药物对其他部位的血管影响较小,亦称之为脑血管扩张剂,根据其化学结构不同可分为哌嗪类(如桂利嗪、氟桂利嗪)、二氢吡啶类(如尼莫地平、尼卡地平)和麦角类等多种类型,前两类药物可参见"钙通道阻滞剂"。此外,作用于其他部位血管的药物对脑血管也有扩张作用,同样,脑血管扩张剂的选择性也是相对的,当应用剂量较大时,对其他部位的血管也有松弛作用。

(六)肺动脉高压及周围血管病

肺动脉高压可用 α 受体阻断剂(如酚妥拉明)或部分钙通道阻滞剂(如硝苯地平)治疗,周围血管疾病(如雷诺氏病)除用上述药物治疗外尚可给予地巴唑、烟酸、山莨菪碱等,这些药物均有一定疗效。

三、血管扩张药在高血压病治疗中的应用

下列高血压病患者需采用降压药物治疗:①中重度高血压者;②轻度高血压者经非药物治疗半年以上疗效不显著者;③所有伴有心血管危险因素的高血压患者,不论属中重度高血压还是轻度高血压,都应给予降压药物治疗。降压治疗的目标:①将血压降至理想水平<18.0/11.3 kPa(135/85 mmHg);有糖尿病者,降至<16.0/10.7 kPa(120/80 mmHg)以下。②逆转靶器官损害。③减少心血管事件及降低死亡率。④提高生活质量。降压药物的治疗应坚持以下原则。

(一)长期化治疗原则

除非高血压患者发生心肌梗死、脑卒中等心脑血管病后血压可不再升高,否则,患者应长期坚持乃至终生服药,以使血压保持在理想水平,即收缩压<18.7 kPa(140 mmHg)、舒张压<11.3 kPa(85 mmHg)。

(二)血压平稳控制原则

在降压治疗中,宜先选用作用缓和的药物,无效时再用作用强烈的药物或联合用药。有条件时宜选用长效或缓释制剂,用药过程中应经常复查血压,不断调整用药剂量,避免血压过度波动,除高血压急症外,降压速度不宜过快,降压幅度不宜过大,以使血压保持平稳控制,切忌突用突停,导致血压忽高忽低。为了评价药物是否具有稳定的降压疗效。1988年美国食品药品监督管理局(FDA)曾引入降压谷峰值比率(T∶P)的概念作为衡量药物降压的理想尺度,T∶P亦即降压药最小与最大疗效之比,理想的降压药 T∶P 应≥50%。此外,服药过程中尚应注意观察降压药物的不良反应,必要时可及时调换。

近年来通过使用动态血压检测的研究表明,高血压所致的靶器官损害不仅与偶测的或舒张压的高低及病程有关,而且与 24 h 平均动脉压及血压变异性有关。有学者观察到,血压变异性越大的患者,靶器官损害越严重,即血压变异性与靶器官损害的程度呈正相关。因此,减少血压变异性也是治疗的目标之一。

(三)选药个体化原则

选药个体化原则及剂量个体化原则。①选药个体化原则:对于某一具体患者选用何种药物降压必须根据患者病情决定。②剂量个体化原则:高血压患者在确定所服药物后,应选择合适剂量,既要根据血压升高程度,又要结合个体对药物的敏感性及反应性,因人而异,切不可照本宣科,千篇一律。初开始服用降压药时,宜从小剂量开始并逐渐增量,达到治疗目的后,可改为维持量巩固疗效。老年人用药剂量宜偏小。

降压药物种类繁多、作用各异。1993年 WHO/ISH 建议下列五类药物为一线降压药:利尿剂、β受体阻滞剂、钙通道阻滞剂(CCB)、ACEI 和 α₁受体阻断剂;1998年 WHO/ISH 推荐 ATⅡ拮抗剂为抗高血压的常用药物。其中利尿剂和β受体阻滞剂已被许多国际上进行过的临床试验所证实,既有确切降压疗效,又可减少心、脑血管事件,延长患者寿命、降低病死率;ACEI 的降压效果已被确认;目前国内多数学者认为 CCB 仍不失为一种降压疗效较好的药物,多主张使用长效或缓释(或控释)CCB,以防引起血压明显波动和继发性交感神经兴奋。

单独使用一种降压药的有效降压率为 50%～60%,这说明还有 40%～50%的患者需用两种或更多药物。联合用药可使疗效相加、用药剂量减少和减轻不良反应。

四、血管扩张药在心力衰竭治疗中的应用

使用血管扩张药治疗心力衰竭,是治疗心力衰竭的重要进展。它使一些过去认为是难治性心力衰竭的症状和预后均有所改善。

(一)适应证和禁忌证

患者对血管扩张剂的反应主要取决于血流动力学的基础状态。心脏指数<每分钟 2.5 L/m²,左室充盈压>2.0 kPa(15.0 mmHg)是使用血管扩张剂的适应证,因此,特发性扩张型心肌病、缺血性心脏病、高血压、心脏病及瓣膜关闭不全并发的心力衰竭是使用血管扩张剂治疗最好的对象。急性心肌梗死(AMI)或高血压危象并发的急性左心力衰竭可首选血管扩张剂。血管扩张

剂亦适用于先天性心脏病房、室间隔缺损、慢性肾功能不全和肺心病并发的心力衰竭。当心脏指数＞每分钟 2.5 L/m²，左室充盈压＜2.0 kPa(15.0 mmHg)，应用血管扩张剂反而产生不良后果，应列为禁忌证。如心包积液、缩窄性心包炎、高度二尖瓣狭窄或主动脉瓣狭窄、限制型或梗阻型心肌病及低血容量性心力衰竭用血管扩张剂反见恶化。另外对二尖瓣狭窄并关闭不全的心力衰竭，用血管扩张剂亦应慎重，有使用血管扩张剂后心力衰竭加重，致肺水肿死亡的报告。

根据血流动力学及临床特点，可将心力衰竭分为三个亚型，每一亚型都选择不同的药物治疗：①肺充血[肺毛细血管嵌压＞2.4 kPa(18.0 mmHg)]而无周围灌注不足时，宜选用静脉扩张剂，如硝酸酯类；②低心排血量，周围灌注不足(心脏指数＜每分钟 2.2 L/m²)而无肺充血时，宜选用小动脉扩张剂，如酚妥拉明、硝普钠等；③兼有肺充血及周围灌注不足时，宜选用硝普钠、米力农、依拉普利等。

(二)疗效确定

使用血管扩张剂必须注意临床监护，若有条件，最好作血流动力学监测。严密观察血压、脉搏、呼吸、心率、心律、尿量及心、肺、肝的情况来判断疗效。若用药后精神好转，四肢转温，脉搏有力，尿量增多，心率减慢，肺啰音减少或消失，肝脏缩小，说明治疗有效。平均动脉压应维持在 9.3 kPa(69.8 mmHg)，原有高血压者，血压下降不宜超过 4.0 kPa(30 mmHg)。

在长程血管扩张剂治疗期间，应系列地评价症状(呼吸困难、端坐呼吸、夜间阵发性呼吸困难及疲乏)、体征(肺部啰音、颈静脉压、水肿及体重的改变)和胸部 X 线肺瘀血情况。

(三)耐受性

在使用血管扩张剂时常在短期内不断增大剂量才能维持疗效，这表明血管扩张剂可产生耐受性。接受维持量肼屈嗪治疗的慢性心力衰竭患者中有 30％发生耐受性。长程使用硝酸酯时，除药效减弱外，作用持续时间亦缩短，连续静脉滴注硝酸甘油 24 h 后，即可发生耐受性。血管扩张剂产生耐受性时，常伴有体重增加和体位性水肿。有些血管扩张剂长期治疗可能产生肾素-血管紧张素系统激活作用，使水钠潴留，导致药物的扩血管作用减弱，此时加用利尿剂特别是螺内酯，可恢复疗效。

(四)不良反应

(1)肼屈嗪和 ACEI 皆可引起首剂直立性低血压。显著的症状性低血压，应予补液、抬高下肢或静脉滴注多巴胺等。

(2)静脉滴注硝普钠易发生低血压，常可通过间断静脉滴注来避免。应用酚妥拉明后有引起血压骤降致死的报告。

(3)极少数患者尤其是老年人应用血管扩张剂后，可发生短暂性脑缺血发作或大脑缺血征象。

(4)钙阻滞剂可引起心力衰竭加重或肺水肿。

(5)有潜在负性肌力作用。

(6)使用小动脉扩张剂，若血压下降幅度稍大，可引起一系列的反馈作用如心率增快，肾素活性增高及水钠潴留，均对心力衰竭不利。

(7)肾功能的影响:肼屈嗪能使心力衰竭患者肾脏血流动力学和肾功能改善。若能避免动脉压显著降低，卡托普利可增加肾血流量和肾小球的滤过率。肾功能处于代偿期或肾动脉狭窄患者，应用 ACEI 可能使肾功能恶化。严重心力衰竭尤其高肾素活性、低心钠素血症、原有低血压或低钠血症，用药前血容量不足和钠耗竭者，使用 ACEI 易致肾功能不全。肾功能不全一旦发生，即使减少剂量也难以避免肾功能恶化。因此使用 ACEI 过程中应监测血尿素氮和肌酐水平。

对治疗前伴肾功能障碍的慢性心力衰竭者最好应用短效制剂(如卡托普利),而不应用长效制剂(如依拉普利),因后者易致肾功能损害。对慢性心力衰竭患者预后的影响传统治疗可以改善心力衰竭患者血流动力学,缓解症状,但对预后无何补益,近年来研究发现 ACEI 或肼屈嗪与异山梨酯合用可使慢性心力衰竭患者的寿命延长,改善预后。异山梨酯和肼屈嗪长期治疗,可改善收缩功能,促使肥大心肌细胞的消退,而单用异山梨酯无效。不同血管扩张剂对心力衰竭患者心功能状态和死亡率的影响不一。ACEI 改善收缩功能疗效可靠,再次为硝酸酯类,而肼屈嗪对心功能改善不恒定。在诸多血管扩张剂中唯有 ACEI 可使死亡率下降。

(8)停药综合征:应用硝普钠或酚妥拉明静脉滴注使心力衰竭得到满意控制后突然停药,可使心力衰竭重现,长期使用大剂量硝酸酯类药突然停药或减量过急,可引起严重不稳定性心绞痛、肺水肿、急性心肌梗死甚至猝死。突然停用钙阻滞剂,可促发心肌缺血加重,出现心绞痛和急性心肌梗死。突停哌唑嗪可使病情恶化,甚至死亡。因此,危重症心力衰竭患者在静脉滴注血管扩张剂获得疗效后,应继续口服药物巩固疗效。长期使用血管扩张剂治疗者,当病情稳定需停药时,应逐渐减量后停用,以避免发生停药综合征。

五、直接作用于血管平滑肌药

(一)以扩张动脉为主的药物

1.肼屈嗪

(1)理化性质:本品为白色或淡黄色结晶性粉末,无臭。在水中溶解,在乙醇中微溶,在乙醚中极微溶解。

(2)药动学:口服后在肠道吸收快而完全,T_{max} 为 30~120 min。在进入体循环前,大部分在肝内被代谢,主要代谢物是乙酰化、羟化和结合反应的产物。乙酰化的速度受遗传因子的影响而有快慢之别。慢乙酰化型者用药后血中浓度较高,降压作用较为明显,但也易引起系统性红斑狼疮。肼屈嗪在血中与血浆蛋白的结合率可高达 85%,分布至肾、肝等器官中的量较多,而脑中很少。放射标记化合物实验发现,肼屈嗪在动脉壁的浓度很高,这可能与其舒张血管作用有关。半衰期为 2~8 h,肾功能不良者半衰期延长。75% 的代谢物及 1%~2% 的原形药物随尿排出,粪中仅有少量代谢物,由于代谢迅速,排泄快,作用时间较短,宜每天服药 2~3 次。

(3)治疗学。①药理作用:降压作用主要是由于其舒张小动脉血管、降低外周血管阻力而引起的,对静脉血管的作用很弱,降低舒张压作用超过降低收缩压。在降压时通过反射活动而使心率加快和心排血量增加,并使血浆肾素活性增加、水钠潴留,从而抵消其部分降压作用。冠状动脉、脑、肾和内脏等器官的血流量增加,但这一作用变异很大,在长期用药过程中会逐渐消失,未能证实本品对患者的器官功能特别是肾和脑的功能有改进性影响。②临床应用:适用于中度高血压患者。③剂量与用法:口服或静脉滴注、肌内注射。开始时用小剂量,每次 10 mg,每天 4 次,用药 2~4 d。以后渐增至第 1 周,每天 4 次,每次 25 mg;第 2 周以后,每天 4 次,每次 50 mg(超过每天 400 mg 易产生不良反应)。

(4)不良反应与防治:本品的不良反应发生率较高。①常见不良反应有头痛、恶心、呕吐、眩晕、乏力等。②心脏方面症状有心悸、心动过速,甚至诱发心绞痛,因此冠状动脉粥样硬化患者忌用,与 β 受体阻滞剂合用可避免这些不良反应。③较为严重的不良反应是长期大量(每天 400 mg 以上)用药后引起系统性红斑狼疮,系统性红斑狼疮是一种自身免疫反应,表现为关节痛、肌痛、关节炎、发热、浆液渗出、狼疮样皮疹、脾及淋巴结肿大,贫血、中性粒细胞计数减少等,约有半数患者血中出现抗核抗体,停药后能自行痊愈,一般症状是在停药后6月内消失,但类风湿症状的持续时间可能较久,给肾上腺皮质激素能加速消除症状。但肼屈嗪用药过久过多也可引起死亡,应加注意。每天用量在200 mg以下,这种不良反应很少发生,慢乙酰化型者血中肼屈嗪浓度约为快乙酰化型者的两倍,较易引起系统性红斑狼疮。

(5)药物相互作用:①与利尿剂及β受体阻滞剂合用,可提高降压疗效,减少不良反应。②与硝苯地平合用,扩血管及降压作用增强。但两药均有反射性心率增快的不良反应,故合用时应注意心率变化。③与氨联吡啶酮合用,治疗充血性心力衰竭疗效增强,并减少不良反应的发生。

(6)制剂。①片剂:25 mg;50 mg。②注射剂(粉):20 mg(支)。

2.米诺地尔

(1)理化性质:本品为白色或类白色结晶性粉末。在冰醋酸中溶解,在乙醇中略溶,在氯仿或水中微溶,在丙酮中极微溶解。

(2)药动学:口服后吸收迅速而完全,T_{max}为1 h,血浆半衰期为4.2 h,但降压作用3~4 d,可能与其持久地储存于动脉平滑肌有关。在体内大部分被肝脏代谢,其代谢物经肾排出,仅12%的原形药物自肾排出。

(3)治疗学。①药理作用:作用性质与肼屈嗪相似,但作用较强。直接作用于血管平滑肌,舒张小动脉,降低外周阻力,从而使血压降低,对容量血管则无明显作用。降压时能引起交感神经反射性兴奋,使心率加快,心排血量增加,血浆肾素分泌增加和水钠潴留。心率加快不仅是血压下降的反射性调节,也有对心脏的直接正性频率作用。其水钠潴留作用部分是由于肾素分泌增多,部分是由于直接作用于肾小管所致。②临床应用:适用于中度高血压病患者。③剂量与用法:开始口服2.5 mg,一天2次。以后逐增至一次5~10 mg,一天2~3次。水钠潴留和心排血量增多的作用会减弱其降压效果。因此宜与其他降压药合用。

(4)不良反应与防治:临床联合用药时未见严重不良反应,但每天用量在10 mg以上,连用数月,可出现多毛症,其机制未明,可能与皮肤血流增多有关。

(5)药物相互作用:严重的原发性或肾性高血压患者,在合并应用利尿剂及其他两种抗高血压药未见效时,可用本药治疗。一般也与利尿药合用。

(6)制剂。①片剂:2.5 mg;5 mg;10 mg。②乳剂或洗剂:1%。

3.二氮嗪

(1)理化性质:本品为结晶性粉末。不溶于水,溶于乙醇、甲醇或碱液。熔点为330~331 ℃。

(2)药动学:口服后可以吸收,但一般都作静脉注射,其降压作用出现迅速,静脉注射后1 min内见效,2~5 min降压作用明显,一般都维持4~12 h,降压时程与药物在血中浓度并无相应关系。

(3)治疗学。①药理作用:二氮嗪直接作用于小动脉血管平滑肌,使其松弛;对静脉系统无作用。在降压时也引起反射性交感神经兴奋现象,使心率加快,心排血量增加,血管紧张素活性增加,水钠潴留。降压明显时使肾血流量和肾小球滤过率降低,但持续时间不长。其舒张血管平滑肌的作用机制,可能与影响钙离子的转运或对细胞内钙储库的影响等有关。二氮嗪还可使血糖升高,可能与促进儿茶酚胺的释放等作用有关。②临床应用:主要用于治疗高血压病。③剂量与用法:每次300 mg,静脉快速(30 s)注射,一天不超过4次。口服每天量400~1 000 mg,分2~3次服。

（4）不良反应与防治：本品有抗利尿活性，如不与利尿药合用，可导致重度水钠潴留、血容量增多，而使降压作用出现耐受性。静脉滴注时可致静脉炎，引起静脉疼痛。有心率加快、诱发心绞痛等不良反应。长期应用还可引起高血糖、高尿酸血症、多毛症等。本品的抗利尿作用可事先采用静脉滴注呋塞米加以防止。

（5）药物相互作用：与利尿药、β受体阻滞剂合用，主要用于高血压危象或高血压脑病患者。

（6）制剂。①片剂：50 mg；100 mg。②注射剂（粉）：300 mg（附特用溶媒 20 mL）。

4.吲达帕胺

（1）理化性质：本品为类白色针状结晶或结晶性粉末，无臭，无味。在丙酮、冰醋酸中易溶，在乙醇或醋酸乙酯中溶解，在氯仿或乙醚中微溶，在水或稀盐酸中几乎不溶。

（2）药动学：口服吸收迅速完全，T_{max} 为 30 min，生物利用度为 93%以上且不受食物和抗酸剂的影响。血浆蛋白结合率为 29%，清除半衰期为 17.8 h。每天给药一次，给药 4 次即可达到稳态浓度。吸收后，在肝、肾、血浆浓度较高，心、肺、肌肉、脂肪中浓度较低，脑中浓度极低。主要由肾脏排泄，但尿中原形药物仅为给药剂量的 5%，其余为代谢产物。

（3）治疗学。①药理作用：为降压作用强、利尿作用弱的药物，可选择性地集中在血管平滑肌，抑制细胞的内向钙离子流，直接扩张血管平滑肌，降低血管收缩以及血管对升压物质反应，使血管阻力下降而产生降压作用。其利尿作用部位与噻嗪类利尿剂相同，其抗高血压与排钠利尿作用是分离的，低剂量时降压，较高剂量时其附加的利尿作用才明显。②临床应用：临床主要用于Ⅰ、Ⅱ期高血压病。③剂量与用法：口服，每天 1 次，每次 2.5 mg，早餐后服用。

（4）不良反应与防治：不良反应少，偶见轻度恶心、头晕等反应。服用大剂量可引起血钾下降。严重肝、肾功能不全，近期脑血管意外，使用噻嗪类利尿剂及对本品过敏者禁用。孕妇慎用。长期服用，注意电解质失调，应定期检查血钾。

（5）药物相互作用：本品可与钙通道阻滞剂、β受体阻滞剂合用治疗高血压病。

（6）制剂：片剂 2.5 mg。

（二）动、静脉均扩张的药物

1.理化性质

硝普钠为红棕色的结晶或粉末，无臭或几乎无臭。在水中易溶，在乙醇中微溶。水溶液放置不稳定，光照射加速分解。

2.药动学

血浆半衰期为 3～4 min，通过硝普钠亚铁阴离子与红细胞巯基反应，可生成氰离子，在肝脏内转化为硫氰酸盐。肝功能不良患者，氰离子浓度升高。硫氰酸盐可经肾排泄，肾功不良患者，其血浆硫氰酸盐蓄积性升高。一般用静脉滴注给药，不得用于口服，因口服吸收少且由于药物不稳定，在吸收入血前大部分被分解。在体内迅速被代谢，组织中的浓度较低，因此其作用短暂。静脉滴注立即达峰值，峰浓度随用量而改变。

3.治疗学

（1）药理作用：直接舒张血管平滑肌而扩张动静脉，作用迅速而短暂。各部位的血管扩张程度不同，以肢体血管扩张最为明显，内脏血管扩张较弱，而心力衰竭患者肾血流量的增加常继发于心排血量的增加，对肝脏血管则无明显扩张作用，此与硝酸酯类不同。硝普钠扩张小动脉可降低外周阻力，减少心脏后负荷，减少主动脉阻抗，从而增加心排血量；其静脉扩张作用有助于降低左室充盈压。用药后心室充盈压可降低 20%。当二尖瓣关闭不全并有心力衰竭时，由于左室充盈压降低,血液返流减少,左心房压可进一步降低。对心肌收缩力无直接影响,心力衰竭患者用药后,由于心脏前负荷减轻,心脏扩张程度明显减少,使心室半径缩短;同时,动脉阻抗减轻,使心肌收缩期张力下降,心肌耗氧量减少。

(2)临床应用:①可作为心肌病、心肌炎、二尖瓣或主动脉瓣反流、室间隔缺损、高血压以及急性心肌梗死等引起左心力衰竭的重要的短程治疗药物,对重度充血性心力衰竭患者尤其适用。②治疗严重高血压、高血压危象或高血压脑病时,快速降压。

重症心力衰竭患者用硝普钠后反应迅速,常立即出现皮肤温暖、呼吸困难缓解、肺湿啰音减少、尿量增加等好转现象。患者血流动力学的变化取决于硝普钠的剂量,一般可分为3种情况:①小剂量时,心排血量增加,肺毛细血管压降低,而动脉压很少变化;②如滴注速度加快,则进一步增加心排血量及降低肺毛细血管压,但动脉压也开始降低;③如再加快输注速度,则血管高度扩张,心排血量、肺毛细血管楔嵌压及动脉压均显著下降,滴注过快,可能致命。因此用药时要小心调整剂量,密切检查体征变化,避免剂量过大的危险。

(3)剂量与用法:硝普钠扩血管效应的个体差异甚大,成人有效量每分钟从16~600 μg不等,但具体患者所用剂量大小与反应程度密切相关。常用静脉滴注剂量为每分钟30~35 μg,并要从每分15 μg开始,在严密监测下逐渐加量,其后每5 min增加10 μg,直至产生效应或出现轻度低血压时为止。一般维持滴注48~72 h。疗程长短尚应根据病情控制情况,或可能产生不良反应逐渐停药后,改用口服有效的血管扩张药长期维持。因硝普钠水溶液放置不稳定,光照射下加速分解。滴注瓶要求加罩避光。宜临用时配制,除用5%葡萄糖注射液稀释外,不可加其他药物。

4.不良反应与防治

不良反应可分为两大类,即急性药物过量反应和药物代谢产物的毒性反应。

(1)急性药物过量反应:剂量过大,可致血管扩张过度、血压过低,出现的症状有恶心、呕吐、出汗、头痛、不安、心悸、胸骨后压迫感,停止滴注或减慢滴注速度后即可消失。老年患者宜用小剂量,患有脑和冠状动脉粥样硬化者,对于低血压的耐受性降低,尤应注意。有脑血管硬化者低血压可引起意识障碍。低血压的防治:滴注硝普钠在心力衰竭症状纠正之前发生低血压,可辅以加强心肌收缩力的多巴酚丁胺或多巴胺静脉滴注,予以纠正。合并用药也可用于原血压偏低的心力衰竭患者。在给硝普钠过程中要防止患者发生直立性低血压。

(2)毒性反应为硝普钠代谢产物所引起。血中硝普钠快速进入红细胞,在红细胞内血红蛋白铁上电子转移到硝普钠分子上,产生高铁血红蛋白及一个不稳定硝普基,后者可分解出氰离子基团。大部分氰离子以牢固形式结合于高铁血红蛋白,只有进入血浆的氰化物才有毒性。游离的氰离子迅速被肝脏转化为硫氰酸盐而毒性显著降低,最后由肾脏排出,硫氰酸盐排出较慢(半衰期8 h)。因此,肝功能不良患者易致氰化物中毒,而肾功能不良患者易致硫氰酸盐中毒。

氰化物如蓄积过多,可与细胞内呼吸酶,如细胞色素氧化酶的 Fe^{3+} 结合,使细胞色素氧化酶丧失传递电子能力,引起组织窒息,组织从有氧代谢转变为无氧代谢、乳酸等增多。故氰化物中毒时,轻者引起代谢性酸血症,重者可引起死亡。症状有咽喉紧窄感,呼吸急迫,高度恐怖、惊厥,重者呼吸麻痹致命。

肝肾功能不良者宜避免使用硝普钠。一般心力衰竭患者以小剂量滴注,速度小于每分钟3 μg/kg,持续时间72 h,几乎不引起代谢产物中毒。如剂量较大、持续时间较长,可同时静脉滴注羟钴胺,使与氰化物结合为氰钴胺而解毒。如无羟钴胺,可缓慢静脉滴注亚硝酸钠,使血红蛋白(Fe^{2+})变为高铁血红蛋白(Fe^{3+}),后者与氰化物结合成氰化高铁血红蛋白;紧接着静脉滴注硫代硫酸钠,使由氰化高铁血红蛋白缓缓释出的氰化物转变为硫氰酸盐由肾排出。亚硝酸钠有显著扩张血管作用,如静脉滴注过快,血压可急剧降低,宜用 3% 亚硝酸钠注射液 10 mL,缓慢静脉注射 3 min 以上。硫代硫酸钠以 25% 注射液 50 mL(12.5 g)在 20 min 左右静脉滴入。氰化物中毒时需给氧,尤其高压氧可改善细胞缺氧状态。

(3)孕妇禁用。肾功能不全、甲状腺功能低下,以及肝功能重度不良者慎用。

(4)硝普钠为强效、短效血管扩张药,如突然停止给药,可出现反跳性血流动力学恶化,这种现象可被酚妥拉明所阻断,似为反射性交感神经功能亢进所引起,故宜逐渐减量后停药,减量速度可每 5 min 减少 10 μg,使机体有逐渐适应的过程。

(5)本品对光敏感,溶液稳定性差,滴注溶液应新鲜配制,注意避光。

5.药物相互作用

硝普钠与多巴胺或多巴酚丁胺合用,不但能明显降低充盈压,而且能明显增加心脏输出量。慢性充血性心力衰竭急性发作或发生肺水肿时,可在原来常规应用洋地黄基础上加用硝普钠亦有协同效果。

6.制剂

注射剂(粉):50 mg。

(李培静)

第五节 硝酸酯类药

硝酸酯类药物是临床上应用的最古老的心血管药物之一,问世一百多年以来广泛应用于临床。1867 年,英国爱丁堡的一名医师 Lauder Brunton 发现亚硝酸戊酯有扩张小血管的作用,建议用于抗心肌缺血治疗。1879 年 William Murrell 首次将硝酸甘油用于缓解心绞痛发作,并首先在 Lancet 上发表了硝酸酯类药物缓解心绞痛的文章,这一年也因此被确立为硝酸酯的首次临床应用年,迄今已有 130 多年的历史。随着时间的推移,人们对硝酸酯类药物的作用机制不断有了新的认识,如扩张冠状动脉血管的作用、扩张静脉血管的作用和抑制血小板聚集作用。近年来随着内皮源性舒张因子(EDRF)的研究进展,一氧化氮(NO)的形成在硝酸酯类作用机制中的地位日益受到重视,从而使硝酸酯成为与其他抗心绞痛药物有不同作用机制的一类药物。

随着对其作用机制的逐步认识,硝酸酯类药物的临床应用也越来越广泛。最初仅用于心绞痛的防治,后来扩大到心力衰竭和高血压的治疗。现在临床上硝酸酯类药物主要应用于:心肌缺血综合征——心绞痛、冠状动脉痉挛、无痛性心肌缺血、急性心肌梗死等;充血性心力衰竭——急性或慢性;高血压——高血压急症,围术期高血压,老年收缩期高血压等。迄今为止,硝酸酯类药物仍是治疗冠心病中应用最广泛,疗效最可靠的一线药物。

硝酸酯类药物的常用剂型包括口服剂、舌下含化剂、吸入剂、静脉注射剂、经皮贴膜及贴膏等。目前国内外仍不断有新的不同的硝酸酯剂型的研制,硝酸酯在临床的应用仍大有前途。

目前将一氧化氮(NO)和不含酯键的硝普钠称为无机硝酸盐,而将含有酯键的硝酸酯类药物称为有机硝酸盐。

一、硝酸酯的作用机制

(一)血管扩张作用

硝酸酯能扩张心外膜狭窄的冠状动脉和侧支循环血管,使冠脉血流重新分布,增加缺血区域尤其是心内膜下的血流供应。在临床常用剂量范围内,不引起微动脉扩张,可避免"冠脉窃血"现象的发生。同时硝酸酯能降低肺静脉压力和肺毛细血管楔压,增加左心衰竭患者的每搏输出量和心排血量,改善心功能。

不同剂量的硝酸酯类药物作用于血管可产生不同的效应。

1.小剂量

扩张容量血管(静脉),使静脉回流减少,左心室舒张末压(LVEDP)下降。

2.中等剂量

扩张传输动脉(心外膜下的冠状动脉)。

3.大剂量

扩张阻力小动脉,可降低血压。

(二)血管受体作用

硝酸酯是非内皮依赖性的血管扩张剂,无论内皮细胞功能是否正常,均可发挥明确的血管平滑肌舒张效应。因此,"硝酸酯受体"可能位于平滑肌细胞而不是在内皮细胞。硝酸酯进入血液循环后,通过特异性的代谢酶转化为活性的一氧化氮分子(NO),与血管平滑肌细胞膜上 NO 受体结合后,激活细胞内鸟苷酸环化酶(sGC),使环磷酸鸟苷(cGMP)浓度增加,Ca^{2+} 水平下降,引起血管平滑肌舒张。

(三)降低心肌氧耗量

硝酸酯扩张静脉血管,使血液贮存于外周静脉血管床,从而减少回心血量,降低心脏前负荷和室壁张力;扩张外周阻力小动脉,使动脉血压和心脏后负荷下降,从而降低心肌氧耗量。

(四)抗血小板作用

硝酸酯具有抗血小板聚集、抗栓、抗增生、改善冠脉内皮功能和主动脉顺应性、降低主动脉收缩压等机制,亦可能在硝酸酯的抗缺血和改善心功能等作用中发挥协同效应。

新近研究表明,以治疗剂量静脉滴注硝酸甘油可在健康志愿者、不稳定性心绞痛及急性心肌梗死中抑制血小板聚集,但临床并未能证实其改善了心肌梗死患者的预后,说明硝酸酯这种抗血栓的作用临床意义十分有限。除静脉滴注给药途径外,硝酸甘油贴片亦可有效抑制血小板聚集,但口服硝酸甘油给药途径未能证实有抑制血小板聚集的作用。

二、硝酸酯类药物的分类与特点

(一)硝酸酯的生物利用度和半衰期

不同的硝酸酯剂型有不同的特点,因区别很大必须区别对待。作为一类药物,硝酸酯可以从黏膜、皮肤和胃肠道吸收。其基本剂型硝酸甘油的药代动力学特点很独特,半衰期仅有几分钟,可迅速从血液中消失,大部分在肝脏外转化为更长效的活性二硝基硝酸酯——二硝基异山梨醇酯。但是后者必须首先在肝脏转化为单硝基硝酸酯,其半衰期变为 4～6 h 并最终经肾脏排泄。因此单硝基硝酸酯制剂没有肝脏首过效应,生物利用度完全,目前被临床广泛应用。

(二)硝酸酯的分类与药代动力学特点

1.硝酸甘油

硝酸甘油经皮肤和口腔黏膜吸收,较少从消化道吸收。有舌下含片、静脉、口腔喷剂和透皮贴片等多种剂型。口服硝酸甘油,药物在肝脏内迅速代谢("首关效应"),生物利用度极低,约为10%,因此口服硝酸甘油无效。舌下含服该药吸收迅速完全,生物利用度可达80%,2~3 min起效,5 min达最大效应,作用持续20~30 min,半衰期仅数分钟。硝酸甘油在肝脏迅速代谢为几乎无活性的两个中间产物1,2-二硝酸甘油和1,3-二硝酸甘油经肾脏排出,血液透析清除率低。

硝酸甘油含片性质不稳定,有效期约3个月,需避光保存于密闭的棕色小玻璃瓶中,每三个月更换一瓶新药。如舌下黏膜明显干燥需用水或盐水湿润,否则含化无效。含服时应尽可能取坐位,以免加重低血压反应。对心绞痛发作频繁者,应在大便或用力劳动前5~10 min预防性含服。

硝酸甘油注射液须用5%的葡萄糖注射液或生理盐水稀释混匀后静脉滴注,不得直接静脉注射,且不能与其他药物混合。由于普通的聚氯乙烯输液器可大量吸附硝酸甘油溶液,使药物浓度损失达40%~50%,因而需适当增大药物剂量以达到其血药浓度,或选用玻璃瓶及其他非吸附型的特殊输液器,静脉给药时须同时尽量避光。静脉滴注硝酸甘油起效迅速,清除代谢快,剂量易于控制和调整,加之直接进入血液循环,避免了肝脏首关清除效应等优点,因此在急性心肌缺血发作、急性心力衰竭和肺水肿等治疗中占据重要地位,但大量或连续使用可导致耐药,因而需小剂量、间断给药。长期使用后需停药时,应逐渐减量,以免发生反跳性心绞痛等。因药物过量而导致低血压时,应抬高双下肢,增加静脉回流,必要时可补充血容量及加用升高血压药物。

硝酸甘油贴膏是将硝酸甘油储在容器或膜片中经皮肤吸收向血中释放,给药60~90 min达最大血药浓度,有效血药浓度可持续2~24 h或更长。尽管贴膏中硝酸甘油含量不一样,但24 h内释放的硝酸甘油量取决于贴膏覆盖的面积而不是硝酸甘油的含量。无论其含量如何,在24 h内所释放的硝酸甘油总量是0.5 mg/cm²。

硝酸甘油喷雾剂释放量为每次0.4 mg,每瓶含200次用量。

2.硝酸异山梨酯

硝酸异山梨酯的常用剂型包括口服平片、缓释片,舌下含片以及静脉制剂等。口服吸收完全,肝脏的首关清除效应明显,生物利用度为20%~25%,平片15~40 min起效,作用持续2~6 h;缓释片60 min起效,作用可持续12 h。舌下含服生物利用度60%,2~5 min起效,15 min达最大效应,作用持续1~2 h。硝酸异山梨酯母药分子的半衰期约1 h,活性弱,主要的药理学作用源于肝脏的活性代谢产物5-单硝酸异山梨酯,半衰期4~5 h,而另一个代谢产物2-单硝酸异山梨酯几乎无临床意义。代谢产物经肾排出,不能经血液透析清除。其静脉注射、舌下含服和口服的半衰期分别为20 min、1 h和4 h。

3.5-单硝基异山梨醇酯

5-单硝酸异山梨酯是晚近研制的新一代硝酸酯药物,临床剂型有口服平片和缓释片,在胃肠道吸收完全,无肝脏首关清除效应,生物利用度近乎100%。母药无须经肝脏代谢,直接发挥药理学作用,平片30~60 min起效,作用持续3~6 h,缓释片60~90 min起效,作用可持续约12 h,半衰期为4~5 h。在肝脏经脱硝基为无活性产物,主要经肾脏排出,其次为胆汁排泄。肝病患者无药物蓄积现象,肾功能受损对本药清除亦无影响,可由血液透析清除。

由于5-单硝酸异山梨酯口服无肝脏首关清除效应,静脉滴注的起效、达峰和达稳态的时间亦与同等剂量的口服片相似,因此5-单硝酸异山梨酯静脉剂型缺乏临床应用前景,欧美国家亦无该剂型用于临床。

三、硝酸酯的应用范围与选用原则

(一)冠状动脉粥样硬化性心脏病

1.急性冠状动脉综合征

硝酸酯在急性ST段抬高型、非ST段抬高型心肌梗死以及不稳定性心绞痛中的使用方法相似。对无禁忌证者应立即舌下含服硝酸甘油0.3～0.6 mg,每5 min重复1次,总量不超过1.5 mg,同时评估静脉用药的必要性。在最初24～48 h内,进行性缺血、高血压和肺水肿可静脉滴注硝酸甘油,非吸附性输液器起始剂量5～10 μg/min(普通聚氯乙烯输液器25 μg/min),每3～5 min以5～10 μg/min递增剂量,剂量上限一般不超过200 μg/min。剂量调整主要依据缺血症状和体征的改善以及是否达到血压效应。缺血症状或体征一旦减轻,则无须增加剂量,否则逐渐递增剂量至血压效应,既往血压正常者收缩压不应降至14.7 kPa(110 mmHg)以下,基础为高血压者,平均动脉压的下降幅度不应超过25%。连续静脉滴注24 h,即可产生耐药,临床若需长时间用药,应小剂量间断给药,缺血一旦缓解,即应逐渐减量,并向口服药过渡。在应用硝酸酯抗缺血治疗的同时,应尽可能加用改善预后的β受体阻滞剂和(或)ACEI。当出现血压下降等限制上述药物合用的情况时,应首先减停硝酸酯,为β受体阻滞剂或ACEI的使用提供空间。

在溶栓未成为急性心肌梗死常规治疗前的10个随机临床试验结果显示,硝酸酯可使急性心肌梗死病死率降低35%。而GISSI-3和ISIS-4两项大规模溶栓临床研究结果显示,在溶栓的基础上,加用硝酸酯没有进一步显著降低急性心肌梗死的病死率。PCI围术期应用硝酸酯能否降低心肌梗死的病死率尚需更多临床研究证实。但因硝酸酯抗缺血、缓解心绞痛症状、改善心功能等作用明确,因此仍是目前急性心肌梗死抗缺血治疗不可或缺的药物之一。

2.慢性稳定性心绞痛

在慢性稳定性心绞痛的抗缺血治疗中,应首选β受体阻滞剂,当其存在禁忌证,或单药疗效欠佳时,可使用硝酸酯及或钙通道阻滞剂。临床实践中,通常采用联合用药进行抗心绞痛治疗。β受体阻滞剂与硝酸酯联合可相互取长补短。硝酸酯降低血压和心脏后负荷后,可反射性增加交感活性,使心肌收缩力增强、心率增快,削弱其降低心肌耗氧量的作用,而β受体阻滞剂可抵消这一不良反应;β受体阻滞剂通过抑制心肌收缩力、减慢心室率等,可显著降低心肌做功和耗氧量,但心率减慢,伴随舒张期延长,回心血量增加,使左室舒张末期容积和室壁张力增加,部分抵消了其降低心肌氧耗的作用,硝酸酯扩张静脉血管,使回心血量减少,可克服β受体阻滞剂的这一不利因素。因此,两者合用较单独使用其中的任何一种可发挥更大的抗缺血效应。表6-2列出了用于心绞痛治疗的常用硝酸酯药物及剂量。

表6-2　常用硝酸酯的抗心绞痛剂量

药物名称	常用剂量(mg)	起效时间(min)	作用持续时间
硝酸甘油			
舌下含服	0.3～0.6 mg	2～3	20～30 min
喷剂	0.4 mg	2～3	20～30 min
透皮贴片	5～10 mg	30～60	8～12 h

续表

药物名称	常用剂量(mg)	起效时间(min)	作用持续时间
硝酸异山梨酯			
舌下含服	2.5～15 mg	2～5	1～2 h
口服平片	5～40 mg,2～3 次/天	15～40	4～6 h
口服缓释制剂	40～80 mg,1～2 次/天	60～90	10～14 h
5-单硝酸异山梨酯			
口服平片	10～20 mg,2 次/天	30～60	3～6 h
口服缓释制剂	60～120 mg,1 次/天	60～90	10～14 h
	或50～100 mg,1 次/天	同上	同上

3.无症状性心肌缺血

无症状性心肌缺血亦称隐匿性心肌缺血,是指患者存在明确的缺血客观依据而无相应的临床症状,广泛存在于各类冠心病中。有典型心绞痛症状的心肌缺血仅是临床缺血事件的一小部分,大部分缺血事件均为隐匿性的,尤以老年、糖尿病、女性和合并心力衰竭时多见。大量研究证明,频繁发作的一过性缺血(大部分为隐匿性)是急性冠脉综合征近期和远期不良预后的一个显著独立预测因素,可使死亡、再梗和再次血管重建术的危险增加 3～5 倍。因而,在临床实践中,尤其针对高危患者制定诊断和治疗策略时,只要缺血存在,无论是有症状的,还是隐匿性的,都应使用 β 受体阻滞剂、硝酸酯和(或)钙通道阻滞剂等进行长期的抗缺血治疗。

预防和控制缺血发作是各类冠心病治疗的重要目标,硝酸酯是其中的重要组成部分,与改善生活方式,积极控制危险因素,合并使用抗血小板药、他汀、β 受体阻滞剂和 ACEI 或 ARB 等药物,以及在高危患者中实施血管重建手术等综合措施联合应用,可明确改善冠心病患者的生活质量和预后。

(二)心力衰竭

1.慢性心力衰竭

在 β 受体阻滞剂、ACEI 或 ARB 及利尿剂等标准治疗的基础上,对仍有明显充血性症状的慢性收缩性心力衰竭患者可加用硝酸酯,以减轻静息或活动时的呼吸困难症状,改善运动耐量。临床研究证实肼屈嗪与硝酸异山梨酯联合应用(H-ISDN)可降低非洲裔美国慢性收缩性心力衰竭患者的病死率。因而目前指南推荐,左心室射血分数≤40％的中重度非洲裔美国心力衰竭患者,在 β 受体阻滞剂、ACEI 或 ARB 和利尿剂等标准治疗的基础上,如仍然存在明显临床症状,可加用 H-ISDN 改善预后。对于因低血压或肾功能不全无法耐受 ACEI 或 ARB 的有症状性心力衰竭患者,可选用 H-ISDN 作为替代治疗。但对于既往未使用过 ACEI 或 ARB,或对其可良好耐受者,不应以 H-ISDN 取而代之。硝酸酯也可减轻左心室射血分数正常的舒张性心功能不全患者的呼吸困难等症状。

2.急性心力衰竭

硝酸甘油对不同原因包括 AMI 引起的急性肺水肿,有显著的疗效,但也含有加重血压下降及引起心动过速或过缓的危险。静脉硝酸甘油主要通过扩张静脉血管,降低心脏前负荷而迅速减轻肺瘀血,是治疗急性心力衰竭最为广泛的血管扩张药物之一,尤其适宜于合并高血压、冠状动脉缺血和重度二尖瓣关闭不全者。静脉应用硝酸甘油可以迅速根据临床和血流动力学反应增加或减少滴入量,常以 $10\sim20~\mu g/min$ 作为起始剂量,最高可增至 $200~\mu g/min$。硝酸酯与常规方法联合应用治疗急性肺水肿已经成为临床常规疗法。

(三)高血压危象和围术期高血压

静脉硝酸甘油是指南推荐的为数不多的治疗高血压危象的静脉制剂之一,从 $5~\mu g/min$ 起始,用药过程中持续严密监测血压,逐渐递增剂量,上限一般为 $100~\mu g/min$,尤其适用于冠状动脉缺血伴高血压危象者,但切忌使血压急剧过度下降。静脉硝酸甘油亦常用于围术期的急性高血压治疗,尤其是实施冠状动脉旁路移植术者。

(四)不良反应与硝酸酯耐药性

1.不良反应及硝酸酯治疗无效

无效的原因很多,或因心绞痛严重性增加;或由于患者对硝酸酯治疗心肌缺血产生耐药性;也可能由于药片失效;或用法不当(有些含化剂不能口服,有些口服剂不能含化);动脉低氧血症,特别是在慢性肺部疾病(由于静脉血混入增加引起);以及不能耐受(通常由于头痛)。也可能因口腔黏膜干燥影响药物吸收。硝酸酯若能在预计心绞痛发作前给予则更有效。当由于心动过速而影响硝酸酯疗效时,加用 β 受体阻滞剂结果更佳。在预防性应用长效作用硝酸酯时,耐受性往往是失效的原因。硝酸酯的常见不良反应见表 6-3。

表 6-3　硝酸酯应用中的不良反应与禁忌证

项目	分类	内容
不良反应		
	严重不良反应	前后负荷减少可引起晕厥和低血压;若饮酒或与其他血管扩张剂合用尤甚,须平卧治疗。心动过速常见,但偶在 AMI 时见到意外的心动过缓。低血压可引起脑缺血。长期大剂量应用可引起罕见正铁血红蛋白血症,须用静脉亚甲蓝治疗。大剂量静脉硝酸酯,可引起对肝素的耐药性
	其他不良反应	头痛、面潮红等,舌下用药可引起口臭,少见的皮疹
	产生耐受性	连续性疗法及大剂量频繁疗法可导致耐受性,低剂量间断疗法可避免,不同类型的硝酸酯之间存在交叉耐受性
	减药综合征	已见于军火工人,减去硝酸酯后可加重症状及猝死,临床也可见到类似证据因此,长期硝酸酯治疗必须逐渐停药。用偏心剂量法时,停药间期心绞痛复发率很低
禁忌证		
	绝对禁忌证	对硝酸酯过敏;急性下壁合并右室心肌梗死;收缩压<12.0 kPa(90 mmHg)的严重低血压状态;肥厚性梗阻型心肌病伴左室流出道重度固定梗阻;重度主动脉瓣和二尖瓣狭窄;心脏压塞或缩窄性心包;已使用磷酸二酯酶抑制剂者;颅内压增高
	相对禁忌证	循环低灌注状态;心室率<50 次/分钟,或>110 次/分钟;青光眼;肺心病合并动脉低氧血症;重度贫血

使用长效硝酸酯失效的两个主要原因如下。

(1)出现耐药性:处理办法是逐渐减少给药剂量和次数直到造成没有硝酸甘油的间期。

(2)病情加重:处理办法是在去除诱因如高血压、房颤或贫血的同时联合用药,以及考虑介入或手术治疗。

2.硝酸酯耐药性

硝酸酯的耐药性是指连续使用硝酸酯后血流动力学和抗缺血效应的迅速减弱乃至消失的现象。可分为假性耐药、真性耐药亦称血管性耐药以及交叉性耐药三类。假性耐药发生于短期(1 d)连续使用后,可能与交感-肾素-血管紧张素-醛固酮系统等神经激素的反向调节和血管容量增加有关。血管性耐药最为普遍,发生于长期(3 d以上)连续使用后引起血管结构和功能的改变。交叉性耐药是指使用一种硝酸酯后,抑制或削弱其他硝酸酯或 NO 供体性血管扩张剂及内源性 NO 等的作用,两者发生机制相似,可能与血管内过氧化物生成过多以及生物活化/转化过程异常等有关,如巯基耗竭可导致硝酸酯在血管内的生物转化异常而引发耐药。硝酸酯一旦发生耐药不仅影响临床疗效,而且可能加剧内皮功能损害,对预后产生不利影响,因此长期使用硝酸酯时必须采用非耐药方法给药。

任何剂型的硝酸酯使用不正确均可导致耐药,如连续 24 h 静脉滴注硝酸甘油,或不撤除透皮贴剂,以非耐药方式口服几个剂量的硝酸异山梨酯或 5-单硝酸异山梨酯等。早在 1888 年这一现象即被报告,随着硝酸酯的广泛应用,这一问题日益突出,但确切机制目前仍未明确。已有大量的证据说明,如果持续维持血液中高浓度硝酸酯则必定出现对硝酸酯的耐药性,因此偏心剂量法间歇治疗已成为标准治疗法。

3.硝酸酯耐药性的预防

预防硝酸酯耐药性的常用方法如下。

(1)小剂量、间断使用静脉硝酸甘油及硝酸异山梨酯,每天提供 10～12 h 的无药期。

(2)每天使用 12 h 硝酸甘油透皮贴剂后及时撤除。

(3)偏心方法口服硝酸酯,保证 10～12 h 的无硝酸酯浓度期或低硝酸酯浓度期,给药方法可参考表 6-4。上述方法疗效确切,在临床中使用最为广泛。

表 6-4　避免硝酸酯耐药性的偏心给药方法

药物名称	给药方法
硝酸甘油	
静脉滴注	连续点滴 10～12 h 后停药,空出 10～12 h 的无药期
透皮贴片	贴敷 10～12 h 后撤除,空出 10～12 h 的无药期
硝酸异山梨酯	
静脉滴注	连续点滴 10～12 h 后停药,空出 10～12 h 的无药期
口服平片	一天 3 次给药,每次给药间隔 5 h;如 8 AM,1 PM,6 PM
	一天 4 次给药,每次给药间隔 4 h;如 8 AM,12 AM,4 M,8 PM
口服缓释制剂	一天 2 次给药:8 AM,2 PM
5-单硝酸异山梨酯	
口服平片	一天 2 次给药间隔 7～8 h;如 8 AM,3 PM
口服缓释制剂	一天 1 次给药:如 8AM

* AM:上午,PM:下午。

(4)有研究表明,巯基供体类药物、β 受体阻滞剂、他汀、ACEI 或 ARB 以及肼屈嗪等药物可能对预防硝酸酯的耐药性有益,同时这些又多是改善冠心病和心力衰竭预后的重要药物,因此提倡合并使用。在无硝酸酯覆盖的时段可加用 β 受体阻滞剂,Ca^{2+} 拮抗剂等预防心绞痛和血管效应,心绞痛一旦发作可临时舌下含服硝酸甘油等终止发作。

四、药物间的相互作用

(一)药代动力学相互作用引起低血压

硝酸酯的药物相互作用主要是药代动力学方面的,例如心绞痛三联疗法(硝酸酯、β受体阻滞剂和钙拮抗剂)的合用疗效可能因其降压作用相加导致低血压而减弱,这种反应的个体差异很大。有时仅用两种抗心绞痛药如地尔硫䓬和硝酸酯就可以引起中度低血压。另外常见的低血压反应是在急性心肌梗死,如发病早期 ACEI 与硝酸酯合用时,在下壁心梗或与β受体阻滞剂或溶栓剂合用时。

(二)与西地那非(伟哥)相互作用

硝酸酯与伟哥合用可引起严重的低血压,以至于伟哥的药物说明书中将其合用列为禁忌证。伟哥的降低血压作用平均可以达到 1.1/0.7 kPa(8.4/5.5 mmHg),当与硝酸酯合用时下降更多。性交的过程本身对心血管系统是增加负荷,若同时应用两药导致低血压时,偶可引起急性心肌梗死的发生。慎用伟哥的患者包括有心肌梗死史、卒中史、低血压、高血压[22.7/14.7 kPa(170/110 mmHg)]以及心力衰竭或不稳定心绞痛史者。当硝酸酯与伟哥合用发生低血压反应时,α受体阻滞剂或甚至肾上腺素的应用都有必要。近期服用伟哥的患者发生急性冠脉综合征包括不稳定心绞痛时,24 h内最好不要用硝酸酯以防止低血压不良反应的发生。

(三)大剂量时与肝素相互作用

在不稳定心绞痛硝酸酯与肝素合用时,肝素的用量有可能会加大,原因是静脉硝酸酯制剂常含有丙二醇,大剂量应用可引起肝素抵抗。如静脉硝酸甘油＞350 μg/min 时,会见到上述反应,而低剂量如 50～60 μg/min 或用二硝酸异山梨酯时,均未见到肝素抵抗现象。

(四)与 tPA 的相互作用

有报告应用 tPA 溶栓的过程中,如果静脉应用较大剂量硝酸甘油(＞100 μg/min)时,tPA疗效下降,再灌注率降低,临床事件增多,但尚需要更多的临床资料证实。

(孙丽丽)

第六节 β受体阻滞剂

肾上腺素β受体阻滞剂的出现是近代药理学的一项重大进展,是药理学发展的典范。自第一代β受体阻滞剂——普萘洛尔问世以来,新的β受体阻滞剂不断涌现,加速了受体学说的深入发展,目前β受体阻滞剂治疗指征已扩大到多种脏器系统疾病,近年来又有重要进展。

β受体阻滞剂属抗肾上腺素药,能选择性地与肾上腺素受体中的β受体相结合,从而妨碍去甲肾上腺素能神经递质或外源性拟肾上腺素药与β受体结合,产生抗肾上腺素作用。根据β受体的药理特征可将其分为选择性和非选择性两类,部分β受体阻滞剂具有内源性拟交感活性。

一、β受体阻滞剂的药理作用及应用

(一)药理作用

1.受体选择性

受体选择性也称心脏选择性作用。β受体分布于全身脏器血管系统,中枢β受体兴奋时,心率加快,肾交感神经冲动增加,尿钠减少;突触前膜β受体兴奋时,可使血压升高。突触后膜β受体包括心脏β受体和血管β受体。肠道、心房和心室以β_1受体为主,左心室的β_2受体占全部β受体的1/4;心脏β受体兴奋时,使心率加快,心肌收缩力增强;肠道β_1受体兴奋时,肠道松弛。血管床、支气管、子宫和胰岛等部位的β受体,以β_2受体为主,当β_2受体兴奋时,支气管和血管床扩张,子宫松弛,胰岛素分泌增加。β受体经典地被分为心肌内的β_1受体和支气管及血管平滑肌上的β_2受体,目前对某些β受体尚难分类。近年来研究表明,β_2受体与腺苷酸环化酶的偶联效率高于β_1受体,但由于β_1在数目上比β_2高4倍,且最重要的心脏神经递质—去甲肾上腺素与β_1的亲和力是β_2受体的30～50倍,因此调节正常心肌收缩力的主要受体是β_1受体。位于细胞膜上的β受体是腺苷酸环化酶系统的一部分。它们与鸟苷酸调节蛋白(G),共同组成腺苷酸环化酶系统(RGC复合体:受体-G蛋白-腺苷酸环化酶)。动物离体心房和离体气管试验表明普拉洛尔、阿替洛尔、美托洛尔等对心房肌的效应比对气管平滑肌的效应强10～100倍,故它们为选择性β_1受体阻断剂。非选择性β受体阻滞剂如普萘洛尔对不同部位的β_1、β_2受体的作用无选择性,故称之为非选择性β受体阻滞剂。它还可以增强胰岛素的降血糖和延缓血糖的恢复,并可致外周血管痉挛。这些不良反应都与β_2受体阻断有关;而β_1受体选择性阻断却不同,例如,阿替洛尔没有增强胰岛素降血糖和延缓血糖恢复的作用,普拉洛尔的肢端动脉痉挛反应较普萘洛尔为少。

2.内源性拟交感活性(ISA)

内源性拟交感活性指其部分激动肾上腺素能受体的能力。在交感神经张力很低的情况下,某些β受体阻滞剂,如氧烯洛尔、吲哚洛尔、醋丁洛尔等具有部分内源性交感激动活性。其激动过程缓慢而弱,远低于纯激动剂,如吲哚洛尔的部分激动作用足以抗衡静息时阻断交感神经冲动所引起的心脏抑制作用,而在运动时交感神经活动增加,β阻断作用表现得较强,于是ISA就显示不出来。

3.膜稳定作用

一些β受体阻滞剂具有局部麻醉作用,例如,普萘洛尔、醋丁洛尔等,在电生理研究中表现为奎尼丁样稳定心肌细胞电位作用,即膜稳定效应。表现为抑制细胞膜上钠离子运转,降低O相上升速度,而对静息电位和动作电位时间无影响。膜稳定作用与β受体阻滞剂作用及治疗作用无关,其主要临床意义仅在于局部滴眼用以治疗青光眼时,局部麻醉作用成为不良反应。因此不具膜稳定作用β受体阻断较强的噻吗洛尔就成为适宜的治疗青光眼的滴眼剂。

β受体阻滞剂的分类方法很多,国内多采用杨藻宸的受体亚型的选择性和ISA为纲的分类方法。近年许多学者根据药物对受体的阻断部位而分为3代β受体阻滞剂,如β受体无选择性为第一代,β_1受体选择阻断剂为第二代,β_1受体+α_1或α_2受体阻断剂为第三代。这种分类方法已被广大临床医师所接受。

(二)临床应用

各种β受体阻滞剂的药效学和药代动力学彼此不同,作用机制大致相似。目前对β受体阻滞剂的研究旨在寻找不良反应少,特别是对脂质代谢无不良影响的高效品种,寻找对心脏有选择性、兼有 α 受体阻断活性和直接扩张血管作用的 β 受体阻滞剂，以及半衰期短的超短效品种。

β 受体阻滞剂可用于治疗下列疾病。

1.心律失常

β 受体阻滞剂抗心律失常机制，主要是通过阻断儿茶酚胺对心脏 β 受体介导的肾上腺素能作用，从而延长房室结不应期；其次是阻断细胞钙离子内流，此与 β 受体阻断效应无关。β 受体阻滞剂既有轻度镇静作用，又可阻断儿茶酚胺的心脏效应。具有膜稳定作用的 β 受体阻滞剂，比具有 ISA 者更有优越性，因为后者对 β 受体的内在轻度兴奋作用不利于室性心律失常的控制。现已证明，β 受体阻滞剂对于因运动而增加的或由运动引起的室性期前收缩，具有显著的抑制作用。长程普萘洛尔或美托洛尔治疗，可预防急性心肌梗死后 3 个月内室性期前收缩次数及其复杂心律失常的发生率，并可抑制短阵室性心动过速复发，使梗死后 1 年内死亡率降低 25%。而 β 受体阻滞剂对溶栓再灌注早期心律失常未见明显效果，但不排除降低再通后室颤发生的可能性。β 受体阻滞剂还可用于治疗窦性心动过速、快速性室上性心动过速（包括心房纤颤、心房扑动）。

2.心绞痛

β 受体阻滞剂在治疗心绞痛时欲达到临床满意的效果，用量必须足以产生明显的 β 受体阻断效应。一般而论，β 受体阻滞剂抗心绞痛作用是通过减慢心率、降低血压及抑制心肌收缩力、从而降低心肌需氧量而实现的。所有 β 受体阻滞剂治疗心绞痛的疗效可能是同等的，因此对没有其他疾病的患者选用何种药物也不重要。理论上，β 受体阻滞剂对变异型心绞痛不利，这是因为它使 α 受体的生物活性不受拮抗，导致血管收缩。心外膜大的冠脉内 α 受体数量多于 β 受体，用药后由于 β 受体抑制，而 α 受体相对活跃，使得冠状动脉痉挛。

3.心肌梗死

目前临床越来越趋向将 β 受体阻滞剂用于急性心肌梗死的早期；特别是采用静脉给药的方法，β 受体阻滞剂可能降低心室颤动的危险性，也可能使梗死面积不同程度地缩小，长程治疗可明显减少猝死，降低死亡率。β 受体阻滞剂通过降低心率、心肌收缩力和血压而减少心肌耗氧量，还通过降低缺血心脏儿茶酚胺水平，促使冠脉血流发生有利的再分布。据文献报道，早期（胸痛开始 4～12 h 内）静脉注射，继以改口服，可降低磷酸激酶峰值。普萘洛尔、普拉洛尔和美托洛尔可改善心肌细胞的缺血损伤、减轻 ST 段抬高，阿替洛尔可保护 R 波，普萘洛尔和噻吗洛尔可减少 Q 波的发生，缩小梗死面积。

4.高血压

β 受体阻滞剂被广泛用作降压药，单独应用时降压效果同利尿剂，但降压的确切机制至今仍然不是十分明确，可能是早期抑制肾素释放及其活性，以减少心排血量。对于高肾素型高血压，特别是 β 受体功能较强的年轻高肾素型患者，疗效较好。有血管扩张作用的 β 受体阻滞剂可降低全身血管阻力，如具有 ISA 效应的 β 受体阻滞剂。无血管扩张作用的常规 β 受体阻滞剂后期使血管阻力下降，其作用部位可能是抑制突触前膜的 β 受体。对心动过缓、肢体血管病变或老年人更为适宜。另一方面在高血压合并心绞痛时，减慢心率者似乎更为可取。此外，长期使用β 受体阻滞剂治疗高血压病可降低高血压患者的心血管病事件的发生率。

研究显示高血压病患者外周血淋巴细胞 β 受体密度较正常人明显增加，但受体亲和力不变（外周淋巴细胞 β 受体密度与心肌细胞 β 受体密度呈显著正相关，两者均受内源性儿茶酚胺的动态调节）。

研究观察到 Ⅰ、Ⅱ 期高血压病患者 β 受体密度明显上调（30.8% 与 56.7%），对羟甲叔丁肾上腺素的敏感性显著增加(较对照组分别下降20.7%与37.9%),其中并发左室肥厚者上述二项指标均明显高于无左室肥厚者。提示心肌β受体密度及功能的变化可能与高血压及其并发左室肥厚有关。在高血压适应性初期阶段,循环内分泌系统(交感-儿茶酚胺系统与肾素-血管紧张素系统)的活化启动了一系列临床型病理生理过程。Lands报道,原发性高血压(EH)患者心血管系统代偿阶段心肌β受体密度的上调与血浆肾上腺素及去甲肾上腺素浓度增加有关。心肌肥厚的实验显示血管紧张素转化酶抑制剂(ACEI)的mRNA转录,加速AngⅡ合成,通过三磷酸肌醇(IP)和二酯酰甘油(DAG)激活蛋白激酶C,促使转录因子蛋白磷酸化并与DNA相互作用。导致心肌蛋白与受体合成增加;心肌受体数目增加,循环内分泌中靶激素的心血管细胞生物活化作用随之增强,通过增加细胞内cAMP与蛋白激酶A含量,激活转录因子蛋白而参与心肌肥厚的病理过程。

Ⅲ期EH患者β受体密度明显下调,敏感性显著降低。Stiles等发现,随着循环内分泌的持续激活,心肌β受体可能对靶激素或对cAMP及蛋白激酶A发生同源或异源脱敏,导致其数目减少,敏感性降低。Katz提出,超负荷状态下心肌蛋白基因表达异常,也可引起心肌细胞寿命缩短,质量降低。Lejemtel等则认为,心肌细胞生化异常与能量耗竭是导致心肌受体数目减少、功能减退的主要原因。

这些研究结果为临床上使用β受体阻滞剂治疗高血压病提供了理论依据。β受体阻滞剂降压机制如下。

(1)心排血量降低:服用非内源性拟交感的β受体阻滞剂后,心排血量降低15%,周围血管自行调节使末梢血管阻力降低,血压下降。使用内源性拟交感作用的β受体阻滞剂后,心排血量仅轻度降低,但长期服药治疗可使末梢血管阻力明显降低,血压下降。

(2)肾素分泌受抑制:β受体阻滞剂可使肾素释放减少60%,血管紧张素Ⅱ及醛固酮分泌减少,去甲肾上腺素分泌受抑制。其中醛固酮的分泌受抑制可能是主要降压机制。

(3)中枢性降压作用:脂溶性β受体阻滞剂容易通过血-脑屏障,刺激中枢α肾上腺素能受体,局部释放去甲肾上腺素,使交感神经张力降低,血压下降。

(4)拮抗突触前膜β受体:突触前膜β$_2$受体被阻滞后,去甲肾上腺素释放受抑制;但选择性β$_1$受体阻断剂无此作用。

(5)其他:普萘洛尔的降压效果能被吲哚美辛所抑制,故其降压作用可能与前列腺素分泌有关。

5.心肌病

(1)肥厚型心肌病:β受体阻滞剂可减轻肥厚心肌的收缩,改善左心室功能,减轻流出道梗阻程度,减慢心率,从而增加心搏出量,改善呼吸困难、心悸、心绞痛症状。目前普萘洛尔仍为标准治疗药物,大剂量普萘洛尔(平均每天为462mg)被认为可减少室性心律失常。较低剂量的β受体阻滞剂(平均每天为280mg的普萘洛尔或相当剂量的其他β受体阻滞剂),对心律失常无效。对可能发生猝死的患者,可能需用其他抗心律失常药物。

(2)扩张型心肌病:近年来研究表明,长期服用β受体阻滞剂对某些扩张型心肌病患者有效,能够逆转心力衰竭及提高远期生存率。Swedberg讨论了扩张型心肌病β受体阻滞剂应用的经验,认为传统的洋地黄和利尿剂治疗基础上加用β受体阻滞剂可以改善扩张型心肌病患者的临床症状,提高心肌功能和改善预后。详细机制不明,这可能与其心肌保护作用有关。而Yamada认为,心肌纤维化的程度和类型可能是判断β受体阻滞剂治疗扩张型心肌病是否有效的重要预测指标。

6.慢性心力衰竭

20 世纪以来,心力衰竭的治疗决策经历了 4 个不同的阶段,尤其 20 世纪 80 年代以来 β 受体阻滞剂用于治疗心力衰竭,提高了心力衰竭患者远期生存率,降低了病死率。研究证明,心力衰竭不仅是血流动力学的紊乱,而且是神经元介质系统的紊乱,心脏和血管的多种激素系统被激活,如交感神经系统、肾素-血管紧张素-醛固酮系统、心钠素以及血管升压素,故用正性肌力药物有时会有害无利,加重心肌缺氧缺血而使心力衰竭恶化。

在心力衰竭病理状态下,β_1 受体减少,这时 β_2 受体密度不变或变化不明显,此时,β_2 受体可能发挥重要的代偿作用。使用 RT-PCR 技术研究证明,心力衰竭时,左室 β_2 受体 mRNA 水平无变化,β_1 受体 mRNA 水平下降,且下降程度和心力衰竭的严重程度呈正相关。研究还证明,β_1 受体 RNA 水平的下降和受体蛋白的下降密切相关,说明 β 受体改变主要是其 mRNA 水平变化引起的 β 受体的改变,通过 G 蛋白(GS)下降——腺苷酸环化酶活性下降的道路,使水解蛋白激酶不激活或少激活,从而减弱正性肌力作用。

激动剂与受体结合引起信号传导与产生生物效应的同时,往往会发生对激动剂敏感性下降。这种负反馈机制在精确调节受体及自我保护中具有重要意义。β 受体对激动剂的反应敏感性降低,心肌收缩力减弱,这种改变叫 β 受体减敏。β 受体对儿茶酚胺的减敏,可维持应激情况下心肌细胞活力,减轻高浓度去甲肾上腺素引起钙超载后对心肌的损伤。但心力储备能力因此下降,使心力衰竭进一步恶化。

导致 β 受体敏感性下调的原因有两种:①受体数量下调;②受体功能受损。

受体数量下降发生较慢,常发生在激动剂刺激数小时到数天,一般 24 h 后才能达到高峰。引起 β 受体数量下降的主要原因有:①受体生成减少减慢,系因基因转录成 mRNA 减少,且受体 mRNA 的半衰期也缩短,导致合成减少。②受体降解增多增快。至于为什么只有 β_1 受体 mRNA 水平下降,而 β_2 受体改变不明显,这主要是由于在对内源性激动剂的亲和力方面,β_1 受体对肾上腺素的亲和力远远小于对去甲肾上腺素的亲和力,而 β_2 受体则相反。心力衰竭时,交感神经兴奋,β_1 受体受到交感神经末梢释放的去甲肾上腺素的强烈刺激,使 β_1 受体数目显著减少,而 β_2 受体仅受到血循环中肾上腺素的轻微刺激,数目减少不明显,故仅表现为轻微功能受损。β 受体功能受损主要因为与 G 蛋白分离,使受体快速减敏,通过这种机制可使受体功能下降 70%。另一种途径是通过蛋白激酶 A 使受体磷酸化,从而直接引起受体脱联与减敏。在受体快速减敏中上述二种酶的活性作用各占 60% 和 40%。

β_1 受体数量下降和功能抑制,导致 β 受体反应性下降,尽管这种下降会保护心肌避免过度刺激,但同时会使心脏对活动的耐受性降低,使心力衰竭进一步恶化。

据此提出心力衰竭用 β 受体阻滞剂治疗的理论:①上调心肌细胞膜的 β 受体数目,增加对儿茶酚胺的敏感性。Heilbram 报告 14 例原发性心肌病并重度心力衰竭患者,使用美托洛尔治疗 6 个月后 β 受体上调到 105%,对 β 受体激动剂的反应性明显提高,使心肌收缩力加强。②降低肾素、血管紧张素 Ⅱ 和儿茶酚胺的水平。③增加心肌修复中的能量,防止心肌细胞内 Ca^{2+} 超负荷。④改善心肌舒张期弛张、充盈和顺应性。⑤抗缺血和抗心律失常作用。还可能有通过部分交感神经作用调节免疫功能。近年来许多学者认为,β 受体阻滞剂,特别是具有额外心脏作用的第三代 β 受体阻滞剂,如卡维地洛、拉贝洛尔等,可能使心力衰竭的患者血流动力学和左心室功能改善。卡维地洛治疗心力衰竭的机制除了与 β 受体阻滞剂应有关以外,还与其 α 阻断剂效应及抗氧化作用和保护心肌作用有关。目前至少已有 20 个较大系列临床试验证明,β 受体阻滞剂治疗慢性充血性心力衰竭,可降低病死率,延长患者寿命,改善患者生活质量,减少住院率。临床上经常使用的 β 受体阻滞剂有康可,倍他乐克和卡维地洛等。β 受体阻滞剂适用于缺血性和非缺血性心力衰竭患者,但 NYHA Ⅳ 级严重心力衰竭患者暂不适用于本品,应待心功能达 Ⅱ、Ⅲ 级后再加用本品。使用时,应自小剂量开始(如康可 1.25 mg/d,倍他乐克每次 6.25 mg),逐渐增加剂量(每 1~2 周增加一次剂量),发挥最好疗效时需 3 个月,故短期内无效者不宜轻易停药。若用药过程中病情恶化则可减量或暂停 β 受体阻滞剂,待心功能好转后,再恢复用药。现主张,慢性心力衰竭患者应坚持长期甚至终身服用 β 受体阻滞剂,洋地黄、利尿剂、ACEI 及 β 受体阻滞剂是目前治疗慢性充血性心力衰竭的常规四联疗法。

β 受体阻滞剂治疗心力衰竭的作用机制为:①减慢心室率;②减少心肌耗氧和左心室做功;③使循环中儿茶酚胺浓度不致过度升高,并能对抗其毒性作用;④有一定抗心律失常作用;⑤膜稳定作用;⑥上调心肌 β 肾上腺素能受体,使受体密度及反应性增加。

β 受体阻滞剂治疗收缩性和舒张性心力衰竭均有一定疗效,可试用于下列疾病:①瓣膜性心脏病,特别是合并心室率明显增快者;②冠心病或急、慢性心肌梗死合并轻中度心功能不全者;③原发性心肌病,包括扩张型、肥厚型和限制型;④高血压性心脏病;⑤甲状腺功能亢进性心脏病等。合并下列疾病者不宜使用:①支气管哮喘;②明显的心动过缓;③慢性阻塞性肺病;④周围血管疾病;⑤心功能 Ⅳ 级症状极严重者。

1999 年 8 月在巴塞罗那召开的第 21 届欧洲心脏病学会会议及 1999 年 6 月在瑞典哥登伯格举行的欧洲心脏病学会心力衰竭组第三届国际会议上均充分肯定了 β 受体阻滞剂治疗充血性心力衰竭的疗效。会议主要围绕以下几个问题进行了讨论。

(1)β 受体阻滞剂治疗心力衰竭的疗效。与对照组相比,β 受体阻滞剂治疗组:①全因死亡率降低 34%;②猝死率下降 44%;③全因住院率下降 20%;④因心力衰竭恶化住院下降 36%。

(2)β 受体阻滞剂治疗心力衰竭的适应证:①各种原因(包括缺血性和非缺血性)引起的充血性心力衰竭;②无年龄限制(各种年龄组,最高年龄达 80 岁);③无性别差异;④不论是否合并糖尿病或高脂血症;⑤各种级别的心功能(NYHA 分级),但严重的 Ⅳ 级心功能患者除外。

(3)作用机制:①对抗交感神经及儿茶酚胺类物质的不良作用;②减慢心率作用;③减轻心肌缺血;④抗心律失常作用,尤其是减少猝死的发生率;⑤心肌保护作用;⑥降低肾素分泌;⑦改善外周阻力。

(4)用药方法:在具体用药过程中应注意以下几点。①首先使用洋地黄、利尿剂和(或)ACEI 作为基础治疗,待患者症状及体征改善后,再使用 β 受体阻滞剂。②β 受体阻滞剂应从小剂量开始用药,例如康可 1.25 mg/d,倍他乐克每次 6.25 mg,阿替洛尔每次 6.25 mg,逐渐增加剂量。经过 15 周加大至最大剂量,如康可 10 mg/d,倍他乐克每次 25~50 mg。③β 受体阻滞剂治疗心力衰竭发挥疗效较慢,常需 3~6 个月,故短时期内无效或病情轻微加重时,不宜贸然停药。④部分心力衰竭患者用药过程中,病情明显加重,此时应减量 β 受体阻滞剂或停药,待心力衰竭症状改善后再使用 β 受体阻滞剂。⑤β 受体阻滞剂需长期甚至终身服用。⑥β 受体阻滞剂与 ACEI 均可降低心力衰竭患者的死亡率,但 β 受体阻滞剂优于 ACEI;若两药合并则优于单用任一药物,故两药合用疗效更好。

值得注意的是一种无内源性拟交感活性的非选择性 β 受体阻滞剂——卡维地尔,近年来在心力衰竭的治疗中倍受重视。目前至少已有 4 组临床试验,都在使用洋地黄、ACEI 和利尿剂的基础上加用卡维地尔,剂量从 3.125~6.25 mg,每天 2 次开始,逐渐加量至 25~50 mg,每天 2 次,6~12 个月,结果卡维地尔组死亡危险性较对照组降低 65%,住院危险性降低 27%,显示了良好的临床效果。卡维地尔治疗充血性心力衰竭的主要机制有:①β 受体阻断作用,②α 受体阻断作用,③抗氧化作用。卡维地尔主要适用于慢性充血性心力衰竭 NYHA Ⅱ~Ⅲ级患者;忌用于严重或需住院治疗的心力衰竭患者,高度房室传导阻滞、严重心动过缓者,休克患者,哮喘患者,慢性阻塞性肺病患者,肝功能减退患者。目前认为,使用卡维地尔治疗充血性心力衰竭应在使用洋地黄、利尿剂和 ACEI 基础上进行,剂量大小应以患者能耐受为准。卡维地尔不宜与硝苯地平合用,以防引起血压突然下降;卡维地尔还能掩盖低血糖症状,故糖尿病患者使用卡维地尔应监测血糖。

7.其他心脏病

(1)二尖瓣狭窄并心动过速:β 受体阻滞剂在休息及活动时都使心率减慢,从而使舒张期充盈时间延长,改善工作耐量。但合并心房纤颤的患者,有时需加用地高辛来控制心室率。

(2)二尖瓣脱垂综合征:β 受体阻滞剂已成为治疗此病伴随的室性心律失常的特效药。

(3)夹层动脉瘤:夹层动脉瘤高度紧急状态时,静脉注射 β 受体阻滞剂,可降低高儿茶酚胺状态、降低血压、减慢心率,阻止夹层扩展,减少临床死亡率。

(4)法洛四联症:应用普萘洛尔,每天 2 次,每次 2 mg/kg,往往可有效地控制发绀的发作,可能是抑制了右室的收缩力。

(5)Q-T 间期延长综合征:神经节间失调是 Q-T 间期延长的重要原因,而普萘洛尔预防性治疗可使病死率由 71% 降至 6%,通常应从小剂量开始,无效时逐渐加量,直至有效或不能耐受。

8.非心脏作用

(1)甲状腺毒症:β 受体阻滞剂与抗甲状腺药物或放射性碘合用或单独应用,可作为手术前的重要用药。β 受体阻滞剂已成为手术前治疗甲状腺毒症的常用药物。因它能控制心动过速、心悸、震颤和神经紧张,减轻甲状腺内的多血管性,故有利于手术治疗。

(2)偏头痛:偏头痛的机制目前尚不清楚,原发性血小板、5-HT 异常学说在偏头痛理论中占据重要位置,广谱的 β 受体阻滞剂普萘洛尔作为偏头痛防治的一代药已使用多年。而血小板膜表面是 $β_2$ 受体,故近年又有学者提出用 $β_2$ 受体阻断剂和美托洛尔 $β_1$ 受体阻断剂治疗偏头痛同样收到良好的临床效果。

(3)门静脉高压及食道静脉曲张出血:是肝硬化患者的重要死亡原因之一,死亡率高达 28%~80%。既往曾应用普萘洛尔治疗以降低门脉压力,减少食道静脉曲张再次破裂出血的危险性,但有一定的不良反应,例如可使血氨增高,诱发或加重肝性脑病。近年临床使用纳多洛尔治疗效果较普萘洛尔好,不良反应少。

9.抗精神病作用

β 受体阻滞剂能与去甲肾上腺素或拟交感药物竞争 β 受体,可抑制交感神经兴奋引起的脂肪和糖原分解,从而能促进胰岛素降血糖的作用。普萘洛尔脂溶性高,故易通过血-脑屏障,因而在中枢能发挥 β 受体阻断作用,它不仅作用于突触后膜,亦可作用于突触前膜的 β 受体,故可减少中枢神经系统去甲肾上腺素的释放。

(1)配合胰岛素治疗精神病:可减少精神患者的心动过速、多汗、焦虑、躁动不安、震颤、癫痫样发作等症状。

(2)躁狂性精神病的冲动行为:普萘洛尔可使行为障碍明显减轻,因而可试用于难治性精神分裂症的患者,与氯丙嗪有协同作用。

(3)慢性焦虑症:患者不但伴有自主神经功能紊乱的精神症状,而且往往伴有明显的躯体症状,两者可相互促进构成恶性循环。普萘洛尔对缓解躯体症状如肌紧张、心律失常、震颤及精神症状如易怒、伤感、恐惧等均有一定效果。

(4)震颤综合征:普萘洛尔对各种震颤均有治疗效果,包括药源性震颤(尤其是锂盐和异丙肾上腺素所致的震颤)、静止性震颤、老年性及家族性震颤,脑外伤及酒精中毒戒断后震颤。

(5)可卡因吸收过量:可卡因是表面麻醉剂,吸收过量主要表现为心血管及精神方面的症状,普萘洛尔可起到挽救患者生命的作用。

10.蛛网膜下腔出血

在蛛网膜下腔出血早期,经普萘洛尔治疗长期随访显示有益的疗效,近几年钙通道阻滞剂有取代β受体阻滞剂的趋势。

11.青光眼

青光眼表现为眼内压增高,视神经萎缩,视神经盘变化及视野丧失。对原发性开角型青光眼及高眼压症,静脉注射β受体阻滞剂或滴眼可降低眼内压,但滴眼作用更明显。目前临床常用药物有噻吗洛尔、倍他洛尔、左布洛尔等。

二、β受体阻滞剂的不良反应

(一)心功能不全

心功能不全初期,交感神经兴奋以维持心排血量,但与此同时,也开始了神经内分泌激素等对心肌的损害过程;因此当心功能不全时,须首先用正性肌力的药物或利尿剂、扩血管药初步纠正心功能不全后尽早使用β受体阻滞剂;如心功能不全严重,则慎用β受体阻滞剂;当心功能为NYHAⅡ～Ⅲ级时,可自小剂量开始使用β受体阻滞剂,以后逐渐加量,达到最大耐受量或靶剂量后,继续维持治疗。严重心脏反应常在治疗开始时发生,这可能由于维持心脏正常功能的β受体机制突然被阻断的缘故,即使开始用小剂量β受体阻滞剂,有时也会发生。但近年来新的阻断剂,例如具有β受体和α受体双重阻断作用的第三代β受体阻滞剂,如卡维地洛,更适用于心功能不全的患者,其特点:①选择性β受体阻断;②通过阻断α₁肾上腺素能作用,扩张血管平滑肌;③抗氧化和保护心肌作用。

(二)哮喘

无选择性β受体阻滞剂禁用于哮喘患者,即使应用β₁选择性药和具有ISA的吲哚洛尔也应慎用。正在发作和近期发作的哮喘患者禁用任何β受体阻滞剂。

(三)停药反应

长期应用β受体阻滞剂,突然停药,可使心绞痛加剧,甚至诱发心肌梗死。其发病机制可能有各种因素,如:①心绞痛患者长期应用β受体阻滞剂特别是无选择性的药物,突然停药所致运动耐受量降低,由于心血管交感神经阻断作用的终止,引起心肌需氧量的急剧增加所致。②长期应用β受体阻滞剂可增加β受体数量,突然停药,β效应升高。因此,心脏缺血患者,长期应用β受体阻滞剂停药必须逐渐减量。减药过程以2周为宜。

(四)外周血管痉挛

主要表现为四肢冰冷,脉细弱或不能触及以及雷诺氏现象等,可能是由于心排血量减少和外周血管收缩所致。应用选择性作用于β₁受体和具有ISA或第三代β受体阻滞剂可能会好一些。

(五)低血糖

人的肌糖原分解主要经 β_2 受体调节,而肝糖原分解除 β 受体外,尚有 α 受体参与,β 受体阻滞剂可使非糖尿病和糖尿病患者的糖耐量降低,使餐后血糖水平增高 $20\sim30\ mg/L$,诱发高渗性高血糖昏迷。停用 β 受体阻滞剂后,其对血糖的影响可持续达 6 个月之久。β 受体阻滞剂影响糖代谢的主要机制是直接抑制胰岛 β 细胞分泌胰岛素,其可能的原因是 β 受体阻滞剂影响微循环血流,从而干扰了 β 细胞的去微粒过程;也可能是由于 β 受体阻滞剂改变了机体细胞膜的稳定性,使其对胰岛素的敏感性降低。β 受体阻滞剂还可以使低血糖持续的时间延长,甚至加重低血糖;这是由于 β 受体阻滞剂可掩盖患者震颤和心动过速症状。在使用 β 受体阻滞剂过程中若发生低血糖,由于 α 刺激效应缺乏 β 刺激效应的拮抗,患者可发生严重高血压危象。健康人用普萘洛尔对血糖无影响,只有运动所致血糖升高可被普萘洛尔抑制。对于胰岛素所致低血糖以及饥饿或疾病等原因引起的肝糖原降低时,普萘洛尔可延缓血糖恢复正常。选择性 β_1 受体和具有 ISA 的阻断剂,影响血糖作用可能较轻。

(六)血脂水平的影响

β 受体阻滞剂影响脂代谢的机制,多数学者认为是肾上腺素能机制起的作用。脂蛋白代谢时有几种主要酶参加,其中脂蛋白酯酶(LPL)和卵磷脂-胆固醇酰基转移酶剂(LCAT)被抑制,使脂蛋白代谢产生不利的影响,LPL 能促进血浆蛋白的三酰甘油(TG)分解,LCAT 能够使卵磷脂 β 位的脂酰基转移到胆固醇的分子并分别生成溶血卵磷脂和胆固醇。激活人体内 α 受体时将抑制 LPL 和 LCAT 的活性。使用 β 受体阻滞剂尤其使用部分激动活性的 β 受体阻滞剂较大剂量时,将使 β 受体明显抑制,而 α 受体的活性相对增强,继而抑制了 LPL 和 LCAT 的活性,产生对脂代谢的不利影响。Day 早在 1982 年对 β 受体阻滞剂影响脂代谢的解释是组织中 LPL 被抑制也许就是 α 受体相对兴奋的结果,因而延长了 TG 的清除时间,使血浆 TG 水平升高,同时降低肝脏产生高密度脂蛋白(HDL)。使用 β 受体阻滞剂还降低胰岛素的分泌使糖代谢紊乱,间接使脂代谢发生变化。而兼有 α、β 阻断作用的拉贝洛尔对脂代谢无影响,这进一步提示肾上腺素能机制。

(七)中枢神经系统反应

脂溶性高的 β 受体阻滞剂如普萘洛尔、丙烯洛尔等可引起神经系统反应,是因为它们较易透过血-脑屏障。长期应用大剂量普萘洛尔可致严重的抑郁症、多梦、幻觉、失眠等。

(八)消化道反应

用 β 受体阻滞剂可致腹泻、恶心、胃痛、便秘、腹胀等不良反应。

(九)骨骼肌反应

普萘洛尔具有神经-肌肉阻滞作用,发生长时间的箭毒样反应,可能与阻断骨骼肌 β_2 受体有关。此外吲哚洛尔、普萘洛尔和普拉洛尔都可致肌痛性痉挛,其机制不明。

(十)眼、皮肤综合征

此征主要表现为干眼症、结膜炎、角膜溃疡伴有皮肤病变如牛皮癣样皮疹,少数尚有硬化性腹膜炎。

(十一)心动过缓和房室传导阻滞

β 受体阻滞剂降低窦房结和房室结细胞的自律性,引起窦性心动过缓和心脏传导阻滞。所以心脏传导阻滞如二度以上传导阻滞、病窦或双结病变患者应禁忌使用。

(十二)β受体阻滞剂停药综合征

β受体阻滞剂停药综合征是指服用β受体阻滞剂的患者,突然停服药物后出现的一组临床症状和体征。

1.产生机制

可能与下列因素有关:①使用β受体阻滞剂后,体内β受体数目增加,即向上调节;一旦停用β受体阻滞剂后,则数目增多的β受体对儿茶酚胺的总反应增加、敏感性增高。②突然停用β受体阻滞剂后,心肌耗氧量增加、血小板的粘着性和聚积性增加、血液循环中的儿茶酚胺和甲状腺素水平升高、氧离解曲线移位,血红蛋白向组织内释放氧减少、肾素-血管紧张素-醛固酮系统活性增强。

2.临床表现

患者可表现为焦虑、不安、神经质、失眠、头痛、心悸、心动过速、乏力、震颤、出汗、厌食、恶心、呕吐、腹痛,有的患者还可出现严重的高血压、脑疝、脑血管意外、甲状腺功能亢进、快速性心律失常、急性冠状动脉供血不足、原有的冠心病恶化,如心绞痛由稳定型转变为不稳定型,甚至发生急性心肌梗死及猝死等。本征可发生在停药后1～2 d或延迟到数周。

3.防治方法

如:①避免突然中断使用的β受体阻滞剂。需要停药者,应在2周内逐渐减量,最后完全停药。②在减量及停药期间应限制患者活动,避免各种精神刺激。③一旦发生停药综合征,要立即给予原先使用过的β受体阻滞剂,剂量可比停药前的剂量要小一些,并根据临床表现给予相应处理。

(十三)中毒

服用过量的β受体阻滞剂可引起心动过缓、血压下降、室性心律失常、眩晕、思睡及意识丧失等。中毒症状一般是在服药后半小时开始出现,12 h最为严重,可持续72 h。

(十四)其他

少数患者出现乏力、血CPK升高、SGOT升高、白细胞总数下降、感觉异常、皮疹、BUN增高等。妊娠期使用β受体阻滞剂,可使胎儿生长迟缓、呼吸窘迫、心动过缓、和低血糖。

三、β受体阻滞剂与其他药物的相互作用

(一)洋地黄

洋地黄为正性肌力药物,β受体阻滞剂为负性肌力药物,两药合用对心肌收缩力有拮抗作用。

地高辛与艾司洛尔合用可使地高辛血清浓度增加9.6%,因此合并用药时应慎重,以防洋地黄中毒。

阿替洛尔与地高辛合用治疗慢性心房纤颤,可以控制快速的心室率,使患者静息及运动心室率平均减少24%,心功能改善,不良反应轻微。

(二)酸酯类

1.异山梨酯

β受体阻滞剂与异山梨酯合用适用于治疗心绞痛。普萘洛尔较大剂量时可减少心绞痛的发作及异山梨酯用量,并能增加运动耐受量,能对抗异山梨酯引起的反射性心动过速,而异山梨酯能对抗普萘洛尔引起的心室容积增加及心室收缩时间延长。两药作用时间相似,合用可提高抗

心绞痛的疗效。但两药合用剂量不宜过大,否则会使压力感受器的反应、心率、心排血量调节发生障碍,导致血压过度下降,冠脉血流反而减少,从而加剧心绞痛。

2.硝酸甘油

使用β受体阻滞剂的心绞痛患者仍发作心绞痛时,可舌下含化或静脉滴注硝酸甘油,一般可取得满意疗效。两药合用应注意发生直立性低血压(初次试用时宜取坐位)。近来有人报告艾司洛尔与硝酸甘油合用治疗心绞痛疗效好,不良反应少。

硝酸甘油不宜与具有内源性拟交感活性的β受体阻滞剂合用,以防出现心率明显加速的不良反应。

(三)钙通道阻滞剂

1.硝苯地平

许多临床研究证实普萘洛尔与硝苯地平是治疗心绞痛的有效药物,β受体阻滞剂与硝苯地平合用为心绞痛患者的有效联合。普萘洛尔可抵消硝苯地平反射性增快心率的作用,硝苯地平可抵消普萘洛尔增加的外周阻力,两药合用特别对劳力性心绞痛;尤其为单用疗效较差时,合用疗效更佳。

2.维拉帕米

有报道β受体阻滞剂与维拉帕米合用,可引起低血压、心动过缓、房室传导阻滞,甚至导致不可逆性房室传导阻滞和猝死,故两药禁忌合用。但有的学者仍认为合用对高血压病、心绞痛有效,且具有安全性,但只限于服用普萘洛尔未引起严重左心功能不全、临界低血压、缓慢心律失常或传导阻滞者。

3.硫氮䓬酮

β受体阻滞剂与硫氮䓬酮均具有负性肌力和负性传导作用,两药合用可诱发心力衰竭、窦性心动过缓、窦性静止、房室传导阻滞、低血压等。对已有心功能不全、双结病变者不宜合用这两种药物,以防引起严重后果。

(四)抗心律失常药物

1.美西律

普萘洛尔与美西律合用治疗心律失常有明显的协同作用。美西律治疗无效的室性期前收缩、室性心动过速、两药合用有协同效果。有学者报道,单用美西律治疗室性期前收缩,其有效率为14%,合用普萘洛尔有效率为30%。

2.利多卡因

β受体阻滞剂可降低心排血量及肝血流,β受体阻滞剂对肝微粒体药物代谢酶有抑制作用,特别是拉贝洛尔、氧烯洛尔、噻吗洛尔、美托洛尔等的抑制作用更为明显;而阿替洛尔、索他洛尔的抑制作用较小。故β受体阻滞剂与利多卡因合用后,利多卡因经肝脏代谢减弱,半衰期延长,血药浓度升高,甚至出现毒性反应。两者合用时,应减少利多卡因的剂量。此外,利多卡因又能使β受体阻滞剂减弱心肌收缩力的作用进一步加重,两药合用时,应注意心功能变化。

3.奎尼丁

普萘洛尔与奎尼丁合用常用于心房纤颤的复律治疗。普萘洛尔对心肌细胞的电生理作用与奎尼丁有相似之处,故两药合用可减少奎尼丁的用量,并增加其安全性。普萘洛尔可加快心肌复极、缩短动作电位时程及Q-T间期,故可抵消奎尼丁所致的Q-T间期延长。普萘洛尔可抑制房室结、减慢房室传导,并延长房室结的不应期,因而可避免单用奎尼丁在复律前由心房纤颤变为心房扑动时出现的心室率加快现象。两药合用治疗预激综合征伴室上性心动过速有明显疗效；治疗室性心动过速亦有协同作用。但两药均有负性肌力作用，心功能不全者禁用。

4.与普鲁卡因胺

临床上普鲁卡因胺与普萘洛尔合用较少。使用奎尼丁转复心房纤颤时，如出现奎尼丁引起的金鸡纳反应（耳鸣、恶心、呕吐、头晕等），可使用普鲁卡因胺代替奎尼丁。有关普鲁卡因胺与普萘洛尔相互作用可参阅奎尼丁与普萘洛尔的相互作用。

5.丙吡胺

普萘洛尔和丙吡胺合用，对心肌的抑制作用增强，可使心率明显减慢，有发生心搏骤停和死亡的危险。有学者报道，使用普萘洛尔 10 mg 和丙吡胺 80 mg 静脉注射治疗心动过速，1 例恶化，1 例死亡。故两药合用应慎重。

6.胺碘酮

普萘洛尔与胺碘酮合用可引起心动过缓、传导阻滞，甚至心脏停搏。Derrida 报告 1 例心房扑动用胺碘酮＋洋地黄后心室率仍快，服用一次剂量普萘洛尔后，引起心搏骤停。另一例急性心肌梗死静脉注射胺碘酮后口服普萘洛尔，两次发生严重心动过缓迅即转为室颤。

7.氟卡尼

索他洛尔为新型 β 受体阻滞剂。单用氟卡尼疗效不佳的复杂性室早，用索他洛尔后室性期前收缩减少 85%。普萘洛尔与氟卡尼合用，两药血浆浓度均有增加（＜30%），半衰期无改变，患者 P-R 间期延长，心率无明显改变，血压有所下降。

8.普罗帕酮

普罗帕酮属Ⅰ类抗心律失常药物，能抑制动作电位 O 相上升速度，延长动作电位时程，延长 P-R、QRS 和 Q-T 间期，与美托洛尔合用可防止Ⅰ类药物提高儿茶酚胺的水平和由此而产生不利影响，因此，美托洛尔能增强普罗帕酮抗心律失常作用。

9.妥卡尼

普萘洛尔与妥卡尼合用，治疗室速的疗效满意。Esterbrooks 报告，两药合用治疗 6 例室速，5 例急性期得到控制，其中 4 例远期疗效满意。

（五）利尿剂

普萘洛尔与氢氯噻嗪合用治疗高血压病有良好疗效。两药作用方式不同，普萘洛尔为弱碱性药物，氢氯噻嗪为弱酸性药物。两药的药动学及药效学互不相干，从不同的组织部位产生协同降压作用。苄氟噻嗪与普萘洛尔合用治疗高血压病，可互相克服各自限制降压的代偿机制。利尿剂可拮抗普萘洛尔引起的体液潴留，普萘洛尔又可减弱利尿剂引起的血浆肾素水平升高及低血钾症；两药合用后甚至不必补钾。

噻嗪类利尿剂有使血脂和血糖升高的不良反应，与普萘洛尔合用后可使血脂升高更为明显，两药合用可促进动脉硬化，近年新型 β 受体阻滞剂问世克服了这方面的不良反应，例如，波吲洛尔、美托洛尔、醋丁洛尔和西利洛尔等药对血脂、血糖均无影响，甚至西利洛尔还有降低低密度脂蛋白和轻度升高高密度脂蛋白的作用。

（六）调节血压药物

1.甲基多巴

有报道普萘洛尔与甲基多巴合用治疗高血压病，可取得满意疗效。但有人观察服用甲基多巴的高血压患者静脉注射普萘洛尔后血压升高，并出现脑血管意外。动物实验证明，普萘洛尔能增强甲基多巴的代谢产物 α-甲基去甲肾上腺素的升压作用;故两药合用应慎重。必需合用时,应适当调整剂量。

2.α-肾上腺素阻断剂

妥拉苏林、酚苄明可分别与普萘洛尔合用治疗嗜铬细胞瘤,以防血压急剧上升。普萘洛尔能减弱妥拉苏林解除外周动脉痉挛的作用,这可能是由于普萘洛尔阻滞了可使外周血管舒张的 β_2 受体所致。

哌唑嗪是一种高度选择性突触后膜 α_1-肾上腺素能受体阻断剂,具有良好的降压作用。由于它降低血胆固醇和三酰甘油浓度,使高密度脂蛋白/低密度脂蛋白比例上升,故目前认为是治疗高血压的理想药物。哌唑嗪与普萘洛尔合用降压效果增强,前者可改变后者对血胆固醇和三酰甘油水平的不良影响。但普萘洛尔可加重哌唑嗪的首剂效应,即引起急性直立性低血压和心动过速等。相互作用的发生机制可能是普萘洛尔抑制哌唑嗪的代谢所致,故两药合用时应调整哌唑嗪的首次量。

3.利血平

利血平可使儿茶酚胺耗竭,导致普萘洛尔的 β 阻断作用增加,于是可发生广泛的交感神经阻滞,故两药合用时应密切注意患者的反应。

4.可乐定

普萘洛尔主要阻断心脏和肾脏的 β 受体,降低心脏泵血速率和肾素水平,因而发挥降压作用。可乐定主要通过兴奋中枢 α 受体、阻断交感胺的释放而降压。两药合用具有协同降压作用。但一旦停用可乐定可出现血压反跳现象,有时血压可超过治疗前水平。血压反跳的主要原因是普萘洛尔阻断了外周 β 扩血管作用,使 α 缩血管作用占优势。基于上述理由,目前临床上不主张两药合用。

5.肼屈嗪

普萘洛尔对抗肼屈嗪增快心率的不良反应。由于肼屈嗪减少肝血流量,故可减少普萘洛尔的经肝代谢,增加其生物利用度。两药合用时,可先用普萘洛尔,再加用肼屈嗪,以提高抗高血压的疗效。

6.肾上腺素

普萘洛尔能增强肾上腺素的升压作用,引起反射性迟脉和房室传导阻滞。这是由于普萘洛尔阻断 β 受体的扩血管作用后,再注射肾上腺素可兴奋 α 受体,引起血压上升、血流量减少、血管阻力增加,因而出现反射性心动过缓,有致命的危险。已使用普萘洛尔的非选择性 β 受体阻滞剂的患者,再使用肾上腺素时,必须注意血压的变化。

7.二氮嗪

二氮嗪是治疗高血压危象的有效和安全药物,但本品可引起心率加快,导致心肌缺血,使血浆肾素活性增高。加用普萘洛尔可使心率减慢、血浆肾素活性下降,减少心肌耗氧量及减轻心肌缺血。两药合用不会引起严重低血压,并能有效地控制心率,对伴有心绞痛或心肌梗死的患者尤为有利。

8.氯丙嗪

普萘洛尔与氯丙嗪合用可同时阻断 α 和 β 受体,故降压作用增强。两药合用后对彼此的药物代谢均有抑制作用,故两药合用时,剂量都要相应减少。有报道普萘洛尔可逆转氯丙嗪所致的心电图异常。

9.卡托普利

卡托普利治疗高血压的机制是通过抑制血管紧张素Ⅰ转变为血管紧张素Ⅱ,从而使外周血管的α受体兴奋性降低而实现的。普萘洛尔为非选择性β受体阻滞剂,在阻滞心脏β₁受体而使心肌收缩力降低的同时,又阻断外周血管的β₂受体,这样就会使α受体兴奋占相对优势。因此,卡托普利与普萘洛尔合用治疗高血压疗效不佳。已使用卡托普利治疗高血压病过程中,若加用普萘洛尔后,有时可使降低的血压反见升高。而与选择性β受体阻滞剂合用,则可使降压效果增强。这是由于选择性β受体阻滞剂对外周血管的β₂受体阻断作用很轻微。

10.异丙肾上腺素

异丙肾上腺素为β受体兴奋剂,β受体阻滞剂可抑制异丙肾上腺素的作用,故两药不宜同时使用。对需要使用β受体阻滞剂的支气管哮喘患者,可选用选择性β₁受体阻断剂。

(七)内分泌有关的药物

1.胰高血糖素

β受体阻滞剂有抑制胰高血糖素分泌和对抗胰高血糖素升高血糖的作用,故两药合用对低血糖者恢复正常血糖不利。

胰高血糖素具有促进心肌收缩力和提高心率的作用,能对抗普萘洛尔的抑制心肌作用,故对普萘洛尔引起的心力衰竭具有良好治疗效果。

2.口服降糖药

普萘洛尔能增加低血糖的发生率和严重程度;并且由于β受体阻滞剂的作用,使低血糖的有关症状如心悸、焦虑等表现不明显,从而使低血糖恢复时间延长、血压增高、心率减慢。故有人建议正在使用磺胺类降糖药的患者,不应再使用非选择性β受体阻滞剂;必需使用β受体阻滞剂时,可考虑使用选择性β受体阻滞剂。

3.胰岛素

糖尿病患者使用胰岛素过量可发生低血糖反应,严重者可危及生命。低血糖时,反射性肾上腺素释放增多,从而使血糖升高、血压增高及心率增快。非选择性β受体阻滞剂可抑制肾上腺素的升高血糖作用,阻断β₂受体作用及减弱β₁受体对心脏的兴奋,因而可掩盖低血糖症状和延缓低血糖的恢复。长期服用普萘洛尔,特别是与噻嗪类利尿剂合用时,可致糖耐量降低,加重糖尿病的病情,使胰岛素的治疗效果不佳。β受体阻滞剂可抑制胰岛素分泌,不仅使血糖升高,还可加重糖尿病患者的外周循环障碍,偶可引起肢体坏疽。对于必需使用β受体阻滞剂的糖尿病患者,可选用β₁受体阻断剂,因其对胰腺分泌和外周血管的不良影响减小。

4.抗甲状腺药物

普萘洛尔与甲巯咪唑等抗甲状腺药物合用治疗原发性甲亢和甲状腺毒症时疗效增强,不仅可使心悸多汗、神经过敏等症状改善、震颤和心动过速得到控制,而且血清T_3和T_4水平下降较快而明显。甲状腺毒症患者进行甲状腺部分切除时,普萘洛尔可与卢戈液合用以做术前准备。

(八)中枢性药物

1.二氮䓬类

普萘洛尔减少肝血流量,抑制肝微粒体药物氧化酶的活性,从而降低安定等二氮䓬类的代谢清除率,延长其半衰期,普萘洛尔对劳拉西泮和阿普唑仑的药动学过程影响较小,只是减慢其胃肠道的吸收率。普萘洛尔与地西泮合用治疗焦虑症的疗效优于单用地西泮。

2.三环类抗抑郁剂及氯丙嗪

普萘洛尔与三环类抗抑郁剂合用,抗焦虑作用增强。普萘洛尔与氯丙嗪合用,互相促进血药浓度升高,引起低血压。

3.左旋多巴

普萘洛尔可对抗多巴胺 β 肾上腺素能作用,从而产生左旋多巴样作用。对伴有震颤的帕金森氏综合征,普萘洛尔可提高左旋多巴的疗效。普萘洛尔还可使左旋多巴诱导的生长激素分泌增多,长期合用者应定期监测血浆生长激素水平。

4.吗啡

吗啡与艾司洛尔合用,特别当心肌梗死时并发心律失常时联合用药,吗啡可增强艾司洛尔的稳态血浆浓度。所以艾司洛尔的静脉输注速度应当减慢。因艾司洛尔的半衰期极短,安全性可以得到保证。

普萘洛尔能增强吗啡对中枢神经系统的抑制作用,甚至引起死亡。

5.奋乃静

普萘洛尔与奋乃静合用,普萘洛尔的代谢受到损失。

6.苯妥英钠

普萘洛尔与苯妥英钠合用,心脏抑制作用增强。如需合用,特别是静脉注射苯妥英钠时,应特别慎重。

7.巴比妥类

巴比妥类可使 β 受体阻滞剂代谢加快。已服用普萘洛尔的患者,开始或停用巴比妥类药物时,应注意其对 β 受体阻滞剂经肝代谢的影响,而相应调整 β 受体阻滞剂的用量。巴比妥类对于以原形经肾脏排泄的 β 受体阻滞剂如索他洛尔等的影响不大,故可以合用。

8.麻醉剂

β 受体阻滞剂与箭毒碱合用,神经-肌肉阻断作用增强;特别是应用较大剂量的普萘洛尔时,应注意临床反应。

长期应用 β 受体阻滞剂患者,使用丁卡因、丁哌卡因做脊椎麻醉时,不应在麻醉前停用 β 受体阻滞剂,否则可引起心动过速、心律不齐和心绞痛。

已使用普萘洛尔等 β 受体阻滞剂患者,使用麻醉剂时,最好不要使用含有肾上腺的局麻药物。

β 受体阻滞剂不宜用于治疗那些由抑制心肌的麻醉剂(如氯仿和乙醚)所致的心律失常。非心肌抑制麻醉剂产生的心律失常可用普萘洛尔治疗,但要注意可能发生低血压。

(九)非类固醇解热镇痛药

1.阿司匹林

有报道普萘洛尔每次 20 mg,阿司匹林每次 0.5~1.0 g,均每天 3 次口服治疗偏头痛,有效率达 100%。两药合用治疗偏头痛有协同作用。方法安全有效,服用时间越长,效果越好,连服6个月疗效更显著。心率低于 60 次/分钟者应停药。

2.吲哚美辛

β 受体阻滞剂的抗高血压作用与前列腺素有关,吲哚美辛是前列腺素抑制剂。所以,两药合用时,在开始使用或停用吲哚美辛时,应注意 β 受体阻滞剂降压作用的改变,并相应调整 β 受体阻滞剂的用量。

3.其他抗炎药

普萘洛尔能使氨基比林、水杨酸类、保泰松、肾上腺皮质激素等的抗炎作用减弱或消失。

（十）胃肠道药物

1.H₂受体阻断剂

西咪替丁可使肝微粒体酶系对普萘洛尔等β受体阻滞剂的代谢减慢,减弱肝脏对普萘洛尔的首过效应。故两药合用时普萘洛尔的半衰期延长,血药浓度升高2～3倍。西咪替丁还能增加β受体阻滞剂降低心率的作用,结果产生严重的心动过缓、低血压等。因此,使用普萘洛尔、拉贝洛尔等β受体阻滞剂者,使用及停用西咪替丁时,应注意患者的反应。

雷尼替丁与普萘洛尔合用,雷尼替丁对普萘洛尔的代谢和药物影响很小。故普萘洛尔必须与 H₂受体阻断剂合用时,为减少药物相互作用,可选用雷尼替丁。

2.氢氧化铝凝胶

氢氧化铝凝胶与β受体阻滞剂合用,可使β受体阻滞剂吸收减少,从而影响β受体阻滞剂的疗效,故两药不宜同时服用。

（十一）其他药物

1.氨茶碱

β受体阻滞剂可抑制肝微粒体药物代谢酶系,故氨茶碱与普萘洛尔或美托洛尔合用时,氨茶碱的清除率下降。但氨茶碱的药理作用为抑制磷酸二酯酶、影响环磷酸腺苷的灭活、兴奋β肾上腺素能受体,故可对抗普萘洛尔的作用。同时,普萘洛尔可因阻滞β受体而引起支气管平滑肌痉挛,加剧哮喘,两药合用发生药理拮抗。若氨茶碱类药必须与β受体阻滞剂合用,可选用β₁受体阻断剂。

2.抗组胺药

普萘洛尔与抗组胺药有拮抗作用。氯苯那敏对抗普萘洛尔有阻断作用,这是因为氯苯那敏可阻断肾上腺素神经摄取递质。但氯苯那敏可加强普萘洛尔的奎尼丁样作用,两药合用对心肌的抑制作用增强。

3.呋喃唑酮

呋喃唑酮与普萘洛尔不宜同时服用,应在停服呋喃唑酮二周后再服用普萘洛尔。

4.麦角生物碱

麦角生物碱具有动脉收缩的作用,临床上经常用于治疗偏头痛,而β受体阻滞剂亦用于预防和治疗偏头痛,不良反应是抑制血管扩张,引起肢体寒冷。两药合用时可致协同效应,故这类药物合用应谨慎。

5.降脂酰胺

降脂酰胺与普萘洛尔合用后,普萘洛尔的β阻断作用减弱;而停用普萘洛尔时,又易发生普萘洛尔停药综合征,表现为心绞痛加重,患者可发生心肌梗死。

6.利福平

利福平可促进美托洛尔的经肝代谢,已使用美托洛尔的患者,再使用或停用利福平时,应注意其对美托洛尔的影响,并适当调整美托洛尔的剂量。

7.乙醇

乙醇对普萘洛尔的血浆浓度无显著影响。两药合用对心率的抑制作用并不比单用普萘洛尔时更强,对血压也无明显影响,有报道β受体阻滞剂可用于治疗醉酒所引起的谵妄和震颤。

四、剂量与用法

(一)剂量

使用任何一种 β 受体阻滞剂均应从小剂量开始,然后逐渐增加剂量,直到取得满意疗效或出现较明显的不良反应。每一种 β 受体阻滞剂的常规剂量至今仍无统一的规定,而且每例患者的个体反应不同,也不可能规定统一的用药剂量。例如,国内报道普萘洛尔的用药剂量范围为30～240 mg/d,国外有报告高达 400～800 mg/d。我们使用阿替洛尔治疗心绞痛的剂量达 37.5～75 mg/d 时,有的患者即可出现心动过缓;而治疗肥厚型心肌病时,用药剂量达 300 mg/d 时,患者未出现不适表现。无论使用多大剂量,都要密切观察治疗反应。逐渐加量和逐渐减量停药是使用 β 受体阻滞剂的一个重要原则。

(二)疗程

疗程应视治疗目的而定,如治疗心肌梗死的疗程为数月至数年,而治疗肥厚型心肌病和原发性 Q-T 间期综合征则可能需终生服药。

(孙丽丽)

第七节 钙通道阻滞剂

钙通道阻滞剂是一类选择性作用于慢通道、抑制 Ca^{2+} 跨膜内流,进而影响 Ca^{2+} 在细胞内作用而使整个细胞功能发生改变的药物。该类药物自 20 世纪 60 年代问世以来,其作用机制、药理及临床应用取得了重大进展,现钙通道阻滞剂已广泛用于高血压、冠心病、心绞痛、心律失常及肥厚型心脏病等心血管疾病的治疗。此外,人们在临床实践中还发现钙通道阻滞剂对多种器官均可产生效应,提示钙通道阻滞剂具有潜在广泛的治疗作用。尽管近年来某些临床资料提出了一些不利于钙通道阻滞剂的观点和证据,从而引发了对钙通道阻滞剂临床应用的争议和再评价,但此类药物仍是心血管疾病治疗中最为常用的药物之一。

一、分类

钙通道阻滞剂物繁多,由于具有共同的钙拮抗作用而被归列在一起,但其化学结构、与慢通道结合程度、相对选择性及对组织器官的药理效应等方面均有所不同甚或差异极大,因而目前尚缺乏令人满意的分类方法。现较常用的分类法如下。

(一)按化学结构分类

1.苯烷胺类

如维拉帕米、盖洛帕米、泰尔帕米、Devapamil、Anipamil、Empoamil、Falipamil、Ronipamil。

2.二氢吡啶类

如硝苯地平、尼群地平、尼卡地平、非洛地平、伊拉地平、达罗地平、尼鲁地平、尼莫地平、尼索地平、尼伐地平、马尼地平、贝尼地平、拉西地平、巴尼地平、Diperdipine、Oxodipine、Riodipine、Ryosidipine、Flordipine、Foridipine、Iodipine、Mesudip-ine、Tiamdipine、Franidipine、OPC13340、R023-6152。

3.苯噻氮唑类

如地尔硫䓬、Fostedil。

4.其他

如氟桂利嗪、桂利嗪、Lidoflazine、哌克昔林、苄普地尔、普尼拉明、特罗地林、苯地林、Caronerine、匹莫齐特、五氟利多、氟斯匹灵。

(二)按有无电生理作用分类

分为有电生理作用与无电生理作用两大类。前者具有负性变时、负性变力以及负性变传导作用，可减轻心肌收缩力和降低氧耗量，主要药物有维拉帕米、盖洛帕米、硫氮草酮、苄普地尔等，常用于快速性心律失常及伴有心率增快的高血压或冠心病患者；后者无或有轻微电生理作用，对心脏传导系统和心肌收缩力无明显影响，其中某些药物可因扩血管作用而反射性地引起心率增快，主要药物有硝苯地平及其二氢吡啶类药物、氟桂利嗪、哌克昔林等，可用于高血压及血管痉挛性疾病的治疗。此种分类法虽然过于笼统和简单，但对于临床选择用药尚有一定指导意义。

(三)按作用部位及用途分类

(1)主要作用于心肌细胞：如维拉帕米。

(2)主要作用于窦房结和房室结：如维拉帕米、硫氮草酮。

(3)主要作用于血管平滑肌：①主要作用于冠状动脉，如硝苯地平、硫氮草酮；②主要作用于脑血管，如尼卡地平、尼莫地平；③主要作用于周围血管，如利多氟嗪、氟桂利嗪。

(四)按生化及电生理特点分类

1982年Fleckenstein提议分为两类，以后又增补为3类。

A类：药效及特异性高，对电压依赖性通道选择性强，可抑制90%Ca^{2+}内流而不影响Na^+及Mg^{2+}内流，包括维拉帕米、甲氧帕米、硫氮草酮、硝苯地平及其他二氢吡啶类衍生物。

B类：选择性稍差，可抑制50%～70%的Ca^{2+}内流，同时可抑制Na^+、Mg^{2+}内流，包括普尼拉明、哌克昔林、异搏静、苯地林、氟桂利嗪、桂利嗪、特罗地林、双苯丁胺及Aroverine。

C类：有轻度钙拮抗作用的某些局麻、除颤及抗心律失常药物，如氯丙嗪及某些β受体阻滞剂。

(五)WHO分类法

1985年，WHO专家委员会按钙通道阻滞剂的结合部位及选择性、精确的细胞与药理学作用机制分为两组6个亚类，包括以下几种。

(1)对慢通道有选择性作用者Ⅰ类为维拉帕米及其衍生物，Ⅱ类为硝苯地平及其他二氢吡啶衍生物，Ⅲ类为硫氮草酮类。

(2)对慢通道呈非选择性作用者Ⅳ类如氟桂利嗪、桂利嗪等二苯哌嗪类，Ⅴ类如普尼拉明类，Ⅵ类如哌克昔林、卡普地尔、Caroverine等。

(六)其他分类法

1992年，Spedding和Paoletti又提出如下分类法，将钙通道阻滞剂分为五大类。

Ⅰ类：选择性作用于L型通道上明确位点的药物，又细分为以下几种。①1,4-二氢吡啶类结合点(受体)：硝苯地平、尼群地平、尼卡地平等；②苯噻氮唑类结合位点：硫氮草酮等；③苯烷胺类结合位点：维拉帕米、盖洛帕米、泰尔帕米等。

Ⅱ类：作用于L型通道上未知位点的化合物：如SR33557、HOE166、McN6186等。

Ⅲ类：选择性作用于其他亚型电压依赖性通道(Voltage dependent Ca^{2+} channel,VDC)的药

物(迄今未发现对此类通道具有高选择性的药物)。①T 型通道:氟桂利嗪、粉防己碱等;②N 型通道:ω-conotoxin;③P 型通道:漏斗网型蜘蛛毒素。

Ⅳ类:非选择性通道调节药物如苯地林、普尼拉明、苄普地尔等。

Ⅴ类:作用于其他类型钙离子通道的药物如下。①肌浆网 Ca^{2+} 释放通道:兰诺丁。②受体控制性钙离子通道(receptor operated Ca^{2+} channel,ROC),可被相应受体拮抗剂阻断:兴奋性氨基酸通道;α受体偶联通道;血管紧张素偶联通道;核苷酸/核苷酸偶联通道。

二、作用机制与药理效应

(一)作用机制

钙通道阻滞剂作用的精确部位及机制尚不十分清楚,但它们的化学结构各不相同、立体构型也不一样,提示钙通道阻滞剂之间不可能以任何相同机制或简单的构效关系作用于单一受体部位。钙通道阻滞剂可能对 Ca^{2+} 转运与结合的所有环节与调控机制均有抑制和影响。目前已知细胞内外 Ca^{2+} 的平衡与调节(离子转运)有以下几种方式:①经慢通道发生慢内向离子流(SIC)。慢通道对 Ca^{2+} 的通透性除受 Ca^{2+} 浓度的控制外,还受神经介质的调控,因而慢通道又分为 VDC 和 ROC。VDC 有两个闸门,外闸门受电位控制,内闸门则受环磷酸腺苷(cAMP)的调节。当细胞膜去极到一定水平(如在心肌为 $-40\sim+10$ mV)时此通道即被激活开放,产生 SIC 形成动作电位坪台,激活后由于内向 Ca^{2+} 电流的增加与膜电位降低,随即开始较激活速率更慢的失活过程,即该通道存在"开""关"和"静息"3 种状态。VDC 至少存在 4 个亚型:L、T、N、P,它们的电生理与药理学特征有所不同,其中 L 亚型最受重视,因为该通道是主要对 Ca^{2+} 兴奋或阻滞剂敏感的钙离子通道亚型,其活化阈值高(-10 mV)、灭活慢,与心血管系统、平滑肌、内分泌细胞及某些神经元的兴奋——收缩偶联有关,L 亚型通道又有 α_1、α_2、β、γ、δ 5 个亚单位组成,α_1 亚单位具有钙离子通道及受体结合功能,α_2 及 β 亚单位具通道阻滞作用;ROC 存在于多种细胞尤其是血管平滑肌的胞质膜上,能对去甲肾上腺素、组胺、5-羟色胺等发生反应,产生 Ca^{2+} 内流及细胞内贮存 Ca^{2+} 的释放,ROC 激活后对后者作用更大;②Ca^{2+} 渗入:当胞外 Ca^{2+} 浓度低时,可使胞质膜通透性改变,发生"渗漏",增加 Ca^{2+} 流入,此可能与某些血清 Ca^{2+} 不足所并发的高血压有关;③Na^+/Ca^{2+} 交换:具双向性,取决于细胞内外两种离子浓度梯度,当胞内 Na^+ 浓度高而胞外 Ca^{2+} 浓度高时两者可发生交换,此机制与心肌糖苷的正性肌力作用有关;④胞质膜上 Ca^{2+}-ATPase,可利用 ATP 分解的能量将 Ca^{2+} 逆离子梯度由胞内泵出胞外;⑤肌浆网系膜上的 Ca^{2+},Mg^{2+}-ATPase 将 Ca^{2+} 泵入肌浆网,而跨膜 Ca^{2+} 内流可触发肌浆网(SR)按离子浓度释放 Ca^{2+}(SR 内 $Ca^{2+}10^{-4}$M,胞质内为 10^{-7}M),这一过程与心肌纤维的兴奋-收缩偶联有关;⑥线粒体可吸收胞质内 Ca^{2+},而通过 Na^+、Ca^{2+} 交换释放 Ca^{2+}。以上为 Ca^{2+} 的平衡与调控机制,其中①②③④为 Ca^{2+} 细胞内外的跨膜转运,⑤⑥为细胞内转运过程;不同类型的组织,这些机制有不同的重要性。心肌和内脏平滑肌肌浆内 Ca^{2+} 的浓度正是基于上述转运系统的精确调控,才得以发挥正常的心脏血管效应。钙通道阻滞剂也正是通过对 Ca^{2+} 运转的影响,使细胞内 Ca^{2+} 减少,可兴奋细胞电位发生改变或钙与心肌内收缩蛋白、血管平滑肌内钙调蛋白等钙敏蛋白的结合受抑或 Ca^{2+}-蛋白复合物的调节作用减弱,从而发挥一系列的药理学效应。

尽管理论上推测钙通道阻滞剂的作用部位绝非一处,但绝大部分钙通道阻滞剂是通过阻滞慢钙离子通道和慢钙-钠通道而减少 Ca^{2+} 进入胞内的。事实上,只有对钙离子通道有阻滞作用的药物也才真正具有治疗价值。现已有足够的证据表明,钙通道阻滞剂实际上具有药理学与治疗学的抑制部位仅是 VDC 中的 L 通道。不同钙通道阻滞剂对通道蛋白的结合位点可能不同，有学者认为硝苯地平等二氢吡啶类衍生物作用于通道外侧的膜孔蛋白，维拉帕米类药物作用于通道内侧的膜孔蛋白而与外侧膜孔蛋白受体的亲和力极低，硫氮䓬酮则主司通道的变构部位，从而改变钙离子通道的构象等。当然这一学说有待于更进一步证实。

各种不同组织及相同组织的不同部位(如心肌、冠状动脉、脑血管及外周血管)Ca^{2+}转运途径不同、钙离子通道被活化的途径不一(VDC 或 ROC)、活化机制迥异(有的以 Ca^{2+} 内流为主、有的以胞内贮存 Ca^{2+} 释放为主)、膜稳定性不同(钙离子通道存在"静息""开放"和"灭活"3 种状态)以及与药物的亲和力、离散度的差异，构成了钙通道阻滞剂对不同组织敏感性及临床适应证不同的基础，也是钙通道阻滞剂理效应不一的重要原因。

(二)药理作用

钙不仅为人体生理功能所必需，而且也参与或介导许多病理过程。细胞内 Ca^{2+} 过多(亦称钙"超载")，在高血压起病、心律失常形成、动脉粥样硬化发病以及血管与心肌的脂氧化损伤等病理过程中起着重要作用。钙通道阻滞剂虽然作用不尽相同、作用机制未完全明了，但多种钙通道阻滞剂在不同程度上具有下述作用:①抑制心肌 Ca^{2+} 跨膜 SIC，使胞质内游离 Ca^{2+} 浓度下降、心肌收缩力减弱呈负性肌力作用，降低心肌耗能及耗氧。应当指出，不同的钙通道阻滞剂在整体动物实验中表现出来的负性肌力作用差异甚大，如硝苯地平由于舒张血管作用较强，甚至出现反射性增强心肌收缩力。②抑制窦房结自律性及减慢房室传导，呈现负性变时及负性变传导作用。③防止心肌细胞内 Ca^{2+} "超负荷"、保护心肌免遭脂氧化损伤，对缺血心肌有保护作用。④扩张冠状动脉、脑血管及肾动脉，促进冠状动脉侧支循环形成，改善心、脑、肾等重要脏器供血。⑤扩张肺及周围血管、降低总外周阻力，使血压、肺动脉压降低及心脏前、后负荷减轻;总体来讲，钙通道阻滞剂舒张动脉血管作用强于舒张静脉血管。⑥在某种程度上可减轻血管及心脏的重塑作用，使管壁顺应性增加、靶器官结构改变及功能损害减小。⑦抑制支气管、肠道及泌尿生殖道平滑肌、缓解平滑肌痉挛。⑧抑制血小板聚集，改进低氧血症时血流变异常，改善红细胞开变性。⑨对血脂代谢无不良影响，某些钙通道阻滞剂可升高高密度脂蛋白胆固醇(HDL-ch)或降低低密度脂蛋白胆固醇(LDL-ch)。⑩改善胰岛素抵抗、增加组织对胰岛素的敏感性。⑪可抑制血管平滑肌细胞增殖及向内膜下迁移，此与抑制动脉粥样硬化有关，二氢吡啶类药物有抑制和延缓粥样硬化进程的作用。⑫抑制兴奋-分泌偶联，影响多种腺体的分泌。⑬抑制内皮素分泌、减少前嘌呤物质丧失，维持细胞 Ca^{2+}、Na^+、K^+ 平衡，减轻血管切应力损伤。⑭逆转心室肥厚及有轻度利钠、利尿作用。⑮硝苯地平、硫氮䓬酮、氨氯地平和维拉帕米对高血压患者的肾功能有短期良好作用。硫氮䓬酮对胰岛素依赖型和非依赖型糖尿病、肾病患者有减少尿蛋白分泌的作用。

需要指出的是，钙通道阻滞剂的上述作用除因药物不同而表现各异外，其在体内的净效应还取决于各种作用的相对强度以及用药途径、剂量、体内反射机制等影响因素。

三、临床应用

近年来，随着临床与基础研究的不断深入，钙通道阻滞剂的应用范围越来越广，已由最初单纯治疗心血管疾病发展到应用于多个系统的多种疾病。

(一)高血压病

目前，钙通道阻滞剂已广泛用于高血压病的治疗，尤其是二氢吡啶类药物，由于其显效快、效果明显，血压下降平稳，长期使用有效，且对血脂、血糖、尿酸、肌酐及电解质等无不良影响，已被列为高血压治疗的一线药物。与其他降压药相比,钙通道阻滞剂更适合于年龄大、基础血压高、低肾素型及外周血管阻力高者,一般单用钙通道阻滞剂 50%～70%患者即可获得满意效果。钙通道阻滞剂与β受体阻滞剂、ACEI 及利尿剂配伍应用时其降压效果更好,可根据病情酌予选用。对高血压合并冠心病、心绞痛、心律失常、脑血管疾病及外周血管病者,选用相应的钙通道阻滞剂不仅能降低血压,而且对其合并症治疗也十分有效,但钙通道阻滞剂远期应用能否降低心血管并发症的发生与死亡,国际上尚未取得一致意见,仍有待于前瞻性大规模长效钙通道阻滞剂抗高血压临床试验加以验证。国内近期已结束的一项临床多中心研究观察了尼群地平对老年单纯收缩期高血压的影响,初步表明钙通道阻滞剂对高血压病脑血管并发症有降低发生率作用,但对心血管并发症的发生似乎影响不明显。

近年来,有人认为在预防高血压患者主要心血管事件中,钙通道阻滞剂的作用不及β受体阻滞剂或小剂量噻嗪类利尿剂。美国一权威性荟萃资料分析了 9 个临床试验共 27 743 例患者,结果发现在降低血压方面,钙通道阻滞剂与β受体阻滞剂、ACEI 及噻嗪类利尿剂没有明显差异;但服用钙通道阻滞剂组的患者中,急性心肌梗死和心力衰竭发生的危险性分别增加了 26%,主要心血管事件危险增加了 11%。因此,Furberger 等认为,β受体阻滞剂、ACEI 及小剂量噻嗪类利尿剂仍然是治疗高血压的首选药物,只有在这些药物治疗失败或患者不能耐受时,才考虑换用钙通道阻滞剂。然而,2000 年公布的 NORDIL 试验便很快否定此说。NORDIL 试验证实,硫氮䓬酮在治疗高血压时与利尿剂、β受体阻滞剂比较,不仅同样具有显著减少心血管事件发生和死亡的效果,而且比利尿剂、β受体阻滞剂减少了 20%的脑卒中发生率。硫氮䓬酮的良好疗效,可能与其逆转左室肥厚、交感神经激活作用小及抑制心律失常等发生有关。针对伴有至少一项心血管高危因素的高血压患者进行治疗的 INSIGHT 试验更进一步证实,拜新同(一种长效的硝苯地平制剂)组和利尿剂(氢氯噻嗪和米吡嗪联用)组的终点事件(包括心肌梗死、脑卒中、心血管病死亡和心力衰竭等)发生率没有差别,总的事件的发生率均为 12%,且拜新同单药治疗即可有效控制血压,长期用药无增加癌症和严重出血的危险性,从而确立了钙通道阻滞剂用药的安全性。上述资料充分说明,钙通道阻滞剂仍是可供选用的一线抗高血压药物,特别是其价格低廉、疗效可靠,更适合于国内治疗高血压病的应用。

目前,对钙通道阻滞剂降压应用的新趋势是:①第 3 代二氢吡啶类药物如氨氯地平、非洛地平等,降压有效而作用时间长;②非二氢吡啶类药物如维拉帕米,尤其是其缓释型制剂,虽然对心脏的选择性强,但能降低血浆去甲肾上腺素,因此,对应激状态及扩张周围血管,降压有独特作用;③短效的硝苯地平在降压治疗中对无明显并发症的老年人疗效较好,由于其交感激活作用,对大多数中青年患者不适用,已有两项前瞻性的临床试验对短效硝苯地平及利尿剂与 ACEI 的降压效果进行比较,发现三类药物的降压作用相同,但前者防止心血管事件的发生明显较后两者减少。此外,人们在临床实践中还发现,若二氢吡啶类药物降压无效时通常加服利尿剂不能增强其疗效;相反,高 Na^+ 饮食可加强其疗效,可能与钙通道阻滞剂有内源性钠利尿作用有关,当摄取 Na^+ 增加、体内 Na^+ 增高时也可调节钙通道阻滞剂受体的结合率。

降压谷峰值比率(T:P)是 1988 年由美国食品药品监督管理局(FDA)提出的一项评价降压药优劣的指标,近年来已被作为降压药筛选与审批新药的标准。T:P 也即降压药最小与最大疗效之比率,提出此概念的目的在于强调稳态给药结束后血压应控制满意且降压作用须平稳维持 24 h 之久,以避免血压的过大波动。FDA 认为,理想的降压药谷值效应至少应为峰值效应的 50%,即 T:P≥50%。据报道缓释硝苯地平 10～30 mg,每天 1 次,T:P 为 50%;氨氯地平 5～

10 mg,每天一次,T∶P 为 66%;拉西地平的 T∶P 亦≥60%,提示钙通道阻滞剂是一类较为理想的降压药物。

(二)快速型心律失常

目前,用于治疗心律失常的钙通道阻滞剂均为有电生理效应的药物,如维拉帕米、盖洛帕米、硫氮䓬酮及哌克昔林等。其中,维拉帕米可抑制慢反应细胞的 V_{max},延缓房室结慢径路的传导,从而终止房室结双径路的折返激动,已成为目前治疗房室结内折返性心动过速的首选药物。对于房性心动过速、心房扑动和心房颤动患者,钙通道阻滞剂可通过抑制房室传导而减慢其心室率,一部分患者可转复为窦性心律。此外,钙通道阻滞剂尚可减轻延迟后除极的细胞内 Ca^{2+} 超负荷,阻断早期后除极的除极电流,抑制触发活动性心律失常,对部分室性心律失常有效。近年来屡有报道,维拉帕米或硫氮䓬酮对缺血性再灌注心律失常有预防作用,对左室肥厚所合并的恶性室性心律失常也有潜在的治疗价值,可防止患者猝死。

(三)缺血性心绞痛及动脉粥样硬化

大多数钙通道阻滞剂具有扩张冠状动脉、解除冠状动脉痉挛、增加冠脉血流作用,并能降低心脏前、后负荷及减弱心肌收缩力,从而减少心肌氧耗量、恢复氧供需平衡,因此可用于各种类型的心绞痛治疗,尤其对变异性心绞痛效果较好。目前,多数学者更趋向于选择维拉帕米、硫氮䓬酮及长效二氢吡啶类制剂,短效的硝苯地平已较少应用,因有报道部分患者用硝苯地平后心绞痛症状加重,这可能与用药后血压下降太大、冠状动脉血流灌注减少或反射性心率加快,不利于氧供求平衡有关,也可能系冠状动脉侧支循环再分布产生"窃血现象"所致。近年来某些实验及临床研究提示,钙通道阻滞剂有"心血管保护作用",可抑制氧自由基所致的脂质过氧化作用,减轻缺血与再灌注损伤。已有资料证实,钙通道阻滞剂用于经皮冠脉腔内血管成形术(PTCA)及溶栓后的缺血再灌注治疗取得较好效果。

自 1981 年国外学者 Henry 和 Bentley 首次报道硝苯地平对实验性动脉粥样硬化的抑制作用以来,10 余年间钙通道阻滞剂的抗动脉粥样硬化作用日益受到关注。动脉粥样硬化是一缓慢的发病过程,其病理改变主要为动脉管壁的 Ca^{2+} 沉积(钙化)及由 Ca^{2+} 作为信息物质所介导的内皮细胞损害、脂质沉积、动脉中层平滑肌细胞增生及迁移、血小板聚集甚或血栓形成为其特征。钙通道阻滞剂通过减少 Ca^{2+} 沉积及细胞内 Ca^{2+} 超负荷,可有效地保护血管内皮细胞、维持胞膜的完整性与通透性,抑制血栓烷素 A_2(TXA_2)及内皮素(ET)形成、刺激前列环素(PGI_2)的释放,以此延缓或削弱动脉粥样硬化的发病。维拉帕米、硫氮䓬酮及大多数二氢吡啶类钙通道阻滞剂的抗动脉粥样硬化作用均曾有过报道。国际硝苯地平抗动脉粥样硬化研究(INTACT)发现,与安慰剂组比较,治疗 3 年时冠状动脉粥样硬化新生病灶的危险性降低 28%,继续治疗 3 年则新生病灶的危险性进一步减少 78%,证实硝苯地平可有效抑制冠状动脉粥样硬化的进程。

(四)心肌肥厚

钙通道阻滞剂应用于高血压性心脏病或肥厚型心脏病,不但能增加心肌活动的顺应性、改善心脏舒张功能,而且可减轻甚或逆转心肌肥厚,目前已证实对心肌纤维增殖有抑制作用的药物中,钙通道阻滞剂较大多数药物作用强而仅次于 ACEI 类。对于肥厚性梗阻型心肌病,钙通道阻滞剂治疗时并不增加其收缩期流出道的压力阶差。

(五)脑血管及中枢神经系统疾病

正常情况下大脑具有稳定的较高的氧代谢,维持人体中枢功能必须有充足的脑血流,否则,脑灌注不足经一定时间可迅速产生乳酸,酸中毒又使脑血流调节功能丧失,进而引起脑细胞代谢衰竭甚至导致坏死。已知休息时神经元细胞内 Ca^{2+} 较胞外低 10^4 倍，胞内 Ca^{2+} 浓度常在脑缺血损伤时增加，而胞内 Ca^{2+} 超负荷则又加剧脑细胞损伤死亡，从而形成恶性循环。近年来大量研究证实钙通道阻滞剂可抑制这一过程，并通过脑血管扩张作用改善脑血流供应，因而用于脑缺血、蛛网膜下腔出血、脑复苏及偏头痛取得一定效果，几组大型临床试验已就尼莫地平对缺血性脑卒中的作用得出肯定结论；最近，ASCZEPIOS 试验及 FIST 试验正分别对伊拉地平和氟桂利嗪的作用进行观察，希望不久即可得出结论。

(六)肺与肺动脉疾病

许多呼吸道疾病、肺循环障碍及急性微血管性肺损伤的病理生理均与 Ca^{2+} 有关，如过敏性哮喘时 IgE 介导的肥大细胞释放化学物质及炎症递质(兴奋-分泌偶联)、气管平滑肌痉挛与收缩(兴奋-收缩偶联)、某些血管活性介质的合成及神经冲动的传导等均受细胞内外 Ca^{2+} 的调节，Ca^{2+} 还影响某些趋化作用物质(如白细胞介素)的合成与释放，因而，钙通道阻滞剂对呼吸系统疾病的治疗及预防价值受到广泛重视。实验研究及临床观察发现钙通道阻滞剂可抑制化学递质及气管平滑肌组胺的释放、TXA_2 和 PGF_2 等所诱发的气道平滑肌痉挛，并能抑制冷空气及运动诱导的支气管痉挛，从而减轻支气管哮喘发作。但总的说来，钙通道阻滞剂对呼吸道平滑肌的舒张效应较小，现今仍不能作为一线药物应用。不过，其新一代制剂尤其是气雾剂可能有更大作用。

目前，钙通道阻滞剂对原发性或继发性肺动脉高压的作用虽然报告不多，对病程及预后的影响尚缺乏长期对照研究，但钙通道阻滞剂尤其是硝苯地平对慢性阻塞性肺病的肺动脉高压可降低肺血管阻力，在选择性病例确可改善症状及血流动力学效应，其次研究较多的药物为硫氮䓬酮，但药物的选用剂量及投药方式各家报道不一，尚有待于进一步探讨。

(七)其他

钙通道阻滞剂对肾脏的保护作用、在胃肠道及泌尿生殖系统疾病中的应用等也受到广泛重视并取得重大进展，但仍需不断完善资料及进行长期的对照观察。

四、钙通道阻滞剂在某些心脏疾病应用中的争议与评价

(一)心肌梗死

钙通道阻滞剂能否用于急性心肌梗死(AMI)，目前意见不一。部分学者认为，钙通道阻滞剂用于 AMI 早期可限制或缩小梗死面积。1990 年的丹麦维拉帕米二次心肌梗死试验(DAVIT Ⅱ)表明维拉帕米可减少再梗死；DAVIT Ⅰ 及 DAVIT Ⅱ 的汇集资料证实了维拉帕米治疗组患者心血管事件、死亡率及再梗死率均降低，其疗效类似于多数 β 受体阻滞剂。对于心电图显示的无 Q 波性心肌梗死，早期(24～72 h)应用硫氮䓬酮可显著减少再次心肌梗死及梗死后难治性心绞痛的发生率，目前已引起临床广泛注意。新近有人观察了维拉帕米与非洛地平对 AMI 后心率变异性的影响，提示维拉帕米能增加副交感神经活性、恢复交感与副交感神经的平衡，对 AMI 早期心率变异性有较好影响，而非洛地平则无此作用，这可能是维拉帕米改善 AMI 患者预后的重要原因之一。但也有相反报道认为，钙通道阻滞剂非但不能减少心肌梗死患者死亡与再梗死危险，反而能增加其死亡率。1995 年 3 月，Psaty 等在美国第 35 届心血管病流行病学与预防年会上提出，使用硝苯地平者与用利尿剂、β 受体阻滞剂比较，心肌梗死危险增加 60%；Furberger 等也收集了 16 个硝苯地平用于冠心病治疗的随机二级预防试验资料，于同年 9 月再次报告中等到大剂量的短效钙通道阻滞剂硝苯地平能增加冠心病死亡率，有学者并由此推及其他钙通道阻滞剂(特

别是二氢吡啶类）也有类似的不良作用，曾一度引起学者们的关注。尽管 Braun 等曾于次年在世界著名的《美国学院心脏病杂志》撰文不支持所谓钙通道阻滞剂在治疗各类慢性冠心病时将会增加其死亡危险比率或对心肌梗死存活有不利影响的观点，Norman 也认为将大剂量短效硝苯地平（每天用量≥80 mg）的假定危险等同于已被证实对高血压和心绞痛有效而安全的合理剂量的长效钙通道阻滞剂，这种盲目扩大及不合理应用是错误的，但对于心肌梗死患者应用钙通道阻滞剂，医药界目前已引起重视并持审慎态度。多数学者认为，AMI 早期除非有适应证，否则不应常规使用钙通道阻滞剂，如需选用时当充分估计所选药物的负性肌力以及对心率、血压及传导系统的影响。

（二）心功能不全

维拉帕米、硫氮草酮等有负性肌力的药物一般应避免应用于收缩功能障碍的充血性心力衰竭（CHF）患者，此早已成为人们的共识。已有研究证实维拉帕米可使 CHF 恶化，MDPIT 试验也表明硫氮草酮可增加心肌梗死后伴有左室功能不全患者的病死率。然而，二氢吡啶类钙通道阻滞剂能否应用于 CHF 仍存有较大争议。起先人们认为，钙通道阻滞剂可使血管扩张、降低心脏前、后负荷以利于心脏做功，且可改善心肌缺血、防止心肌病变时的心肌细胞内 Ca^{2+} 积聚及局部微血管痉挛而出现的心肌局灶性坏死，因而钙通道阻滞剂可能有助于 CHF 的治疗，钙通道阻滞剂曾被推荐为治疗轻、中度 CHF 的首选药物，寄希望于 CHF 早期应用能阻止原发病的进一步发展恶化，在晚期则可降低心脏后负荷、改善心脏作功能力使 CHF 缓解，有学者观察到氨氯地平、非洛地平等可改善 CHF 患者的血流动力学效应；不过，随后的进一步观察却发现硝苯地平及某些二氢吡啶类药物使心功能恶化，究其原因时许多学者把钙通道阻滞剂对 CHF 的不利影响归咎于其负性肌力作用及反射性兴奋交感神经和激活肾素——血管紧张素系统的作用。目前尚无大规模的临床试验评价硝苯地平对 CHF 的远期影响。初步研究表明，新一代的血管选择性钙通道阻滞剂可缓解症状、提高运动耐量，其神经内分泌激活不明显。前瞻性随机氨氯地平存活评价（Prospec-tive Randomized Amlodipine Survival Evaluation，PRAISE）及 PRAISE2 分别对氨氯地平在严重充血性心力衰竭中的作用及氨氯地平用于治疗心力衰竭患者的高血压或心绞痛的安全性进行了评价，试验结果提示人们：①尽管氨氯地平未加重患者的心力衰竭及增加心肌梗死、致命性心律失常或因严重心血管事件的住院率，但该药亦未能进一步改善心力衰竭患者预后，因而，在充分使用心力衰竭现代药物治疗的基础上，不宜将氨氯地平作为针对心力衰竭的常规治疗药物。②心力衰竭患者常合并控制不满意的高血压或心绞痛，此时，应首选 ACEI、利尿剂、β受体阻滞剂等进行治疗。如果这些药物仍不能控制心力衰竭患者的高血压或心绞痛，或患者不能耐受这些药物时，使用长效钙通道阻滞剂氨氯地平是安全的，它与传统的短效钙通道阻滞剂不同，该药并不恶化心力衰竭患者的心功能或预后。

近些年来，随着对心脏功能研究的不断深入，对心功能不全的认识也有了较大提高，心脏舒张功能障碍及无症状心功能不全逐渐受到重视。肥厚型心脏病或高血压、冠心病的早期，心脏收缩功能可能正常，而心脏舒张功能已有损害，此时洋地黄等正性肌力药物的应用受到限制，越来越多的研究表明，维拉帕米、硫氮草酮及氨氯地平等可改善患者的舒张功能，显示了钙通道阻滞剂在改善心脏舒张功能方面的良好应用前景。

五、药物介绍

(一)维拉帕米及其同系物

本品为人工合成的罂粟碱衍化物,系最早被研究应用的钙通道阻滞剂,1962 年由 Hass 首先合成并用于临床。

1.化学结构(图 6-1)

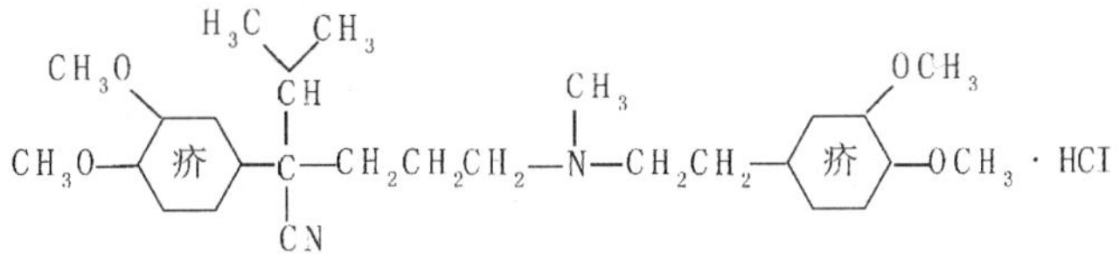

图 6-1 维拉帕米化学结构

2.理化性质

本品为白色或类白色结晶性粉末,无臭、味苦,熔点为 141～145 ℃,溶于水、乙醇或丙酮,易溶于甲醇、氯仿,不溶于乙醚。5%水溶液 pH 为 4.5～6.5。

3.药动学

静脉给予维拉帕米后 1～2 min 即可测出血流动力学效应(血压降低)和电生理效应(P-R 间期延长),但前者效应时间短暂,5 min 时低血压效应即达高峰,10～20 min 作用消失;后者作用时间较长,其负性传导作用 10～20 min 为顶峰,6 h 时仍可测出,提示房室结组织对该药有明显的亲和力。维拉帕米血浆浓度>75 ng/mL 时,阵发性室上性心动过速即可转复为窦性心律,一次静脉给药 0.1～0.15 mg/kg 即可达此浓度,继后按每分钟 0.005 mg/kg 静脉滴注,能较长时间地维持血浆治疗浓度。

口服维拉帕米几乎从胃肠道完全吸收,但由于通过肝脏时的首过效应,其生物利用度已降至10%～35%,因此,欲得到与静脉注射给药相等的药理效果,口服剂量与静脉注射剂量应有明显差别,即口服剂量要比静脉注射大 10 倍以上才能达到相应的血液浓度。血清中 90%的维拉帕米与蛋白结合,半衰期为 3～7 h 不等。口服或静脉注射药物 70%以代谢产物的形式由肾脏排泄,15%经胃肠道排出,只有 3%～4%以原形在尿中出现。维拉帕米经肝脏通过 N-脱甲基作用和 N-脱羟基作用产生多种代谢产物,其主要代谢物去甲基维拉帕米的血流动力学效应和冠状动脉扩张作用强度较弱,活性仅为母体成分的 20%。此外,服用相同剂量的维拉帕米时,患者之间血浆中的浓度可有差异,但血浆浓度>100 ng/mL 时,血浆浓度与疗效之间的相关性已甚小。

4.治疗学

(1)室上性快速型心律失常:维拉帕米阻抑心肌细胞膜钙慢通道,使钙内流受阻,可抑制窦房结和房室结慢反应细胞动作电位 4 位相自动除极化速率,降低其自律性并抑制动作电位 0 相除极速度和振幅,减慢冲动传导、延长房室传导时间,尤其使房室结有效不应期显著延长,使单向阻滞变为双向阻滞,从而消除折返,临床上用于阵发性室上性心动过速(PSVT),能有效地使其转复为窦性心律(有效率达 80%～90%),尤其是对房室结折返性 PSVT 更为有效,是紧急治疗PSVT 患者的首选药物。对心房扑动或心房纤颤患者,可减慢其心室率,个别患者可转复为窦性心律(心房纤颤转复率仅 2%～3%)。

用法及用量:一般于 PSVT 发作时,首次静脉给予维拉帕米 3～5 mg(小儿)和 5～10 mg(成人),稀释于 10～20 mL 葡萄糖注射液中缓慢静脉推注,如无效时经 20～30 min 可重复注射,总量不宜超过 20 mg。频繁发作 PSVT 的患者,继后以每天 320～480 mg 口服,可有效地预防复发;心房纤颤或心房扑动患者,于初始注射 5～10 mg 后通常能减慢心室率至 80～110 次/分钟,此后可继续静脉滴注或口服维持此心率。

Fleckenstein 曾观察过 18 例心房扑动患者静脉注射维拉帕米 10 mg 的治疗效果,发现用药后 15 例心室率减慢(其中 4 例转为窦性心律),有效率为 83.3%,心房扑动转复率为 22.2%(4/18)。注意静脉注射给药期间应严密监测血压与心电图。对预激综合征合并的快速心律失常应根据电生理检查结果决定是否选用,本药对预激综合征并发 PSVT 而 QRS 波群不增宽者(心房激动经房室结正向传入心室),则疗效较好,可中止发作,否则应避免使用;对心房纤颤或心房扑动合并预激综合征时,由于本药可使更多的心房激动经旁路传入心室,以致心室率增快甚或诱发心室纤颤,故应忌用。本药对房性期前收缩有一定效果,对室性心律失常则效果较差。

(2)缺血性心脏病:维拉帕米通过 Ca^{2+} 拮抗作用松弛血管平滑肌,能有效地降低血管阻力、减轻心脏射血负荷及预防冠状动脉痉挛;另外,该药的负性变时及负性变力作用有利于降低心肌氧耗及增加舒张期冠状动脉血流灌注,对缺血性心脏病治疗有效,临床可用于劳力性心绞痛、变异性心绞痛及不稳定性心绞痛。劳力性心绞痛患者,平均每天剂量 240～480 mg,可有效地缓解劳力性心绞痛,其用量每天 320～480 mg 的疗效类似或优于 β 受体阻滞剂,对变异性心绞痛(平均口服剂量每天 450 mg)及不稳定性心绞痛(口服剂量每天 320～480 mg)也收到良好效果,其心绞痛发作次数和硝酸甘油用量减少,暂时性 ST 段偏移得以改善。一般应用方法:维拉帕米开始口服 40～80 mg,每 8 h 一次,以后递增至每天 240～360 mg 或更大耐受剂量。

(3)肥厚型心脏病:临床研究证实,维拉帕米不仅降低心脏后负荷、左室与流出道间压力阶差及直接抑制心肌收缩力,而且能减轻甚或逆转心肌肥厚。近期一项研究观察了 7 例肥厚型心肌病患者每天口服维拉帕米 360 mg,连服 1 年、1 年半及 2 年时的治疗效果,发现患者不但临床症状(心前区疼痛、劳力性呼吸困难、晕厥)减轻,左室顺应性改善,而且经电镜检查显示治疗后心肌细胞结构较前清晰、肌束走向紊乱变轻、肌原纤维排列仅轻度异常。还有研究报告维拉帕米在减轻左室肥厚的同时可减少 74% 室性心律失常,并降低其严重性。

(4)轻、中度高血压:尤其适合于老年高血压患者的治疗。一般治疗剂量为每天 80～320 mg。治疗初期可口服维拉帕米 40 mg,一天 3 次,若 1 周后无效渐增至 80 mg,一天 4 次,一般于用药 4 周后血压趋于稳定在正常水平,其总有效率可达 92.5%,心率由治疗前平均 86 次/分钟降至 72 次/分钟。血压稳定 4 周后可逐渐减至最小有效剂量维持治疗。

(5)应激状态或窦性心动过速:心率增加是处于应激状态的重要指标之一,心率增快常与高血压、TC 及 TG 升高、体重指数升高、胰岛素抵抗、血糖升高及 HDL-ch 降低等密切相关,故心率增快是心血管病和死亡的一个独立危险因素。人心率的快慢与寿命的长短呈反比,故控制心率、祛除应激状态十分必要。目前认为使用维拉帕米控制心率较使用 β 受体阻滞剂可能更好,因维拉帕米不会引起继发性血儿茶酚胺或去甲肾上腺素水平升高。用药方法:口服维拉帕米,使心率控制在 50～60 次/分钟。

(6)特发性室性心动过速:特发性室性心动过速主要指无器质性心脏病基础的分支性室性心动过速,室速发作时常表现为左束支阻滞合并电轴左偏或右偏。该类室速有时对其他抗心律失常药物反应不佳,而对维拉帕米的治疗反应良好,故有人又称之为"维拉帕米敏感性室速"。

5.药物相互作用

(1)与地高辛合用:维拉帕米可使地高辛的肾脏和非肾脏清除减少,它虽不影响肾小球滤过率,但可使地高辛的肾小管分泌明显下降,两药合用时,地高辛总清除率平均降低35%,血药浓度增加40%。有人指出,地高辛血药浓度增加发生在两药合用的7~14 d之后。血清地高辛浓度的增加易导致洋地黄中毒,故有人主张两药应避免联合用药。若必须合用时应彼此减少各自的用量,或地高辛减少35%。

(2)与普萘洛尔合用:维拉帕米和普萘洛尔均有Ca^{2+}拮抗作用,前者可阻碍Ca^{2+}通过细胞膜,后者能抑制Ca^{2+}在肌浆网内摄取和释放,故两药合用时可产生相加的负性肌力、负性频率及负性传导作用,易诱发低血压、呼吸困难、心动过缓、心力衰竭甚或心脏停搏。一般应于维拉帕米停药2周后方可应用普萘洛尔。

(3)与硝酸酯类合用:维拉帕米与硝酸甘油合用,后者增加心率的不良反应可为前者所抵消,而治疗作用相加,故两者合用对治疗难治性心绞痛效果较好,但合并用药可引起血压轻度下降,应用时宜注意。

(4)与某些抗心律失常药合用:维拉帕米和奎尼丁合用时可发生直立性低血压,两者合用治疗肥厚型心肌病时更是如此,这种不良反应可能是奎尼丁、α肾上腺素的阻滞效应和维拉帕米周围血管扩张的联合作用结果;同理丙吡胺与维拉帕米合用时也应小心;维拉帕米与胺碘酮合用,由于两者均可抑制窦房结自律性、房室传导和心肌收缩力,故可诱发心率减慢、房室传导阻滞、低血压和心力衰竭。

(5)与其他药物合用:维拉帕米增加血清卡马西平浓度,对血清卡马西平浓度稳态患者应避免长期使用;长期口服锂剂治疗者应用维拉帕米后血清锂浓度常可降低;维拉帕米还可增加异烷的心肌抑制作用及神经-肌肉阻滞剂的作用,也增加茶碱的血浓度;肝酶诱导剂(如利福平、巴比妥类、苯妥英钠、扑痫酮和卡马西平)可使维拉帕米血浓度降低;磺吡酮明显增加维拉帕米的清除率,口服维拉帕米的生物利用度可从27%降低至10%;抗癌药物COPD(环磷酰胺、长春新碱、丙卡巴肼和泼尼松)或VAC(长春地辛、阿霉素和顺铂)化疗方案与维拉帕米合用时,维拉帕米的浓度-时间曲线下面积(AUC)降低35%。

6.不良反应与防治

不良反应发生率为9%~10%,严重反应需停药者仅占1%。口服维拉帕米耐受良好,不良反应轻微,较常见的主要为胃部不适、便秘、眩晕、面部潮红、头痛、神经过敏和瘙痒,其中便秘和无症状的Ⅰ度房室传导阻滞常超过半数,两种不良反应无须改变其用药,便秘可用缓泻剂(如麻子仁丸)加以控制,其余不良反应大多较轻,可稍减量或加用其他药物。个别患者可伴发踝部水肿,通常并非充血性心力衰竭的表现,可用缓和的利尿剂治疗。

静脉注射维拉帕米时,血压常有一过性轻度下降,偶可发生严重的低血压和房室传导障碍。有窦房结功能不良、传导系统疾病或已给予β受体阻滞剂的患者,静脉注射给药可引起严重的窦性心动过缓、心脏传导阻滞甚或心脏停搏。此外,充血性心力衰竭患者,维拉帕米可引起血流动力学恶化。上述情况一旦发生,应立即进行抢救。在大多数情况下,静脉注射阿托品(1 mg)可改善房室传导,葡萄糖酸钙1~2 g静脉注射(以等量25%葡萄糖注射液稀释至10~20 mL,以小于每分钟2 mL速度注射)然后以5 mmol/h静脉滴注维持,有助于改善心力衰竭。血压低者可静脉滴注多巴胺,发生严重心动过缓时可肌内注射或静脉滴注异丙肾上腺素。药物治疗无效时应采用胸外心脏按压及心脏起搏暂时维持,直到维拉帕米短时间的作用消失为止。

充血性心力衰竭、病窦综合征、二至三度房室传导阻滞、洋地黄中毒和低血压患者应忌用。曾有维拉帕米引起肝脏毒性的报道,因此肝功能不良者应慎用。

7.制剂

片剂:40 mg。

注射剂(粉):5 mg。

(二)硝苯地平及其他二氢吡啶衍生物

1.化学结构(图 6-2)

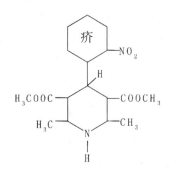

图 6-2　硝苯地平化学结构

2.理化性质

本品为黄色针状结晶或结晶粉末,无臭、无味,熔点 171.5～173.5 ℃。不溶于水,微溶于甲醇、乙醇、乙醚,易溶于丙酮、氯仿、醋酸乙酯。遇光不稳定。

3.药动学

口服或舌下含服硝苯地平后几乎完全被吸收(＞90％),仅 20％～30％经门静脉为肝脏所摄取代谢,生物可用度达 65％以上。口服给药 15 min 起效,1～1.5 h 血药浓度达高峰,作用时间可持续 4～8 h;舌下给药 2～3 min 起效,15～20 min 达高峰。硝苯地平大部分与蛋白结合,转变为无活性的极性形式,其中绝大部分经氧化而成为一种“游离酸”,小部分被转变为内环酯。代谢产物几乎 80％经肾排泄(其中 90％在 24 h 内排出);也有一部分经肠肝循环而被吸收,经胃肠道排泄的代谢产物占 15％;只有微量的原形硝苯地平在尿中出现。生物半衰期 4～5 h,需多次给药始能达到有效血浓度。长期服用期间该药或其代谢产物无蓄积作用,对其他药物血浆浓度也不构成明显影响,故可与硝酸盐、β受体阻滞剂、地高辛、呋塞米、抗凝剂、抗高血压药及降血糖药合用。

拜新同控释片具有推拉渗透泵系统,可使药物恒定释放 16～18 h,口服吸收好,一次给药后 6 h 达血药峰值并可使血药浓度平稳地维持 24 h,生物利用度达 75％～85％。由于药物缓慢释放,血药浓度恒定而无普通制剂给药后的波峰效应,因而更适于临床应用。

4.治疗学

(1)药理作用:与维拉帕米不同,硝苯地平对心肌电生理特别是对传导系统没有明显的抑制作用,所以缺乏抗心律失常作用。它在整体条件下也不抑制心脏,其直接负性肌力作用可为交感神经系统反射性兴奋所完全抵消甚或表现为正性肌力作用。硝苯地平的突出效应在于松弛血管平滑肌、降低周围血管阻力,使动脉压下降,减轻左心室工作负荷及心室壁张力,从而降低心肌氧耗;同时使冠状动脉扩张、增加冠状动脉血流、改善对心肌的供氧。此外,硝苯地平尚有促进冠状动脉侧支循环及抗血小板聚集作用。

（2）临床应用如下。①轻、中度高血压及急症高血压：降压作用强大、迅速而完全，一般在给药后 30～60 min 见效，维持时间达 3 h。一般高血压患者，每天 20～60 mg，分 3～4 次口服，控释片 30～60 mg，每天 1 次；高血压危象或高血压伴有急性左心衰竭者，可立即舌下含服 10～20 mg，待血压下降并平稳后改为口服维持。②各种类型的心绞痛：硝苯地平广泛应用于变异型心绞痛，疗效高，能显著减少心绞痛的发作次数和硝酸甘油用量，长期口服治疗可控制 50% 心绞痛患者的发作，90% 的患者症状得以减轻；对慢性稳定型心绞痛效果亦佳，可使 70% 患者心绞痛改善，运动耐量增加 30%；不稳定型心绞痛（冠状动脉阻塞兼痉挛）患者，当住院用 β 受体阻滞剂或静脉滴注硝酸甘油无效时，选用硝苯地平通常可收到良好效果。此外，伴有窦房结功能不良、房室传导障碍的心绞痛患者，这些不适于维拉帕米治疗者仍可选用硝苯地平。剂量与用法：舌下、口服及静脉给药均可。舌下含服每次 10 mg，10 min 即可起效；口服每次 10～20 mg，每天 3 次；静脉注射每次 1 mg。控释片每天 1 次给药 30～90 mg。③肺动脉高压：适于伴左至右分流的先心病肺动脉高压及原发性肺动脉高压，患者舌下含服硝苯地平 1 h 后，肺动脉压、肺总阻力指数及肺血管阻力指数明显下降，心排血量、心排血指数及氧输送量明显增加，血流动力学指标有所改善。推荐用药剂量为：体重＜30 kg 者一次 10 mg，30～60 kg 者一次 20 mg，＞60 kg 者一次 30 mg，碾碎舌下含化或口服，若耐受良好可长期服用，每天 120～240 mg，分次口服。④雷诺病：硝苯地平口服，每次 10～20 mg，每天 3 次，有效率可达 60%～88%。

5.不良反应与防治

不良反应主要由其扩张周围动脉所致。长期用药的患者 5% 出现头痛，其他不良反应尚有头晕、面色潮红、低血压、肢端麻木、恶心、呕吐、乏力、精神不振、牙龈肿胀及踝部水肿，因反应轻微，一般无须停药。硝苯地平所致的钠潴留，加服利尿剂大多可以防止。长期用药只有 4.7% 的患者因不良反应严重而停药。少数患者服用硝苯地平 30 min 后心绞痛或心肌缺血加重，可能系由于严重的冠状动脉固定性狭窄再加上血压下降或心率加快，使冠状动脉灌注不足致心肌氧供求失衡，也可能是冠状动脉"窃血"所致。偶有硝苯地平可引起红斑性肢痛和粒细胞缺乏症的报道。硝苯地平唯一的绝对禁忌证是低血压。

6.药物相互作用

(1)与 β 受体阻滞剂合用：两药合用时，由于 β 受体阻滞剂减弱了硝苯地平的反射性心动过速作用，常有良好效果且不良反应减少，适用于高血压或缺血性心脏病的治疗。

(2)与硝酸酯类合用：两药均可引起头痛、面红、心率加快及血压下降，当合用治疗心绞痛时虽正性作用相加，但同时不良反应加重，故一般不提倡两药合用。

(3)与阿司匹林合用：与阿司匹林并用能明显增强阿司匹林的抗血小板聚集和抗血栓形成作用，并减少其用量和不良反应。两者并用的体内效果优于体外，此可能与硝苯地平促使 PGI_2 生成、抑制 Ca^{2+} 内流及扩张血管作用有关，但也应注意，两者合用易诱发出血倾向。

(4)与其他药物：可使血清奎尼丁浓度明显降低，从而减弱奎尼丁的抗心律失常作用，但停用硝苯地平后，血清奎尼丁浓度会反跳性增加；动物实验中，硝苯地平与氟烷对离体大鼠心肌有相加的负性变力作用；西咪替丁可降低肝血流量，是肝细胞微粒体药物代谢氧化酶的强力抑制剂，与硝苯地平联用时可降低硝苯地平的清除率，合用时硝苯地平剂量应减少 40%。

7.制剂

片剂：10 mg。

控释片：20 mg；30 mg。
胶囊剂：5 mg。

（孙丽丽）

第八节　血管紧张素转化酶抑制剂

血管紧张素转化酶抑制剂（ACEI）为 20 世纪 70 年代后期发现并广泛用于治疗高血压，特别是治疗肾血管性高血压十分有效的药物。十几年来，随着对肾素-血管紧张素系统的深入研究，ACEI 的应用指征已逐步扩大。20 世纪 80 年代初期开始用于治疗心力衰竭，中期证明可减慢动脉硬化的发展，后期证明 ACEI 对肾血流动力学有特殊影响，有的 ACEI 可延缓慢性肾衰竭的发展。ACEI 可逆转高血压病等所致的左心室肥大，并能减轻、延缓心肌梗死后的左室重塑，从而减少病死率，提高生存质量。

近年来，由于分子生物学的发展，血管紧张素 II 受体亚型已被复制，非肽类受体拮抗剂也已被发现并用于临床，使 ACEI 的作用机制又得到了进一步明确。目前世界上已批准上市的 ACEI 有 16 种以上，正在研究的超过 80 种，而且新的与潜在的用途不断开发。

一、肾素-血管紧张素系统（RAS）

（一）概述

传统的观点认为 RAS 是指肾素-血管紧张素-醛固酮系统，与人体内血管舒缩及水电解质平衡调节密切相关。肾素是一种蛋白水解酶；对底物要求极为严格，只作用于血管紧张素原，生成 Ang I。血浆中的肾素主要来自肾脏靠近入球小动脉壁上的颗粒细胞（球旁细胞）合成的前肾素原。前肾素原经降解（去氨基酸）和修饰（糖化）而形成肾素原，再经尚未查明的蛋白酶水解（去氨基酸）而成为活性的肾素。肾素原和肾素同储存于球旁细胞或进入循环，血浆中肾素原的浓度是肾素浓度的十几倍。促进肾素从球旁细胞分泌的主要因素有：① β_1 交感活性增加；② 低动脉压；③ 低钠饮食或利尿治疗时远曲小管中钠的重吸收减少。其他参与调节因素尚有 Ang II 的负反馈调节机制，血管升压素的抑制作用，抗利尿激素的抑制作用，前列腺素的刺激作用，吲哚美辛抑制失血和钠耗竭的促分泌，多巴胺、组胺及低血钾的促分泌释放。肾素分泌的细胞内机制尚不完全清楚，肾素生成细胞内的 cAMP 浓度升高使肾素释放增加，细胞内 Ca^{2+} 浓度升高抑制肾素分泌，钙通道阻滞剂维拉帕米可拮抗抑制肾素分泌作用。

血管紧张素原：为肾素的底物，属 α_2 球蛋白，在肾素的作用下，转变为 Ang I。主要由肝脏合成后释放入血，平日在肝脏的贮存量很少，但在某些刺激下迅速合成和释放。Ang II 可刺激其合成，肾素则抑制之。此外，雌激素、糖皮质激素、甲状腺素均可加强其合成与释放。

血管紧张素转化酶（AngiotensiN-converting enzyme，ACE）：为肽基二肽水解酶，其基本功能是将 Ang I 转化为 Ang II 和降解缓激肽（BK）。ACE 可分为组织 ACE 和血浆 ACE。组织 ACE 大量存在于血管内皮细胞的膜表面，也存在于血管平滑肌的中层膜内和突触体内。ACE 又称激肽酶 II，是有 2 个含锌基团的蛋白酶，然而只有一个锌原子在高亲和力部位，此部位与 Ang I 或所有 ACEI 发生作用。ACE 不仅催化 Ang I 转化为 Ang II，还催化激肽降解酶、降解缓激肽、吗啡肽、心钠肽、脑钠肽,促黄体生成释放激素 LHRH、神经素等,这些物质都直接或间接的参与了血压的调节。

血管紧张素:迄今已鉴别出数种 Ang,如 Ang Ⅰ、Ang Ⅱ、Ang Ⅲ、Ang Ⅴ、Ang(1~7)。Ang Ⅰ是 Ang Ⅱ的前体,无特异受体,也无生物活性。Ang Ⅲ作用于 Ang Ⅱ受体,其生物效应与 Ang Ⅱ相似。Ang(1~7)可由 Ang Ⅰ或 Ang Ⅱ生成。Ang Ⅱ是 RAS 的主要活性肽,作用于 Ang Ⅱ受体,产生目前已知的全部 RAS 的生物学效应。

血管紧张素受体:目前研究最多的是 Ang Ⅱ受体(AT)。AT 可分为 AT_1、AT_2、AT_3、AT_4 等,其亚型有 AT_{1A}、AT_{1B}、AT_{1C} 等。

(二)局部组织的 RAS

ACEI 的急性降压作用肯定与循环中的 Ang Ⅱ水平降低有关。但 ACEI 不仅能治疗高肾素型高血压患者,而且治疗低肾素型高血压患者亦有效,提示 ACEI 有其他降压机制存在。近年来研究发现,除循环 RAS 外,尚存在局部组织 RAS。局部组织生成的 Ang Ⅱ反映了肾素-血管紧张素的自分泌和旁分泌作用。血管、肺、心肌、脑、肾脏以及睾丸中均发现有局部组织 ACE 活性。

1.肾脏

肾内局部 RAS 对肾脏血流动力学起调节作用。位于近曲小管的 ACE 将 Ang Ⅰ转化为 Ang Ⅱ,通过增加 Na^+、H^+ 交换及其他可能机制促进 Na^+ 在近曲小管吸收。它还参与许多其他重要生理和病理过程,如肾小管-肾小球反馈、肾-肾反射、高蛋白饮食对肾血流动力学的影响以及肾小球硬化等。

2.心脏

心肌细胞可产生 Ang Ⅱ,右心房含量最多,其次为左心房、右心室、左心室。ACE 遍及全心脏,其中在心房、传导系统、血管和心瓣膜分布最多。Ang Ⅱ能使心肌细胞肥大。

3.血管

肾素在主动脉、大小动脉及微动脉各层均有分布。在许多血管床中,局部生成的 Ang Ⅱ是 Ang Ⅱ的主要来源。Ang Ⅱ还存在于静脉中。

4.脑

脑内存在肾素、血管紧张素原、ACE、Ang Ⅱ及其受体,脑内生成的 Ang Ⅱ参与血压的调节。

(三)RAS 与心血管疾病

Ang Ⅱ是 RAS 的主要活性肽,其作用于 AT_1、AT_2 等受体,产生下列作用:①直接使小动脉平滑肌收缩,外周阻力增加;②使交感神经冲动发放增加;③刺激肾上腺皮质球状带,使醛固酮分泌增加,从而使肾小管远端集合管钠再吸收加强,导致体内水钠潴留。

RAS 在病理状态下发生下列作用。

1.高血压

肾动脉狭窄后,血浆肾素活性(PRA)及 Ang 水平升高,从而引起肾血管性高血压。肾实质性高血压病因较为复杂,其中肾素依赖型高血压与 RAS 关系更为密切。原发性高血压可分为高肾素型、正常肾素型及低肾素型三类,但 ACEI 治疗均有效,提示局部组织 RAS 可能参与其发病机制。

2.充血性心力衰竭

心力衰竭时,交感神经张力增高,RAS 被激活,心脏前负荷增加,外周阻力增加,形成恶性循环,使心力衰竭加重。

3.心血管重构

心脏与血管系统在受到急慢性损伤(如心肌缺血、心肌梗死、高血压、心力衰竭)时,发生形态学改变,称之为心血管重构或重塑。

(1)心脏重构:①心肌细胞肥大与增生,如高血压、心肌缺血时;②左室扩大但室壁不增厚,如主动脉返流时;③心肌细胞间质合成增加,如心肌缺血/梗死时;④冠状血管与内皮细胞增生。

(2)血管重构:①血管增生,长出新的血管,原有的血管减少;②平滑肌细胞的数量与大小增加;③血管壁的细胞外间质组成改变。血管重构的功能性变化使血管收缩性增强。

(四)RAS 的研究新进展

细胞生物学和分子生物学研究发现,在心脏和血管组织中存在 RAS 的成分,包括肾素、血管紧张素原、血管紧张素酶、血管紧张素转化酶(ACE)等,因此,在组织局部可以合成 Ang Ⅱ,产生病理生理效应。用 RT-PCR 的方法可以在心脏和血管组织中检测到有少量肾素 mRNA 的表达;心肌单核巨噬细胞中存在肾素样活性,也有肾素的 mRNA 的表达。在心力衰竭时,心肌中的肾素含量远高于循环中的水平,但与心肌肾素含量及局部肾素的 mRNA 表达水平不成比例;进一步研究发现,此系心肌和冠状动脉细胞膜结合和摄取循环中的肾素能力增加所致。心肌、主动脉、肠系膜动脉中含有血管紧张素原的 mRNA 血管平滑肌和血管内皮细胞可以合成 Ang Ⅰ和 Ang Ⅱ,心肌梗死区周围组织中的血管紧张素原 mRNA 表达也增强。

心脏和血管壁中含有丰富的 ACE,主要来自自身的合成,可检测到其 mRNA 的表达。组织中 ACE 含量占总量的 90%～99%,只有 1%～10% 的 ACE 存在于循环中。组织 ACE 主要存在于内皮细胞的腔表,催化基团暴露在细胞表面。组织中的血管紧张素酶使局部生成的 Ang Ⅱ降解,不释放到血液中,因此不增加循环中的 Ang Ⅱ;同时也说明组织 RAS 的产物只在局部产生作用。组织局部的 RAS 及其产物,受循环 RAS 的影响较小。

实验证明,组织 RAS 在心血管疾病的发生和发展中起到了非常重要的作用,这些作用主要是通过 Ang Ⅱ本身和激肽释放酶系统的作用而完成的。Ang Ⅱ有强烈的缩血管作用,提高血管对儿茶酚胺的反应性,促进血管平滑肌细胞的增生、增殖、肥大和迁移,使血管壁增厚,这种作用可被 AT_1 受体拮抗剂抑制,但不受循环压力及循环 RAS 的影响。Ang Ⅱ是细胞凋亡的抑制剂,其含量增加时使细胞凋亡减少,从而使血管中细胞数量增加,促进血管重塑。

组织 RAS 另外的作用途径是经过激肽-激肽释放酶系统产生局部效应。激肽是一种扩血管物质,主要通过 β_2 受体产生效应。缓激肽在组织中由激肽酶Ⅱ降解,而 ACE 有激肽酶Ⅱ的活性;因此,如果 ACE 受抑制,则缓激肽降解减少,缓激肽浓度在局部升高,使血管扩张,产生一定的降压作用。缓激肽还可增加血管内皮细胞中 cGMP 含量,促进内皮依赖性舒张因子(EDRF)的释放,促进一氧化氮(NO)与前列环素(PGI_2)释放;进而使血管舒张,而 β_2 受体拮抗剂可阻断这种效应。缓激肽还作用于环氧化酶,使 PGI_2 生成增加,PGI_2 可显著抑制心脏或纤维细胞的前 a(Ⅰ)和前 a(Ⅲ)型胶原 mRNA 的表达,从而抑制了胶原的合成,β_2 受体拮抗剂 HE140 可阻断这方面的作用。

二、ACEI

ACE 为含 Zn^{2+} 的蛋白,有两个"必须结合部位",一个或几个"附加结合点"ACEI 与 ACE 有一定的结合点,结合的基团可以是巯基(SH^-)、羧基(COO^-)或次磷酸基(POO^-),其共同基本作用是与 ACE 的活性部位 Zn^{2+} 结合,使之失去活性。一般而言,含羧基与次磷酸基的 ACEI 比含 SH 的与 ACE 结合更牢固,故作用强而持久。

目前国外已批准上市的 16 种 ACEI 制剂,可分为三类:一是其结合基团含硫或巯基,如卡托普利;二是其结合基团含羧基,如依那普利;三是其结合基团含次磷酸基,如福辛普利。ACEI 的活性形态是与酶的 Zn^{2+} 结合的基团必须为巯基(SH)或羧基(COOH)者。但许多 ACEI 为前药,此一基团为酯类:$COOC_2H_5$,必须在体内转化为 COOH,如依那普利转化为依那普利酸;含 SR 基因必须在体内转化为 SH,如左芬普利转化为左芬普利酸;而福辛普利必须转化为福辛普利酸等,才能发挥其药理作用。

(一)作用机制

ACEI 的作用机制:①减少 AngⅡ的生成作用。②通过 BK 的作用,激活与 G-蛋白偶联的激肽 B_2 受体,进而激活磷酸酯酶 C,产生 IP_3,释放细胞内 Ca^{2+},激活 NO 合成酶,产生 NO,同时诱生 PGI_2。NO 与 PGI_2 都有舒张血管、降低心肌耗氧量、抗血小板聚集、防止血栓形成和心血管细胞肥大增生的作用。③抑制交感神经递质的释放。④抗氧化与自由基清除作用。⑤抑制缓激肽降解。⑥调节血脂,抑制血小板凝集。

(二)药理作用

血管紧张素转化酶(ACE)的基本功能是将 AngⅠ转化为 AngⅡ和降解缓激肽。ACE 还催化降解吗啡肽、心钠肽、脑钠肽、促黄体生成释放激素 LHRH、神经素等,它们都直接或间接地参与血压的调节。ACEI 是抑制 ACE 的活性,从而减少了 AngⅡ的生成,使循环和局部组织中 AngⅡ的浓度下降,并使缓激肽等生物活性物质的浓度升高,从而发挥着重要的生理功能和生物学效应。ACEI 对心脏和血管的保护作用主要通过对组织中 ACE 的抑制并作用于激肽-激肽释放酶系统实现的。抑制局部 AngⅡ的生成,心脏和血管中 AT_1 受体表达下降,局部醛固酮生成减少;减少局部缓激肽降解,局部浓度增加;使心脏氧供给平衡,抗动脉粥样硬化,改善心肌缺血,逆转左室肥厚且改善心功能。

1.治疗高血压

ACEI 的降压作用涉及多种机制:①抑制循环内及组织内 RAS;②减少末梢神经释放去甲肾上腺素;③减少内皮细胞形成内皮素;④增加缓激肽、EDRF、PGI_2;⑤减少醛固酮分泌,增加肾血流,减少钠潴留;⑥对中枢的作用,可能与激肽、P 物质、鸦片样多肽、加压素、心钠素等作用有关。上述作用机制均使血管扩张外周阻力降低,使血压下降。

2.减轻左心室肥厚

左心室肥厚(LVH)是发生心脏事件的重要危险性因素,它增加心源性猝死、心肌缺血、心力衰竭与室性心律失常的发生率。ACEI 减轻左室肥厚的机制与其抑制 AngⅡ生成、阻止缓激肽降解、刺激前列腺素合成及抑制儿茶酚胺释放有关。这些作用的结果,使动脉血管的顺应性增加,并提高了大动脉的缓冲作用,减轻高血压切应力对血管的损害,并使冠状动脉扩张。ACEI 抑制新胶原形成和改善心肌纤维化,逆转心肌细胞肥大,从而使心肌肥厚消退,并防止心室扩大。

3.延缓和减轻血管重构

AngⅡ通过下列机制引起血管重构:①使血管平滑肌细胞肥大、增生,血管平滑肌从中层向内膜下迁移,并转化为成纤维细胞,产生大量的纤维组织,使血管硬化;胶原含量增加,收缩成分减少,并使血管腔狭窄。②炎性细胞浸润,使血管壁更加硬化。③内皮功能减弱,血管对舒血管物质的反应性降低。④内皮功能减弱,使血小板易在破损的内皮上黏附、聚集,加上脂质浸润、附壁血栓形成,动脉粥样硬化,斑块纤维化、钙化,最终导致动脉壁上动脉粥样硬化形成和血管重构的形成。此外,Ang II 尚有增加纤溶酶原激活物抑制物含量,抑制纤溶作用,使血管壁上血栓易于形成。ACEI 减少 Ang II 的生成,因此能减轻、阻止或逆转上述过程,故能延缓和减轻血管重构过程。

4.治疗心力衰竭

ACEI 与利尿剂、洋地黄、β 受体阻滞剂合用,是治疗高血压心力衰竭的首选治疗方案。心肌梗死后患者常规使用 ACEI,可减少心力衰竭的发生,尤其是在左室肥厚的基础上,并有左室舒张功能障碍者。在已接受地高辛和利尿剂的心力衰竭患者,加用 ACEI 后,心脏指数(CI)增加,而肺楔压、全身血管阻力及平均动脉压下降,降低心室收缩及舒张末期内径,增加冠状窦氧含量,降低心肌氧耗。这些作用可能与其减轻心脏前后负荷、增加左室做功和射血分数有关。同时,与神经体液改变,如增加血浆肾素,降低 Ang II、醛固酮、去甲肾上腺素、肾上腺素及加压素等亦有关。

5.治疗左室重构

ACEI 对心肌梗死的急性期、亚急性期和慢性期均有良好作用。左室重构是指左心室梗死区的扩张、心室壁变薄、心腔扩大、非梗死区心肌肥厚,这一过程最终可导致心脏泵功能障碍,并使心脏性猝死的发生率增加。ACEI 能抑制肾素,Ang II 活性,改善室壁膨胀程度,减轻重构过程中的心肌肥厚,改善血流动力学,可使死亡的危险性减少 21%,使充血性心力衰竭的危险性降低 37%。

6.抗动脉粥样硬化

ACEI 可降低血压,减少血管平滑肌细胞增生、肥厚、迁移,增加细胞凋亡,保护内弹性板,减少炎性细胞浸润,改善血管舒张,稳定脂质斑块,改善内皮功能,稳定纤溶系统。

ACEI 促进内皮细胞保持完整的功能与缓激肽有关。高血压、动脉粥样硬化等情况下,血管内皮细胞内氧自由基生成增加,使 NO 生成减少,血管的内皮依赖性舒张功能受损。ACEI 抑制血管局部的 RAS 系统,从而改善了内皮细胞功能;局部 Ang II 合成减少使细胞内氧自由基生成减少,同时由于缓激肽降解减少,共同促进了内皮细胞 NO 的合成,促进血管舒张。

7.稳定纤溶系统

Ang II 作用于血管内皮细胞的 AT_4 受体,促进细胞分泌纤溶酶原激活物抑制物 I(PAI-I)增加,而由于 ACE 使缓激肽降解,从而使纤溶系统中另一类重要物质——内皮细胞产生的纤溶酶原激活物(包括尿激酶和组织型纤溶酶原激活物 tPA)减少,因此纤溶系统平衡失调。对急性心肌梗死患者使用小剂量雷米普利治疗的结果表明,ACEI 使患者的 PAI/tPA 比值正常,PAI-I 抗原较治疗前降低 44%,PAI-I 的活性降低 22%,而血浆 tPA 水平无明显变化,表明 ACEI 作用于组织 RAS 时,一方面抑制 Ang II 的生成,另一方面,通过增加缓激肽使纤溶系统保持平衡。

8.抗心肌缺血

ACEI 通过降低血管中的 Ang II,进而降低动脉张力,改善其顺应性,心室张力下降,前后负荷减少,从而使心肌的氧供需平衡。Ang II 引起的冠状动脉收缩是一种急性效应,而治疗的改善效应较慢,这与改善血管内皮细胞功能,改善血小板黏附、聚集,改善冠状动脉重塑及抗动脉粥样硬化有关。ACEI 的抗心肌缺血作用部分是继发于内皮细胞产生的 NO 的效应。

9.改善胰岛素抵抗

一般认为,如果血胰岛素水平增高,而血糖未见相应降低,提示有胰岛素抵抗存在。胰岛素抵抗是机体组织细胞对胰岛素促进血糖摄取作用的敏感性下降,使血糖水平升高,从而进一步刺激胰岛素释放。胰岛素抵抗称之为代谢性心血管综合征(胰岛素抵抗综合征、X综合征),即肥胖、2型糖尿病、高血压、动脉粥样硬化、血脂紊乱并存。胰岛素抵抗能引起LDL和TG水平升高,HDL降低,并通过其他途径参与冠心病发病。ACEI能降低胰岛素抵抗,增加胰岛素的敏感性,对防治冠心病有重要作用。

10.保护肾脏

ACEI能改善或阻止1、2型糖尿病患者的肾功能恶化,减轻蛋白尿,阻止肾小球滤过率下降。对轻中度肾功能减退的高血压伴糖尿病患者,ACEI的肾脏保护作用胜过利尿剂、β受体阻滞剂、钙通道阻滞剂等。对高血压合并肾功能不全也有保护作用。ACEI保护肾脏和延缓肾脏病变的机制可能是:①降低血压,使肾脏的损害减轻;②降低肾小球毛细血管跨膜压,改善高滤过、高灌注病理状态;③改善肾小球毛细血管选择滤过屏障功能,减少蛋白尿,减轻系膜细胞的吞噬;④减少细胞因子和其他炎症趋化因子产生,减少细胞外基质增生,减少氨的形成,从而减少了补体在肾小管间质聚集。

此外,ACEI对各种肾损害如肾实质性损害、流行性出血热肾损害、狼疮性肾炎也有较好疗效。

(三)临床应用

1.治疗高血压

ACEI治疗高血压的作用机制和药理作用详见前述,其适应证为:①原发性高血压;②肾实质性高血压;③肾上腺疾病(如醛固酮综合征、嗜铬细胞瘤、肾上腺皮质功能亢进症)引起的高血压;④老年人高血压;⑤心绞痛合并高血压;⑥血脂异常合并高血压;⑦糖尿病合并高血压及X综合征;⑧慢性阻塞性肺病合并高血压;⑨痛风合并高血压;⑩高血压合并左室肥厚;⑪高血压合并心肌梗死;⑫高血压合并心力衰竭;⑬高血压合并肾损害。

ACEI降压作用的特点是作用强、不良反应少,最大优点是对糖代谢及脂代谢有良好影响,对动脉粥样硬化有防治作用,对血管、心肌及肾脏有保护作用。原发性高血压患者中,60%~70%对ACEI有降压反应,如同时加用利尿剂,则有80%~85%的患者可获得降压效果。使用ACEI降压时需限盐。ACEI与β受体阻滞剂合用,不及与利尿剂合用。ACEI与钙通道阻滞剂合用,为合理配伍,因两者对中枢不良反应少,对血脂代谢不良反应少,并且对肾功能有益。ACEI还适用于重度或顽固性高血压,为糖尿病或痛风合并高血压的首选药物。ACEI并用利尿剂也是治疗高血压心力衰竭的首选药物。ACEI是间歇性跛行的最佳治疗之一。ACEI对降低左室肥厚最有效,且适用于高、低肾素水平的高血压患者。

ACEI的禁忌证:①高钾血症;②严重肾衰竭;③单肾单侧或双肾双侧肾动脉狭窄;④主动脉狭窄;⑤严重梗阻型心肌病;⑥妊娠妇女(因ACEI有致畸作用);⑦对ACEI过敏或因不良反应而不能耐受者。

2.治疗充血性心力衰竭

ACEI治疗心力衰竭是近代药理学的一大重要进展。ACEI能延长患者寿命,改善预后。它能改善心力衰竭患者血流动力学和器官灌流,与利尿剂合用是治疗心力衰竭的最好选择。高血压合并心力衰竭时首选ACEI治疗。

ACEI治疗充血性心力衰竭的一般性作用机制如下。

(1)ACEI的多种效应:阻止循环中及局部组织中AngⅠ转化为AngⅡ,直接或间接通过代偿反应的减退而降低循环中儿茶酚胺含量,降低血浆中增压素含量。此外 ACEI 还抑制具有扩血管作用的缓激肽的降解,提高其血中浓度。缓激肽可激活具有扩血管作用的 PGI_2 和 NO 的合成。

(2)对血流动力学的影响:ACEI 能明显降低全身血管阻力、平均动脉压、肺动脉压、肺楔压及右房压,略降心率,增加心排血量。同时改善心脏舒张功能,增加脑血流量,降低后负荷、室壁压力及心肌氧耗量,降低肾血管阻力,增加肾血流量。

(3)对其他调节系统的作用:ACEI 可恢复下调的 β 受体至正常量,同时增加 Gs 蛋白量而增加腺苷酸环化酶的活性,使已升高的血浆心钠素浓度恢复正常,增强压力感受器的敏感性而促使心率减慢,同时还能提高副交感神经张力。

(4)阻止心肌及血管壁肥厚的作用:长期使用 ACEI,能有效地阻止心室肥厚与心肌纤维化,逆转已出现的纤维组织和肌层内冠脉壁的增厚,提高血管顺应性。应用 ACEI 后缓激肽含量增加,也有助于阻止心肌肥厚;缓激肽能促进 NO 和 PGI_2 生成,它们有抗有丝分裂(抗生长)作用,故对减轻左室肥厚也发挥着有益作用。

近年来,几个大规模多中心随机对照双盲临床试验证实,ACEI 治疗充血性心力衰竭优于其他血管扩张药,它能缓解或消除症状,改善血流动力学变化与左室功能,提高运动耐力,改进生活质量,逆转心室肥厚等,并且明显降低病死率。

ACEI 几乎适用于任何原因所致的心力衰竭,包括舒张性及收缩性心力衰竭、有或无症状性心力衰竭、心肌或瓣膜性疾病引起的心力衰竭及梗死后心力衰竭。但下列情况应示为禁忌证:原已有低血压、双侧肾动脉狭窄合并高血压性心力衰竭、主动脉狭窄合并充血性心力衰竭以及严重心绞痛合并充血性心力衰竭。此外应注意 ACEI 治疗心力衰竭时可对肾功能有不利影响。ACEI 治疗充血性心力衰竭的有效率高达85%。左房压很高、血清肌酐升高,经祥利尿剂治疗引起低钠血症的患者,ACEI 治疗可无效,无效者中黑人占有相当比例。使用一种 ACEI 治疗无效时,改用另一种 ACEI 也不会有效;此时改用传统血管扩张剂可能会收到效果。

ACEI 与其他药物联合应用治疗充血性心力衰竭是临床上经常遇到的问题。Kromer 等报告,早期心力衰竭患者在应用利尿剂的基础上给予较短期的 ACEI 治疗要比地高辛疗效好,地高辛对这类患者并不产生效果;推测这些早期心力衰竭患者的主要问题是舒张功能障碍。ACEI 可与地高辛合用,不仅提高运动耐力,而且提高左室射血分数。ACEI 与利尿剂、地高辛合用治疗中、重度心力衰竭的疗效比单一药物疗效更好,从中撤除地高辛会引起心功能恶化。目前认为采用 ACEI、利尿剂、地高辛三联治疗充血性心力衰竭是合理的治疗。现有资料表明,治疗心力衰竭患者时,在上述常规三联治疗的基础上加用 β 受体阻滞剂,可给大部分患者带来益处。

3.治疗冠心病

ACEI 治疗心绞痛的作用未被证实,其抗心律失常作用仍需验证。ACEI 用于心肌梗死后治疗可明显降低病死率,这与阻滞梗死后左室重构、保护心功能、预防充血性心力衰竭和减少再梗死有关。此外,ACEI 的抗动脉硬化和对整个心血管系统的保护作用,都对冠心病的治疗有利。但心肌梗死后何时使用 ACEI 以及使用多长时间尚无定论,目前一般主张心肌梗死发病后24~36 h 内使用 ACEI。急性心肌梗死急性期后,如果患者是大面积袭击梗死,合并心功能不全或出现室壁瘤征象,则应长期服用 ACEI。ACEI 对缺血心肌的保护作用可能与下列机制有关。

(1)ACEI 可减轻 AngⅡ的缩血管和正性肌力作用,故降低心肌耗氧量;充血性心力衰竭患者使用 ACEI 后,可降低冠状血管阻力和改善心肌的乳酸代谢。

（2）ACEI 具有间接抗肾上腺素能作用,降低血浆去甲肾上腺素水平和血管收缩。临床观察表明,培哚普利可缓解心绞痛,降低心绞痛后左室充盈压;依那普利可改善起搏诱发的心绞痛。

（3）观察表明,卡托普利能防止心肌梗死后心力衰竭和再梗死;减轻 ST 段压低程度和收缩末期容积,降低心肌耗氧量。

（4）ACEI 可减轻心绞痛患者对硝酸盐的耐药性,提高硝酸盐的治疗效果。

4.对糖尿病肾病及其他肾病的疗效

ACEI 能改善或阻止 1、2 型糖尿病患者的肾功能恶化,减轻蛋白尿,阻止肾小球滤过率下降。对有轻中度肾功能减退的高血压伴糖尿病患者,ACEI 的肾脏保护作用胜过利尿剂、β 受体阻滞剂、钙通道阻滞剂等,对高血压合并肾功能不全者有保护作用,可减轻蛋白尿。其疗效机制可能与舒张出球小动脉的作用有关。但重度肾功能减退或肾衰竭以及伴有肾血管病变(如肾血管阻塞、肾血管硬化)者忌用 ACEI,因 ACEI 舒张出球小动脉可降低肾小球毛细血管压,从而降低肾小球滤过率,加重或诱发肾衰竭。但亦有报告肾衰竭患者口服卡托普利 12.5～25 mg,一天3 次,3～12 个月后患者血压、尿蛋白定性、血肌酐均有不同程度改善,总有效率达 90%。据报道卡托普利、贝那普利对肾脏功能有确切的保护作用。此外,卡托普利对流行性出血热肾损伤、狼疮性肾炎均有较好疗效。

5.防止心脏与血管病理性重构

ACEI 可防治心肌梗死与高血压引起的心室扩大与肥大和血管增生肥厚等心血管重构变化,并且此作用与其他的降压作用无必然联系。ACEI 的这一作用是由缓激肽激活 B_2 受体所介导。ACEI 的抗心肌肥大与血管增生作用具有重要临床意义。

6.其他作用

（1）ACEI 具有抗动脉粥样硬化、抗心肌缺血、保护心肌作用,已如前述。此外 ACEI 还可以提高心力衰竭患者对洋地黄的敏感性,改善胰岛素抵抗患者对胰岛素的敏感性。

（2）由于大脑内可生成血管紧张素原,脑组织中亦有 Ang Ⅱ 受体(AT),且其激活与某些高血压有关,故 ACEI 有可能与这些受体相互作用,并与自主神经和中枢神经系统相互影响。ACEI 通过以下四种机制影响中枢神经功能:①间接影响去甲肾上腺素的释放量;②作用于压力感受器;③调节脑血流;④调节高级神经中枢的情绪活动。但 ACEI 对脑组织的作用及其效应仍有待于进行深入研究。

（3）甲状腺功能亢进症患者服用卡托普利 2～9 周后,可使临床症状基本消失,T_3、T_4、γT_3 大多恢复正常水平,临床治愈率达 80%。其作用机制可能是卡托普利抑制某种酶,使 T_3、T_4 降低。

（4）肝硬化腹水患者的肾素-血管紧张素-醛固酮系统比较活跃,ACEI 使 Ang Ⅱ 活性降低,扩张血管,在全身动脉压下降的同时,肝血流量,肝静脉楔压及肾血管阻力下降,有利于腹水的消退和保护肾功能,卡托普利与呋塞米合用,疗效更好。

（5）毛细支气管炎的患者在止咳、祛痰、抗生素、吸氧、有心力衰竭时在使用洋地黄的基础上,加服卡托普利 0.5～1 mg/kg,一天 3 次,有助于缓解症状,可使喘憋消失,肺部哮鸣音消失,总有效率为 78.8%。

（6）慢性活动性肝炎患者在综合治疗的基础上,每天口服卡托普利 75 mg,疗程 3 个月,血清胆红素及转氨酶恢复正常分别为 93.2% 及 93.1%,而对照组分别 50% 和 57.1%。

（7）原发性醛固酮增多症:患者服用卡托普利 25 mg,2 h 后测定血浆肾素活性、Ang Ⅱ 及血醛固酮浓度,有助于鉴别是腺瘤还是增生所致的醛固酮增多症。由增生引起者,服药后 2 h 三项指标显著降低;而腺癌引起者,三项指标无明确变化。此外,卡托普利与安体舒服合用,可使绝大多数增生患者的血压得到控制。

(8)类风湿性关节炎:患者服用卡托普利 25 mg,一天 3 次,2~4 周后关节肿胀、疼痛减轻或消失,晨僵基本缓解,体温正常或接近正常,血沉恢复正常,总有效率为 91.4%,于治疗 12~16 周后抗核抗体转阴,类风湿因子转阴。

(9)肾移植术后红细胞增高症,患者服用卡托普利 25 mg,一天 3 次,服药 2 周~2 月,治愈率达 100%,停药后 3 个月无复发。其机制可能是卡托普利抑制肾素-血管紧张素活性,改善肾缺血缺氧状况,从而减少了红细胞生成素的分泌。

(四)不良反应及注意事项

1.咳嗽

咳嗽是 ACEI 最常见的不良反应,发生机制不清楚,可能与 RAS 被抑制有关,也可能与其他机制有关,如 ACEI 对肺组织中炎性介质缓激肽裂解的抑制,以及前列腺素、P 物质等局部炎性介质增加等。咳嗽一般出现在用药后 1 个月,可延迟到停药后 1 个月内才消失。吸烟者及女性多见。咳嗽于夜间加重,有患者咳嗽音质发生改变,如声音嘶哑,有的有咽喉不适。患者常表现为持续性干咳,有时难以忍受而不得不停药。更换另一种 ACEI 有可能消除药源性咳嗽。

新近报道 ACEI 可引起喘息和呼吸困难,常伴发鼻炎、血管神经性水肿和皮肤改变。吸入色甘酸钠可能是治疗 ACEI 引起咳嗽的一种有效治疗方法。

2.皮疹

在用 ACEI 治疗高血压时,皮疹的发生率大致为 1%~5%。皮疹多呈瘙痒型斑丘疹,好发于上肢及躯干上部。常于治疗 1 个月内出现。可持续数小时或数天,一般不影响 ACEI 的继续使用。在 ACEI 中卡托普利的皮疹发生率最高,曾认为与其所含巯基有关,近来研究认为主要与使用剂量较大有关。其发生机制可能是由于 ACEI 对激肽酶 Ⅱ 的抑制作用,致皮肤内激肽活性增高及产生组胺介导的炎性反应。虽然有时皮疹在 ACEI 之间有交叉反应,但试行更换药物可减少皮疹的发生。

3.低血压

所有 ACEI 均可引起低血压,治疗前患者血浆肾素和 AngⅡ 的浓度越高,越易发生低血压。低钠、利尿、呕吐、腹泻、年老体弱、肾素依赖型肾血管性高血压及充血性心力衰竭者更易发生低血压。先前已有肾功能损害和急性动脉狭窄者,首剂低血压的危险性较大。为防止发生低血压,应在治疗一开始时便注意体液监测,纠正脱水、调整或停用利尿药,或先给予短效 ACEI 如卡托普利;已发生严重低血压者应给予对症处理。

4.高钾血症

ACEI 都有减少醛固酮分泌的作用,但其潴钾作用不重,很少引起严重高钾血症。当摄入钾增加或排出减少时容易发生,此种危险多见于先前已存在肾功能不全者。低醛固酮血症也是应用 ACEI 发生高钾血症的一个危险因素。使用保钾利尿剂或补钾有使血钾升高的危险。为避免 ACEI 引起高钾血症,在使用 ACEI 前应充分评价肾功能,避免诱发因素,并及时定期监测血钾水平。

5.急性肾功能损害

ACEI 所致肾功能损害与下列因素有关:持续的低血压致肾灌注量下降及肾小球滤过率降低、Na^+ 和(或)体液量丢失、合用利尿剂及非甾体消炎药等,老年人、即往已有肾功能减退、糖尿病或低血压者,发生急性肾功能减退的危险性更大。ACEI 引起的肾脏损害多是无症状性的,撤药后多可恢复。一旦发现急性肾功能损害,应停用利尿剂,并予补钠,仍无效时,应减少或停用 ACEI。

6.味觉改变

表现为味觉丧失,金属味觉,甜味觉或味觉失真,发生率为 1.6％(卡托普利),大剂量时发生率可达7.3％。味觉障碍通常是可逆的,具有自限性,一般不超过 2～3 个月,有时会影响患者食欲,生活质量,以致使体重下降。

7.血液系统改变

可发生 Hb 及血细胞比容下降,白细胞及粒细胞减少症。合并肾病、胶原性血管炎、自身免疫性疾病或使用免疫抑制剂,可使白细胞计数减少的发生率大大增加。

8.肝脏毒性

较为罕见,但较严重。肝损害常有胆汁淤积,一般停药后可恢复。

9.血管神经性水肿

发生率为 0.1％～0.2％,以服药第一周内多见,且与剂量无关。目前认为可能与免疫、激肽、遗传或环境等因素有关。血管神经性水肿仅表现轻微症状者,停药数天后便消失,偶可发生喉痉挛、水肿、呼吸衰竭等严重不良反应。

（五）药物相互作用

1.利尿剂

其与噻嗪类利尿剂合用,降压疗效增强,并减少噻嗪类利尿剂所致的低血钾。噻嗪类利尿剂可减少血容量,增加 Na^+ 排泄,但可继发性引起 RAS 活性增强及 AngⅡ 生成增加,故其降压疗效受限,与卡托普利等 ACEI 合用不仅降压作用好,而且 ACEI 还可减轻甚至防止噻嗪类利尿剂造成的糖、脂肪、尿酸等代谢紊乱。文献报告两者合用有效率达 70％～90％。两药合用较单用 ACEI 剂量加倍的疗效要好。两药合用时,ACEI 的剂量应减少。此外,两药合用治疗充血性心力衰竭时其疗效可与地高辛和利尿剂合用相媲美。卡托普利等 ACEI 优于地高辛之处是不易发生缺钾和室性期前收缩,故较安全。ACEI 可使血钾升高,可部分抵消噻嗪类利尿剂引起的低血钾作用,两者合用后不必常规补钾。ACEI 不宜与螺内酯、氨苯蝶啶等保钾利尿剂合用,以防引起高钾血症。卡托普利与呋塞米合用,呋塞米的疗效明显受抑制;但雷米普利及依那普利无类似作用。卡托普利与依他尼酸合用可引起血肌酐升高、肾功能变化,甚至肾衰竭;低钠血症可加剧这一过程。

2.β受体阻滞剂

两药合用治疗高血压是否合理仍在探讨之中。有学者发现,普萘洛尔用于已使用卡托普利的高血压患者,可使原已降低的血压反而升高;而与阿替洛尔合用,则降压效应增强;表明采用非选择性β受体阻滞剂时,松弛血管平滑肌的β受体受到阻断,而α受体兴奋占优势,故外周阻力增加,血压升高。卡托普利与柳胺苄心定合用治疗高血压有协同作用,因后者兼有α和β受体阻断作用。

3.钙通道阻滞剂

卡托普利与维拉帕米合用,降压疗效增强,两药合用尤其适用于重症高血压,系由两药通过不同机制扩张血管,以发挥降压作用。两药合用治疗高血压急症时,维拉帕米可先静脉注射,待血压下降后再改为口服,或只使用一种药物维持治疗。

硝苯地平与 ACEI 合用降压效果增强。ACEI 可减轻硝苯地平引起的心率增快及踝部水肿。对重症高血压,两药合用效果明显;这两种药物降压机制不同,但都是通过调节外周阻力而降低血压,它们的降压最长时间(以卡托普利为例)和血压回升坡度相似,两药合用尚有轻微利尿、利钠作用。两药合用治疗充血性心力衰竭也能取得较好疗效(但有人认为钙通道阻滞剂不适用于治疗心力衰竭),尼群地平或尼卡地平等二氢吡啶类钙通道阻滞剂与 ACEI 合用治疗高血压均有协同作用,且不会引起反射性心率加快。

对慢性肾功能不全的高血压患者,西拉普利与尼群地平合用降压疗效显著。对糖尿病肾病伴微量蛋白尿者,维拉帕米与西拉普利或赖诺普利合用,减轻蛋白尿的作用明显优于单用任一药物,且此作用与血压的变化无关。ACEI 与钙通道阻滞剂均具有减轻动脉粥样硬化及改善动脉壁顺应性的作用,故两药联合,长期治疗是可行的。

4.强心剂

(1)地高辛:早期文献认为,卡托普利与地高辛合用可使地高辛血浓度升高 25%,认为系由于卡托普利影响肾小球滤过,并降低肾小管分泌。从而使地高辛清除率和肌酐清除率均降低。但后来的研究未证实这种药代作用。新近对志愿人群的研究表明。雷米普利和赖诺普利对血浆地高辛浓度均无影响。培哚普利也不改变心力衰竭患者的地高辛药代动力学。目前认为,卡托普利对重症心力衰竭患者更易引起肾功能损害,从而导致继发性血浆地高辛浓度上升,而对正常人群及轻度心力衰竭患者影响不大。因此,考虑到 ACEI 与地高辛之间可能出现的相互作用,应对患者进行肾功能监测。

(2)多巴胺:ACEI 与多巴胺合用治疗充血性心力衰竭疗效增强,ACEI 阻滞交感神经活性,减慢心率,使心肌耗氧量减少,可部分地抵消多巴胺引起的心动过速、心肌耗氧量增加以及外周血管阻力的持续增高效应,并可减少多巴胺的用量。

(3)米力农:作用与抑制磷酸二酯酶有关,除具有强心作用外还能扩张动脉、减轻心脏后负荷;ACEI 可刺激前列腺素释放,减轻心脏前负荷,故两药合用治疗心力衰竭疗效增强,且可减少不良反应。

(4)间羟异丁肾上腺素:具有增强心肌收缩力作用,ACEI 有降低心脏负荷作用,故两药合用治疗心力衰竭可取得协同治疗效果。

5.与非甾体抗炎药物合用

(1)阿司匹林:ACEI 的降压机制之一是使缓激肽水解减少,前列腺素增加,故舒张血管作用加强;阿司匹林抑制前列腺素合成,故两药合用后降压疗效降低。

(2)吲哚美辛:吲哚美辛抑制前列腺素合成,故与 ACEI 合用后使 ACEI 降压作用减弱 3%~34%不等。

6.降压药物

(1)哌唑嗪:长期使用哌唑嗪可见肾素活性增加,AngⅡ及醛固酮水平升高,引起水钠潴留,使降压疗效降低;ACEI 无水钠潴留作用,且可减少醛固酮分泌;故两药合用可产生良好血流动力学效应。两者都扩张小动脉及小静脉,降低心脏前后负荷,均可用于治疗高血压和充血性心力衰竭。

(2)吲达帕胺:为一新的强效和长效降压药,具有利尿和钙拮抗作用,但在降低血压的同时增加心率并降低左室周径和心肌纤维缩短速率。卡托普利可使左室收缩半径明显缩小,同时减轻吲达帕胺的心率反应,故两药合用对中、重度高血压疗效增强,不良反应减少。

7.抗酸剂

卡托普利与抗酸剂合用时,抗酸剂可降低卡托普利的疗效;其机制可能是胃中 pH 的暂时升高,增加了卡托普利的离子化,影响了卡托普利对膜的穿透,或者是抗酸剂与卡托普利形成了不溶性的铝盐,减少了卡托普利的吸收。故两药应避免合用。

8.别嘌呤醇

卡托普利与别嘌呤醇合用可引起阿斯佩格综合征。Jhonl 等报道 2 例长期服用卡托普利的患者,当合用别嘌呤醇 3～5 周后出现阿斯佩格综合征。这是由于卡托普利促进了别嘌呤醇的利用所致。故两药合用时应慎重。

三、血管紧张素Ⅱ受体拮抗剂

血管紧张素Ⅱ能强有效地收缩血管、增加心肌收缩力、刺激醛固酮和加压素分泌以及促进心脏和血管重构。同时,AngⅡ与高血压、充血性心力衰竭、冠脉缺血及肾功能不全的病理生理有关。体外实验已鉴定出多种 AngⅡ受体(AT),主要有 AT_I 和 AT_{II} 两个亚型。AT_I 存在于血管、肾脏、心脏、肾上腺和脑组织中,AT_{II} 主要表达于胚胎组织中。

早年研究的 AT 拮抗剂为肽类物质,如肌丙抗压素,虽有效对抗 AngⅡ作用,但必须静脉用药,半衰期很短,且有部分激动剂活性,故应用受限。近年来研制的非肽类 AT 拮抗剂,可以口服,对受体有高度选择性,作用时间长,无激动剂活性。目前将 AT 拮抗剂分为 AT_1 拮抗剂、AT_2 拮抗剂及 AT_1/AT_2 拮抗剂三类。迄今已合成数十种高特异性 AT 拮抗剂。

AT_1 拮抗剂可分为以下三类。①联苯四唑类:代表药物有氯沙坦、伊贝沙坦等,化学结构为甲基联苯四唑与杂环。②非联苯四唑类,如 SK&F108566 及 R117289 等。③非杂环类:维沙坦。

AT_{II} 拮抗剂:代表药物有高度选择性地阻滞 AT_{II},但由于对 AT_2 功能了解甚少,故本类药物目前尚无临床应用价值。

AT_I/AT_{II} 拮抗剂:对 AT_I 和 AT_{II} 均有亲和力和阻断效应。其代表药物有 BIBS39、L-193007和L-159913。

AT_I 和(或)AT_I/AT_{II} 拮抗剂可用于治疗高血压、充血性心力衰竭、缺血性心脏病、脑卒中、肾衰竭、心脏肥大、动脉粥样硬化及血管成型术后再狭窄等心血管疾病的预防治疗。据推测 AT 拮抗剂可避免 ACEI 的许多不良反应,但长期应用是否像真正期望的那样好以及其不良反应能否被耐受,有待于今后进行大量临床观察与研究。现重点介绍在我国已上市的 AT_I 拮抗剂氯沙坦、维沙坦和伊贝沙坦。

(一)氯沙坦

氯沙坦为 AT_I 拮抗剂,能全面对抗目前已知的 AngⅡ的作用。本品具有以下作用特点:具有高亲和力、高选择性、高特异性、无激动剂活性、无 ACEI 作用。可用于治疗各种原因及各种类型的高血压病、充血性心力衰竭,对肾脏有保护作用,具有对抗心脏与血管重构的作用,并能阻滞 AngⅡ诱发的肾上腺素释放,抑制因刺激肾脏神经引起的肾血管收缩和刺激交感神经引起的缩血管作用。

1.治疗学

(1)药理作用:本品为非肽类 AT_1 拮抗剂,口服后迅速被吸收,经过细胞色素 P450、2Cq 和3A4 等酶进行代谢。约口服剂量的 14% 转变为有活性的代谢产物 EXP3174。该产物降压作用比氯沙坦强 10～40 倍,半衰期较长,(6～9 h),呈非竞争性拮抗作用。大多数降压作用是由于

EXP3174 的拮抗作用所致。通过与 AT_1 受体跨膜区内的氨基酸的相互作用,并占据其螺旋状空间而阻止 Ang II 与 AT_1 受体的结合,其对 AT_1 受体具有高度选择性,较 AT_2 受体高 30 000 倍,从而在受体水平阻断了 Ang II 的心血管效应。目前已知心脏和血管中部分 Ang II 是通过非 ACE 依赖性旁路,即糜蛋白酶等产生的,故 ACEI 对 Ang II 的抑制作用不完全,但 ACEI 可加强功能内源性 BK 的作用,故 ACEI 与 AT_1 拮抗剂的作用机制不完全相同。

(2)临床应用。①治疗高血压:AT_1 拮抗剂几乎适用于任何原因引起的高血压,本品降压作用平稳而持久,无首剂现象和明显蓄积现象,但应慎用或禁用于血容量不足、肝功能损害、单双侧肾动脉狭窄的患者。抗高血压治疗时,应注意以下问题:a.对大多数患者,通常起始和维持量均为 50 mg,1 天 1 次,治疗 3～6 周可达最大抗高血压效应;但部分患者需增加剂量至 100 mg/d;b.对血容量不足的患者,可考虑开始剂量为 25 mg/d;c.对老年人或肾损害的患者包括血透患者,不必调整剂量;d.对肝功能损害的患者,应使用较低剂量;e.妊娠或哺乳期妇女不宜使用本品治疗;f.本品与利尿剂、β受体阻滞剂或钙通道阻滞剂联合应用时,降压作用出现相加现象;g.胺碘酮、硫氮䓬酮、酮康唑、硫磺苯唑等能降低本品的降压效应。②治疗充血性心力衰竭:临床初步研究表明,AT_1 受体拮抗剂对充血性心力衰竭患者可产生有益的血流动力学效应。在新近完成的一项大规模多中心临床试验中,722 例老年心力衰竭患者随机服用氯沙坦或卡托普利,48 周的随诊结果表明,氯沙坦使死亡率减少 46%,明显优于卡托普利。③左室肥厚:左室肥厚是心血管疾病的独立危险因素。Ang II 通过直接作用于心肌和增强交感神经活性而促进左室肥厚。AT_1 拮抗剂既能降低压力负荷又能拮抗 Ang II 刺激生长的作用,故能减轻左室肥厚。目前正在进行一项 8 300 例高血压患者的临床试验,旨在评价 AT_1 拮抗剂对左室肥厚的影响。④肾脏疾病:已知 ACEI 可减轻蛋白尿、延缓肾脏疾病的进程,故使用特异性 AT_1 受体拮抗剂治疗肾脏疾病应获得同样的效果。目前已有临床研究证明氯沙坦能明显减少伴有糖尿病或肾功能正常的高血压患者的蛋白尿,并有促进尿酸、尿钠排泄的肾脏保护作用。

(3)剂量与用法:1 次口服 50～100 mg,一天 1 次,血容量不足者每次 25 mg,老年人及肾功损害者不必调整剂量,肝功能损害者应减少剂量。

2.不良反应与防治

(1)孕妇及哺乳期妇女忌用。

(2)不良反应有:头晕、过敏、皮疹、腹泻、偏头痛等。

3.药物相互作用

尚未发现具有临床意义的药物相互作用,本品与氢氯噻嗪、地高辛、华法林、西咪替丁、苯巴比妥、酮康唑合用未见不良相互作用。

4.制剂

片剂:50 mg。

(二)维沙坦

1.治疗学

(1)药理作用:本品为非前体药,几乎无肝脏首过效应,在体内无活性代谢产物,药物相互作用小,故特别适用于轻中度肝功能不全的心血管患者,T_{max} 2～4 h。与芦沙坦相比较,代文的 AT_1 受体亲和力是前者的 5 倍,故具有高度选择性和更完全的 AT_1 受体阻断作用。

(2)临床应用:本品用于治疗高血压病、糖尿病患者的心、肾及血管并发症、充血性心力衰竭等。

(3)剂量与用法:每天 80～160 mg,可以与其他抗高血压药合用,肾功能不全或无胆道梗阻及胆汁淤积性肝硬化的患者无须调整剂量。可与食物同服或空腹服用。突然停药不会出现血压反跳及临床不良反应。

2.不良反应与防治

(1)对本品过敏者及孕妇禁用。

(2)慎用于低钠、低血压、低血容量患者。

(3)慎用于肾动脉狭窄、严重肾功能不全(肌酐清除率<10 mL/min)。胆汁淤积性肝硬化或胆道梗阻患者以及哺乳期妇女。

(4)慎用于已使用保钾利尿剂或钾制剂的患者。

(5)服用本品期间应谨慎驾驶和操纵机器。

(6)不良反应少,可出现头痛、头晕、疲劳等,咳嗽发生率明显低于 ACEI。

3.药物相互作用

未发现与下列药物间存在有意义的相互作用:西咪替丁、华法林、呋塞米、地高辛、阿替洛尔、吲哚美辛、氢氯噻嗪、氨氯地平、格列本脲。

4.制剂

胶囊:80 mg,160 mg。

(孙　煜)

第七章 消化内科用药

第一节 抑酸药及治疗消化性溃疡药

一、复方氢氧化铝

(一)别名

达胃宁,胃舒平。

(二)作用与特点

本品有抗酸、吸附、局部止血、保护溃疡面等作用,效力较弱、缓慢而持久。

(三)适应证

主要用于胃酸过多、胃及十二指肠溃疡、反流性食管炎及上消化道出血等。由于铝离子在肠内与磷酸盐结合成不溶解的磷酸铝自粪便排出,故尿毒症患者服用大剂量氢氧化铝后可减少磷酸盐的吸收,减轻酸血症。鸟粪石型尿结石患者服用本品,可因磷酸盐吸收减少而减缓结石的生长或防止其复发。也可用于治疗甲状旁腺功能减退症和肾病型骨软化症患者,以调节钙磷平衡。

(四)用法与用量

口服:每次 2～4 片,每天 3 次,饭前 30 min 或胃痛发作时嚼碎后服。

(五)不良反应与注意事项

可致便秘。因本品能妨碍磷的吸收,故不宜长期大剂量使用。便秘者、肾功能不全者慎用。

(六)药物相互作用

本品含多价铝离子,可与四环素类形成络合物而影响其吸收,故不宜合用。可通过多种机制干扰地高辛、华法林、双香豆素、奎宁、奎尼丁、氯丙嗪、普萘洛尔、吲哚美辛、异烟肼、维生素及巴比妥类的吸收或消除,使上述药物的疗效受到影响,应尽量避免同时使用。

(七)制剂与规格

片剂:每片含氢氧化铝 0.245 g、三硅酸镁 0.105 g、颠茄流浸膏 0.002 6 mL。

(八)医保类型及剂型

甲类:口服常释剂。

二、碳酸氢钠

(一)别名

重碳酸钠,酸式碳酸钠,重曹,小苏打。

(二)作用与特点

本药口服后能迅速中和胃中过剩的胃酸,减轻疼痛,但作用持续时间较短。口服易吸收,能碱化尿液,与某些磺胺药同服,可防止磺胺在尿中结晶析出。

(三)适应证

胃痛,苯巴比妥、阿司匹林等的中毒解救。代谢性酸血症、高钾血症及各种原因引起的伴有酸中毒症状的休克,早期脑栓塞以及严重哮喘持续状态经其他药物治疗无效者。真菌性阴道炎。

(四)用法与用量

口服:每次 0.5～2 g,每天 3 次,饭前服用。静脉滴注:5％溶液,成人每次 100～200 mL,小儿 5 mL/kg。4％溶液阴道冲洗或坐浴:每晚 1 次,每次 500～1 000 mL,连用 7 d。

(五)不良反应与注意事项

可引起继发性胃酸分泌增加,长期大量服用可能引起碱血症。静脉滴注本品时,低钙血症患者可能产生阵发性抽搐,而对缺钾患者可能产生低钾血症的症状。严重胃溃疡患者慎用,充血性心力衰竭、水肿和肾衰竭的酸中毒患者,使用本品应慎重。

(六)药物相互作用

不宜与胃蛋白酶合剂,维生素 C 等酸性药物合用,不宜与重酒石酸间羟胺、庆大霉素、四环素、肾上腺素、多巴酚丁胺、苯妥英钠、钙盐等同瓶静脉滴注。

(七)制剂与规格

(1)片剂:每片 0.3 g,0.5 g。

(2)注射液:0.5 g/10 mL,12.5 g/250 mL。

(八)医保类型及剂型

甲类:口服常释剂。

三、硫糖铝

(一)别名

胃溃宁、素得。

(二)作用与特点

能与胃蛋白酶络合,抑制该酶分解蛋白质;并能与胃黏膜的蛋白质(主要为清蛋白及纤维蛋白)络合形成保护膜,覆盖溃疡面,阻止胃酸、胃蛋白酶和胆汁酸的渗透、侵蚀,从而利于黏膜再生和溃疡愈合。本品在溃疡区的沉积能诱导表皮生长因子积聚,促进溃疡愈合。同时本品还能刺激胃黏膜合成前列腺素,改善黏液质量,加速组织修复。服用本品后,仅 2％～5％的硫酸二糖被吸收,并由尿排出。

(三)适应证

胃及十二指肠溃疡。

(四)用法与用量

口服:每次 1 g,每天 3～4 次,饭前 1 h 及睡前服用。

(五)不良反应与注意事项

主要为便秘。个别患者可出现口干、恶心、胃痛等。治疗收效后,应继续服药数月,以免复发。

(六)药物相互作用

不宜与多酶片合用,否则两者疗效均降低。与西咪替丁合用时可能使本品疗效降低。

(七)制剂与规格

(1)片剂:0.25 g,0.5 g。

(2)分散片:0.5 g。

(3)胶囊剂:0.25 g。

(4)悬胶剂:5 mL(含硫糖铝 1 g)。

(八)医保类型及剂型

乙类:口服常释剂、口服液体剂。

四、铝碳酸镁

(一)别名

铝碳酸镁。

(二)作用与特点

本品为抑酸药。抗酸作用迅速且作用温和,可避免 pH 过高引起的胃酸分泌加剧。作用持久是本品的另一特点。

(三)适应证

胃及十二指肠溃疡。

(四)用法与用量

一般每次 1 g,每天 3 次,饭后 1 h 服用。十二指肠壶腹部溃疡 6 周为 1 个疗程,胃溃疡8周为 1 个疗程。

(五)不良反应与注意事项

本品不良反应轻微,但有个别患者可能出现腹泻。

(六)药物相互作用

本品含有铝、镁等多价金属离子,与四环素类合用时应错开服药时间。

(七)制剂与规格

片剂:0.5 g。

(八)医保类型及剂型

乙类:口服常释剂。

五、奥美拉唑

(一)别名

奥克。

(二)作用与特点

本品高度选择性地抑制壁细胞中的 H^+,K^+-ATP 酶(质子泵),使胃酸分泌减少。其作用依赖于剂量。本品对乙酰胆碱或组胺受体均无影响。除了本品对酸分泌的作用之外,临床上未观察到明显的药效学作用。本品起效迅速,每天服1次即能可逆地控制胃酸分泌,持续约24 h。本品口服后3 h达血药浓度峰值。血浆蛋白结合率为95%,分布容积0.34～0.37 L/kg。本品主要由肝脏代谢后由尿及粪中排出。其血药浓度与胃酸抑制作用无明显相关性。每天服用1次即能可逆地控制胃酸分泌,持续约24 h。

(三)适应证

十二指肠溃疡、胃溃疡、反流性食管炎、卓-艾综合征。

(四)用法与用量

口服:每次20 mg,每天1次。十二指肠溃疡患者,能迅速缓解症状,大多数病例在2周内愈合。第1疗程未能完全愈合者,再治疗2周通常能愈合。①胃溃疡和反流性食管炎患者,能迅速缓解症状,多数病例在4周内愈合。第1个疗程后未完全愈合者,再治疗4周通常可愈合。对一般剂量无效者,改每天服用本品1次,40 mg,可能愈合。②卓-艾综合征患者建议的初始剂量为60 mg,每天1次。剂量应个别调整。每天剂量超过80 mg时,应分2次服用。

(五)不良反应与注意事项

本品耐受性良好,罕见恶心、头痛、腹泻、便秘和肠胃胀气,少数出现皮疹。这些作用均较短暂且轻微,并与治疗无关。因酸分泌明显减少,理论上可增加肠道感染的危险。本品尚无已知的禁忌证。孕妇及儿童用药安全性未确立,本品能延长地西泮和苯妥英的清除。与经P450酶系代谢的其他药物如华法林,可能有相互作用。

(六)制剂与规格

胶囊剂:20 mg。

(七)医保类型及剂型

乙类:口服常释剂、注射剂。

六、泮托拉唑

(一)别名

潘妥洛克,泰美尼克。

(二)作用与特点

泮托拉唑是第3个能与H^+,K^+-ATP酶产生共价结合并发挥作用的质子泵抑制药,它与奥美拉唑和兰索拉唑同属苯并咪唑的衍生物,与奥美拉唑和兰索拉唑相比,泮托拉唑与质子泵的结合选择性更高,而且更为稳定。泮托拉唑口服生物利用度为77%,达峰时间为2.5 h,半衰期为0.9～1.9 h,但抑制胃酸的作用一旦出现,即使药物已经从循环中被清除以后,仍可维持较长时间。泮托拉唑无论单次、多次口服或静脉给药,药动学均呈剂量依赖性关系。

(三)适应证

本品主要用于胃及十二指肠溃疡、胃食管反流性疾病、卓-艾综合征等。

(四)用法与用量

常用量每次40 mg,每天1次,早餐时间服用,不可嚼碎;个别对其他药物无反应的病例可每天用2次。老年患者及肝功能受损者每天剂量不得超过40 mg。十二指肠溃疡疗程2周,必要时再服2周;胃溃疡及反流性食管炎疗程4周,必要时再服4周。总疗程不超过8周。

(五)不良反应与注意事项

偶可引起头痛和腹泻,极少引起恶心、上腹痛、腹胀、皮疹、瘙痒及头晕等。个别病例出现水肿、发热和一过性视力障碍。神经性消化不良等轻微胃肠疾病不建议使用本品;用药前必须排除胃与食管恶性病变。肝功能不良患者慎用;妊娠头 3 个月和哺乳期妇女禁用本品。

(六)制剂与规格

肠溶片:40 mg。

(七)医保类型及剂型

乙类:口服常释剂、注射剂。

七、法莫替丁

(一)作用与特点

本品拮抗胃黏膜壁细胞的组胺 H_2 受体而显示强大而持久的胃酸分泌抑制作用。本品的安全范围广,又无抗雄激素作用及抑制药物代谢的作用。本品的 H_2 受体拮抗作用比西咪替丁强 $10\sim148$ 倍,对组胺刺激胃酸分泌的抑制作用比西咪替丁约强 40 倍,持续时间长 $3\sim15$ 倍。能显著抑制应激所致大鼠胃黏膜中糖蛋白含量的减少。对大鼠实验性胃溃疡或十二指肠溃疡的发生,其抑制作用比西咪替丁强,连续给药能促进愈合,效力比西咪替丁强。对失血及给予组胺所致大鼠胃出血具有抑制作用。本品口服后 $2\sim3$ h 达血浓度峰值,口服及静脉给药半衰期均约 3 h。尿中仅见原形及其氧化物,口服时,后者占尿中总排量的 $5\%\sim15\%$,静脉给药时占 80%,人给药后 24 h 内原形药物的尿排泄率,口服时为 $35\%\sim44\%$,静脉给药为 $88\%\sim91\%$。

(二)适应证

口服用于胃溃疡、十二指肠溃疡、吻合口溃疡、反流性食管炎;口服或静脉注射用于上消化道出血(消化性溃疡、急性应激性溃疡、出血性胃炎所致)及卓-艾综合征。

(三)用法与用量

口服:每次 20 mg,每天 2 次(早餐后、晚餐后或临睡前)。静脉注射或滴注:每次 20 mg 溶于生理盐水或葡萄糖注射液 20 mL 中缓慢静脉注射或滴注,每天 2 次,通常 1 周内起效,患者可口服时改口服。

(四)不良反应与注意事项

不良反应较少。最常见的有头痛、头晕、便秘和腹泻,发生率分别为 4.7%、1.3%、1.2%、1.7%。偶见皮疹、荨麻疹(应停药)、白细胞减少、氨基转移酶升高等。罕见腹部胀满感、食欲缺乏及心率增加、血压上升、颜面潮红、月经不调等。本品慎用于有药物过敏史、肾衰竭或肝病患者。孕妇慎用。哺乳期妇女使用时应停止哺乳。对小儿的安全性尚未确立。本品应在排除恶性肿瘤后再行给药。

(五)制剂与规格

(1)片剂:10 mg,20 mg。

(2)注射剂:20 mg:2 mL。

(3)胶囊剂:20 mg。

(六)医保类型及剂型

乙类:口服常释剂、注射剂。

八、西咪替丁

(一)别名

甲氰咪胍。

(二)作用与特点

本品属组胺 H_2 受体阻滞剂的代表性药品,能抑制基础胃酸及各种刺激引起的胃酸分泌,并能减少胃蛋白酶的分泌。本品口服生物利用度约 70%,口服后吸收迅速,$1.5\ h$ 血药浓度达峰值,半衰期约为 $2\ h$,小部分在肝脏氧化为亚砜化合物或 5-羟甲基化合物,$50\%\sim70\%$ 以原形从尿中排出,可排出口服量的 $80\%\sim90\%$。

(三)适应证

适用于治疗十二指肠溃疡、胃溃疡、反流性食管炎、复发性溃疡病等;本品对皮肤瘙痒症也有一定疗效。

(四)用法与用量

口服:每次 $200\ mg$,每天 3 次,睡前加用 $400\ mg$;注射:用葡萄糖注射液或葡萄糖氯化钠注射液稀释后静脉滴注,每次 $200\sim600\ mg$;或用上述溶液 $20\ mL$ 稀释后缓慢静脉注射,每次 $200\ mg$,$4\sim6\ h\ 1$ 次。每天剂量不宜超过 $2\ g$。也可直接肌内注射。

(五)不良反应与注意事项

少数患者可能有轻度腹泻、眩晕、嗜睡、面部潮红、出汗等。停药后可恢复。极少数患者有白细胞减少或全血细胞减少等。少数肾功能不全或患有脑病的老年患者可有轻微精神障碍。少数患者可出现中毒性肝炎,转氨酶一过性升高,血肌酐轻度升高或蛋白尿等,一般停药后可恢复正常。肝、肾功能不全者慎用,应根据肌酐清除率指标调整给药剂量。肌酐清除率为 $0\sim15\ mL/min$ 者忌用。

(六)药物相互作用

本品为一种强效肝微粒体酶抑制药,可降低华法林、苯妥英钠、普萘洛尔、地西泮、茶碱、卡马西平、美托洛尔、地高辛、奎尼丁、咖啡因等药物在肝内的代谢,延迟这些药物的排泄,导致其血药浓度明显升高,合并用药时需减少上述药物的剂量。

(七)制剂与规格

(1)片剂:每片 $200\ mg$。

(2)注射剂:每支 $200\ mg$。

(八)医保类型及剂型

甲类:口服常释剂、注射剂。

九、大黄碳酸氢钠

(一)作用与特点

有抗酸、健胃作用。

(二)适应证

用于胃酸过多、消化不良、食欲缺乏等。

(三)用法与用量

口服,每次 $1\sim3$ 片,每天 3 次,饭前服。

（四）制剂与规格

片剂：每片含碳酸氢钠、大黄粉各 0.15 g，薄荷油适量。

（五）医保类型及剂型

甲类：口服常释剂。

十、碳酸钙

（一）别名

兰达。

（二）作用与特点

本品为中和胃酸药，可中和或缓冲胃酸，作用缓和而持久，但对胃酸分泌无直接抑制作用，并可因提高胃酸 pH 而消除胃酸对壁细胞分泌的反馈性抑制。本品与胃酸作用产生二氧化碳与氯化钙，前者可引起嗳气，后者在碱性液中再形成碳酸钙、磷酸钙而引起便秘。本品在胃酸中转化为氯化钙，小肠吸收部分钙，由尿排泄，其中大部分由肾小管重吸收。本品口服后约 85% 转化为不溶性钙盐如磷酸钙、碳酸钙，由粪便排出。

（三）适应证

缓解由胃酸过多引起的上腹痛、反酸、胃部烧灼感和上腹不适。

（四）用法与用量

2～5 岁儿童（11～21.9 kg）每次 59.2 mg，6～11 岁儿童（22～43.9 kg）每次 118.4 mg，饭后1 h 或需要时口服 1 次，每天不超过 3 次，连续服用最大推荐剂量不超过 14 d。

（五）不良反应与注意事项

偶见嗳气、便秘。大剂量服用可发生高钙血症。心肾功能不全者慎用。长期大量服用本品应定期测血钙浓度。

（六）药物相互作用

与噻嗪类利尿药合用，可增加肾小管对钙的重吸收。慎与洋地黄类药物联合使用。

（七）制剂与规格

（1）混悬剂：11.84 g：148 mL。

（2）片剂：0.5 g。

十一、盐酸雷尼替丁

（一）别名

西斯塔，兰百幸，欧化达，善卫得。

（二）作用与特点

本品为一选择性的 H 受体阻滞剂，能有效地抑制组胺、五肽胃泌素及食物刺激后引起的胃酸分泌，降低胃酸和胃酶的活性，但对胃泌素的分泌无影响。作用比西咪替丁强 5～8 倍，对胃及十二指肠溃疡的疗效高，具有速效和长效的特点。本品口服生物利用度约 50%，半衰期为 2～2.7 h，静脉注射 1 mg/kg，瞬间血药浓度为 3 000 ng/mL，维持在 100 ng/mL 以上可达 4 h。大部分以原形药物从肾排泄。

（三）适应证

临床上主要用于治疗十二指肠溃疡、良性溃疡病、术后溃疡、反流性食管炎及卓-艾综合征等。

(四)用法与用量

口服:每天 2 次,每次 150 mg,早晚饭时服。

(五)不良反应与注意事项

较轻,偶见头痛、皮疹和腹泻。个别患者有白细胞或血小板计数减少。有过敏史者禁用。除必要外,妊娠哺乳妇女不用本品。8 岁以下儿童禁用。肝、肾功能不全者慎用。对肝有一定毒性,个别患者转氨酶升高,但停药后即可恢复。

(六)药物相互作用

本品与普鲁卡因、N-乙酰普鲁卡因合用,可减慢后者从肾的清除速率。本品还能减少肝血流,使经肝代谢的普萘洛尔、利多卡因和美托洛尔的代谢减慢,作用增强。

(七)制剂与规格

(1)片剂:0.15 g。

(2)胶囊剂:0.15 g。

(八)医保类型及剂型

甲类:口服常释剂、注射剂。

十二、尼扎替定

(一)别名

爱希。

(二)作用与特点

本药是一种组胺 H_2 受体阻滞剂,和组胺竞争性地与组胺 H_2 受体相结合,可逆性地抑制其功能,特别是对胃壁细胞上的 H_2 受体,可显著抑制夜间胃酸分泌达 12 h,亦显著抑制食物、咖啡因、倍他唑和五肽胃泌素刺激的胃酸分泌。口服后并不影响胃分泌液中胃蛋白酶的活性,但总的胃蛋白酶分泌量随胃液分泌量的减少相应的减少,此外可增加他唑刺激的内因子分泌,本药不影响基础胃泌素分泌。口服生物利用度为 70% 以上。口服 150 mg,0.5～3 h 后达到血药浓度峰值,为 700～1 800 $\mu g/L$,与血浆蛋白结合率约为 35%,半衰期为 1～2 h。90% 以上口服剂量的尼扎替定在 12 h 内从尿中排出,其中约 60% 以原形排出。

(三)适应证

活动性十二指肠溃疡。胃食管反流性疾病,包括糜烂或溃疡性食管炎,缓解胃灼热症状。良性活动性胃溃疡。

(四)用法与用量

(1)活动性十二指肠溃疡及良性活动性胃溃疡:300 mg/d,分 1～2 次服用;维持治疗时150 mg,每天 1 次。

(2)胃食管反流性疾病:150 mg,每天 2 次。中、重度肾功能损害者剂量酌减。

(五)不良反应与注意事项

可有头痛、腹痛、肌痛、无力、背痛、胸痛、感染和发热以及消化系统、神经系统、呼吸系统不良反应,偶有皮疹及瘙痒。罕见肝功异常,贫血,血小板减少症及变态反应。开始治疗前应先排除恶性溃疡的可能性。对本品过敏者及对其他 H_2 受体阻滞剂有过敏史者禁用。

(六)药物相互作用

本药不抑制细胞色素 P450 关联的药物代谢酶系统。与大剂量阿司匹林合用会增加水杨酸盐的血浓度。

(七)制剂与规格

胶囊剂:150 mg。

十三、雷贝拉唑钠

(一)别名

波利特。

(二)作用与特点

本品具有很强的 H^+,K^+-ATP 酶抑制作用,胃酸分泌抑制作用以及抗溃疡作用。健康成年男子在禁食情况下口服本剂 20 mg,3.6 h 后达血药浓度峰值 437 ng/mL,半衰期为 1.49 h。

(三)适应证

胃溃疡、十二指肠溃疡、吻合口溃疡、反流性食管炎、卓-艾综合征。

(四)用法与用量

成人推荐剂量为每次 10~20 mg,每天 1 次。胃溃疡、吻合口溃疡、反流性食管炎的疗程一般以 8 周为限,十二指肠溃疡的疗程以 6 周为限。

(五)不良反应与注意事项

严重的不良反应有休克、血象异常、视力障碍。其他不良反应有过敏症、血液系统异常、肝功异常、循环系统异常、精神神经系统异常。此外有水肿,总胆固醇、中性脂肪、BUN 升高,蛋白尿。

(六)药物相互作用

与地高辛合用时,可升高其血中浓度。与含氢氧化铝凝胶、氢氧化镁的制酸剂同时或其后 1 h 服用,本药平均血药浓度和药时曲线下面积分别下降 8% 和 6%。

(七)制剂与规格

薄膜衣片:10 mg,20 mg。

十四、枸橼酸铋钾

(一)别名

胶体次枸橼酸铋,德诺,丽珠得乐,得乐,可维加。

(二)作用与特点

本品在胃酸条件下,以极微沉淀覆盖在溃疡表面形成一层保护膜,从而隔绝了胃酸、酶及食物对溃疡黏膜的侵蚀,促进黏膜再生,使溃疡愈合。本品还有良好的抗幽门螺杆菌作用。因而本品具有明显的抗溃疡作用,给药后在胃底、胃窦部、十二指肠、空肠及回肠均有铋的吸收,其中以小肠吸收为多。血药浓度与给药剂量呈相关性,一般于给药后 4 周血药浓度达稳态。血浆浓度通常小于50 μg/L。分布主要聚集在肾脏(占吸收的 60%)。有关本品吸收后的代谢与排泄资料较少。一些铋剂中毒患者血与尿的排泄半期分别为 4.5 d 和 5.2 d,脑脊液中可达 13.9 d。

(三)适应证

适用于治疗胃溃疡、十二指肠壶腹部溃疡、多发溃疡及吻合口溃疡等多种消化性溃疡。

(四)用法与用量

480 mg/d,分 2~4 次服用。除特殊情况,疗程不得超过 2 个月。若需继续用药,在开始下 1 个疗程前 2 个月须禁服任何含铋制剂。

(五)不良反应与注意事项

主要表现为胃肠道症状,如恶心、呕吐、便秘和腹泻。偶见一些轻度变态反应。服药期间舌及大便可呈灰黑色。肾功能不全者禁用。

(六)药物相互作用

与四环素同时服用会影响四环素的吸收。不得与其他含铋制剂同服。不宜与制酸药及牛奶合用,因牛奶及制酸药可干扰其作用。

(七)制剂与规格

(1)片剂:120 mg。

(2)胶囊剂:120 mg。

(3)颗粒剂:每小包1.2 g(含本品300 mg)。

(八)医保类型及剂型

乙类:口服常释剂、颗粒剂。

十五、米索前列醇

(一)作用与特点

本品为最早进入临床的合成前列腺素 E_1 的衍生物,能抑制基础胃酸分泌和由组胺、五肽胃泌素、食物或咖啡所引起的胃酸分泌。本品有局部和全身两者相结合的作用,其局部作用是主要的。其通过直接抑制壁细胞来抑制胃酸分泌。本品还显示有细胞保护作用。本品口服吸收良好,由于本品口服后迅速代谢为有药理活性的游离酸,因而不能测定原药的血药浓度。本品分布以大肠、胃和小肠组织及血浆中最多。其游离酸在血浆半衰期为 (20.6 ± 0.9) min;本品主要经肾途径排泄,给药后24 h内,约80%从尿和粪便中排出,尿中的排泄量为粪便中的2倍。本品在临床应用中未观察到有药物相互作用。

(二)适应证

十二指肠溃疡和胃溃疡。

(三)用法与用量

口服:每次200 μg,在餐前或睡前服用,每天1次,4~8周为1个疗程。

(四)不良反应与注意事项

轻度而短暂地腹泻、恶心、头痛、眩晕和腹部不适;本品禁用于已知对前列腺素类药物过敏者及孕妇;如在服用时怀孕,应立即停药。脑血管或冠状动脉疾病的患者应慎用。

(五)制剂与规格

片剂:200 μg。

十六、替普瑞酮

(一)别名

戊四烯酮,施维舒,E0671。

(二)作用与特点

本品能促进胃黏膜及胃黏液层中主要的黏膜修复因子即高分子糖蛋白的合成,提高黏液中的磷脂质浓度,提高黏膜的防御能力。本品还能防止胃黏膜病变时黏膜增殖区细胞增殖能力的下降。因此本品已证明对难治的溃疡也有良好效果,使已修复的黏膜壁显示正常迹象,也有防止复发的作用。本品不影响胃液分泌和运动等胃的生理功能,但对各种实验性溃疡(寒冷应激性、阿司匹林、利舍平、乙酸、烧灼所致)已证明其均具有较强的抗溃疡作用。

(三)适应证

胃溃疡。

(四)用法与用量

口服:饭后 30 min 以内口服,每次 50 mg,每天 3 次。

(五)不良反应与注意事项

偶见头痛、便秘、腹胀及肝转氨酶轻度上升、总胆固醇值升高、皮疹等,但停药后均迅速消失。妊娠期用药的安全性尚未确立,故孕妇应权衡利弊慎重用药。小儿用药的安全性也尚未确立。

(六)制剂与规格

(1)胶囊剂:50 mg。

(2)细粒剂:100 mg。

(徐凤兰)

第二节 助 消 化 药

一、胰酶

(一)作用与特点

为多种酶的混合物,主要为胰蛋白酶,胰淀粉酶和胰脂肪酶。本品在中性或弱碱性环境中活性较强,促进蛋白质和淀粉的消化,对脂肪亦有一定的消化作用。

(二)适应证

本品主要用于消化不良、食欲缺乏及肝、胰腺疾病引起的消化障碍。

(三)用法与用量

每次 0.3~0.6 g,每天 3 次,饭前服。

(四)不良反应与注意事项

不宜与酸性药物同服。与等量碳酸氢钠同服可增加疗效。

(五)制剂与规格

肠溶片:0.3 g,0.5 g。

(六)医保类型及剂型

乙类:口服常释剂。

二、慷彼申

(一)作用与特点

本品可取代和补充人体本身分泌之消化酶,刺激胃和胰之天然分泌,对消化食物有重大的作用。米曲菌酶促使蛋白质及糖类在胃及十二指肠降解。在空肠及回肠中释放出的胰酶继续完成食物蛋白质、糖类及脂肪的降解。所包含的植物性酶和动物性胰酶,能在任何不同的酸碱度中发挥其最佳的效果。

(二)适应证

肠胃之消化酶不足,消化不良,受胆囊、肝或胰腺病影响而引起之消化失常。其他药物所引起的肠胃不适。高龄所致消化功能衰退。促进病后初愈,尤其是传染病或手术后之消化功能障碍,促进食物吸收,帮助咀嚼功能受限或食物限制等特种病情之消化能力。

(三)用法与用量

成人每天口服 50 mg(1 粒),每天 3 次,进食时服用。如未见效,剂量可加倍。

(四)不良反应与注意事项

急性胰腺炎和慢性胰腺炎的急性发作期禁用。

(五)制剂与规格

糖衣片:每片含胰酶 220 mg、脂肪酶 7 400 U、蛋白酶 420 U、淀粉酶 7 000 U、米曲菌中提取的酶 120 mg、纤维素酶 70 U、蛋白酶 10 U 和淀粉酶 170 U。

(徐凤兰)

第三节 促胃肠动力药

一、多潘立酮

(一)剂型规格

片剂:10 mg。分散片:10 mg。栓剂:10 mg、30 mg 和 60 mg。注射液:2 mL∶10 mg。滴剂:1 mL∶10 mg。混悬液:1 mL∶1 mg。

(二)适应证

由胃排空延缓、胃食管反流、慢性胃炎和食管炎引起的消化不良。外科、妇科手术后的恶心、呕吐。抗帕金森综合征药物引起的胃肠道症状和多巴胺受体激动药所致的不良反应。抗癌药引起的呕吐。但对氮芥等强效致吐药引起的呕吐疗效较差。胃炎、肝炎和胰腺炎等引起的呕吐,及其他疾病,如偏头痛、痛经、颅脑外伤和尿毒症等,胃镜检查和血液透析、放射治疗引起的恶心、呕吐。儿童各种原因(如感染等)引起的急性和持续性呕吐。

(三)用法用量

肌内注射:每次 10 mg,必要时可重复给药。口服:每次 10～20 mg,每天 3 次,饭前服。直肠给药:每次 60 mg,每天 2～3 次。

(四)注意事项

1 岁以下小儿慎用、哺乳期妇女慎用。

(五)不良反应

偶见头痛、头晕、嗜睡、倦怠和神经过敏等。如使用较大剂量可能引起非哺乳期泌乳,并且在一些更年期后妇女及男性患者中出现乳房胀痛现象;也可致月经失调。消化系统偶有口干、便秘、腹泻和短时的腹部痉挛性疼痛现象。皮肤偶见一过性皮疹或瘙痒症状。

(六)禁忌证

对本药过敏者,嗜铬细胞瘤、乳腺癌、机械性肠梗阻、胃肠道出血患者及孕妇。

(七)药物相互作用

增加对乙酰氨基酚、氨苄西林、左旋多巴、四环素等药物的吸收速度。对服用对乙酰氨基酚的患者,不影响其血药浓度。胃肠解痉药与本药合用时,可能发生药理拮抗作用,减弱本药的治疗作用,两者不宜联用。与 H_2 受体阻滞剂合用时,由于 H_2 受体阻滞剂会改变胃内 pH,减少本药在胃肠道的吸收,故两者不宜合用。维生素 B_6 可抑制催乳素的分泌,减轻本药泌乳反应。制酸药可以降低本药的口服生物利用度,不宜合用。口服含铝盐或铋盐的药物(如硫糖铝、胶体枸橼酸铋钾、复方碳酸铋等)后能与胃黏膜蛋白结合,形成络合物以保护胃壁,本药能增强胃部蠕动,促进胃内排空,缩短该类药物在胃内的作用时间,降低药物的疗效。

(八)药物过量

用药过量可出现困倦、嗜睡、心律失常、方向感丧失、锥体外系反应以及低血压等症状,但以上反应多数是自限性的,通常在 24 h 内消失。本药过量时无特殊的解药或特效药。应予对症支持治疗,并密切监测。给患者洗胃和(或)使用药用炭,可加速药物清除。使用抗胆碱药、抗帕金森病药以及具有抗副交感神经生理作用的抗组胺药,有助于控制与本药毒性有关的锥体外系反应。

二、西沙必利

(一)剂型规格

片剂:5 mg、10 mg。胶囊:5 mg。干混悬剂:100 mg。

(二)适应证

本品可用于由神经损伤、神经性食欲缺乏、迷走神经切断术或部分胃切除引起的胃轻瘫。也用于 X 线、内镜检查呈阴性的上消化道不适;对胃食管反流和食管炎也有良好作用,其疗效与雷尼替丁相同,与后者合用时其疗效可能得到加强;还可用于假性肠梗阻导致的推进性蠕动不足和胃肠内容物滞留及慢性便秘;对于采取体位和饮食措施仍不能控制的幼儿慢性、过多性反胃及呕吐也可试用本品治疗。

(三)注意事项

由于本品促进胃肠活动,可能发生瞬时性腹部疼挛、腹鸣或腹泻,此时可考虑酌减剂量。当幼儿或婴儿发生腹泻时应酌减剂量。本品对胃肠道功能增加的患者可能有害,必须使用时应注意观察。本品可能引起心电图 Q-T 间期延长、昏厥和严重的心律失常。当过量服用或与酮康唑同服时可引起严重的尖端扭转型室性心动过速。本品无胚胎毒性,也无致畸作用,但小于 34 周的早产儿应慎重用药。对于老年人,由于半衰期延长,故治疗剂量应酌减。肝、肾功能不全患者开始剂量可减半,以后可根据治疗结果及可能发生的不良反应及时调整剂量。本品虽不影响精神运动功能,不引起镇静和嗜睡,但加速中枢抑制剂如巴比妥类和乙醇等的吸收,因此使用时应注意。

(四)不良反应

曾有过敏、轻度短暂头痛或头晕的报道。偶见可逆性肝功能异常,并可能伴有胆汁淤积。罕见惊厥性癫痫、锥体外系反应及尿频等。

（五）禁忌证

对本品过敏者禁用，哺乳期妇女勿用本品。

（六）药物相互作用

由于本品系通过促进肠肌层节后神经释放乙酰胆碱而发挥胃肠动力作用，因此抗胆碱药可降低本品效应。服用本品后，胃排空速率加快，如同服经胃吸收的药物，其吸收速率可能降低，而经小肠吸收的药物其吸收速率可能会增加（如苯二氮䓬类、抗凝剂、对乙酰氨基酚及 H_2 受体阻滞药等）。对于个别与本品相关的药物需确定其剂量时，最好监测其血药浓度。

三、伊托必利

（一）剂型规格

片剂：50 mg。

（二）适应证

本品主要适用于功能性消化不良引起的各种症状，如上腹部不适、餐后饱胀、早饱、食欲缺乏、恶心和呕吐等。

（三）用法用量

口服，成人每天 3 次，每次 1 片，饭前服用。可根据年龄、症状适当增减或遵医嘱。

（四）注意事项

高龄患者用药时易出现不良反应，用时注意。严重肝肾功能不全者、孕妇及哺乳期妇女慎用，儿童不宜使用。

（五）不良反应

主要不良反应有过敏症状，如皮疹、发热、瘙痒感等；消化道症状，如腹泻、腹痛、便秘、唾液增加等；神经系统症状，如头痛、刺痛感、睡眠障碍等；血液系统症状，如白细胞减少，当确认异常时应停药。偶见血尿素氮（BUN）或肌酐升高、胸背部疼痛、疲劳、手指发麻和手抖等。

（六）禁忌证

对本药过敏者。胃肠道出血穿孔、机械性梗阻的患者禁用。

（七）药物相互作用

抗胆碱药可能会对抗伊托必利的作用，故两者不宜合用；本品可能增强乙酰胆碱的作用，使用时应注意。

（八）药物过量

药物过量表现为出现乙酰胆碱作用亢进症状，应采取对症治疗，可采用阿托品解救。

四、莫沙必利

（一）剂型规格

片剂：5 mg。

（二）适应证

慢性胃炎或功能性消化不良引起的消化道症状，如上腹部胀满感、腹胀和上腹部疼痛；嗳气、恶心、呕吐和胃烧灼感等。

（三）用法用量

常用剂量每次 5 mg，每天 3 次，饭前或饭后服用。

(四)注意事项

服用本品 2 周后,如消化道症状无变化,应停止服用。孕妇和哺乳期妇女、儿童及青少年、有肝肾功能障碍的老年患者慎用。

(五)不良反应

不良反应的发生率约为 4%。主要表现为腹泻、腹痛、口干、皮疹、倦怠、头晕、不适、心悸等。另有约 3.8% 的患者出现检验指标异常变化,表现为嗜酸性粒细胞增多、甘油三酯升高、ALT 升高等。

(六)禁忌证

对本药过敏者。胃肠道出血者或肠梗阻患者。

(七)药物相互作用

与抗胆碱药物合用可能减弱本品的作用。

(郭 玲)

第四节 止吐及催吐药

一、甲氧氯普胺

(一)剂型规格

片剂:5 mg。注射液:1 mL:10 mg。

(二)适应证

用于因脑部肿瘤手术、肿瘤的放疗及化疗、脑外伤后遗症、急性颅脑损伤以及药物所引起的呕吐。对于胃胀气性消化不良、食欲缺乏、嗳气、恶心、呕吐有较好疗效。也可用于海空作业引起的呕吐及晕车症状。增加食管括约肌压力,从而减少全身麻醉时胃肠道反流所致吸入性肺炎的发生率;可减轻钡餐检查时的恶心、呕吐反应现象,促进钡剂通过;十二指肠插管前服用,有助于顺利插管。对糖尿病性胃轻瘫、胃下垂等有一定疗效;也用于幽门梗阻及对常规治疗无效的十二指肠溃疡。可减轻偏头痛引起的恶心,并可能由于提高胃通过率而促进麦角胺的吸收。本品的催乳作用可试用于乳量严重不足的产妇。可用于胆管疾病和慢性胰腺炎的辅助治疗。

(三)用法用量

口服:一次 5~10 mg,一天 10~30 mg。饭前半小时服用。肌内注射:一次 10~20 mg。每天剂量一般不宜超过 0.5 mg/kg,否则易引起锥体外系反应。

(四)注意事项

注射给药可能引起直立位低血压。本品大剂量或长期应用可能因阻断多巴胺受体,使胆碱能受体相对亢进而导致锥体外系反应(特别是年轻人)。主要表现为帕金森综合征,可出现肌震颤、头向后倾、斜颈、阵发性双眼向上注视、发声困难、共济失调等。可用苯海索等抗胆碱药治疗。遇光变成黄色或黄棕色后,毒性增高。

(五)不良反应

主要为镇静作用,可有倦怠、嗜睡、头晕等。其他有便秘、腹泻、皮疹及溢乳、男子乳房发育等,但较为少见。

(六)禁忌证

孕妇禁用。禁用于嗜铬细胞瘤、癫痫、进行放射治疗或化疗的乳腺癌患者,也禁用于胃肠道活动增强可导致危险的病例。

(七)药物相互作用

吩噻嗪类药物能增强本品的锥体外系不良反应,不宜合用。抗胆碱药(阿托品、丙胺太林、颠茄等)能减弱本品增强胃肠运动功能的效应,两药合用时应予注意。可降低西咪替丁的口服生物利用度,两药若必须合用,服药时间应至少间隔 1 h。能增加对乙酰氨基酚、氨苄西林、左旋多巴和四环素等的吸收速率,地高辛的吸收因合用本品而减少。

(八)药物过量

表现为深昏睡状态,神志不清;肌肉痉挛,如颈部及背部肌肉痉挛、拖曳步态、头部及面部抽搐样动作,以及双手颤抖摆动等锥体外系症状。处理:用药过量时,使用抗胆碱药物(如盐酸苯海索)、治疗帕金森病药物或抗组胺药(如苯海拉明),可有助于锥体外系反应的制止。

二、盐酸昂丹司琼

(一)剂型规格

片剂:4 mg、8 mg。胶囊:8 mg。注射剂:1 mL∶4 mg;2 mL∶4 mg;2 mL∶8 mg。

(二)适应证

本品适用于治疗由化疗和放疗引起的恶心呕吐,也可用于预防和治疗手术后引起的恶心呕吐。

(三)用法用量

1.治疗由化疗和放疗引起的恶心、呕吐

(1)成人:给药途径和剂量应视患者情况因人而异。剂量一般为 8～32 mg;对可引起中度呕吐的化疗和放疗,应在患者接受治疗前,缓慢静脉注射 8 mg;或在治疗前 1～2 h 口服 8 mg,之后间隔 12 h 口服 8 mg。对可引起严重呕吐的化疗和放疗,可于治疗前缓慢静脉注射本品 8 mg,之后间隔 2～4 h 再缓慢静脉注射 8 mg,共 2 次;也可将本品加入 50～100 mL 生理盐水中于化疗前静脉滴注,滴注时间为 15 min。对可能引起严重呕吐的化疗,也可于治疗前将本品与 20 mg 地塞米松磷酸钠合用静脉滴注,以增强本品的疗效。对于上述疗法,为避免治疗后 24 h 出现恶心呕吐,均应持续让患者服药,每次 8 mg,每天 2 次,连服 5 d。

(2)儿童:化疗前按体表面积计算,静脉注射 5 mg/m²,12 h 后再口服 4 mg,化疗后应持续给予患儿口服 4 mg,每天 2 次,连服 5 d。

(3)老年人:可依成年人给药法给药,一般不需调整。

2.预防或治疗手术后呕吐

(1)成人:一般可于麻醉诱导同时静脉滴注 4 mg,或于麻醉前 1 h 口服 8 mg,之后每隔 8 h 口服 8 mg,共 2 次。已出现术后恶心、呕吐时,可缓慢滴注 4 mg 进行治疗。

(2)肾衰竭患者:不需调整剂量,用药次数或用药途径。

(3)肝衰竭患者:由于本品主要自肝脏代谢,对中度或严重肝衰竭的患者每天用药剂量不应超过 8 mg。静脉滴注时,本品在 0.9%氯化钠注射液、5%葡萄糖注射液、复方氯化钠注射液和 10% 甘露醇注射液等溶液中是稳定的(在室温或冰箱中可保持稳定 1 周),但本品仍应于临用前配制。

（四）注意事项

怀孕期间（尤其妊娠早期）不宜使用本品。哺乳期妇女服用本品时应停止哺乳。

（五）不良反应

常见有头痛、头部和上腹部发热感、静坐不能、腹泻、皮疹、急性张力障碍性反应、便秘等；部分患者可有短暂性氨基转移酶升高；少见有支气管痉挛、心动过速、胸痛、低钾血症、心电图改变和癫痫大发作。

（六）禁忌证

有过敏史或对本品过敏者不得使用。胃肠道梗阻患者禁用。

（七）药物相互作用

与地塞米松或甲氧氯普胺合用，可以显著增强止吐效果。

（八）药物过量

过量可引起幻视、血压升高，此时适当给予对症和支持治疗。

三、托烷司琼

（一）剂型规格

注射剂：1 mL∶5 mg。胶囊剂：5 mg。

（二）适应证

本品主要用于治疗癌症化疗引起的恶心、呕吐。

（三）用法用量

每天 5 mg，总疗程 6 d。静脉给药，在化疗前将本品 5 mg 溶于 100 mL 生理盐水、林格氏液或 5% 葡萄糖注射液中静脉滴注或缓慢静脉推注。口服给药，每天 1 次，每次 1 粒胶囊（5 mg），于进食前至少 1 h 服用或于早上起床后立即用水送服。疗程 2～6 d，轻症者可适当缩短疗程。

（四）注意事项

哺乳期妇女不宜应用，儿童暂不推荐使用。本品可能对血压有一定影响，因此高血压未控制的患者每天剂量不宜超过 10 mg。

（五）不良反应

常规剂量下的不良反应多为一过性，常见有头痛、便秘、头晕、疲劳及胃肠功能紊乱，如腹痛和腹泻。

（六）禁忌证

对本品过敏者及妊娠妇女禁用。

（七）药物相互作用

本品与食物同服可使吸收略延迟。本品与利福平或其他肝酶诱导剂合用可使本品血浆浓度降低，因此代谢正常者需增加剂量。

四、阿扎司琼

（一）剂型规格

注射剂：2 mL∶10 mg。片剂：10 mg。

（二）适应证

主要用于抗恶性肿瘤药引起的消化系统症状，如恶心、呕吐等。

（三）用法用量

成人一般用量为 10 mg,每天 1 次静脉注射。

（四）注意事项

严重肝肾功能不全者慎用。有引起过敏性休克的可能,所以需要注意观察,一旦出现异常时应马上停药并给予适当处理。

（五）不良反应

精神系统方面有时出现头痛、头重或烦躁感;消化系统方面出现口渴,ALT、AST 和总胆红素上升;循环系统有时出现颜面苍白、冷感或心悸;其他方面有时出现皮疹、全身瘙痒、发热、乏力、双腿痉挛、颜面潮红及血管痛等。

（六）禁忌证

对本药及 5-HT$_3$ 受体阻滞药过敏者。胃肠道梗阻患者禁用。

（七）药物相互作用

与碱性药物,如呋塞米、甲氨蝶呤、氟尿嘧啶、吡咯他尼或依托泊苷等配伍时,有可能出现混浊或析出结晶,也可能降低本品的含量,因此本品应先与生理盐水混合后方可配伍,配伍后应在 6 h 内使用。

五、阿扑吗啡

（一）剂型规格

注射剂:1 mL:5 mg。

（二）适应证

本品用于抢救意外中毒及不能洗胃的患者。

（三）用法用量

皮下注射:一次 2～5 mg,1 次最大剂量 5 mg。

（四）注意事项

儿童、老年人、过度疲劳者及有恶心、呕吐的患者慎用。

（五）不良反应

可出现持续的呕吐、呼吸抑制、急促和急性循环衰竭等。

（六）禁忌证

(1)与吗啡及其衍生物有交叉过敏。

(2)有心力衰竭或心力衰竭先兆的患者、醉酒状态明显者、阿片及巴比妥类中枢神经抑制药所导致的麻痹状态患者。

（七）药物相互作用

如先期服用止吐药,可降低本药的催吐作用。

（郭　玲）

第八章　内分泌科用药

第一节　肾上腺皮质激素

肾上腺皮质激素是肾上腺皮质所分泌激素的总称。分以下 3 类。①盐皮质激素:由球状带分泌,有醛固酮等。②糖皮质激素:由束状带分泌,有氢化可的松和可的松等。③性激素:由网状带分泌。临床上以糖皮质激素应用广泛。

一、糖皮质激素

糖皮质激素作用广泛而复杂,且随剂量不同而异。生理情况下所分泌的糖皮质激素主要影响物质代谢过程,超生理剂量的糖皮质激素还具有抗炎、抗免疫等药理作用。临床常用药物有氢化可的松、可的松、泼尼松、地塞米松等。

(一)药物作用

1.对代谢的影响

(1)糖代谢:糖皮质激素能增加肝糖原、肌糖原含量并升高血糖。

(2)蛋白质代谢:糖皮质激素能促进蛋白质分解,抑制蛋白质的合成。长期应用可导致肌肉消瘦、皮肤变薄、骨质疏松和伤口愈合延缓等。

(3)脂肪代谢:糖皮质激素能促进脂肪分解,抑制其合成,同时可使机体脂肪重新分布,即四肢脂肪向面部、胸、背及臀部分布,形成满月脸和向心性肥胖。

(4)水和电解质代谢:糖皮质激素有较弱的盐皮质激素的作用;同时也影响水的平衡,有弱的利尿效应。

2.抗炎作用

糖皮质激素有强大的抗炎作用,能对抗物理、化学、生物等各种原因所致的炎症。在炎症早期,可降低毛细血管通透性,减少渗出及水肿、抑制白细胞功能,减少炎症递质释放,从而改善红、肿、热、痛等症状;在炎症晚期,通过抑制毛细血管和成纤维细胞的增生,延缓肉芽组织生成,从而防止炎症所致的粘连及瘢痕形成,减轻后遗症。但也应注意,炎症是机体的一种防御机制,因此,糖皮质激素在发挥抗炎效应时,也降低机体的防御功能。目前有关糖皮质激素抗炎机制认为是糖皮质激素(GCS)通过作用于靶细胞质内的糖皮质激素受体,最终影响了参与炎症的一些基因转录而产生抗炎效应。

3.抗免疫与抗过敏作用

糖皮质激素对免疫过程的诸多环节均有抑制作用。不仅可抑制巨噬细胞对抗原的呈递过程,而且还不同程度地抑制细胞免疫(小剂量)和体液免疫(大剂量)。此外,糖皮质激素能减少过敏介质的产生,因而可以改善过敏症状。

4.抗休克

大剂量的糖皮质激素是临床上治疗各种严重休克的重要药物,特别是中毒性休克的治疗。其抗休克与下列因素有关。

(1)扩张痉挛收缩的血管和加强心脏收缩。

(2)抑制炎症反应,减轻炎症所致的组织损伤,同时也改善休克时微循环障碍。

(3)稳定溶酶体膜,减少心肌抑制因子(myocardio-depressant factor,MDF)的形成。

(4)提高机体对细菌内毒素的耐受力。

5.其他作用

(1)血液与造血系统:糖皮质激素能刺激骨髓造血功能,使红细胞、血红蛋白、中性白细胞及血小板数量增加,淋巴细胞减少,淋巴组织萎缩。

(2)中枢神经系统:能提高中枢神经系统的兴奋性,易引起欣快、激动、失眠等反应,偶可诱发精神失常。大剂量对儿童能致惊厥。

(3)骨骼系统:长期服用糖皮质激素类药物可出现骨质疏松,易致骨折。

(4)消化系统:糖皮质激素能使胃酸和胃蛋白酶分泌增多,促进消化,但也可诱发或加重溃疡病。

(二)临床用途

1.严重感染或炎症后遗症

(1)治疗严重急性感染:主要用于严重中毒性感染,如中毒性肺炎、中毒性菌痢、暴发型流行性脑膜炎及败血症等,此时应在服用有效的抗菌药物前提下,辅助应用糖皮质激素治疗。针对病毒性感染一般不用激素,因用后可降低机体的防御能力致使感染扩散。

(2)预防某些炎症后遗症:如结核性脑膜炎、心包炎、风湿性心瓣膜炎等,早期应用皮质激素可防止炎症后期粘连或瘢痕形成。对虹膜炎、角膜炎、视网膜炎和视神经炎等非特异性眼炎,应用后也可迅速消炎止痛、防止角膜混浊和瘢痕粘连的发生。

2.自身免疫性疾病及过敏性疾病

(1)自身免疫性疾病:如风湿热、风湿性及类风湿性关节炎、全身性红斑狼疮样综合征、肾病综合征等应用皮质激素后可缓解症状。一般采用综合疗法,不宜单用,以免引起不良反应。异体器官移植手术后所产生的排异反应也可应用皮质激素。

(2)过敏性疾病:如荨麻疹、血清热、血管神经性水肿、过敏性鼻炎、支气管哮喘和过敏性休克等,也可应用皮质激素辅助治疗。

3.各种休克

在针对休克病因治疗的同时,早期应用足量皮质激素有利于患者度过危险期。如感染中毒性休克时,应在有效的抗菌药物治疗下,及早、短时间突击使用大剂量皮质激素,见效后即停药。

4.血液病

主要用于儿童急性淋巴细胞性白血病,此外也可用于再生障碍性贫血、粒细胞碱少症、血小板减少症和过敏性紫癜等的治疗。停药后易复发。

5.替代疗法

用于急性、慢性肾上腺皮质功能减退症(包括肾上腺危象)、脑垂体前叶功能减退及肾上腺次全切除术后作替代疗法。

6.局部应用

对一般性皮肤病如接触性皮炎、湿疹、牛皮癣等都有一定疗效。也可用于肌肉或关节劳损的治疗。

(三)不良反应

1.长期大量应用引起的不良反应

(1)类肾上腺皮质功能亢进:因物质代谢和水盐代谢紊乱所致,如满月脸、水牛背、向心性肥胖、皮肤变薄、痤疮、多毛、水肿、低血钾、高血压、糖尿等。停药后可自行消退,必要时采取对症治疗,如应用降压药、降糖药、氯化钾、低盐、低糖、高蛋白饮食等。

(2)诱发或加重感染:因糖皮质激素抑制机体防御功能所致。长期应用常可诱发感染或使体内潜在病灶扩散,特别是在原有疾病已使抵抗力降低的情况下,如肾病综合征者更易产生。此外,糖皮质激素还可使原来静止的结核病灶扩散、恶化,故结核病患者必要时应并用抗结核药。

(3)消化系统并发症:使胃酸、胃蛋白酶分泌增加,抑制胃黏液分泌,降低胃肠黏膜的抵抗力,故可诱发或加剧胃、十二指肠溃疡,甚至造成消化道出血或穿孔。对少数患者可诱发胰腺炎或脂肪肝。

(4)心血管系统并发症:长期应用可引起高血压和动脉粥样硬化。

(5)骨质疏松、肌肉萎缩、伤口愈合迟缓等与激素促进蛋白质分解,抑制其合成及增加钙、磷排泄有关。骨质疏松多见于儿童、老人和绝经妇女,严重者可导致自发性骨折。此外,因糖皮质激素还可抑制生长素分泌和造成负氮平衡,影响生长发育。偶可引起畸胎。

(6)其他:精神失常。有精神病或癫痫病史者禁用或慎用。

2.停药反应

(1)长期应用减量过快或突然停药时,可引起肾上腺皮质萎缩和功能不全。停药后也有少数患者遇到严重应激情况,例如,感染、创伤、手术时可发生恶心、呕吐、乏力、低血压、休克等肾上腺危象,需及时抢救。

(2)反跳现象:因患者对激素产生了依赖性或病情尚未完全控制,突然停药或减量过快可致原病复发或恶化。常需加大剂量再行治疗,待症状缓解后再逐渐减量、停药。

(四)禁忌证

严重精神病和癫痫,活动性消化性溃疡病,骨折,创伤修复期,肾上腺皮质功能亢进症,严重高血压,糖尿病,孕妇,抗菌药不能控制的感染(如水痘、真菌感染)等都是糖皮质激素的禁忌证。

(五)用法及疗程

1.大剂量突击疗法

用于严重中毒性感染及各种休克。氢化可的松首次剂量可静脉滴注 $200\sim300$ mg,1 d 量可达 1 g 以上,疗程不超过 3 d。

2.一般剂量长期疗法

用于结缔组织病、肾病综合征、顽固性支气管哮喘等。一般开始时用泼尼松口服 $10\sim20$ mg 或相应剂量的其他皮质激素制剂,每天 3 次,产生效应后,逐渐减量至最小维持量,持续数月。

3.小剂量替代疗法

用于垂体前叶功能减退、艾迪生病及肾上腺皮质次全切除术后。一般维持量,可的松每天 12.5～25 mg。

4.隔天疗法

皮质激素的分泌具有昼夜节律性,每天上午 8～10 时为分泌高潮,午夜 12 时为低潮。临床用药可随这种节律进行,即将 1 d 或 2 d 的总药量在隔天早晨 1 次给予,此时正值激素正常分泌高峰,对肾上腺皮质功能的抑制较小。

二、皮质激素抑制药

皮质激素抑制剂可代替外科的肾上腺皮质切除术,临床常用的有美替拉酮。美替拉酮又名甲吡酮,为 11β-羟化酶抑制剂,能抑制氢化可的松产生,但通过反馈性地促进 ACTH 分泌导致 11-去氧皮质酮和 11-去氧氢化可的松代偿性增加,故尿中 17-羟类固醇排泄也相应增加。临床用于治疗肾上腺皮质肿瘤和产生 ACTH 的肿瘤所引起的氢化可的松过多症和皮质癌。不良反应较少,偶可引起眩晕、消化道反应、高血压等。

三、肾上腺皮质激素类药的用药监护

(一)用药监测

用药期间要注意监测心率、血压、体温、体重、电解质和液体出入量等指标,长期治疗的患者应定期进行特殊检查,包括血糖、尿糖、视力、眼内压、脊柱、胸部 X 线拍片等,定期检查大便潜血,注意观察大便颜色,有无咖啡或柏油状,定期检查尿中 17-羟类固醇,以排除库欣综合征。

(二)用药护理

(1)要严格把握激素的使用,必须按医嘱规定时间、剂量用药,不可任意停药和滥用激素。

(2)糖皮质激素不能做皮下注射,亦不能在感染的关节腔内注射给药。肌内注射应采取深部注射,并经常更换部位,注意观察有无局部感染和肌肉萎缩的现象。

(3)长期服用激素使身体对外界刺激的生理反应敏感性降低,有任何疼痛、出血、恶心、厌食的症状,都应与医师联系。

(4)长期用药患者可能出现神经系统的症状和体征,如兴奋和失眠。应合理地安排给药时间,创造良好的环境,保证患者的休息和睡眠。

(5)患者的饮食应保持低钠、低糖、高钾、高蛋白、高纤维素及含钾丰富的水果及蔬菜,有肾功能不全、造瘘管的患者,饮食要注意水、钠的平衡。

(6)因长期用药出现的库欣综合征,即满月脸、肥胖、色素沉着、多毛,妇女月经失调等,随着药物的递减和停药会逐渐消失,告诉患者不必为之多虑。

(7)药物长期作用可引起缺钙、骨质疏松而导致自发性骨折。要提醒患者不要做超出医师允许的重体力劳动或剧烈运动,若有低钙的症状出现,如肌肉无力、痉挛等,要及时告诉医师。

(8)糖皮质激素可减弱机体防御疾病能力、诱发或加重感染。对长期用药者,应注意个人卫生,防止感染,房间要定时通风和消毒空气,保持适宜的温度、湿度,并减少探视。

(李培静)

第二节　垂体激素

临床上常用的垂体激素类药物主要以基因重组人生长激素为代表。本品以基因工程技术由哺乳动物细胞产生，与天然人生长激素相同。

一、其他名称

思真，Somatotrophin。

二、性状

本品为白色或类白色粉末。

三、药理学

本品具有与人生长激素同等的作用，即能促进骨骼、内脏和全身生长，促进蛋白质合成，影响脂肪和矿物质代谢，在人体生长发育中起着关键性作用。肌内注射 3 h 后达到平均峰浓度，皮下注射后约 80% 被吸收，4～6 h 后达峰浓度，$t_{1/2}$ 约为 4 h，两种给药途径的 AUC 十分接近。在肝、肾代谢，通过胆汁排泄。

四、适应证

主要用于内源性生长激素分泌不足所致的生长障碍，性腺发育不全所致的生长障碍（特纳综合征）。此外，尚可用于治疗伴恶病质的艾滋病、短肠综合征等疾病。

五、用法和用量

人生长激素的国际标准(2000)，rDNA 来源的人生长激素的定义是每 1 安瓿内含有 1.95 mg 蛋白质，每 1 mg 含有活性成分 3 U。1 mg 无水的生长激素 USP 约等于 3 USP 生长激素单位。商品化的制剂在每 1 mg 含有的单位数量上会有所不同，不同的制造商在评价生长激素 U/mg 值时有所差异，因此给药剂量必须个体化，采用肌内注射或皮下注射。①内源性生长激素分泌不足所致的生长障碍：一般用量为每周 4 mg(12 U)/m²，或每周 0.2 mg(0.6 U)/kg，分 3 次肌内注射，皮下注射分 6 次或 7 次给药，最好晚上给药。②性腺发育不全所致的生长障碍：每周 6 mg(18 U)/m²，或每周 0.2～0.23 mg(0.6～0.7 U)/kg，治疗的第二年剂量可增至 8 mg(24 U)/m²，或每周 0.27～0.33 mg(0.8～1 U)/kg，分 7 次单剂量于晚上皮下注射给药。

六、不良反应

偶可引起注射部位疼痛、麻木、发红和肿胀等。

七、禁忌证

任何有进展迹象的潜在性脑肿瘤患者、妊娠期妇女和哺乳期妇女均禁用。不得用于骨骺已闭合的儿童患者。

八、注意

(1)糖尿病为相对禁忌证,给糖尿病患者应用时应进行严格的医学及实验室监控。

(2)脑肿瘤引起的垂体侏儒病患者、心脏或肾脏病患者慎用。

(3)使用前,需对脑垂体功能做详细检查,准确诊断后才能应用。

(4)应临用时配制,用注射用水或含苯甲醇的生理盐水溶解,轻轻摇动,切勿振荡,以免变性。

九、药物相互作用

大剂量糖皮质激素可能会抑制本品的作用。

十、制剂

注射用粉针:每瓶 1.33 mg(4 U);3.33 mg(10 U)。

十一、储法

避光于 2～8 ℃保存。以生理盐水溶解后应立即使用,未用完的药液应弃去。以含苯甲醇的生理盐水溶解的药液可于 2～8 ℃下保存 14 d。

(杨丽霞)

第三节　甲状腺激素及抗甲状腺激素

一、甲状腺激素

甲状腺激素为碘化酪氨酸的衍生物,包括甲状腺素(T_4)和三碘甲状腺原氨酸(T_3)。

(一)甲状腺激素的合成、储存、分泌与调节

1.合成

甲状腺激素的合成是在甲状腺球蛋白(TG)上进行的,其过程如下。

(1)甲状腺细胞摄取血液中的碘化物。

(2)碘化物在过氧化物酶的作用下被氧化成活性碘。活性碘与 TG 上的酪氨酸残基结合,生成一碘酪氨酸(MIT)和二碘酪氨酸(DIT)。

(3)在过氧化物酶作用下,一分子 MIT 和一分子 DIT 耦联生成 T_3,二分子 DIT 耦联成 T_4。

2.储存

合成的 T_3、T_4 储存于甲状腺滤泡腔内。

3.分泌

TG 在蛋白水解酶作用下分解为 T_3、T_4 进入血液。

4.调节

垂体前叶分泌的促甲状腺激素(TSH)可促进 T_3,T_4 合成、释放。然而,当血液中 T_3、T_4 水

平增加可反馈性抑制垂体前叶合成 T_3、T_4。此外,碘也可调节甲状腺激素合成,缺碘时可增强摄碘能力,T_3、T_4 合成及释放增多。

(二)药物作用

1.维持生长发育

甲状腺激素分泌不足或过量都可引起疾病。婴幼儿甲状腺功能不足时,躯体与智力发育均受影响,可致呆小病(克汀病);成人甲状腺功能不全时,可致黏液性水肿。

2.促进代谢

促进物质氧化,增加氧耗,提高基础代谢率,使产热增多。甲状腺功能亢进时有怕热、多汗等症状。

3.增加交感神经系统敏感性

甲状腺激素可增强心脏对儿茶酚胺的敏感性,甲状腺功能亢进时出现震颤、神经过敏、急躁、心率加快等现象。

甲状腺激素可通过胎盘和进入乳汁、妊娠和哺乳期妇女应注意。

(三)临床用途

主要用于甲状腺功能低下的替代补充疗法。

1.呆小病

应尽早用药,发育仍可恢复正常。若治疗过晚,则智力仍然低下。

2.黏液性水肿

一般服用甲状腺片,从小量开始,逐渐增大至足量。剂量不宜过大,以免增加心脏负担而加重心脏疾患。

3.单纯性甲状腺肿

其治疗取决于病因。由于缺碘所致者应补碘。临床上无明显发病原因者可给予适量甲状腺激素,以补充内源性激素的不足,并可抑制甲状腺激素过多分泌,以缓解甲状腺组织代偿性增生肥大。

(四)不良反应

过量可引起甲状腺功能亢进的临床表现,在老人和心脏病患者中,可发生心绞痛和心肌梗死,宜用 β 受体阻断药对抗,并应停用甲状腺激素。

二、抗甲状腺药

甲状腺功能亢进,简称甲亢,是多种原因所致的以甲状腺激素分泌过多引发代谢紊乱为特征的一种综合征。抗甲状腺药是一类能干扰甲状腺合成和释放,消除甲状腺功能症状的药物。目前常用的抗甲状腺药物有硫脲类、碘化物、放射性碘及 β 受体阻断药。

(一)硫脲类

硫脲类是常用的抗甲状腺药物,可分为两类:①硫氧嘧啶类,如甲硫氧嘧啶,丙硫氧嘧啶。②咪唑类,如甲巯咪唑,卡比马唑。

1.药物作用

(1)抑制甲状腺激素合成。该类药物本身作为过氧化物酶的底物而被碘化,使氧化碘不能结合到甲状腺球蛋白上,从而抑制甲状腺激素的生物合成。硫脲类药物对已合成的甲状腺激素无效,须待已合成的激素被消耗后才能完全生效。一般用药 2~3 周甲状腺功能亢进症状开始减轻,1~3 个月基础代谢率才恢复正常。

(2)丙硫氧嘧啶还能抑制外周组织的 T_4 转化为 T_3,能迅速控制血清中生物活性较强的 T_3 水平,故在重症甲状腺功能亢进、甲状腺危象时该药可列为首选。

(3)此外,硫脲类药物尚有免疫抑制作用,能使血液中甲状腺刺激性免疫球蛋白下降,对病因也有一定的治疗作用。

2.临床用途

(1)内科药物治疗:适用于轻症和不宜手术或 [131]I 治疗者,如儿童、青少年及术后复发而不适于 [131]I 治疗者可用。

(2)手术前准备:甲状腺功能亢进术前服用硫脲类药物,可使甲状腺功能恢复或接近正常,从而可减少患者在麻醉。

(3)甲状腺危象的治疗:甲状腺功能亢进患者在感染、手术等诱因下,可使甲状腺激素大量释放,患者出现高热、虚脱、心力衰竭、电解质紊乱等现象,称甲状腺危象。此时除主要应用大剂量碘剂和采取其他措施外,大剂量硫脲类可抑制甲状腺激素的合成,并且可阻断外周组织的 T_4 转化为 T_3。

3.不良反应

变态反应较常见,如出现瘙痒、药疹等,多数不需停药即可消失。严重不良反应有粒细胞缺乏症。一般发生在治疗后的 2~3 个月内,故应定期检查血象,若用药后出现咽痛或发热,立即停药则可恢复。此外,本类药物长期应用后可出现甲状腺肿。因药物可进入乳汁及通过胎盘,孕妇慎用,哺乳期妇女禁用;甲状腺癌患者禁用。

(二)碘和碘化物

碘和碘化物是治疗甲状腺病最古老的药物。常用的有碘化钾、碘化钠和复方碘溶液等。

1.药物作用

不同剂量的碘化物对甲状腺功能可产生不同的作用。小剂量的碘是合成甲状腺素的原料,可用于治疗单纯性甲状腺肿。大剂量碘产生抗甲状腺作用,可能与抑制蛋白水解酶,减少 T_3、T_4 释放有关,作用快而强,用药 1~2 d 起效,10~15 d 达最大效应。此外还可抑制 TSH 所致的腺体增生。

2.临床用途

大剂量碘的应用只限于以下情况:①甲状腺功能亢进术前准备,一般在术前 2 周给予复方碘溶液(卢戈液)以使甲状腺组织缩小、血管减少、组织变硬,以利于手术进行。②甲状腺危象的治疗,将碘化物加到 10% 葡萄糖注射液中静脉滴注,可有效地控制症状,但要注意同时配合服用硫脲类药物。

3.不良反应

(1)急性反应:可于用药后立即或几小时后发生,主要表现为血管神经性水肿,严重出现喉头水肿而窒息。

(2)慢性碘中毒:一般为黏膜刺激症状,表现为口腔及咽喉烧灼感、唾液分泌增多等。

(3)甲状腺功能紊乱:长期服用碘化物可诱发甲状腺功能亢进。碘还可进入乳汁并通过胎盘引起新生儿甲状腺肿,故孕妇及哺乳期妇女应慎用。

(三)放射性碘

临床应用的放射性碘是 ^{131}I,其半衰期为 8 d。

1.药物作用

^{131}I可被甲状腺摄取,产生β射线(占99％)和γ射线(占1%)。由于β射线在组织内的射程不超过2mm,因此其辐射作用限于甲状腺内,只破坏甲状腺组织,而很少破坏周围组织,故适宜剂量^{131}I,可获得类似手术切除效果。

2.临床用途

(1)甲状腺功能亢进的治疗:^{131}I用于治疗不宜手术、手术后复发及对抗甲状腺药物过敏或无效者。一般用药后1个月见效,3~4个月后甲状腺功能恢复正常。

(2)甲状腺功能检查:^{131}I释放的γ射线可在体表测到,可用于检查甲状腺功能。甲状腺功能亢进时,摄碘率高,摄碘高峰时间前移。反之,摄碘率低,摄碘高峰时间后延。

3.不良反应

主要为甲状腺功能低下,故应严格掌握剂量和密切观察,一旦发生甲状腺功能低下症状,应及时停药,并补充甲状腺激素。

(四)用药监测与护理

1.用药监测

用药期间,应定期监测患者心率、血压及甲状腺功能(T_3、T_4水平)。每次用药前应测脉搏和血压,当脉搏超过100次/分钟,或有节律不齐等异常改变时,应报告医师。

2.用药护理

(1)甲状腺素类药物的用药护理:①甲状腺功能低下的患者很多伴有心血管方面的疾病,如心收缩力减弱、心功能不全等,此类患者对甲状腺素颇为敏感,应从小剂量开始用药。②给药后应严密观察患者有无心血管方面的不良反应,尤其是老年人或心脏病的患者,若心率超过100次/分钟,应暂停给药,及时通知医师。③对患有糖尿病的患者应用甲状腺素时,可能会使血糖的水平难以控制,故要密切监测血糖。④甲状腺素药物可增强抗凝药的作用,要观察患者有无不正常的出血和紫癜等。如有异常,要及时提醒医师,以便及时调整抗凝药的剂量。⑤鼓励患者多进食黄豆、花生、萝卜类、菠菜、桃、梨、草莓等可促进甲状腺素分泌的食物,有利于疾病的治疗。

(2)抗甲状腺药物的用药护理:①因甲状腺功能亢进患者代谢率快,疲乏,烦躁,难以入眠,故要尽量减少噪音和外界刺激,保证患者的休息。②硫脲类药物应用时应定期检查血象及肝功能,如出现明显白细胞减少或肝炎症状时,应立即报告医师。③服药期间若发现怀孕,应及时通知医师,中止或调整药物剂量,避免因隐瞒造成不必要的损害。④患者饮食应遵循多食多餐的原则,以防止体重下降,保证摄入足够的维生素、矿物质、蛋白质,以满足身体代谢的需求,但应避免咖啡、茶、可乐类的饮料。

(3)碘剂的用药护理:①碘剂应饭后服,并要用大量的水送下,也可将碘剂溶在果汁或牛奶里,用吸管服用可改善口感,并减少刺激。②碘剂为光敏物质,应放在棕色瓶内避光保存,碘剂具有一定的毒性和刺激性,要存放在安全的地方。③观察患者有无变态反应,如发生应先停药,立即报告医师做相应处理。④对碘剂过敏引起的皮肤瘙痒,可用碳酸钠溶液泡澡,降低室内温度等方式缓解。⑤学会观察患者碘中毒的症状,如口腔溃疡,唾液分泌过多,齿龈肿痛,巩膜发红,眼睑水肿等。

(4)放射性碘剂的用药护理:①对接受放射性碘剂治疗的患者,要详细解释用药的目的、可能的不良反应等,消除患者和家人对放射性碘剂的担忧。②要密切观察患者有无变态反应,治疗时做好救治准备,特别对有过敏体质的患者。③患者应保护体液平衡,以避免放射性碘在体内蓄积,引起对机体的损害。④在家接受放射性碘治疗患者,应教育患者熟悉甲状腺功能亢进及低下的症状与体征,告之在治疗的第 1 周,应避免接触儿童或与他人同睡一室;对其排泄物应进行专门存放和管理等。

(曾　亚)

第四节　胰岛素及口服降糖药

糖尿病是由于胰岛素分泌和(或)作用缺陷导致的糖、脂肪、蛋白质代谢紊乱,出现以高血糖为特征的慢性、全身性疾病。可分为 1 型糖尿病、2 型糖尿病、妊娠期糖尿病和其他类型糖尿病 4 类。其中 1 型和 2 型占总数的 95% 以上,尤其是 2 型糖尿病最为多见。糖尿病药物治疗的目的是控制血糖、纠正代谢紊乱,防止或延缓各种并发症,降低病死率,提高生活质量。临床常用药物有胰岛素和口服降血糖药两类。

一、胰岛素

胰岛素是由胰岛 B 细胞合成、分泌的一种多肽类激素,药用胰岛素有动物胰岛素(从猪、牛的胰腺中提取)和人胰岛素(通过基因重组技术生产)两类。胰岛素口服易被消化酶破坏,故必须注射给药。皮下注射吸收快,与血浆蛋白结合率低于 10%,主要在肝、肾经水解灭活,$t_{1/2}$ 短。但胰岛素与组织结合后,作用可维持数小时。为延长其作用时间,可用碱性蛋白质与之结合,并加入微量锌使其稳定,制成中效和长效制剂。中,长效制剂均为混悬剂,不能静脉注射。另外,现在已研制出非注射用的胰岛素制剂,如胰岛素喷雾剂。

常用注射用胰岛素制剂的分类及特点见表 8-1。

表 8-1　常用注射用胰岛素制剂的分类及特点

分类	药物	注射途径	作用时间(h)			给药时间
			开始	高峰	维持	
短效	正规胰岛素	静脉注射	立即	1/2	2	饭前 1/2 h 注射,3~4 次/天
		皮下注射	1/2~1	2~4	6~8	
中效	低精蛋白锌胰岛素	皮下注射	3~4	8~12	18~24	早餐前 1/2 h 注射 1 次,必要时晚餐前加 1 次
	珠蛋白锌胰岛素	皮下注射	2~4	6~10	12~18	
长效	精蛋白锌胰岛素	皮下注射	3~6	16~18	24~36	早餐前或晚餐前 1 h 注射

(一)作用
胰岛素对代谢过程有广泛影响。

1.降低血糖

胰岛素可加速葡萄糖的无氧酵解和有氧氧化,促进糖原的合成及储存;抑制糖原分解及糖异生,从而降低血糖。

2.促进脂肪合成

胰岛素能促进脂肪合成,抑制脂肪分解,减少游离脂肪酸和酮体的生成。

3.促进蛋白质合成

胰岛素可增加氨基酸的转运和促进蛋白质合成,抑制蛋白质的分解。

4.促进 K^+ 转运

促进 K^+ 从细胞外进入细胞内,降低血 K^+,增加细胞内 K^+ 浓度。

(二)用途

1.糖尿病

胰岛素对各型糖尿病均有效。主要用于:①1 型糖尿病(胰岛素依赖型糖尿病)。②出现并发症,如酮症酸中毒、高渗性昏迷。③2 型糖尿病经饮食控制和口服降血糖药治疗失败者。④出现并发症,如严重感染、高热、创伤及分娩等。

2.纠正细胞内缺钾

与氯化钾、葡萄糖组成极化液(GIK),用于防治心肌梗死时的心律失常。此外,胰岛素还可与 ATP、辅酶 A 组成能量合剂,用于心、肝、肾疾病的辅助治疗。

胰岛素的作用和用途见图 8-1。

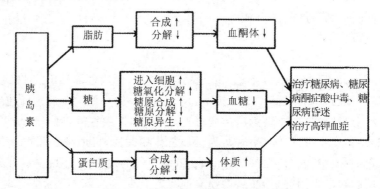

图 8-1 胰岛素的作用和用途示意图

(三)不良反应及应用注意

1.低血糖反应

多为胰岛素过量或未能按时进餐所致。胰岛素能迅速降低血糖,出现饥饿感、出汗、心悸、震颤等症状,严重者可引起昏迷、惊厥及休克,甚至死亡。低血糖反应的防治:①用药与进餐配合。②发生低血糖时应及时处理,轻微者可进食少量饼干、面包等,严重低血糖时应立即静脉注射50%葡萄糖。长效胰岛素降低血糖作用缓慢,一般不出现上述症状,而主要表现为头痛、精神情绪失常和运动障碍。

为防止低血糖反应引起严重后果,应向患者宣传防治知识,以便及早发现并采取摄食或饮糖水等措施。低血糖性昏迷必须与酮症酸中毒性昏迷及非酮症糖尿病昏迷相鉴别。

2.变态反应

一般反应为皮疹、血管神经性水肿,偶有过敏性休克。因多数为牛胰岛素所致,可改用猪胰岛素或人胰岛素。

3.局部反应

表现为红肿、皮下结节或皮下脂肪萎缩:见于多次肌内注射部位,人胰岛素则较少见。应有计划地更换注射部位,可尽量减少组织损伤及避免吸收不良。

4.胰岛素耐受性

机体对胰岛素的敏感性降低称为胰岛素耐受性,又称胰岛素抵抗。分为两型。①急性型:常由于创伤、感染、手术、情绪激动等应激状态引起,血中抗胰岛素物质增多,需短时间内增加大剂量胰岛素,并纠正酸碱平衡和电解质紊乱,常可取得较好疗效。②慢性型:与体内产生胰岛素抗体或体内胰岛素数目减少等有关,宜更换胰岛素制剂或加用口服降血糖药。

5.药物相互作用

肾上腺皮质激素、噻嗪类利尿药、胰高血糖素等均可升高血糖浓度,合用时可降低胰岛素的降糖作用;普萘洛尔等β受体拮抗药与胰岛素合用则可增加低血糖的危险,并可掩盖低血糖的某些症状,延长低血糖时间,故应注意调整胰岛素用量。华法林、水杨酸盐、磺胺类药、甲氨蝶呤等可与胰岛素竞争血浆蛋白结合,从而增加血中游离型胰岛素而增强作用。

6.应用胰岛素注意事项

必须注意定期检查尿糖、血糖、肾功能、眼底视网膜血管、血压和心电图等,以便了解病情及并发症。

二、口服降糖药

(一)胰岛素促泌药

胰岛素促泌药主要有磺酰脲类和苯甲酸类(格列奈类)。磺酰脲类第一代有甲苯磺丁脲和氯磺丙脲,第二代常用的有格列本脲、格列齐特、格列喹酮、格列吡嗪。苯甲酸类主要有瑞格列奈和那格列奈。

1.磺酰脲类

磺酰脲类口服吸收迅速而完全,与血浆蛋白结合率很高,故起效慢,维持时间长。多数药物在肝脏代谢并经肾脏排泄,但格列喹酮经肾排出小于5%。

磺酰脲类的药动学特点见表8-2。

表 8-2 磺酰脲类的药动学特点

药物	$t_{1/2}$ (h)	24 h 肾排泄率 (%)	蛋白结合率 (%)	作用时间 (h)	等效剂量 (mg)	日用次数 (次/天)
甲苯磺丁脲(tolbutamide)	5	100	95	6～12	1 000	2～3
氯磺丙脲(chlorpmpanfide)	35	80	90	24～72	250	1
格列本脲(glibenclamide)	6	65	99	16～24	5	1～2
格列吡嗪(glipizide)	4	75	95	12～24	705	1～2
格列齐特(gliclazide)	12			12～24	80	1～2
格列喹酮(gliquidone)	1.5	<5			30	1～2

(1)作用。①降血糖作用:其作用主要是通过促进已合成的胰岛素释放入血而发挥降血糖作用,对胰岛素的合成无影响,因此,对胰腺尚有一定胰岛素合成能力的患者有效,对1型糖尿病及胰腺切除者单独应用无效。②抗利尿作用:氯磺丙脲能促进抗利尿激素分泌,减少水的排泄。③对凝血功能的影响:格列齐特能降低血小板黏附力,刺激纤溶酶原的合成,恢复纤溶活性,改善微循环,对预防或减轻糖尿病患者微血管并发症有一定作用。

（2）用途。①糖尿病：用于2型糖尿病；胰岛功能尚存且单用饮食控制无效者；用于对胰岛素产生耐受者，可减少胰岛素的用量。②尿崩症：氯磺丙脲可使尿量减少，与氢氯噻嗪合用可提高疗效。

（3）不良反应及应用注意。①常见不良反应：胃肠不适、恶心、腹痛、腹泻，以及皮肤过敏。也可致黄疸及肝损害，应定期检查肝功能。②少数人出现粒细胞、血小板减少，应定期检查血常规。③低血糖反应：药物过量可发生持续性低血糖，老年人及肝、肾功能不良者尤易发生。格列本脲、格列齐特等第二代药物较少引起低血糖。④中枢神经系统反应：大剂量氯磺丙脲可引起精神错乱、嗜睡、眩晕和共济失调等症状。⑤其他：本类药大部分从肾排泄会加重肾负担，应注意多饮水。格列喹酮主要随胆汁经消化道排泄，所以轻、中度肾功能不良者应选用格列喹酮。⑥药物相互作用：磺酰脲类血浆蛋白结合率很高，因此可与其他药物（如磺胺类药、青霉素、吲哚美辛、双香豆素等）竞争与血浆蛋白结合，使其游离型药物浓度上升而引起低血糖反应。药酶抑制剂如氯霉素、西咪替丁等也能增强磺酰脲类的降糖作用。此外，氢氯噻嗪、糖皮质激素、口服避孕药，苯妥英钠、利福平等因抑制胰岛素释放，拮抗胰岛素作用或诱导肝药酶而降低磺酰脲类药的疗效。

2.苯甲酸类

瑞格列奈和那格列奈为苯甲酸类药，其作用机制同磺胺类，特点是促进胰岛素分泌，起效快，餐时或餐后立即服药，在餐后血糖升高时恰好促进胰岛素分泌增多，故又称速效餐时血糖调节剂。本类药维持时间短，在空腹时不再刺激胰岛素分泌，既可降低餐后血糖，又极少发生低血糖。适用于2型糖尿病降低餐后血糖，与双胍类药有协同作用；瑞格列奈经肾排泄仅8%，主要随胆汁经消化道排泄，故可用于轻、中度肾功能不良者。

（二）胰岛素增敏药

噻唑烷二酮类（格列酮类）为胰岛素增敏药，常用药物有罗格列酮、吡格列酮等。

罗格列酮和吡格列酮除能特异性提高机体（肝脏、肌肉和脂肪组织）对胰岛素的敏感性外，还可保护胰岛B细胞功能，有效降低血糖、血脂，对大血管亦有保护作用，是治疗伴有胰岛素抵抗的2型糖尿病的一线用药。无论是单独（较弱）还是联合用药（可与磺酰脲类或二甲双胍合用）都能取得较好的降糖效果，但无内源性胰岛素存在时无效。

主要不良反应是损害肝功能，用药前需检查肝功能，转氨酶升高超过正常上限2.5倍者禁用。用药期间定期检查肝功能，用药第1年每2个月1次，以后每6个月1次。此外，本类药可致体重增加。心功能不全者禁用或慎用。

（三）双胍类

主要有二甲双胍。

1.作用和用途

二甲双胍对2型糖尿病有降血糖作用，对正常人血糖几无影响，不会引起低血糖。作用机制是：①增强机体组织对胰岛素的敏感性（即促进组织细胞对葡萄糖的摄取和利用）。②减少肝脏产生葡萄糖。③抑制肠道对葡萄糖的吸收，从而有效降低血糖。④改善糖尿病患者的血管功能。主要用于2型糖尿病，尤其是肥胖型（首选，兼有减肥效果）。

2.不良反应及应用注意

（1）胃肠道反应：主要是食欲缺乏、恶心、呕吐、腹泻、口苦、金属味等，饭后服可减轻，减量或停药后即消失。

（2）乳酸血症：因促进糖无氧酵解，产生乳酸，尤其在肝、肾功能不全及心力衰竭等缺氧情况下,易诱发乳酸性酸中毒(苯乙双胍的发生率比二甲双胍高 10 倍,故前者已基本不用),可危及生命。

(3)禁忌证:肝、肾功能不良者禁用。

(四)α-葡萄糖苷酶抑制药

其中主要为阿卡波糖,伏格列波糖。

1.作用和用途

阿卡波糖、伏格列波糖为新型的口服降血糖药。作用机制是:通过竞争性抑制小肠葡萄糖苷酶的活性,使淀粉类转化为单糖的过程减慢,从而延缓葡萄糖的吸收,降低餐后血糖,单独使用不引起低血糖反应。临床主要用于治疗糖尿病餐后高血糖。既可单独使用也可与其他降血糖药合用治疗 2 型糖尿病。

2.不良反应及应用注意

本类药因延缓糖类的吸收,所以腹胀,排气多、腹泻等胃肠道反应较常见。必须与头几口食物一起嚼服才有效。如果在服药后很长时间才进餐,则疗效差或无效。服药期间增加淀粉类比例,并限制单糖摄入量可提高疗效。若与其他降糖药合用出现低血糖时,应先减少降糖药药量;严重低血糖时应直接补充葡萄糖。应避免与抗酸药及消化酶制剂同时服用。18 岁以下者、孕妇、哺乳期妇女,以及有明显消化、吸收障碍者禁用。

(李培静)

第九章　血液科用药

第一节　抗贫血药

一、右旋糖酐铁

(一)作用与特点

本品为可溶性供注射用铁剂,作用同硫酸亚铁。

(二)适应证

适用于不能耐受口服铁剂的缺铁性贫血患者或需要迅速纠正缺铁者。

(三)用法与用量

深部肌内注射,每天 25 mg。

(四)不良反应与注意事项

严重肝肾功能损害、泌尿道感染无尿者、早期妊娠及患有急性感染者禁用。肌内注射可致局部疼痛、潮红、头痛、头昏、肌肉酸痛、腹泻、呼吸困难、心动过速等。静脉注射不可溢出静脉。须冷藏。久置可有沉淀。

(五)制剂与规格

注射液:50 mg/2 mL,100 mg/4 mL。

(六)医保类型及剂型

甲类:注射剂。

二、多糖铁复合物

(一)别名

力蜚能。

(二)作用与特点

本品作用与硫酸亚铁相同,由于是有机复合物,不含游离离子,对胃肠黏膜无刺激性,可连续给药。

(三)适应证

主治慢性失血所致的缺铁性贫血,如月经过多、痔出血、子宫肌瘤出血等。也可用于营养不良、妊娠末期儿童发育期等引起的缺铁性贫血。

(四)用法与用量

口服,成人每次 0.15～0.3 g,每天 1 次。6～12 岁按成人量的 1/2,6 岁以下按 1/4 量应用。

(五)不良反应与注意事项

本品不良反应较少,有的患者有恶心、呕吐、腹泻或胃灼热感,但一般不影响治疗。婴儿铁过量时,多数的新生儿易发生大肠埃希菌感染。

(六)药物相互作用

维生素 C、枸橼酸、氨基酸、糖和酒精等能促进铁的吸收;磷酸盐及其他过渡元素,茶叶和含鞣质较多的中药等不利于铁的吸收。四环素、土霉素、青霉胺等可与铁剂形成不溶性络合物,而影响吸收。

(七)制剂与规格

胶囊剂:每粒含铁元素 150 mg。

三、硫酸亚铁

(一)别名

硫酸低铁。

(二)作用与特点

铁是人体所必需的元素,是红细胞合成血红素必不可少的物质,缺铁时血红素生成减少,可致低色素小细胞性贫血。铁盐以 Fe^{2+} 形式在十二指肠和空肠上段吸收,进入血液循环后,Fe^{2+} 被氧化为 Fe^{3+},再与转铁蛋白结合成血浆铁,转运到肝、脾、骨髓等贮铁组织中去,与这些组织中的去铁蛋白结合成铁蛋白而贮存。缺铁性贫血时,铁的吸收和转运增加,可从正常的 10% 增至 20%～30%。铁的排泄是以肠道、皮肤等含铁细胞的脱落为主要途径,少量经尿、胆汁、汗、乳汁排泄。

(三)适应证

主要用于慢性失血(月经过多、慢性消化道出血、子宫肌瘤出血、钩虫病失血等)、营养不良、妊娠、儿童发育期等引起的缺铁性贫血。

(四)用法与用量

口服,成人,每次 0.3 g,每天 3 次,饭后服用。小儿,每次 0.1～0.3 g,每天 3 次。缓释片:口服,每次0.45 g,每天 0.9 g。

(五)不良反应与注意事项

对胃肠道黏膜有刺激性,宜饭后服用。铁与肠道内硫化氢结合,生成硫化铁,使硫化氢减少,减少了对肠蠕动的刺激作用,可致便秘,并排黑便。血红蛋白沉着症、含铁血黄素沉着症及不缺铁的其他贫血、肝、肾功能严重损害、对铁剂过敏者禁用。酒精中毒、肝炎、急性感染、肠道炎症、胰腺炎及消化性溃疡慎用。大量口服可致急性中毒。治疗期间需做血红蛋白测定、网织红细胞计数、血清铁蛋白及血清铁测定。

(六)药物相互作用

稀盐酸可促进 Fe^{3+} 转变为 Fe^{2+},有助于铁剂吸收,对胃酸缺乏患者尤适用;维生素 C 为还原性物质,能防止 Fe^{2+} 氧化而利于吸收。钙剂、磷酸盐类、抑酸药和浓茶均可使铁盐沉淀,妨碍其吸收;铁剂与四环素类可形成络合物,互相妨碍吸收。

(七)制剂与规格

(1)片剂:0.3 g。

(2)缓释片:0.25 g。

(八)医保类型及剂型

甲类:口服常释剂、缓释控释剂。

四、叶酸

(一)别名

维生素 M,维生素 B,维生素 C。

(二)作用与特点

本品是由蝶啶、对氨基苯甲酸和谷氨酸组成的一种 B 族维生素,为细胞生长和分裂所必需的物质,在体内被叶酸还原酶及二氢叶酸还原酶还原为四氢叶酸。后者与多种一碳单位结合成四氢叶酸类辅酶,传递一碳单位,参与体内核酸和氨基酸的合成,并与维生素 B_{12} 共同促进红细胞的生长和成熟。口服后主要在近端空肠吸收,服后数分钟即出现于血液中。贫血患者吸收速度较正常人快。在肝中贮存量为全身总量的 $1/3 \sim 1/2$。$t_{1/2}$ 约为 40 min,治疗量的 90% 自尿中排出。

(三)适应证

用于各种巨幼红细胞性贫血,尤适用于由于营养不良或婴儿期、妊娠期叶酸需要量增加所致的巨幼红细胞贫血。

(四)用法与用量

(1)口服:成人每次 5～10 mg,每天 5～30 mg;儿童每次 5 mg,每天 3 次。

(2)肌内注射:每次 10～20 mg。

(五)不良反应与注意事项

不良反应较少,罕见变态反应,长期服用可出现厌食、恶心、腹胀等。静脉注射较易致不良反应,故不宜采用。

(六)药物相互作用

大剂量叶酸能拮抗苯巴比妥、苯妥英钠和扑米酮的抗癫痫作用,并使敏感儿童的发作次数增多。维生素 B_1、维生素 B_2、维生素 C 不能与本品注射剂混合。

(七)制剂与规格

片剂:5 mg。注射液:15 mg/mL。

(八)医保类型及剂型

甲类:口服常释剂。乙类:注射剂。

五、重组人红细胞生成素

(一)别名

佳林豪。

(二)作用与特点

重组人红细胞生成素是应用基因工程技术从含有人红细胞生成素基因的中国仓鼠卵巢细胞培养液中提取得到的,具有与正常人体内存在的天然红细胞生成素相同的生理功能,可促进骨髓红系祖细胞的分化和增生。

(三)适应证

肾功能不全所致贫血,包括透析及非透析患者。

(四)用法与用量

本品可皮下注射或静脉注射,每周分 2～3 次给药。给药剂量需依据患者贫血程度、年龄及其他相关因素调整。

(五)不良反应与注意事项

本品耐受性良好,不良反应多较轻微。可引起变态反应、心脑血管系统、血液系统、肝脏及胃肠道不良反应。用药期间应定期检查血细胞比容,如发现过度的红细胞生长,应调整剂量或采取暂时停药等适当处理。应用本品若发生高钾血症,应停药至回复正常水平为止。高龄者,心肌梗死、肺梗死、脑梗死患者,有药物过敏史及有过敏倾向的患者慎用。治疗期间如果患者血清铁蛋白低于 100 ng/mL,或转铁蛋白饱和度低于 20%,应每天补充铁剂。高血压失控患者,对哺乳动物细胞衍生物过敏及对人血浆蛋白过敏者禁用。

(六)药物相互作用

铁、叶酸或维生素 B_{12} 不足会降低本品疗效,严重铝过多也会影响疗效。

(七)制剂与规格

注射液:2 000 U,3 000 U,4 000 U,5 000 U。

(八)医保类型及剂型

乙类:注射剂。

六、亚叶酸钙

(一)别名

立可林。

(二)作用与特点

亚叶酸是四氢叶酸的甲酰衍生物,它是叶酸的代谢物及其活性型。

(三)适应证

巨幼红细胞贫血,如因斯泼卢病、营养缺乏、妊娠、肝病及吸收不良综合征而致者,以及婴儿的巨幼红细胞贫血。

(四)用法与用量

巨幼红细胞性贫血:肌内注射剂量不应超过 1 mg/d。口服给药成人剂量是 10～20 mg/d。12 岁以上儿童剂量是 250 pg/(kg·d)。

(五)不良反应与注意事项

偶见变态反应,发热也曾见于注射给药之后。忌用于治疗维生素 B_{12} 缺乏所致的恶性贫血或其他巨幼红细胞贫血。

(六)制剂与规格

规格。①片剂:15 mg。②注射液:15 mg,100 mg,300 mg。③注射粉剂:3 mg,5 mg。

七、重组人类促红细胞生成素

(一)别名
罗可曼。

(二)适应证
因慢性肾衰竭而透析,以及慢性肾功能不全尚不需要透析的患者的贫血。

(三)用法与用量
(1)治疗:可皮下注射及静脉注射,最高剂量不可超过每周 720 U(3×240)/kg。

(2)维持:首先把治疗剂量减 1/2,然后每周或每 2 周调整剂量,并维持血细胞比容在 35%以下。

(3)疗程:一般用于长期治疗,但如有需要,可随时终止疗程。

(四)不良反应与注意事项
可引起高血压,透析系统凝血。在妊娠和哺乳期不主张使用本品。控制不良的高血压患者和对本品过敏者禁用。

(五)制剂与规格
冻干粉剂:2 000 U。

八、蛋白琥珀酸铁

(一)别名
菲普利。

(二)作用与特点
蛋白琥珀酸铁中的铁与乳剂琥珀酸蛋白结合,形成铁、蛋白结合物,可治疗各种缺铁性贫血症。所含的铁受蛋白膜的保护而不同胃液中盐酸和胃蛋白酶发生反应,因此,该制剂不会造成胃黏膜损伤,而这种损伤在使用大多数铁盐药品(尤其是亚铁形成)时经常出现。本品中的铁在十二指肠内开始释放,特别应在空肠中释放,并且使蛋白膜为胰蛋白酶所消化。这样的铁非常有利于机体的生理吸收,却又不会形成太高的吸收峰。事实上,它呈现一种恒定的吸收趋势,在机体的各个部位逐渐达到吸收与贮存的最佳平稳状态。

(三)适应证
绝对和相对缺铁性贫血。

(四)用法与用量
成人每天 1~2 瓶(相当于 Fe^{3+} 40~80 mg),分 2 次在饭前口服。儿童每天按 1.5 mL/kg[相当于 Fe^{3+} 4 mg/(kg·d)],分 2 次于饭前口服。

(五)不良反应与注意事项
用药过量时易发生胃肠功能紊乱(如腹泻、恶心、呕吐、上腹部疼痛),在减量或停药后可消失。含铁血黄素沉着、血色素沉着、再生障碍性贫血、溶血性贫血、铁利用障碍性贫血、慢性胰腺炎和肝硬化患者禁用。

(六)药物相互作用
铁衍生物可影响四环素类药品的吸收,应避免与其同时服用。

（七）制剂与规格

口服液：15 mL。

（高园园）

第二节　抗血小板药

一、硫酸氯吡格雷

（一）别名

泰嘉。

（二）作用与特点

本品为血小板聚集抑制药，能选择性地抑制 ADP 与血小板受体的结合，随后抑制激活 ADP 与糖蛋白 ADPⅡ$_b$/Ⅲ$_a$复合物，从而抑制血小板的聚集。本品也可抑制非 ADP 引起的血小板聚集，不影响磷酸二酯酶的活性。本品口服易吸收，氯吡格雷在肝脏被广泛代谢，代谢物没有抗血小板聚集作用，本品及代谢物 50％由尿排泄，46％由粪便排泄。

（三）适应证

预防和治疗因血小板高聚状态引起的心、脑及其他动脉的循环障碍疾病。临床上适应于有过近期发作的缺血性脑卒中、心肌梗死和患有外周动脉疾病的患者，可减少动脉粥样硬化性疾病发生（缺血性脑卒中、心肌梗死和血管疾病所致死亡）。预防和纠正慢性血液透析导致的血小板功能异常。降低血管手术后闭塞的发生率。

（四）用法与用量

每天 1 次，每次 75 mg，口服。

（五）不良反应与注意事项

偶见胃肠道反应，皮疹，皮肤黏膜出血。罕见白细胞减少和粒细胞缺乏。使用本品的患者需要进行手术时、肝脏损伤、有出血倾向患者慎用。如急需逆转本品的药理作用可进行血小板输注。对本品成分过敏者，近期有活动性出血者（如消化性溃疡或颅内出血）禁用。

（六）药物相互作用

本品增加阿司匹林对胶原引起的血小板聚集的抑制效果。本品与肝素无相互作用，但合并用药时应慎用。健康志愿者同时服用本品和非甾体抗炎药萘普生，胃肠潜血损失增加，故本品与这类药物合用时应慎用。

（七）制剂与规格

片剂：25 mg。

（八）医保类型及剂型

乙类：口服常释剂。

二、阿司匹林

(一)别名
乙酰水杨酸。

(二)作用与特点
本品原为解热、镇痛抗炎药。后发现它还有抗血小板活性。其抗血小板作用机制在于使血小板的环氧化酶乙酰化,从而抑制了体内过氧化物的形成,TXA_2 的生成也减少。另外,它还可使血小板膜蛋白乙酰化,并抑制血小板膜酶,这也有助于抑制血小板功能。口服本品 $0.3\sim0.6$ g 后对环氧酶的抑制作用达 24 h 之久,抑制血小板的聚集作用可长达 $2\sim7$ d。但因为循环中的血小板每天约有 10% 更新,而且它们不受前 1 d 服用的阿司匹林的影响,所以仍需每天服用。长期服用,未见血小板有耐受现象。

(三)适应证
用于预防心脑血管疾病的发作及人工心脏瓣膜、动脉瘘或其他手术后的血栓形成。

(四)用法与用量
预防短暂性脑缺血和中风:每天口服量 $0.08\sim0.325$ g。在预防瓣膜性心脏病发生全身性动脉栓塞方面,单独应用阿司匹林无效,但与双嘧达莫合用,可加强小剂量双嘧达莫的效果。

(五)不良反应与注意事项
见解热镇痛药阿司匹林项。

(六)制剂与规格
(1)肠溶片:25 mg,40 mg,100 mg。

(2)片剂:25 mg,50 mg,100 mg。

(3)胶囊剂:100 mg。

(七)医保类型及剂型
甲类:口服常释剂。

三、双嘧达莫

(一)别名
双嘧哌胺醇,潘生丁。

(二)作用与特点
本品具有抗血栓形成及扩张冠脉作用。它可抑制血小板的第 1 相聚集和第 2 相聚集。高浓度时可抑制血小板的释放反应。它只有在人体内存在 PGI_2 时才有效,当 PGI_2 缺乏或应用了过大剂量的阿司匹林则无效。具有抗血栓形成作用。对出血时间无影响。口服后吸收迅速,$t_{1/2}$ 为 $2\sim3$ h。

(三)适应证
用于血栓栓塞性疾病及缺血性心脏病。

(四)用法与用量
单独应用疗效不及与阿司匹林合用者。单独应用时,每天口服 3 次,每次 $25\sim100$ mg;与阿司匹林合用时其剂量可减少至每天 $100\sim200$ mg。

（五）不良反应与注意事项

可有头痛、眩晕、恶心、腹泻等。长期大量应用可致出血倾向。心肌梗死、低血压患者慎用。

（六）制剂与规格

片剂：25 mg。

（七）医保类型及剂型

(1)甲类：口服常释剂。

(2)乙类：注射剂。

四、西洛他唑

（一）作用与特点

本品可明显抑制各种致聚剂引起的血小板聚集，并可解聚。其作用机制在于抑制磷酸二酯酶，使血小板内 cAMP 浓度上升。具有抗血栓作用。此外，它也可舒张末梢血管。口服后 $3\sim4$ h血药浓度达峰值，血浆蛋白结合率为95％。

（二）适应证

用于治疗慢性动脉闭塞性溃疡、疼痛及冷感等局部性疾病。

（三）用法与用量

口服：每天 2 次，每次 100 mg。

（四）不良反应与注意事项

可有皮疹、瘙痒、心悸、头痛、失眠、困倦、皮下出血、恶心、呕吐、食欲缺乏等不良反应。有出血倾向、肝功能严重障碍者禁用。

（五）制剂与规格

片剂：50 mg，100 mg。

（高园园）

第三节　抗凝血药及溶栓药

一、肝素钠

（一）作用与特点

肝素钠在体内外均有抗凝血作用，可延长凝血时间、凝血酶原时间和凝血酶时间。现认为肝素钠通过激活抗凝血酶Ⅲ而发挥抗凝血作用。此外，肝素钠在体内还有降血脂作用，这是由于它能活化和释放脂蛋白酯酶，使甘油三酯和低密度脂蛋白水解之故。本品口服无效，须注射给药。静脉注射后均匀分布于血浆，并迅即发挥最大抗凝效果，作用维持 $3\sim4$ h。本品血浆蛋白结合率为80％。在肝脏代谢，经肾排出。$t_{1/2}$ 为 1 h，可随剂量增加而延长。

（二）适应证

防治血栓形成和栓塞，如深部静脉血栓、心肌梗死、肺栓塞、血栓性静脉炎及术后血栓形成等。治疗各种原因引起的弥散性血管内凝血，但蛇咬伤所致的 DIC 除外。早期应用可防止纤维蛋白原和其他凝血因子的消耗。另外还可用于体内外抗凝血,如心导管检查、心脏手术体外循环、血液透析等。

（三）用法与用量

静脉滴注:成人首剂 5 000 U 加到浓度为 5%～10% 葡萄糖溶液或 0.9% 氯化钠注射液 100 mL 中,在 30～60 min 内滴完。需要时可每隔 4～6 h 重复静脉滴注 1 次,每次 5 000 U,总量可达 25 000 U/d;用于体外循环时,375 U/kg,体外循环超过 1 h 者,每千克体重增加125 U。静脉注射或深部肌内注射(或皮下注射):每次 5 000～10 000 U。

（四）不良反应与注意事项

用药过量可致自发性出血,表现为黏膜出血(血尿,消化道出血)、关节腔积血和伤口出血等,发现自发性出血应即停药。偶有变态反应,如哮喘、荨麻疹、结膜炎和发热等。长期用药可致脱发和短暂的可逆性秃头症、骨质疏松和自发性骨折。尚见短暂的血小板减少症。对肝素钠过敏,有出血倾向及凝血机制障碍者,患血小板减少症、血友病、消化性溃疡、严重肝肾功能不全、严重高血压、颅内出血、细菌性心内膜炎、活动性结核、先兆流产或产后、内脏肿瘤、外伤及手术后均禁用肝素钠。妊娠妇女只在有明确适应证时,方可用肝素钠。

（五）制剂与规格

注射液:1 000 U/2 mL,5 000 U/2 mL,12 500 U/2 mL。

（六）医保类型及剂型

甲类:注射剂。

二、肝素钙

（一）作用与特点

本品为氨基葡聚糖硫酸钙。与肝素钠相似。由于本品是以钙盐的形式在体内发挥作用,经皮下注射后,在血液循环中缓慢扩散,不会减少细胞间毛细血管的钙胶质,也不改变血管通透性,克服了肝素钠皮下注射易导致出血的不良反应。

（二）适应证

适用于预防和治疗血栓-栓塞性疾病以及血栓形成。本品具有较明显的抗醛固酮活性,故亦适于人工肾、人工肝和体外循环使用。

（三）用法与用量

用于血栓-栓塞意外:皮下注射首次 0.01 mL/kg,5～7 h 后以 APTT 检测剂量是否合适,12 h 1 次,每次注射后 5～7 h 进行新的检查,连续 3～4 d。用于内科预防:皮下注射首剂 0.005 mL/kg,注射后 5～7 h 以 APTT 调整合适剂量,每次 0.2 mL,每天 2～3 次,或每次 0.3 mL,每天 2 次。用于外科预防:皮下注射术前 0.2 mL,术后每 12 h 0.2 mL,至少持续 10 d。

（四）不良反应与注意事项

经皮下注射,可能在注射部位引起局部小血肿、固定结节,数天后可自行消失。长期用药会引起出血、骨质疏松、血小板减少等。肝、肾功能不全、重度高血压、消化道溃疡及易出血的其他一切器质性病变、视网膜血管病患者、孕妇、服用影响凝血功能药物者及老年人慎用。凝血因子缺乏、重度血管通透性病变、急性出血、流产、脑及骨髓术后、急性细菌性心内膜炎患者、对肝素过敏者禁用。勿做肌内注射。

（五）药物相互作用

与非甾体抗炎药、抗血小板聚集剂、葡聚糖、维生素 K 类药拮抗药合用时,本品的抗凝血作用增强。

（六）制剂与规格

注射液:2 500 U(0.3 mL)。

（七）医保类型及剂型

甲类:注射剂。

三、尿激酶

（一）作用与特点

本品是从健康人尿中提取的一种蛋白水解酶,可直接使纤维蛋白溶酶原转变为纤维蛋白溶酶,可溶解血栓。对新鲜血栓效果较好。$t_{1/2}$ 为 15 min。

（二）适应证

用于急性心肌梗死、肺栓塞、脑血管栓塞、周围动脉或静脉栓塞、视网膜动脉或静脉栓塞等,也可用于眼部炎症、外伤性组织水肿、血肿等。

（三）用法与用量

急性心肌梗死:一次 $5 \times 10^5 \sim 1.5 \times 10^6$ U,用葡萄糖或生理盐水稀释后静脉滴注;或 $2 \times 10^5 \sim 1 \times 10^6$ U 稀释后冠状动脉内灌注。

（四）不良反应与注意事项

主要不良反应是出血,在使用过程中应测定凝血情况,如发现出血倾向,立即停药,并给予抗纤维蛋白溶酶药。严重高血压、肝病及有出血倾向者应慎用,低纤维蛋白原血症及出血性体质者禁用。

（五）制剂与规格

注射剂:每支 1×10^4 U,5×10^4 U,1×10^5 U,2×10^5 U,2.5×10^5 U,5×10^5 U,2.5×10^6 U。

（六）医保类型及剂型

甲类:注射剂。

四、华法林

（一）别名

苄丙酮香豆素。

（二）作用与特点

本品为香豆素类口服抗凝血药,化学结构与维生素 K 相似。其抗凝血作用的机制是竞争性拮抗维生素 K 的作用,此作用只发生在体内,故在体外无效。本品对已合成的凝血因子无对抗作用,在体内需待已合成的凝血因子耗竭后,才能发挥作用,故用药早期可与肝素并用。本品口服易吸收,生物利用度达 100%,血浆蛋白结合率为 99.4%,$t_{1/2}$ 为 40~50 min。可通过胎盘,并经乳汁分泌。经肝脏代谢成无活性的代谢产物,由尿和粪便排泄。口服后 12~24 h,出现抗凝血作用,1~3 d 作用达峰值,持续 2~5 d。静脉注射和口服效果相同。

（三）适应证

临床用于血栓栓塞性疾病,防止血栓的形成及发展;减少手术后的静脉血栓发生率,并可作为心肌梗死的辅助用药。

（四）用法与用量

口服：成人第 1 天 5～20 mg，次日起每天 2.5～7.5 mg。

（五）不良反应与注意事项

主要不良反应为出血，用药期间应定时测定凝血酶原时间或凝血酶原活性。手术后 3 d 内、妊娠期、哺乳期、有出血倾向的患者、严重肝肾疾病、活动性消化性溃疡，脑、脊髓及眼科手术患者禁用。恶病质、衰弱、发热、慢性酒精中毒、活动性肺结核、充血性心力衰竭、中毒高血压、亚急性细菌性心内膜炎、月经过多、先兆流产患者慎用。

（六）药物相互作用

氯贝丁酯可增强本品抗凝血作用。阿司匹林、保泰松、羟基保泰松、水合氯醛、双硫仑、依那尼酸、奎尼丁、甲苯磺丁脲等可使本品作用增强。肝药酶诱导剂能加速本品代谢，减弱其抗凝血作用。肝药酶抑制药抑制本品代谢，使血药浓度增高，半寿期延长。广谱抗生素使本品抗凝作用增强。维生素 K、利福平、氯噻酮、螺内酯、考来烯胺可减弱本品的抗凝作用。

（七）制剂与规格

片剂：2.5 mg，5 mg。

（八）医保类型及剂型

甲类：口服常释剂。

五、组织型纤维蛋白溶酶原激活剂

（一）别名

栓体舒注射液。

（二）作用与特点

本品是一种糖蛋白，可激活纤溶酶原转为纤溶酶，为一种纤维蛋白特异性溶栓剂。本品对纤维蛋白亲和性很高，对凝血系统各组分的系统性作用较微，不会增加全身出血的倾向。本品不具有抗原性，可重复给药。本品静脉注射后迅速自血中消除，用药 5 min 后，总药量的 50％自血中消除。主要在肝脏代谢。

（三）适应证

用于急性心肌梗死和肺阻塞的溶栓治疗。

（四）用法与用量

(1)静脉注射：将本品 50 mg 溶于灭菌注射用水中，使溶液浓度为 1 mg/mL，静脉注射。

(2)静脉滴注：将本品 100 mg 溶于注射用生理盐水 500 mL 中，前 2 min 先注入本品10 mg，随后 60 min 内静脉滴注 50 mg，最后将余下的 40 mg 在 2 h 内静脉滴注完。

（五）不良反应与注意事项

本品较少不良反应，可见注射部位出血。出血性疾病，近期内有严重内出血，脑出血或 2 个月内曾进行过颅脑手术者，10 d 内发生严重创伤或做过大手术者，未能控制的严重高血压病，细菌性心内膜炎、急性胰腺炎、食管静脉曲张、主动脉瘤、妊娠期及产后 2 周以及 70 岁以上患者应慎用。曾口服抗凝剂者用本品出血的危险性增加。用药期间应监测心电图。本品不能与其他药配伍静脉滴注。

(六)制剂与规格

注射剂:50 mg。

六、藻酸双酯钠

(一)作用与特点

藻酸双酯钠是以海藻提取物为基础原料,经引入有效基团而得的多糖类化合物,属类肝素药。它能阻抗红细胞之间及红细胞与血管壁之间的黏附,有降血黏度,改善微循环的作用;能使凝血酶失活,抑制血小板聚集,有抗凝血作用;能使血清总胆固醇、甘油三酯、低密度脂蛋白含量降低、升高高密度脂蛋白含量,具有降血脂作用。

(二)适应证

缺血性心脑血管疾病(如脑血栓、脑栓塞、冠心病)和高脂血症。

(三)用法与用量

注射剂仅供静脉滴注。1～3 mg/(kg·d),宜自小剂量开始。成人每天 1 次,每次 50～150 mg,最多不超过 200 mg。

(四)不良反应与注意事项

如剂量过大或滴速过快,少数患者可能出现头痛、恶心、心悸、口舌麻木、肢体疼痛。不良反应严重者应立即停药。过敏体质者慎用。有出血性疾病或有出血倾向者,严重肝肾功能不全者禁用。

(五)药物相互作用

如有脑水肿,可与脱水剂甘露醇并用,但不宜与高电解质输液并用,与右旋糖酐-40 输液要慎用。

(六)制剂与规格

(1)片剂:50 mg。

(2)注射液:100 mg/2 mL,50 mg/mL。

七、低分子肝素钠

(一)别名

法安明,依诺肝素钠,栓复欣,吉派啉。

(二)作用与特点

肝素钠为低相对分子质量的硫酸氨基葡聚糖,是从猪肠黏膜制备的肝素钠通过可控制的亚硝酸解聚作用而生产的。肝素钠加强抑制凝血因子 Xa 的能力,相对大于延长凝血时间的能力。肝素钠对血小板功能和血小板黏附性的影响比肝素小,因而对初级阶段止血只有很小的作用。$t_{1/2}$ 为 2 h,生物利用度为 90%;药动学基本上是非剂量依赖性的。

(三)适应证

急性深静脉血栓的治疗。急性肾衰竭或慢性肾功能不全者进行血液透析和血液过滤期间防止体外循环系统中发生凝血。不稳定型冠心病,如不稳定型心绞痛和非 Q 波形心肌梗死。预防与手术有关的血栓形成。

(四)用法与用量

(1)急性深静脉血栓的治疗:皮下注射每天 200 U/kg,分 1 次或 2 次注射。每天总量不超过18 000 U。

（2）血液透析和血液过滤期间预防凝血：慢性肾衰竭，无已知的出血危险患者，给予的剂量通常使血浆浓度保持在 0.5～1 U 抗-Xa/mL 的范围内；急性肾衰竭，有高度出血危险患者，血浆浓度应保持在 0.2～0.4 U 抗-Xa/mL 的范围内。

（3）不稳定型冠心病：皮下注射 120 U/kg，每天 2 次，最大剂量 12 h 为 10 000 U。至少治疗 6 d，可根据病情酌情延长用药时间，推荐同时使用低剂量阿司匹林。

（4）预防与手术有关的血栓形成：治疗须持续到患者可活动为止，一般需 5～7 d 或更长。

（五）不良反应与注意事项

在大剂量时，可能引起出血，常见报道的不良反应是注射部位皮下血肿。罕见血小板减少症、皮肤坏死、变态反应和出血。对于血小板减少症和血小板缺陷、严重肝及肾功能不全、未控制的高血压、高血压性或糖尿病性视网膜病以及已知对肝素和（或）低分子质量肝素过敏者慎用。对本品过敏，急性胃十二指肠溃疡和脑出血，严重凝血疾病，脓毒性心内膜炎，中枢神经系统、眼及耳受伤或手术，用肝素钠时体外血小板聚集试验结果阳性的血小板减少症患者及治疗急性深静脉血栓形成时伴用局部麻醉者禁用。

（六）药物相互作用

同时应用对止血有影响的药物，例如阿司匹林、非甾体抗炎药、维生素 K 拮抗药及葡聚糖，可能加强本品的抗凝作用。

（七）制剂与规格

注射液：2 500 U/0.2 mL，5 000 U/0.2 mL，10 000 U/0.2 mL。

（八）医保类型及剂型

乙类：注射剂。

（高园园）

第四节　血浆及血容量扩充药

血容量扩充药是一类高分子化合物，能迅速提高血浆胶体渗透压而扩充血容量。临床主要用于大量失血或失血浆引起的血容量降低、休克等的抢救。临床常用药物为不同相对分子质量的右旋糖酐、人血浆蛋白等。

右旋糖酐系葡萄糖的聚合物，按相对分子质量大小可分为中分子右旋糖酐（右旋糖酐-70，相对分子质量约 70 000）、右旋糖酐-40（相对分子质量约 40 000）、小分子右旋糖酐（右旋糖酐-10，相对分子质量约 10 000）三种。

一、作用

（一）扩充血容量

右旋糖酐相对分子质量较大，静脉滴注后不易渗出血管，提高血浆胶体渗透压，导致组织中水分大量进入血管内而产生扩充血容量作用。相对分子质量越大扩容作用越强、维持时间越长。右旋糖酐-70 维持 12 h，右旋糖酐-10 维持约 3 h。

(二)阻止红细胞和血小板聚集

右旋糖酐还能抑制红细胞和血小板聚集,并使血浆稀释,从而产生抗凝血和改善微循环作用。相对分子质量越小则该作用越强。

(三)渗透性利尿

右旋糖酐经肾排泄时提高肾小管内渗透压,水分重吸收减少,产生渗透性利尿作用。相对分子质量越小作用越强。

二、临床应用

(一)防治低血容量性休克

临床主要应用右旋糖酐-70和右旋糖酐-40抢救急性失血、创伤和烧伤引起的低血容量休克。

(二)防治血栓性疾病

右旋糖酐-40和右旋糖酐-10可用于防治DIC(弥散性血管内凝血)和血栓形成性疾病,如脑血栓形成、心肌梗死、血栓闭塞性脉管炎等。

(三)防治急性肾衰竭

应用其渗透性利尿作用,临床上用于防治急性肾衰竭。

三、不良反应和用药监护

(一)变态反应

少数患者用药后出现变态反应,严重者可导致过敏性休克。故首次用药应严密观察5～10 min,发现症状,立即停药,及时抢救。

(二)凝血障碍

连续应用时,制剂中的少量大分子右旋糖酐可致凝血障碍和出血。

(三)其他

血小板减少症、出血性疾病和充血性心力衰竭患者禁用,肝、肾功能不良者慎用。

四、制剂和用法

(一)右旋糖酐-70

注射剂:6%溶液,100 mL,250 mL,50 mL(有含5%葡萄糖或含0.9%氯化钠两种)。每次500 mL,静脉滴注,每分钟20～40 mL,1 d最大量为1 000～1 500 mL。

(二)右旋糖酐-40

注射剂:6%溶液,100 mL,250 mL,500 mL(有含5%葡萄糖或含0.9%氯化钠两种)。每次250～500 mL,静脉滴注,1 d不超过1 000 mL。

(三)右旋糖酐-10

注射剂:30 g/500 mL,50 g/50 mL(有含5%葡萄糖或含0.9%氯化钠两种)。每次100～1 000 mL,静脉滴注。

(高园园)

第五节 止 血 药

一、亚硫酸氢钠甲萘醌

(一)别名
维生素 K_3。

(二)作用与特点
维生素 K 为肝脏合成凝血酶原(因子Ⅱ)的必需物质,还参与因子Ⅶ、Ⅸ、Ⅹ 的合成。缺乏维生素 K 可致上述凝血因子合成障碍,影响凝血过程而引起出血。此时给予维生素 K 可达到止血作用。本品尚具镇痛作用。本品为水溶性,其吸收不依赖于胆汁。口服可直接吸收,也可肌内注射。吸收后随脂蛋白转运,在肝内被利用。肌内注射后 8～24 h 起效,但需数天才能使凝血酶原恢复至正常水平。

(三)适应证
止血。预防长期口服广谱抗生素类药物引起的维生素 K 缺乏症。胆石症、胆管蛔虫症引起的胆绞痛。大剂量用于解救杀鼠药"敌鼠钠"中毒。

(四)用法与用量
(1)止血:肌内注射,每次 2～4 mg,每天 4～8 mg。
(2)防止新生儿出血:可在产前一周给孕妇肌内注射,每天 2～4 mg。
(3)口服:每次 2～4 mg,每天 6～20 mg。
(4)胆绞痛:肌内注射,每次8～16 mg。

(五)不良反应与注意事项
可致恶心、呕吐等胃肠道反应及肝损害。较大剂量可致新生儿、早产儿溶血性贫血、高胆红素血症及黄疸。可诱发红细胞 6-磷酸脱氢酶缺乏症患者的急性溶血性贫血。肝硬化或晚期肝病患者出血,使用本品无效。本品不宜长期大量应用。

(六)制剂与规格
(1)注射液:2 mg/mL,4 mg/2 mL。
(2)片剂:2 mg。

(七)医保类型及剂型
甲类:注射剂。

二、甲萘氢醌

(一)别名
维生素 K_4,乙酰甲萘醌。

(二)作用与特点
本品为化学合成的维生素,不论有无胆汁分泌,口服吸收均良好。主要参与肝脏凝血因子Ⅱ、Ⅶ、Ⅸ、Ⅹ 的合成,催化这些凝血因子谷氨酸残基的 γ-羧化过程,使其具有生理活性产生止血作用。

(三)适应证

主要用于维生素 K 缺乏所致的出血;阻塞性黄疸、胆瘘、慢性腹泻等维生素 K 吸收或利用障碍者;长期口服广谱抗生素及新生儿出血;服用过量香豆素类抗凝剂和水杨酸类所致的出血。

(四)用法与用量

口服:每次 2～4 mg,每天 6～12 mg,每天 3 次。

(五)制剂与规格

片剂:2 mg,4 mg。

(六)医保类型及剂型

甲类:口服常释剂。

三、氨甲苯酸

(一)别名

止血芳酸,对羧基苄胺,抗血纤溶芳酸。

(二)作用与特点

本品具有抗纤维蛋白溶解作用,其作用机制与氨基己酸相同,但其作用较之强 4～5 倍。口服易吸收,生物利用度为 70%。服后 3 h 血药浓度达峰值,静脉注射后,有效血浓度可维持 3～5 h。经肾排泄,$t_{1/2}$ 为 60 min。毒性较低,不易生成血栓。

(三)适应证

适用于纤维蛋白溶解过程亢进所致的出血,如肺、肝、胰、前列腺、甲状腺、肾上腺等手术时的异常出血,妇产科和产后出血以及肺结核咯血或痰中带血、血尿、前列腺肥大出血、上消化道出血等,对一般慢性渗血效果较显著,但对癌症出血以及创伤出血无止血作用。此外,尚可用于链激酶或尿激酶过量引起的出血。

(四)用法与用量

(1)静脉注射:每次 0.1～0.3 g,用 5%葡萄糖注射液或 0.9%氯化钠注射液 10～20 mL 稀释后缓慢注射,每天最大用量 0.6 g;儿童每次 0.1 g。

(2)口服:每次 0.25～0.5 g,每天 3 次,每天最大量为 2 g。

(五)不良反应与注意事项

用量过大可促进血栓形成。对有血栓形成倾向或有血栓栓塞病史者禁用或慎用。一般不单独用于弥散性血管内凝血所继发的纤溶性出血,必要时,在肝素化的基础上应用以防止血栓的进一步形成。可致继发性肾盂和输尿管凝血,故血友病患者发生血尿时或肾功能不全者慎用。

(六)制剂与规格

规格。①注射液:0.05 g/5 mL,0.1 g/10 mL。②片剂:0.125 g,0.25 g。

(七)医保类型及剂型

甲类:口服常释剂。

四、酚磺乙胺

(一)别名

止血敏,止血定,羟苯磺乙胺。

(二)作用与特点

能增加血液中血小板数量,增强其聚集性和黏附性,促使血小板释放凝血活性物质,缩短凝血时间,加速血块收缩。尚可增强毛细血管抵抗力,降低毛细血管通透性,减少血液渗出。止血作用迅速,静脉注射后 1 h 作用达峰值,作用维持 4～6 h。口服也易吸收。

(三)适应证

适用于预防和治疗外科手术出血过多,血小板减少性紫癜或过敏性紫癜以及其他原因引起的出血,如脑出血、胃肠道出血、泌尿道出血、眼底出血、皮肤出血等。

(四)用法与用量

(1)预防手术出血:术前 15～30 min 静脉注射或肌内注射,每次 0.25～0.5 g,必要时 2 h 后再注射 0.25 g,每天 0.5～1.5 g。

(2)治疗出血:成人口服,每次 0.5～1 g,每天 3 次;儿童每次 10 mg/kg,每天 3 次;肌内注射或静脉注射,也可与 5％葡萄糖溶液或生理盐水混合静脉滴注,每次 0.25～0.75 g,每天 2～3 次。

(五)不良反应与注意事项

本品毒性低,但有报道静脉注射时可发生休克。

(六)制剂与规格

(1)注射液:0.25 g/2 mL,0.5 g/5 mL,1 g/5 mL。

(2)片剂:0.25 g,0.5 g。

(七)医保类型及剂型

乙类:注射剂。

五、抑肽酶

(一)别名

赫泰林。

(二)作用与特点

本品是一种广谱丝氨酸蛋白酶抑制药,它不仅与人胰蛋白酶、纤溶酶、血浆、组织激肽释放酶等游离酶形成可逆的酶抑制药复合物,而且可与已结合酶(如纤溶酶-链激酶复合物)相结合。抑肽酶轻微抑制人多形核细胞的中性溶酶体酶、弹性蛋白酶和组织蛋白酶 G,阻止胰腺在休克缺血时产生高毒性肽物质(心肌抑制因子)。本品静脉注射后,原形药物迅速分布于整个细胞外基质,从而也使血药浓度速度降低($t_{1/2}$ 为 23 min)。本品在肾脏被溶酶体代谢成较短的肽或氨基酸,代谢物无生物活性。健康志愿者注射本品后 48 h 内,尿中以代谢物形式排出 25％～40％。

(三)适应证

治疗和预防需要抑制蛋白水解酶(如胰蛋白酶、纤维蛋白溶解及血浆和组织中的血管舒缓素)的疾病。创伤后和手术出现的高纤维蛋白溶解亢进性出血,如体外循环心脏手术后、妇产科手术及手术后肠粘连的预防。

(四)用法与用量

(1)产科出血:开始给 $1×10^6$ U,然后每小时 $2×10^5$ U,静脉输注,至出血停止。

(2)体外循环手术:成人每次 $3×10^6$ U,儿童每次 $1.5×10^6$～$2×10^6$ U,在体外循环前,全量加入预充液中。

(五)不良反应与注意事项

对过敏体质的患者,推荐提前静脉给予 H_1 受体和 H_2 受体阻滞剂。高剂量本品的体外循环患者,推荐 ACT 保持在 750 s 以上,或者用肝素-精氨分析系统控制肝素水平。妊娠和哺乳妇女慎用。

(六)药物相互作用

本品对血栓溶解剂有剂量依赖性的抑制作用。勿与其他药物配伍,尤其应避免与 β-内酰胺类抗生素合用。

(七)制剂与规格

冻干粉剂:28 U,56 U,278 U。

六、凝血酶

(一)作用与特点

本品是从猪血提取、精制而得的凝血酶无菌制剂。能直接作用于血液中的纤维蛋白原,促使转变为纤维蛋白,加速血液的凝固,达到止血目的。本品还有促进上皮细胞的有丝分裂而加速创伤愈合的作用。

(二)适应证

可用于常规手段下结扎止血困难的小血管、毛细血管以及实质性脏器出血的止血。用于外伤、手术、口腔、耳鼻喉、泌尿、妇产科以及消化道等部位的止血。

(三)用法与用量

(1)局部止血:用灭菌生理盐水溶解成含凝血酶 50~250 U/mL,喷雾或灌注于创面;或以吸收性明胶海绵、纱条黏附本品后贴敷于创面;也可直接撒布本品至创面。

(2)消化道止血:以溶液(10~100 U/mL)口服或灌注,每 1~6 h 1 次。根据出血部位和程度,可适当增减浓度及用药次数。

(四)不良反应与注意事项

本品严禁作血管内、肌内或皮下注射,否则可导致血栓、局部坏死,而危及生命。如果出现变态反应时,应立即停药。使用时要避免加温、酸、碱或重金属盐类,否则可使本品活力下降而失效。

(五)制剂与规格

冻干粉剂:每瓶为 500 U、1 000 U、4 000 U、8 000 U。

(六)医保类型及剂型

甲类:外用冻干粉。

七、三甘氨酰基赖氨酸加压素

(一)别名

可利新。

(二)作用与特点

本品是激素原,到达血液中后,它的三甘氨酰基会被体内酶切除而缓慢地释出血管升压素。它是一个可随着血液循环,并能以稳定速率释放出血管升压素的贮藏库。适当剂量可降低门静脉血压,但不会像血管升压素那样,对动脉血压产生明显的影响,同时也不会增加纤维蛋白的溶解作用。

(三)适应证

食管静脉曲张出血。

(四)用法与用量

初始剂量为 2 mg,缓慢静脉注射(超过 1 min),同时监测血压及心率。维持量 1～2 mg,每 4 h静脉给药,延续 24～36 h,直至出血得到控制。

(五)不良反应与注意事项

本品的增压与抗利尿作用虽然较赖氨酸加压素及精氨酸加压素系统,但高血压病、心脏功能紊乱或肾功能不全者仍应慎用。孕妇不宜使用。

(六)制剂与规格

注射粉剂:1 mg。

八、硫酸鱼精蛋白

(一)别名

鱼精蛋白。

(二)作用与特点

本品能与肝素结合,使之失去抗凝血能力。

(三)适应证

用于肝素过量引起的出血,也可用于自发性出血,如咯血等。

(四)用法与用量

用量。①抗肝素过量:静脉注射,用量应与肝素相当,每次不超过 50 mg。②抗自发性出血:静脉滴注,每天 5～8 mg/kg,分 2 次,间隔 6 h。每次以生理盐水 300～500 mL 稀释。连用不宜超过 3 d。

(五)不良反应与注意事项

个别患者可发生变态反应,表现为荨麻疹、血管神经性水肿等,对鱼过敏者禁用。本品注射宜缓慢。使用不可过量,清洗和消毒注射用器时勿用浓碱性物质。

(六)制剂与规格

注射液:50 mg/5mL,100 mg/10 mL。

(七)医保类型及剂型

甲类:注射剂。

(高园园)

第六节 升白细胞药

一、重组人粒细胞集落刺激因子

(一)别名

津恤力,惠尔血,赛格力,格拉诺赛特,吉赛欣。

(二)作用与特点

本品为利用基因重组技术生产的人粒细胞集落刺激因子。与天然产品相比,生物活性在体内外基本一致。粒细胞集落刺激因子是调节骨髓中粒系造血的主要细胞因子之一,可选择性地作用于粒系造血细胞、促进其增殖、分化,并可增加粒系终末分化细胞,即外周血中性粒细胞的数目与功能。

(三)适应证

适用于癌症化疗等原因导致的中性粒细胞减少症。

(四)用法与用量

化疗药物给药结束后 24～48 h 起皮下或静脉注射本品,每天 1 次。用量和用药时间可根据患者化疗的强度和中性粒细胞下降的程度决定。

(五)不良反应与注意事项

不良反应均较轻微,易于耐受,主要包括骨和(或)肌肉酸痛及乏力,个别患者可见皮疹、发热、流涕或寒战等类感冒症状。本品应在化疗药物结束后 24～48 h 开始使用,不宜在化疗前或化疗过程中使用。使用本品过程中应每周监测血常规 2 次,特别是中性粒细胞数变化情况。髓性细胞系统的恶性增生者(急性粒细胞性白血病等)慎用。对本品或同类制药。及对大肠埃希菌表达的其他制剂有过敏史者禁用。

(六)制剂与规格

注射剂:75 μg/0.5 mL,150 μg/0.5 mL,300 μg/mL。

(七)医保类型及剂型

乙类:注射剂。

二、低分子肽/氨基酸/矿物质

(一)别名

益康升血肽。

(二)作用与特点

本品含由氨基酸组成的低分子肽及人体必需的游离氨基酸和微量元素组成,为天然细胞调节剂,可增强细胞免疫功能;促进骨髓造血功能,升高白细胞;增强体质。

(三)适应证

自身免疫功能降低或失调引起的疾病。各种肿瘤患者因化疗、放疗引起的白细胞减少。肝硬化、脾功能亢进引起的白细胞减少及不明原因的白细胞减少症。白细胞降低症。妇科、皮肤科某些慢性炎症、溃疡和手术后粘连。

(四)用法与用量

每次 2～4 mL,每天肌内注射 1 次,10 d 为 1 个疗程,每疗程之间间隔 1 周。

(五)制剂与规格

注射液:2 mL。

三、肌苷

(一)作用与特点

本品能直接透过细胞膜进入人体细胞,参与能量代谢及蛋白质合成,可刺激体内产生抗体,提高肠道对铁的吸收,活化肝功能,加速肝细胞的修复。

(二)适应证

用于各种原因所致的白细胞减少、血小板减少、急慢性肝炎、肝性脑病、冠心病、心肌梗死等。

(三)用法与用量

(1)口服:每天 200～600 mg,每天 3 次。

(2)肌内注射或静脉滴注:成人每次 200～600 mg,儿童每次 100～200 mg,每天 1～2 次。

(四)不良反应与注意事项

不能和氯霉素、双嘧达莫、硫喷妥钠等注射剂配伍使用。

(五)制剂与规格

(1)片剂:200 mg。

(2)注射液:100 mg/2 mL,200 mg/5 mL。

(六)医保类型及剂型

(1)甲类:注射剂。

(2)乙类:口服常释剂。

(高园园)

第十章 肿瘤科用药

第一节 肿瘤的生物治疗用药

肿瘤的生物治疗发展非常迅速,自 20 世纪 80 年代以来,肿瘤生物治疗已成为继手术、化疗和放疗之后的第四种治疗肿瘤的方法,它已被广泛研究和应用于临床,并取得一定疗效。肿瘤生物治疗主要包括免疫治疗、基因治疗以及抗血管生成三方面。免疫治疗的种类较多,但是大体的分类上主要有细胞免疫治疗和体液免疫治疗两种。免疫治疗还包括抗癌效应细胞的激活,细胞因子的诱发,抗癌抗体的筛选、新型疫苗的研制,这些都与免疫学理论的发展和分子生物技术的进步密切相关。基因治疗是指将细胞的遗传物质-核苷酸通过某种手段转移到靶细胞中(机体的免疫细胞、瘤细胞和其他一些能起到治疗作用的细胞中)以纠正或扰乱某些病理生理过程,基因治疗虽然难度很大,但它是生物治疗的方向,让这些细胞自然增长,分泌有效因子,以调节各种抗癌免疫活性细胞或直接作用于癌细胞,这应是治疗微小转移灶和防止复发最理想的手段。对此已在多方面进行深入、细致地研究。根据肿瘤生长与转移有赖于血管生成这一基本现象,针对肿瘤血管形成的分子机制来设计的抗血管生成治疗策略,已成为目前肿瘤治疗的热点研究领域,许多抗血管生成剂已进入临床研究阶段。肿瘤生物治疗合理方案的制定,基础和临床研究的密切配合以及基因治疗等都有待进一步深入研究。

目前常用的一些生物反应调节剂(biological response modifiers,BRM)的抗肿瘤作用大致有:①激活巨噬细胞或中性粒细胞。②激活自然杀伤细胞。③促使 T 淋巴细胞分裂、增生、成熟、分化,调整抑制性 T 细胞与辅助性 T 细胞的比值。④增强体液免疫功能。⑤诱生干扰素、白细胞介素、肿瘤坏死因子等细胞因子。⑥通过产生某些细胞因子再进一步激活有关免疫细胞而起作用。由免疫效应细胞和相关细胞产生的、具有重要生物活性的细胞调节蛋白,统称为细胞因子。这些细胞因子在介导机体多种免疫反应过程中发挥重要的作用,他们除了单独地具有多种生物学活性外,彼此之间在诱生、受体调节和生物效应的发挥等水平上相互作用。细胞因子的功能总和概括了 BRM 效应。生物反应调节剂,详见表 10-1。

表 10-1 生物反应调节剂分类

生物来源				合成化合物		
细菌来源	真菌产物	免疫系统产物	细胞因子	含硫化合物	含核苷酸化合物	其他
结核菌素活菌苗、卡介苗	葡聚糖	胸腺素	干扰素	左旋咪唑	多聚核苷酸	泰洛伦
胞壁酰二肽	香菇多糖	转移因子	白细胞介素	二乙基二硫氨基甲酸钠	异丙肌苷	吲哚美辛
短小棒杆菌菌苗	云芝多糖	肿瘤坏死因子				
假单胞杆菌	羟氨基丁酰亮氨酸	集落刺激因子				
溶血性链球菌制剂						
土壤丝菌制剂						

（苗仕梅）

第二节 植物类抗肿瘤药

从植物中寻找有效的抗肿瘤药物已成为国内外重要研究课题,目前用于治疗肿瘤的植物药已筛选出 20 多种。它们分别通过抑制微管蛋白活性、干扰核蛋白体功能、抑制 DNA 拓扑异构酶活性等发挥抗肿瘤作用。临床常用的有长春碱类、喜树碱类、鬼臼毒素类、紫杉醇和三尖杉碱等。

一、药物作用及机制

（一）药理作用

（1）长春碱类抗肿瘤药主要有长春碱（vinblastine,VLB）、长春新碱（vincristine,VCR）及人工半合成的长春地辛（vindesine,VDS）,皆有广谱抗肿瘤作用,均属细胞周期特异性抗肿瘤药。VCR 抗肿瘤作用强度与 VDS 相似,强于 VLB。VDS 还具有增强皮肤迟发性变态反应及淋巴细胞转化率的作用。长春碱类抗肿瘤作用机制:主要抑制微管蛋白聚合,妨碍纺锤体的形成,使纺锤体主动收缩功能受到抑制,使核分裂停止于中期,可致核崩解,呈空泡状或固缩成团,主要作用于细胞增生的 M 期。VCR 还可干扰蛋白质代谢,抑制细胞膜类脂质的合成,抑制氨基酸在细胞膜上的转运,还可抑制 RNA 聚合酶的活力,从而抑制 RNA 合成。

（2）喜树碱类包括喜树碱（camptothecin,CPT）及羟喜树碱,其中羟喜树碱亦可人工合成。抗肿瘤作用强,具有广谱抗肿瘤作用,为周期特异性抗肿瘤药。10-OHCPT 抗肿瘤作用较 CPT 明显,毒性较小。两者抗肿瘤原理相似,直接破坏 DNA 并抑制其合成,对 S 期细胞的作用比对 G_1 期和 G_2 期细胞的作用明显,较高浓度抑制核分裂,阻止细胞进入分裂期。

（3）依托泊苷（鬼臼乙叉苷,etoposide,VP-16）及替尼泊苷（teniposide,VM-26）是从小檗科鬼臼属植物鬼臼中提取的鬼臼毒素的衍生物,在体外有广谱的抗肿瘤作用,属细胞周期非特异性药物。体外 VM-26 的细胞毒作用较 VP-16 强 10 倍。VP-16 还具有抗转移作用。此类化合物主要作用于 S 及 G_2 期细胞，使 S 及 G_2 期延缓，从而杀伤肿瘤细胞。作用靶点为拓扑异构酶 Ⅱ（TOPO-Ⅱ），干扰拓扑异构酶 Ⅱ 修复 DNA 断裂链作用，导致 DNA 链断裂。VM-26 对 TOPO-Ⅱ 的作用较 VP-16 强 1.4 倍。

（4）紫杉醇具有独特的抗肿瘤机制，作用靶点为微管，促使微管蛋白组装成微管，形成稳定的微管束，且不易拆散，破坏组装—扩散之间的平衡，使微管功能受到破坏，从而影响纺锤体功能，抑制肿瘤细胞的有丝分裂，使细胞周期停止于 G_2 及 M 期，属周期特异性药物。

（5）三尖杉碱属细胞周期非特异性药物。抑制蛋白质生物合成，抑制 DNA 合成，还可促进细胞分化，促进细胞凋亡。

（二）抗药性作用

（1）VLB、VCR 之间存在交叉抗药性，与其他抗肿瘤药间亦有交叉抗药性，呈多药抗药性。但 VDS 与 VCR 间交叉抗药性不明显。抗药性产生机制与肿瘤细胞膜上 P 蛋白扩增，微管蛋白结构的改变从而影响药物与微管蛋白结合有关。

（2）肿瘤细胞与 VP-16 长期接触可产生抗药性，与其他抗肿瘤药物出现交叉抗药性，呈现典型性多药抗药性。主要与细胞膜上 P 糖蛋白的扩增，导致药物从胞内泵出，胞内药物浓度明显降低有关。还可出现非典型性多药抗药性，其原因往往与 TOPO-Ⅱ 的低表达及出现功能异常有关。VP-16 的抗药性主要为典型性多药抗药性，VM-26 的抗药性主要为非典型性多药抗药性。

（3）肿瘤细胞与紫杉醇长期接触可产生抗药性，抗药性产生的机制是 α 及 β 微管蛋白变性，使之不能聚合组装成微管；另一机制是抗药细胞膜上存在 *mdr* 基因，P 糖蛋白过度表达，使紫杉醇在细胞内聚集减少，并呈多药抗药性。

二、药动学特点

（一）长春碱类

口服不吸收，静脉给药，VCR 体内半衰期约为 24 h，末端相半衰期长达 85 h。主要集中于肝、血小板、血细胞中，经肝代谢，其代谢产物从胆汁排出，肝功能不全应减量应用。

（二）喜树碱类

CPT 静脉注射后，很快分布于肝、肾及胃肠道，在胃肠道停留时间长，浓度高，胆囊中浓度较血中高出 300 倍，肝中药物浓度较血中高出 2 倍，$t_{1/2}$ 为 1.5～2.0 h，主要从尿中排泄。10-OHCPT 静脉注射后，分布于各组织，肿瘤组织中含量较高，维持时间较长，主要通过粪便排出。

（三）鬼臼毒素类

（1）静脉注射 VP-16 后，蛋白结合率为 74%～90%，主要分布于肝、肾、小肠，不易透过血-脑屏障，血药浓度的衰减呈二房室开放模型，$t_{1/2\alpha}$ 为 1.4±0.4 h，$t_{1/2\beta}$ 为 5.7±1.8 h；VP-16 亦可口服，口服后生物利用度有个体差异，吸收不规则，且口服吸收后有效血浓度仅为静脉注射的 28%～52%，口服后 0.5～4 h 血药浓度达峰值，$t_{1/2}$ 为 4～8 h；原形及代谢产物主要经尿排泄。

（2）静脉注射 VM-26，血中蛋白结合率达 99%，脑脊液中浓度低，血浆中药物浓度的衰减呈三房室开放模型，末相 $t_{1/2}$ 为 11～38 h，主要经尿排泄，原形占 35%。

（四）紫杉醇

静脉注射后，蛋白结合率达 95%～98%。体内分布广，V_d 为 55～182 L/m²。血药浓度的衰减呈二室开放模型：$t_{1/2\alpha}$ 为 16.2 min；$t_{1/2\beta}$ 为 6.4 h，清除率为每分钟 253 mL/m²。主要由尿排泄，大部分为其代谢产物。

(五)三尖杉碱

口服吸收迅速,但不完全。静脉注射血中药物浓度呈二房室模型衰减,$t_{1/2\alpha}$为 3.5 min,$t_{1/2\beta}$为 50 min。注射后 15 min,分布于全身各组织中,肾中分布最高,其次为肝、骨髓、肺、心、胃肠、脾、肌肉、睾丸,血及脑中最低。给药 2 h 后,各组织中药物浓度迅速降低,但骨髓中浓度下降慢。主要通过肾及胆汁排泄。

三、临床应用和疗效评价

(一)适应证及疗效评价

1.长春碱类

VLB 主要用于恶性淋巴瘤、睾丸癌、泌尿系统肿瘤。对乳腺癌、卡波西肉瘤亦有一定疗效。VCR 可用于急性淋巴细胞白血病、恶性淋巴瘤、儿童肿瘤及治疗晚期肺鳞癌作为同步化药物使用。VDS 可用于白血病,如急性淋巴细胞性白血病、急性非淋巴细胞性白血病及慢性粒细胞白血病急性病变,还可用于肺癌、乳腺癌、食管癌、恶性黑色素瘤。

2.喜树碱类

CPT 对胃癌、绒毛膜上皮癌、恶性葡萄胎、急性及慢性粒细胞白血病、膀胱癌、大肠癌及肝癌均有一定的疗效。10-OHCPT 用于原发性肝癌、头颈部恶性肿瘤、胃癌、膀胱癌及急性白血病。

3.鬼臼毒素类

(1)VP-16 临床上对肺癌、睾丸癌、恶性淋巴瘤、急性粒细胞性白血病有较好疗效,对食管癌、胃癌、儿科肿瘤、卡波西肉瘤、原发性肝癌亦有一定疗效。

(2)VM-26 主要用于急性淋巴细胞白血病、恶性淋巴瘤、肺癌、儿童肿瘤、脑癌、卵巢癌、宫颈癌、子宫内膜癌及膀胱癌,与顺铂合用治疗伴有肺、淋巴结、肝、盆腔转移的膀胱癌。

4.紫杉醇

主要用于晚期卵巢癌、乳腺癌、肺癌、食管癌、头颈部肿瘤、恶性淋巴瘤及膀胱癌的治疗。

5.三尖杉碱

主要用于急性粒细胞性白血病的治疗。对真性红细胞增多症及恶性淋巴瘤有一定疗效。

(二)治疗方案

1.长春碱类

(1)VCR:静脉注射成人 25 μ/kg,儿童 75 μ/kg,每周 1 次,总量为 10~20 mg,亦可用同一剂量点滴;胸腹腔内注射每次 1~3 mg,用 20~30 mL 生理盐水稀释后注入。

(2)VLB:一般用量为0.1~0.2 mg/kg,每周 1 次。

(3)VDS:一般用量为每次 3 mg/m²,每周 1 次,快速静脉注射,连用 4~6 次。

2.喜树碱类

临床常静脉给药,CPT 每次 5~10 mg,每天 1 次,或 15~20 mg,隔天 1 次,总剂量140~200 mg 为 1 个疗程。10-OHCPT 每次 4~8 mg,每天或隔天 1 次,总剂量 60~120 mg 为 1 个疗程;动脉内注射:1 次 5~10 mg,每天或隔天 1 次,总剂量 100~140 mg 为 1 个疗程;膀胱内注射:1 次 20 mg,每月 2 次,总量为 200 mg。

3.鬼臼毒素类

(1)VP-16:静脉注射每天 60 mg/m²,每天 1 次,连续 5 d,每 3~4 周重复 1 次;胶囊每天口服 120 mg/m²,连服 5 d,隔 10~15 d 重复 1 个疗程。

(2)VM-26:静脉注射,每次 1~3 mg/kg,每周2次,可连用 2~3 个月。

4.紫杉醇

每 3 周给药 1 次,每次 135 mg/m² 或 175 mg/m²,用生理盐水或葡萄糖水稀释后静脉滴注,持续 3 h、6 h 或 24 h。

5.三尖杉碱

成人每天 0.1~0.15 mg/kg;儿童为 0.15 mg/kg,溶于 250~500 mL 葡萄糖液中静脉滴注,4~6 d 为 1 个疗程,间歇 2 周重复 1 个疗程。

四、不良反应及注意事项

(一)不良反应

(1)胃肠道反应:均有不同程度的胃肠道反应。VLB 可致口腔炎、口腔溃疡等,严重可产生胃肠溃疡,甚至危及生命的血性腹泻。VDS 很少引起胃肠道反应。

(2)骨髓抑制均有不同程度的骨髓抑制,多为剂量一限制性毒性。三尖杉碱可致全血减少。

(3)皮肤及毛发损害均有不同程度的皮肤损害及脱发。

(4)特殊不良反应:①长春碱类可致神经系统毒性,多在用药 6~8 周出现,可引起腹泻、便秘、四肢麻木及感觉异常、跟腱反射消失、颅神经麻痹、麻痹性肠梗阻、眼睑下垂及声带麻痹等;总量超过 25 mg 应警惕出现永久性神经系统损害;神经系统毒性 VCR 较重,VDS 较轻。②鬼白毒素类可引起变态反应,少数患者于静脉注射给药后出现发热、寒战、皮疹、支气管痉挛、血压下降,抗组胺药可缓解,减慢静脉滴注速度可减轻低血压症状。③紫杉醇引起的变态反应,与赋形剂聚乙基蓖麻油促使肥大细胞释放组胺等血管活性物质有关,主要表现为Ⅰ型变态反应;还可引起心脏毒性,表现为不同类型的心律失常,常见为心动过缓,个别病例心率可降低至 40 次/分钟;可致神经毒性,以感觉神经毒性最常见,表现为手套-袜状分布的感觉麻木、刺痛及灼痛,还可出现口周围麻木感,常于用药后 24~72 h 出现,呈对称性和蓄积性。④三尖杉碱可引起心脏毒性,表现为心动过速、胸闷、传导阻滞、心肌梗死、心力衰竭。

(5)其他:①长春碱类还可引起精神抑郁、眩晕、精子减少及静脉炎,外漏可造成局部坏死、溃疡,VCR 还可致复发性低钠血症;VDS 还可引起肌痛及咽痛、碱性磷酸酶升高及药热。②喜树碱类中 CVT 毒副作用较大,主要为骨髓抑制,尿路刺激症状,胃肠道反应,另有肝毒性;10-OHCPT 泌尿系统损伤少见,少数可见心律失常,一般不需处理可自然恢复。③鬼白毒素类可引起少数人轻度视神经炎、中毒性肝炎,出现黄疸及碱性磷酸酶升高,还可诱发急性淋巴细胞性白血病及急性非淋巴细胞白血病。④紫杉醇可致肝肾轻度损伤,局部刺激性大,可致静脉炎,外漏可致局部组织红肿、坏死。⑤三尖杉碱还可导致肝功能损伤、蛋白尿。

(二)禁忌证

禁用于白细胞减少患者、细菌感染患者及孕妇、哺乳妇女,另外,肝、肾功能障碍,有痛风史的患者,恶病质,大面积皮肤溃疡患者慎用。

(三)药物相互作用

(1)甘草酸单胺盐可降低 CPT 的毒性。

(2)鬼白毒素类与长春碱类生物碱合用可加重神经炎,抗组胺药可减轻变态反应。

(3)肿瘤组织对紫杉醇的抗药性可被维拉帕米等钙阻断剂、他莫昔芬、环孢素等逆转。与顺铂、长春碱类药物合用,可加重紫杉醇的神经毒性,与顺铂合用还可加重紫杉醇的心脏毒性。

(四)注意事项

长春碱类仅供静脉应用,不能肌内、皮下、鞘内注射,鞘内应用可致死。

(苗仕梅)

第三节 抗 代 谢 药

抗代谢药是一类化学结构与机体中核酸、蛋白质代谢物极其相似的化合物,所以在体内与内源性代谢物产生特异性、竞争性拮抗:①两者在同一生化反应体系中竞争同一酶系统,影响其正常反应速度,降低或取消代谢产物的生成,影响大分子(DNA、RNA 及蛋白质)的生物合成,并抑制核分裂。②以伪代谢物的身份参与生化反应,经酶的作用所生成的产物是无生理功能的,从而阻断某一生化反应而抑制细胞的分裂。此类药物属细胞周期特异性药物,临床上常用的有甲氨蝶呤(Methotrexate,amethopterin,MTX)、巯嘌呤(6-mercaptopurine,6-MP)、氟尿嘧啶(5-氟尿嘧啶,5-fluorouracil,5-FU)、阿糖胞苷(cytarabine,Ara-C)、盐酸吉西他滨等。

一、药物作用及机制

(一)药理作用

1.甲氨蝶呤

甲氨蝶呤为叶酸类抗代谢药,其化学结构与叶酸相似,对二氢叶酸还原酶有强大的抑制作用,可与二氢叶酸还原酶形成假性不可逆的、强大而持久的结合,从而使四氢叶酸的生成障碍,干扰体内一碳基团的代谢,致使核苷酸的合成受阻,最终抑制 DNA 的合成。该药选择性地作用于细胞增生周期中的 S 期,故对增生比率较高的肿瘤作用较强。但由于其可抑制 DNA 及蛋白质合成,故可延缓 G_1-S 转换期。

2.巯嘌呤

巯嘌呤为嘌呤类抗代谢药,能阻止嘌呤核苷酸类的生物合成,从而抑制 DNA 的合成,属作用于S 期的药物,亦可抑制 RNA 的合成。还具有免疫抑制作用。

3.氟尿嘧啶

氟尿嘧啶为嘧啶类抗代谢药。在体内外均有较强的细胞毒作用,且抗瘤谱广。进入体内经转化后形成氟尿嘧啶脱氧核苷(5-FUdRP),5-FUdRP 可抑制胸腺嘧啶核肾酸合成酶(thymidylate synthetase,TS)活力,阻断尿嘧啶脱氧核苷酸(dUMP)甲基化形成胸腺嘧啶脱氧核苷酸(dTMP),从而阻止 DNA 合成,抑制肿瘤细胞分裂繁殖。另外,在体内可转化为氟尿嘧啶核苷掺入 RNA,从而干扰蛋白质合成。该药对 S 期敏感。

4.阿糖胞苷

属于脱氧核糖核苷酸多聚酶抑制剂,抗肿瘤作用强大,另外还具有促分化、免疫抑制及抗病毒作用。Ara-C 抗肿瘤作用的机制是经主动转运进入细胞后,转化为阿糖胞苷三磷酸(Ara-CTP)而产生如下作用:①Am-CTP 可抑制 DNA 聚合酶而抑制 DNA 合成。②Ara-CTP 也可入核,干扰 DNA 的生理功能。③Ara-CTP 可抑制核苷酸还原酶活性,影响 DNA 合成。

④Ara-C 还可抑制膜糖脂及膜糖蛋白的合成,影响膜功能。⑤Am-CTP 亦可与 RNA 结合,干扰其功能。

(二)抗药性作用

(1)癌细胞与 6-MP 长期接触,可产生抗药性,主要是由于癌细胞内缺乏 6-MP 转化为 6-巯基嘌呤核苷酸的转换酶,另外也与膜结合型碱性磷酸酶活力升高导致癌细胞中硫代嘌呤核苷酸减少有关。

(2)肿瘤细胞与氟尿嘧啶长期接触可出现抗药性,其抗药机制为:①肿瘤细胞合成大量的TS。②细胞内缺乏足够的氟尿嘧啶转化酶。③胸苷激酶量增加,可促进肿瘤细胞直接利用胸苷。

(3)肿瘤细胞与 Ara-C 长期接触可产生抗药性,可能与下列原因有关:细胞膜转运 Ara-C 能力下降;瘤细胞中活化 Ara-C 的酶活性提高,使之代谢失活;脱氧三磷酸腺苷(dCTP)增高,阻断其他脱氧核苷酸合成;细胞内 Ara-CTP 与 DNA 聚合酶的亲和力下降;Ara-CTP 从 DNA 解离。

二、药动学特点

(一)甲氨蝶呤

口服小剂量(0.1 mg/kg)吸收较好,大剂量(10 mg/kg)吸收较不完全,食物可影响其吸收。进入体内后全身分布,肝、肾等组织中含量最高,不易透过血-脑屏障,但可进入胸腔积水及腹腔积水中。血药浓度呈三房室模型衰减:$t_{1/2\alpha}$ 为 2~8 min;$t_{1/2\beta}$ 为 0.9~2 h;$t_{1/2\gamma}$ 为 0.4 h,清除率每分钟大于 9 mL/m^2。在体内基本不代谢,主要以原形通过肾小球滤过及肾小管主动分泌,经尿中排出,排除速度与尿 pH 有关,碱化尿液可加速排出。MTX 血药浓度与其骨髓毒性密切相关,可根据血药浓度监测毒性。

(二)巯嘌呤

口服吸收不完全,生物利用度个体差异较大,为 5%~37%,可能与首关效应有关。静脉注射后,半衰期较短,$t_{1/2}$ 约为 50 min,脑脊液中分布较少。体内代谢有两种途径:①巯基甲基化后再被氧化失活,甲基化由硫嘌呤甲基转移酶(TPMP)催化;当 TPMP 活性低时,6-MP 代谢减慢,作用增强,易引起毒性反应。该酶活性在白种人为多态分布(约 15% 的人酶活性较低),而在中国人为均态分布。②被黄嘌呤氧化酶(XO)催化氧化为 6-硫代鸟酸。该药主要经肾排泄。

(三)氟尿嘧啶

口服吸收不规则且不完全,生物利用度可随剂量而增加,临床一般采用静脉注射给药。血中药物清除为一房室模型,$t_{1/2}$ 为 10~20 min。吸收后分布于肿瘤组织、肝和肠黏膜细胞内的浓度高,可透过血-脑屏障及胸、腹腔癌性积液中。80% 在肝内代谢。在 8~12 h 内由呼吸道排出其代谢产物 CO_2,15% 左右以原形经尿排出。

(四)阿糖胞苷

口服无效,需静脉滴注。易透过血-脑屏障,在体内经胞嘧啶核苷脱氨酶作用,形成无活性的阿拉伯糖苷(ara-U)。该酶在肝、脾、肠、肾、血细胞及血浆中含量较高。药物的消除为二房室模型,$t_{1/2\alpha}$ 为 10~15 min,$t_{1/2\beta}$ 为 2~3 h,24 h 内约有 80% 的药物以阿糖尿苷的形式排泄。

三、临床应用和疗效评价

(一)适应证及疗效评价

1.甲氨蝶呤

(1)急性白血病,对于急性淋巴性白血病和急性粒细胞性白血病均有良好疗效,对儿童急性淋巴性白血病的疗效尤佳,对于成人白血病疗效有限,但可用于白血病脑膜炎的预防。

(2)绒毛膜上皮癌、恶性葡萄胎:疗效较为突出,大部分患者可得到缓解,对于早期诊断的患者疗效可达90%。

(3)骨肉瘤、软组织肉瘤、肺癌、乳腺癌、卵巢癌:使用大剂量有一定疗效。

(4)头颈部肿瘤:以口腔、口咽癌疗效最好,其次是喉癌,鼻咽癌疗效较差,常以动脉插管滴注给药。

(5)其他:鞘内注射给药对于缓解症状较好,亦可用于预防给药和防止肿瘤转移。对肢体、盆腔、肝、头颈部肿瘤可于肿瘤区域动脉注射或输注,加用醛氢叶酸(CF),疗效较好。对自身免疫系统疾病如全身系统性红斑狼疮、类风湿关节炎等有一定疗效。另外,对牛皮癣有较好的疗效。

2.巯嘌呤

(1)急性白血病,常用于急性淋巴性白血病,对儿童患者的疗效较成人好;对急性粒细胞、慢性粒细胞或单核细胞白血病亦有效。

(2)绒毛膜上皮癌和恶性葡萄胎:我国使用大剂量6-MP治疗绒毛膜上皮癌收到一定疗效,但不如MTX。

(3)对恶性淋巴瘤、多发性骨髓瘤也有一定疗效。

(4)近年已利用其免疫抑制作用,用于原发性血小板减少性紫癜、自身免疫性溶血性贫血、红斑狼疮、器官移植、肾病综合征的治疗。

3.氟尿嘧啶

(1)消化道癌:为胃癌、结肠癌、直肠癌的最常用药物,常与丝裂霉素、阿糖胞苷、阿霉素、卡莫司汀、长春新碱、达卡巴嗪等合用;亦可作晚期消化道癌手术后的辅助化疗;亦可采用动脉插管注药或持久输注法治疗原发性肝癌。

(2)绒毛膜上皮癌:我国采用大剂量氟尿嘧啶与放线菌素D合用,治愈率较高。

(3)头颈部肿瘤:以全身用药或动脉插管注射、滴注,用于包括鼻咽癌等的头颈部肿瘤治疗。

(4)皮肤癌:局部用药对多发性基膜细胞癌、浅表鳞状上皮癌等有效,对广泛的皮肤光化性角化症及角化棘皮瘤等亦有效。

(5)对乳腺癌、卵巢癌,以及肺癌、甲状腺癌、肾癌、膀胱癌、胰腺癌有效,对宫颈癌除联合化疗外,还可并用局部注射。

4.阿糖胞苷

(1)急性白血病,对急性粒细胞白血病疗效最好,对急性单核细胞白血病及急性淋巴细胞白血病也有效。但单独使用缓解率差,常与6-MP、长春新碱、环磷酰胺等合用。

(2)对恶性淋巴肉瘤、消化道癌也有一定疗效,对多数实体瘤无效。

(3)还可用于病毒感染性疾病,如单纯疱疹病毒所致疱疹;牛痘病毒、单纯疱疹及带状疱疹病毒所致眼部感染。

（二）治疗方案

1.甲氨蝶呤

（1）急性白血病：口服每天 0.1 mg/kg，也可肌内注射或静脉注射给药。一般有效疗程的安全剂量为 50～100 mg，此总剂量视骨髓情况和血常规而定。

（2）脑膜白血病或中枢神经系统肿瘤：鞘内注射 5～10 mg/d，每周 1～2 次。

（3）绒毛膜上皮癌及恶性葡萄胎：成人一般 10～30 mg/d，每天 1 次，口服或肌内给药，5 d 为 1 个疗程，视患者反应可重复上述疗程，亦可以 10～20 mg/d 静脉滴注（加于 5％葡萄糖溶液 500 mL 中于 4 h 滴完），5～10 d 为 1 个疗程。

（4）骨肉瘤、恶性淋巴瘤、头颈部肿瘤等：常采用大剂量（3～15 g/m^2）静脉注射，并加用亚叶酸（6～12 mg）肌内注射或口服，每 6 h 一次，共 3 d，这称为救援疗法。因为大剂量的 MTX 可提高饱和血药浓度，由此可升高肿瘤细胞内的药物浓度并便于扩散至血流较差的实体瘤中，但因血药浓度的提高，其毒性也相应增加，故加用 CF，后者转化四氢叶酸不受 MTX 所阻断的代谢途径的限制，故起解救作用，提高化疗指数。为了充分发挥解救作用，应补充电解质、水分及碳酸氢钠以保持尿液为碱性，尿量维持在每天 3 000 mL 以上，并对肝、肾功能、血常规以及血浆 MTX 的浓度逐日检查，以保证用药的安全有效。对有远处转移的高危患者，则需和放线菌素 D 等联合应用，缓解率达 70％以上。

2.巯嘌呤

（1）白血病，2.5～3 mg/(kg·d)，分 2～3 次口服，根据血常规调整剂量，由于其作用比较缓慢，用药后 3～4 周才发生疗效，2～4 个月为 1 个疗程。

（2）绒毛膜上皮癌：6 mg/(kg·d)，1 个疗程为 10 d，间隔 3～4 周后重复疗程。

（3）用于免疫抑制：1.2～2 mg/(kg·d)。

3.氟尿嘧啶

（1）静脉注射，10～12 mg/(kg·d)，每天给药量约为 500 mg，隔天 1 次；国外常用"饱和"剂量法，即 12～15 mg/(kg·d)，连用 4～5 d 后，改为隔天 1 次，出现毒性反应后剂量减半；亦有以 500～600 mg/m^2，每周给药 1 次；成人的疗程总量为 5～8 g。

（2）静脉滴注：毒性较静脉注射低，一般为 10～20 mg/(kg·d)，把药物溶于生理盐水或 5％葡萄糖注射液中，2～8 h 滴完，每天 1 次，连续 5 d，以后减半剂量，隔天 1 次，直至出现毒性反应。治疗绒毛膜上皮癌时，可加大剂量至 25～30 mg/(kg·d)，药物溶于 5％葡萄糖液 500～1 000 mL 中点滴 6～8 h，10 d 为 1 个疗程，但此量不宜用作静脉注射，否则，将产生严重毒性反应。

（3）动脉插管滴注：以 5～20 mg/kg 溶于 5％葡萄糖液中（500～1 000 mL）滴注 6～8 h，每天 1 次，总量为 5～8 g。

（4）胸腹腔内注射：一般每次 1 g，5～7 d 1 次，共 3～5 次。

（5）瘤内注射：如宫颈癌 250～500 mg/次。

（6）局部应用：治疗皮肤基底癌及癌性溃疡，可用 5％～10％的软膏或 20％霜剂外敷，每天 1～2 次。

（7）口服：一般 5 mg/(kg·d)，总量为 10～15 g 或连续服用至出现毒性反应，即停药。

4.阿糖胞苷

（1）静脉注射，1～3 mg/(kg·d)，连续 8～15 d。

（2）静脉滴注：1～3 mg/(kg·d)，溶于葡萄糖液中缓慢滴注，14～20 d 为 1 个疗程。

（3）皮下注射：做维持治疗，每次 1～3 mg/kg，每周 1～2 次。

（4）鞘内注射：25～75 mg/次，每天或隔天注射一次，连用 3 次。

四、不良反应及注意事项

（一）不良反应

（1）胃肠道反应：均有不同程度的胃肠道反应，为常见的早期毒性症状。MTX 较严重，可引起广泛性溃疡及出血，有生命危险。巯嘌呤大剂量可致口腔炎、胃肠黏膜损害、胆汁郁积及黄疸，停药后可消退。5-FU 可致假膜性肠炎，此时需停药，并给予乳酶生等药治疗。

（2）骨髓抑制：均有不同程度的骨髓抑制。MTX 严重者引起全血抑制，当白细胞低于 3×10^9/L、血小板低于 $(0.5 \sim 0.7) \times 10^9$/L 或有消化道黏膜溃疡时，应停用或用亚叶酸钙救援及对症治疗。6-MP 严重者也可发生全血抑制，高度分叶核中性白细胞的出现，常是毒性的早期征兆。

（3）皮肤及毛发损害常见于阿糖胞苷和盐酸吉西他滨。

（4）特殊不良反应。①MTX 有肝、肾功能损害，长期应用可能引起药物性肝炎、肝硬化和门脉高压；大剂量 MTX 应用，其原形及代谢产物从肾排泄，易形成结晶尿及尿路阻塞，形成肾损害，要多饮水及碱化尿液。②6-MP 可致部分患者出现高尿酸血症、尿酸结晶及肾功能障碍。③5-FU 毒性较大，治疗量与中毒量相近，可致神经系统损害：颈动脉插管注药时，部分患者可发生小脑变性、共济失调和瘫痪；还可引起心脏毒性：出现胸痛、心率加快、心电图表现为 ST 段抬高，T 波升高或倒置，同时可见血中乳酸脱氢酶升高。④阿糖胞苷可致肝损害，可见转氨酶升高、轻度黄疸，停药后可恢复。大剂量可致阻塞性黄疸。⑤盐酸吉西他滨可致泌尿生殖系统毒性：轻度蛋白尿及血尿常见，偶尔见类似溶血尿毒症综合性的临床表现，若有微血管病性溶血性贫血的表现，如血红蛋白及血小板迅速下降，血清胆红素、肌酐、尿素氮、乳酸脱氢酶上升，应立即停药，有时停药后，肾功能仍不能好转，则应给予透析治疗；呼吸系统：气喘常见，静脉滴注过程中可见支气管痉挛；心血管系统：可有水肿，少数有低血压。

（5）其他：①MTX 鞘内注射，可引起蛛网膜炎，出现脑膜刺激症状；长期大量用药可产生坏死性脱髓性白质炎。可引起间质性肺炎，出现咳嗽、发热、气急等症，部分患者可致肺纤维化；少数患者有生殖功能减退、月经不调，妊娠前 3 个月可致畸胎、流产或死胎。②氟尿嘧啶有时引起注射部位动脉炎，动脉滴注可引起局部皮肤红斑、水肿、破溃、色素沉着，一般于停药后可恢复。③阿糖胞苷有时可致小脑或大脑功能失调及异常抗利尿激素分泌综合征。

（二）禁忌证

过敏者、感染患者、孕妇、哺乳妇女禁用，肝、肾功能障碍患者慎用。

（三）药物相互作用

（1）MTX 蛋白结合率高，与磺胺类、水杨酸盐、巴比妥类、苯妥英钠合用，可竞争与血浆蛋白结合，使其浓度增高。糖皮质激素、头孢菌素、青霉素、卡那霉素可抑制细胞摄取 MTX，减弱其作用。苯胺蝶呤可增加白血病细胞中的二氢叶酸还原酶浓度，减弱 MTX 的作用。该药与氟尿嘧啶序贯应用，可使 MTX 作用增加，反之可产生阻断作用。长春新碱于 MTX 用前 30 min 给予，可加速细胞对 MTX 的摄取，并阻止其逸出，加强 MTX 的抗肿瘤作用。门冬酰胺酚可减轻 MTX 的毒性反应。在给 MTX 24 h 后加用门冬酰胺酚，可提高 MTX 对急性淋巴细胞白血病的疗效。

（2）与别嘌呤醇合用,可使 6-MP 抗肿瘤作用加强,还可减少 6-硫代尿酸的生成。

（3）甲酰四氢叶酸、胸腺嘧啶核苷、甲氨蝶呤、顺铂、尿嘧啶、双嘧达莫、磷乙天门冬氨酸可增强氟尿嘧啶的抗肿瘤作用。别嘌呤醇可降低氟尿嘧啶的毒性,但不影响抗肿瘤作用。

（4）阿糖胞苷与硫鸟嘌呤合用可提高对急性粒细胞性白血病的疗效;与四氢尿嘧啶核苷合用,使其 $t_{1/2}$ 延长,增强骨髓抑制。大剂量胸腺嘧啶核苷酸、羟基脲可增强其抗肿瘤作用,阿糖胞苷亦可增强其他抗肿瘤药物的作用。

（四）注意事项

应对患者的血小板、白细胞、中性粒细胞数进行监测,应根据骨髓毒性的程度相应调整剂量;静脉滴注药物时间延长和增加用药频率可增加药物的毒性;静脉滴注时,如发生严重呼吸困难(如出现肺水肿、间质性肺炎或成人呼吸窘迫症),应停止药物治疗。早期给予支持疗法,有助于纠正不良反应;应定期检查肝、肾功能;盐酸吉西他滨可引起轻度困倦,患者在用药期间应禁止驾驶和操纵机器。

（苗仕梅）

第四节 烷 化 剂

目前临床上常用的烷化剂主要有氮芥(nitrogen mustard,mustine,HN_2)、环磷酰胺(cycllo-phosphamide,CPA)、塞替哌(thiotepa,triethylene thiophosphoramide,TSPA)、白消安、福莫司汀等。此类药物分子中均含有 1～2 个烷基,所含烷基是活性基团,可使 DNA、RNA 及蛋白质中的亲核基团烷化,该类药物对 DNA 分子作用强,在一定条件下,DNA 碱基上的所有 N 和 O 原子都可以不同程度地被烷化,DNA 结构受到破坏,影响细胞分裂。属细胞周期非特异性药物。

一、药物作用及机制

此类药物对细胞增生周期各时相均有细胞毒作用,而且对静止细胞 G_0 期亦有明显的杀伤作用。

（一）氮芥

最早应用于临床的烷化剂,是注射液,其盐酸盐易溶于水,水溶液极不稳定。此药是一高度活化的化合物,可与多种有机亲核基团结合,其重要的反应是与鸟嘌呤第 7 位氮呈共价键结合,产生 DNA 的双链内的交叉联结或链内不同碱基的交叉联结,从而阻碍 DNA 的复制或引起 DNA 链断裂。对 G_1 期及 M 期细胞作用最强,对其他各期以及非增生细胞均有杀灭作用。

（二）环磷酰胺

较其他烷化剂的选择性高,体外无细胞毒作用,在体内活化后才能产生抗肿瘤作用,口服及注射均有效。抗肿瘤作用机制为无活性的 CPA,在体内经肝药酶作用转化为 4-羟环磷酰胺,进一步在肿瘤组织中分解成环磷酰胺氮芥,其分子中的 β-氯乙基与 DNA 双螺旋链起交叉联结作用,破坏 DNA 结构,抑制肿瘤细胞分裂。

(三)塞替哌

有三个乙烯亚胺基,能与细胞内 DNA 的碱基结合,从而改变 DNA 功能。对多种移植性肿瘤有抑制作用。虽属周期非特异性药物,但选择性高,除可抑制人体细胞及肿瘤细胞的核分裂、使卵巢滤泡萎缩外,还可影响睾丸功能。

(四)白消安

属磺酸酯类化合物,在体内解离而起烷化作用。

二、药动学特点

(一)氮芥

注射给药后,在体内停留时间极短(0.5～1 min),起效迅速,作用剧烈且无选择性。有 90% 以上很快从血中消除,迅速分布于肺、小肠、脾脏、肾脏、肝脏及肌肉等组织中,脑中含量最少。给药后 6 h 与 24 h 血中及组织中含量很低,20% 的药物以二氧化碳形式经呼吸道排出,有多种代谢产物从尿中排除。

(二)环磷酰胺

口服吸收良好,生物利用度为 75%～90%,经肝转化成磷酰胺氮芥,产生细胞毒作用。静脉注射后,血中药物浓度呈双指数曲线下降,为二房室开放模型,$t_{1/2\alpha}$ 为 0.97 h,$t_{1/2\beta}$ 为 6.5 h,V_d 为 21.6 L/kg,清除率为 (10.7 ± 3.3)mL/min。主要经肾排泄,48 h 内尿中排出用药量的 70% 左右,其中 2/3 为其代谢产物。肾功能不良时,清除率下降,$t_{1/2\beta}$ 可延长到 10 h 以上。

(三)塞替哌

口服易被胃酸破坏,胃肠道吸收差,静脉注射后 1～4 h 血中药物浓度下降 90%,$t_{1/2}$ 约为 2 h,能透过血-脑屏障。主要以代谢物形式经尿中排泄,排泄量达 60%～85%。

(四)白消安

口服易吸收,口服后 1～2 h 可达血药高峰,$t_{1/2}$ 约为 2.5 h。易通过血-脑屏障,脑脊液中浓度可达血浓度的 95%。绝大部分以甲基磺酸形式从尿中排出。

三、临床应用和疗效评价

(一)适应证及疗效评价

1.氮芥

氮芥是第一个用于恶性肿瘤治疗的药物,在临床上主要用于恶性淋巴瘤,如霍奇金淋巴瘤及非霍奇金淋巴瘤等。尤其适用于纵隔压迫症状明显的恶性淋巴瘤患者。亦可用于肺癌,对未分化肺癌的疗效较好。

2.环磷酰胺

具有广谱的抗肿瘤作用,可用以治疗多种恶性肿瘤。

(1)恶性淋巴瘤:单独应用对霍奇金病的有效率达 60% 左右,与长春新碱、丙卡巴肼及泼尼松合用对晚期霍奇金病的完全缓解率达 65%。

(2)急性白血病和慢性淋巴细胞白血病:有一定疗效,且与其他抗代谢药物无交叉抗药性,联合用药可增加疗效。

(3)其他肿瘤:对多发性骨髓瘤、乳腺癌、肺癌、卵巢癌、尤文神经母细胞瘤、软组织肉瘤、精原细胞瘤、胸腺瘤等均有一定疗效。

（4）自身免疫性疾病：类风湿关节炎、肾病综合征、系统性红斑狼疮、特发性血小板减少性紫癜及自身免疫性溶血性贫血等。

3.塞替哌

对卵巢癌的有效率 40%；对乳腺癌的有效率达 20%～30%，和睾酮合用可提高疗效；对膀胱癌可采用膀胱内灌注法进行治疗，每次 50～100 mg 溶于 50～100 mL 生理盐水中膀胱灌注，保留 2 h，每周给药 1 次，10 次为 1 个疗程；对癌性腹水、胃癌、食管癌、宫颈癌、恶性黑色素瘤、淋巴瘤等亦有一定疗效。

4.白消安

低剂量即对粒细胞的生成有明显选择性抑制作用，仅在大剂量下才对红细胞和淋巴细胞有抑制作用，由于它对粒细胞的选择性作用，对慢性粒细胞白血病有明显疗效，缓解率可达 80%～90%，但对慢性粒细胞白血病急性病变和急性白血病无效，对其他肿瘤的疗效也不明显。

5.福莫司汀

主要用于治疗已扩散的恶性黑色素瘤（包括脑内部位）和原发性脑内肿瘤，也用于淋巴瘤、非小细胞肺癌、肾癌等。

（二）治疗方案

1.氮芥

静脉注射：每次 4～6 mg/m²（或 0.1 mg/kg），每周 1 次，连用 2 次，休息 1～2 周重复。腔内给药：每次 5～10 mg，加生理盐水 20～40 mL 稀释，在抽液后即时注入，每周 1 次，可根据需要重复。局部皮肤涂抹：新配制每次 5 mg，加生理盐水 50 mL，每天 1～2 次，主要用于皮肤蕈样霉菌病。

2.环磷酰胺

口服，每次 50～100 mg，每天 3 次。注射剂用其粉针剂，每瓶 100～200 mg，于冰箱保存，临用前溶解，于 3 h 内用完。静脉注射每次 200 mg，每天或隔天注射 1 次，1 个疗程为 8～10 g。冲击疗法可用每次 800 mg，每周 1 次，以生理盐水溶解后缓慢静脉注射，1 个疗程为 8 g。儿童用量为每次 3～4 mg/kg，每天或隔天静脉注射 1 次。

3.塞替哌

常静脉给药，亦可行肌内及皮下注射，常用剂量为 0.2 mg/kg，成人每次 10 mg，每天 1 次，连用 5 d，以后改为每周 2～3 次，200～300 mg 为 1 个疗程。腔内注射为 1 次 20～40 mg，5～7 d 1 次，3～5 次为 1 个疗程。瘤体注射为 1 次 5～15 mg，加用 2% 普鲁卡因，以减轻疼痛。

4.白消安

常用量为口服 6～8 mg/d，儿童 0.05 mg/kg，当白细胞下降至 1 万～2 万后停药或改为 1～3 mg/d，或每周用 2 次的维持量。

四、不良反应及注意事项

（一）不良反应

1.胃肠道反

均有不同程度的胃肠道反应，预先应用氯丙嗪类药物可防止胃肠道反应，其中噻替派的胃肠道反应较轻。福莫司汀可有肝氨基转移酶、碱性磷酸酶和血胆红素中度、暂时性增高。

2.骨髓抑制

均有不同程度的骨髓抑制。抑制骨髓功能的程度与剂量有关,停药后多可恢复。

3.皮肤及毛发损害

以氮芥、环磷酰胺等多见。

4.特殊不良反应

(1)环磷酰胺可致化学性膀胱炎,出现血尿,血尿出现之前,可产生尿频和排尿困难,发生率及严重程度与剂量有关,主要是因为环磷酰胺代谢产物经肾排泄,可在膀胱中浓集引起膀胱炎,故用药期间应多饮水和碱化尿液以减轻症状;大剂量可引起心肌病变,可致心内膜、心肌损伤,起病急骤,可因急性心力衰竭而死亡,与放射治疗或阿霉素类抗生素并用时,也能促进心脏毒性的发生。

(2)白消安久用可致闭经或睾丸萎缩,偶见出血、再障及肺纤维化等严重反应。

5.其他

(1)环磷酰胺有时可引起肝损害,出现黄疸,肝功能不良者慎用。少数患者有头昏、不安、幻视、脱发、皮疹、色素沉着、月经失调及精子减少等。

(2)氮芥有时可引起轻度休克、血栓性静脉炎、月经失调及男性不育。

(3)福莫司汀少见发热、注射部位静脉炎、腹泻、腹痛、尿素暂时性增加、瘙痒、暂时性神经功能障碍(意识障碍、感觉异常、失味症)。

(二)禁忌证

烷化剂类抗恶性肿瘤药毒性较大,因此,凡有骨髓抑制、感染、肝肾功能损害者禁用或慎用。过敏者禁用。妊娠及哺乳期妇女禁用。

(三)药物相互作用

1.氮芥

与长春新碱、丙卡巴肼、泼尼松合用(MOPP疗法)可提高对霍奇金淋巴瘤的疗效。

2.环磷酰胺

可使血清中假胆碱酯酶减少,使血清尿酸水平增高,因此,与抗痛风药如别嘌呤醇、秋水仙碱、丙磺舒等同用时,应调整抗痛风药物的剂量。此外也加强了琥珀胆碱的神经-肌肉阻滞作用,可使呼吸暂停延长。环磷酰胺可抑制胆碱酯酶活性,因而延长可卡因的作用并增加毒性。大剂量巴比妥类、皮质激素类药物可影响环磷酰胺的代谢,同时应用可增加环磷酰胺的急性毒性。

3.噻替派

可增加血尿酸水平,为了控制高尿酸血症可给予别嘌呤醇;与放疗同时应用时,应适当调整剂量;与琥珀胆碱同时应用可使呼吸暂停延长,在接受噻替派治疗的患者,应用琥珀胆碱前必须测定血中假胆碱酯酶水平;与尿激酶同时应用可增加噻替派治疗膀胱癌的疗效,尿激酶为纤维蛋白溶酶原的活化剂,可增加药物在肿瘤组织中的浓度。

4.白消安

可增加血及尿中尿酸水平,故对有痛风病史的患者或服用本品后尿酸增高的患者可用抗痛风药物。

(四)注意事项

1.氮芥

本品剂量限制性毒性为骨髓抑制,故应密切观察血常规变化,每周查血常规1～2次。氮芥对局部组织刺激性强,若漏出血管外,可导致局部组织坏死,故严禁口服、皮下及肌内注射,药物一旦溢出,应立即用硫代硫酸钠注射液或 1% 普鲁卡因注射液局部注射,用冰袋冷敷局部 6～12 h。氮芥水溶液极易分解,故药物开封后应在 10 min 内注入体内。

2.环磷酰胺

其代谢产物对尿路有刺激性,应用时应多饮水,大剂量应用时应水化、利尿,同时给予尿路保护剂美司钠。当大剂量用药时,除应密切观察骨髓功能外,尤其要注意非血液学毒性如心肌炎、中毒性肝炎及肺纤维化等。当肝肾功能损害、骨髓转移或既往曾接受多程化放疗时,环磷酰胺的剂量应减少至治疗量的 1/3～1/2。腔内给药无直接作用。环磷酰胺水溶液不稳定,最好现配现用。

3.塞替哌

用药期间每周都要定期检查外周血常规,白细胞与血小板及肝、肾功能。停药后 3 周内应继续进行相应检查,已防止出现持续的严重骨髓抑制;尽量减少与其他烷化剂联合使用,或同时接受放射治疗。

4.白消安

治疗前及治疗中应严密观察血常规及肝肾功能的变化,及时调整剂量,特别注意检查血尿素氮、内生肌酐清除率、胆红素、丙氨酸转移酶(ALT)及血清尿酸。用药期间应多饮水并碱化尿液或服用别嘌呤醇以防止高尿酸血症及尿酸性肾病的产生。发现粒细胞或血小板迅速大幅度下降时应立即停药或减量以防止出现严重骨髓抑制。

（苗仕梅）

第十一章　风湿免疫科用药

第一节　免疫抑制药

免疫抑制药是最早用于临床的免疫调节药。1962 年,硫唑嘌呤和肾上腺皮质激素联合应用用以防治器官移植的排异反应。随着对自身免疫性疾病发病机制认识的深化,免疫抑制药也适用于治疗自身免疫性疾病。近年来,他克莫司、西罗莫司等新药的研制成功,使免疫抑制药的研究步入了新的阶段。

一、常用的免疫抑制药

常用的免疫抑制药可分为如下六类。
(1)糖皮质激素类:如泼尼松、甲泼尼龙等。
(2)神经钙蛋白抑制剂:如环孢素、他克莫司、西罗莫司、霉酚酸酯等。
(3)抗增殖与抗代谢类:如硫唑嘌呤、环磷酰胺、甲氨蝶呤等。
(4)抗体类:如抗淋巴细胞球蛋白等。
(5)抗生素类:如西罗英司等。
(6)中药类:如雷公藤总苷等。

二、免疫抑制药的临床应用

防治器官移植的排异反应:免疫抑制药可用于肾、肝、心、肺、角膜和骨髓等组织器官的移植手术,以防止排异反应,并需要长期用药。常用环孢素和雷公藤总苷,也可将硫唑嘌呤或环磷酰胺与糖皮质激素联合应用。当发生明显排异反应时,可在短期内大剂量使用,控制后即减量维持,以防用药过量产生毒性反应。

治疗自身免疫性疾病免疫抑制药:可用于自身免疫溶血性贫血、特发性血小板减少性紫癜、肾病性慢性肾炎、类风湿关节炎、系统性红斑狼疮、结节性动脉周围炎等,首选糖皮质激素类。对糖皮质激素类药物耐受的病例,可加用或改用其他免疫抑制药。免疫抑制药的联合应用可提高疗效,减轻毒性反应。但该类药物只能缓解自身免疫性疾病的症状,而无根治作用,而且因毒性较大,长期应用易导致严重不良反应,包括诱发感染、恶性肿瘤等。

(一)神经钙蛋白抑制剂

神经钙蛋白(钙调磷酸酶)抑制剂作用于 T 细胞活化过程中细胞信号转导通路,起到抑制神经钙蛋白作用,是目前临床最有效的免疫抑制药。

1.环孢素

环孢素(环孢素 A,CsA)是从真菌的代谢产物中分离的中性多肽。1972 年发现其抗菌作用微弱,但有免疫抑制作用。1978 年始用于临床防治排异反应并获得满意效果,因其毒性较小,是目前较受重视的免疫抑制药之一。

(1)体内过程:本药溶于橄榄油中可以肌内注射。口服吸收慢且不完全,口服吸收率为20%～50%,首关消除可达 27%。单次口服后 3～4 h 血药浓度达峰值。在血中约有 50% 被红细胞摄取,4%～9% 与淋巴细胞结合,约 30% 与血浆脂蛋白和其他蛋白质结合,血浆中游离药物仅占 5% 左右。$t_{1/2}$ 为 14～17 h。大部分经肝代谢自胆汁排出,0.1% 药物以原形经尿排出。

(2)药理作用与机制:选择性抑制细胞免疫和胸腺依赖性抗原的体液免疫。环孢素主要选择性抑制 T 细胞活化,使 T_H 细胞明显减少并降低 T_H 与 T_S 的比例。对 B 细胞的抑制作用弱,对巨噬细胞的抑制作用不明显,对自然杀伤(NK)细胞活力无明显抑制作用,但可间接通过干扰素的产生而影响 NK 细胞的活力。其机制主要是抑制神经钙蛋白,阻止了细胞质 T 细胞激活核因子(NFAT)的去磷酸化,妨碍了信息传导,而抑制 T 细胞活化及 IL-2、IL-3、IL-4、TNF-α、INF-γ 等细胞因子的基因表达。此外,环孢素还可增加 T 细胞内转运生长因子(TGF-β)的表达,TGF-β 对IL-2诱导 T 细胞增生有强大的抑制作用,也能抑制抗原特异性的细胞毒 T 细胞产生。

(3)临床应用:环孢素主要用于器官移植排异反应和某些自身免疫性疾病。①器官移植主要用于同种异体器官移植或骨髓移植的排异反应或移植物抗宿主反应,常单独应用,新的治疗方案则主张环孢素与小剂量糖皮质激素联合应用。临床研究表明,环孢素可使器官移植后的排异反应与感染发生率降低,存活率增加。②自身免疫性疾病:用于治疗大疱性天疱疮及类天疱疮,能改善皮肤损害,使自身抗体水平降低。还可局部用药,治疗接触性过敏性皮炎、银屑病。

(4)不良反应:环孢素的不良反应发生率较高,其严重程度与用药剂量、用药时间及血药浓度有关,多具可逆性。

肾毒性是该药最常见的不良反应,用药时应控制剂量,并密切监测肾脏功能,若血清肌酐水平超过用药前 30%,应减量或停用。避免与有肾毒性药物合用,用药期间应避免食用高钾食物、高钾药品及保钾利尿药。严重肾功能损害、未控制高血压者禁用或慎用。

肝损害多见于用药早期,表现为高胆红素血症,转氨酶、乳酸脱氢酶、碱性磷酸酶升高。大部分肝毒性病例在减少剂量后可缓解。应用时注意定期检查肝脏功能,严重肝功能损害者禁用或慎用。

神经系统毒性在器官移植或长期用药时发生,表现为震颤、惊厥、癫痫发作、神经痛、瘫痪、精神错乱、共济失调、昏迷等,减量或停用后可缓解。

诱发肿瘤:有报道器官移植患者使用该药后,肿瘤发生率可高于一般人群 30 倍。用于治疗自身免疫性疾病时,肿瘤发生率也明显增高。

继发感染:长期用药可引起病毒感染、肺孢子虫属感染或真菌感染,病死率高。治疗中如出现上述感染应及时停药,并进行有效的抗感染治疗。感染未控制者禁用。

其他如胃肠道反应、变态反应、多毛症、牙龈增生、嗜睡、乏力、高血压、闭经等。对本品过敏者、孕妇和哺乳期妇女禁用。

（5）药物相互作用：下列药物可影响本品血药浓度，应避免联合应用，若必须使用，应严密监测环孢素血药浓度并调整其剂量。

增加环孢素血药浓度的药物：大环内酯类抗生素、多西环素、酮康唑、口服避孕药、钙拮抗药、大剂量甲泼尼龙等。

降低环孢素血药浓度的药物：苯巴比妥、苯妥英、安乃近、利福平、异烟肼、卡马西平、萘夫西林、甲氧苄啶及静脉给药的磺胺异二甲嘧啶等。

2.他克莫司

他克莫司（FK506）是一种强效免疫抑制药，由日本学者于1984年从筑波山土壤链霉菌属分离而得。

（1）体内过程：FK506口服吸收快，$t_{1/2}$为5～8 h，有效血药浓度可持续12 h。在体内经肝细胞色素P_{450}3A4异构酶代谢后，由肠道排泄。

（2）药理作用与机制。①抑制淋巴细胞增殖作用于细胞G_0期，抑制不同刺激所致的淋巴细胞增生，包括刀豆素A、T细胞受体的单克隆抗体、CD_3复合体或其他细胞表面受体诱导的淋巴细胞增生等，但对IL-2刺激引起的淋巴细胞增生无抑制作用。②抑制Ca^{2+}依赖性T、B淋巴细胞的活化。③抑制T细胞依赖的B细胞产生免疫球蛋白的能力。④预防和治疗器官移植时的免疫排异反应，能延长移植器官生存时间，具有良好的抗排异作用。

（3）临床应用。①肝脏移植：FK506对肝脏有较强的亲和力，并可促进肝细胞的再生和修复，用于原发性肝脏移植及肝脏移植挽救性病例，疗效显著。使用本品的患者，急性排异反应的发生率和再次移植率降低，糖皮质激素的用量可减少。②其他器官移植：本品在肾脏移植和骨髓移植方面有较好疗效。

（4）不良反应：静脉注射常发生神经毒性，轻者表现头痛、震颤、失眠、畏光、感觉迟钝等，重者可出现运动不能、缄默症、癫痫发作、脑病等，大多在减量或停用后消失。可直接或间接地影响肾小球滤过率，诱发急性或慢性肾毒性。对胰岛B细胞具有毒性作用，可导致高血糖。大剂量应用时可致生殖系统毒性。

（二）抗增生与抗代谢类

1.硫唑嘌呤

硫唑嘌呤（IMURAN）为6-巯基嘌呤的衍生物，属于嘌呤类抗代谢药。硫唑嘌呤通过干扰嘌呤代谢的各环节，抑制嘌呤核苷酸合成，进而抑制细胞DNA、RNA及蛋白质合成，发挥抑制T、B淋巴细胞及NK细胞的效应，故能同时抑制细胞免疫和体液免疫反应，但不抑制巨噬细胞的吞噬功能。主要用于肾移植排异反应和类风湿关节炎、系统性红斑狼疮等多种自身免疫性疾病的治疗。用药时应注意监测血常规和肝功能。

2.环磷酰胺

环磷酰胺（CTX）不仅杀伤增生期淋巴细胞，而且影响静止期细胞，故能使循环中的淋巴细胞数目减少。B细胞较T细胞对该药更为敏感。明显降低NK细胞活性，从而抑制初次和再次体液与细胞免疫反应。临床常用于防止排异反应与移植物抗宿主反应，以及长期应用糖皮质激素不能缓解的多种自身免疫性疾病。不良反应有骨髓抑制、胃肠道反应、出血性膀胱炎和脱发等。

3.甲氨蝶呤

甲氨蝶呤（MTX）为抗叶酸类抗代谢药，主要用于治疗自身免疫性疾病。

（三）抗体

抗胸腺细胞球蛋白（ATG）在血清补体的参与下，对 T、B 细胞有破坏作用，但对 T 细胞的作用较强。可非特异性抑制细胞免疫反应（如迟发型超敏反应、移植排异反应等），也可抑制抗体形成（限于胸腺依赖性抗原），还可以结合到淋巴细胞表面，抑制淋巴细胞对抗原的识别能力。能有效抑制各种抗原引起的初次免疫应答，对再次免疫应答作用较弱。在抗原刺激前给药作用较强。

临床用于防治器官移植的排异反应，试用于治疗白血病、多发性硬化、重症肌无力、溃疡性结肠炎、类风湿关节炎、系统性红斑狼疮等疾病。

常见的不良反应有寒战、发热、血小板减少、关节疼痛和血栓性静脉炎等，静脉注射可引起血清病及过敏性休克，还可引起血尿、蛋白尿，停药后消失。

（四）抗生素类

雷帕霉素（西罗莫司）能治疗多种器官和皮肤移植物引起的排异反应，尤其对慢性排异反应疗效明显，与环孢素有协同作用，能延长移植物的存活时间，减轻环孢素的肾毒性，提高治疗指数。雷帕霉素和他克莫司均与胞质内他克莫司结合蛋白结合，两药低剂量联合应用即可产生有效的免疫抑制作用。可引起厌食、呕吐、腹泻，严重者可出现消化性溃疡、间质性肺炎和脉管炎。联合用药和监测血药浓度是减少不良反应并发挥最大免疫抑制作用的有效措施。

（五）中药类

雷公藤总苷具有较强的免疫抑制作用，可抑制小鼠脾淋巴细胞和人外周血淋巴细胞的增生反应、迟发型超敏反应、宿主抗移植物反应和移植物抗宿主反应，还可抑制细胞免疫和体液免疫，减少淋巴细胞数量，抑制 IL-2 生成，并有较强的抗炎作用。

临床主要用于治疗自身免疫性疾病，如类风湿关节炎、原发和继发肾病综合征、成人各型肾炎、狼疮性或紫癜性肾炎、麻风反应。对银屑病、皮肌炎、变应性血管炎、异位性皮炎、自身免疫性肝炎、自身免疫性白细胞及血小板减少等也有一定的疗效。

不良反应较多，但停药后多可恢复。约 20% 患者出现胃肠道反应，如食欲减退、恶心、呕吐、腹痛、腹泻、便秘。约 6% 患者出现白细胞计数减少。偶见血小板计数减少、皮肤黏膜反应（如口腔黏膜溃疡、眼干涩、皮肤毛囊角化、黑色素加深等）。也可导致月经紊乱、精子数目减少或活力降低等。

（曾　亚）

第二节　免疫增强药

免疫增强药能激活一种或多种免疫活性细胞，增强或提高机体免疫功能的药物。临床主要用其免疫增强作用，治疗免疫缺陷疾病、慢性感染及恶性肿瘤的辅助治疗。

一、重组人白细胞介素-2

重组人白细胞介素-2 是重要的淋巴因子，由 T 辅助细胞（Th）产生，参与免疫反应。
（一）药理作用与应用
白细胞介素-2 为抑制性 T 细胞（Th）和细胞毒 T 细胞（Tc）分化、增生所必需的调控因子；诱导或增强自然杀伤细胞(NK)活性;诱导激活细胞毒淋巴细胞(LAK)的分化增生;诱导或增强细胞毒 T 细胞、单核细胞及巨噬细胞的活性;促进 B 淋巴细胞的分化、增生和抗体分泌;具有广谱性免疫增强作用。临床用于慢性肝炎、免疫缺陷病及恶性肿瘤的辅助治疗。

(二)不良反应与用药护理

本品毒性反应多与血管的通透性有关,并随着剂量的增大而加剧,导致体液渗出而器官功能障碍,可出现尿少、体液潴留、恶心、呕吐、腹泻、呼吸困难、转氨酶升高、黄疸、低血压、心律失常、红细胞减少及凝血功能障碍。

二、干扰素

干扰素是有关细胞在病毒感染或其他诱因刺激下,产生的糖蛋白类物质。目前已能用 DNA 重组技术生产,分为人白细胞产生的 α-干扰素、人成纤维细胞产生的 β-干扰素、人 T 细胞产生的 γ-干扰素三类。

(一)体内过程

口服不吸收,必须注射给药。α-干扰素肌内注射,β-干扰素静脉给药。干扰素在肝、肾、血清分布较多,脾、肺分布较少。主要经肝代谢,少量以原形经肾排泄。

(二)药理作用

1.广谱抗病毒作用

对所有 RNA 病毒及 DNA 病毒均有抑制作用。

2.抗肿瘤细胞增生作用

通过直接抑制肿瘤细胞的生长、抑制肿瘤的繁殖、抑制癌基因的表达及激活抗肿瘤免疫功能而达到抗肿瘤的目的。

3.调节人体免疫功能

主要表现为增强免疫效应细胞的作用。

(1)调节自然杀伤细胞的杀伤活性。

(2)激活 B 细胞,促进抗体生成。

(3)激活单核巨噬细胞的吞噬功能。

(4)诱导白细胞介素、肿瘤坏死因子等细胞因子的产生。

(三)临床应用

1.慢性乙型肝炎

可使转氨酶恢复正常,病理组织学有好转;对重型肝炎可使病情缓解,病死率下降。

2.恶性肿瘤

α-干扰素是治疗毛细胞白血病的首选药,对慢性白血病有较好疗效,对其他实质瘤也有一定疗效。

3.其他疾病

可用于治疗获得性免疫缺陷综合征,β-干扰素对多发性硬化有较好疗效,γ-干扰素可用于治疗类风湿性关节炎。

(四)不良反应与用药护理

应用早期出现发热、寒战、出汗、头痛、肌痛症状,有剂量依赖性,减量或停药后症状消失;白细胞计数减少、血小板计数减少、凝血障碍等;血压异常、心律失常、心肌梗死等。间质性肺炎,表现为干咳、劳累性呼吸困难。尿蛋白增加,严重时发生肾功能不全。过敏体质、肝肾功能不良及白细胞和血小板计数减少者慎用。

三、卡介苗

卡介苗为减毒的结核分枝杆菌活菌苗,原用于预防结核病,属于特异性免疫制剂。后来证明卡介苗能增强细胞免疫功能,刺激 T 细胞增生,提高巨噬细胞杀伤肿瘤细胞及细菌的能力,促进白细胞介素-1 的产生,增强 T 辅助细胞(Th)和自然杀伤细胞(NK)的功能,为非特异性免疫增强剂。用于白血病、肺癌等肿瘤的辅助治疗。不良反应少,给药部位易发红斑、硬结或溃疡;亦可产生全身寒战、发热;偶见变态反应。不良反应的大小与给药剂量、给药途径及免疫治疗次数有关。

四、胸腺素

胸腺素是从小牛或猪胸腺中提取的小分子多肽,内含胸腺生成素、胸腺体液因子、血清胸腺因子等。能促进 T 细胞分化成熟,增强 T 细胞对抗原或其他刺激的反应,同时增强白细胞、红细胞的免疫功能,并调整机体的免疫平衡。临床上主要用于细胞免疫缺陷性疾病、自身免疫性疾病、感染性疾病和晚期肿瘤的治疗。不良反应有注射部位轻度红肿,皮肤变态反应,过大剂量可产生免疫抑制。

五、转移因子

转移因子是从人白细胞、猪脾、牛脾中提取的小分子肽类物质,牛脾含量最多。其免疫调节作用无明显种属特异性。转移因子的活性成分是 T 辅助细胞的产物,可选择性结合抑制性 T 细胞(Ts)和巨噬细胞,在免疫调节中发挥作用。

(一)增强淋巴细胞对肿瘤的细胞毒作用

转移因子是 T 细胞促成剂,具有活化效应细胞,加强效应细胞对肿瘤细胞的攻击反应,抑制或破坏肿瘤细胞的生长。

(二)传递免疫信息

在转移因子的作用下,非致敏的淋巴细胞可转化为致敏的 T 增强细胞,增强细胞的免疫功能,并促进干扰素释放,增强机体抗感染的能力。

临床用于免疫缺陷病、恶性肿瘤及急性病毒感染的辅助治疗。偶有皮疹、瘙痒、痤疮及一过性发热。

六、左旋咪唑

左旋咪唑能使受抑制的巨噬细胞和 T 细胞功能恢复正常,可能与激活环核苷酸磷酸二酯酶,降低巨噬细胞和淋巴细胞内 cAMP 含量有关。它还能诱导白细胞介素-2 的产生,增强免疫应答反应。一般用于免疫功能低下者,可作为肿瘤的辅助治疗,还可改善自身免疫性疾病的免疫功能。

(曾 亚)

第三节　抗变态反应药

变态反应是机体对异物抗原产生的不正常免疫反应，常导致生理功能紊乱或组织损伤。一般的变态反应分为四型，即Ⅰ型(速发型)、Ⅱ型(细胞毒型)、Ⅲ型(免疫复合物型)和Ⅳ型(迟发型)。目前对各型变态反应性疾病尚缺乏专一有效药物。抗变态反应治疗的主要目的，是纠正免疫失调和抑制变态反应性炎症反应。

目前，抗变态反应药通常包括三大类：抗组胺药、过敏活性物质阻释药和组胺脱敏剂。

一、抗组胺药

(一)苯海拉明

1.剂型规格

片剂：12.5 mg，25 mg，50 mg。注射剂：1 mL：20 mg。

2.适应证

用于皮肤黏膜的过敏，如荨麻疹、过敏性鼻炎、皮肤瘙痒症、药疹，对虫咬症和接触性皮炎也有效。急性变态反应，如输血或血浆所致的急性变态反应。预防和治疗晕动病。曾用于辅助治疗帕金森病和锥体外系症状。镇静作用，术前给药。牙科麻醉。

3.用法用量

可口服、肌内注射及局部外用。但不能皮下注射，因有刺激性。①口服：每天3～4次，饭后服，每次25 mg。②肌内注射：每次20 mg，每天1～2次，极量为1次0.1 g，每天0.3 g。

4.注意事项

(1)服药期间不得驾驶机、车、船，从事高空作业、机械作业及操作精密仪器。

(2)肾功能障碍患者，本品在体内半衰期延长，因此，应在医师指导下使用。

(3)如服用过量或出现严重不良反应，应立即就医。

(4)本品性状发生改变时禁止使用。

(5)请将本品放在儿童不能接触的地方。

(6)如正在使用其他药品，使用本品前请咨询医师或药师。

(7)老年人、孕妇及哺乳期妇女慎用。

(8)过敏体质者慎用。

5.不良反应

(1)常见头晕、头昏、恶心、呕吐、食欲缺乏以及嗜睡。

(2)偶见皮疹、粒细胞减少。

6.禁忌证

对本品及其他酒精胺类药物高度过敏者禁用。新生儿、早产儿禁用。重症肌无力者、闭角型青光眼、前列腺肥大患者禁用。幽门十二指肠梗阻、消化性溃疡所致的幽门狭窄、膀胱颈狭窄、甲状腺功能亢进、心血管病、高血压、下呼吸道感染(如支气管炎、气管炎、肺炎)及哮喘患者不宜使用。

7.药物相互作用

(1)本品可短暂影响巴比妥类药的吸收。

(2)与对氨基水杨酸钠同用,可降低后者血药浓度。

(3)可增强中枢抑制药的作用,应避免合用。

(4)单胺氧化酶抑制剂能增强本品的抗胆碱作用,使不良反应增加。

(5)大剂量可降低肝素的抗凝作用。

(6)可拮抗肾上腺素能神经阻滞药的作用。

(二)茶苯海明

1.剂型规格

片剂:25 mg,50 mg。

2.适应证

用于防治晕动病,如晕车、晕船、晕机所致的恶心、呕吐。对妊娠、梅尼埃病、放射线治疗等引起的恶心、呕吐、眩晕也有一定效果。

3.用法用量

口服。预防晕动病:一次 50 mg,于乘机、车、船前 0.5～1 h 服,必要时可重复一次。抗过敏:成人一次 50 mg,每天 2～3 次;小儿 1～6 岁,一次 12.5～25 mg,每天 2～3 次;7～12 岁,一次 25～50 mg,每天 2～3 次。

4.注意事项

(1)可与食物、果汁或牛奶同服,以减少对胃的刺激。服药期间不得驾驶机、车、船,从事高空作业、机械作业及操作精密仪器。

(2)服用本品期间不得饮酒或含有酒精的饮料。不得与其他中枢神经抑制药(如一些镇静安眠药)及三环类抗抑郁药同服。

(3)如服用过量或出现严重不良反应,应立即就医。

(4)本品性状发生改变时禁止使用。

(5)请将本品放在儿童不能接触的地方。

(6)儿童必须在成人监护下使用。

(7)如正在使用其他药品,使用本品前请咨询医师或药师。

(8)老年人慎用。

(9)过敏体质者慎用。

5.不良反应

(1)大剂量服用可产生嗜睡、头晕,偶有药疹发生。

(2)长期使用可能引起造血系统的疾病。

6.禁忌证

新生儿、早产儿禁用。对本品及辅料、苯海拉明、茶碱过敏者禁用。

7.药物相互作用

(1)对酒精、中枢抑制药、三环类抗抑郁药的药效有促进作用。

(2)能短暂地影响巴比妥类和磺胺醋酰钠等的吸收。

(3)与对氨基水杨酸钠同用时,后者的血药浓度降低。

(三)马来酸氯苯那敏

1.剂型规格

片剂:4 mg。注射剂:1 mL：10 mg;2 mL：20 mg。

2.适应证

本品适用于皮肤过敏症:荨麻疹、湿疹、皮炎、药疹、皮肤瘙痒症、神经性皮炎、虫咬症、日光性皮炎。也可用于过敏性鼻炎、血管舒缩性鼻炎、药物及食物过敏。

3.用法用量

成人:①口服,一次 4～8 mg,每天 3 次。②肌内注射,一次 5～20 mg。

4.注意事项

(1)老年患者酌减量。

(2)可与食物、水或牛奶同服,以减少对胃刺激。

(3)婴幼儿、孕妇、闭角型青光眼、膀胱颈部或幽门十二指肠梗阻、消化性溃疡致幽门狭窄者、心血管疾病患者及肝功能不良者慎用。

(4)孕妇及哺乳期妇女慎用。

5.不良反应

(1)有嗜睡、疲劳、口干、咽干、咽痛,少见有皮肤瘀斑及出血倾向、胸闷、心悸。

(2)少数患者出现药疹。

(3)个别患者有烦躁、失眠等中枢兴奋症状,甚至可能诱发癫痫。

6.禁忌证

新生儿、早产儿、癫痫患者、接受单胺氧化酶抑制剂治疗者禁用。

7.药物相互作用

(1)与中枢神经抑制药并用,可加强本品的中枢抑制作用。

(2)可增强金刚烷胺、氟哌啶醇、抗胆碱药、三环类抗抑郁药、吩噻嗪类以及拟交感神经药的药效。

(3)与奎尼丁合用,可增强本品抗胆碱作用。

(4)能增加氯喹的吸收和药效。

(5)可抑制代谢苯妥英的肝微粒体酶,合用可引起苯妥英的蓄积中毒。

(6)本品不宜与阿托品、哌替啶等药合用,亦不宜与氨茶碱作混合注射。

(7)可拮抗普萘洛尔的作用。

(四)盐酸异丙嗪

1.剂型规格

片剂:12.5 mg,25 mg。注射剂:2 mL：50 mg。

2.适应证

(1)皮肤黏膜的过敏:适用于长期的、季节性的过敏性鼻炎,血管运动性鼻炎,过敏性结膜炎,荨麻疹,血管神经性水肿,对血液或血浆制品的变态反应,皮肤划痕症。

(2)晕动病:防治晕车、晕船、晕飞机。

(3)用于麻醉和手术前后的辅助治疗,包括镇静、催眠、镇痛、止吐。

(4)用于防治放射病性或药源性恶心、呕吐。

3.用法用量

口服:抗过敏,一次 6.25～12.5 mg,每天 1～3 次;防运动病,旅行前 1 h 服 12.5 mg,必要时一天内可重复 1～2 次,儿童剂量减半;用于恶心、呕吐,一次 12.5 mg,必要时每 4～6 h 1 次;用于镇静、安眠,一次 12.5 mg,睡前服,1～5 岁儿童,6.25 mg;6～10 岁儿童,6.25～12.5 mg。肌内注射:一次 25～50 mg,必要时 2～4 h 重复。

4.注意事项

(1)孕妇在临产前 1～2 周应停用此药。

(2)老年人慎用。

(3)闭角型青光眼及前列腺肥大者慎用。

5.不良反应

异丙嗪属吩噻嗪类衍生物,小剂量时无明显不良反应,但大量和长时间应用时可出现吩噻嗪类常见的不良反应。①较常见的有嗜睡,较少见的有视力模糊或色盲(轻度),头晕目眩、口鼻咽干燥、耳鸣、皮疹、胃痛或胃部不适感、反应迟钝(儿童多见)、晕倒感(低血压)、恶心或呕吐[进行外科手术和(或)并用其他药物时],甚至出现黄疸。②增加皮肤对光的敏感性,多噩梦,易兴奋,易激动,幻觉,中毒性谵妄,儿童易发生锥体外系反应。上述反应发生率不高。③心血管的不良反应很少见,可见血压增高,偶见血压轻度降低。白细胞减少、粒细胞减少症及再生不良性贫血则属少见。

6.禁忌证

新生儿、早产儿禁用。对本品及辅料、吩噻嗪过敏者禁用。

7.药物相互作用

(1)对诊断的干扰:葡萄糖耐量试验中可显示葡萄糖耐量增加。可干扰尿妊娠免疫试验,结果呈假阳性或假阴性。

(2)酒精或其他中枢神经抑制剂,特别是麻醉药、巴比妥类、单胺氧化酶抑制剂或三环类抗抑郁药与本品同用时,可增加异丙嗪和(或)这些药物的效应,用量要另行调整。

(3)抗胆碱类药物,尤其是阿托品类和异丙嗪同用时,后者的抗毒蕈碱样效应增加。

(4)溴苄铵、胍乙啶等降压药与异丙嗪同用时,前者的降压效应增强。肾上腺素与异丙嗪同用时肾上腺素的 α 作用可被阻断,使 β 作用占优势。

(5)顺铂、巴龙霉素及其他氨基糖苷类抗生素、水杨酸制剂和万古霉素等耳毒性药与异丙嗪同用时,其耳毒性症状可被掩盖。

(6)不宜与氨茶碱混合注射。

8.药物过量

药物过量时表现:手脚动作笨拙或行动古怪,严重时困倦或面色潮红、发热,气急或呼吸困难,心率加快(抗毒蕈碱 M 受体效应),肌肉痉挛,尤其好发于颈部和背部的肌肉。坐卧不宁,步履艰难,头面部肌肉痉挛性抽动或双手震颤(后者属锥体外系的效应)。防治措施:解救时可对症注射地西泮(安定)和毒扁豆碱;必要时给予吸氧和静脉输液。

(五)氯雷他定

1.剂型规格

片剂:10 mg。糖浆剂:10 mL:10 mg。

2.适应证

用于缓解过敏性鼻炎有关的症状,如喷嚏、流涕、鼻痒、鼻塞以及眼部痒及烧灼感。口服药物后,鼻和眼部症状及体征得以迅速缓解。亦适用于缓解慢性荨麻疹、瘙痒性皮肤病及其他过敏性皮肤病的症状及体征。

3.用法用量

口服。①成人及 12 岁以上儿童:一次 10 mg,每天 1 次。②2～12 岁儿童:体重＞30 kg,一次10 mg,每天 1 次。体重≤30 kg,一次 5 mg,每天 1 次。

4.注意事项

(1)肝功能不全的患者应降低剂量。

(2)老年患者不减量。

(3)妊娠期及哺乳期妇女慎用。

(4)2 岁以下儿童服用的安全性及疗效尚未确定,故使用应谨慎。

5.不良反应

在每天 10 mg 的推荐剂量下,本品未见明显的镇静作用。常见不良反应有乏力、头痛、嗜睡、口干、胃肠道不适包括恶心、胃炎以及皮疹等。罕见不良反应有脱发、变态反应、肝功能异常、心动过速及心悸等。

6.禁忌证

对本品及辅料过敏者禁用。

7.药物相互作用

(1)同时服用酮康唑、大环内酯类抗生素、西咪替丁、茶碱等药物,会提高氯雷他定在血浆中的浓度,应慎用。其他已知能抑制肝脏代谢的药物,在未明确与氯雷他定相互作用前应谨慎合用。

(2)如与其他药物同时使用可能会发生药物相互作用,详情请咨询医师或药师。

8.药物过量

药物过量时表现:成年人过量服用本品(40～180 mg)可发生嗜睡、心律失常、头痛。防治措施:①一旦发生以上症状,立即给予对症和支持疗法。②治疗措施包括催吐,随后给予药用炭吸附未被吸收的药物,如果催吐不成功,则用生理盐水洗胃,进行导泻以稀释肠道内的药物浓度。③血透不能清除氯雷他定,还未确定腹膜透析能否清除本品。

(六)特非那定

1.剂型规格

片剂:60 mg。

2.适应证

(1)过敏性鼻炎。

(2)荨麻疹。

(3)各种过敏性瘙痒性皮肤疾病。

3.用法用量

(1)成人及 12 岁以上儿童:口服,一次 30～60 mg,每天 2 次。

(2)6～12 岁儿童,一次 30 mg,每天 2 次,或遵医嘱。

4.注意事项

(1)本品必须在医师处方下方可使用,与其他药物合用时须征得医师同意。

(2)因本品有潜在的心脏不良反应,不可盲目加大剂量。

(3)有心脏病及电解质异常(如低钙、低钾、低镁)及甲状腺功能低下的患者慎用。

(4)服用某些抗心律失常药及精神类药物的患者慎用。

(5)司机及机器操作者慎用。

(6)孕妇及哺乳期妇女慎用。

5.不良反应

(1)心血管系统:根据国外文献报道罕见有下列不良反应发生。如 Q-T 间期延长、尖端扭转性室性心动过速、心室颤动及其他室性心律失常、心脏停搏、低血压、心房扑动、昏厥、眩晕等,以上反应多数由于超剂量服用及药物相互作用引起。

(2)胃肠系统:如胃部不适,恶心、呕吐、食欲增加、大便习惯改变。

(3)其他:如口干、鼻干、咽干、咽痛、咳嗽、皮肤潮红、瘙痒、皮疹、头痛、头晕、疲乏等。

6.禁忌证

对本品及辅料过敏者禁用。

7.药物相互作用

(1)本品不能与各种抗心律失常药物同用,以免引起心律失常。

(2)酮康唑和伊曲康唑可抑制本品代谢,使药物在体内蓄积而引起尖端扭转型心律失常。其他咪唑类药物如咪康唑、氟康唑以及甲硝唑、克拉霉素和竹桃霉素等也有类似作用,严重时可致死亡。

8.药物过量

药物过量时表现:一般症状轻微,如头痛、恶心、精神错乱等,严重者曾见室性心律失常。

防治措施:①心脏监测至少 24 h。②采取常规措施消除吸收的药物。③血透不能有效清除血液中的酸性代谢产物。④急性期后对症和支持治疗。

(七)盐酸非索非那定

1.剂型规格

片(胶囊)剂:60 mg。

2.适应证

(1)用于过敏性鼻炎、过敏性结膜炎。

(2)慢性特发性荨麻疹。

3.用法用量

一次 60 mg,每天 2 次,或 120 mg 每天 1 次。

4.注意事项

肝功能不全者不需减量,肾功能不全者剂量需减半。

5.不良反应

主要不良反应是头痛、消化不良、疲乏、恶心以及咽部刺激感等。

6.禁忌证

对本品及辅料、特非那定过敏者禁用。

7.药物相互作用

本品与红霉素或酮康唑合并使用时,会使非索非那定的血药浓度增加 2～3 倍,但对红霉素和酮康唑的药动学没有影响。

8.药物过量

药物过量时表现:有报道在超剂量使用本品时出现头昏眼花、困倦和口干。防治措施:①当发生药物过量时,应考虑采取标准治疗措施去除未吸收的活性物质。②建议进行对症及支持治疗。③血液透析不能有效地清除血液中的非索非那定。

二、过敏活性物质阻释药

赛庚啶。

(一)剂型规格

片剂:2 mg。

(二)适应证

(1)用于荨麻疹、血管性水肿、过敏性鼻炎、过敏性结膜炎、其他过敏性瘙痒性皮肤病。

(2)曾用于库欣综合征、肢端肥大症等的辅助治疗,目前已较少应用。

(3)国外有报道可作为食欲刺激剂,用于神经性厌食。

(三)用法用量

口服。①成人:一次 2～4 mg,每天 2～3 次。②儿童:六岁以下每次剂量不超过 1 mg,6 岁以上同成人。

(四)注意事项

(1)服药期间不得驾驶机、车、船,从事高空作业、机械作业及操作精密仪器。

(2)服用本品期间不得饮酒或含有酒精的饮料。

(3)儿童用量请咨询医师或药师。

(4)如服用过量或出现严重不良反应,应立即就医。

(5)本品性状发生改变时禁止使用。

(6)请将本品放在儿童不能接触的地方。

(7)儿童必须在成人监护下使用。

(8)如正在使用其他药品,使用本品前请咨询医师或药师。

(9)过敏体质者慎用。

(10)老年人及 2 岁以下小儿慎用。

(五)不良反应

嗜睡、口干、乏力、头晕、恶心等。

(六)禁忌证

(1)孕妇、哺乳期妇女禁用。

(2)青光眼、尿潴留和幽门梗阻患者禁用。

(3)对本品过敏者禁用。

(七)药物相互作用

(1)不宜与酒精合用,可增加其镇静作用。

(2)不宜与中枢神经系统抑制药合用。

（3）与吩噻嗪药物（如氯丙嗪等）合用可增加室性心律失常的危险性，严重者可致尖端扭转型心律失常。

（4）如与其他药物同时使用可能会发生药物相互作用，详情请咨询医师或药师。

三、组胺脱敏剂

磷酸组胺。

（一）剂型规格

注射剂：1 mL∶1 mg；1 mL∶0.5 mg；5 mL∶0.2 mg。

（二）适应证

（1）主要用于胃液分泌功能的检查，以鉴别恶性贫血的绝对胃酸缺乏和胃癌的相对缺乏。

（2）用于麻风病的辅助诊断。

（3）组胺脱敏。

（三）用法用量

（1）空腹时皮内注射，一次 0.25～0.5 mg。每隔 10 min 抽 1 次胃液化验。

（2）用 1∶1 000 的磷酸组胺做皮内注射，一次 0.25～0.5 mg，观察有无完整的三联反应，用于麻风病的辅助诊断。

（3）组胺脱敏维持量：皮下注射，每周两次，每次 0.5 mL。

（四）注意事项

本品注射可能发生变态反应，发生后可用肾上腺素解救。

（五）不良反应

过量注射后可能出现面色潮红、心率加快、血压下降、支气管收缩、呼吸困难、头痛、视觉障碍、呕吐和腹泻等不良反应，还可能出现过敏性休克。

（六）禁忌证

禁用于孕妇、支气管哮喘及有过敏史的患者。

（曾　亚）

第四节　抗　风　湿　药

该类药物为一组具有不同作用机制的药物，其共同特点是不具有即刻的抗炎和缓解疼痛作用，但长期使用后可改善病情和延缓疾病进展，主要用于类风湿关节炎和脊柱关节炎的治疗。根据 2012 年美国风湿病学会（ACR）的推荐意见，目前类风湿关节炎治疗中推荐的 DMARDs 包括甲氨蝶呤（MTX）、来氟米特（LEF）、柳氮磺胺吡啶（SSZ）、米诺环素和羟氯喹（HCQ）。此外，在国内患者中雷公藤多苷亦有较多应用。在某些情况下常需联合 DMARDs 治疗。

一、甲氨蝶呤

（一）作用特点

本药为二氢叶酸还原酶抑制剂，通过阻断二氢叶酸向四氢叶酸转化，从而使 DNA 和 RNA

的合成受阻,发挥抗细胞增殖作用。该药为治疗自身免疫性疾病特别是类风湿关节炎和特发性炎性肌病的重要药物。

(二)剂型规格

片剂:2.5 mg×100 片。

(三)适应证

在非肿瘤相关疾病中,该药可用于银屑病、类风湿关节炎、急性多关节型幼年特发性关节炎、特发性炎性肌病的治疗。

(四)禁忌证

以下情况应禁用本品:①对该药过敏者禁用;②孕妇及哺乳期妇女禁用;③肝功能明显不全、血细胞减少患者禁用。

(五)不良反应

不良反应:①胃肠道症状例如恶心、呕吐、食欲下降;②肝功能损害;③骨髓抑制;④口腔黏膜溃疡;⑤对胎儿有致畸作用;⑥罕见情况下会导致肺间质纤维化。

(六)用法

7.5~25 mg(每周 0.3 mg/kg),每周 1 次口服,建议在服用 MTX 24 h 后给予叶酸口服每周 2.5~5 mg,以减少 MTX 相关不良反应。

(七)点评

本药在治疗关节炎或炎性肌病时,多采用每周 1 次给药,每天应用可导致明显的骨髓抑制和毒性作用。

二、来氟米特

(一)作用特点

本药为异嚼唑类衍生物,抑制二氢乳清酸脱氢酶的活性,从而影响活化淋巴细胞的嘧啶合成,并发挥其抗炎作用。

(二)剂型规格

片剂:10 mg×16 片;10 mg×10 片。

(三)适应证

主要用于类风湿关节炎及其他自身免疫性疾病的治疗。

(四)禁忌证

(1)对本品及其代谢产物过敏者及严重肝脏损害患者禁用。

(2)孕妇、哺乳期妇女禁用。

(五)不良反应

不良反应:①腹泻、肝功能损害;②高血压;③皮疹;④对胎儿有致畸作用。

(六)用法

类风湿关节炎等关节炎 10~20 mg,每天 1 次口服。狼疮肾炎、系统性血管炎等每天 30~50 mg,分 1~2 次口服。

(七)点评

由于来氟米特的代谢产物(A77 1726)在体内通过肝肠循环能存在数年,因此对于口服来氟米特的育龄期女性,在妊娠前应口服考来烯胺(8 g 每天 3 次×11 d)清除其代谢产物。

三、柳氮磺胺吡啶

(一)作用特点

本药为 5-氨基水杨酸与磺胺吡啶的偶氮化合物。该药可通过抑制花生四烯酸级联反应,抑制中性粒细胞移动和活化,抑制 T 细胞增殖、NK 细胞活性和 B 细胞活化,并阻断多种细胞因子例如 IL-I、IL-6、TNF 等起到抗炎作用。

(二)剂型规格

片剂:0.25 g×60 片。

(三)适应证

主要用于类风湿关节炎、脊柱关节炎、幼年特发性关节炎以及炎症性肠病(主要为溃疡性结肠炎)的治疗。

(四)禁忌证

以下情况应禁用本品:①对磺胺及水杨酸盐过敏者;②肠梗阻或泌尿系统梗阻患者;③急性间歇性卟啉症患者。

(五)不良反应

以下情况应禁用本品:①胃肠道症状例如恶心、上腹不适;②肝功能损害;③头晕、头痛;④血白细胞减少;⑤皮疹。

(六)用法

建议起始剂量为 0.5 g/d 口服,可逐周增加 0.5 g/d,在关节炎中最大剂量为 3 g/d,在炎症性肠病患者中最大可用至 6 g/d。

(七)点评

服用本品期间应多饮水,以防结晶尿的发生,必要时服用碱化尿液药物。

四、羟氯喹

(一)作用特点

本药最早属于抗疟类药物,通过改变细胞内酸性微环境,抑制促炎因子例如 IL-1、IL-6 和 IFN-7 的生成,减少淋巴细胞增殖,干扰 NK 细胞的功能,抑制花生四烯酸级联反应等方面来起到抗炎和免疫调节作用。

(二)剂型规格

片剂:0.1 g×14 片;0.2 g×10 片。

(三)适应证

主要用于类风湿关节炎的联合治疗,盘状红斑狼疮和系统性红斑狼疮的治疗。

(四)禁忌证

以下情况应禁用:①对该药以及任何 4-氨基喹啉化合物过敏患者禁用;②对任何 4-氨基喹啉化合物治疗可引起的视网膜或视野改变的患者禁用;③儿童患者禁止长期使用。

(五)不良反应

不良反应:①视网膜病变;②皮疹;③头痛、失眠、耳鸣、耳聋。

(六)用法

建议剂量为 0.2 g/次,每天 2 次口服。

（七）点评

为避免眼毒性,建议羟氯喹的剂量≤6.5 mg/(kg·d)。该药可用于系统性红斑狼疮患者孕期的维持治疗。

五、雷公藤多苷

（一）作用特点

该药为雷公藤的水-三氯甲烷提取物,去除某些毒性后,保留了较强的抗炎和免疫抑制作用,对细胞免疫具有较明显的抑制作用,能作用于免疫应答感应阶段的 T 细胞、巨噬细胞和自然杀伤细胞,抑制它们的功能,对体液免疫也有一定的抑制作用。

（二）剂型规格

片剂:10 mg×100 片。

（三）适应证

主要用于类风湿关节炎及其他自身免疫性疾病的治疗。

（四）禁忌证

以下情况应禁用:①严重肝功能不全及血细胞减少患者禁用;②孕妇及哺乳期妇女禁用。

（五）不良反应

不良反应:①胃肠道反应,肝功能受损;②血白细胞减少;③月经失调,精子数量减少及活力下降。

（六）用法

每天 1.0～1.5 mg/(kg·d),分 3 次,餐后服用。常用剂量 20 mg,每天 3 次。

（七）点评

雷公藤多苷由于性腺抑制不良反应明显,通常不作为首选药物,有生育要求的男女患者应避免长期应用(通常不超过 3 个月)。

鉴于药物制剂和纯化工艺不同,不同厂家的雷公藤多苷疗效和不良反应存在差别。

（曾　亚）

第五节　抗毒血清及免疫球蛋白药

将生物毒素(包括微生物、疫苗、类毒素、其他生物毒素)接种于动物体,使之免疫,产生抗体或特异的免疫球蛋白,分离而用于被动免疫,防治各种疾病。健康人血浆分离的丙种球蛋白也用于增强免疫目的,也在此一并介绍。

一、精制白喉抗毒素

本品系用白喉类毒素免疫马血浆所制得的抗毒素球蛋白制剂。用于治疗和预防白喉。

（一）应用

(1)出现症状者,及早注射抗毒素治疗。未经类毒素免疫或免疫史不清者,如系密切接触,可注射抗毒素紧急预防。也应同时注射类毒素,以获得永久免疫。

（2）皮下注射上臂三角肌处，同时注射类毒素时部位应分开。肌内注射应在三角肌中部或臀大肌外上。经皮下注射无异常者方可静脉注射。静脉注射应缓慢，开始每分钟不超过 1 mL，以后每分钟不超过 4 mL，1 次静脉注射不超过 40 mL，儿童不超过 0.8 mL/kg。亦可稀释后静脉滴注，静脉滴注前液体宜与体温相近。

（3）用量：预防，皮下或肌内注射 1 000～2 000 单位/次。

（二）注意

（1）本品有液体及冻干两种。

（2）注射前必须详细记录。

（3）注射用具及部位必须严密消毒。

（4）注射前必须先做过敏试验（皮试液为 0.1 mL 抗毒素加生理盐水 0.9 mL），试验阳性者可做脱敏注射（将本品稀释 10 倍后，小量分数次皮下注射）。

二、精制破伤风抗毒素

本品系用破伤风类毒素免疫马血浆所制得的抗毒素球蛋白制剂。用于治疗及预防破伤风。

（一）应用

皮下注射在上臂三角肌处，同时注射类毒素时，注射部位需分开。肌内注射应在上臂三角肌或臀大肌外上。皮下、肌内注射无异常者方可静脉注射。静脉注射应缓慢，开始不超过 1 mL/min。以后不超过 4 mL/min，静脉注射 1 次不超过 40 mL，儿童不超过 0.8 mL/kg，亦可稀释后静脉滴注。

1.用量

预防：皮下或肌内注射 1 500～3 000 单位/次，儿童与成人相同。伤势重者加 1～2 倍。经 5～6 d 还可重复。

2.治疗

第 1 次肌内或静脉注射 5 万～20 万单位，儿童与成人同，以后视病情而定，伤口周围可注射抗毒素。初生儿 24 h 内肌内或静脉注射 2 万～10 万单位。

（二）注意

均参见精制白喉抗毒素。

三、精制肉毒抗毒素

本品系用含 A、B、E 三型肉毒杆菌抗毒素的免疫马血浆所制得的球蛋白制剂，用于治疗及预防肉毒杆菌中毒。

（一）应用

凡已出现肉毒杆菌中毒症状者，应尽快使用本品治疗。对可疑中毒者亦应尽快用本品预防。本品分为 A、B、E 三型，中毒型未确定前可同时用 3 型。

1.用量

预防：皮下或肌内注射 1 000～2 000 单位（1 个型）/次，情况紧急可酌情静脉注射。

2.治疗

肌内注射或静脉滴注，第 1 次注射 1 万～2 万单位（1 个型），以后视病情可每 12 h 注射 1 次，病情好转后减量或延长间隔时间。其他参见精制白喉抗毒素。

（二）注意

参见精制白喉抗毒素。

四、精制气性坏疽抗毒素

本品系气性坏疽免疫马血浆并按一定的抗毒素单位比例混合而成的球蛋白制剂。用于预防及治疗气性坏疽。

（一）应用

严重外伤有发病危险时用本品预防，一旦病症出现，应及时用大量本品治疗。

1.用量

预防：皮下或肌内注射 1 万单位/次（混合品），紧急时可酌增，亦可静脉注射，感染危险未消除时，可每隔 5～6 d 反复注射。

2.治疗

第 1 天静脉注射 3 万～5 万单位（混合品），同时注射适量于伤口周围健康组织，以后视病情间隔 4～6 h、6～12 h 反复注射。好转后酌情减量或延长间隔时间。其他参见精制白喉抗毒素。

（二）注意

参见精制白喉抗毒素。

五、精制抗蛇毒血清

本品系用蛇毒免疫马血浆所制成的球蛋白制剂。供治疗蛇咬伤之用。其中蝮蛇抗血清对竹叶青和烙铁头咬伤亦有效。

（一）应用

（1）常用静脉注射，也可肌内或皮下注射。

（2）用量：一般抗蝮蛇血清用 6 000 单位/次；抗五步蛇血清用 8 000 单位/次；银环蛇用 1 万单位/次；眼镜蛇用 2 000 单位/次，上述用量可中和一条蛇毒，视病情可酌增减。

（3）儿童与成人同，不得减少。

（4）注射前先做过敏试验，阴性者方可注全量。①过敏试验法：取 0.1 mL 本品加 1.9 mL 生理盐水（稀释 20 倍），前臂掌侧皮内注射 0.1 mL，经 20～30 min 判定。可疑阳性者，可预先注射氯苯那敏 10 mg（儿童酌减），15 min 再注本品。阳性者则采用脱敏注射法。②脱敏注射法：用生理盐水将抗血清稀释 20 倍，分次皮下注射，每次观察 20～30 min，第 1 次注射 0.4 mL，如无反应，酌情增量，3 次以上无反应，即可静脉、肌内或皮下注射。注射前使制品接近体温，注射应慢，开始不超过 1 mL/min，以后不超过 4 mL/min。注射时反应异常，应立即停止。

（二）注意

（1）遇有血清反应，立即肌内注射氯苯那敏。必要时，应用地塞米松 5 mg（或氢化可的松 100 mg 或氢化可的松琥珀酸钠 135 mg）加入 25%～50% 葡萄糖液 20～40 mL 中静脉注射。亦可稀释后静脉滴注。

（2）不管是否毒蛇咬伤，伤口有污染者，应同时注射破伤风抗毒素 1 500～3 000 U。

六、精制抗炭疽血清

本品系由炭疽杆菌抗原免疫的马血浆制成的球蛋白制剂。用于炭疽病的治疗和预防。

（一）应用

（1）使用对象为炭疽病或有炭疽感染危险者。

（2）预防可皮下或肌内注射。治疗可根据病情肌内注射或静脉滴注。

（3）用量：预防用 1 次 20 mL。治疗应早期给予大剂量，第 1 天可注射 20～30 mL，以后医师可根据病情给维持量。

（二）注意

（1）每次注射均应有患者及药品的详细记录。

（2）用药前应先做过敏试验（用生理盐水 0.9 mL 加本品 0.1 mL 稀释 10 倍做皮试液）。皮内注射 0.05 mL，观察 30 min。阳性者行脱敏注射法。将 10 倍稀释液，按 0.2 mL、0.4 mL、0.8 mL 三次注入，每次间隔 30 min，如无反应，再注射其余量。

七、精制抗狂犬病血清

本品系由狂犬病固定毒免疫的马血浆所制成。仅用于配合狂犬病疫苗对被疯动物严重咬伤如头、脸、颈部或多部位咬伤者进行预防注射。

（一）应用

（1）使用对象为被疯动物咬伤者，应于 48 h 内及早注射，可减少发病率。已有狂犬病者注射本品无效。

（2）先将伤口冲洗干净，在受伤部位浸润注射，余下血清可肌内注射（头部咬伤可肌内注射于颈背部）。

（3）按 40 单位/kg 注入，严重者可按 80～100 U/kg，在 1～2 d 内分别注射，注完后（或同时）注射狂犬疫苗。

（二）注意

（1）本品有液体及冻干两种。

（2）其他参见精制抗炭疽血清项下。本品的脱敏注射法为 10 倍稀释液按 1 mL、2 mL、4 mL 注射后观察 3 次，每次间隔 20～30 min，无反应再注射其余全量。

八、人血丙种球蛋白

本品系由经健康人血浆中分离提取的免疫球蛋白制剂（主要为 IgG）。

（一）用法

本品只限肌内注射，不得用于静脉输注。冻干制剂可用灭菌注射用水溶解，一切操作均按消毒手续进行。预防麻疹：可在与麻疹患者接触 7 d 内按每千克体重注射 0.05～0.15 mL，或 5 岁以内儿童一次性注射 1.5～3 mL，6 岁以上儿童最大量不得超过 6 mL。1 次注射，预防效果通常为 2～4 周。预防传染性肝炎：按每千克体重注射 0.05～0.1 mL，或儿童每次注射 1.5～3 mL，成人每次注射 3 mL。1 次注射，预防效果通常为 1 个月左右。

（二）注意

（1）本品应为透明或微带乳光液体，有时有微量沉淀，但可摇散。如有摇不散之沉淀、异物、安瓿裂纹、过期均不可使用。

(2)安瓿启开后,应 1 次注射完毕,不得分次使用。

(3)人胎盘丙种球蛋白与本品相同。

九、乙型肝炎免疫球蛋白

本品系用经乙型肝炎疫苗免疫健康人后,采集的高效价血浆或血清分离提取制备的免疫球蛋白制剂。主要用于乙型肝炎的预防。

(一)应用

(1)只限于肌内注射,不得用于静脉输注。

(2)冻干制剂用灭菌注射用水溶解,根据标示单位数加入溶剂,使成 100 单位/毫升液。

(3)乙型肝炎预防:1 次肌内注射 100 单位,儿童与成人同量,必要时可间隔 3~4 周再注射 1 次。

(4)母婴阻断:婴儿出生 24 h 注射 100 单位,隔 1 个月、2 个月及 6 个月分别注射乙型肝炎疫苗 30 μg 或按医嘱。

(二)注意

液体制剂久贮后可能有微量沉淀,但可摇散。如有摇不散的沉淀或异物则不可用。

十、破伤风免疫球蛋白

本品系由乙型肝炎疫苗免疫后再经破伤风类毒素免疫的健康献血员中采集效价高的血浆或血清制成。主要是预防和治疗破伤风,尤其适用于对 TAT 有变态反应者。

(一)应用

(1)只限臀部肌内注射,不需皮试,不得做静脉注射。

(2)冻干制剂用灭菌注射用水溶解。

(3)预防:儿童、成人 1 次用量均为 250 单位。创面污染严重者可加倍。

(4)治疗:3 000~6 000 U。同时可使用破伤风类毒素进行自动免疫,但注射部位和用具应分开。

(二)注意

有摇不散的沉淀或异物时,不可用。

十一、冻干铜绿假单胞菌免疫人血浆

本品系由乙型肝炎疫苗免疫后再经多价铜绿假单胞菌免疫献血员采集的,用枸橼酸钠抗凝的、2~3 份不同血型血浆混合后冻干制成,含有高效价特异抗体。主要用于铜绿假单胞菌易感者的预防和铜绿假单胞菌感染的治疗,如烧伤、创伤、手术后以及呼吸道、尿路等铜绿假单胞菌感染的预防及治疗。亦可做冻干健康人血浆使用。

(一)应用

按瓶签规定的容量以 30~37 ℃的 0.1% 枸橼酸溶液溶解,并以带滤网的无菌、无热原的输液器静脉输注,用量由医师酌定,一般成人每次 200 mL;儿童减半,间隔 1~3 d,输注 6 次为 1 个疗程。

（二）注意

（1）有破损或异常时不可用。

（2）溶解温度为 10～30 ℃，温度不可过低。

（3）应在 3 h 内输注完毕，剩余不得再用。

（4）特殊情况下也可用注射用水或 5% 葡萄糖液溶解，但其 pH 在 9 左右，故大量输注易引起碱中毒，必须慎重。

（5）本品不得用含钙盐的溶液溶解。

（曾　亚）

第六节　抗痛风及高尿酸血症药

痛风属于代谢性疾病，其临床进程可分为三个阶段：无症状高尿酸血症，急性和间歇性痛风发作，慢性痛风性关节炎。痛风的治疗主要分为两个方面，急性痛风性关节炎的治疗和预防，及高尿酸血症的控制。对于急性痛风性关节炎的治疗和预防，目前主要推荐 3 类药物：秋水仙碱、非甾体抗炎药（NSAIDs）和糖皮质激素。对于高尿酸血症的控制，目前推荐的药物主要分为 3 种：抑制尿酸生成药，即次黄嘌呤氧化酶抑制剂，例如别嘌呤醇、非布索坦；促尿酸排泄药物，例如丙磺舒、磺吡酮和苯溴马隆；尿酸氧化酶类药物，普瑞凯希，能将尿酸氧化为水溶性的尿囊素从肾脏排出，从而起到降低血清尿酸的作用，该药在国内尚未上市。

一、秋水仙碱

（一）作用特点

该药可通过与微管蛋白结合，阻断微管蛋白构成微管，从而阻止中性粒细胞的趋化运动。

（二）剂型规格

片剂：0.5 mg×100 片，0.6 mg×100 片，1 mg×100 片。

（三）适应证

本品用于：①急性痛风发作的预防和治疗；②家族性地中海热。

（四）禁忌证

对骨髓增生低下，及明显肝肾功能不全者禁用。

（五）不良反应

不良反应有：①胃肠道反应；②白细胞减少、骨髓抑制；③肝功能异常。

（六）用法

对于痛风急性期患者，推荐首剂口服秋水仙碱 1.0～1.2 mg，若症状未缓解，可于 1 h 之后再次口服 0.5～0.6 mg。对于痛风急性发作患者，建议在急性发作 12 h 之内给药。当使用秋水仙碱预防痛风急性发作时，建议使用剂量为 0.5～0.6 毫克/次×1～2 次/天。

（七）点评

老年人和肾功能不全患者注意减量。

二、丙磺舒

(一)作用特点

该药可抑制近端肾小管对尿酸的重吸收,促进其排泄,从而起到降低血清尿酸水平的作用。

(二)剂型规格

片剂:0.25 g×100 片。

(三)适应证

本品用于:①高尿酸血症伴痛风或痛风性关节炎;②延长 β-内酰胺类抗生素的排泄时间,从而提高其血浆浓度。

(四)禁忌证

以下情况应禁用本品:①对本品及磺胺类药过敏者。②血液系统异常患者。③尿酸性肾结石患者。④痛风急性发作时。

(五)不良反应

不良反应:①胃肠道反应;②过敏、皮疹;③促进肾结石形成;④偶见白细胞减少、骨髓抑制等。

(六)用法

从小剂量开始,逐渐增加剂量,建议维持治疗剂量为,每天 0.5~3 g,分 2~3 次口服。

(七)点评

阿司匹林能减弱丙磺舒的作用,从而导致尿酸排泄减少,血清尿酸水平升高。

三、磺吡酮

(一)作用特点

同丙磺舒。

(二)剂型规格

片剂:200 mg×100 片。

(三)适应证

高尿酸血症伴痛风或痛风性关节炎。

(四)禁忌证

严重肝肾功能不全者禁用。

(五)不良反应

同丙磺舒。

(六)用法

从小剂量开始,逐渐增加剂量,建议维持治疗剂量为,每天 300~400 mg,分 3~4 次口服。

(七)点评

同丙磺舒。

四、苯溴马隆

(一)作用特点

可抑制近端肾小管对尿酸的重吸收,促进尿酸排泄。

（二）剂型规格

片剂：50 mg×10 片。

（三）适应证

单纯原发性高尿酸血症及痛风性关节炎非急性期。

（四）禁忌证

中、重度肾功能损害者及患有肾结石的患者禁用。

（五）不良反应

同丙磺舒。

（六）用法

建议起始剂量为 25 mg/d，可逐渐增加至 50～100 mg/d。

（七）点评

服药期间应多饮水。

五、别嘌呤醇

（一）作用特点

别嘌醇及其代谢产物氧嘌呤醇均能抑制黄嘌呤氧化酶，阻止次黄嘌呤和黄嘌呤代谢为尿酸，减少尿酸生成。别嘌醇亦通过对次黄嘌呤-鸟嘌呤磷酸核酸转换酶的作用抑制体内新的嘌呤合成。

（二）剂型规格

片剂：100 mg×60 片。

（三）适应证

可用于痛风及高尿酸血症的控制。

（四）禁忌证

以下情况应禁用本品：①孕妇、哺乳期妇女慎用；②对本品有过敏史或目前正在急性痛风期的患者慎用或忌用。

（五）不良反应

不良反应：①胃肠道反应；②皮疹；③罕见有白细胞减少，血小板减少，贫血，骨髓抑制；④其他有脱发、发热、淋巴结肿大、肝毒性、间质性肾炎及过敏性血管炎等。

（六）用法

建议初始剂量为 50 毫克/次，每天 1～2 次口服，根据血清尿酸水平逐渐增加剂量，通常剂量为 300 mg/d，分 2～3 次口服。

（七）点评

与硫唑嘌呤合用时，可使后者分解代谢减慢而增加毒性，硫唑嘌呤应减至常用量 1/4 左右。

六、非布索坦

（一）作用特点

该药属于非嘌呤类黄嘌呤氧化酶选择性抑制剂，与别嘌呤醇相比，非布索坦对氧化型和还原型的黄嘌呤氧化酶均有显著的抑制作用，因此其降低尿酸的作用更加强大。由于该药属于非嘌呤类药物，因此相比别嘌呤醇具有更高的安全性。

(二)剂型规格

片剂:40 毫克/片,80 毫克/片。

(三)适应证

适用于高尿酸血症痛风患者的慢性处理,不推荐对无症状高尿酸血症的治疗。

(四)禁忌证

服用硫唑嘌呤、巯基嘌呤、胆茶碱等的患者禁用本品。

(五)不良反应

不良反应:①皮疹;②恶心、腹泻;③肝功能不全;④关节痛。

(六)用法

起始剂量可为 40 mg/d 和 80 mg/d,其中 80 mg 剂量对于重症患者更为有效。40 mg/d 服用 2 周后血清尿酸水平仍高于 357 μmol/L 者可服用 80 mg/d。

(七)点评

非布索坦及其他降尿酸药物在刚开始使用时,由于尿酸迅速降低,可能会诱发痛风急性发作,此时不需要停止降尿酸药物。在开始治疗时联合应用非甾体抗炎药或秋水仙碱有益于预防痛风发作,需持续应用 6 个月。

(曾　亚)

第十二章 泌尿科用药

第一节 呋塞米

一、药物名称

中文通用名称:呋塞米。

英文通用名称:Furosemide。

二、作用机制

本药为强效的髓袢利尿药,能增加水和电解质(如钠、氯、钾、钙、镁、磷等)的排泄。主要通过抑制肾小管髓袢厚壁段对 NaCl 的主动重吸收,使管腔液 Na^+、Cl^- 浓度升高,而髓质间液 Na^+、Cl^- 浓度降低,从而渗透压梯度差降低,肾小管浓缩功能下降,导致水、Na^+、Cl^- 排泄增多。由于 Na^+ 重吸收减少,远端小管 Na^+ 浓度升高,促进 Na^+-K^+、Na^+-H^+ 交换增加,K^+、H^+ 排出增多。本药抑制肾小管髓袢升支粗段重吸收 Cl^- 的机制为该部位基底膜外侧存在与 Na^+-K^+-ATP 酶有关的 Na^+、Cl^- 配对转运系统,呋塞米通过抑制该系统功能而减少 Na^+、Cl^- 的重吸收。另外,本药还可能抑制近曲小管和远曲小管对 Na^+、Cl^- 的重吸收,促进远曲小管分泌 K^+。本药通过抑制亨氏袢对 Ca^{2+}、Mg^{2+} 的重吸收而增加 Ca^{2+}、Mg^{2+} 排泄。短期使用本药可增加尿酸排泄,但长期用药可引起高尿酸血症。

本药对血流动力学的影响表现在抑制前列腺素分解酶的活性,使前列腺素含量升高,从而扩张肾血管,降低肾血管阻力,使肾血流量尤其是肾皮质深部血流量增加,这在其利尿作用中具有重要意义,也是本药用于预防急性肾衰竭的理论基础。另外,与其他利尿药不同,本药在使肾小管液流量增加的同时而不降低肾小球滤过率,原因可能是流经致密斑的 Cl^- 减少,从而减弱或阻断球-管平衡。本药能扩张肺部容量静脉,降低肺毛细血管通透性,结合其利尿作用,使回心血量减少,左心室舒张末期压力降低,有助于治疗急性左心衰竭。由于本药可降低肺毛细血管通透性,为其治疗成人呼吸窘迫综合征提供了理论依据。

三、临床应用

(1)用于水肿性疾病,包括充血性心力衰竭、肝硬化、肾脏疾病(肾炎、肾病及各种原因所致的急、慢性肾衰竭),尤其是在其他利尿药效果不佳时,应用本药可能有效。本药也可与其他药物合用于治疗急性肺水肿和急性脑水肿等。

(2)治疗高血压:本药不作为治疗原发性高血压的首选药物,但当噻嗪类药物疗效不佳,尤其当伴有肾功能不全或出现高血压危象时,本药尤为适用。

(3)预防急性肾衰竭:用于各种原因(失水、休克、中毒、麻醉意外及循环功能不全等)导致肾血流灌注不足时,在纠正血容量不足的同时及时应用本药,可减少急性肾小管坏死的机会。

(4)用于高钾血症及高钙血症。

(5)用于稀释性低钠血症,尤其是当血钠浓度低于 120 mmol/L 时。

(6)用于抗利尿激素分泌失调综合征。

(7)用于急性药物、毒物中毒,如巴比妥类药物中毒等。

四、注意事项

(一)交叉过敏
对磺胺药或噻嗪类利尿药过敏者,对本药也可能过敏。

(二)适应证
低钾血症;肝性脑病;超量服用洋地黄。

(三)慎用
(1)无尿或严重肾功能损害者。

(2)糖尿病患者。

(3)高尿酸血症或有痛风病史者。

(4)严重肝功能损害者(因水、电解质紊乱可诱发肝性脑病)。

(5)急性心肌梗死者(过度利尿可促发休克)。

(6)胰腺炎或有此病史者。

(7)有低钾血症倾向者(尤其是应用洋地黄类药物或有室性心律失常者)。

(8)红斑狼疮患者(因本药可加重病情或诱发狼疮活动)。

(9)前列腺增生者。

(四)药物对儿童的影响
本药在新生儿体内半衰期明显延长,故新生儿用药间期应延长。

(五)药物对老年人的影响
老年人应用本药时发生低血压、电解质紊乱,致血栓形成和肾功能损害的机会增多。

(六)药物对妊娠的影响
本药可通过胎盘屏障,孕妇(尤其是妊娠早期)应尽量避免使用。且本药对妊娠高血压综合征无预防作用。动物实验表明本药可致流产、胎仔肾盂积水,使胎仔死亡率升高。美国药品和食品管理局(FDA)对本药的妊娠安全性分级为 C 级。

(七)药物对 NS1 的影响
本药可经乳汁分泌,哺乳妇女应慎用。

(八)用药前后及用药时应当检查或监测
用药期间随访检查:①血电解质,尤其是合用洋地黄类药物或皮质激素类药物、肝肾功能损害者;②血压,尤其是用于降压、大剂量应用或用于老年人时;③肾功能;④肝功能;⑤血糖;⑥血尿酸;⑦酸碱平衡情况;⑧听力。

五、不良反应

(一)代谢/内分泌系统

水、电解质紊乱(尤其是大剂量或长期应用时)较常见,如低钾血症、低氯血症、低氯性碱中毒、低钠血症、低钙血症以及与此有关的口渴、乏力、肌肉酸痛、心律失常等。高血糖症较少见,可致血糖升高、尿糖阳性,尤其是糖尿病或糖尿病前期患者,可使原有糖尿病加重。

(二)心血管系统

大剂量或长期应用时可见直立性低血压、休克。

(三)消化系统

食欲减退、恶心、呕吐、腹痛、腹泻、胰腺炎等较少见。长期应用还可致胃及十二指肠溃疡。

(四)肝脏

肝功能损害较少见。

(五)泌尿生殖系统

高尿酸血症较少见,过度脱水可使血尿酸和尿素氮水平暂时性升高。在高钙血症时用本药,可引起肾结石。

(六)血液系统

可使骨髓抑制而导致粒细胞减少、血小板减少性紫癜和再生障碍性贫血,但较少见。

(七)中枢神经系统

少见头晕、头痛、指趾感觉异常。

(八)眼

少见视物模糊、黄视症、光敏感。

(九)耳

耳鸣、听力障碍多见于大剂量静脉快速注射本药时(注射速度在 $4\sim15$ mg/min),多为暂时性,少数为不可逆性(尤其是与其他有耳毒性的药物合用时)。

(十)肌肉骨骼

肌肉强直较少见。

(十一)变态反应

较少见。可出现皮疹、间质性肾炎,重者可致心脏停搏。

(十二)其他

尚有报道,本药可加重特发性水肿。

六、药物相互作用

(一)药物-药物相互作用

(1)与多巴胺合用,本药利尿作用加强。

(2)与氯贝丁酯合用,两药的作用均增强,并可出现肌肉酸痛、强直。

(3)本药能增强降压药的作用,合用时,降压药的用量应适当减少。

(4)本药可加强非去极化肌松药的作用(如氯化筒箭毒碱),这与血钾浓度下降有关。手术中如用筒箭毒碱作为肌松药,则应于术前 1 周停用本药。

（5）与两性霉素、氨基糖苷类合用,肾毒性和耳毒性增加,尤其是原有肾功能损害时。

（6）与锂剂合用时肾毒性明显增加,应尽量避免合用。

（7）与抗组胺药物合用时耳毒性增加,易出现耳鸣、头晕、眩晕。

（8）与碳酸氢钠合用发生低氯性碱中毒机会增加。

（9）本药可增强头孢噻啶、头孢噻吩和头孢乙腈的肾脏毒性。

（10）与巴比妥类药物、麻醉药合用,易引起直立性低血压。

（11）本药易引起电解质紊乱(如低钾血症),故与洋地黄类强心苷合用易致心律失常。两者合用时应补钾。

（12）服用水合氯醛后静脉注射本药,可致出汗、面色潮红和血压升高,这与甲状腺素由结合状态转为游离状态增多,从而导致分解代谢加强有关。

（13）本药与阿司匹林相互竞争肾小管分泌,故两药合用可使后者排泄减少。

（14）与卡托普利合用偶可致肾功能恶化。

（15）肾上腺皮质激素、促皮质素及雌激素能降低本药的利尿作用,并增加电解质紊乱(尤其是低钾血症)的发生率。

（16）非甾体解热镇痛药能降低本药的利尿作用,增加肾损害机会,这与前者抑制前列腺素合成、减少肾血流量有关。与吲哚美辛合用,可影响后者在肠道的吸收并对抗后者的升血压作用。

（17）与拟交感神经药物及抗惊厥药物合用,本药利尿作用减弱。

（18）与苯妥英钠合用,可降低本药的利尿效应达50%。

（19）丙磺舒可减弱本药的利尿作用。

（20）本药可使尿酸排泄减少、血尿酸升高,故与治疗痛风的药物合用时,后者的剂量应适当调整。

（21）本药可降低降血糖药的疗效。

（22）本药可降低抗凝药和抗纤溶药的作用。主要与利尿后血容量下降、血中凝血因子浓度升高以及肝脏血液供应改善、肝脏合成凝血因子增多有关。

（二）药物-酒精/尼古丁相互作用

饮酒及含酒精制剂能增强本药的利尿和降压作用。

（三）药物-食物相互作用

使用本药时摄入味精可协同排钾,导致低钾、低钠血症。

七、用法与用量

（一）成人

1.口服给药

（1）水肿性疾病:起始剂量为一次20～40 mg,一天1次,必要时6～8 h后追加20～40 mg,直至出现满意利尿效果。一天最大剂量可达600 mg,但一般应控制在100 mg以内,分2～3次服用。部分患者可减少至一次20～40 mg,隔天1次(或一天20～40 mg,每周连续服药2～4 d)。

（2）高血压:起始剂量为一天40～80 mg,分2次服用,并酌情调整剂量。

（3）高钙血症:一天80～120 mg,分1～3次服用。

2.静脉注射

(1)水肿性疾病。①一般剂量:开始剂量为 20～40 mg,必要时每 2 h 追加剂量,直至出现满意疗效。维持用药阶段可分次给药。②急性左心衰竭:起始剂量为 40 mg,必要时每 1 h 追加 80 mg,直至出现满意疗效。③慢性肾功能不全:一天剂量一般为 40～120 mg。

(2)高血压危象:起始剂量为 40～80 mg,伴急性左心衰竭或急性肾衰竭时,可酌情增加用量。

(3)高钙血症:一次 20～80 mg。

3.静脉滴注

急性肾衰竭:以本药 200～400 mg 加入氯化钠注射液 100 mL 中,滴注速度不超过 4 mg/min。有效者可按原剂量重复应用或酌情调整剂量,一天总量不超过 1 g。利尿效果差时不宜再增加剂量,以免出现肾毒性,对急性肾衰竭功能恢复不利。

(二)儿童

(1)口服给药:水肿性疾病:起始剂量为 2 mg/kg,必要时每 4～6 h 追加 1～2 mg/kg。

(2)静脉注射:水肿性疾病:起始剂量为 1 mg/kg,必要时每 2 h 追加 1 mg/kg。一天最大剂量可达 6 mg/kg。

八、制剂与规格

呋塞米片:①20 mg。②40 mg。

贮法:避光、密闭,干燥处保存。

呋塞米注射液 2 mL:20 mg。

贮法:避光、密闭,干燥处保存。

(张晓莉)

第二节 氢氯噻嗪

一、药物名称

中文通用名称:氢氯噻嗪。

英文通用名称:Hydrochlorothiazide。

二、作用机制

(1)对水、电解质排泄的影响,表现在本药可增加肾脏对尿钠、钾、氯、磷和镁等离子的排泄,减少对尿钙的排泄。本药主要抑制远曲小管前段和近曲小管(作用较轻)对氯化钠的重吸收,从而增加远曲小管和集合管的 Na^+-K^+ 交换,使 K^+ 分泌增多。其对近曲小管的作用可能与抑制碳酸酐酶的活性有关。本药还能抑制磷酸二酯酶活性,减少肾小管对脂肪酸的摄取和线粒体氧耗,从而抑制肾小管对 Na^+、Cl^- 的主动重吸收。除利尿排钠作用外,本药可能还有肾外作用机制参与降压,可能是增加胃肠道对 Na^+ 的排泄。

(2)本药对肾血流动力学和肾小球滤过功能也有影响。由于肾小管对水、Na^+的重吸收减少,肾小管内压力升高,以及流经远曲小管的水和Na^+增多,刺激致密斑通过管-球反射,使肾内肾素、血管紧张素分泌增加,引起肾血管收缩,肾血流量下降,肾小球入球和出球小动脉收缩,肾小球滤过率也随之下降。

三、临床应用

(1)用于水肿性疾病(如充血性心力衰竭、肝硬化腹水、肾病综合征、急慢性肾炎水肿、慢性肾衰竭早期、肾上腺皮质激素和雌激素治疗所致的水钠潴留),可排泄体内过多的钠和水,减少细胞外液容量,消除水肿。

(2)用于原发性高血压,可单独应用于轻度高血压,或作为基础降压药与其他降压药配合使用。

(3)用于中枢性或肾性尿崩症。

(4)用于肾结石,主要是预防钙盐形成的结石。

四、注意事项

(1)交叉过敏:本药与磺胺类药物、呋塞米、布美他尼、碳酸酐酶抑制药等存在交叉过敏。

(2)适应证:对本药、磺胺类药物过敏者(国外资料)。

(3)慎用:①无尿或严重肾功能减退者(本药大剂量应用时可致药物蓄积,毒性增加);②糖尿病患者;③高尿酸血症或有痛风病史者;④严重肝功能损害者(因本药可导致水、电解质紊乱,从而诱发肝性脑病);⑤高钙血症患者;⑥低钠血症患者;⑦红斑狼疮患者(因本药可加重病情或诱发狼疮活动);⑧胰腺炎患者;⑨交感神经切除者(因本药可致降压作用加强)。

(4)药物对儿童的影响:儿童用药无特殊注意事项,但慎用于患有黄疸的婴儿,因本药可使血胆红素升高。

(5)药物对老年人的影响:老年人应用本药较易发生低血压、电解质紊乱和肾功能损害。

(6)药物对妊娠的影响:本药能通过胎盘屏障,对高血压综合征无预防作用,且有可能使胎儿及新生儿产生黄疸、血小板减少等。虽然动物实验发现几倍于人类的剂量对胎仔尚未产生不良反应,但孕妇仍应慎用。美国药品和食品管理局(FDA)对本药的妊娠安全性分级为 B 级或 D 级。

(7)药物对哺乳的影响:本药可自乳汁分泌,故哺乳期妇女不宜服用。

(8)药物对检验值或诊断的影响:可干扰蛋白结合碘的测定。

(9)用药前后及用药时应当检查或监测:用药期间应随访检查血电解质、血糖、血尿酸、血肌酸酐、血尿素氮、血压。

五、不良反应

本药大多数不良反应与剂量和疗程有关。

(一)代谢/内分泌系统

水、电解质紊乱较常见,表现为口干、恶心、呕吐和极度疲乏无力、肌肉痉挛、肌痛、腱反射消失等,应即停药或减量。①低钾血症:是最常见的不良反应,与噻嗪类利尿药排钾作用有关,长期缺钾可损伤肾小管,严重失钾可引起肾小管上皮的空泡变性,以及引起严重快速性心律失常等异位心律。为预防应采取间歇疗法或与保钾利尿药合用或及时补充钾盐。②低氯性碱中毒或低氯、低钾性碱中毒:噻嗪类特别是氢氯噻嗪常明显增加氯化物的排泄。③低钠血症:亦不罕见,导致中枢神经系统症状及加重肾损害。④氮质血症:本药可降低肾小球滤过率,减少血容量,可加重氮质血症,对于肾功能严重损害者,可诱发肾衰竭。⑤升高血氨:本药有弱的抑制碳酸酐酶的作用,长期应用时,H^+分泌减少,尿液偏碱性。在碱性环境中,肾小管腔内的NH_3不能转变为NH_4^+排出体外,血氨随之升高。对于肝脏功能严重损害者,有诱发肝性脑病的危险。⑥脱水,可造成血容量和肾血流量减少,也可使肾小球滤过率降低。⑦其他:可见血钙浓度升高,血磷、镁及尿钙浓度降低。

本药可使糖耐量降低、血糖和尿糖升高,可能与抑制胰岛素释放有关。一般患者停药即可恢复,但糖尿病患者病情可加重。

本药可干扰肾小管排泄尿酸,引起高尿酸血症,一般患者为可逆性,临床意义不大;有痛风史者可致痛风发作,由于通常无关节疼痛,高尿酸血症易被忽视。

长期用药可致血胆固醇、三酰甘油、低密度脂蛋白和极低密度脂蛋白水平升高,高密度脂蛋白降低,有促进动脉粥样硬化的可能。

(二)变态反应

如皮疹、荨麻疹等,但较为少见。

(三)血液

少见中性粒细胞减少、血小板减少性紫癜等。

(四)其他

可见胆囊炎、胰腺炎、性功能减退、光敏性皮炎、色觉障碍等,但较罕见。曾有发生肝内阻塞性黄疸而致死的报道。长期应用可出现乏力、倦怠、眩晕、食欲缺乏、恶心、呕吐、腹泻及血压降低等症状,减量或调节电解质失衡后症状即可消失。

六、药物相互作用

(一)药物-药物相互作用

(1)与降压药(如利舍平、胍乙啶、可乐定等)合用,利尿、降压作用均加强。

(2)与多巴胺合用,利尿作用加强。

(3)与单胺氧化酶抑制药合用,可加强降压效果。

(4)与阿替洛尔有协同降压作用,两药联用控制心率效果优于单独应用阿替洛尔。

(5)溴丙胺太林可明显增加本药的胃肠道吸收。

(6)与非去极化肌松药(如氯化筒箭毒碱)合用,可增强后者的作用。其机制与本药使血钾降低有关。

(7)与维生素 D 合用,可升高血钙浓度。

(8)与二氮嗪合用,可加重血糖增高。

(9)与β受体阻滞剂合用,可增强对血脂、尿酸和血糖的影响。

(10)与锂制剂合用,可减少肾脏对锂的清除,升高血清锂浓度,加重锂的肾毒性。

(11)与碳酸氢钠合用,可增加发生低氯性碱中毒的危险。

(12)与金刚烷胺合用,可产生肾毒性。

(13)与酮色林合用,可发生室性心律不齐。

（14）与吩噻嗪类药物合用,可导致严重的低血压或休克。

（15）与巴比妥类药、血管紧张素转换酶抑制药合用,可引起直立性低血压。

（16）肾上腺皮质激素、促皮质素、雌激素、两性霉素 B（静脉用药）等药物能降低本药的利尿作用,增加发生电解质紊乱（尤其是低钾血症）的危险。

（17）非甾体解热镇痛药（尤其是吲哚美辛）,能降低本药的利尿作用,其作用机制可能与前者抑制前列腺素合成有关;与吲哚美辛合用时,还可引起急性肾衰竭。本药与阿司匹林合用,可引起或加重痛风。

（18）考来烯胺能减少胃肠道对本药的吸收,故应在口服考来烯胺 1 h 前或 4 h 后服用本药。

（19）与拟交感胺类药合用,利尿作用减弱。

（20）与氯磺丙脲合用,可降低血钠浓度。

（21）本药可降低抗凝药的抗凝作用,主要是因为利尿后机体血容量下降,血中凝血因子浓度升高,以及利尿使肝脏血液供应改善,合成凝血因子增多。

（22）本药可升高血糖水平,同用降血糖药时应注意调整剂量。

（23）与乌洛托品合用,乌洛托品转化为甲醛受抑制,疗效下降。

（24）因本药可干扰肾小管排泄尿酸,使血尿酸升高,故本药与抗痛风药合用时,应调整后者剂量。

（25）在用本药期间给予静脉麻醉药羟丁酸钠,或与利托君、洋地黄类药物、胺碘酮等合用可导致严重的低钾血症。本药引起的低血钾可增强洋地黄类药物、胺碘酮等的毒性。

（26）与甲氧苄啶合用,易发生低钠血症。

（27）可降低丙磺舒作用,两药合用时应加大丙磺舒的用量。

（28）过多输入氯化钠溶液可消除本药的降压利尿作用。

（二）药物-酒精和（或）尼古丁相互作用

酒精与本药合用,因扩张血管降低循环血流量,易发生直立性低血压。

（三）药物-食物相互作用

（1）食物能增加本药吸收量,这可能与药物在小肠的滞留时间延长有关。

（2）咸食可拮抗本药的降压利尿作用。

七、用法与用量

（一）成人

口服给药。

1.水肿性疾病

（1）一般用量:一天 25～100 mg,分 1～3 次服用,需要时可增至一天 100～200 mg,分 2～3 次服用。为预防电解质紊乱及血容量骤降,宜从小剂量（一天 12.5～25 mg）用起,以后根据利尿情况逐步加量。近年多主张间歇用药,即隔天用药或每周 1～2 次用药,或连续服药 3～4 d,停药 3～4 d,以减少不良反应。

（2）心源性水肿:开始用小剂量,一天 12.5～25 mg,以免因盐及水分排泄过快而引起循环障碍或其他症状;同时注意调整洋地黄用量,以免因钾的丢失而导致洋地黄中毒。

2.高血压病

单用本药时,一天 25~100 mg,分 1~2 次服用,并按降压效果调整剂量;与其他抗高血压药合用时,一次 10 mg,一天 1~2 次。

(二)老年人

老年人可从一次 12.5 mg,一天 1 次开始,并按降压效果调整剂量。

(三)儿童

口服给药:一天 1~2 mg/kg 或 30~60 mg/m²,分 1~2 次服用,并按疗效调整剂量。小于 6 个月的婴儿剂量可按一天 3 mg/kg。

八、制剂与规格

氢氯噻嗪片:①10 mg。②25 mg。③50 mg。
贮法:遮光、密闭保存。

（张晓莉）

第三节　螺　内　酯

一、药物名称

中文通用名称:螺内酯。
英文通用名称:Spimnolactone。

二、作用机制

本药为低效利尿药,结构与醛固酮相似,为醛固酮的竞争性抑制剂。作用于远曲小管和集合管的皮质段部位,阻断 Na^+-K^+ 和 Na^+-H^+ 交换,使 Na^+、Cl^- 和水排泄增多,K^+、Mg^{2+} 和 H^+ 排泄减少,但对 Ca^{2+} 和 P^{3+} 的作用不定。由于本药仅作用于远曲小管和集合管,对肾小管其他各段无作用,故利尿作用较弱。此外,本药对肾小管以外的醛固酮靶器官也有作用,对血液中醛固酮增高的水肿患者作用较好,反之,醛固酮浓度不高时则作用较弱。

三、临床应用

(1)与其他利尿药合用,治疗心源性水肿、肝硬化腹水、肾性水肿等(其目的在于纠正上述疾病伴发的继发性醛固酮分泌增多),也用于特发性水肿的治疗。
(2)用于原发性醛固酮增多症的诊断和治疗。
(3)用于高血压的辅助治疗。
(4)与噻嗪类利尿药合用,增强利尿效应,预防低钾血症。

四、注意事项

(1)适应证:①高钾血症。②肾衰竭。

（2）慎用：①无尿或肾功能不全者。②肝功能不全者（因本药引起电解质紊乱，可诱发肝性脑病）。③低钠血症者。④酸中毒者（一方面酸中毒可加重或促发本药所致的高钾血症，另一方面本药可加重酸中毒）。⑤乳房增大或月经失调者。

（3）药物对老年人的影响：老年人用本药较易发生高钾血症和利尿过度，应慎用。

（4）药物对妊娠的影响：本药可通过胎盘，但对胎儿的影响尚不清楚，孕妇慎用为宜，且用药时间宜短。美国药品和食品管理局（FDA）对本药的妊娠安全性分级为 C 级。

（5）药物对哺乳的影响：本药的代谢物坎利酮可从乳汁分泌，哺乳妇女慎用。

（6）药物对检验值或诊断的影响：本药可使荧光法测定血浆皮质醇浓度升高，故取血前 4～7 d 应停用本药或改用其他测定方法。

（7）用药前后及用药时应当检查或监测：用药前应检查患者血钾浓度（但在某些情况血钾浓度并不能代表机体内钾含量，如酸中毒时钾从细胞内转移至细胞外而易出现高钾血症，酸中毒纠正后血钾即可下降）。用药期间也必须密切随访血钾浓度和心电图。

五、不良反应

（1）常见的不良反应：①高钾血症最为常见，尤其是单独用药、进食高钾饮食、与钾剂或含钾药物（如青霉素钾等）合用以及存在肾功能损害、少尿、无尿时。②胃肠道反应，如恶心、呕吐、胃痉挛和腹泻，尚有报道可致消化性溃疡。

（2）少见的不良反应有以下几项。①低钠血症：单用时少见，与其他利尿药合用时发生率增高。②抗雄激素样作用或对其他内分泌系统的影响，如长期服用本药可致男性乳房发育、阳痿、性功能低下；可致女性乳房胀痛、声音变粗、毛发增多、月经失调、性功能下降。

（3）中枢神经系统：如长期或大剂量服用本药可发生行走不协调、头痛等。

（4）罕见的不良反应有：①变态反应，出现皮疹、呼吸困难。②暂时性血清肌酸酐、尿素氮升高，主要与过度利尿、有效血容量不足、肾小球滤过率下降有关。③轻度高氯性酸中毒。④有长期服用本药和氢氯噻嗪后发生乳腺癌的报道。

（5）此外，本药尚可使血浆肾素、血镁、血钾升高，尿钙排泄可能增多，而尿钠排泄减少。

六、药物相互作用

药物-药物相互作用如下。

（1）多巴胺能增强本药的利尿作用。

（2）与引起血压下降的药物合用，可增强利尿和降压作用。

（3）与噻嗪类利尿药或汞剂利尿药合用可增强利尿作用，并可抵消噻嗪类利尿药的排钾作用。

（4）与下列药物合用时，高钾血症发生率增加，如含钾药物、库存血（含钾 30 mmol/L，如库存 10 d 以上含钾可达 65 mmol/L）、血管紧张素转换酶抑制剂、血管紧张素 Ⅱ 受体拮抗药、环孢素等。

（5）本药可使地高辛等强心苷的半衰期延长而引起中毒。

（6）与氯化铵、考来烯胺合用易发生代谢性酸中毒。

（7）与锂盐合用时，由于近端小管对钠离子和锂离子的重吸收，可使血锂浓度升高，应避免合用。

(8)与肾毒性药物合用,可增加肾毒性。

(9)非甾体解热镇痛药(尤其是吲哚美辛)能降低本药的利尿作用,两者合用时肾毒性增加。

(10)与葡萄糖胰岛素液、碱剂、钠型降钾交换树脂合用,可减少高钾血症的发生。

(11)肾上腺皮质激素(尤其是具有较强盐皮质激素作用者)、促皮质素能减弱本药的利尿作用,而拮抗本药的潴钾作用。

(12)雌激素可引起水钠潴留,合用时会减弱本药的利尿作用。

(13)甘珀酸钠、甘草类制剂具有醛固酮样作用,可降低本药的利尿作用。

(14)拟交感神经药物可降低本药的降压作用。

(15)本药可使血糖升高,不宜与抗糖尿病药合用。

(16)本药能明显降低口服双香豆素的抗凝血作用,应避免同时使用。

(17)与右丙氧芬合用,可出现男性乳房女性化和皮疹。

七、用法与用量

(一)成人

口服给药。

1.水肿性疾病

开始时,一天 40～120 mg,分 2～4 次服用,至少连服 5 d,以后酌情调整剂量。

2.高血压

开始时,一天 40～80 mg,分次服用,至少用药 2 周,以后酌情调整剂量(但不宜与血管紧张素转换酶抑制剂合用,以免增加高钾血症的发生率)。

3.原发性醛固酮增多症

手术前患者,一天 100～400 mg,分 2～4 次服用。不宜手术的患者,则选用较小剂量维持。

4.诊断原发性醛固酮增多症

长期试验,一天 400 mg,分 2～4 次服用,连用 3～4 周。短期试验,一天 400 mg,分 2～4 次服用,连用 4 d。

(二)老年人

老年人对本药较敏感,开始用量宜偏小。

(三)儿童

口服给药:治疗水肿性疾病:开始时,一天 1～3 mg/kg 或 30～90 mg/m^2,单次或分 2～4 次服用,连用 5 d 后酌情调整剂量。一天最大剂量为 3～9 mg/kg 或 90～270 mg/m^2。

八、制剂与规格

螺内酯片 20 mg。

贮法:密封,置干燥处保存。

螺内酯胶囊 20 mg。

贮法:遮光、密封保存。

(张晓莉)

第四节 氨苯蝶啶

一、药物名称

中文通用名称:氨苯蝶啶。

英文通用名称:Triamterene。

二、作用机制

本药为保钾利尿药,其作用部位及保钾排钠作用同螺内酯,但作用机制与后者不同。本药不是醛固酮拮抗剂,而是直接抑制肾脏远端小管和集合管的 Na^+-K^+ 交换,从而使 Na^+、Cl^-、水排泄增多,而 K^+ 排泄减少。

三、临床应用

(1)主要治疗水肿性疾病,包括充血性心力衰竭、肝硬化腹水、肾病综合征等,以及肾上腺皮质激素治疗过程中发生的水钠潴留。主要目的在于纠正上述情况时的继发性醛固酮分泌增多,并拮抗其他利尿药的排钾作用。常因患者对氢氯噻嗪疗效不明显时加用本药。

(2)也可用于治疗特发性水肿。

四、注意事项

(1)适应证:①高钾血症;②严重或进行性加重的肾脏疾病;③严重肝脏疾病。

(2)慎用:①肝、肾功能不全;②糖尿病;③低钠血症;④酸中毒⑤高尿酸血症或有痛风病史者;⑥肾结石或有此病史者。

(3)药物对老年人的影响:老年人应用本药较易发生高钾血症和肾损害。

(4)药物对妊娠的影响:动物实验显示本药能透过胎盘,但在人类的情况尚不清楚,孕妇应慎用。美国药品和食品管理局(FDA)对本药的妊娠安全性分级为 B 级。

(5)药物对哺乳的影响:母牛实验显示本药可由乳汁分泌,但在人类的情况尚不清楚,哺乳妇女应慎用。

(6)药物对检验值或诊断的影响:①可干扰血奎尼丁浓度的荧光法测定结果。②使下列测定值升高:血糖(尤其是糖尿病患者)、血肌酸酐和尿素氮(尤其是肾功能损害时)、血浆肾素、血钾、血镁、血尿酸及尿中尿酸排泄量。③血钠下降。

(7)用药前后及用药时应当检查或监测:①用药前应监测血钾浓度(但在某些情况下血钾浓度并不能真正反映体内钾潴量,如酸中毒时钾从细胞内转移至细胞外而易出现高钾血症,酸中毒纠正后血钾浓度即可下降)。②长期应用时,应定期检查血尿素氮。

五、不良反应

(1)常见:高钾血症。

(2)少见：①胃肠道反应，如恶心、呕吐、腹泻和胃痉挛等。②低钠血症。③头晕、头痛。④光敏感。

(3)罕见：①变态反应，如皮疹、呼吸困难等。②血液系统反应，如粒细胞减少甚至粒细胞缺乏、血小板减少性紫癜、巨幼细胞性贫血(干扰叶酸代谢)。③肾结石，有报道长期服用本药者肾结石的发生率为1/1 500。其作用机制可能是由于本药及其代谢产物在尿中浓度过饱和，析出结晶并与蛋白基质结合，从而形成肾结石。

六、药物相互作用

(一)药物-药物相互作用

(1)本药可使血尿酸升高，与噻嗪类和袢利尿药合用，可使血尿酸进一步升高，故必要时应加用治疗痛风的药物。

(2)与β受体阻滞剂合用，可增强对血脂、尿酸和血糖浓度的影响。

(3)与完全胃肠道外营养合用可致代谢性酸中毒。

(4)与锂剂合用，可加强锂的肾毒性作用。

(5)与甲氨蝶呤合用，可增强后者毒性。

(6)本药可使血糖升高，与降糖药合用时，后者剂量应适当加大。

(7)与洋地黄毒苷合用，可使其生物转化增加，疗效降低。且合用时禁止补钾，以防血钾过高。

(8)雷尼替丁可减少本药在肠道的吸收，抑制其在肝脏的代谢，并降低肾清除率。

(9)其他参见螺内酯的药物相互作用内容。

(二)药物-食物相互作用

同时摄入本药和富含钾的食物会增加高钾血症的发生率(特别是在已有肾功能不全时)。

七、用法与用量

(一)成人

口服给药：开始时，一天25～100 mg，分2次服。与其他利尿药合用时，剂量应减少。维持阶段可改为隔天疗法。一天最大剂量不超过300 mg。

(二)儿童

口服给药：一天2～4 mg/kg或120 mg/m²，分2次服，每天或隔天服用，以后酌情调整剂量。一天最大剂量不超过6 mg/kg或300 mg/m²。

八、制剂与规格

氨苯蝶啶片50 mg。

贮法：密闭保存。

(张晓莉)

第十三章　生殖医学科用药

第一节　性激素类药物及避孕药

性激素是性腺分泌的激素,主要包括睾丸分泌的雄激素、卵巢分泌的雌激素和孕激素,均属于甾体化合物(类固醇)。临床上应用的性激素类药物是上述性激素的人工合成品及其衍生物,多为甾体化合物。性激素类药物除用于治疗某些疾病外,目前主要用作避孕药。

性激素类药物像性激素一样,通过相应的性激素受体发挥作用。性激素受体位于细胞核内,是可溶性 DNA 结合蛋白,可调节特定基因的转录,是转录因子超家族成员。性激素类药物进入细胞后,可直接穿越核膜,与特异性受体结合,使后者在结构上发生构象变化,作用于 DNA,影响转录和蛋白质合成,引起相应的生物学效应。

一、雄激素类药物及抗雄激素类药物

雄激素类药物包括天然雄激素及其衍生物。雄激素类药物通过提高体内雄激素类化合物的血浆浓度,使雄激素受体的生物活性增强,主要治疗垂体疾病、睾丸疾病和睾丸切除造成的男性性功能低下和男性青春期发育迟缓。抗雄激素类药物主要通过阻断雄激素受体、抑制雄激素生物转化、降低雄激素受体的活性及减少血浆雄激素类化合物的浓度发挥作用,主要用于男性性功能亢进、前列腺癌等的治疗。

(一)雄激素类药物

雄激素类药物包括天然雄激素睾酮或称睾丸素及其人工合成的衍生物,临床应用的雄激素制剂多为人工合成的睾酮及其衍生物。雄激素类药物按化学结构分为 17α-烷基取代物和 17-羟基酯化衍生物两类,前者有甲睾酮、氟甲睾酮等,后者有丙酸睾酮、十一酸睾酮等。

1.体内过程

睾酮口服易被肝脏迅速破坏,生物利用度低,因此口服无效。其主要在肝脏代谢,代谢物与葡萄糖醛酸或硫酸结合失去活性,经肾排泄。此外,睾酮还可在某些靶器官在 5α-还原酶的作用下转化成活性更强的二氢睾酮发挥作用。人工合成的雄激素类药物与睾酮相比,17-羟基酯化衍生物极性较低,可植于皮下或溶于油剂中肌内注射,吸收缓慢,作用持久。17α-烷基取代物口服有效,生物利用度高,如甲睾酮可口服或舌下给药,是临床常用药物。

2.药理作用及机制

雄激素类药物进入精囊、附睾、前列腺、肾脏、骨骼肌和皮肤等组织的靶细胞内,在 5α-还原酶的作用下转化为 5α-双氢睾酮,与睾酮一起作为雄激素,与雄激素受体结合,并可在芳香酶作用下转化为雌二醇,与雌激素受体结合。

(1)对生殖系统的作用:促进男性性征和生殖器官发育,并保持其成熟状态。大剂量睾酮可抑制垂体前叶分泌促性腺激素(负反馈),使睾丸雄激素合成减少,对女性可减少雌激素分泌。此外,尚有抗雌激素作用。

(2)同化作用:雄激素能明显地促进蛋白质合成(同化作用),减少氨基酸分解(异化作用),使肌肉增长,体重增加,降低氮质血症,同时出现水、钠、钙、磷潴留现象。

(3)提高骨髓造血功能:在骨髓造血功能低下时,大剂量雄激素通过促进肾脏分泌促红细胞生成素,直接兴奋骨髓合成亚铁血红素,提高骨髓造血功能,促进红细胞生成。

(4)免疫增强作用:促进免疫球蛋白合成,增强机体免疫和巨噬细胞功能,有一定的抗感染能力,此外尚有糖皮质激素样抗炎作用。

(5)心血管系统调节作用:雄激素通过激活雄激素受体和耦联 K^+ 通道,对心血管系统有良好的调节作用,表现为:影响脂质代谢,降低胆固醇;调节凝血和纤溶过程;通过血管内皮细胞使血管平滑肌舒张,降低血管张力。

3.临床应用

(1)睾丸功能不全:垂体疾病、睾丸疾病、睾丸切除、无睾症或类无睾症、男性青春期发育迟缓等可致睾丸功能不全,男性性功能减退,可用睾酮或其酯类进行替代治疗。

(2)功能性子宫出血:利用雄激素类药物抗雌激素作用,使子宫平滑肌及其血管收缩,内膜萎缩而止血。对绝经期综合征较为合适,也可用于子宫肌瘤。对严重出血病例,可用己烯雌酚、黄体酮和丙酸睾酮等三种混合物作注射,以收止血之效,停药后则出现撤退性出血。

(3)晚期乳腺癌:对晚期乳腺癌或乳腺癌转移者,采用雄激素治疗可使部分病例得到缓解,可能与其抗雌激素作用有关,也可能通过抑制垂体促性腺激素的分泌,减少卵巢分泌雌激素。此外,雄激素尚有抗催乳素刺激乳腺癌的作用。治疗效果与癌细胞中雌激素受体含量有关,受体浓度高者,疗效较好。

(4)贫血:慢性再生障碍性贫血及其他贫血用丙酸睾酮或甲睾酮可使骨髓功能改善,特别是红细胞生成加速,但起效较慢,一般用药 2~4 个月起效,疗程为 5~8 个月,部分病例停药后易复发。

(5)虚弱:雄激素有同化作用,小剂量可治疗各种消耗性疾病、骨质疏松、生长延缓、肌萎缩等,加快恢复。

4.不良反应及禁忌

(1)女性患者长期应用可能引起痤疮、多毛、声音变粗、闭经、乳腺退化、性欲改变等男性化现象。男性患者可发生性欲亢进,此外,由于雄激素在性腺外组织可转化为雌激素,可引起男性女性化,如乳房肿大。

(2)多数雄激素均能干扰肝内毛细胆管的排泄功能,引起黄疸,肝功不良者慎用。

孕妇及前列腺癌患者禁用。因有水、钠潴留作用,肾炎、肾病综合征、高血压及心力衰竭患者慎用。

(二)抗雄激素类药物

凡能对抗雄激素生理效应的药物均称为抗雄激素类药物,包括雄激素合成抑制剂、5α-还原酶抑制剂、雄激素受体阻断剂。常用的抗雄激素药有环丙孕酮和非那雄胺。

1.环丙孕酮

环丙孕酮为17α-羟孕酮类化合物,具有较强的孕激素作用,反馈性抑制下丘脑-垂体系统,使LH、FSH水平降低,进而使睾酮分泌减少;还可阻断雄激素受体,抑制内源性雄激素的作用。可降低男性性欲及性功能,抑制性腺功能,用于降低男性倒错的性欲,不能手术的前列腺癌。可减轻女性多毛症、雄激素依赖性脱发及增高的皮脂腺功能,用于妇女多毛症、痤疮和秃发等。

不良反应有头痛、贫血、胃肠道反应。能减少精子生成,产生不正常精子,导致男性不育,停药后可恢复。女性治疗期间排卵受到抑制也可引起不孕。大剂量引起肝损害,治疗期间,应定期检查肝功。因其抑制性功能和性发育,故禁用于未成年人。

2.非那雄胺

非那雄胺为5α-还原酶的特异性抑制剂,能抑制外周睾酮转化为二氢睾酮,减少血液和前列腺等组织中二氢睾酮水平,发挥抗雄激素作用,对雄激素受体无亲和力。

前列腺的生长发育和良性增生依赖于二氢睾酮,非那雄胺通过降低血液和前列腺组织中的二氢睾酮水平而抑制前列腺增生,改善良性前列腺增生的临床症状。

不良反应主要表现为性欲降低、男性乳房发育及精液减少。

二、雌激素类药物及抗雌激素类药物

雌激素主要由卵巢和胎盘分泌,肾上腺皮质和睾丸也能产生少量雌激素。雌激素类药物有天然和人工合成两类。有些雌激素合成制剂具有抗雌激素作用。

(一)雌激素类药物

雌激素类药物包括天然雌激素及人工合成的雌激素类化合物,天然雌激素是卵巢分泌的雌二醇(estradiol,E2),其在肝脏易被氧化成雌酮(estrone,E1),血浆及尿中的雌三醇(estriol,E3)是上述物质的代谢产物。目前临床常用的雌激素类药物多为雌二醇的衍生物,按化学结构分为两类:①甾体雌激素类药物,如炔雌醇、炔雌醚、苯甲酸雌二醇及戊酸雌二醇等。雌三醇的雌激素样活性较雌二醇弱,其长效衍生物为尼尔雌醇。近年来,结合型雌激素妊马雌酮(结合雌激素,倍美力)应用日益广泛,它是从妊娠马尿中提取的一种水溶性天然结合型雌激素或人工合成,含雌酮硫酸钠和孕烯雌酮硫酸钠。②非甾体雌激素类药物,如己烯雌酚、己烷雌酚等。

1.体内过程

天然雌二醇可经消化道吸收,但易被肝脏破坏,主要采用肌内注射和外用。代谢产物部分以葡萄糖醛酸及硫酸结合的形式从肾脏排出,部分从胆道排泄并形成肝肠循环。人工合成的炔雌醇、炔雌醚或己烯雌酚等在肝内破坏较慢,口服吸收好,作用较持久。酯类衍生物如苯甲酸雌二醇,肌内注射吸收缓慢,作用时间延长。

2.药理作用及机制

雌激素与靶器官细胞核中的雌激素受体(estrogen receptor,ER)结合而发挥作用。ER在全身分布广泛,主要分布于下丘脑-垂体-卵巢轴上。ER有ER$_\alpha$和ER$_\beta$两种亚型,其基因定位于不同染色体上。ER$_\alpha$和ER$_\beta$在配体结合域和转录激活域存在明显的差异,但它们在DNA结合域的高度同源性,提示两种受体能识别相同的DNA序列,因而能调节许多相同的靶基因。女性下丘脑内 ER 表达高于男性;青春期前 ER_β 型占优势,成年后 ER_α 型占优势。ER_α 足量表达于女性生殖器官,如子宫、阴道和卵巢;ER_β 高表达于前列腺及卵巢,肺、骨骼、脑及脉管系统表达较少。未结合配体的 ER 在细胞核内以单体存在,雌激素与 ER 结合后再与特殊序列的核苷酸——雌激素反应因子(estrogen response elements,EREs)结合形成 ER-DNA 复合物。该复合物募集辅激活因子,包括类固醇受体辅激活因子-1(steroid receptor coactivator-1,SRC-1)和其他蛋白,引起组蛋白乙酰化,进而引起靶基因转录和相应蛋白质合成,发挥各种药理作用。

(1)对未成年女性:雌激素能促使女性第二性征和性器官发育成熟,如子宫发育、乳腺腺管增生及脂肪分布变化等。

(2)对成年女性:除保持女性性征外,还参与形成月经周期。

(3)排卵和乳腺分泌:小剂量雌激素,特别是在孕激素配合下,促进促性腺激素释放,促进排卵;较大剂量时,则通过负反馈机制减少促性腺激素分泌,抑制排卵。小剂量雌激素促进乳腺导管及腺泡生长发育;大剂量抑制催乳素作用,使乳汁分泌减少。此外还有对抗雄激素的作用。

(4)代谢:促进肾小管对水、钠的重吸收,有轻度水钠潴留作用;能增加骨骼钙盐沉积,加速骨骺闭合;大剂量可使三酰甘油和磷脂升高而胆固醇降低,增加高密度脂蛋白;也使糖耐量降低。

(5)其他:雌激素对心脏和神经系统具有保护作用,并有促进凝血作用。

3.临床应用

雌激素主要用于围绝经期替代治疗、化疗和作为避孕药的组成成分。

(1)绝经期综合征:绝经期综合征(更年期综合征)是指绝经期妇女垂体与卵巢的内分泌平衡失调,雌激素分泌减少,垂体促性腺激素分泌增多,出现一系列内分泌失调症状。雌激素可抑制垂体促性腺激素的分泌从而减轻各种症状。

(2)骨质疏松:雌激素可抑制破骨细胞活性,减少骨质重吸收,对老年骨质疏松症有一定疗效。

(3)老年性阴道炎、阴道干燥症和泌尿生殖道肥大等,局部用药有效。

(4)卵巢功能不全和闭经:雌激素可促进外生殖器、子宫及第二性征的发育,用于原发性或继发性卵巢功能低下。与孕激素类合用,可产生人工月经周期。

(5)功能性子宫出血:雌激素促进子宫内膜增生,修复出血创面而止血,也可适当配伍孕激素,以调整月经周期。

(6)回乳及乳房胀痛:部分妇女停止授乳后可发生乳房胀痛,大剂量雌激素干扰催乳素对乳腺的刺激作用,抑制泌乳,克服胀痛,俗称回奶。

(7)晚期乳腺癌:能缓解绝经 5 年以上的乳腺癌患者的症状。研究表明乳腺癌的发生可能与内源性雌酮有关,绝经后卵巢停止分泌雌二醇,而肾上腺分泌的雄烯二酮在周围组织可转化为雌酮,其对乳腺的持续作用,可能是导致乳腺癌的重要原因。大剂量雌激素抑制垂体前叶分泌促性腺激素,减少雌酮的产生。另外,雌激素还可竞争雌激素受体。但绝经前乳癌患者禁用,因雌激素可促进乳腺肿瘤生长。

(8)前列腺癌:较大剂量雌激素抑制垂体促性腺激素分泌,使睾丸萎缩,抑制雄激素的产生,同时又有抗雄激素作用,使前列腺癌症状改善,肿瘤病灶缩小或退化。

(9)避孕:见避孕药。

(10)痤疮:青春期痤疮是由于雄激素分泌过多,刺激皮脂腺分泌,引起腺管阻塞并继发感染。雌激素能抑制雄激素分泌并拮抗其作用。

4.不良反应及禁忌

雌激素剂量较大时,可出现剂量依赖性不良反应。

(1)消化道症状:常见恶心、食欲缺乏,早晨较多见。从小剂量开始,逐渐增加剂量可减轻反应;改用注射剂则此种反应较轻。

(2)致癌:长期大量应用可引起子宫内膜过度增生,发生子宫出血,故慎用于有子宫内膜炎者;绝经后雌激素替代疗法可增加子宫癌的发病率;妊娠初3个月服用己烯雌酚或其他雌激素可提高阴道癌和宫颈癌发病率,甚至使出生的女孩在青春期患阴道腺癌。

(3)代谢:大剂量可引起水钠潴留;长期大量使用可引起高血压、水肿及加重心力衰竭。

(4)其他:本药在肝灭活,可引起胆汁淤积性黄疸。

(5)妊娠期不应使用雌激素,以免胎儿发育异常。

(二)抗雌激素类药

抗雌激素类药物是一类具有抑制或减弱雌激素作用的药物。目前临床常用氯底酚胺和他莫昔芬。

1.氯底酚胺

氯底酚胺也称氯米芬,属非甾体抗雌激素药物,为三苯乙烯衍生物,与己烯雌酚的化学结构相似。

(1)药理作用与机制:氯底酚胺是选择性雌激素受体调节剂,能与雌激素受体结合,有较弱的雌激素活性和较强的抗雌激素作用,能促进人的垂体前叶分泌促性腺激素,从而诱使排卵,与其能在下丘脑竞争雌激素受体、消除内源性雌激素的负反馈作用有关。对男性则有促进精子生成的作用。

(2)临床应用:氯底酚胺可用于治疗无排卵的不孕症、避孕药引起的闭经及月经紊乱、多囊卵巢、功能性子宫出血、乳房纤维囊性疾病和晚期乳癌等,也用于精子缺乏的男性不育症。

(3)不良反应:不良反应的发生一般与所用剂量有关,常见的有卵巢肿大和囊肿形成、面部潮红(与绝经期综合征相似)、腹部和盆腔不适或疼痛。此外,还有恶心、头晕、乳胀、体重增加、短暂的视觉模糊、可逆性脱发、失眠、精神抑郁和肝功异常。

氯底酚胺可使多胎发生率增加。动物实验证明本品可致畸胎,一旦受孕应立即停药。连续服用大剂量可引起卵巢肥大,卵巢囊肿患者禁用。

2.他莫昔芬

他莫昔芬(tamoxifen,TMX)也称三苯氧胺,为非甾体抗雌激素药物,其结构与雌激素相似,有E型和Z型两个异构体,E型具有弱雌激素活性,Z型具有抗雌激素作用。他莫昔芬Z型异构体能与乳腺癌细胞的雌激素受体结合,抑制雌激素依赖性肿瘤细胞的增殖。主要用于晚期、复发及不能手术治疗的乳腺癌,尤其是绝经期高龄患者的首选药物;也用于乳腺癌术后转移的辅助治疗,预防复发;此外,尚可用于乳腺增生的短期治疗。其不良反应有胃肠道反应;生殖系统反应表现为月经失调、子宫内膜增生、阴道出血等;偶见肝功异常和白细胞、血小板减少;大剂量长期应用可致视力障碍,如白内障。

三、孕激素类药物及抗孕激素类药物

孕激素类药物多为黄体酮及其衍生物,主要用于体内孕激素分泌不足所致的各种疾病,也可用于避孕。孕酮受体阻断剂和3β-羟基甾体脱氢酶(3 betahydroxy steroid dehydrogenase,

3β-SDH)抑制剂具有抗孕激素作用。

（一）孕激素类药物

孕激素类药物包括天然孕激素孕酮（progesterone，P4）和人工合成的孕激素药物。临床应用的孕激素类药物主要是人工合成品及其衍生物，按化学结构可分为两大类。①17α-羟孕酮类：从黄体酮衍生而得，如甲羟孕酮（甲孕酮，安宫黄体酮）、甲地孕酮、氯地孕酮及长效的己酸羟孕酮，其活性类似内源性激素；②19-去甲基睾酮类：由炔孕酮衍生而来，如炔诺酮、炔诺孕酮、左炔诺孕酮、孕二烯酮等。19-去甲基睾酮衍生物除具有孕激素活性外，还具有部分雄激素活性。

1.体内过程

孕酮口服后在胃肠及肝迅速被破坏，生物利用度低，故需注射给药。血浆中的黄体酮大部分与血浆蛋白结合，游离的仅占 3%，其代谢产物主要与葡萄糖醛酸结合，从肾排出。人工合成的炔诺酮、甲地孕酮等作用较强，在肝破坏较慢，可以口服，是避孕药的主要成分。油溶液肌内注射可发挥长效作用。

2.药理作用及机制

孕激素通过与孕酮受体（progesterone receptor，PR）结合发挥作用。PR 有 PR_A 和 PR_B 两种亚型。孕酮与其受体结合后，受体磷酸化，募集辅助激活因子，或直接与通用转录因子相互作用，引起蛋白质构象改变，产生效应。PR_B 介导孕酮的刺激效应，PR_A 则抑制 PR_B 及其他激素受体的转录活性。在月经周期中，PR_A 和 PR_B 的比例不断变化，PR_A 存在于整个月经周期中，而 PR_B 则出现于卵泡中期，在黄体早期明显降低。

（1）生殖系统。①子宫：月经后期，在雌激素作用的基础上，使子宫内膜继续增厚、充血、腺体增生并分支，由增殖期转为分泌期，有利于孕卵的着床和胚胎发育；妊娠期，松弛子宫平滑肌，抑制子宫收缩，降低子宫对缩宫素的敏感性，有保胎作用；抑制宫颈上皮分泌黏液，减少精子进入子宫。②输卵管：抑制输卵管节律性收缩和纤毛生长。③阴道：加快阴道上皮细胞脱落。④乳房：与雌激素一起促使乳腺腺泡发育，为哺乳做准备。⑤排卵：大剂量可抑制垂体前叶 LH 的分泌，从而抑制卵巢排卵。

（2）代谢：竞争性对抗醛固酮，促进 Na^+ 和 Cl^- 的排泄并利尿；促进蛋白质分解，增加尿素氮排泄；诱导肝药酶，促进药物代谢。

（3）神经系统。①升高体温：孕酮通过下丘脑体温调节中枢影响散热过程，使月经周期的黄体相基础体温较高；②中枢抑制和催眠。

3.临床应用

孕激素主要用于激素替代治疗、化疗和避孕。

（1）黄体功能不足。①功能性子宫出血：因黄体功能不足所致子宫内膜不规则的成熟与脱落而引起子宫出血时，应用孕激素类可使子宫内膜协调一致地转为分泌期，停药后 3～5 d 发生撤退性出血。②先兆流产与习惯性流产：由于黄体功能不足所致的先兆流产与习惯性流产，疗效不确实；19-去甲睾酮类具有雄激素作用，可使女性胎儿男性化，黄体酮有时也可能引起生殖器畸形，现已不主张使用，仅在确因孕激素分泌过低的先兆流产才考虑使用。

（2）痛经和子宫内膜异位症：孕酮可抑制排卵并减轻子宫痉挛性收缩从而止痛，也可使异位的子宫内膜萎缩退化。与雌激素制剂合用，疗效更好。

（3）化疗。①子宫内膜癌：大剂量孕酮可通过负反馈抑制下丘脑和腺垂体，诱导肝药酶促进雄激素降低，减少其转变为雌二醇，减少雌激素生成，使子宫内膜癌体萎缩；②前列腺肥大或癌症;大剂量孕酮还可反馈抑制腺垂体分泌间质细胞刺激素,减少睾酮分泌,促进前列腺细胞萎缩退化。

(4)避孕:单独或与雌激素联合应用(见避孕药)。

4.不良反应

较少,偶见头晕、恶心及乳房胀痛等;长期应用可引起子宫内膜萎缩、子宫出血、月经量减少甚至停经,并易诱发阴道真菌感染。有些不良反应与雄激素活性有关,如性欲改变、多发或脱发、痤疮;大剂量使用19-去甲睾酮类可致肝功能障碍,女性胎儿男性化,胎儿生殖器畸形。

(二)抗孕激素类药物

抗孕激素类药物通过干扰孕酮与受体结合或抑制其合成发挥抗孕激素作用。常用药物分两类:①孕激素受体阻滞剂:如米非司酮、孕三烯酮、利洛司酮等;②3β-羟基甾体脱氢酶抑制剂:如环氧司坦、曲洛司坦等。

1.米非司酮

米非司酮为第一个孕酮受体阻滞剂,其对子宫内膜孕酮受体的亲和力比黄体酮强5倍,从而产生较强的抗孕酮作用,无孕激素、雌激素、雄激素和抗雌激素活性,有一定的抗糖皮质激素活性。

米非司酮具有抗早孕作用,主要用于妊娠头3个月的药物性流产,其能明显增加妊娠子宫对前列腺素的敏感性,与前列腺素类药物序贯用药,可提高完全流产率。米非司酮可对抗黄体酮对子宫内膜的作用,具有抗着床作用,单用可作为房事后紧急避孕的有效措施。

不良反应有恶心、乏力、下腹痛、头晕、乳房胀、头痛、呕吐等,但发生率低,症状较轻微,无须处理。

2.环氧司坦

环氧司坦为3β-羟基甾体脱氢酶(体内孕酮合成不可缺少的酶)抑制剂,能抑制卵巢和胎盘孕酮的合成,降低体内孕酮水平,导致流产。临床用于抗早孕,与前列腺素合用,效果更好。

四、避孕药

避孕药是阻碍受孕或防止妊娠的一类药物,使用避孕药是目前避孕方法中的一种安全、有效、使用方便、较理想的避孕方法。

生殖过程包括精子和卵子的形成与成熟、排卵、受精、着床以及胚胎发育等多个环节。阻断其中任何一个环节都可以达到避孕和终止妊娠的目的。这些环节多发生在女性体内,故目前常用的避孕药大多属于女性避孕药,包括复方甾体激素和具有杀精作用的外用避孕药,男性避孕药较少。

(一)甾体避孕药

甾体避孕药由不同类型的雌激素和孕激素配伍组成,包括口服的短效或长效制剂、长效注射剂、事后避孕药和探亲避孕药。制剂剂型有片剂、膜剂、丸剂、油制注射剂和缓释剂,近年来研制成模拟月经周期中内分泌变化的多相口服避孕药,每个服药周期摄入的雌激素和孕激素量降低,长期用药更安全。

1.药理作用及机制

(1)抑制排卵:外源性雌激素和孕激素通过负反馈机制抑制下丘脑 GnRH 的释放,从而减少 FSH 分泌,使卵泡的生长成熟过程受到抑制,同时孕激素又抑制 LH 释放,阻碍卵子的成熟和排卵。停药后,垂体前叶产生和释放 FSH 和 LH 以及卵巢排卵功能都可很快恢复。

(2)抗着床:孕激素有抗雌激素作用,干扰子宫内膜正常增生,腺体少而内膜萎缩,与胚胎发育不同步,不适宜受精卵着床。

(3)其他:除上述作用外,此类药物还可干扰生殖过程的其他环节,如可能影响子宫和输卵管的正常活动,以致受精卵不能适时地到达子宫,孕激素使宫颈黏液变得更黏稠,量减少,拉丝度降低,精子不易进入子宫腔,影响卵子受精。

2.临床应用

(1)短效口服避孕药:如复方炔诺酮片(口服避孕片Ⅰ号)、复方甲地孕酮片(口服避孕片Ⅱ号)及复方炔诺孕酮甲片等。从月经周期第 5 天开始,每晚 1 片,连服 22 d,不能间断。一般于停药后 2～4 d 发生撤退性出血,形成人工月经周期。下次服药仍从月经来潮第 5 天开始,如停药 7 d 仍未来月经,则应立即服下一周期的药物。偶尔漏服,应于 24 h 内补服 1 片,且警惕有妊娠可能。

(2)长效口服避孕药:是以长效雌激素炔雌醚与不同孕激素如炔诺孕酮或氯地孕酮等配伍而成的复方片剂。用法是从月经来潮当天算起,第 5 天服 1 片,最初两次间隔 20 d,以后每月服 1 次,每次 1 片。

(3)长效注射避孕药:如复方己酸孕酮注射液(避孕针 1 号)和复方甲地孕酮注射液。第一次于月经周期第 5 天深部肌内注射 2 支,以后每隔 28 d 或于每次月经周期的第 11～12 d 注射 1 支。一般于注射后 12～16 d 月经来潮。

(4)事后避孕药:用于无避孕措施或避孕失败后预防妊娠的补救措施(又称紧急避孕),常用的有左炔诺孕酮、米非司酮。左炔诺孕酮用法:在无避孕措施的性生活或避孕失败后 72 h(3 d)内服毓婷 1 片(0.75 mg),12 h 后再服 1 片。米非司酮用法:在无避孕措施的性生活或避孕失败后 72 h 内服 1 片米非司酮(25 mg),服药越早越好,最好空腹或进食 2 h 后服用。注意事后避孕药仅作为紧急情况下的一种补救措施,偶尔使用,不能作为长期避孕措施。紧急避孕失败而妊娠者,新生儿畸形发生率高,必须终止妊娠。

(5)探亲避孕药:也称抗着床避孕药,本类药物主要使子宫内膜发生各种功能和形态变化,不利于孕卵着床。我国多用大剂量炔诺酮(探亲避孕片,每片 5 mg)、甲地孕酮(探亲 1 号,每片 2 mg)或双炔失碳酯(53 号抗孕片)。本类药物主要优点是其应用不受月经周期的限制。一般于同居当晚或事后服用,14 d 以内必须连服 14 片,如超过 14 d,应接服Ⅰ号或Ⅱ号口服避孕药。探亲避孕药不能作为长期避孕措施,每年使用不超过 2 次。

(6)避孕药缓释系统:将孕激素(黄体酮、炔诺孕酮、甲羟孕酮、甲地孕酮等)与某些具备缓慢释放性能的高分子化合物(称缓释剂)制备成多种剂型,在体内持续地释放低剂量的避孕药,从而达到长效避孕作用。目前已在临床使用的避孕缓释系统有皮下埋植剂、阴道环、含药宫内节育器、微球或微囊注射剂等。如含黄体酮宫内节育器于月经后第 3～7 d 时,经阴道从宫颈外口置入宫腔底部,每只含黄体酮 38 mg,每天缓慢释放 50～60 μg,试用期 1 年。

(7)多相片剂:为了使服用者的性激素水平近似正常月经周期水平,减少经期出血的发生率,可将避孕药制成多相片剂,如炔诺酮双相片、三相片和炔诺孕酮三相片。

炔诺酮双相片:开始 10 d 每天服 1 片含炔诺酮 0.5 mg 和炔雌醇 0.035 mg 的片剂,后 11 d 每天服 1 片含炔诺酮 1 mg 和炔雌醇 0.035 mg 的片剂,很少发生突破性出血是其优点。

炔诺酮三相片:开始 7 d 每天 1 片,含炔诺酮 0.5 mg,中期 7 d 和最后 7 d 分别含炔诺酮

0.75 mg和1 mg,炔雌醇含量均为0.035 mg,其效果较双相片更佳。

炔诺孕酮三相片:开始6 d每天1片,含炔诺孕酮0.05 mg和炔雌醇0.03 mg,中期5 d每片含炔诺孕酮0.075 mg和炔雌醇0.04 mg,后10 d每片含炔诺孕酮0.125 mg和炔雌醇0.03 mg。这种服法更符合人体内源性激素的变化规律,临床效果更好。

3.不良反应

不良反应的发生与避孕药中雌孕激素的比例、类型、剂型及给药途径有关。

(1)类早孕反应:少数妇女在用药初期可出现轻微的类早孕反应,如恶心、呕吐及择食等。由雌激素引起,坚持用药2~3个月可减轻或消失。

(2)子宫不规则出血:较常见于用药后最初几个周期中,轻者点滴出血,不用处理,随服药时间延长可逐渐停止。流血偏多者,每晚可加服炔雌醇,直至停药。流血近似月经量则停止服药,作为1次月经来潮,于出血第5天开始服用下一周药物,或更换避孕药物。

(3)月经失调:服用短效避孕药常出现经量减少或闭经,有不正常月经史者较易发生。如连续2个月闭经,应停药。服长效口服避孕药经量增多,经期延长,出血较多时可用止血药,必要时注射丙酸睾酮。应用长效注射避孕药,常可出现月经不规则,如经期延长、经量多、周期缩短、不规则出血或闭经,多见于用药前3个月。

(4)乳汁减少:少数哺乳妇女乳汁分泌减少。

(5)凝血功能亢进:本类药物可诱发血栓性静脉炎、肺栓塞或脑血管栓塞等。

(6)其他:少数人可见肝功能轻度损伤,部分妇女体重增加,少数人前额及面部皮肤发生色素沉着。

4.禁忌证及应用注意

(1)急慢性肝炎、肾炎、雌激素依赖性肿瘤、糖尿病、血栓性疾病、充血性心力衰竭、严重高血压患者禁用。

(2)服药期间受孕应终止妊娠,要求生育时应停药半年后再孕,以防生育畸胎。

(3)哺乳期妇女不宜使用,避孕药可使乳汁分泌减少,并降低乳汁的质量,还能进入乳汁,对乳儿产生不良影响。

(4)用药期间同时服用利福平、苯巴比妥、苯妥英钠等肝药酶诱导剂,可加速甾体避孕药在肝脏代谢;长期口服广谱抗菌药,减少肠道菌丛,抑制肠道中雌激素结合物水解,妨碍雌激素吸收。

(二)外用避孕药

常用的外用避孕药多是一些具有较强杀精作用的药物,制成胶冻、片剂或栓剂等,放入阴道后,药物自行溶解而散布在子宫颈表面和阴道壁,发挥杀精子作用,故也叫杀精剂。它的优点是使用方便,不影响内分泌和月经,如正确使用,效果也很好。

非离子型表面活性剂壬苯醇醚是目前公认杀精效果最强的杀精子药,对精子细胞膜有破坏作用,改变精子细胞渗透性,从而使精子失去活力或杀死精子。此外,尚有抗病毒作用。

本类药物还有孟苯醇醚、辛苯醇醚等。

(三)男性避孕药

目前,世界上还没有一个成熟的男性避孕药可供广泛使用,研究较多的有棉酚、雄激素、孕激素-雄激素复合剂和环丙氯地孕酮。

棉酚是从锦葵科植物草棉、树棉或陆地棉成熟种子、根皮中提取的一种多元酚类物质,我国学者先发现它有抗生育作用,并在国内进行大量研究及临床试用。

棉酚破坏睾丸生精上皮细胞,以精子细胞和精母细胞最为敏感,导致精子畸形、死亡,直至无精子。临床上男性服药4个月后均出现无精子或极少精子,且不活动;停药后药效可持续3～5周,以后逐渐恢复生育功能。棉酚作为男性避孕药使用存在的主要问题是发生低血钾肌无力症和永久性无精子症,虽然发生率很低,但限制了它的广泛推广使用。

棉酚除用作口服男用避孕药外,还用于治疗妇科疾病,如月经过多或失调、子宫肌瘤、子宫内膜异位症等。

(李爱平)

第二节 促性腺激素类药物

促性腺激素的种属特异性极强,从动物腺垂体提取的制品对人几乎无效,人的垂体促性腺激素极难得到。腺垂体促性腺激素的分泌受下丘脑促性腺激素释放激素(GnRH)的调控,性腺分泌的性激素对腺垂体和下丘脑具有反馈抑制作用,妇女绝经期后这种负反馈减弱,故腺垂体的促性腺激素的分泌明显增加;孕妇绒毛膜能分泌大量的绒毛膜促性腺激素。这些激素分泌后最终主要经尿液排出。从孕妇、绝经期妇女尿液中提取、纯化后的这些促性腺激素制剂仍具有促进卵泡生长、成熟和排卵及促进和维持黄体功能的作用。临床上常用的促性腺激素类药物有绒毛膜促性腺激素、尿促性素、尿促卵泡素和重组人卵泡刺激素,本节主要介绍前2项。

一、绒毛膜促性腺激素

绒毛膜促性腺激素(chorionicgonadotropin,CG)由妊娠期妇女尿中提取,成分为糖蛋白,由244个氨基酸残基组成,相对分子质量36 700,白色或黄白色无定形粉末,水溶液不稳定,临用时配制。

(一)体内过程

绒毛膜促性腺激素的半衰期(half time,$t_{1/2}$)为双相,分别为11 h和23 h,达峰时间(peak time,T_{max})约12 h,120 h后降至稳定的低浓度,24 h内10%～12%药物以原形经肾排出。

(二)药理作用

绒毛膜促性腺激素的作用与LH相似,FSH样作用甚微。对女性促进和维持黄体功能,使其合成孕激素,促进卵泡生成和成熟,模拟生理性促黄体生成素高峰而促发排卵;给药后32～36 h发生排卵。对男性垂体功能不足者,使其产生雄激素,促使睾丸下降和男性第二性征的发育、成熟。

(三)临床应用

(1)不孕症:①垂体促性腺激素不足所致的女性无排卵不孕症,常在氯米芬治疗无效后,本品与尿促性素合用,促进排卵。②垂体功能低下所致男性不育,与尿促性素合用。长期促性腺激素功能低下者,还应辅以睾丸素治疗。③与促性腺激素合用于体外受精获取多个卵母细胞。

(2)女性黄体功能不足、功能性子宫出血、妊娠早期先兆流产、习惯性流产。

(3)隐睾症、男性性功能减退。

(四)不良反应及禁忌

(1)用于促排卵时,可诱发卵巢囊肿或轻到中度的卵巢肿大较常见,常伴轻度胃胀、胃痛和盆

383

腔痛,通常 2～3 周内消退。少见严重的卵巢过度刺激综合征,由于血管通透性显著提高而致体液在胸腔、腹腔和心包腔内迅速大量积聚引起多种并发症,如血容量降低、电解质紊乱、血液浓缩、腹腔出血、血栓形成等。临床表现为腹部或盆腔剧烈疼痛、消化不良、水肿、尿量减少、恶心、呕吐或腹泻、气促、下肢水肿等。常常发生在排卵后 7～10 d 或治疗结束后,严重者可危及生命。

(2)治疗隐睾症时偶可发生男性性早熟,表现为痤疮、阴茎和睾丸增大、阴毛生长增多、身高生长过快。

(3)乳房肿大、头痛、易激动、精神抑郁、易疲劳等较少见。偶见注射局部疼痛、过敏性皮疹。

怀疑有垂体增生或肿瘤,前列腺癌或其他与雄激素有关的肿瘤患者禁用。性早熟者、诊断未明的阴道流血、子宫肌瘤、卵巢囊肿或卵巢肿大、血栓性静脉炎、对性腺刺激激素过敏者禁用。孕妇及哺乳期妇女慎用。

二、尿促性素

尿促性素(human menopausalgonadotropin,HMG)也称绝经促性素,由绝经期妇女尿中提取,为类白色或淡黄色粉末,溶于水。

(一)体内过程

尿促性素肌注能吸收,T_{max} 为 4～6 h,给药后血清雌二醇在 18 h 达峰,升高 88%,静注150 U 后,药物的 C_{max} 为 24 U/L,在 15 min 达峰,消除为双相,主要经肾脏排泄。

(二)药理作用

尿促性素主要具有 FSH 的作用,LH 样作用甚微。对女性,刺激卵泡生长成熟,促进卵泡分泌雌激素,使子宫内膜增生;其后加用绒促性素,增加排卵作用。对男性则促进生精小管发育、精原细胞分裂和精子成熟。

(三)临床应用

与绒毛膜促性腺激素或氯米芬配合使用,用于促性腺激素分泌不足所致闭经、无排卵性不孕症的治疗。用药期间定期进行全面检查:B 超、雌激素水平、宫颈黏液检查及每天测基础体温。此外,也可用于男性精子缺乏症等的治疗。

(四)不良反应及禁忌

过量可致卵巢刺激过度综合征、卵巢增大、卵巢囊肿破裂、多胎妊娠及流产等,如发生卵巢刺激过度综合征,患者必须住院观察。个别可有发热、腹水、胸膜渗出及动脉血栓栓塞。妊娠、卵巢功能不全、卵巢囊肿、原因不明的阴道出血、子宫肌瘤、对激素敏感的恶性肿瘤等禁用。

(刘明勤)

第三节　促性腺激素释放激素类药物及其拮抗药物

一、促性腺激素释放激素类药物

促性腺激素释放激素(GnRH)由下丘脑神经元分泌,可与垂体促性腺激素细胞表面的 GnRH 受体结合,通过 cAMP 和钙离子作用,促进腺垂体 FSH 和 LH 的分泌。天然 GnRH 在体内被迅速破坏。如对其结构进行改造,在天然 GnRH 十肽的第 6、10 位以不同的氨基酸、酰胺取代原来氨基酸的结构,合成促性腺激素释放激素激动剂(gonadotropic releasing hormone agonist,GnRH-a),其稳定性及与 GnRH 受体的亲合力大大增强,半衰期延长。此类药物包括戈那瑞林、亮丙瑞林、戈舍瑞林、曲普瑞林、布舍瑞林、普罗瑞林等。

戈那瑞林:戈那瑞林为白色或淡黄色粉末,溶于水或 1% 冰醋酸,在甲醇中略溶。

(一)体内过程

戈那瑞林口服极少吸收,静脉注射 3 min 达 C_{max},$t_{1/2}$ 约 6 min,在血浆中水解成无活性的代谢产物,经肾排泄。对血浆中 LH 的升高作用较快、较强,而对 FSH 的升高作用较慢、较弱。

(二)药理作用

戈那瑞林为促黄体生成素释放激素,能刺激垂体合成和释放 FSH 和 LH。LH 能使睾丸间质合成和分泌雄激素,LH 和 FSH 的双重作用促进卵巢合成和分泌雌激素。单剂使用时能增加循环中的性激素;连续使用可致腺垂体中促黄体生成素释放激素受体下调,相当于阻止垂体 LH 分泌,从而阻断性激素的分泌,达到睾丸或卵巢切除的效果。

(三)临床应用

戈那瑞林可用于治疗下丘脑性闭经所致不育、原发性卵巢功能不足,特别是对氯米芬无效的患者;治疗小儿隐睾症及雄激素过多、垂体肿瘤等;治疗激素依赖性前列腺癌和乳腺癌。此外,在体外受精时,先用大剂量 GnRH 类似物抑制内源性 GnRH 分泌,再用外源性 GnRH 诱导多个卵子同步发育成熟,以便收集供体外受精之用。

(四)不良反应及禁忌

一般反应有恶心、腹部不适、头晕、月经过多、性欲丧失、多胎妊娠及注射处炎症等,偶有暂时性阴茎肥大、变态反应等。还有一些是本品治疗某些疾病时所特有,如治疗前列腺癌开始阶段由于 GnRH 对垂体-性腺的短暂兴奋致睾酮浓度暂时升高,病情加重,可加用抗雄激素药环丙孕酮数周。苯甲醇过敏者和腺垂体瘤患者禁用。

二、促性腺激素释放激素拮抗药物

促性腺激素释放激素拮抗剂(gonadotropin releasing hormone antagonist,GnRH-An)与 GnRH-a 同时发现。在 GnRH-An 中,不仅改变天然 GnRH 十肽的第 6、10 位氨基酸,还改变了其他位置的氨基酸,因此与 GnRH 受体的亲和力更高,能竞争性占领垂体的 GnRH 受体,影响内源性 GnRH 与受体结合,但没有类似 GnRH 的作用,不会刺激垂体分泌 FSH 和 LH。常用药物有西曲瑞克和阿贝瑞克。

西曲瑞克:西曲瑞克以醋酸盐形式存在,白色粉末,用注射用水溶解。

(一)体内过程

皮下给药为二室模型,静脉给药符合三室模型,$t_{1/2}$ 分别为 30 h 和 12 h,皮下给药每天 1 次,0.25～3 mg,14 d 后显示线性动力学。

(二)药理作用

西曲瑞克与内源性 GnRH 竞争垂体细胞膜上的受体,阻断 GnRH 的作用,抑制 LH 和 FSH 的合成和分泌,推迟女性 LH 峰出现,从而抑制排卵。停药后,内源性 LH 和 FSH 的分泌迅速恢复。

(三)临床应用

对接受控制性超排卵辅助生殖治疗的妇女,与 GnRH-a 配合使用,控制 LH 峰提前出现,控制排卵。还可用于子宫内膜异位症、子宫肌瘤、前列腺肥大和前列腺癌的治疗。

(四)不良反应及禁忌

注射部位偶可出现轻微和短暂的反应,每天更换注射部位。对西曲瑞克和外源性多肽激素以及甘露醇过敏者、妊娠及哺乳期和绝经妇女、严重肝肾功能损害者禁用。

(李爱平)

第四节　作用于子宫平滑肌的药物

影响子宫平滑肌的药物种类很多,按其对子宫平滑肌的作用分为子宫兴奋药和子宫抑制药两大类。

一、子宫平滑肌兴奋药

子宫平滑肌兴奋药是一类选择性直接兴奋子宫平滑肌的药物,包括缩宫素、垂体后叶素、麦角生物碱类和前列腺素类。它们的作用可因子宫生理状态及剂量不同而有差异,或使子宫产生节律性收缩,用于催产或引产;或产生强直性收缩,用于产后止血或子宫复原,禁用于催产或引产。

(一)缩宫素

缩宫素又名催产素,是下丘脑视上核和室旁核神经元产生的垂体后叶激素之一,是一种含有二硫键的 9 肽。临床应用的缩宫素为人工合成品或从牛、猪垂体后叶提取的制剂。

1.体内过程

缩宫素口服易被消化酶破坏而失效,气雾吸入及含服均易经黏膜吸收;肌内注射 3～5 min 起效,作用维持 20～30 min;静脉注射起效迅速,维持时间更短,需以静脉滴注维持疗效。可通过胎盘。主要经肝、肾破坏,少部分以结合形式经肾排泄。妊娠期间血液中出现缩宫素酶,能使缩宫素失活,$t_{1/2}$ 为 5～12 min。

2.药理作用与机制

(1)兴奋子宫:缩宫素直接兴奋子宫平滑肌,使其收缩增强,收缩频率加快。其作用强度取决于所用药物剂量及子宫的生理状态。小剂量缩宫素(2～5 U)加强子宫(特别是妊娠末期的子宫)的节律性收缩,使收缩振幅加大,张力稍增加,而对子宫颈产生松弛作用,其收缩的性质与正常分娩相似,促进胎儿娩出。大剂量(5～10 U)缩宫素引起子宫强直性收缩。

体内雌、孕激素水平影响子宫平滑肌对缩宫素的敏感性,雌激素可提高敏感性,孕激素则降低敏感性。妊娠早期,体内孕激素水平高,雌激素水平低,子宫对缩宫素敏感性低,可保证胎儿安全发育;妊娠后期雌激素水平升高,子宫对缩宫素敏感性增加,临产时子宫最为敏感,有利于胎儿娩出。分娩后子宫对缩宫素的敏感性又逐渐降低。

人体子宫平滑肌有特异性缩宫素受体,妊娠期间其数量逐渐增加,至分娩时达高峰。缩宫素受体为 G 蛋白偶联受体,缩宫素与其结合,激活磷脂酶 C(PLC),使三磷酸肌醇(IP3)生成增多,

细胞内钙池释放 Ca^{2+} 增加;此外,激活钙通道使 Ca^{2+} 内流增加,细胞内 Ca^{2+} 浓度升高,从而增加子宫平滑肌的收缩力和收缩频率。也有人认为缩宫素还作用于子宫内膜和蜕膜的受体,促进 PG 的合成和释放,而前列腺素能兴奋子宫并使子宫颈扩张。

(2)排乳:缩宫素使乳腺泡周围的肌上皮细胞(属平滑肌)收缩,促进排乳。

(3)松弛血管平滑肌:大剂量还能短暂地松弛血管平滑肌,引起血压下降。

(4)抗利尿作用:缩宫素结构与加压素相似,有较弱的抗利尿作用。

3.临床应用

(1)催产和引产:对胎位正常、无产道障碍而宫缩无力的产妇,可用小剂量(5～10 U)缩宫素加强子宫的节律性收缩,促进分娩。对于死胎、过期妊娠或因患严重心脏病等病的孕妇,需提前终止妊娠者,可用缩宫素引产。必须密切观察子宫收缩和胎心情况,以调整滴注速度。

(2)产后止血:产后出血时立即皮下或肌内注射较大剂量缩宫素(5～10 U),迅速引起子宫强直性收缩,压迫子宫肌层内血管而止血。但缩宫素作用不持久,应加用麦角制剂使子宫维持收缩状态。

(3)滴鼻可促进排乳。

4.不良反应及禁忌

(1)缩宫素的人工合成品不良反应较少,其生物制品因含有杂质,偶有变态反应。大量使用时,可导致抗利尿作用;如果输液过快或过多,可出现水潴留和低血钠。

(2)缩宫素过量引起子宫高频率甚至持续性强直收缩,可致胎儿窒息或子宫破裂;因此作催产或引产时,必须注意下列两点:①严格掌握剂量,避免发生子宫强直性收缩;②严格掌握禁忌证,凡产道异常、胎位不正、头盆不称、前置胎盘,以及 3 次妊娠以上的经产妇或有剖宫产史者禁用,以防引起子宫破裂或胎儿窒息。

(二)垂体后叶素

垂体后叶素是从牛、猪的垂体后叶中提取的粗制品,含有等量的缩宫素和加压素,故对子宫平滑肌的选择性不高,在作为子宫兴奋药的应用上,已逐渐被缩宫素所代替。它所含的加压素能增加集合管对水分的再吸收,使尿量明显减少;还能收缩血管(特别是毛细血管和小动脉)。临床上用于治疗尿崩症和肺出血。不良反应有面色苍白、心悸、胸闷、恶心、腹痛及变态反应等。

(三)麦角生物碱类

麦角是寄生在黑麦中的一种麦角菌的干燥菌核,麦角中含多种麦角生物碱,都是麦角酸的衍生物,可分为两类:①氨基麦角碱类:以麦角新碱和甲基麦角新碱为代表,易溶于水,口服吸收好,对子宫兴奋作用快而强,维持时间较短;②氨基酸麦角碱类:包括麦角胺和麦角毒。口服吸收不良,对血管作用显著,作用缓慢而持久。麦角生物碱除了激动或阻断 5-HT 受体外,尚可作用于 α 肾上腺素能受体和 DA 受体。

1.药理作用与机制

(1)兴奋子宫:所有麦角生物碱都可直接兴奋子宫平滑肌,以麦角新碱作用最强、最快,作用强度取决于子宫的功能状态和用药剂量,妊娠子宫对麦角新碱比未妊娠子宫敏感,临产时或新产后最敏感。与缩宫素不同,其作用强而持久,剂量稍大即引起子宫体和子宫颈强直性收缩,因此不宜用于催产和引产。

(2)收缩血管:麦角胺和麦角毒等氨基酸麦角碱类能直接作用于动静脉血管使其收缩,麦角胺作用更强。麦角胺还能收缩脑血管,减少动脉搏动幅度,减轻偏头痛。

（3）阻断 α 受体：氨基酸麦角碱类尚有阻断 α 肾上腺素受体的作用，翻转肾上腺素的升压作用。麦角新碱则无此作用。

2.临床作用

（1）子宫出血：产后、刮宫或其他原因引起的子宫出血和子宫复旧不良可用麦角新碱止血，使子宫平滑肌强直性收缩，机械地压迫血管而止血。

（2）产后子宫复原：产后子宫复原缓慢易发生出血或感染，因此，须服麦角制剂加速子宫复原，常用麦角流浸膏。

（3）治疗偏头痛：麦角胺与咖啡因都能收缩脑血管，后者还可使麦角胺的吸收速率和血药峰浓度提高 2 倍，常合用治疗偏头痛。

（4）中枢抑制作用：麦角毒的氢化物称氢麦角毒，具有抑制中枢、舒张血管和降低血压的作用，可与异丙嗪、哌替啶配成冬眠合剂。

3.不良反应及禁忌

注射麦角新碱可致呕吐、血压升高等，妊娠高血压疾病的产妇应慎用。偶见变态反应，严重者出现呼吸困难、血压下降。麦角流浸膏中含有麦角毒和麦角胺，长期应用可损害血管内皮细胞，引起血栓和肢端坏疽。

麦角制剂禁用于妊娠妇女，催产和引产，血管硬化及冠状动脉疾病患者。

（四）前列腺素类

前列腺素（prostaglandin，PG）是一类广泛存在于人和动物体内的 20 碳不饱和脂肪酸，最早在人的精液中发现，以为该物质是由前列腺释放的，故命名为前列腺素。研究发现，前列腺素对心血管、呼吸、消化以及生殖系统等有广泛的生理和药理作用。目前研究较多并与生殖系统有关的前列腺素有前列腺素 E_2（PGE_2，地诺前列酮）、前列腺素 $F_{2\alpha}$（$PGF_{2\alpha}$，地诺前列素）和 15-甲基前列腺素 $F_{2\alpha}$（$15\text{-}Me\text{-}PGF_{2\alpha}$，卡前列素）等。

上述几种前列腺素对妊娠各期的子宫都有显著的兴奋作用，而对分娩前的子宫更为敏感，对妊娠早期或中期的子宫效果较缩宫素强。该类药物能增强子宫平滑肌的节律性收缩，同时使子宫颈平滑肌松弛，与正常生理分娩相似。可用于抗早、中期妊娠，足月引产，过期妊娠、先兆子痫及胎儿宫内生长迟缓时的引产，也可用于葡萄胎和死胎的引产。用于抗早孕通常与米非司酮合用，产生协同作用。

不良反应主要为恶心、呕吐、腹痛等胃肠道兴奋症状及发热。支气管哮喘、青光眼及严重肝肾功能不全等禁用。用于引产时的禁忌证和注意事项与缩宫素相同。

二、子宫平滑肌抑制药

子宫平滑肌抑制药，又称抗分娩药，可抑制子宫平滑肌收缩，使收缩力减弱，收缩节律减慢，主要用于防治早产。包括 β_2肾上腺素受体激动药、硫酸镁、钙通道阻滞剂、前列腺素合成酶抑制药和缩宫素受体拮抗药。

（一）β_2肾上腺素受体激动药

子宫平滑肌上有 α 和 β 肾上腺素受体，α 受体兴奋，子宫收缩；β 受体以 β_2 受体占优势，介导子宫松弛。许多 β_2受体激动药具有松弛子宫平滑肌作用，如利托君、沙丁胺醇、克伦特罗等，其中利托君专门作为子宫平滑肌抑制药而设计开发。

1.利托君

利托君又名利妥特灵,为羟基麻黄碱,易溶于水和乙醇。口服易吸收,首过效应明显,生物利用度 30% 左右。

利托君选择性作用于子宫平滑肌 β_2 受体,使子宫平滑肌松弛,抑制子宫收缩,用于防治早产,一般先静滴,取得疗效后,口服本药维持疗效。

不良反应主要由于该药对 β_1 受体有一定的兴奋作用,故可发生心悸、胸闷、胸疼和心律失常等反应,反应严重者应中断治疗。有严重心血管疾患的患者禁用。本品可以升高血糖及降低血钾,故糖尿病患者及使用排钾利尿剂的患者慎用。本品能通过胎盘屏障使新生儿心率改变,应密切注意。

2.硫酸镁

硫酸镁是广泛用于抑制子宫收缩的传统药物。

(1)体内过程:静脉注射几乎立即起效,肌内注射 20 min 起效,无论静脉注射或肌内注射,药物均由肾脏排出,排出速度与血镁浓度和肾小球滤过率有关。

(2)药理作用:硫酸镁中的镁离子可拮抗钙离子在神经-肌肉接头处的活性,抑制运动神经末梢释放 Ach,阻断神经-肌肉接头的传递,使骨骼肌松弛,有抗惊厥作用;可扩张血管,降低血压;可直接作用于子宫平滑肌使其松弛,同时降低子宫对宫缩素的敏感性,从而抑制子宫收缩;此外,还有一定的中枢抑制作用。

(3)临床应用:妊娠期间应用硫酸镁可防治早产、妊娠高血压综合征及子痫发作,对于禁用 β_2 受体激动药的孕妇,可用本药代替治疗早产。

(4)不良反应:血镁过高可致呼吸抑制、血压剧降和心脏骤停。腱反射消失是呼吸抑制的先兆,连续用药期间应经常检查腱反射。硫酸镁治疗时应备钙剂,一旦出现中毒反应,立即进行人工呼吸,并缓慢静脉注射氯化钙或葡萄糖酸钙抢救。肾功能不全者应减量或停用。

(二)钙通道阻滞剂

钙通道阻滞剂(calcium channel blockers,CCB)是一类选择性阻断钙通道,抑制细胞外 Ca^{2+} 内流,降低细胞内 Ca^{2+} 离子浓度的药物,临床上广泛应用于治疗心脑血管疾病。此外,钙通道阻滞剂还可松弛子宫平滑肌,明显对抗缩宫素所致的子宫兴奋作用。硝苯地平作为防治早产的钙通道阻滞剂,尤其适用于糖尿病、胎膜早破、心脏病或多胎妊娠的早产。

(三)前列腺素合成酶抑制剂

前列腺素有刺激子宫收缩和软化宫颈的作用。前列腺素合成酶抑制剂能抑制前列腺素酶的活性,减少前列腺素的合成和释放,抑制子宫收缩。由于这类药物可通过胎盘抑制胎儿前列腺素的合成和释放,而前列腺素有维持胎儿动脉导管开放的作用,缺乏时可致胎儿动脉导管过早关闭,引起胎儿血液循环障碍;此外尚可引起胎儿肾功受损、羊水减少等严重不良反应。因此,本类药物已较少用于抗早产,且限于妊娠 34 周之内使用,使用时间不能超过 1 周。常用的前列腺素合成酶抑制剂是吲哚美辛。

(四)缩宫素受体拮抗药

缩宫素受体拮抗药分为肽类和非肽类,已上市的有阿托西班,其为缩宫素衍生物,是合成的多肽类药物,通过抑制缩宫素受体增加而起受体下调作用,降低缩宫素的功效,减少细胞中钙离子浓度,抑制子宫收缩,还可推迟前列腺素释放高峰,加速妊娠黄体退缩。

阿托西班用于 18 岁以上、孕龄 24～33 周、胎儿心率正常的孕妇,在其规则性宫缩达每

30 min 4 次以上,每次持续至少 30 s,并伴宫颈扩张 1～3 cm(初产妇 0～3 cm)、宫颈消失 50％以上的时候,推迟其即将出现的早产。

常见不良反应为恶心、头痛、头晕、潮红、呕吐、心悸、低血压、注射部位反应和高血糖症。少见的有发烧、失眠、瘙痒和出疹。

阿托西班禁用于下列孕妇:已知对本品的活性成分或辅料过敏;孕龄少于 24 周或超过 33 周;孕龄超过 30 周胎膜早破;宫内胎儿生长迟缓和胎儿心率异常;产前子宫出血须立即分娩;子痫和重度先兆子痫须分娩;宫内胎儿死亡;可疑宫内感染;前置胎盘;胎盘分离或继续怀孕对母亲或胎儿有危险。

(李爱平)

第五节　影响性功能的药物

近年来,由各种原因引起的性功能障碍的发生不断增加,人们正在积极探索治疗性功能障碍的有效药物。而一些药物在治疗疾病的过程中也会对患者性功能产生影响,引起性功能障碍,成为导致患者放弃治疗的一个重要因素,因此,如何防治药物诱导的性功能障碍成为一个值得关注的问题。

一、性功能兴奋剂

能兴奋或增强性功能的药物,称为性功能兴奋剂,也称催欲药,临床主要用于治疗勃起功能障碍。

(一)治疗勃起功能障碍的药物

勃起功能障碍(erectile dysfunction,ED)即阳痿,是指在有性欲要求时,阴茎持续不能获得或维持充分勃起,从而不能进行满意的性生活。ED 正变得越来越普遍,已成为一个重要的公共卫生问题。目前,口服药物仍是治疗 ED 的首选方法。根据药物作用机制及作用部位不同,治疗 ED 的药物分为中枢激动(启动)剂、中枢调节(促进)剂、外周激动(启动)剂和外周调节(促进)剂4 类。

1.中枢激动(启动)剂

中枢激动(启动)剂作用于下丘脑性活动中枢,启动勃起功能。阿扑吗啡为最常用的中枢激动(启动)剂,吗啡的衍生物,脂溶性强,可直接通过血脑屏障,与下丘脑内 DA_2 受体结合,通过控制性欲的下丘脑室旁核,把下丘脑的电脉冲传至脊髓促使血液流往阴茎。同时它亦激活 NOS,使 NO 合成增加,血液流动增加,并导致阴茎勃起。

主要不良反应为恶心、打哈欠、嗜睡、疲乏、低血压等,多与刺激中枢神经系统的 DA 受体有关。

2.中枢调节(促进)剂

中枢调节(促进)剂通过改善中枢神经系统内环境,促进或增强勃起功能。

(1)育亨宾:育亨宾也称痿必治或安慰乐得,最早是从非洲的育亨宾树皮中提取的吲哚生物碱,在非洲自古以来就用作催欲药。其主要作用是中枢效应,能选择性阻断突触前的 α_2 受体,使海绵体神经末梢释放较多的去甲肾上腺素,减少阴茎静脉回流,利于充血勃起。少量应用时,可使会阴部肿胀,刺激脊髓勃起中枢而使性功能亢进。可用于各种原因引起的勃起功能障碍。不良反应有恶心、呕吐、皮肤潮红,偶有心悸、失眠、眩晕等。

(2)十一酸睾酮:十一酸睾酮也称安雄或安特尔,为睾酮衍生物,具有显著的雄激素活性,维持成年男性性欲和阴茎勃起能力。主要用于原发性或继发性性腺功能低下引起的性欲减退、内分泌性勃起功能障碍,但对血管性或神经性勃起功能障碍没有明显效果。

3.外周激动(启动)剂

外周激动(启动)剂作用于外周神经系统启动并促进勃起。前列腺素 E_1(prostaglandin E,PGE_1)是广泛存在于体内的生物活性物质,具有显著的扩张血管、抑制血小板聚集和防止血栓形成等作用。PGE_1 抑制血管交感神经末梢释放去甲肾上腺素,使血管平滑肌舒张,降低海绵体的阻力,增加动脉血流量;另外,PGE_1 还能与阴茎海绵体的 PGE_1 受体结合,激活腺苷酸环化酶,使 ATP 转化为 cAMP,降低细胞内 Ca^{2+} 浓度,使阴茎海绵体平滑肌松弛,阴茎勃起。适用于心理性、神经性、内分泌性和轻度血管性勃起功能障碍。

PGE_1 的主要不良反应为注射部位疼痛、纤维化和异常勃起。口服给药有头痛、食欲减退、恶心、腹泻、低血压、室上性期前收缩、心动过速等。

4.外周调节(促进)剂

外周调节(促进)剂通过改变局部或周围神经系统的内环境,促进或增强勃起功能。此类药物包括肾上腺素受体阻滞剂酚妥拉明,5 型磷酸二酯酶(PED5)抑制剂西地那非、伐地那非和他达那非等。

(1)酚妥拉明:酚妥拉明为非选择性 α 受体阻断剂,可扩张血管,降低外周血管阻力,主要用于外周血管痉挛性疾病的治疗。作为一种外周调节(促进)剂,主要通过抑制肾上腺素和去甲肾上腺素的作用,舒张阴茎动脉血管,使海绵体血流量增加,促进或增强勃起功能。常见的不良反应有低血压、心动过速或心律失常、鼻塞、恶心、呕吐等。严重动脉硬化、心脏器质性损害及肾功能不全者禁用。

(2)西地那非:西地那非俗称万艾可或伟哥,是美国辉瑞制药公司在研发治疗心血管疾病药物时意外发明的第一个口服治疗 ED 的药物,于 1998 年 4 月在美国首次上市,西地那非的问世成为治疗 ED 的里程碑。西地那非用于治疗器质性、心理性和混合型 ED。

西地那非口服吸收迅速,$10\sim40$ min 起效,绝对生物利用度约为 40%。空腹口服 $30\sim120$ min 后达 C_{max},餐后口服 $90\sim180$ min 达 C_{max},高脂饮食影响其吸收。西地那非主要通过肝脏微粒体酶细胞色素 P450 3A4(CYP 3A4,主要途径)和细胞色素 P450 2C9(CYP 2C9,次要途径)清除,主要代谢产物(N-去甲基化物)具有与本药相似的 PDE 选择性,约为西地那非的 50%。西地那非及其主要循环代谢产物(N-去甲基化物)均约有 96% 与血浆蛋白结合。本药主要以代谢产物的形式经粪便排泄(约为口服剂量的 80%),小部分经肾排泄(约为口服剂量的 13%)。老年人、重度肾损害(肌酐清除率≤30 mL/min)、肝功能损害者血浆西地那非水平升高。

西地那非为环磷酸鸟苷(cGMP)特异性 5 型磷酸二酯酶(PDE5)的选择性抑制药。正常人阴茎勃起的生理机制涉及性刺激过程中体内一氧化氮(NO)的释放。一氧化氮激活阴茎海绵体平滑肌细胞内鸟苷酸环化酶,导致 cGMP 水平升高,使得海绵体内平滑肌松弛,海绵窦扩张,血液流入而使阴茎勃起。当性刺激引起局部 NO 释放时,西地那非抑制 PDE5,增加海绵体内 cGMP 水平,松弛海绵体平滑肌,血液流入海绵体。在没有性刺激时,通常剂量的西地那非不起作用。

临床试验中观察到的发生率大于2%的不良反应有流感症状、呼吸道感染、关节痛、背痛、消化不良和视觉异常,发生率小于2%的不良反应涉及系统较多。上市后报道的不良反应如下。①心血管系统:有发生心肌梗死、心源性猝死、心力衰竭、心律失常、低血压、脑出血、一过性局部缺血性休克和高血压等心血管不良反应事件报道,多数发生在性活动期间或刚结束时,个别发生在用药或性活动后数小时至数天内,甚至还有少量发生在服药后不久尚未进行性活动时。目前尚未确定这些反应是否由本药直接引起,还是由性活动、患者的心血管状况等多种因素共同作用而引起。②泌尿生殖系统:可出现尿道感染、勃起时间延长、异常勃起、异常射精、血尿等。③中枢神经系统:可出现头痛、眩晕、共济失调、神经痛、焦虑等。④特殊感觉:视物色淡、视物模糊及复视、短暂视觉丧失或视力下降、眼内压增高、视网膜血管病变或出血、玻璃体剥离、黄斑周围水肿等。

对本药过敏者,正在使用硝酸甘油、硝普钠或其他含有机硝酸盐者禁用。

(二)治疗女性性功能障碍的药物

女性性功能障碍(female sexual dysfunction,FSD)在成年女性中的发生率为30%~50%。对 FSD 的研究起步较晚,对治疗 FSD 的药物研究与开发远落后于 ED 药物研究,迄今为止还没有一种药物在临床上获得广泛认可。选择性组织雌激素活性调节剂替勃龙用于治疗性欲低下、性唤起障碍,已在欧洲上市。促皮质激素(ACTH)可增强多次性高潮能力。前列地尔、酚妥拉明和阿扑吗啡对性唤起障碍有作用。目前正在开发中的治疗女性性欲低下的药物有雄激素、雌激素和雌雄激素复合制剂。

二、性功能抑制剂

能抑制或减弱性功能的药物,称为性功能抑制剂,也称制欲药,临床上许多常用药物对性功能产生很强的抑制作用,其影响性功能的机制主要与以下因素有关:①作用于中枢神经系统,通过改变其功能提高或降低性欲;②作用于外周神经系统,影响勃起功能及射精作用;③影响内分泌功能,通过抑制下丘脑-垂体-睾丸轴功能,进而影响性功能。

(一)作用于中枢神经系统的药物

包括镇静、催眠药,抗精神病药,抗抑郁药,阿片类及人工合成镇痛药和食欲抑制药物。

1.镇静、催眠药

长期大量服用苯巴比妥、异戊巴比妥、司可巴比妥等,会抑制垂体促性腺激素的释放,引起性欲减退、性欲高潮反应丧失及月经失调。地西泮、氯氮䓬、甲丙氨酯,主要有镇静、抗焦虑和肌肉松弛作用,若过多服用,男性可发生阳痿,女性可导致月经不调和排卵损害等。

2.抗精神病药

抗精神病药吩噻嗪类如氯丙嗪、甲硫哒嗪,丁酰苯类如氟哌啶醇、氟哌利多及其他抗精神病药氯普噻吨等通过其镇静作用、抗胆碱作用或升高血 PRL 作用,阻断下丘脑 DA 受体导致性功能障碍。导致男性阳痿、睾丸萎缩;还可阻止排卵,引起月经不调和闭经等。

3.抗抑郁药

三环类抗抑郁药丙咪嗪、阿米替林、去甲替林等,四环类抗抑郁药马普替林、米安舍林,单胺氧化酶抑制剂苯乙肼,新型抗抑郁药选择性 5-羟色胺再摄取抑制剂都可引起性功能障碍。其机制与抗胆碱、α 受体阻断、拟 $5-HT_{2\alpha}$ 及抗 DA_2 受体有关。

4.阿片类及人工合成镇痛药

长期使用可待因、哌替啶、美沙酮及海洛因等均可造成性欲低下、勃起功能障碍及射精延迟。

5.食欲抑制药物

抑制食欲的药物,如芬氟拉明能降低女性的性欲,在男性可引起性欲降低和勃起功能障碍。

(二)利尿药

噻嗪类利尿药氢氯噻嗪、氯噻嗪、环戊噻嗪、苄氟噻嗪等长期使用,可使约5%的男性患者发生性功能紊乱,包括性欲降低、性冷淡、早泄、阳痿等;强效利尿药呋塞米、依他尼酸、布美他尼等也可引起性功能紊乱;螺内酯使睾酮水平降低,引起10%以上男性性欲下降或阳痿,女性可出现性高潮缺乏。

(三)降压药

如利血平、可乐定、甲基多巴,可降低交感神经活性和去甲肾上腺素的释放,小剂量使用也能引起性欲下降。女性服用可乐定,每天剂量若>1.5 g时,约1/4发生性欲减退或性兴奋损害。

(四)β肾上腺素能受体阻滞剂

普萘洛尔能造成男性和女性的性欲下降,并可导致男性勃起功能障碍。氯酰心安和噻吗洛尔可引起勃起功能障碍,但发生率比普萘洛尔低。

(五)调血脂药

目前使用的多种调节血脂药物,如氯贝丁酯、吉非贝齐、非诺贝特、苯扎贝特、辛伐他汀等长期应用后均有可能引起阳痿,还可表现为性欲下降、性冷淡和阴茎异常勃起等。

(六)激素类药物

男性长期口服雌二醇、己烯雌酚、炔雌酮等可使性欲减退、射精障碍甚至阳痿。男性长期口服孕酮可致阳痿。睾酮反馈性抑制下丘脑-垂体-睾丸轴功能,进而影响性功能。滥用皮质激素可引起性欲减退。口服避孕药如炔诺酮、甲地孕酮、53号抗孕片、探亲长效避孕片等可致欲低下、性唤起困难和性高潮抑制。

(七)抗组胺药

组胺 H_1 受体阻滞剂苯海拉明、氯苯那敏、异丙嗪、赛庚啶等可引起性欲减退。组胺 H_2 受体阻滞剂西咪替丁和雷尼替丁,引起的性功能障碍以阳痿、性欲下降多见,其他如早泄、射精障碍等,西咪替丁发生率较高,尤其在大剂量或长期用药时。

(八)抗胆碱类药

抗胆碱药阿托品、东莨菪碱、山莨菪碱、溴丙胺太林、苯海索等,能抑制副交感神经,使阴茎不能反射性地充血而发生阳痿,使女性阴道分泌物减少而降低性兴奋。

(九)抗肿瘤药物

可损害性腺结构及其功能,降低男性和女性的性功能。

此外,还有许多药物会影响性功能,如长期使用强心苷类药物洋地黄、地高辛,解热镇痛药吲哚美辛、非那西丁、保泰松、阿司匹林等,抗菌药物酮康唑、联苯苄唑、甲硝唑、灰黄霉素、头孢唑啉钠、异烟肼、乙胺丁醇等,均可致不同程度的性功能障碍。药物对性功能的影响程度以及发生率与所用药物剂量和疗程有关,还存在明显的个体差异。减少剂量或停药后,性功能一般可改善或恢复。

(刘明勤)

第十四章 儿童用药

第一节 儿童生长发育特点及药物作用的影响

儿童生长发育特点见于各系统、各器官,其中与用药和药物在体内处置过程密切相关的是胃肠吸收功能,肝脏代谢、肾脏排泄功能以及血-脑屏障特点等。

一、婴幼儿胃肠功能特点与用药

小儿口腔黏膜娇嫩,血管丰富,有利于舌下含化药物(如硝苯地平)的吸收,但小儿不合作,难于保证药物的足量吸收,故少采用。

婴幼儿胃呈横位,胃容量相对较小,胃蠕动不规则。胃、食道之间的贲门括约肌相对松弛,而幽门括约肌收缩较强,因而易因口服药物而诱发胃、食道反流和呕吐。胃黏膜娇嫩,胃液胃酸分泌较少,刺激性药物(如阿司匹林、硫酸亚铁、红霉素等)易引起恶心、呕吐,其至造成胃黏膜渗血或出血。胃液 pH 呈中性,有利于青霉素 V 钾、氨苄西林、阿莫西林等耐酸青霉素的口服吸收,因而常用。

婴幼儿吃奶者,乳汁可保护胃肠黏膜,减少药物胃肠反应,但有时会妨碍药物吸收。一般以两次喂奶之间服药为宜,喂奶后立即服药,有时可致吐而影响乳汁的吸收。

婴幼儿肠道相对较长,黏膜薄,黏膜间孔隙大,微绒毛屏障功能弱,黏膜下血循环丰富,有利于药物吸收,但肠蠕动快而又影响药物吸收,因此药物吸收率不稳定。有时成人不吸收的药物婴幼儿也能吸收,如新生儿大剂量口服新霉素有时因吸收入血而发生药物致聋。

小儿直肠黏膜血循环亦丰富,药物灌肠(如水合氯醛灌肠)或肛门栓药后,药物可由直肠下静脉吸收,直接进入下腔静脉而不经过肝脏对药物的首关代谢,有利迅速达到有效血浓度及发挥药效。当患儿病重不能口服药物或拒服药物时,或者胃肠刺激反应大的药物,可改用直肠给药。常用的有小儿退热栓(每个含对乙酰氨基酚 0.15 g),红霉素栓、阿司匹林栓等。

二、婴幼儿肝脏代谢特点与用药

婴幼儿肝脏较大,肝动、静脉及门脉系统血液循环丰富,药物代谢快。但肝实质细胞较小,功能发育不够完善,产生清蛋白、脂蛋白能力不足,药物吸收入血后,药物与清蛋白、脂蛋白结合能力低,致游离型药物浓度相对较高,有利于发挥药物作用。但当药物剂量过大时,则易发生毒副作用。肝细胞胞浆内的超微结构如线粒体、内质网、微粒体等数量少,致药物氧化、还原、分解、结合等代谢受阻,药物半衰期延长。由于微粒体内大量专一和非专一结合酶(药酶)活性低,致影响药物代谢。如尿苷二磷酸葡萄糖醛酸转移酶(UDP-GT)缺乏,可致许多药物(如磺胺类、呋喃类、水杨酸类、新生霉素、红霉素、氯霉素等)结合转化能力低下,并与清蛋白竞争结合胆红素,致血中间接胆红素水平增高,当超过一定阈值时,可发生高胆红素血症,重者引起胆红素脑病或核黄疸,并引起锥体外系症状,甚至发生脑性瘫痪后遗症。该酶的缺乏也是新生儿氯霉素导致全身性循环衰竭即灰婴综合征的原因。肝细胞内细胞色素 P_{450} 氧化酶、还原酶系统缺陷,也能促成灰婴综合征的发生。

肝脏单核-巨噬细胞系统的 Kuffer 细胞功能不全,使丙种球蛋白(Ig)合成减少,既影响免疫能力,也影响碱性和中性药物的结合解毒。

婴幼儿胆小管、毛细胆管相对较小,平滑肌收缩力低,胆汁易浓缩、郁积,不利药物胆汁排泄。许多阴离子药物如磺胺类、水杨酸类及苯妥英等,排泄受阻后,还可与清蛋白竞争胆红素,促发药物性黄疸。有的药物如利福平存在肠肝循环,有利保持有效血浓度,增强疗效,但也可发生蓄积作用。

婴幼儿肝脏合成脂肪能力低,致脂溶性药物游离浓度高。同时,肝脏氧化脂肪能力低,生酮酶活性高,酮体产生较多。因此小儿发热特别是水痘、副流感发热时,不宜服用阿司匹林,因它可诱发脑病合并内脏脂肪变性综合征(Reye 综合征),其发生还与游离脂肪酸增加、加重昏迷有一定关系。口服对乙酰氨基酚则无此危险。

婴幼儿全身性重病时常易并发肝功能损害,用药过多、过滥能加重药物性肝损,甚至发生肝功能衰竭,形成药源性疾病,这一点不容忽视。此时宜多选由肾脏排泄的药物以减少肝损。有些药物(如头孢哌酮钠)当有肝损时可改由肾脏排泄,而当有肾损时又可改由肝脏解毒,这类药物特别适合小儿。当肝功不全时慎用或不用异烟肼、利福平、克林霉素、红霉素、两性霉素 B 等;可用青霉素、头孢霉素及氨基糖苷类抗生素等。

多种药物合用时,有些药物可诱导肝微粒体酶的活性(酶促作用),使其他药物代谢加速,缩短药物作用时间;另有一些药物则可延缓其他药物的代谢(酶抑作用),因此须注意它们之间的配伍及其影响。少数药物同时具酶促、酶抑双重作用,视不同配伍而异。

三、婴幼儿肾脏代谢特点与用药

婴幼儿细胞外液相对较多,药物排泄缓慢些。肾脏主管药物排泄和维持水、电解质、酸碱平衡。药物经肝脏代谢解毒后,大部分经肾小球滤过和肾小管排泄于体外,仅少部分以药物原型或活性、非活性代谢产物从尿中排出。婴幼儿肾单位较少,功能不成熟,肾小球滤过率(GFR)和肾小管主动或被动分泌率低,肾小管再吸收功能不规律,致使许多药物(如氨基糖苷类药物、地高辛等)排泄较慢。肾功能不全时肾血流(RBF)、GFR 进一步下降,肾脏排酸保碱、保钠排钾功能失调,加之肾间质水肿,更加剧影响药物排泄。此时酸化尿液可增加碱性药物的排泄,碱化尿液可增加酸性药物的排泄。

肾衰竭时由于少尿、无尿、全身水肿,药物按每公斤体重计算,往往比实际需要量偏大,能加重药物蓄积作用,因此肾衰竭时剂量宜偏小些。肾衰竭时由于有代谢性酸中毒,不宜用螺内酯或碳酸酐酶抑制剂如乙酰唑胺这类利尿剂利尿,以防酸中毒加重,可用呋塞米、氢氯噻嗪这类利尿剂利尿,以利纠正酸中毒。

许多药物有肾毒性,抗生素中主要是氨基糖苷类和头孢霉素类。第一代头孢霉素有肾毒性,第二、三、四代头孢霉素的肾毒性有依次减弱,肾衰竭时可反过来选用。肾衰竭时不用或慎用氨基糖苷类抗生素、第一代头孢霉素、万古霉素、杆菌肽、磺胺类及萘啶酸等。可选用青霉素类、红霉素、氯霉素、克林霉素、利福平、甲硝唑及克霉唑等。肾衰竭时依他尼酸、呋塞米剂量也不宜过大,否则有致聋毒性。

四、婴幼儿血-脑屏障特点与用药

药物经不同途径吸收入血后,在全身各器官、组织及体液中,均有不同程度分布,但分布不均匀,血脑之间有一定屏障,影响药物对脑细胞发挥作用。一般与蛋白质结合的药物、水溶性药物不易通过血-脑屏障(BBB),脂溶性药物可通过 BBB。例如 γ-氨基丁酸(GABA)由于不能通过 BBB,故口服、静脉滴注 γ-氨酪酸后,并不能起中枢性抑制性神经递质的抗惊厥作用,而只能起降低血氨的作用。而左旋多巴能通过 BBB,经多巴脱羧酶作用后能转化为多巴胺,从而发挥抗震颤麻痹的作用;加用多巴脱羧酶抑制剂如卡比多巴或多巴丝肼后,虽它不能通过 BBB,亦能增强疗效。维生素 B_6 也能通过 BBB,它作为多巴脱羧酶的辅酶,也有辅助作用。

婴幼儿大脑毛细血管循环十分丰富,但其内皮细胞之间的连接不够紧密,血脑、血脑脊液屏障功能不佳,致败血症或菌血症时易并发化脓性脑膜炎。脑膜炎时全身大剂量抗生素应用后,脑脊液中抗生素浓度能较正常时为高,有利消灭脑膜内的病原菌,因此一般不需另加鞘内注射抗生素。唯有晚期重症脑膜炎才需加用鞘内或脑室内注射,但所用抗生素种类、剂量及每毫升浓度,必须严格掌握,不可任意加大剂量,否则将带来不良后果,甚至造成惊厥、呼吸暂停,乃至死亡,因此不可不慎。极大量青霉素静脉注射也能部分通过 BBB 而发生青霉素脑病。

五、婴幼儿皮肤黏膜特点与用药

婴幼儿皮肤体表面积相对较大,易散热。皮肤娇嫩,角质层浅,皮下组织血液丰富,因此皮肤外敷药物能部分吸收,如某些经皮给药制剂,如皮肤贴剂、透皮控释剂等。例如用吲哚美辛乳膏或贴剂治疗局部关节肿痛;用甲苯咪唑或阿苯达唑驱虫,但皮肤给药吸收效果仍不如胃肠道给药,仅偶尔用之。婴儿皮肤接触萘(俗称樟脑丸)偶可使 6-磷酸葡萄糖脱氢酶患儿发生急性溶血性贫血。皮肤或脐部敷中药是否真能内病外治尚待研究。

婴幼儿黏膜同样娇嫩,多次用 0.05% 萘甲唑林滴鼻,也可发生心动过速等交感神经反应。

(李爱平)

第二节　儿童用药的选择及用量

一、儿童传染、感染性疾病用药

(一)猩红热用药

针对溶血性链球菌首选青霉素钠盐,80 万单位,肌内注射,每天 2 次,共 5～7 d。或青霉素 V 钾 40 万单位(0.25 g),每天 2 次,口服。或青霉素 80 万单位,肌内注射;同时肌内注射苄星青霉素 120 万单位一次。青霉素过敏者改用红霉素,30 mg/(kg·d),口服 7~10 d;或交沙霉素剂量同上。也可用克林霉素。

(二)百日咳用药

首选红霉素 10 d 疗程。合并肺炎者可加用氯霉素。或用阿奇霉素,干糖浆 0.1 g 或片剂 0.25 g,10 mg/(kg·d),一次口服 3~6 d。或用氨苄西林 0.1 g/(kg·d),口服或静脉注射、肌内注射,7~10 d。并用止咳剂。

(三)白喉用药

用青霉素肌内注射 10 d,白喉抗毒素 1 万~4 万单位,静脉滴注。有合并周围循环衰竭或心肌炎者,加用氢化可的松 10 mg/(kg·d),静脉滴注 5~7 d。琥珀酸盐制剂优于醇制剂。或泼尼松 1~2 mg/(kg·d),口服,1~2 周。

(四)细菌性痢疾用药

世界卫生组织(WHO)推荐首选复方新诺明(SMZco),50 mg/(kg·d),分 2 次口服,共 5 d;次选吡哌酸(P.P.A)30 mg/(kg·d),分 3 次口服,共 5 d。或可选氧氟沙星(F.P.A)10 mg/(kg·d),分 3 次口服,共 5 d。或选氨苄西林 50~100 mg/(kg·d),分 4 次口服,共 5 d。

近年来痢疾杆菌耐药菌株不断上升,有时需二、三联用药,疗程延至 10 d。也可根据敏试选药,如庆大霉素 4~5 mg[4 000~5 000 U/(kg·d)],肌内注射;或 8~10 mg[8 000~10 000 U/(kg·d)]口服。或第 2、3 代头孢霉素等。慢性菌痢偶加药物灌肠。

中毒性菌痢还应给抗惊厥、解毒、抗休克及防治中枢性呼吸衰竭治疗。

(五)伤寒用药

大多仍首选氯霉素,50~100 mg/(kg·d),口服或静脉注射,10 d 疗程。为防止复发连续或间隙几天后,再用半量 7 d。对白细胞<3.0×10^9/L 者,可改用复方新诺明,或氨苄西林,或阿米卡星 5~7.5 mg/(kg·d),分 2 次肌内注射,1~2 周。有严重中毒症状、高热不退、心肌炎者,可辅以皮质激素治疗 5~7 d。年长儿可改用氧氟沙星。少数对多药耐药者,还可改用美西林50~100 mg/(kg·d)或头孢哌酮 50~100 mg/(kg·d),静脉滴注。

沙门氏菌属感染用药基本同伤寒,鼠伤寒沙门氏菌肠炎治疗常用庆大霉素、氨苄西林、氧氟沙星等。有人认为沙门氏菌肠炎不一定用药,或视具体情况而定。

(六)流行性脑脊髓膜炎用药

过去首选磺胺嘧啶(SD)0.2 g/(kg·d),静脉注射 5 d,同用碳酸氢钠以防血尿。由于耐药菌株的出现,目前可改用青霉素 5 d。暴发型须抗休克及防治中毒性脑病。

(七)淋病用药

近年来儿童偶被淋病感染,可用青霉素治疗 10 d。对耐药菌株淋病可改用头孢曲松或头孢哌酮钠 0.5 g 一次肌内注射,或头孢克肟 0.2 g 一次口服;也可肌内注射阿奇霉素 0.5~1 g 一次。或氧氟沙星,奈替米星。

(八)破伤风用药

给青霉素肌内注射或静脉注射 10 d,抗破伤风球蛋白 500~300 单位肌内注射一次。给止痉剂控制在完全止痉而又不抑制呼吸为原则,常选用地西泮每次 0.3~0.5 mg/kg,静脉缓慢静脉注射(过快易引起婴儿、新生儿呼吸暂停或骤停);同时或交替静脉注射苯巴比妥钠每次 10 mg/kg,新生儿可增至每次 20 mg/kg。无效时还可加用氯丙嗪和异丙嗪每次各 1 mg/kg 静脉注射。或临时加用水合氯醛每次 5~10 mL 灌肠或副醛每次 0.15 mL/kg 灌肠。破伤风抗毒素(TAT)

1万～4万单位静脉滴注,脐周也可注射3 000单位。另外营养支持疗法也很重要,必要时做气管切开及静脉麻醉(如异戊巴比妥钠每次1～3 mg/kg,利多卡因每次1 mg/kg)。总之病死率高,育龄妇女或妊娠4～6个月时(或分娩前4周)连续肌内注射破伤风类毒素3针,有利预防新生儿破伤风。

(九)金黄色葡萄球菌败血症用药

首选大剂量青霉素(1 000～2 000万单位/天)加苯唑西林0.1～0.2 g/(kg·d)这类半合成耐酶青霉素,其他尚有氯唑西林、氟氯唑西林剂量均0.1～0.2 g/(kg·d),静脉滴注4～6周。对青霉素耐药菌株改用苯唑西林加第一代头孢霉素,如头孢噻吩钠、头孢唑林钠、头孢拉定等,剂量均0.05～0.1 g/(kg·d)静脉滴注。或者氯唑西林或第一代头孢霉素加氨基糖苷类抗生素,如庆大霉素、克拉霉素15 mg/(kg·d),分2次肌内注射、阿米卡星、小诺米星3～4 mg/(kg·d)或奈替米星6～8 mg/(kg·d)静脉滴注。

轻、中型病例可选红霉素加氯霉素交替静脉滴注;或加克林霉10～30 mg/(kg·d)或林可霉素30～60 mg/(kg·d)静脉注射。克林霉素、林可霉素由于骨髓内分布浓度高,适合骨髓炎时应用。肝脓肿时可选用利福平20～30 mg/(kg·d)口服,因它有肠肝循环,肝和胆汁中浓度高。

最严重病例如合并急性感染性心内膜炎、化脓性脑膜炎等,两联杀菌剂无效时,最后可加用极少耐药的万古霉素20～40 mg/(kg·d)静脉滴注或去甲基万古霉素40 mg/(kg·d)静脉滴注。或者伊米配能与西拉司丁复合剂即泰能,每次15 mg/kg,每6 h一次静脉滴注,它们对革兰氏染色阳性(包括金黄色葡萄球菌)和阴性菌(包括厌氧菌)均有杀菌作用,但价昂贵,宜保留应用。

金黄色葡萄球菌脑膜炎过去经常用杆菌肽1 000 U/(kg·d)肌内注射加鞘内注射(5 000～10 000单位/次),曾治愈了不少病例。

过去也曾用新生霉素20～40 mg/(kg·d)静脉滴注治愈过金黄色葡萄球菌败血症,但不要用于新生儿。

近年来还用喹诺酮类广谱抑菌剂治疗金黄色葡萄球菌感染,如诺氟沙星10 mg/(kg·d)、环丙沙星10 mg/(kg·d)或倍氟沙星10 mg/(kg·d)静脉滴注,治疗年长儿病例。

(十)溶血性链球菌感染用药

A族β溶血性链球菌对磺胺已产生耐药性,但对青霉素一直敏感,应首选并疗程10 d以达根治,并初级预防风湿热和肾炎。

B族溶血性链球菌(GBS)多见于新生儿、小婴儿感染,可选用青霉素、对少数耐药菌株剂量宜增至200 000 U/(kg·d),静脉滴注10～14 d。无效可改头孢霉素类或大环内酯类。

(十一)肺炎链球菌感染用药

首选青霉素,对大叶性肺炎、支气管肺炎可用中度量(240万～480万单位/天)7～10 d。对化脓性脑膜炎剂量增至200 000 U/(kg·d),疗程3周以上。目前已有10%的菌株对青霉素耐药,可改用氯霉素静脉滴注3周以上。

对青霉素过敏的一般病例,可改用大环内酯类。

(十二)大肠埃希菌感染用药

首选广谱青霉素如氨苄西林0.1～0.2 g/(kg·d)、阿莫西林0.1～0.2 g/(kg·d)静脉滴注或口服。由于耐药菌株的不断出现,可改选第二、三代头孢霉素,如二代的头孢呋辛0.05～0.1 g/(kg·d)头孢克洛20～40 mg/(kg·d),或三代的头孢哌唑酮、头孢噻肟、头孢曲松、头孢拉定等,均0.05～0.1 g/(kg·d)静脉滴注,化脓性脑膜炎还可加倍。也可广谱青霉素加二或三代头孢霉素;亦可用阿米卡星、小诺米星。无效病例还可选用利福平,多肽类抗生素(如粘菌素20 000～30 000 U/(kg·d)肌内注射,或多粘菌素 B 10 000～20 000 U/(kg·d)肌内注射以及氟喹诺酮制剂。

(十三)铜绿假单胞菌感染用药

首选羧苄西林 0.2～0.3 g/(kg·d)静脉滴注或磺苄西林 0.1～0.2 g/(kg·d)静脉滴注加妥布霉素 3 mg/(kg·d)或加第三代头孢霉素。对羧苄或磺苄西林耐药者可改为哌拉西林或呋布西林或羧噻苄西林等,剂量相同。

(十四)流感嗜血杆菌感染用药

首选氨苄西林或氯霉素静脉注射,轻者可选头孢克洛或阿奇霉素或罗红霉素口服。

(十五)Lister(L)型细菌感染用药

金黄色葡萄球菌、大肠埃希菌等在接触杀菌剂后可转变为 L 型细菌(即细胞壁缺陷型),可改用抑制细菌细胞质内蛋白质合成的抗生素如大环内酯、氯霉素、四环素、林可霉素等。

(十六)厌氧菌感染用药

首选甲硝唑 20～40 mg/(kg·d)静脉滴注或口服。或用替硝唑 20 mg/(kg·d)口服。疗程均 7～10 d。另外青霉素类、三代头孢霉素类、林可霉素、利福平等亦有效。

综上所述,儿科细菌性感染是常见病、多发病,应选好用好抗生素。青霉素对革兰氏阳性球菌、杆菌、钩端螺旋体、梅毒螺旋体等均有效。耐酶半合成青霉素主要用于耐药金黄色葡萄球菌。广谱青霉素用于革兰氏阴性菌。第一代头孢霉素对革兰氏阳性菌杀灭作用大于对革兰氏阴性菌;第二代则相反,第三代亦同且对厌氧菌有效。氨基糖苷类对革兰氏阴性菌优于阳性菌。大环内酯类对革兰氏阳性菌,百日咳、流感嗜血杆菌,空肠弯曲菌,幽门螺杆菌,嗜军团病(均革兰氏阴性菌)、厌氧菌、衣原体,支原体以及弓形体等均有抑制作用。最常采用的是红霉素,其次是麦迪霉素、螺旋霉素、醋酸麦迪霉素、交沙霉素等。这类药物均 30 mg/(kg·d)口服。新品种尚有罗红霉素 5 mg/(kg·d),阿奇霉素 10 mg/(kg·d)3 d 疗程可维持组织浓度 10 d,地红霉素以及甲基红霉素(克拉霉素)等。静脉滴注剂有吉他霉素 30 mg/(kg·d)。总之,选药最好参看药敏试验且疗程充足。

(十七)真菌感染用药

白色念珠菌浅部感染首选制霉菌素 50 000～100 000 U/(kg·d)或 100 万～200 万单位/天口服,或 10 万单位/克甘油外用。或选克霉唑 30～60 mg/(kg·d)口服或 1.5%溶液或软膏外用。

深部霉菌病如毛霉菌、曲菌、新隐球菌等,首选咪唑类药,如氟康唑 3～6 mg/(kg·d),静脉滴注或口服),伊曲康唑或益康唑 3～5 mg/(kg·d)口服,咪康唑 20～40 mg/(kg·d)静脉滴注等。次选 5-氟胞嘧啶(5-Fc)0.05～0.1/(kg·d),口服。必要时才选毒性大的两性霉素。

(十八)病毒感染用药

总的来说病毒感染无特效药,基本靠机体免疫力战胜疾病。重型病毒感染可考虑用阿昔洛韦:20 mg/(kg·d)静脉滴注 7 d;或 3～6 mg/(kg·d)口服 10 d。同类药尚有更昔洛韦 5～10 mg/(kg·d)静脉滴注。可用于单纯疱疹脑炎,重型水痘-带状病毒,EB 病毒等 DNA 病毒感染。阿糖腺苷:10 mg/(kg·d),静脉滴注 7～10 d。可用于病毒性脑炎等。碘苷:50～100 mg/(kg·d)静脉滴注5 d。可用于病毒性脑炎、单纯病毒脑炎等 DNA 病毒感染。利巴韦林、病毒唑:10～15 mg/(kg·d)静脉滴注 5～7 d,可用于呼吸道合胞病毒、腺病毒肺炎等。金刚烷胺:3～5 mg/(kg·d),口服7 d,可用于流感、副流感。干扰素:100 万单位/次,肌内注射,3～7 次,每天 1 次。为广谱抗病毒制剂,可用于重型病毒性肝炎、脑炎、肺炎、心肌炎、传染性单核细胞增多症、肠炎、水痘、流行性腮腺炎、麻疹以及婴儿肝炎综合征等。有口服制剂。

(十九)其他微生物感染用药

1.支原体、衣原体感染

可选红霉素等大环内酯类抗生素。年长儿可用四环素 25 mg/(kg·d)静脉滴注或 20～40 mg/(kg·d)口服 7 d。

2.弓形体病

一般不需药物治疗,重型可用复方新诺明或磺胺嘧啶加乙胺嘧啶 1 mg/(kg·d)口服;螺旋霉素、罗红霉素、阿奇霉素等亦有效。疗程 7～10 d。另可加叶酸。

3.钩端螺旋体病

首选青霉素 7～10 d。

4.梅毒

苄星青霉素 120～240 万单位一次肌内注射。年长儿可用四环素 0.25 g,每天 4 次共 14 d;或多西环素 50 mg,每天 2 次共 14 d。

5.阿米巴痢疾

首选甲硝唑 30 mg/(kg·d),8～10 d 口服。或去氢依米丁 1 mg/(kg·d)皮下注射 1～5 d。或氯喹 10 mg/(kg·d)口服 2～3 周或 25 mg/(kg·d)3 d。便血多者还可辅以云南白药 0.3 g,每天 3 次口服。

6.疟疾

发作期控制症状用氯喹 10 mg/kg 一次,6 h 后,18 h 后,24 h 后各用 5 mg/kg 共 4 剂。或奎宁 10 mg/kg,每 8 h 一次,3～7 d。防复发再用伯氨喹 0.25 mg/(kg·d)14 d。对耐药者还可选青蒿素 15 mg/(kg·d)口服或肌内注射 3～5 d。乙胺嘧啶 25 mg 与磺胺多辛每片 0.5 g,1/2～1 片,可起预防作用。

(二十)结核病用药

治疗原则是早期、规律、联用、适量、全程。近年来提倡短程(6～9 个月)督导化疗(DOTS),如 2HRZ/4HR(2 个月 INH、RFP、PZA/4 个月 INH,RFP);或 2SHRZ/4HR;2EHRZ/4HR;2HRZ/4H$_3$R$_3$;若无 PZA,则延至 9 个月。剂量:异烟肼(INH):10～20 mg/(kg·d)。利福平(RFP):10～15 mg/(kg·d)。吡嗪酰胺(PZA):20～30 mg/(kg·d)。链霉素(SM):20 mg/(kg·d),肌内注射。乙胺丁醇(EMB):15～20 mg/(kg·d)。对氨基水杨酸(PAS):0.2～0.3 g/(kg·d)。

过去对肺结核经常用老三联 INH、SM、PAS 一年疗程。目前对耐药性结核常用新三联 INH、RFP、EMB 一年疗程。对粟粒性结核、结核性脑膜炎等疗程宜 2 年以上。有时还辅以皮质激素 6～8 周。

目前还有抗结核药组合剂如卫肺特,每片含 RFP 0.12 g,INH 0.08 g,PZA 0.25 g;卫肺宁(每片含 RFP 0.15/0.3,INH 0.1/0.15);及结核清 INH、PAS 化学结合剂,10～20 mg/(kg·d),每片 0.1 g,2～4 片/10(kg·d)口服。复合剂服用方便,避免药物耐药,改善患者依从性。

二、儿童寄生虫病用药

(一)肠蛔虫、蛲虫、鞭虫、钩虫

选用甲苯咪唑 4 岁以上每次 0.2 g,4 岁以下每次 0.1 g 顿服 1～3 次;或 0.3 g 顿服,0.1 g 每天一次共 3 d。或选阿苯哒唑 4 岁以上每次 0.2 g,4 岁以下每次 0.1 g,顿服,1～3 次。或噻嘧啶

10 mg/kg 顿服,哌嗪 0.15 g/(kg·d),1～2 d 口服驱蛔虫;75 mg/(kg·d)连服 7 d 驱蛲虫或恩波吡维铵每次 5 mg/kg。

(二)绦虫

甲苯哒唑 0.1 g/kg,1 天 2 次共 3 d;或阿苯哒唑 15～20 mg/(kg·d)连服 10 d;或氯硝柳胺 0.5～1.0 g 顿服。

(三)肺吸虫病、肝吸虫病、血吸虫病

服吡喹酮每次 10～15 mg/kg,1 天 3 次,2～3 d。脑囊虫病延至 6～9 d。

(四)梨形鞭毛虫病、滴虫病

甲硝唑 30 mg/(kg·d),8～10 d。或替硝唑 1 g/d,连服 3 d。

(五)黑热病

葡萄糖酸锑钠 20～40 mg/(kg·d),静脉注射,6 d 疗程。或喷他脒 3～5 mg/(kg·d),静脉滴注,15～20 d。

三、儿童呼吸道疾病用药

(一)上呼吸道感染(感冒)用药

上感 90% 由病毒引起,不需要用抗生素,使用抗生素既不能减轻病情,缩短病程,也不能预防肺炎、中耳炎等并发症。治疗以清热、解毒中草药为主,代表方剂为银翘解毒丸(散)加减,可辨证施治。另可加板蓝根、大青叶、穿心莲、柴胡、银花、连翘、黄芩、鱼腥草等有抗病毒作用的药物。国内有众多感冒类中成药如小儿清热解毒冲剂(清瘟败毒饮加减)、银黄冲剂、抗病毒冲剂、银柴冲剂、热速清、清咽冲剂、清肺冲剂、咳喘宁、咳感康、夏桑菊、小青龙冲剂等,可选用 1～2 种服用。也可用柴胡、穿琥宁、板蓝根或鱼腥草肌内注射。或蜂蜜淡茶口服即可。另需继续母乳喂养、家庭护理。大多 7 d 内自愈。

上感发热(37.5～38.4 ℃腋温)系生理性保护反应,不必用退热剂。当腋温≥38.5 ℃时为高热,因 10% 的婴幼儿会发生热性惊厥(FC),故应给予退热剂。在众多退热剂中,WHO 推荐首选对乙酰氨基酚(每次 10～15 mg/kg 口服,每 4～6 h 一次,直至腋温<38.5 ℃),它退热疗效好,但止痛作用不强,不会诱发 Reye 综合征。不能口服者可用小儿退热栓(每个 0.15 g)塞肛。许多感冒复合剂中均食有此药,如力克舒、感冒灵、帕尔克、快克等。对乙酰氨基酚一般无不良反应,当服药过量,血药浓度>400 mg/L 时可发生肝脏损害;>1.5 g/L 可致死。应给 N-乙酰半胱氨酸 0.14 g/kg(立即),以后 70 mg/kg,每 4 h 一次,共 4～18 剂用以解毒。

退热剂次选安乃近每次 10 mg/kg,口服或肌内注射,有时出汗多。不宜合谷穴位注射,以免虎口扩张障碍影响握笔写字功能。

其他还可选阿司匹林(Aspirin 或水溶性泡腾片巴米尔 bamyl),小儿 APC,阿司匹林赖氨酸,阿司匹林精氨酸、布洛芬以及吲哚美辛等,剂量均每次 10 mg/kg,口服。贝诺酯为阿司匹林与对乙酰氨基酚的酯化物,胃肠刺激小,其商品名为平儿热痛 50 mg/(kg·d)可用于儿科。

感冒咳嗽可用一般止咳药,例如复方甘草合剂即棕色合剂甲号(含氯化铵而不含鸦片),每次 3～10 mL,每天 3 次。或每片 0.3 g。WHO 不主张用镇咳剂如鸦片、吗啡类中枢镇吐剂及可待因等(联邦止咳露中含有可待因)。慎用右美沙芬(美可糖浆中含有)。

(二)肺炎用药

对轻型肺炎 WHO 推荐用普鲁卡因青霉素 20 万～40 万单位,每天肌内注射一次;或复方新

诺明 0.12 g,0.24 g,0.48 g,每天口服两次;或阿莫西林 45 mg/(kg·d)分 3 次口服;或氨苄西林 200 mg/(kg·d)分 4 次口服,均 5 d 疗程。分别用于<2 个月小婴儿、2～12 个月婴儿及 12 个月婴儿至 5 岁儿童三个年龄组。WHO 还认为急性支气管炎亦可不用上述治疗,重型支气管炎才用(实际上国内未这样做),并辅以止咳化痰制剂。

对重型肺炎应住院治疗。由于在发展中国家肺炎以细菌性肺炎为主,其中肺炎链球菌、流感嗜血杆菌及金黄色葡萄球菌占 55%以上,故肺炎应常规用抗生素治疗。可选青霉素 80 万～100 万单位/次;5 岁以下可选氨苄西林 0.1 g/(kg·d);金黄色葡萄球菌肺炎选苯唑西林 0.1 g/(kg·d)。重者青霉素二联应用。为增大抗菌谱有时氨苄西林、苯唑西林联用。或氨苄西林与氯唑西林联合。为此还可联用 β-内酰胺酶抑制剂,如复方阿莫西林(安美汀:阿莫西林加棒酸),舒他西林(氨苄西林加舒巴坦);或复方替卡西林(替卡西林加棒酸);或哌拉西林加它唑巴坦等。重型肺炎还可用青霉素类或头孢霉素类加氨基糖苷类抗生素联用。

头孢克洛(2 代)、头孢克肟(3 代),罗红霉素、阿奇霉素等口服方便,适合儿科应用,后二者更适合支原体肺炎、衣原体肺炎。

卡氏肺囊虫肺炎选复方新诺明 0.1 g/(kg·d)和喷他脒 4 mg/(kg·d)联服 2 周。

毛细支气管炎可归入肺炎之内,大多为呼吸道合胞病毒(RSV)引起,首选利巴韦林 0.1 g 静脉滴注,每天 2 次,共 5～7 d;或加雾化吸入 50～100 mg 一次。重者还可用干扰素 5～7 d。

肺炎患者常合并抗利尿激素分泌过多,形成 SIADH,故一般病例不需输液。但高热、呼吸增快,可致呼吸道干燥,此时缓慢静脉滴注有好处,也有利给药。输入量<80 mL/(kg·d),其中食钠液占 1/4。输液量过大过快可促发肺水肿。

重型肺炎可否合并循环负荷过重和心力衰竭,一直存在争论。主张可合并心力衰竭者,推荐用酚妥拉明每次 0.3～0.5 mg/kg 静脉滴注,这类 α 受体阻滞剂可扩张小动脉等,使肺动脉压力减低、右心室负荷降低,改善心功能。无效还可慎用毛花苷 C。有条件时吸入一氧化氮(NO)混合氧气更好。但药物扩张剂应用后,血流可从通气好的肺泡外,转移到通气差的肺泡内,进而破坏已建立的代偿,使通气/血流比失衡加重,血气恶化,因而认为用酚妥拉明应十分慎重。如在酚妥拉明基础上,再加用多巴胺每次 0.3～0.5 mg/kg 静脉注射,则半数可发生气促、面色苍白、发绀等不良反应,因此更要严格掌握,最好不用。抢救重点应针对缺氧和改善通气、换气。

(三)哮喘用药

1.急性哮喘发作期用药

应针对变应原激发的气道高反应所致支气管黏膜肿胀、痰液堵塞及平滑肌痉挛,使用 β_2 兴奋支气管扩张剂和皮质激素类。例如,沙丁胺醇:每次 0.1～0.15 mg/kg,一般每次 1.2 mg 口服。或 0.2%气雾剂吸入,1～2 揿/次。特布他林:0.65 mg/kg·d,或每次 1.25 mg 口服。或气雾剂吸入。丙卡特罗:每次 12.5 μg 口服,日 2 次。次选色甘酸钠(每次 10～20 mg)口服。或气雾吸入每次 2～4 mg。或干粉喷雾吸入。严重哮喘或哮喘持续状态,可皮下注射 0.1%肾上腺素 0.2～0.4 mL(需稀释 10 倍)。或氨茶碱 5～6 mg/kg 首剂负荷量静脉注射,以后每次 1～3 mg/kg 静脉滴注维持。必要时还可加氢化可的松 10 mg/(kg·d)静脉滴注。有感染时抗感染治疗,但不一定常规用抗生素。对过敏性支气管炎症主要靠用皮质激素,并以丙酸氯倍他索气雾剂为首选,以减少激素全身不良反应。慎用泼尼松长期口服。

综上所述,目前推荐沙丁胺醇(或特布他林)、色甘酸钠及氯倍他索 3 种气雾剂交替吸入,每天各 2 次,共 3～6 个月疗程。5 岁以上儿童大多可学会正确吸入的方法,也可借气罐或塑料气囊帮助吸入。

2.哮喘发作间期用药

哮喘是易于复发的慢性呼吸道炎症疾病,发作间期要做变应原皮试,确定变态反应原,并尽力避免接触和控制一切可能的触发因素,施以脱敏疗法及家庭管理。同时长期口服酮替芬(1～2 mg/d)以抗变态反应;或增强免疫治疗。个别儿童慢性咳嗽而无哮喘多属变应性或变异性咳嗽(包括在哮喘之内,也可按哮喘处理),有报道溴化异丙托品吸入疗效好。

(四)反复呼吸道感染用药

反复呼吸道感染常需免疫调节剂用药,如左旋咪唑:1 mg/kg·d,口服。多抗甲素:5～10 mg/d,口服。卡慢舒:5～10 mL,日 3 次口服。胸腺素或胸腺肽:5 毫克/次,肌内注射,每周2 次。转移因子:2 mL,淋巴结附近皮下注射,每周 2 次。卡介苗(BCG)或卡介菌素:0.5～1 mL,皮下注射,每周 2 次。免疫核糖核酸:2～3 毫克/次,皮下注射,每周 2 次。聚肌胞(polyI∶C):每次1 mg,肌内注射,每天 2 次,共 5 d,以诱导体内产生干扰素。克雷伯(Kleb)氏肺炎杆菌糖蛋白(必思添)1 mg,每天服一次,每月服 8 d。白介素-2:10 000 U/(kg·d),肌内注射,5 d 疗程。槐耳:每天服一包。唯尔本卡提素:0.5 g,肌内注射,每周 2 次。丙种球蛋白:静脉免疫球蛋白(IVIG)每支 2.5 g 疗效优于肌内注射丙种球蛋白。干扰素:100 万单位一次肌内注射疗效优于 10～20 万肌内注射,也优于口服干扰素制剂。或 1 万单位吸入。

以上免疫疗法多需用 3～6 个月疗程。先天性低丙种球蛋白血症者还需每 4 周输注一次丙种球蛋白,直至维持抗感染水平。同时宜补充维生素 A 制剂。反复呼吸道感染有时还与缺锌有关,可补充葡萄糖酸锌 10 mg/d。

四、儿童消化系统疾病用药

儿童最常见的消化系统疾病是婴幼儿腹泻病(DD)。WHO 制定的治疗原则是继续母乳喂养患儿,补充较多的液体,每次腹泻后补 100～200 mL 口服补盐液(ORS)。最初 4～6 h 内需补足 500～1 000 mL,以纠正脱水。中、重度以上静脉给 0.9%氯化钠:1.4%碳酸氢钠 2∶1 液 20 mL/kg,于30～60 min 后快速输入;以后 80 mL/kg 4∶3∶2 的 2/3 张液或 2∶3∶1 的 1/2 张液于 5～6 h 内输入。总之先盐后糖,先浓后淡,先快后慢,见尿补钾,氯化钾 0.3 g/(kg·d)稀释成 0.3%浓度输入,速度<1 g/h,惊厥补钙,1%葡萄糖酸钙 10 mL 稀释成 1%浓度输入,以及震颤补镁,25%硫酸镁每次 0.1 mL/kg 肌内注射,每 6 h 一次共 4 次。每天输液量 150～180 mL/(kg·d)。

由于急性水样便腹泻患儿大多为病毒(如轮状病毒、肠病毒)或产肠毒素细菌(如致病性大肠埃希菌-ETEC)感染,因此一般不用抗生素治疗。对菌痢需用抗生素,霍乱、副霍乱用氯霉素、小檗碱、四环素、氧氟沙星等。假膜性肠炎宜用万古霉素以对抗难辨梭状芽孢杆菌和金黄色葡萄球菌。空肠弯曲菌肠炎可用红霉素、庆大霉素。鼠伤寒沙门氏菌肠炎用氨苄西林、庆大霉素等。病毒性肠炎可试用丙种球蛋白 0.1～0.3 g/kg 口服。

对恢复期患儿或迁延型、慢性病例,需注意营养支持疗法,以免营养不良-腹泻恶性循环。但一般不用止泻药,可用肠黏膜保护剂,如硅酸铝镁制剂双八面体蒙脱石,即思密达 1.5～3 g 一次,加入 50 mL ORS 液中口服,以吸附肠内病原微生物及其毒素,增强微绒毛屏障作用。恢复期还可应用益生素以扶植正常菌群即微生态疗法。如乳酶生(含乳酸杆菌),回春生(含嗜酸乳酸杆菌、双歧杆菌、粪链球菌),双歧三联活菌(含双歧杆菌),力多尔(含乳酸杆菌),乐托尔(含嗜酸乳酸杆菌),整肠生(含乳酸杆菌),促菌生(含蜡样芽孢杆菌),佳士康(含粪肠球菌),双歧三联活菌胶囊或三株口服液(含乳酸杆菌、双歧杆菌、粪链球菌),巨五株活菌胶囊以及妈咪爱(含乳酸杆菌,双歧杆菌及枯草杆菌)等。

腹泻、营养不良患儿还可适当补充复方氨基酸脂肪乳及多种维生素、微量元素制剂,如维生素 A、D、E、K、B_1、B_2、B_6、叶酸、B_{12}、C 和 Zn、Fe、Cu、Ca 等,新复合制剂有 21 金维他,金施尔康,安尔康,善存,九维他,宝立康,滴滴宝,智多星等。

五、儿童心血管病用药

(一)心力衰竭用药

首先强调休息、镇静,急性者首选去乙酰毛花苷即毛花苷 C,过去用量偏大,中毒反应多,目前<2 岁 0.04 mg/kg,>2 岁 0.03 mg/kg,首剂 1/2 量,1/4 量每 4～6 h 各一次静脉注射。必要时 12 h 后还可用维持量(即 1/4 量)。毒毛花苷 K(0.007 5 mg/kg 一次静脉注射)已明显少用了。中度心力衰竭常用地高辛口服,剂量同毛花苷 C。慢性心力衰竭可用缓给法,即每天分 2 次给 1/4 量。给强心剂时宜常规给氯化钾 1～3 g/d,避免 4～6 h 内同时静脉注射葡萄糖酸钙。

心力衰竭需给利尿剂,儿科常用呋塞米(每次 1 mg/kg,静脉注射,肌内注射或口服);氢氯噻嗪(1 mg/kg,每天 2 次口服);螺内酯(0.5 mg/kg,1 天 3 次)。严重病例才用布美他尼(0.015 mg/kg,每天一次口服或肌内注射)。无效时还可用能量合剂(ATP 20 mg,辅酶 A50 单位,细胞色素 C 15 mg,胰岛素 4～8 单位,以及氯化钾加入 10％葡萄糖液中静脉滴注)。有人认为 ATP 不能透入细胞膜,实际疗效差。新近还用 1,6 二磷酸果糖 FDP 5 g 加入 10％葡萄糖 50 mL 中静脉滴注,改善糖能量代谢。

近年来推荐用血管扩张剂以减少心脏前、后负荷来治疗心力衰竭,例如酚妥拉明:每次 0.3～0.5 mg/kg,静脉注射或静脉滴注。多巴胺或多巴酚丁胺:一支分别 20 mg、250 mg 加入葡萄糖液中静脉滴注,分别为 0.5～1 μg/(kg·min)和 5～10 μg/(kg·min)。也可用洛尔类 β 受体阻滞剂。

(二)心律失常用药

处理心律失常原因,对症状明显者才应用抗心律失常剂,例如钠通道阻滞剂(膜稳定剂):奎尼丁每次 5 mg/kg,每 2 h 一次共 5 次,利多卡因每次 1～2 mg/kg 静脉注射,静脉滴注),普罗帕酮每次 5～7 mg/kg 口服,恩卡尼 2～7.5 mg/(kg·d)口服;或 0.05～0.1 g/(m² · d)静脉滴注。β-肾上腺能阻滞剂:普萘洛(1～2 mg/(kg·d)口服或每次 0.05～0.1 mg/kg 静脉注射等洛尔制剂。钾通道阻滞剂:胺碘酮每次 4 mg/kg,日 3 次口服。溴苄铵每次 2～3 mg/kg,日 3 次口服或静脉注射。钙通道阻滞剂:维拉帕米 2～7 mg/(kg·d)口服,每次 0.1～0.15 mg/kg,静脉注射。硝苯地平每次 2.5～5 mg。

总之,抗心律失常药宜小心慎用,特别是静脉注射时,因它本身也可致心律失常,甚至猝死。

(三)抗休克用药

微循环痉挛期宜用血管扩张剂,如酚妥拉明、多巴胺或异丙肾上腺素(1 mg 加入 200 mL 中静脉滴注)或用胆碱能阻滞剂——山莨菪碱每次 0.3～2 mg/kg 静脉注射、东莨菪碱每次 0.3～0.5 mg/kg静脉注射。强调早期扩容、纠酸并用皮质激素。

微循环扩张期、衰竭期宜加用血管收缩剂,如间羟胺每次 0.1～0.2 mg/kg,或去甲肾上腺素 1 mg 加入 250～500 mL 中静脉滴注。有弥散性血管内凝血(DIC)时适时用肝素钠 100～120 单位/千克·次,静脉滴注或低分子肝素(LMWH)以及抗纤溶止血剂,如氨基己酸每次 0.1 g/kg 静脉滴注,氨甲苯酸每次 PAMBA 0.1 g,静脉滴注等。

(四)风湿热用药

1.关节炎

水杨酸钠(镁)0.1 g/(kg·d)口服,一周后减至 0.07 g/(kg·d),维持 3～4 周。

2.心肌炎

同上,维持 6～8 周。如心脏扩大有发展,改用泼尼松。

3.心肌炎

泼尼松 2 mg/(kg·d)口服 2～4 周后,加服水杨酸,维持 6～12 周。或用长疗程法:40 mg/d 3 周,30 mg/d 2 周,20 mg/d 2 周,15 mg/d 2 周,10 mg/d 2 周,5 mg/d 1 周,总共 12 周。维持量可隔天晨口服一次或每周服 3 d 停 4 d,有利减少皮质抑制不良反应。

(五)类风湿病用药

全身型可参考以上治疗方案用泼尼松。

关节型主要用非甾体抗炎药(NSAIDs),首选萘普生 10～20 mg/(kg·d)口服或栓剂;次选阿司匹林、布洛芬 30～50 mg/(kg·d)、酮洛芬 3～5 mg/(kg·d),吲哚美辛 1～3 mg/(kg·d)双氯芬酸钠等。

(六)川崎病用药

首选丙种球蛋白 2 g/kg 一次静脉滴注;或分为 3～5 d 静脉滴注完。次选阿司匹林 0.05～0.1 g/(kg·d)口服 2 周,以后 5～10 mg/(kg·d)6～8 周,最后 3 mg/(kg·d)6 个月。

六、儿童泌尿系统疾病用药

(一)肾病综合征用药

首选泼尼松 2 mg/(kg·d)(<60 mg/d)4 周,蛋白尿消失者改为 1.5 mg/(kg·d)4 周,以后减为 1 mg/(kg·d)每天或隔天顿服 4 周,总疗程 12 周。宜辅中药。

泼尼松无效者,甲基泼尼松龙 20～30 mg/(kg·d)静脉滴注,每天一次共 3～5 次;或以地塞米松 2 mg/(kg·d)代替。仍无效可用环磷酰胺 2～3 mg/(kg·d)口服 8 周或 8 mg/(kg·d)静脉滴注每周一次,4～8 周。或苯丁酸氮芥 0.2 mg/(kg·d)口服 8 周。或硫唑嘌呤 2～3 mg/(kg·d),8～12 周。环孢霉素 A 待试用。

针对低蛋白血症可给人血清蛋白每次 2.5 g 静脉滴注 3～5 次。或暂以右旋糖酐-40 25 mL/(kg·d)静脉滴注代之。依那普利或贝那普利 5～10 mg 日 2 次口服,有降血压和消蛋白尿作用。

(二)肾小球肾炎用药

急性肾炎需用青霉素 10 d,有高血压者给血管紧张素转化酶抑制剂降压,如卡托普利 1～5 mg/(kg·d)口服,或其他普利类制剂。必要时给硝普钠 5～10 mg 加入葡萄糖液 100～200 mL中静脉滴注或二氮嗪每次 3～5 mg 静脉滴注。氢氯噻嗪、苄氟噻嗪 0.4 mg/(kg·d)亦可用。

循环负荷过重、少尿者,给利尿合剂酚妥拉明 0.3 mg/kg,多巴胺 0.3 mg/kg,呋塞米 2～3 mg/kg加入葡萄糖 100 mL 中静脉滴注,无效时再给毛花苷 C。有急性肾功衰竭者按水、电解质、酸碱平衡治疗。

(三)泌尿道感染用药

大多为大肠埃希菌引起,可给氨苄西林、氧氟沙星、磺胺等治疗 1～2 周。复发者延长疗程。

七、儿童神经系统疾病用药

(一)化脓性脑膜炎用药

目前主张首选第二、三代头孢霉素如头孢曲松钠，或头孢哌酮 0.2～0.3 g/(kg·d)静脉滴注，待确立病原菌及敏试后，再改药，疗程 3 周以上，金黄色葡萄球菌脑膜炎需 12 周以上。必要时鞘注，例如青霉素 1～2 万单位/2～4 mL，氨苄西林、苯唑西林 10 mg/1 mL，头孢唑啉、头孢拉定 25～50 mg/1～2 mL，羧苄西林 25～50 mg/1～2 mL，庆大霉素 5～10 mg/2 mL，链霉素 25～50 mg/1～2 mL，多粘霉素 B 1～3 mg/1～3 mL。同时辅以地塞米松 0.5 mg/(kg·d) 5～7 d 以减少听神经损害及 20%甘露醇 0.5～1 g/(kg·d)静脉滴注。

(二)癫痫用药

对第一次发作者应立即静脉注射或直肠给地西泮 0.3～0.5 mg/kg 和苯巴比妥钠 10 mg/kg 肌内注射(先用苯巴比妥钠后用地西泮易诱发呼吸暂停)。第二次发作后，应开始长期、规律服药治疗，并按发作类型选药。例如高热惊厥频繁(>3 次/6 个月，>5 次/年)：苯巴比妥 3～5 mg/(kg·d)，1～2 年疗程。卡马西平无效。全身性强直-阵挛发作(GTCS)：3 岁内首选卡马西平 10～20 mg/(kg·d)；3 岁以上首选丙戊酸镁(钠)20～40 mg/(kg·d)。也可选苯巴比妥。苯妥英钠 2～10 mg/(kg·d)小儿已少用。失神：首选氯硝西泮 0.05～0.2 mg/(kg·d)或丙戊酸镁。国外多用乙琥胺但国内长期缺药。婴儿痉挛症：首选 ACTH 25～50 单位静脉滴注 10～14 d，以后改口服泼尼松 6 周疗程。维生素 B$_6$ 50 mg/(kg·d)静脉滴注 10 d 有止痉作用。并用氯硝西泮止痉。脑活素 2～5 mL 静脉滴注和胞磷胆碱 0.25 g 静脉滴注各 10 d 有帮助脑功能恢复作用。以上治疗对合并智力低下者仍难显效。颞叶癫痫和局限型癫痫：选卡马西平较好。小运动癫痫：选氯硝西泮或硝西泮 0.5 mg/(kg·d)。

总之，剂量从小剂量开始，无效时每周逐渐增大剂量，直至完全控制发作，并不再发作直至 2 年以上，才能逐渐减量，于半年至 1 年后完全停药。停药前必须脑电图完全正常，否则还有复发机会。目前只要坚持治疗，90%以上的癫痫能有效控制发作。与此同时原发脑性疾病的检出和治疗不可忽视。

对一药足量治疗无效的病例，宜做血药浓度监测，观察是否遵医嘱定期规则服药，并达到有效浓度，个别甚至可稍超最佳有效浓度的高限，对确实无效的顽固性、难治性病例，才考虑改药或另加一种抗癫痫药(AEPs)。第二种 AED 不要盲目加，须注意两药之间有无相互作用，起增强作用或拮抗作用。两药、三药联用仍然无效后，再考虑用下列二线药物，例如钙通道阻滞剂：使脑细胞钙离子内流受阻，常用氟桂利嗪(2.5～5 mg/d)，尼莫地平(5～10 mg/d)等。谷氨酸释放抑制剂：拉莫三嗪 2～5 mg/(kg·d)，一般 5～25 mg/d。对大发作有效。γ-氨基丁酸转氨酶抑制剂：如 γ-乙烯氨基丁酸、氨己烯酸 50～100 mg/(kg·d)。可用于顽固性婴儿痉挛症和部分性发作。加巴喷丁 5～10 mg/(kg·d)可用于局限性癫痫。非尔氨酯 10～15 mg/(kg·d)可用于失神、Lannox-Gastaud 发作。奥卡西平：在体内转化为卡马西平起作用，可用于各型癫痫。司替戊醇：属烯丙基醇类，可用以治疗失神及部分性癫痫发作。磷苯妥英：在体内转化为苯妥英起作用，可用于大发作。唑尼沙胺对肌阵挛有效。丙种球蛋白静脉滴注(IVIG)：2.5 g/d，1～2 次/周静脉滴注。对合并 IgG、A 缺乏者有一定效果。其他：如丙戊酰胺、磺胺噻嗪、丙戊酸钠、乙酰唑胺以及中药等，疗效均不及前面的 AEPs，因而少用。山莨菪碱疗效待定。癫痫持续状态：应立即静脉注射地西泮每次 0.5 mg/kg 和苯巴比妥钠每次 10 mg/kg，无效 20～30 min 后重复一次。

仍无效可考虑静脉注射苯妥英钠每次 $10\sim20$ mg/kg 静脉注射,或异戊巴比妥钠,或氯硝西泮每次 $0.05\sim0.2$ mg/kg。国外用氯羟西泮(劳拉西泮每次 $0.05\sim0.1$ mg/kg)静脉滴注疗效好;或咪达唑仑每次 $0.05\sim0.2$ mg/kg 静脉滴注亦可。最重者用利多卡因、硫喷妥钠或戊巴比妥静脉注射。并用 20% 甘露醇及地塞米松防治脑水肿。恢复期可用纳洛酮每次 $0.2\sim0.4$ mg 静脉滴注促苏醒,高压氧舱防止惊厥后脑损害。

八、儿童血液系统疾病用药

(一)营养性贫血用药

1.铁缺乏症、营养性缺铁性贫血

首选二价亚铁制剂,如硫酸亚铁每次 $0.15\sim0.3$ g,一日 3 次,一月疗程或其糖浆制剂富血康每次 $3\sim5$ mL,日 3 次。或服葡萄糖酸亚铁每次 $0.15\sim0.3$ g,富马酸亚铁每次 $0.05\sim0.2$ g,琥珀酸亚铁 3 mg/(kg·d)。蛋白琥珀酸铁 1.5 mL/(kg·d)。动物血及其制品血红素铁(卟啉铁)、氯高铁血红素 1 mg/(kg·d)。右旋糖酐铁每次 25 mg 口服或 2 mL(含 50 mg 元素铁)肌内注射可用于呕吐者。补铁时应辅以维生素 C 以帮助铁吸收。

2.营养性巨幼红细胞贫血

肌内注射维生素 B_{12} 每次 $0.1\sim0.5$ mg,$1\sim2$ 次,优于叶酸(每次 5 mg)口服。震颤明显者加苯海索(每次 $1\sim2$ mg)口服。

(二)再生障碍性贫血用药

宜用人类红细胞生成素 $50\sim100$ U/(kg·d)或 1 500 U/d,$7\sim10$ d 静脉注射;口服维生素 B_4 每次 $10\sim25$ mg,鲨肝醇每次 $25\sim50$ mg,利血生每次 $10\sim20$ mg,白血生每次 $25\sim50$ mg,升白新每次 $10\sim20$ mg,茜草双酯每次 20 mg,茴香脑每次 0.1 g,盐酸小檗碱(小檗胺每次 28 mg)等升白细胞。人粒细胞-巨噬细胞集落刺激因子每次 150 μg 皮下注射也可给予应用。另给睾酮 $1\sim2$ mg/(kg·d),肌内注射。口服。

(三)儿童急性白血病用药

1.急性淋巴性白血病(ALL)用药方案

为长期缓解应尽可能采用强烈诱导化疗方案,原则是联合、足量、间歇、交替、长期治疗。例如急性期诱导缓解化疗。

(1)方案 1:VDLP 4 周。

长春新碱:每次 1.5 mg/m²,静脉推注,每周 1 次,共 4 周。

泼尼松:60 mg/(m²·d)、4 周。

柔红霉素:$20\sim30$ mg/(m²·d),静脉推注,每周 1 次;或连用 3 d。

门冬酰胺酶:6 000~10 000 U/(m²·d),静脉推注,肌内注射,共 10 d。

(2)方案 2:CODP+L-ASP。

环磷酰胺:600~1 000 mg/m²,静脉推注。

巩固治疗(4 周):CAT 方案。

阿糖胞苷:$75\sim100$ mg/(m²·d),分 2 次肌内注射。

6-硫代鸟嘌呤:75 mg/(m²·d)。6-巯嘌呤:75 mg/(m²·d)。

髓外白血病预防:三联鞘注——甲氨蝶呤 MTX 0~12 mg,Ara-C 12~24 mg,DXM 2~4 mg。

2.急性非淋巴性白血病用药方案

(1)方案 1:DA。即 DNR 加 Ara-C。

(2)方案 2:HA。即高三尖杉碱 4~6 mg/(m² · d),静脉推注,加 Ara · C。

(3)方案 3:DA＋VP-16。

3.缓解后治疗

阿糖胞苷(HDAra-C)与 DA、HA、VP-16-Ara-C 方案交替治疗半年,每疗程 28 周,共 6 个疗程。白血病、恶性淋巴瘤、组织细胞增生症等治疗的专业性强,宜由专科医师执行。

(李爱平)

第十五章 眼科用药

第一节 抗细菌药

一、概述

(一)眼部感染的病原菌

眼部感染性疾病药物治疗的关键是确定致病菌,然后进行药敏性测定。部分严重的眼内感染,在细菌培养结果出来之前或细菌培养为阴性结果时,应根据疾病临床症状及体征,确定抗生素,此时需凭借经验进行。多数眼表感染如泪囊炎、睑板腺炎、眼睑脓肿等与金黄色葡萄球菌有关,眼部的真菌感染近年来有上升趋势。

(二)细菌的敏感性和耐药性

耐药性的定义为病原菌具有遗传性或获得性对抗菌化学物质杀菌作用的耐受性。细菌产生耐药性的原理被认为与细胞遗传学原理及生化原理有关。随着抗细菌药物的广泛应用,细菌对抗生素的耐药性逐渐增加,其中以葡萄球菌、大肠埃希菌、铜绿假单胞菌及结核杆菌尤为多见,已经成为流行病学及临床治疗学上较为严重的问题。细菌的敏感性是相对于细菌的耐药性而言。两种因素决定细菌的敏感性和耐药性,即最小的抑菌浓度(the minimuminhibitory concentration,MIC)与药物活性成分在外周血及组织中的平均浓度。当某些抗菌药物的血浆浓度达到 MIC 的 4 倍以上时,被认为是对一些细菌敏感。细菌产生耐药性与细胞遗传学因素、生化因素、细菌胞浆膜通透性、药物受体靶器官改变等因素有关。

(三)抗生素使用的基本原则

抗生素正确使用,可以有效减少细菌性感染的发生及扩散,减少耐药菌株的产生,对抗生素的使用,应掌握以下原则。

(1)尽早确定感染性疾病的病原菌。

(2)熟悉抗生素的适应证、抗菌谱、药代动力学特征和不良反应。

(3)根据患者病情特点给予相应的药物品种及确定给药途径。

(4)预防性应用抗生素应加以控制,一般应用至症状消退后 2~3 d,体温正常后应停用。

(5)急性感染在用药后 48~72 h,若症状无明显改善,应考虑调整用药。

(6)眼科的新生儿眼部感染,可以考虑预防用药。

二、大环内酯类抗生素

大环内酯类抗生素具有 12～16 碳内酯环的共同化学结构,主要作用需氧革兰氏阳性菌与阴性球菌、厌氧菌、军团菌、衣原体和支原体的感染。目前国内临床使用较多的有红霉素、麦迪霉素、螺旋霉素、乙酰螺旋霉素、交沙霉素等,以及后期又开发的克拉霉素、罗红霉素、阿奇霉素、罗他霉素等。红霉素眼药膏是眼科常用药之一,全身给药多用于配合局部给药。

(一)红霉素

1.药物特点与临床应用

红霉素能广泛分布到各种组织和体液中,维持时间比在血清中长。口服常规剂量后,药物在扁桃体、中耳、痰液、胸腹水、前列腺等组织中均能达到有效浓度,眼科临床用它代替四环素治疗儿童衣原体和支原体感染,用药以局部治疗为主,常用 0.5%～1% 眼药膏,用于治疗沙眼衣原体感染、敏感菌引起的细菌性结膜炎、眼睑缘炎及眼外部感染等;也有报告使用红霉素乳糖酸盐结膜下及眼内注射,治疗内眼感染。

2.剂量与用法

局部注射:结膜下注射 1～2 mg/0.5 mL,隔天 1 次;前房内注射 0.1～0.2 mg/0.1 mL,玻璃体内注射 0.1～0.2 mg/0.1 mL。

点眼:滴眼液点眼,1 次 1～2 滴,1 天 4～6 次;或使用眼药膏,涂于眼睑内,一天 2～3 次,因眼膏可干扰视力,最后一次宜在睡前使用。

3.不良反应与注意事项

(1)乳糖酸红霉素应先以注射用水溶解,切不可用生理盐水或其他无机盐溶液溶解,因无机离子可引起沉淀。待溶解后则可用等渗葡萄糖注射液或生理盐水稀释供静脉滴注、结膜下注射或眼内注射,浓度不宜大于 0.1%,以防血栓性静脉炎产生,静脉滴注时加入少量皮质激素可减轻本品对静脉的刺激。

(2)局部应用偶见眼部疼痛,视力改变,持续性发红或刺激感等变态反应;本品结膜下注射极痛,注射 20 mg 可致结膜水肿及角膜混浊至少 1 周。

(3)本品可透过胎盘屏障和进入母乳,孕妇和哺乳妇女宜慎用。

(二)乙酰螺旋霉素

1.药物特点与临床应用

本品抗菌谱与红霉素相近,对葡萄球菌、化脓性链球菌、肺炎链球菌、脑膜炎球菌、淋球奈瑟菌、白喉杆菌、支原体、梅毒螺旋体等有抗菌作用。本品不能透过正常人的血脑屏障,眼科主要用于敏感菌所致的眼表感染,如泪囊炎、睑腺炎等。

2.剂量与用法

口服:成人每天 0.8～1.6 g,分 4～6 次,重症可增至每天 1.6～2.0 g;儿童:每次 20～30 mg/kg,分 2～4 次服用。

3.不良反应与注意事项

(1)由于肝胆系统是乙酰螺旋霉素排泄的主要途径,故严重肝功能不全患者慎用本品。

(2)轻度肾功能不全患者不需作剂量调整,但乙酰螺旋霉素在严重肾功能不全患者中的使用尚缺乏资料,故应慎用。

(3)如有变态反应,立即停药。

(三)阿奇霉素

1.药物特点与临床应用

本品又名阿泽红霉素、叠氮红霉素,对红霉素敏感的金黄色葡萄球菌抑菌效果好;对粪链球菌稍弱于红霉素;对流感嗜血杆菌的体外活性强于红霉素和罗红霉素,但对革兰氏阳性球菌和单核细胞增多性李斯特菌的活性仅为红霉素的 1/8~1/4;对肠球菌的许多属有显著活性;对衣原体和弯曲杆菌本品的活性与红霉素和罗红霉素的敏感性相似或稍强。眼科临床上对治疗眼部弓形体病有非常好的前景,对于敏感细菌所引起的皮肤及软组织感染,包括睑腺炎等眼睑腺体感染;沙眼衣原体所致沙眼(需排除梅毒螺旋体的合并感染)均具有治疗作用。

2.剂量与用法

可直接口服,也可放入少量水中溶解后服用。

成人:沙眼衣原体或敏感淋球菌所致的性传播疾病,仅需单次口服本品 1.0 g。

3.不良反应与注意事项

(1)本品有可能减慢洋地黄制剂的体内代谢而导致后者的蓄积中毒。

(2)肝功能不良者慎用。

(3)儿童和 18 岁以下患者使用本品的安全性尚不清楚。

(4)用药期间如果发生变态反应(如血管神经性水肿、皮疹等)应立即停药,并采取相应的措施。

(5)用药期间若患者出现腹泻症状,应考虑有无伪膜性结肠炎的可能。

(四)罗红霉素

1.药物特点与临床应用

本品能抑制大部分革兰氏阳性菌,如金黄色葡萄球菌、表皮葡萄球菌、肺炎球菌、化脓性链球菌、流感杆菌、肺炎支原体及军团菌等,抗菌活性与红霉素相似,对梅毒螺旋体有效。临床适用于敏感菌株引起的感染(淋球菌感染除外),如皮肤软组织感染,也可用于支原体肺炎、沙眼衣原体感染及军团病等。

2.剂量与用法

口服,成人每次 150 mg,每天 2 次,儿童每天 2.5~5 mg/kg,分两次服用。

3.不良反应与注意事项

(1)严重酒精性肝硬化患者消除半衰期延长 1 倍,故应调整剂量。

(2)肝功能不全者慎用。

(3)孕妇和哺乳期妇女慎用。

(4)本品可能影响驾驶及机械操作能力。

(5)其他不良反应与注意事项与红霉素相同。

眼科应用大环内酯类抗生素以局部应用红霉素眼药膏最为常见,其他全身给药多用于配合局部给药,其剂量及用法与治疗其他全身疾病无特殊差异,不一一详述。

三、喹诺酮类抗生素

氟喹诺酮类药物是 1979 年问世的一类全合成抗感染药物,其抗菌机制是选择性抑制细菌 DNA 回旋酶(DNA-gyrase),导致细菌 DNA 不能正常合成和修复,具有对革兰氏阳性和阴性菌、衣原体、支原体以及结核分枝杆菌具有广谱抗菌作用,抗菌活性强,不良反应少等优点,已广泛大量用于临床抗感染治疗。按其发明先后及其抗菌性能的不同,分为一、二、三代。第一代喹诺酮类只对大肠埃希菌、痢疾杆菌、克雷伯杆菌、少部分变形杆菌有抗菌作用,品种有萘啶酸和吡咯酸等。第二代喹诺酮类在抗菌谱方面有所扩大,对肠杆菌属、枸橼酸杆菌属、铜绿假单胞菌属、沙雷杆菌属也有一定抗菌作用。第三代喹诺酮类的抗菌谱进一步扩大,对葡萄球菌等革兰氏阳性菌也有抗菌作用,对一些革兰氏阴性菌的作用则进一步加强。

近几年来,氟喹诺酮类抗菌药由一种治疗全身各部位疾病的药物迅速向眼科局部用药发展,用于外眼部细菌性感染,主要以滴眼液供临床使用。但随着其应用,细菌的耐药性已日益突出。

(一)氟嗪酸

1.药物特点与临床应用

氟嗪酸又名氧氟沙星,对葡萄球菌属及肠球菌属等革兰氏阳性球菌的抗菌活性为诺氟沙星的2~4倍,对大肠埃希菌、奇异变形杆菌、伤寒沙门菌、沙雷菌、铜绿假单胞菌、淋病奈瑟菌等革兰氏阴性菌及厌氧性消化链球菌属有优良的抗菌活性。眼局部应用适用于治疗细菌性结膜炎、角膜炎、角膜溃疡、泪囊炎、术后感染等外眼感染局部应用。

2.剂量与用法

点眼:0.3%滴眼液4~6次/天,或根据病情需要增减点眼频率,如对细菌性结膜炎急性期早期可采取15 min 1次,连续4次后改2 h一次,以增加结膜囊药物含量;眼膏:1~3次/天。

3.不良反应与注意事项

(1)有癫痫病史者慎用。

(2)严重肝肾功能不全者慎用。

(3)老年人应注意酌情减少用药剂量,幼儿及孕妇禁用。

(4)本品与苯酮酸类化合物或丙酸非皮质激素类消炎镇痛药合用时,偶有诱发痉挛的现象发生。

(5)本品与降压药合用时,有可能出现血压突然降低。

(6)局部应用偶尔有辛辣似蜇样的刺激症状。有报告使用引起眼睑接触性皮炎。

(二)左旋氧氟沙星

1.药物特点与临床应用

本品抗肺炎球菌和铜绿假单胞菌的作用是氧氟沙星的2倍,对淋球菌、卡他莫拉菌、大肠埃希菌、沙门菌属、志贺菌属、肺炎克雷伯菌、变形杆菌、流感嗜血杆菌及不动杆菌有很强的抗菌活性。对金黄色葡萄球菌、表皮葡萄球菌、化脓性链球菌等也有抗菌作用。左氧氟沙星滴眼液已广泛用于眼部感染的主要致病菌,显示很强的抗菌活性,与氧氟沙星相比,盐酸左旋氧氟沙星具有水溶性高、活性强、不良反应低,临床疗效高等特点,特别对葡萄球菌属、痤疮丙酸杆菌等引起的眼科感染症有良好的疗效。

2.剂量与用法

点眼:同氧氟沙星滴眼液。

成人口服,100~200 mg,每天2次,病情严重者可增加至每天3次。成人注射,每天400 mg,每天2次静脉滴注。重症感染患者及病原菌对本品的敏感性较差者,最大剂量可增至每天600 mg,每天2次静脉滴注。

3.不良反应与注意事项

(1)本品与苯丙酸类或芬布芬等非甾体类消炎镇痛药合用时,有可能引起痉挛。

（2）铁剂和含铝、镁的抗酸剂可使本品的吸收减少、疗效降低，应避免与本品同时应用。

（3）其他不良反应与注意事项同氧氟沙星。

（三）诺氟沙星

1.药物特点与临床应用

诺氟沙星又名氟哌酸，为第三代喹诺酮类药物，具有抗菌谱广、作用强的特点，尤其对革兰氏阴性菌，如铜绿假单胞菌、大肠埃希菌、肺炎克雷伯杆菌、奇异变形杆菌、产气杆菌、沙门菌、沙雷菌、淋球菌等有强的杀菌作用，口服后吸收迅速，组织分布良好。眼科全身及局部应用于治疗上述敏感菌引起的外眼、眼表及眼内感染。

2.剂量与用法

成人口服：一般量为每天 $400\sim800$ mg，分 $2\sim4$ 次服，连服 $7\sim10$ d。肾功能减退患者，肌酐清除率 $\leqslant30$ mL/min 时，每天 400 mg，24 h 一次；肌酐清除率 $\geqslant30$ mL/min 时，不必调整给药剂量。

点眼：同氧氟沙星。

3.不良反应与注意事项

（1）服药初期可有上腹部不适，一般不需停药，可自行逐渐消退。

（2）少数患者可引起转氨酶升高，停药后可恢复正常。

（3）少数患者可出现周围神经刺激症状，加用维生素 B_1 和维生素 B_{12} 可减轻。

（4）影响承重关节及骨的发育，未成年人及围生期妇女禁用。

（5）局部点眼可有轻微刺激症状。

（四）洛美沙星

1.药物特点与临床应用

本品抗菌谱类似氧氟沙星，但对链球菌、肺炎链球菌、洋葱假单胞菌、支原体和厌氧菌均无效。眼科局部应用对细菌性结膜炎、细菌性角膜炎、慢性泪囊炎、睑腺炎、睑缘炎等眼部感染性疾病均具有较理想的治疗效果，其临床痊愈率、显效率、有效率及总有效率均与同类眼药相近，细菌培养及 MIC 试验结果也显示该药对眼部绝大多数致病菌具有较强的杀灭作用。另外，由于该药穿透性好，局部用药时，前房水中药物浓度较高，亦可配合全身用药应用于眼内细菌性感染（如细菌性眼内炎）。

2.剂量与用法

成人口服给药每天一次 400 mg，疗程为 $10\sim14$ d。点眼：同氧氟沙星。

3.不良反应与注意事项

同氧氟沙星。

（五）环丙沙星

1.药物特点与临床应用

环丙沙星又名环丙氟哌酸，眼科局部点眼用于敏感菌引起结膜炎、角膜炎、角膜溃疡等；全身应用可治疗眼内感染，亦可眼内注射给药。

2.剂量与用法

口服 成人一次 250 mg，一天 2 次，重症者可加倍，但一天最高量不能超过 $1\ 500$ mg。肾功能减退者（肌酐清除率 $\leqslant30$ mL/min）应减少服药量。静脉滴注：一次 $100\sim200$ mg，一天 2 次，预先用生理盐水或 5% 葡萄糖注射液稀释，滴注时间不少于 30 min。治疗淋病，250 mg，一天

2 次,5~7 d 为 1 个疗程。

点眼:同氧氟沙星。

玻璃体腔注射:每次 0.1 mg。

3.不良反应与注意事项

(1)静脉滴注宜缓慢,每次滴注时间不应少于 60 min。余同氧氟沙星。

(2)局部点眼可有轻微刺激症状。

以上列举的为眼科临床较为常用的喹诺酮类抗生素,有实验显示:左氧氟沙星、环丙沙星滴眼液对革兰氏阳性菌及革兰氏阴性菌均有较强的抗菌作用,氧氟沙星次之,但氧氟沙星滴眼液对金黄色葡萄球菌的抗菌活性却最强,洛美沙星、诺氟沙星滴眼液的抗菌作用较前三者弱。其他喹诺酮类抗生素还有依诺沙星、培氟沙星等,其药理作用及使用剂量与上述药物相似。

四、β-内酰胺类抗生素

β-内酰胺类抗生素主要包括青霉素类、头孢菌素类和非典型 β-内酰胺类,其共同特点为分子中含有一个 β-内酰胺环的结构,侧链的改变形成许多具有不同抗菌谱和抗菌活性以及各种临床药理学特征的抗生素。其抗菌特点为作用于细菌繁殖期,毒性低、水溶性好,药物能广泛分布于组织和体液中。

(一)青霉素类

青霉素类抗生素结构均含有 6-氨基青霉烷酸(6-APA)母核,又称为青霉烷类,具有共同的抗菌作用机制,影响细菌细胞壁的合成,为繁殖期杀菌药。青霉素类抗生素包括天然青霉素、口服不耐酶青霉素、耐青霉素酶青霉素、广谱青霉素与抗阴性杆菌青霉素五类。

目前应用于临床的青霉素类抗生素有耐酸、口服吸收良好的苯氧青霉素组、治疗产青霉素酶金黄色葡萄球菌感染的耐酶青霉素、氨苄西林类或其衍生物的广谱半合成青霉素和抗假单胞菌青霉素,以及主要作用于革兰氏阴性菌的美西林和替莫西林等。

青霉素类抗生素对人体毒性小但有变态反应,青霉素类品种之间有交叉变态反应,使用前需作皮肤过敏试验。各类青霉素类抗生素抗菌谱、抗菌作用强弱、对酶稳定性、对酸稳定性等均有不同程度的差别,抗菌作用各有特色。

1.青霉素 G

(1)药物特点与临床应用:本品又名苄青霉素,能被机体很好耐受,可以大剂量用药。属杀菌剂,产生耐药性慢,至今仍是不产生 β-内酰胺酶的阳性球菌(如葡萄球菌、溶血性链球菌、肺炎双球菌)、白喉杆菌、破伤风杆菌的首选药。其主要缺点为体内半衰期短,需要多次应用,并可产生严重变态反应。有报告采用 1%青霉素 G 眼水点眼,用于防治新生儿淋球菌性结膜炎,但青霉素类药物属局部应用亦能引起严重全身反应的药物,据统计约有 10%患者局部应用后出现变态反应,故眼局部给药较少应用。

(2)剂量与用法:青霉素类为繁殖期杀菌药,半衰期短、排泄快,故应间歇给药。每天剂量应分 3~4 次给药,至少分 3 次给药,重症感染可以每隔 3~4 h 给药 1 次,成人每天 1 000 万~2 000 万单位,儿童每天 25 万 U/kg。青霉素 G 肌内注射每次 40 万~80 万 U,适用于轻度与一般中度感染。青霉素类有局部刺激性,肌内注射量不能过大,以免局部过于疼痛并引起硬结,影响药物吸收。重症感染应静脉注射给药,药液浓度青霉素 G 以 1 万 U/mL 为宜,半合成青霉素静脉滴注药液浓度 1%~2%。青霉素类不宜静脉推注给药,因本药有变态反应,快速大剂量静脉推注可能引起速发变态反应。

（3）不良反应与注意事项：青霉素 G 毒性很低，变态反应为青霉素类的主要不良反应，包括过敏性休克、血清病、皮疹、接触性皮炎等，反应程度从轻度皮疹到过敏性休克、死亡有很大差别。变态反应发生率为 1%～10%，大多为皮疹反应，过敏性休克发生率为 0.004%～0.04%。用药应详细询问有无对青霉素过敏史或其他药物的过敏史，值得注意的是尽管青霉素皮肤试验阴性，仍然会有程度不等的变态反应，甚至有死亡的病例出现。青霉素钾盐每 100 单位含钾离子约 65 mg，其钠盐每 100 万单位含钠离子约 40 mg，大剂量使用时应注意钠、钾离子的平衡；另外，钾盐不可静脉推注，也不可向鞘内、颅内注射给药。

2.苄星青霉素

（1）药物特点与临床应用：本品又名长效西林，长效青霉素，在水中溶解度小（0.16 mg/mL），体内吸收慢，排泄亦慢，血中有效浓度可维持较久，适用于对青霉素敏感菌所致的轻度或中度感染，如防治风湿热等需长期使用青霉素的患者。

（2）剂量与用法：每月 1 次，每次肌内注射 120 万单位，或每半月 1 次，每次 60 万单位，儿童用量酌减。注射前将粉剂加 2 mL 注射用水振摇使呈混悬状。本品用前需做皮试，不做静脉注射。

（3）不良反应与注意事项：本品不宜作静脉给药。注射局部可引起硬结，长期应用可能影响肠内 B 族维生素的合成，宜同时给予 B 族维生素。

3.苯氧甲基青霉素

（1）药物特点与临床应用：本品又名青霉素 V（Penicilin V），抗菌谱与青霉素 G 相同，主要作用于革兰氏阳性细菌。对青霉素酶不稳定，但被青霉素酶灭活比青霉素 G 稍慢，故对某些金黄色葡萄球菌抗菌作用比青霉素 G 强，但对链球菌属与革兰氏阴性球菌作用不及青霉素 G，对脑膜炎球菌与淋球菌的作用比青霉素 G 差 4 倍。本品对酸稳定，口服 60% 可被胃肠道吸收，明显优于青霉素 G。适用于 A 组溶血性链球菌、肺炎链球菌等敏感菌引起的感染，眼科应用相对较少，可用于睑腺炎、泪囊炎、丹毒等感染，亦常用于风湿热的预防。

（2）剂量与用法：链球菌引起的感染、丹毒，每 6～8 h 服用 1～2 片，连用 5～10 d；肺炎球菌引起的感染、口咽部厌氧菌，每 6 h 服用 1～2 片。12 岁以下儿童每天 15～50 mg/kg，分 3～6 次服用。

（3）不良反应与注意事项：有青霉素过敏史者不宜服用本品。本品不适宜严重感染的治疗。严重胃肠功能失调（如恶心、呕吐等），会影响本品的吸收。本品可通过乳汁分泌，可能引起婴儿真菌性腹泻。妊娠和哺乳期妇女慎用。

4.苯唑西林

（1）药物特点与临床应用：本品又名新青霉素Ⅱ，在体内分布广，主要用于耐青霉素 G 的金黄色葡萄球菌和表皮葡萄球菌的周围感染，包括内脏、皮肤和软组织的感染。主要特点为耐青霉素酶，用于耐药金黄色葡萄球菌感染。对产酶耐药金黄色葡萄球菌有强大的杀菌作用，因而又称为抗耐药葡萄球菌青霉素。

本品不能透过正常脑膜，对中枢感染一般不适用。对链球菌的抗菌活性仅为青霉素的 1/10。

（2）剂量与用法：口服，成人和体重大于 40 kg 的儿童 0.5～1g，每 4 h 或 6 h 一次；体重小于 40 kg 的儿童按每天 50～100 mg/kg 的剂量 6 h 一次。

肌内注射、静脉注射:本品能肌内注射,每天 3~6 g,分 3~4 次注射。静脉注射,每天 6~8 g,分 3~4 次给药,需缓慢注射以防止血管刺激。静脉滴注,成人,每天 6~8 g(最大日剂量为 12 g),分 3~4 次给药。儿童每天 100~200 mg/kg,每 4~6 h 一次。

(3)不良反应与注意事项:应用本品前需做青霉素皮试。食物可影响其吸收,宜在餐前 1 h 或餐后 2 h 空腹服药。本品对弱酸稳定,可用氯化钠溶液或葡萄糖溶液溶解后注射。不适用于对青霉素敏感菌感染的治疗。

5.氨苄青霉素

(1)药物特点与临床应用:本品抗菌谱广,抗菌作用强,对青霉素敏感的金黄色葡萄球菌、溶血性链球菌、肺炎链球菌均有较强的抗菌活性,对脑膜炎奈瑟菌、淋病奈瑟菌、白喉杆菌、炭疽杆菌以及大多数奇异变形菌、流感嗜血杆菌、布氏杆菌、百日咳杆菌均有很强的抗菌作用。对沙门菌属、志贺菌属、大肠埃希菌属对本药敏感性较差,铜绿假单胞菌和不动杆菌属耐药。本品眼内通透性良好,点眼、结膜下注射均可获得前房有效药物浓度,不同给药途径联合可治疗敏感菌引起的各种眼部感染。

(2)剂量与用法:口服:成人,每天 2~4 g,每 6 h 一次;儿童,每天 50~100 mg/kg,每 6 h 一次。静脉、肌内注射:本品可肌内注射、直接静脉注射和静脉滴注。成人,每天 2~12 g,每 6 h 一次;儿童,每天100~200 mg/kg,每 6 h 一次。严重肾功能衰竭患者(肌酐清除率 10 mL/min 或更小),给药时间间隔应加大到 12 h。

结膜下注射:每次 50~100 mg;玻璃体腔注射:每次 5 mg。

(3)不良反应与注意事项:用药前必须做青霉素皮试。皮疹发生率较其他青霉素为高,发生率高达 10%~20%,有时也发生药热。肌内注射时应缓慢、深部注射,以减轻局部疼痛。本品不可与氨基糖苷类抗生素或碱性溶液置于同一注射容器内,因后两者可使本品失效。食物可影响本品吸收,口服宜在饭前 30~60 min 时。本品对神经组织有一定的刺激性,因此应避免鞘内注射。本品在葡萄糖液中不稳定,不可久置。本品可加速雌激素代谢并减少其肝肠循环,可影响口服避孕药的效果。

6.羧苄青霉素

(1)药物特点与临床应用:本品又名羧苄西林、卡比西林、羧苄青、卡比西、Pyopen。为半合成青霉素,对革兰氏阳性菌的抗菌作用与氨苄西林相似,而强度较弱,但对铜绿假单胞菌和变形杆菌的作用则较强。本品不耐青霉素酶,故不能用于耐药金黄色葡萄球菌感染。眼科临床主要用于治疗铜绿假单胞菌性角膜溃疡和眼内感染。

(2)剂量与用法:肌内注射,成人,每次 0.5~2.5 g,4 次/天;儿童,每天 50~200 mg/kg,分 4 次。静脉滴注或静脉滴注,成人,5~20 g/d,分 2~3 次。儿童,每天 100~400 mg/kg,分 2~3 次。点眼:1%~4%溶液或眼膏。结膜下注射:每次 5~10 mg;前房内注射:每次 0.1 mg;玻璃体腔注射:0.1~1 mg。

(3)不良反应与注意事项:本品口服不吸收。结膜下注射疼痛剧烈,可引起球结膜水肿 2~11 d。与青霉素有交叉变态反应,用药前应作过敏试验。本品为二钠盐,药物特点与临床应用中应考虑钠的输入量。本品与庆大霉素、阿米卡星等氨基糖苷类有协同作用,但若两药加入同一容器中,可致效价降低。

7.氧哌嗪青霉素

(1)药物特点与临床应用:本品又名哌拉西林。对革兰氏阳性球菌的作用与氨苄青霉素相似,对肠杆菌有较好的抗菌作用,对于某些拟杆菌和梭菌也有一定的作用。主要用于铜绿假单胞菌和各种敏感菌所致感染,临床有效率和细菌清除率均为75%左右。本品眼内通透性较好,眼科主要用于治疗铜绿假单胞菌性外眼感染和其他眼内感染。

(2)剂量与用法:全身用药:一天4～12 g,分3～4次静脉注射或静脉滴注。严重感染可用16～24 g/d。点眼:1%溶液。结膜下注射:5～10 mg;玻璃体腔注射:2 mg/0.1 mL。

(3)不良反应与注意事项:用药前应询问有无青霉素等药物过敏史,并应常规做青霉素皮试。静脉推注速度不宜过快,静脉滴注速度不宜过慢,配置的溶液不宜久置。最好与β-内酰胺酶抑制剂联合应用。本品能透过胎盘,对胎儿的安全性尚未确立,孕妇应慎用。本品在乳汁中的浓度低,哺乳期妇女可以使用。本品不宜与氨基糖苷类抗生素合用,因本品可降低其抗菌活性。

(二)头孢菌素类

同青霉素,属杀菌剂。除干扰细菌细胞壁合成外,还破坏胞浆膜和蛋白质合成,对除肠球菌外的大部分革兰氏阳性球菌有效。根据其产生年代的先后和抗菌性能的不同分1、2、3代。

第1代头孢菌素对革兰氏阳性球菌有很强的抗菌作用,对某些革兰氏阴性肠球菌有中度杀伤作用。主要包括头孢噻吩、头孢噻啶、头孢氨苄头孢唑林、头孢拉定。以头孢拉定为例,叙述如下。

第1代头孢菌素可配成0.5%～1.0%溶液滴眼,一天数次;结膜下注射25～50 mg,玻璃体腔注射每次0.25～0.5 mg。

第2代头孢菌素对革兰氏阴性菌有较广泛的抗菌谱,临床上常用于老人及儿童的感染。主要包括:头孢呋辛、头孢尼西、头孢替坦、头孢美唑等。

第3代头孢菌素对包括铜绿假单胞菌在内的各种革兰氏阴性杆菌具有强大的抗菌活性,对假单胞菌属也特别有效,其肝、肾毒性低,耐酶。主要包括头孢曲松、头孢噻肟、头孢哌酮、头孢他啶、头孢磺啶、头孢西丁等。其中头孢曲松治疗Lyme病效果极好。

头孢菌属的眼内通透性不佳,通过结膜下给药在无晶状体眼及玻璃体切除术后眼能达到有效药物浓度,但该浓度亦可经静脉给药达到。在有晶状体眼的眼内感染往往需玻璃体腔注射给药。

五、氨基糖苷类抗生素

氨基糖苷类抗生素都由氨基糖分子和非糖部分的苷元结合而成,它包括链霉素、庆大霉素、卡那霉素、西索米星以及人工半合成的妥布霉素、阿米卡星、奈替米星等。共同特点为水溶性好,性质稳定;此外,在抗菌谱,抗菌机制,血清蛋白结合率,胃肠吸收,经肾排泄,以及不良反应等方面也有共性。

(一)概述

1.抗菌机制

氨基糖苷类的抗菌作用机制是阻碍细菌蛋白质的合成。作用于细菌蛋白质合成过程,使之合成异常的蛋白,阻碍已合成蛋白的释放,使细菌细胞膜通透性增加而导致一些重要生理物质外漏,引起细菌死亡。本类药物对静止期细菌的杀灭作用较强,是静止期杀菌剂。其抗菌谱主要是革兰氏阴性杆菌,包括大肠埃希菌、克雷伯菌属、肠杆菌属、变形杆菌属、沙雷菌属、柠檬酸杆菌属等。有的品种对铜绿假单胞菌或金黄色葡萄球菌,以及结核杆菌等也有抗菌作用。本类抗生素对奈瑟菌属、链球菌属和厌氧菌常无效。

2.抗菌作用

氨基糖苷类对各种需氧革兰氏阴性菌如大肠埃希菌、克雷伯菌属、肠杆菌属、变形杆菌属等具高度抗菌活性。此外,对沙雷菌属、产碱杆菌属、布氏杆菌、沙门菌、痢疾杆菌、嗜血杆菌及分枝杆菌也具有抗菌作用。氨基糖苷类对革兰氏阴性球菌如淋球菌、脑膜炎球菌的作用较差。流感杆菌及肺炎支原体呈中度敏感,但临床疗效不显著。铜绿假单胞菌只对庆大霉素、阿米卡星、妥布霉素敏感,其中以妥布霉素为最强。对各型链球菌的作用微弱,肠球菌对之多属耐药,但金黄色葡萄球菌包括耐青霉素菌株对之甚为敏感。结核杆菌对链霉素、卡那霉素、阿米卡星和庆大霉素均敏感,但后者在治疗剂量时不能达到有效抑菌浓度。

3.耐药性

主要是细菌通过质粒传导产生钝化酶而形成的。已知的钝化酶有乙酰转移酶、核苷转移酶和磷酸转移酶,各分别作用于相关碳原子上的$-NH_2$或$-OH$基团,使之生成无效物。一种药物能被一种或多种酶钝化,而几种氨基糖苷类药物也能被一种酶所钝化。因此,在不同的氨基糖苷类药物间存在着不完全的交叉耐药性。产生钝化酶的质粒(或 DNA 片段)可通过结合方式在细菌细胞间转移,使原来不耐药的细菌细胞产生耐药性。

4.不良反应

(1)耳毒性及前庭功能失调:多见于卡那霉素、庆大霉素。耳蜗神经损害,多见于卡那霉素、阿米卡星。孕妇注射本类药物可致新生儿听觉受损,应禁用。

(2)肾毒性:主要损害近端肾小管曲段,可出现蛋白尿、管型尿,继而出现红细胞、尿量减少或增多,进而发生氮质血症、肾功能减退、排钾增多等。肾毒性大小次序为卡那霉素＝西索米星＞庆大霉素＝阿米卡星＞妥布霉素＞链霉素。

(3)神经-肌肉阻断作用:各种氨基糖苷类抗生素均可引起神经-肌肉麻痹作用,虽较少见,但有潜在性危险。神经-肌肉阻断作用与剂量及给药途径有关,如静脉滴注速度过快或同时应用肌肉松弛剂与全身麻醉药,重症肌无力者尤易发生,可致呼吸停止。其机制是乙酰胆碱的释放需Ca^{2+}的参与,药物能与突触前膜上"钙结合部位"结合,从而阻止乙酰胆碱释放。当出现神经-肌肉麻痹时,可用钙剂或新斯的明治疗。

(4)变态反应:包括过敏性休克、皮疹、荨麻疹、药热、粒细胞减少、溶血性贫血等。不良反应与药物浓度密切相关,在用药过程中可进行血药浓度监测。

(5)其他有血象变化、肝脏转氨酶升高、面部及四肢麻木、周围神经炎、视力模糊等。口服本类药物可引起脂肪性腹泻。菌群失调和二重感染也有发生。

5.药物相互作用

氨基糖苷类与两性霉素、杆菌肽、头孢噻吩、多黏菌素或万古霉素合用能增加肾脏毒性。呋塞米、依他尼酸及甘露醇等能增加氨基糖苷类的耳毒性。苯海拉明、美克洛嗪、布克利嗪等抗组胺药可掩盖氨基糖苷类的耳毒性。氨基糖苷类能增强骨骼肌松弛药及全身麻醉药引起的肌肉松弛作用,可导致呼吸抑制。

(二)庆大霉素

1.药物特点与临床应用

主要用于敏感细菌(特别大肠埃希菌,铜绿假单胞菌、耐药金黄色葡萄球菌)所致的感染。局部点眼用于上述敏感菌引起的结膜炎、角膜炎、泪囊炎、眼睑炎、睑板腺炎等感染。眼内注射可用于治疗化脓性眼内炎,结膜下及球后注射可用于治疗深层巩膜炎、眶蜂窝织炎等深层及球后炎症。

2.剂量与用法

点眼:0.3%～1%溶液,3～5次/天。

结膜下注射,每次2万～4万单位;玻璃体腔注射,0.1～0.2 mg;球后注射,每次2万～4万单位,3～5 d后可重复给药。

3.不良反应与注意事项

(1)滴眼液虽极少吸收进入全身血液循环,但孕妇及哺乳期妇女仍应注意不可过量或长期使用,以免影响胎儿及婴儿的生长发育。

(2)视网膜对庆大霉素毒性反应敏感,眼各部位局部注射均有引起视网膜毒性反应的报告,造成视网膜缺血性改变,操作时应注意注射手法、部位及药物浓度。

(3)与其他氨基糖苷类、万古霉素(或去甲万古霉素)、卷曲霉素、顺铂、依他尼酸、呋塞米合用或先后连续用药,可能增加其产生耳毒性、肾毒性及神经-肌肉阻滞作用的可能性;与头孢噻吩、头孢唑啉局部合用可能增加肾毒性。

(三)妥布霉素

1.药物特点与临床应用

本品抗菌谱与庆大霉素相似,但已对铜绿假单胞菌包括已对庆大霉素耐药的铜绿假单胞菌抗菌作用比庆大霉素强为其显著特点。主要用于革兰氏阴性菌引起的严重感染,特别是铜绿假单胞菌、大肠埃希菌、肺炎杆菌等引起感染,也可用于革兰氏阴性和阳性菌引起的混合感染,但不用于单纯金黄色葡萄球菌感染。眼局部应用适用于外眼及附属器敏感菌株感染的局部抗感染治疗。临床研究显示妥布霉素能安全、有效地应用于儿童患者。

2.剂量与用法

肌内注射:一般每天1.5～5 mg/kg,分2～3次,疗程7～10 d,剂量不超过每天5 mg/kg。

滴眼液:轻度及中度患者,每4 h一次,每次1～2滴点入患眼;重度感染的患者,每小时一次,每次2滴,病情缓解后减量使用,直至病情痊愈。

眼药膏:轻度及中度患者,每天2～3次;重度感染的患者,每3～4 h一次,病情缓解后减量。

3.不良反应与注意事项

(1)肾功能减退者适当减少剂量或延长给药间隔时间。

(2)长期大剂量使用时,应检查肝肾功能、血常规和听力。

(3)与头孢菌素等合用,可增加肾毒性。也不宜与损害神经及有肾毒性的其他药物合用。对氨基糖苷类抗生素或本品过敏者禁用。

(4)眼药膏可能会延缓角膜损伤的愈合。

(5)目前滴眼剂尚无证据确凿的有关孕妇的临床研究报告,因此孕妇应小心使用本品。

(6)哺乳者:由于哺乳时可能会产生不良反应,或者停止哺乳,或者停止用药。

(7)眼局部应用少数患者可出现变态反应,如眼睑发痒与红肿、结膜红斑等。临床试验显示妥布霉素局部不良反应低于庆大霉素。

(四)卡那霉素

1.药物特点与临床应用

本品对多数肠杆菌科细菌,如大肠埃希菌、克雷伯菌属、变形杆菌属、肠杆菌属等均有良好作用;流感杆菌、布鲁菌属、脑膜炎球菌、淋球菌等对本品也大多敏感,对铜绿假单胞菌无效。对葡萄球菌属中甲氧西林敏感株和结核分枝杆菌也有一定作用,其他革兰氏阳性细菌如溶血性链球菌、肺炎链球菌、肠球菌和厌氧菌等对本品多数耐药。眼科适用于治疗敏感大肠埃希菌、克雷伯菌属、变形杆菌属、淋病奈瑟菌及葡萄球菌属等细菌所致结膜炎、角膜炎、泪囊炎、眼睑炎、睑板腺炎等感染。

2.剂量与用法

肌内注射:每天 1~2 g,2~4 次/天。

点眼:0.5%溶液,3~5 次/天。

结膜下注射:每次 20 mg。

3.不良反应与注意事项

(1)对本品或其他氨基糖苷类过敏者禁用。

(2)泪囊感染(泪囊炎)常发生于泪囊管闭塞的儿童,除用本品滴眼外,可同时辅以局部热敷。

(3)孕妇及哺乳期妇女仍应注意不可过量使用,以免影响胎儿及婴儿的生长发育。

(4)卡那霉素与链霉素、新霉素有完全交叉耐药,与其他氨基糖苷类可有部分交叉耐药。

(五)阿米卡星

1.药物特点与临床应用

本品抗菌谱近似庆大霉素,主要用于革兰氏阴性菌,特别是耐药性铜绿假单胞菌引起的感染,以及铜绿假单胞菌、变形杆菌所致的败血症、眼内炎。滴眼液适用于凝固酶阴性和阳性葡萄球菌、大肠埃希菌、变形杆菌等革兰氏阴性杆菌(尤其是对其他氨基糖苷类抗生素耐药菌株)及淋球菌所致结膜炎、角膜炎、泪囊炎、眼睑炎、睑板腺炎等。本品眼内通透性差,滴眼及全身应用均不能达到有效眼内浓度,结膜下给药能维持有效房水浓度约 4 h,玻璃体腔注射视网膜毒性低于庆大霉素。

2.剂量与用法

静脉滴注、肌内注射:成人每次 0.2~0.4 g,3 次/天(每次给药间隔 8 h),剂量不超过 1.5 g/d;重症每 8 h 0.5 g,剂量不超过每天 1.5 g;儿童 4~8 mg/(kg·d),分 2~3 次给药。静脉滴注时稀释于 100~200 mL 输液内,于 30~60 min 内输入。不可未经稀释直接静脉推注。

点眼:滴于眼睑内,一次 1~2 滴,一天 3~5 次。

结膜下注射:每次 25 mg;玻璃体腔注射:最大剂量 0.4 mg。

3.不良反应与注意事项

(1)对本品过敏者禁用。肾功能减退、脱水或应用强利尿剂及老年人慎用。

(2)与本品合用后易使耳、肾毒性升高的药物如头孢菌素、两性霉素 B、多黏菌素、钴化合物及利尿剂等,应尽量避免合用。

(3)与青霉素类在体外混合可引起本品失活。

(4)耳毒性和肾毒性比卡那霉素稍低;对前庭及耳蜗毒性小,除大剂量长疗程外,对前庭功能无损害。

(5)大剂量给药后,可引起神经及接头的阻滞作用。

(6)其他偶见变态反应、胃肠道反应、肝功能异常、口唇、四肢麻木和贫血等。

(7)孕妇及哺乳期妇女局部点眼无特殊用药要求,可按一般成人用量使用。

(8)局部点眼偶见变态反应,出现充血、眼痒、水肿等情况。

（六）链霉素

1.药物特点与临床应用

本品低浓度抑菌,高浓度杀菌。对生长旺盛期、静止期细菌都有作用。对结核杆菌作用突出。对多种革兰氏阳性杆菌如肺炎杆菌、流感杆菌、百日咳杆菌、大肠埃希菌、变形杆菌、产气杆菌、鼠疫杆菌、痢疾杆菌及布氏杆菌都有抗菌作用,对革兰氏阳性球菌的作用不及青霉素 G。局部点眼可用于治疗上述敏感菌引起的外眼感染,玻璃体腔注射用于治疗细菌性眼内炎。视网膜脉络膜炎、视网膜静脉周围炎等怀疑与结核菌感染有关的眼病可与其他抗结核药物联合全身应用。

2.剂量与用法

肌内注射:一般剂量,每天 1 g,1～2 次给药,或每天 0.75 g,1～2 周 1 个疗程。儿童每天 15～30 mg/kg,隔天给药 1 次。用于结核病,每天 0.75～1 g,分 2 次给药。儿童每天 20 mg/kg,隔天给药 1 次。新生儿:每天 10～20 mg/kg。

结膜下注射:每次 10～50 mg;玻璃体腔注射:每次 0.1 mg。

3.不良反应与注意事项

(1)本品易发生变态反应,在皮试阴性后方可使用;但皮试的阳性率较低,与临床变态反应的发生率不完全相符。

(2)可引起口麻、四肢麻木等一过性症状,一般与药品的质量有关。

(3)可损害第Ⅷ对脑神经致眩晕、头痛、恶心、呕吐、平衡失调,急性毒性反应有口唇四周、面部及四肢麻木感、头昏、乏力等。

(4)肾损害时有蛋白尿、管型尿、血尿等,肾功能不全者慎用;偶有白细胞减少、粒细胞缺乏、再生障碍性贫血、血小板减少等。

（七）西索米星

1.药物特点与临床应用

本品抗菌谱与庆大霉素近似,包括大肠埃希菌、克雷伯杆菌、变形杆菌、肠杆菌属、铜绿假单胞菌、痢疾杆菌等。对铜绿假单胞菌的作用高于庆大霉素。与妥布霉素接近。与庆大霉素间存在密切的交叉耐药性。眼科应用于敏感菌所致眼部及软组织感染等。

2.剂量与用法

肌内注射,成人每天 3 mg/kg,分为 3 次给予。尿路感染可用 1 mg/kg,每天 2 次。肾功能不全者应减量。

结膜下注射:每次 5～10 mg。

（八）小诺米星

1.药物特点与临床应用

眼科临床用于大肠埃希菌、克雷伯菌、变形杆菌属、肠杆菌属、沙雷菌属、铜绿假单胞菌等革兰氏阴性菌引起的眼睑炎、急性眼腺炎、泪囊炎、结膜炎、角膜炎等。

2.剂量与用法

肌内注射:眼部感染:每次 60 mg,每天 2～3 次。儿童按每天 3～4 mg/kg,分 2～3 次给药。点眼:2～3 滴/次,每天 3～4 次。

3.不良反应与注意事项

老年人慎用;本品只可肌内注射,不可静脉注射。

（九）新霉素

1.药物特点与临床应用

抗菌作用与卡那霉素基本相同,由于毒性大,一般不静脉使用。口服很少吸收,97%由粪排出。眼科常用0.5%～1%溶液或眼膏局部应用,也可行结膜下注射,与多黏菌素等药物配成溶液可用于角膜植片的消毒。

2.剂量与用法

口服:成人每次1 g,每天3～4次。儿童每次5～10 mg/kg,每天4次。

结膜下注射:每次100～500 mg。

3.不良反应与注意事项

(1)本品不宜大量体腔内留置给药,因可造成耳、肾毒性和呼吸抑制。

(2)可见食欲缺乏、恶心、大便稀而次数增多等不良反应。长期服用可引起肠道菌群失调、肠道黏膜萎缩性改变、吸收不良综合征。偶见肾脏及听觉损害。

(3)结膜下注射能引起球结膜水肿,但可耐受。

(4)肠梗阻患者禁用。

眼科较常应用的氨基糖苷类药物主要有上述几种,氨基糖苷类抗生素还有很多,如地贝卡星、奈替米星、核糖霉素、巴龙霉素、利维霉素等,多采用全身给药的方式,其用药方式及不良反应与注意事项无显著专科特色,此处不一一详述。

六、四环素类抗生素

（一）概述

四环素类抗生素为广谱抗生素,抗菌谱包括化脓性和草绿色链球菌、肺炎链球菌、肠球菌属、金黄色葡萄球菌、李斯特菌属、梭状芽孢杆菌属、炭疽杆菌、放线菌属、大肠埃希菌、鼠疫杆菌、布氏杆菌、霍乱杆菌、脑膜炎球菌、淋病奈瑟菌、螺旋体、支原体、衣原体、立克次体等。四环素类属快效抑菌剂,在高浓度时也具杀菌作用。其作用机制主要为与细菌核糖体30S亚单位在A位上特异性结合,阻止氨基酸-t RNA在该位置上的联结,从而抑制肽链的延长和细菌蛋白质的合成;其次,四环素类可引起细菌细胞膜通透性的改变,使胞内的核苷酸和其他重要成分外漏,从而抑制DNA的复制。

四环素类抗生素具有共同的基本母核(氢化骈四苯)。它们是两性物质,可与碱或酸结合成盐,在碱性水溶液中易降解,在酸性水溶液中则较稳定,故临床一般用其盐酸盐。四环素类可分为天然品与半合成品两类。天然品有金霉素、土霉素、四环素和地美环素等,半合成品有多西环素和米诺环素,前者在我国较为常用。近几年,国外四环素类抗生素应用逐渐增加,特别是在多药耐药菌株的联合治疗研究中,常常作为并用药物。抗菌作用的强弱依次为米诺环素、多西环素、美他环素、金霉素、四环素、土霉素。四环素和土霉素,由于抗菌谱广,口服有效,应用方便,故曾长期应用于临床。近年来由于耐药菌株日益增多,疗效不够理想,且不良反应较多,且本类药物之间有交叉耐药性,其药物特点与临床应用已明显减少,其中金霉素已经淘汰全身用药,仅局部外用。

（二）盐酸四环素

1.药物特点与临床应用

本品主要用于支原体、衣原体以及敏感的革兰氏阳性球菌或革兰氏阴性杆菌所引起的轻症感染。眼科临床用于治疗敏感菌引起的外眼感染,如细菌性结膜炎、角膜炎、沙眼等,多为局部用药,基本不采用全身用药。

2.剂量与用法

点眼:0.5%溶液或眼膏。

结膜下注射:每次 1 mg。

3.不良反应与注意事项

(1)本品与同类抗生素之间有交叉耐药。

(2)可抑制氨茶碱的代谢,两者合用时应减少茶碱的用量,以免出现毒性反应。

(3)不宜与对肝脏有损伤的药物并用。

其他四环素类药物如多西环素、米诺环素等,目前眼科应用较少。

七、其他类抗生素

(一)氯霉素

1.药物特点与临床应用

主要抗菌谱包括肺炎链球菌、化脓性链球菌、绿色链球菌、淋病奈瑟菌、脑膜炎双球菌、流感嗜血杆菌、李斯特菌、布氏杆菌、白喉杆菌、支原体、衣原体、立克次体、螺旋体和一些厌氧菌。其中肺炎链球菌、流感嗜血杆菌、脑膜炎球菌较易发生耐药;金黄色葡萄球菌部分敏感;肠杆菌科的一些菌如沙门菌(包括伤寒杆菌)、大肠埃希菌、肺炎克雷伯杆菌、奇异变形杆菌等大部分菌株对本品敏感,但耐药菌株已日益增多。沙雷杆菌、吲哚阳性变形杆菌、铜绿假单胞菌的多数菌株对本品耐药。本品眼内通透性良好,口服及点眼均能够获得眼内有效治疗浓度,是较早应用于眼科的抗生素。眼科临床用于治疗由大肠埃希菌、流感嗜血杆菌、克雷伯菌属、金黄色葡萄球菌、溶血性链球菌和其他敏感菌所致眼部感染,如沙眼、结膜炎、角膜炎、眼睑缘炎等。

2.剂量与用法

点眼:滴于眼睑内,一次 1～2 滴,一天 3～5 次。

结膜下注射:50～100 mg。玻璃体腔注射:1～2 mg。

3.不良反应与注意事项

(1)局部点眼可有眼部刺激、变态反应等。大剂量长期使用(超过 3 个月)可引起视神经炎或视神经乳头炎(特别是小儿)。

(2)长期应用本品的患者,应事先做眼部检查,并密切注意患者的视功能和视神经炎的症状,一旦出现即停药。同时服用维生素 C 和 B 族维生素。

(3)孕妇及哺乳期妇女使用后可能引致新生儿和哺乳婴儿产生严重的不良反应,故孕妇及哺乳期妇女宜慎用。

(4)新生儿和早产儿组织柔嫩、黏膜血管丰富,对药物吸收迅速,加之其肝肾功能发育不健全,肝脏缺乏分解、破坏氯霉素的葡萄糖酸转移酶,而且,肾脏对药物的排泄能力较差,所以婴儿长时间频繁使用氯霉素眼药水,可通过局部黏膜迅速吸收并在血液中蓄积。氯霉素对有过敏体质的婴儿可抑制骨髓造血系统,引起进行性贫血、出血倾向和反复感染,甚至诱发再生障碍性贫血;若血中氯霉素浓度过高,会损害心肌组织,引起循环衰竭,导致"灰婴综合征",表现为腹胀、面色青灰、体温降低和休克。故新生儿和早产儿禁用。

(二)盐酸林可霉素

1.药物特点与临床应用

本品又名洁霉素,眼内通透性良好,口服、注射及点眼均能达到眼内有效药物浓度。眼科主要用于葡萄球菌、链球菌、肺炎链球菌等革兰氏阳性菌引起的眼部感染。葡萄球菌对本品可缓慢产生耐药性。对红霉素耐药的葡萄球菌对本品显示交叉耐药性。对粪链球菌、某些芽孢梭状杆菌、酵母菌、真菌和病毒不敏感。

2.剂量与用法

口服:成人,每天 1.5～2 g,每 6～8 h 一次;儿童,每天 30～60 mg/kg。

肌内注射:成人,每天 0.6～1.8 g,每 8～24 h 一次,儿童;每天 10～30 mg/kg。

静脉滴注:成人,每次 0.6 g,溶于 100～200 mL 输液内,滴注 1～2 h,每 8～12 h 一次。

点眼:用 3% 浓度的滴眼液。

结膜下注射:每次 30～50 mg。

3.不良反应与注意事项

(1)可致转氨酶升高、黄疸及产生变态反应,如皮疹、荨麻疹、多形性红斑以及白细胞减少、血小板减少等,用药期间应定期检查血细胞计数和肝、肾功能。

(2)本品对孕妇的安全性尚未确立,1月龄以下的新生儿禁用。

(3)本品与新生霉素和卡那霉素不可置于同一容器中。不可直接静脉推注,进药速度过快可致心搏暂停和低血压。

(4)结膜下注射引起结膜水肿可持续数小时。

(三)克林霉素

1.药物特点与临床应用

本品抗菌谱与林可霉素相同,眼科药物特点与临床应用同林可霉素。

2.剂量与用法

成人深部肌内注射或静脉滴注给药。中度感染,每天 0.6～1.2 g,分 2～3 次;严重感染,每天 1.2～2.7 g,分 2～3 次。儿童中度感染:每天 15～25 mg/kg,分 2～3 次;重症感染,每天 25～40 mg/kg,分 2～3 次。

点眼:用浓度 0.2% 的溶液。

结膜下注射:每次 50 mg。

3.不良反应与注意事项

(1)与神经-肌肉接头阻滞剂、中枢性麻醉剂、阿片类具有呼吸抑制作用的镇痛剂合用,可能引起或加重神经-肌肉阻断和呼吸抑制作用,正在使用神经-肌肉阻滞剂的患者慎用。

(2)对于疑为由难辨梭菌引起的伪膜性肠炎患者应立即停药。

(3)本品静脉滴注速度不宜过快,滴注时间应在 20 min 以上。

(4)本品与林可霉素有交叉耐药性;与红霉素、氯霉素有拮抗作用,不可联合应用。

(四)杆菌肽

1.药物特点与临床应用

对革兰氏阳性菌特别是金黄色葡萄球菌、各种链球菌有强大抗菌作用,对革兰氏阴性球菌及某些放线菌属、螺旋体、阿米巴原虫等也有一定抑制作用,革兰氏阴性杆菌耐药。本品为一慢效杀菌剂,主要抑制细菌细胞壁合成,并损伤细胞膜,导致离子外流而使细菌死亡。细菌对本品产生耐药性较慢,获得性耐药菌株少见。局部应用并无明显全身吸收,眼科临床常用其治疗葡萄球菌属、溶血性链球菌、肺炎链球菌等敏感菌所致睑结膜炎,可与硫酸多黏菌素 B 及新霉素组成眼膏或滴眼液。因其肾毒性较高,通常不全身使用。

2.剂量与用法

眼膏:含杆菌肽 500 U,涂于患处,每天 2～3 次。用于治疗细菌性角膜炎时浓度可增至 1 万 U/mL。

3.不良反应与注意事项

局部用药可致过敏,局部瘙痒、皮疹、红肿或其他刺激现象,一般反应轻微。偶有局部用药后发生严重全身变态反应者,并可在以后应用本品时发生变态反应。

(五)多黏菌素 B

1.药物特点与临床应用

本品对除变形杆菌外,几乎对所有革兰氏阴性杆菌均有抗菌作用,包括大肠埃希菌、肠杆菌属、克雷伯菌属、铜绿假单胞菌、沙门菌属、流感嗜血杆菌、痢疾杆菌、百日咳杆菌、霍乱杆菌,对梭状杆菌及部分拟杆菌亦有抗菌活性。但多黏菌素眼内通透性差,滴眼及全身应用均难以进入正常眼内,角膜上皮损伤或炎症时通过滴眼可进入眼内,主要用于治疗铜绿假单胞菌角膜溃疡及眼内感染。

2.剂量与用法

点眼:常用浓度 0.1％～0.2％,4～6 次/天。高浓度(0.5％)溶液滴眼与结膜下注射效果相同。

结膜下注射:每次 1～5 mg。

3.不良反应与注意事项

0.25％浓度滴眼液局部有刺激性。结膜下注射可引起剧烈疼痛及球结膜水肿,超过 10 mg 可引起结膜坏死及血性分泌物。

(六)万古霉素

1.药物特点与临床应用

本品属杀菌剂,结构特殊,与其他抗生素无交叉耐药性。对革兰氏阳性球菌和杆菌有良好的抗菌活性,对本品敏感的菌株主要有金黄色葡萄球菌、表皮葡萄球菌、甲型、乙型链球菌、肺炎球菌、肠球菌、淋球菌、破伤风杆菌、白喉杆菌及难辨梭状芽孢杆菌等。特别是对耐甲氧西林的金黄色葡萄球菌(MRSA)和表皮葡萄球菌(MRSE)有良好的抗菌活性。本品不易产主耐药性,和其他抗生素也无交叉耐药。万古霉素虽然有较好的眼内通透性,但肠道外的全身给药在正常玻璃体不易达到有效浓度,在无晶状体及玻璃体手术后眼,药物在玻璃体浓度超过其对普通革兰氏阳性菌的 MIC。眼科常用于眼内注射治疗细菌性眼内炎,在国外,万古霉素加阿米卡星联合应用已被视为治疗眼内炎的首选药物。

2.剂量与用法

静脉滴注:成人每天 0.8～1.6 g,分 2 次静脉滴注;小儿每天 15～30 mg/kg 体重,分 2～3 次静脉滴注。

玻璃体腔注射:最大剂量每次 1 mg。可加入眼内灌注液(30 μg/mL),用于眼内炎行玻璃体切割手术时使用。

点眼:25～30 mg,每天 3～4 次。

3.不良反应与注意事项

(1)静脉滴注本品所致不良反应不多见,程度大多轻微,少数患者可出现皮疹,恶心,静脉炎等。

(2)结膜下注射超过 25 mg 可引起结膜坏死。

(七)利福平

1.药物特点与临床应用

本品为利福霉素类半合成广谱抗菌药,对多种病原微生物均有抗菌活性。该药对结核分枝杆菌和部分非结核分枝杆菌(包括麻风分枝杆菌等)在宿主细胞内外均有明显的杀菌作用;对需氧革兰氏阳性菌具良好抗菌作用,包括葡萄球菌产酶株及甲氧西林耐药株、肺炎链球菌、其他链球菌属、肠球菌属、李斯特菌属、炭疽杆菌、产气荚膜杆菌、白喉杆菌、厌氧球菌等。对需氧革兰氏阴性菌如脑膜炎奈瑟球菌、流感嗜血杆菌、淋病奈瑟球菌亦具高度抗菌活性;对军团菌属作用亦良好;对沙眼衣原体、性病淋巴肉芽肿及鹦鹉热等病原体均具抑制作用。细菌对利福霉素类抗生素有交叉耐药。眼科用于治疗细菌性外眼感染、沙眼、结核性眼病以及某些病毒性眼病。

2.剂量与用法

口服:一天 0.45～0.6 g,空腹顿服,每天不超过 1.2 g;1 个月以上小儿每天按体重 10～20 mg/kg,空腹顿服,每天量不超过 0.6 g;老年患者,每天 10 mg/kg,空腹顿服。

点眼:0.5%～1%滴眼液点眼,每天 4～6 次。

结膜下注射:每次 1～5 mg。

3.不良反应与注意事项

(1)饮酒可致利福平性肝毒性发生率增加,并增加利福平的代谢,酒精中毒、肝功能损害者慎用;肝功能严重不全、胆道阻塞者禁用。3 个月以内孕妇禁用,婴儿、3 个月以上孕妇和哺乳期妇女慎用。

(2)对本品或利福霉素类抗菌药过敏者禁用。

(3)对诊断的干扰:可引起直接抗球蛋白试验(Coombs 试验)阳性;干扰血清叶酸浓度测定和血清维生素 B_{12} 浓度测定结果;可使磺溴酞钠试验潴留出现假阳性;可干扰利用分光光度计或颜色改变而进行的各项尿液分析试验的结果;可使血液尿素氮、血清碱性磷酸酶、血清丙氨酸氨基转移酶、门冬氨酸氨基转移酶、血清胆红素及血清尿酸浓度测定结果增高

(4)单用利福平治疗结核病或其他细菌性感染时病原菌可迅速产生耐药性,因此本品必须与其他药物合用。

(5)利福平可能引起白细胞和血小板减少,并导致牙龈出血和感染、伤口愈合延迟等。用药期间应定期检查周围血象。

(6)口服利福平应于餐前 1 h 或餐后 2 h 服用,清晨空腹一次服用吸收最好,因进食影响本品吸收。

(7)肾功能减退者不需减量。在肾小球滤过率减低或无尿患者中利福平的血药浓度无显著改变。

(8)局部点眼可有轻微刺激症状。

(史增博)

第二节 抗 病 毒 药

病毒是病原微生物中最小的一种,其核心是核酸,外壳是蛋白质,不具有细胞结构,因此大多数病毒要依靠其宿主的酶系统才能繁殖。抗病毒药物正是通过阻断病毒繁殖过程中的某一环节达到抑制病毒生长、繁殖之目的。抗病毒感染的途径很多,如直接抑制或杀灭病毒、干扰病毒吸附、阻止病毒穿入细胞、抑制病毒生物合成、抑制病毒释放或增强宿主抗病毒能力等。但病毒核酸有时整合于细胞,不易消除,因此抗病毒药研究发展缓慢。

病毒可引起眼表炎症,如病毒性角膜炎、病毒性结膜炎,也可引起眼内炎症,如视网膜坏死、葡萄膜炎等。

一、非选择性抗病毒药物

本类药物选择性差,在抑制病毒的同时抑制正常细胞,特别是生长旺盛细胞的 DNA 合成,故细胞毒性较大,较少全身应用,主要药物有碘苷、氟苷、阿糖胞苷、阿糖腺苷、安西他滨等。

(一)碘苷

1.药物特点与临床应用

本品为嘧啶类抗病毒药,能与胸腺嘧啶核苷竞争性抑制磷酸化酶,特别是 DNA 聚合酶,从而抑制病毒 DNA 中胸腺嘧啶核苷的合成,或代替胸腺嘧啶核苷渗入病毒 DNA 中,产生有缺陷的 DNA,使其失去感染力或不能重新组合,使病毒停止繁殖或失去活性而得到抑制。眼科主要用于人疱疹病毒性角结膜炎,但由于它不能区分病毒和宿主细胞,因而极少用于全身抗病毒治疗。本品很难穿透角膜,故对虹膜炎和深层角膜炎无效,主要用于治疗浅层单纯疱疹性角膜炎、眼部带状疱疹及痘苗病毒感染性疾病,但单纯疱疹病毒易对碘苷产生耐药性,据统计有 16% ～ 32% 病例对碘苷耐药。

2.剂量与用法

点眼:0.1% 溶液,每 2 h 点眼 1 次,或 0.5% 眼膏,每天 1～3 次。

3.不良反应与注意事项

(1)本品对单纯疱疹病毒 Ⅱ 型感染无效。

(2)点眼后可出现短暂的刺激症状,还可出现角膜点状着色、变性与上皮水肿等,停药后可自愈。

(3)本品可以阻止角膜组织 DNA 的合成,故长期使用能损伤角膜上皮,影响溃疡的修复,使用时一般不宜超过 3 周,痊愈后继续使用一般不宜超过 3 d。

(4)频繁滴眼可致角膜上皮点状剥脱,且不能避免复发。

(5)有报告长期点眼可致泪道闭塞。

(6)本品可穿透胎盘组织,因此孕妇及哺乳期妇女不宜使用。目前尚缺乏儿童用药资料,一般不用于婴幼儿。

(7)与硼酸特别是硫柳汞合用,可使本品失效及眼部毒性作用增强,故不能同时应用。

(二)氟苷

1.药物特点与临床应用

本品为氟尿嘧啶的脱氧核苷衍生物。作用与氟尿嘧啶相似。其主要特点是给药速度对代谢有很大影响。眼科常局部应用作为抗病毒类滴眼剂,其作用比碘苷强,眼内通透性良好,对碘苷耐药的毒株本品仍有效。临床主要用于上皮型单纯疱疹病毒性角膜炎,具有疗程短、无角膜毒性及局部变态反应等特点。氟苷血浆半衰期短,且高于治疗浓度的2～3倍即可引起严重的细胞损伤及死亡,故不适合全身应用。

2.剂量与用法

树枝状角膜炎:1%滴眼液,每天4～8次,2%眼膏每天1～3次。

(三)阿糖腺苷

1.药物特点与临床应用

本品磷酸化后及其代谢产物 6-氧嘌呤阿糖苷能够抑制病毒 DNA 合成。机制可能为药物的磷酸化形式或其代谢产物能够抑制 DNA 聚合酶。它对疱疹病毒、水痘、带状疱疹病毒、腺病毒、伪狂犬病毒等 DNA 病毒有抑制作用,对大多数 RNA 病毒无效。眼科主要用于治疗浅层树枝状或地图状角膜炎,亦可用于深层单纯性角膜炎及单纯疱疹性虹膜炎。对碘苷耐药或过敏者试用本品也可奏效,但对巨细胞病毒则无效。对牛痘性角膜炎及睑结膜炎治疗效果优于碘苷。局部用于眼产生的不良反应似碘苷,但稍低。

2.剂量与用法

眼膏涂眼:用于治疗浅层单纯疱疹性角膜炎,每天数次。

静脉滴注:用于治疗深层单纯疱疹性角膜炎及疱疹性葡萄膜炎,10 mg/(kg·d),每天不宜超过 20 mg/kg,总剂量达 100 mg/kg,用葡萄糖液溶解后缓慢滴入,以 10～28 d 为 1 个疗程。

3.不良反应与注意事项

(1)本品不可肌内注射或皮下注射,肝肾功能不良者应慎用。

(2)结膜下注射刺激性大,易产生肉芽肿,应慎用;静脉滴注后在注射部位产生不适感、疼痛感、瘙痒等。

(3)对中枢神经系统产生头晕、震颤、共济失调、幻觉等。

(4)静脉给药产生胃肠道反应,如恶心、呕吐、腹泻、食欲下降等症状。

(5)别嘌呤醇有黄嘌呤氧化酶抑制作用,使阿拉伯糖次黄嘌呤的消除减慢而蓄积,可致较严重的神经系统毒性反应,故不宜联合应用。

(四)阿糖胞苷

1.药物特点与临床应用

本品又名阿糖胞嘧啶,为主要作用于细胞 S 增殖期的嘧啶类抗代谢药物,也有抗病毒作用,其抗病毒谱类似碘苷,对疱疹病毒、痘病毒、腺病毒等 DNA 病毒有显著抑制作用,对 RNA 病毒无效。其作用原理是能抑制核苷还原酶和 DNA 聚合酶原。与碘苷比较,其对疱疹病毒疗效优于碘苷,亦能用于单纯疱疹和带状疱疹的治疗。眼科主要用于病毒性角膜炎及流行性角膜结膜炎。

2.剂量与用法

点眼:0.05%～2%溶液,4～6次/天;眼膏:1%,1～3次/天。

静脉滴注:治疗带状疱疹感染,第一天剂量按每 1 kg 体重 3 mg,以后每 3 d 按每 1 kg 体重

2 mg,10～14 d 1 个疗程。

3.不良反应与注意事项

(1)本品可使细胞部分同步化,同时应用柔红霉素、阿霉素、环磷酰胺及亚硝脲类药物可以增效;四氢尿苷可抑制脱氨酶,延长阿糖胞苷血浆半衰期,提高血中浓度,亦起增效作用。但本品不应与 5-FU 并用。

(2)细胞毒性大,频繁点眼可引起角膜上皮损害,甚至形成角膜溃疡。

(3)全身应用本品时可引起血清丙氨酸氨基转移酶 ALT(sGPT)、血及尿中尿酸量的增高,骨髓抑制,消化道反应,少数患者可肝功异常、发热、皮疹等。

用药期间应定期检查:周围血象、血细胞和血小板计数、骨髓涂片以及肝、肾功能。

下列情况应慎用:骨髓抑制、白细胞及血小板显著减低者、肝肾功能不全、有胆道疾患者、有痛风病史、尿酸盐肾结石病史、近期接受过细胞毒药物或放射治疗。

(4)孕妇及哺乳期妇女忌用。

二、选择性抗病毒药物

在 DNA 生物合成过程中,疱疹病毒诱导的某些特异性酶与正常细胞酶有一定的区别,利用这些差异开发出的选择性抗病毒药物毒性较低,适合全身应用。对病毒诱导的特异性酶,目前研究较多的有两种,即胸腺嘧啶核苷激酶(Thymidine Kinas,TK)与 DNA 聚合酶(DNA Polymerase,DP)。

(一)阿昔洛韦

1.药物特点与临床应用

本品眼内通透性良好,眼膏涂敷后通过角膜上皮和浅表眼组织迅速吸收。眼科临床上常用于单纯疱疹性角膜炎、结膜炎,全身应用治疗急性视网膜坏死,目前也试用于艾滋病的治疗。其对单纯疱疹病毒的抑制作用分别比阿糖腺苷、碘苷大 100 倍及 10 倍。但单纯疱疹病毒对阿昔洛韦易产生耐药性;对牛痘病毒、腺病毒以及 RNA 病毒无效;对单纯疱疹的无胸腺嘧啶脱氧核苷酸激酶的变种和处在非繁殖期的病毒均无效。

2.剂量与用法

治疗急性视网膜坏死:先静脉给药 5～10 mg/kg,一天 3 次,连续 7～10 d,以后一次口服 0.8 g,一天 5 次,连续 6～14 周。成人一次最高剂量 30 mg/kg。

眼膏:每 4 h 1 次。点眼:每 1～2 h 1 次。

3.不良反应与注意事项

(1)对本品有过敏史者禁用。

(2)肾功能异常者、儿童和孕妇慎用,新生儿不能用含苯甲醇的稀释液配置滴注液,否则易引起致命综合征。

(3)本品呈碱性,应避免与其他药物合用。其与干扰素或甲氨蝶呤合用可引起精神异常;与肾毒性药物合用可加重肾毒性,特别是在肾功能不全的患者;与丙磺舒合用可使其排泄减慢,半衰期延长,体内药物蓄积。

(4)静脉注射时慎防本品外溢。

(5)局部外用可出现疼痛等一过性局部刺激症状。

(二)更昔洛韦

1.药物特点与临床应用

本品是合成的核苷类抗病毒药物,在体内可抑制疱疹病毒的复制,其抗病毒作用与阿昔洛韦相似,但作用更强,包括单纯疱疹病毒、水痘-带状疱疹病毒、EB病毒和巨细胞病毒等,尤其对艾滋病患者的巨细胞病毒有强大的抑制作用,是继阿昔洛韦后的一个很有前途的抗病毒新药。在作用机制上,本品进入宿主细胞后主要由敏感病毒诱导的一种或多种细胞激酶磷酸化为更昔洛韦三磷酸,其在病毒感染细胞内的浓度可以高于非感染细胞100倍,生物利用度高于阿昔洛韦。用药后在眼、视网膜处浓度高,常用于免疫功能低下或缺陷者(包括艾滋病患者)发生的巨细胞病毒视网膜炎;此外,本品对乙肝病毒、腺病毒及疱疹Ⅵ病毒亦有较强作用。

2.剂量与用法

(1)治疗巨细胞病毒感染。肾功能正常者,每次5 mg/kg静脉滴注,每次静脉滴注时间至少1 h,12 h一次,连用14～21 d,改为维持治疗:每次5 mg/kg静脉滴注,每天一次,7 d/周或者每次6 mg/kg静脉滴注,5 d/周,维持时间视临床情况而定。

(2)玻璃体内给药。将本品配成2 mg/mL,取0.1 mL(含本品200～400 μg)直接注入玻璃体腔内,每周1～2次,连续给药3周,维持治疗每周1次,用于治疗巨细胞病毒性视网膜炎。

(3)预防可能发生于接受器官移植者及白血病化疗者的巨细胞病毒感染:肾功能正常者,每次5 mg/kg静脉滴注,每次静脉滴注时间至少1 h,每12 h一次,连用经7～14 d,改为维持用药;每次5 mg/kg静脉滴注,每天1次,每周用7 d或者每次6 mg/kg静脉滴注,每天1次,5 d/每周。维持时间视临床情况而定。

3.不良反应与注意事项

(1)本品使用时应充分溶解后缓慢静脉滴注,严禁静脉推注或肌内注射。此外,本品溶液呈强碱性,每次滴注时间不得少于1 h,并应避免与皮肤、黏膜接触及液体渗漏到血管外组织,若滴注液渗漏可引起局部疼痛和静脉炎。

(2)生育年龄的患者,治疗期间需采用有效避孕措施。停药后男性患者有效避孕2～3个月。

(3)本品对体内快速增殖细胞如白细胞、血小板等有一定的抑制作用,发生率在5%～30%不等,停药后易恢复,也可同时使用促进粒细胞生长的药物拮抗。初始治疗时,每天静脉滴注二次。在此期间应每二天测定血细胞计数,以后每周测定一次。对有血小板减少病史的患者或白细胞计数低于1 000/mm³患者,应每天进行血细胞计数。用药期间,应每2周进行血清肌酐清除率的测定。

(4)有报道的其他或相关的不良反应。包括恶心、呕吐、厌食、腹泻等消化道反应;头昏、头痛、精神异常等中枢神经反应;心律失常、血压改变、呼吸困难等心肺反应以及寒战、发热、皮疹、脱发、血糖降低、浮肿、周身不适、血尿素氮增加等,总体发生率为1%～2%。

(5)对本品或阿昔洛韦过敏者禁用。孕妇不宜使用,肾功能损害患者或老年患者慎用。

(三)伐昔洛韦

伐昔洛韦系阿昔洛韦的前体药,口服后迅速被吸收,并立即转化为阿昔洛韦和L-缬氨酸,其抗病毒活性谱和作用机制类同于阿昔洛韦,与阿昔洛韦比较,伐昔洛韦可改善阿昔洛韦的口服生物利用度,减少不良反应。治疗单纯疱疹感染的角膜炎,口服,每次300 mg,2次/天,或每次500 mg,1次/天,疗程5～10 d;治疗带状疱疹感染,每次300 mg,2次/天,疗程10 d。

(四)喷昔洛韦

喷昔洛韦是一种全合成的阿昔洛韦类抗病毒药物。对 HSV-1、HSV-2、VZV 和 E-B 病毒有抑制活性,而对巨细胞病毒(CMV)的活性很弱。在 HSV-1、HSV-2 和 VZV 感染的细胞中,喷昔洛韦在病毒胸苷激酶的作用下,生成单磷酸酯,经细胞酶进一步磷酸化,生成活性代谢产物喷昔洛韦三磷酸酯(PCV-TP)。当细胞中的 PCV-TP 达到高浓度时,与病毒 DNA 聚合酶相互作用,从而抑制 DNA 的合成。本药抗病毒强度与阿昔洛韦相近,但口服很难吸收,多为外用,眼科临床多用其 3% 眼膏,每天点眼 1~2 次,偶有局部刺激性,停药后消失。

(五)泛昔洛韦

泛昔洛韦为鸟嘌呤核苷类似物。是喷昔洛韦的前体药,在体内迅速转化为喷昔洛韦。泛昔洛韦口服后吸收良好,治疗带状疱疹感染,每次 250~500 mg,3 次/天,疗程 7 d;治疗单纯疱疹感染,每次 250 mg,2 次/天,疗程 5 d,肾功能不全的患者酌情减量。口服常见不良反应为头痛、恶心,偶有眩晕、疲劳、腹泻等。

(六)溴夫定

本品通过在感染细胞中被病毒编码的 TK 酶诱导磷酸化,可竞争性抑制病毒 DNA 聚合酶,还可作为替代底物掺入病毒 DNA,从而抑制病毒复制。本品选择性强,对正常细胞毒性很低,在有效治疗剂量下极少引起毒性反应。眼科临床主要用于单纯疱疹病毒(HSV)感染,特别是 HSV-1 型病毒感染,常用其 0.1% 溶液点眼,亦可联合口服给药治疗眼部带状疱疹病毒感染。

(七)福米韦生

本品为反义寡核苷酸,是 FDA 批准上市的第 1 个反义药物,即人工合成的 DNA 或 RNA 单链片段。本品由 21 个硫代脱氧核苷酸组成,可以与人类 CMV mRNA 的特异序列互补结合,形成杂交分子,然后被 RNA 酶识别,并使 mRNA 水解失活,而福米韦生不受影响,且可与另一 mRNA 的特异序列杂交发生同样的反应,最终使 CMV 复制所必需的蛋白质合成受阻,从而发挥特异而强大的抗病毒作用。眼科主要用于治疗艾滋病(AI DS)患者并发的巨细胞病毒(CMV)性视网膜炎。有报告采用福米韦生玻璃体腔注射可显著延缓视网膜炎病情进展。

(八)干扰素

1.药物特点与临床应用

干扰素是广谱抗病毒药物,系由病毒进入机体产生诱导宿主细胞产生的一类低分子细胞信息蛋白,能够抑制病毒繁殖。其对 RNA 和 DNA 病毒都有抑制作用,但对 DNA 病毒敏感性较差。对细胞内寄生的衣原体和原虫也有效。干扰素具有种族特异性,只有人体细胞诱生的干扰素才对人类疾病有治疗作用。眼科用于治疗各种单纯疱疹性角膜炎、牛痘性角膜炎、带状疱疹性眼病、流行性角结膜炎及其他病毒性眼病,也可用于治疗衣原体性眼病及预防和治疗角膜移植术后的排斥反应。有人认为干扰素与阿昔洛韦合用为治疗单纯疱疹性角膜炎的理想方案。

2.剂量与用法

点眼:$3 \times 10^6 \sim 6 \times 10^6$ 单位/mL,1~2 次/天;结膜下注射 1×10^6 单位/mL,每次 0.1~0.2 mL。

3.不良反应与注意事项

(1)最常见的不良反应是发热和疲劳,其他包括寒战、厌食、食欲下降、恶心、头痛及肌痛等,偶有抑郁、呼吸困难、肝功能降低、白细胞减少。

(2)孕妇、授乳妇女慎用;严重心、肝、肾功能不良、骨髓抑制者禁用;对本品有过敏史者禁用。

(九)聚肌胞苷酸

1.药物特点与临床应用

本品简称聚肌胞,是一种干扰素诱导剂,由体内多细胞释放的糖蛋白。具有免疫增强作用,可增强巨噬细胞的吞噬功能。眼科用于治疗病毒性角膜炎、带状疱疹眼部感染等。

2.剂量与用法

肌内注射:每次 2～4 mg,隔天 1 次。静脉滴注:每次 100 mg,每周 2 次。疗程为数天至数月。结膜下注射:每次 0.5 mg,2 次/周。点眼:0.1％溶液。

3.不良反应与注意事项

因其为大分子物质应注意变态反应的发生。静脉滴注有发热反应,个别有轻微不适或注射局部疼痛、过敏等。对本品过敏者慎用。

(十)利巴韦林

1.药物特点与临床应用

本品体外具有抑制呼吸道合胞病毒、流感病毒、甲肝病毒、腺病毒等多种病毒生长的作用,并不改变病毒吸附、侵入和脱壳,也不诱导干扰素的产生,其抗病毒机制不全清楚。眼科应用多为局部用药,适用于单纯疱疹病毒性角膜炎、腺病毒性角结膜炎及其他病毒性眼病。

2.剂量与用法

口服:成人每次 100～200 mg,老人每次 100～150 mg,每天 3 次,小儿每天 10～15 mg/kg,分 3 次服。

肌内注射或静脉滴注:成人及小儿每天 10～15 mg/kg,老人每天 10 mg/kg,分 2 次肌内注射或静脉滴注。

滴眼:0.1％～0.5％溶液,每 1 h 1 次,好转后每 2 h 1 次。

3.不良反应与注意事项

(1)若长期大量使用本品可能会产生与全身用药相同的不良反应,如肝功能、血象的不良反应,连用不应超过 7 d。

(2)有严重贫血、肝功能异常者慎用;对本品过敏者、孕妇禁用,哺乳期妇女应用时应暂停授乳;老年人不推荐应用。

(3)与齐多夫定同用时有拮抗作用,因本品可抑制齐多夫定转变成活性型的磷酸齐多夫定。

(十一)羟苄唑

1.药物特点与临床应用

本品能选择性地抑制被感染细胞的微小 RNA 病毒聚合酶。组织培养中,以 50 μg/mL 本品能有效地抑制人类肠道病毒、柯萨奇病毒和脊髓灰质炎病毒等多种株型。国内研究表明,在组织培养中,应用本品(10 μg/mL)能抑制急性流行性出血性结角膜炎(俗称"红眼病")病毒。适用于急性流行性出血性结角膜炎。

2.剂量与用法

点眼:0.1％溶液每小时滴眼 1～2 次。

(十二)吗啉胍

本品对多种病毒有抑制作用,如流感病毒、鼻病毒、冠状病毒及腺病毒等。其 3％～10％的溶液用于眼科,可治疗单纯疱疹病毒性角膜炎、流行性点状角膜炎、沙眼、病毒性睑结膜炎及其他病毒性感染等。其片剂因疗效不确切,目前已经较少应用。

(史增博)

第三节　抗真菌药

真菌是一类以有性或无性孢子繁殖的真核细胞型微生物,繁殖能力极强,非常适合生长在22～28 ℃、湿度和氧气较高的角膜上。过去引起角膜病的主要原因是病毒和细菌,近20年真菌感染明显增加,且发病率呈逐年上升趋势。

目前,已发现有70余种真菌可以引起角膜及眼内感染。在欧美发达国家和气候较寒冷地区,最常见致病菌种为白色念珠菌,发展中国家及气候温暖或炎热地区,以镰刀菌和曲霉菌为主。我国部分地区调查显示,镰刀菌和曲霉菌是主要的致病菌种,其中大部分地区以镰刀菌为首。发病诱因多与植物性眼外伤、配戴隐形眼镜、眼部手术史等有关,糖皮质激素和抗生素的滥用也是导致真菌感染率上升的原因。

不同的真菌在角膜中的生长方式不同。例如,丝状菌尤其是镰刀菌感染在角膜是垂直生长,菌丝在早期就向眼内穿透,常导致角膜穿孔和真菌性眼内炎,病情较重;酵母菌感染病灶局限,较少向基质深层浸润,预后较好。抗真菌眼药不像治疗细菌的抗生素那么有效,常用药物主要有多烯类、咪唑类、嘧啶类。体外实验显示,多烯类是目前抗真菌活性最高的药物。镰刀菌感染首选那他霉素,其他丝状菌感染可选用那他霉素或两性霉素 B,酵母菌感染首选两性霉素 B。

一、那他霉素

(一)药物特点与临床应用

本品是一种从 Natalensis 链霉菌中提取的四烯烃类抗生素。那他霉素在体外具有抗多种酵母菌和丝状真菌,包括念珠菌,曲霉菌,头孢子菌,镰刀霉菌和青霉菌的作用,对革兰氏阳性菌和革兰氏阴性菌没有作用。其作用机制是通过药物分子与真菌细胞膜中的固醇部分结合,形成多烯固醇复合物,改变细胞膜的渗透性,使真菌细胞内的基本细胞成分衰竭,这种抗真菌作用与药物剂量相关。本品口服不吸收,眼内通透性差,局部应用那他霉素可以在角膜实质层内聚积达到有效浓度,但在眼内液中却不能达到。适用于对本品敏感的微生物引起的真菌性睑炎、结膜炎和角膜炎,包括腐皮镰刀菌角膜炎。局部滴用5％那他霉素不会全身吸收,局部应用耐受性好,极少有刺激感。成品药物目前主要为那特真。

(二)剂量与用法

应用5％那他霉素治疗真菌性角膜炎的最佳开始剂量为每次1滴,每1～2 h 1次,滴入结膜囊内;3～4 d后改为每次1滴,每天6～8次治疗一般要持续14～21 d,或者一直持续到活动性真菌性角膜炎消退。

(三)不良反应与注意事项

(1)本品注射给药毒性大,眼科临床只限于眼部滴用,不能注射使用。有报告玻璃体腔注射25 μg 可引起视网膜坏死。

(2)使用本品7～10 d后,若角膜炎没有好转,则提示引起感染的微生物对那他霉素不敏感。

(3)孕妇和哺乳妇女慎用。

(4)对本品有过敏史的患者禁用。

二、制霉菌素

(一)药物特点与临床应用

本品为广谱抗真菌药。白色念珠菌、新型隐球菌、曲菌、毛发癣菌和小孢子菌对本品敏感;此外,本品对组织胞浆菌、皮炎芽生菌、球孢子菌等也有抗菌活性。其抗菌谱与两性霉素 B 相似,但抗菌作用较弱。眼科主要采取局部给药,点眼难以透过角膜屏障进入眼内,主要用于眼表敏感真菌感染。对念珠菌病,局部用药为 24～72 h 达最大效应时间。

(二)剂量与用法

点眼:10 万 U/mL 混悬液点眼,每小时 1 次;或 10 万 U/g 眼膏,每天 1～3 次,可配合氟康唑、咪康唑等滴眼剂应用。

结膜下注射:每次 1 000 U;前房及玻璃体腔注射:100 U/0.1 mL。

(三)不良反应与注意事项

(1)对制霉菌素及其任何成分过敏者禁用。

(2)本品局部外用也不被皮肤和黏膜吸收,母乳喂养安全。

(3)结膜下注射可引起暂时性结膜炎,超过每次 200 U 可引起结膜坏死。

三、两性霉素 B

(一)药物特点与临床应用

本品为抗深部真菌感染药。本品与霉菌细胞膜上的甾醇结合,损伤膜通透性,导致霉菌细胞内钾离子、核苷酸、氨基酸等外漏,破坏正常代谢而起抑菌作用。用于隐球菌、球孢子菌、荚膜组织胞浆菌、芽生菌、孢子丝菌、念珠菌、毛霉、曲菌等引起感染。因本品毒性较大,故眼科应用以局部用药为主,一般用于外眼真菌感染:如真菌性眶蜂窝织炎、真菌性角膜溃疡等。本品眼内通透性差,静脉滴注及点眼均不易进入眼内,结膜下注射眼内药物浓度亦较低,若治疗真菌性眼内感染需行玻璃体腔注射。

(二)剂量与用法

点眼:0.1%～0.3%浓度的滴眼液。

结膜下注射:每次 0.1 mg。前房内注射:每次 20 μg。玻璃体腔注射:每次 5 μg。

(三)不良反应与注意事项

局部点眼有一定的刺激性,结膜下注射疼痛剧烈。

四、金褐霉素

(一)药物特点与临床应用

本品作用类似两性霉素 B,用于治疗真菌性角膜溃疡及其他外眼真菌感染。

(二)剂量与用法

点眼:0.1%～0.2%溶液,30 min 1 次,或 1%眼膏,1～3 次/天。

(三)不良反应与注意事项

微有局部刺激,停药即消退。

五、克霉唑

(一)药物特点与临床应用

本品为广谱抗真菌药,对深部真菌的作用不及两性霉素。本品眼内通透性良好,静脉滴注、点眼、结膜下注射均能达到房水有效药物浓度,眼科临床用于各种眼内真菌感染、真菌性角膜溃疡及其他外眼感染,对念珠菌所致疗效最好。

(二)剂量与用法

口服:每次 0.5～1 g,3 次/天。小儿每天每 1 kg 体重 20～60 mg,分 3 次给药。

点眼:1%混悬液或眼膏。

结膜下注射:每次 5～10 mg。

(三)不良反应与注意事项

(1)长期使用可见肝毒性,出现血清转氨酶升高;亦可出现变态反应(如皮疹)、白细胞减少等。肝病、白细胞减少者,肾上腺皮质功能减退者慎用。

(2)本品因毒性较大且吸收不规则,应尽量减少口服。对全身严重的真菌感染,可合用两性毒素 B。

(3)本品与制霉菌素、两性霉素 B 及氟胞嘧啶合用时对白念珠菌无协同作用。

(4)全身用药多见消化道反应,也可出现头晕、头痛、失眠、抑郁、皮疹、尿道烧灼感等;亦有精神神经系统反应的报告,如抑郁、幻觉、定向力障碍等。

六、咪康唑

(一)药物特点与临床应用

本品临床用于白色念珠菌、曲菌、新生隐球菌、芽生菌及球孢子菌等深部敏感真菌引起的感染,本品在体内分布广,全身应用可渗入玻璃体,眼科可用于真菌性眼内炎及外眼真菌感染的治疗。

(二)剂量与用法

全身给药:口服给药剂量,成人每天为 1.5～3.0 g,分 3 次服,静脉给药者可予每 8 h 静脉滴注 200～400 mg,每天最大量不超过 30 mg/kg,每次剂量溶于 5%葡萄糖注射液 250 mL 中,1～2 h 滴完。小儿的口服剂量可为每天 30～60 mg/kg,以后减为每天 10～20 mg/kg;婴儿每天 30 mg/kg,分 2 次给药。疗程视病情而定,一般为 2～6 周或更长。

局部用药:1%咪康唑滴眼液点眼,每半小时或 1 h 一次。结膜下注射每次 5～10 mg。玻璃体腔注射:每次 10～20 μg。

(三)不良反应与注意事项

(1)可致心脏骤停,应密切观察给药。

(2)不良反应以静脉炎为多见,常见的还有皮肤瘙痒、恶心、发热和寒战、眩晕、皮疹、呕吐等。症状严重者应减量或停药。

(3)可引起血细胞比容下降、血小板减少、血钠下降等。用药期间应检查血红蛋白、血细胞比容、电解质和血脂等,遇有异常应及时停药。

(4)偶可引起变态反应,必须在住院严密观察下用药。

(5)不可与一些组成复杂的输液配伍。

（6）本品与降糖药同用时，可由于抑制后者的代谢而致严重低血糖症。

七、酮康唑

（一）药物特点与临床应用

本品又名尼唑啦、霉康灵等，对多种深部和浅部真菌感染均有较好疗效，具有不良反应少、适应范围广、重复治疗有效、不易产生耐药性等特点。口服用于治疗表皮和深部霉菌病，点眼及结膜下注射能在角膜、房水中获得较高药物浓度。亦可用于免疫功能减退者的预防真菌感染。

（二）剂量与用法

口服：成人每天 200 mg，严重感染或临床疗效不明显时可增至每天 400 mg。儿童按每天 3～5 mg/kg 计算：20 kg 以下者，每天 50 mg；20～40 kg 者，每天 100 mg；40 kg 以上者，每天 200 mg；用餐时服用。为防止复发，通常应连续治疗至真菌培养呈阴性。

点眼：1‰～3‰混悬液，每小时 1 次。

结膜下注射：每次 10 mg。

（三）不良反应与注意事项

（1）哺乳期妇女用药，应停止授乳。

（2）全身用药的主要不良反应胃肠道反应，包括恶心、呕吐、食欲缺乏、腹痛等；少数可发生肝毒性，表现为黄疸、乏力等。对有肝病史必须用本品时，治疗期间应测肝酶水平，当患者出现恶心、疲乏、伴灰白色粪便、棕色尿或黄疸等肝脏反应症状时，应立即停药。与酒精和肝毒性药物合用时，发生肝毒性的机会增多。

（3）本品可增强香豆素类药物的抗凝作用，与利福平合用会使彼此的血药浓度降低。

（4）与环孢菌素 A 合用，可引起后者血药浓度升高，因此仅在非常严密观察以及对血药浓度进行监测的情况下，才考虑此两类药物的联合应用。

（5）本品与制酸药、抗胆碱能药、镇静药、组胺 H_2 受体拮抗药、奥美拉唑、硫糖铝等合用，可使本品的吸收明显减少，因此应避免合用。如需合用，则间隔 2 h 以上分别服用。

（6）本品与两性霉素 B 有拮抗作用，合用时疗效减弱。

八、益康唑

（一）药物特点与临床应用

本品为广谱抗真菌药，适用于念珠菌、酵母菌、丝状霉菌等引起的角膜溃疡，对酵母菌属的作用类似制霉菌素，目前尚无专门的眼科制剂。

（二）剂量与用法

全身给药：200 mg 饭后口服，3 次/天。静脉滴注：30 mg/kg。

（三）不良反应与注意事项

（1）最常见的局部不良反应是瘙痒和烧灼感，偶见红斑和水疱。

（2）本品的安全性远不及同类药酮康唑。

九、伊曲康唑

（一）药物特点与临床应用

本品抗菌机制及抗菌谱与酮康唑相似，且抗菌谱较酮康唑更广，对深部真菌及浅表真菌都有抗菌作用。临床主要用于深部真菌引起的系统感染、芽生菌病、组织胞浆菌病、球孢子菌病、类球孢子菌病、孢子菌丝病、着色真菌病,也可用于念珠菌病和曲菌病。

(二)剂量与用法

口服:真菌性角膜炎:每次 200 mg,每天 1 次,进餐时服药,疗程 21 d。全身感染:每天 200 mg 治疗 1 个月。对于深部真菌感染推荐剂量每天 200～400 mg,疗程根据感染控制情况决定。儿童剂量为每天 3～5 mg/kg。

(三)不良反应与注意事项

(1)孕妇忌用。

(2)本品不能经过血液透析清除,发生药物过量中毒,无特殊的解毒药。其余参见酮康唑。

十、氟康唑

(一)药物特点与临床应用

本品有广谱抗真菌作用,抗菌谱与酮康唑近似,对阴道念珠菌和一些表皮真菌的抗菌作用比酮康唑强 10～20 倍。临床可用于隐球菌病及阴道念珠菌病。眼科可用于治疗各型真菌性眼部感染,有报告将氟康唑列为念珠菌性眼内炎及其他眼部真菌感染的首选药。

(二)剂量与用法

治疗真菌引起角膜及其他外眼感染:口服,每天 50～100 mg。深部真菌感染:每天 200～400 mg,1 次/天。静脉滴注剂量同口服,浓度为 2 mg/mL,滴注 30 min。

点眼:每天 4～6 次,重症每 1～2 h 一次,每次 1～2 滴。

玻璃体腔注射:每次 0.1 mg。

(三)不良反应与注意事项

(1)孕妇与哺乳妇女慎用,因对胎儿或婴儿发育有不良影响。

(2)本品最常见的不良反应为胃肠道反应,发生率为 10% 左右,对肝的损害较酮康唑为轻,但仍可出现肝损害,应予警惕。注意检查肝功能,有异常时需衡量是否继续用药。

(3)肾功能不全者需调整剂量。

(4)16 岁以下儿童,只有在非常必要时方可应用 3～6 mg/kg,每天 1 次,小于 4 岁则隔天 1 次。

(5)本品与香豆素类药物并用能延长凝血酶原时间,应注意调节抗凝药的剂量。

(6)本品可与口服磺胺类药物同时服用,但有可能出现低血糖反应。

(7)同时大剂量服用氢氯噻嗪,可使本品血药浓度增加 40%。

(8)本品可使苯妥英钠血药浓度增加。

(9)本品与利福平同时应用,可使利福平的血药浓度减少 25%,而是氟康唑的半衰期缩短 20%,应注意调整各自给药剂量。

十一、氟胞嘧啶

(一)药物特点与临床应用

本品,为合成抗真菌药物。本品抗真菌谱较窄,对念珠菌、隐球菌有高度活性,对其他真菌抗菌活性较差。主要用于全身性念珠菌、隐球菌感染。本品眼内通透性好,口服与点眼均能获得眼内有效药物浓度,结膜下给药能获得更高药物浓度,眼科用于治疗敏感菌引起的眼内感染、角膜溃疡及其他外眼真菌感染。

（二）剂量与用法

口服：一天 4～6 g，分 4 次服用。

静脉滴注。每次 37.5～50 mg/kg，使用本品制剂（1％，250 mL）滴注。

点眼：1％溶液或眼膏，每 1～2 h 1 次。

结膜下注射：每次 10～50 mg。

（三）不良反应与注意事项

（1）用药期间注意检查血象和肝、肾功能，如有异常立即停药。同时应用骨髓抑制药物可增加毒性反应，尤其是造血系统的不良反应。

（2）本品几乎全部经肾脏排泄，所有抑制肾小球滤过率的药均会延长本品的 $t_{1/2}$。

（3）非必要时，本品一般不推荐静脉注射和鞘内注射。

（4）对本品过敏者和孕妇禁用；肝、肾功能不良者慎用。

（5）单用本品真菌易产生耐药性，故本品口服或静脉滴注给药时宜与两性霉素 B 联合使用，两性霉素 B 亦可增强本品的毒性，此与两性霉素 B 可使细胞摄入药物量增加以及肾排泄受损有关。与两性霉素 B 的注射液合用时，二者应分开使用，不得混合。

（6）阿糖胞苷可通过竞争抑制灭活本品的抗真菌活性。

十二、球红霉素

（一）药物特点与临床应用

本品为曲古霉素类，体外抗真菌作用与两性霉素 B 相比较弱，但毒性亦较低。对白色念珠菌、新型隐球菌等霉菌作用较强，有抗孢子丝菌、曲菌、絮状表皮癣菌作用，临床多用于敏感菌所致的肺炎、脑膜炎、心内膜炎、败血症及消化、泌尿系统感染，特别适用于真菌性脑膜炎治疗，也可用于眼科给药。

（二）剂量与用法

静脉滴注：开始量 1 mg/kg，每天或隔天 1 次，可加至 1.5～2 mg/kg。用 5％～10％葡萄糖溶液 250～500 mL 稀释，滴速 20～30 滴/分钟。

点眼：0.3％～2％浓度的溶液，每天 3～4 次。

（三）不良反应与注意事项

（1）全身寒战和发热可在用药前给予预防。

（2）应定期检查肝、肾功能，调整药量或停药。

（3）注意心功能、检查心电图。

（4）口服可导致腹部不适、腹泻，饭后服用或配伍用氢氧化铝凝胶症状可减轻。

十三、特比萘芬

（一）药物特点与临床应用

本品属丙烯胺类抗菌药物，干扰真菌细胞早期的生物合成。抗菌谱有皮肤真菌、丛霉真菌、丝状真菌、双相真菌、酵母真菌等，对酵母菌属可根据菌种的不同显示出杀菌或抑菌作用。临床最初主要用于治疗由皮肤癣菌引起的皮肤和指甲的感染，各种癣病等，后实验发现其对真菌性角膜炎，特别是曲霉菌引起的角膜感染有治疗作用。

(二)剂量与用法

口服:每天 250 mg,疗程 2～6 周。

点眼:1%溶液,每天 4～6 次。

(三)不良反应与注意事项

(1)对本品过敏者、哺乳妇女不宜使用,肾功能不全者慎用。

(2)肝功能不全者,应适当减剂量。

(3)眼局部用药仍有争议,国外资料报道本品不宜局部用于眼睛、口腔等,因此用药应慎重。

(史增博)

第四节 散瞳药及睫状肌麻痹药

一、概述

散瞳药和睫状肌麻痹药均可以散大瞳孔,后者还可以调节麻痹。常用的散瞳药和睫状肌麻痹药为抗胆碱药。一些拟肾上腺素药物有散瞳作用,但没有麻痹睫状肌的作用。眼局部用阻滞 M 胆碱受体(毒蕈碱受体)的抗胆碱药可调节麻痹(睫状肌麻痹)及使瞳孔散大(散瞳)。这类 M 胆碱受体阻断剂麻痹副交感神经分布的睫状肌及瞳孔括约肌,它们主要用于:①散大瞳孔,便于进行眼底检查;②麻痹睫状肌,进行屈光检查;③葡萄膜炎时散大瞳孔和麻痹睫状肌,防止瞳孔缘后粘连,缓解疼痛和畏光。但对浅前房和窄前房角者应慎用,以免瞳孔散大后周边部虹膜阻塞前房角,引起闭角型青光眼的急性发作。

二、散瞳药和睫状肌麻痹药的作用机制

散瞳药包括:副交感神经抑制剂——托吡卡胺滴眼液、环喷托酯滴眼液、阿托品眼膏及眼用凝胶;交感神经兴奋剂——去氧肾上腺素滴眼液;复方制剂——复方托吡卡胺滴眼液是临床上最常应用的散瞳药,为托吡卡胺与去氧肾上腺素的合剂。作为副交感神经抑制剂,按照调节麻痹作用由弱到强的顺序,依次为托吡卡胺＜环喷托酯＜盐酸阿托品,详见表 15-1。因此,根据年龄及病情,并按照预期的麻痹调节效果,应对上述滴眼剂进行区分使用。

表 15-1 阿托品类生物碱对眼作用的比较

药物	滴眼剂或眼膏剂浓度(%)	扩瞳作用		调节麻痹作用	
		高峰(min)	恢复(d)	高峰(h)	恢复(d)
阿托品	1.0	30～40	7～10	1～3	7～12
托吡卡胺	0.5～1.0	20～40	1/4	1/2	＜1/4

眼科临床常用散瞳及睫状肌麻痹药见表 15-2。

表 15-2　眼科临床常用散瞳及睫状肌麻痹药

通用名	作用机制	主要临床应用	临床特点	不良反应
阿托品	抗胆碱药	1.治疗虹膜睫状体炎 2.儿童屈光检查 3.矫正内隐斜及解除调节痉挛 4.治疗恶性青光眼	起效慢,作用强,恢复慢,有时不良反应明显	口干、心悸、皮肤干燥、潮红
环喷托酯	抗胆碱药	1.儿童屈光检查 2.散瞳检查眼底 3.治疗虹膜睫状体炎及恶性青光眼等	睫状肌麻痹作用接近阿托品,起效迅速且强度大,恢复快,不良反应轻微	烧灼感、口干、潮红
托吡卡胺	抗胆碱药	主要用于散瞳检查眼底。由于考虑残余调节力的存在,故不适用于儿童散瞳验光	起效迅速,恢复快,但睫状肌麻痹作用弱	婴幼儿对本品的不良反应极敏感,婴幼儿有肝损伤、痉挛性麻痹及先天愚型综合征禁用
复方托吡卡胺	抗胆碱药,去氧肾上腺素为 α 肾上腺素能受体兴奋剂	1.散瞳检查眼底 2.治疗葡萄膜炎 3.治疗缩瞳剂所致的虹膜囊肿	扩瞳作用起效迅速,恢复快,睫状肌麻痹作用弱	全身:心肌梗死、高血压、心律失常等 眼部:烧灼感、畏光等;虹膜上皮细胞释放色素颗粒 孕妇禁用

三、散瞳药和睫状肌麻痹药使用注意事项

因该类药物引起散瞳和睫状肌麻痹,使用时需注意:在散瞳和调节麻痹作用消失之前不要从事驾车、操作机械等具有危险性的工作;可采取戴太阳镜等方法避免阳光等强光直射;在 4～5 h 内有视物模糊、较平常刺眼的感觉,可自然恢复;深色的虹膜对散瞳具有较强的抵抗作用,因此用药后瞳孔不易散大。要注意避免滴用的药物过量。

四、常用药物

(一)硫酸阿托品眼膏

1.适应证

用于散瞳,也可用于虹膜睫状体炎。

2.用法用量

每天 3 次,每次 1 滴,涂于眼睑内。

3.作用机制

阿托品阻断 M 胆碱受体,使瞳孔括约肌和睫状肌松弛,导致去甲肾上腺素能神经支配的瞳孔扩大肌的功能占优势,从而使瞳孔散大。瞳孔散大把虹膜推向虹膜角膜角,妨碍房水通过小梁网排入巩膜静脉窦,引起眼压升高。阿托品使睫状肌松弛,拉紧悬韧带使晶状体变扁平,减低其屈光度,引起调节麻痹,处于看远物清楚、看近物模糊的状态。

4.不良反应

(1)眼部用药后可能产生视力模糊、短暂的眼部烧灼感和刺痛、畏光,并可因全身吸收出现口干、皮肤及黏膜干燥、发热、面部潮红、心动过速等现象。

(2)少数患者眼睑出现发痒、红肿、结膜充血等过敏现象,应立即停药。

5.禁忌

以下人群禁用:青光眼、前列腺肥大、儿童脑外伤、唐氏综合征、痉挛性瘫痪、对本品过敏者。

6.注意事项

(1)阿托品类扩瞳药对正常眼压无明显影响,但对眼压异常或窄角、浅前房眼患者,应用后可使眼压明显升高而有激发青光眼急性发作的危险。故对这类病例和 40 岁以上的患者不应用阿托品滴眼。

(2)出现眼睑变态反应或接触性皮炎应该立即停药。

(3)角膜穿孔或者即将穿孔的角膜溃疡患者慎用。

(4)用药后视力模糊,特别是看近物体,此时应该避免开车、使用机器和进行其他任何有危险的活动。

(5)用药后瞳孔散大畏光,可在阳光和强烈灯光下戴太阳镜。

(6)三环类抗抑郁药、H_1 受体阻断药、抗胆碱类的抗帕金森病药、吩噻嗪类抗精神病药等均有抗胆碱作用,合用后可加重尿潴留、便秘、口干等阿托品样不良反应。

7.特殊人群

孕妇慎用;哺乳期妇女应避免使用或停止哺乳;儿童慎用,使用剂量要少;老年患者禁用。

8.贮藏

密闭,在凉处(不超过 20 ℃)保存。

(二)硫酸阿托品眼用凝胶

1.适应证

虹膜睫状体炎、检查眼底前的散瞳、验光配镜屈光度检查前的散瞳。

2.用法用量

每次 1 滴,滴于结膜囊内,每天 3 次。或遵医嘱。

3.作用机制

本品的药理作用机制为竞争性拮抗乙酰胆碱或胆碱受体激动药对 M 胆碱受体的激动作用。对 M 胆碱受体有相当高的选择性,大剂量或中毒剂量也有阻断神经节 N_1 受体的作用。眼组织:阻断 M 胆碱受体,因而使瞳孔括约肌和睫状肌松弛,形成扩瞳。

4.不良反应

眼部用药后可能产生皮肤及黏膜干燥、发热、面部潮红、心动过速等现象;少数患者眼睑出现发痒、红肿、结膜充血等过敏现象,应立即停药。

5.禁忌

青光眼及前列腺肥大患者禁用。

6.注意事项

(1)阿托品类扩瞳药对正常眼压无明显影响,但对眼压异常或窄角、浅前房眼患者,应用后可使眼压明显升高而有激发青光眼急性发作的危险。故对这类病例和 40 岁以上的患者不应用阿托品滴眼。儿童脑外伤者禁用。

（2）三环类抗抑郁药、H_1受体阻断药、抗胆碱类的抗帕金森病药、吩噻嗪类抗精神病药等均有抗胆碱作用,合用后可加重尿潴留、便秘、口干等阿托品样不良反应。

7.特殊人群

孕妇慎用;哺乳期妇女应避免使用或停止哺乳;老年人慎用。

8.贮藏

遮光,密闭,在凉暗处(避光并不超过 20 ℃)保存。

(三)环喷托酯滴眼液

1.适应证

散瞳和使睫状肌麻痹。

2.用法用量

眼中滴入 1～2 滴本品,必要时可过 5～10 min 再滴 1 次。

3.作用机制

盐酸环喷托酯为抗胆碱能药物,可拮抗虹膜括约肌和睫状体调节肌对胆碱能药物的兴奋作用,产生瞳孔散大和睫状体麻痹等作用。本品作用迅速,持续时间比阿托品短。相对于色素沉积减少的虹膜,色素沉积较多的虹膜可能需要更高剂量的药物。

4.不良反应

可能会出现头晕、恶心、口干、眼压升高、烧灼感、异物感、视物模糊、畏光、结膜轻度充血、分泌物稍增多、结膜炎、睑结膜炎、点状角膜炎、虹膜粘连及抗胆碱药的一些不良反应。极少数儿童患者可能会出现精神方面的反应和行为障碍这种障碍包括共济失调、语无伦次、坐立不安、幻觉、功能亢进、癫痫、时间和地点定向力障碍和不能识别人。过量使用本品可能会造成行为障碍,心动过速,高热,高血压,眼压升高,血管扩张,尿潴留,胃肠道蠕动减弱以及唾液腺和汗腺、咽部、支气管和鼻道的分泌减少。有药物过量表现的患者应接受支持性监护。

5.禁忌

对本品过敏者禁用;闭角型青光眼或窄角患者禁用。

6.注意事项

(1)唐氏综合征和易患闭角青光眼的患者在使用本品时应格外慎重。

(2)儿童用药后应密切观察至少 30 min。

(3)为避免导致闭角型青光眼,使用本品前应估计前房角深度。

(4)在药液滴入时,患者会有暂时性的灼热感。

(5)建议患者在瞳孔散大期间不要进行或者参与其他危险性活动。

(6)散瞳时眼对光敏感,请注意保护眼睛。

(7)患者的父母不要让孩子的口部接触到本品,请牢记在使用本品后清洗自己及患儿的双手。

(8)本品可能干扰卡巴胆碱、毛果芸香碱、眼科乙酰胆碱酯酶抑制剂的降眼压作用。

7.特殊人群

本品是否对孕妇有损害或是否影响生殖能力尚不明确。只有在非常必需的情况下,孕妇才可使用。

8.贮藏

室温保存(8～30 ℃)。

(四)托吡卡胺滴眼液

1.适应证

用于滴眼散瞳和调节麻痹。

2.用法用量

滴眼,0.5%溶液(6 mL∶30 mg)每次 2 滴,间隔 5 min 滴第 2 次。

3.作用机制

本品为抗胆碱药,能阻滞乙酰胆碱引起的虹膜括约肌及睫状肌兴奋作用。其 0.5%溶液可引起瞳孔散大;1%溶液可引起睫状肌麻痹及瞳孔散大。

4.不良反应

本品 0.5%溶液滴眼 1~2 次,每次 1 滴的不良反应罕见,1%溶液可能产生暂时的刺激症状。因本品为类似阿托品的药物,故可使闭角型青光眼眼压急剧升高,也可能激发未被诊断的闭角型青光眼。

5.禁忌

闭角型青光眼者禁用;婴幼儿有脑损伤、痉挛性麻痹及唐氏综合征者反应强烈应禁用。

6.注意事项

为避免药物经鼻黏膜吸收,滴眼后应压迫泪囊部 2~3 min。如出现口干、颜面潮红等类阿托品样毒性反应应立即停用,必要时应予拟胆碱类药物解毒。

7.特殊人群

孕妇及哺乳期妇女用药尚不明确;婴幼儿对本品的不良反应极为敏感,药物吸收后可引起眼局部皮肤潮红、口干等;高龄者容易产生类阿托品样毒性反应,也有可能诱发未经诊断的闭角型青光眼,一经发现应立即停药。

8.贮藏

密闭保存。

(五)复方托吡卡胺滴眼液

1.适应证

用于诊断及治疗为目的的散瞳和调节麻痹。

2.用法用量

用于散瞳时,通常为每次 1~2 滴,或每次 1 滴,间隔 3~5 min,共滴眼 2 次。用于调节麻痹时,通常为每次 1 滴,间隔 3~5 min,共滴眼 2~3 次。可以根据症状适当增减。

3.作用机制

托吡卡胺为托吡酸的合成衍生物,为 M 胆碱受体阻断剂,作用类似阿托品。去氧肾上腺素是肾上腺素 α 受体兴奋药,具有散瞳、调节麻痹作用。

4.不良反应

严重不良反应:可出现休克、过敏样症状,发现红斑、皮疹、呼吸困难、血压降低、眼睑水肿等症状时应停止给药,予以妥善的处置。其他不良反应:睑缘炎(眼睑发红、肿胀等)、眼睑皮肤炎、瘙痒感、发疹、荨麻疹;结膜炎(结膜充血、结膜水肿、分泌物等)、角膜上皮功能障碍、眼压上升;口渴、恶心、呕吐;颜面潮红、心率加快、血压上升、头痛。发现不良反应时应采取停止给药并妥善的处理。

5.禁忌

青光眼和具有房角狭窄、前房较浅等眼压上升因素的患者(有可能诱发急性闭角型青光眼)禁用;对本制剂的成分有过敏既往史的患者禁用。

6.注意事项

(1)因可引起散瞳及调节麻痹,对使用本品的患者在散瞳及调节麻痹的作用消失之前应注意嘱咐其不要从事驾车、操作机械等具有危险性的工作。此外,还应嘱咐患者采取戴太阳镜等方法避免直接接触阳光等强光。

(2)使用本品进行眼底检查之后,应嘱咐患者注意如下事项。

1)由于瞳孔变大,在4~5 h间有视物模糊、较平常刺眼的感觉,可以自然恢复。

2)此项检查后,半天左右内应避免驾车等危险的作业。

3)此项检查后,出现下述症状时应立即与担任检查的医师进行联系或就近请眼科医师诊疗。①检查之后突然出现头痛、眼痛者。②检查的次日仍有下述症状者:瞳孔较平常为大(左右瞳孔不等大);视物模糊不见好转;较平常刺眼;头痛、眼痛(除外感冒等已知的原因)。

(3)检查后如用1%毛果芸香碱等滴眼液滴眼可以较快恢复正常视力。

(4)以下情况慎用本品:小儿;高血压或动脉硬化症患者(去氧肾上腺素的升血压作用可能使症状加重);冠心病或心力衰竭等心脏病患者(去氧肾上腺素的 β_1 激动作用可能使症状加重);糖尿病患者(去氧肾上腺素的促进糖生成作用可能使症状加重);甲状腺功能亢进的患者(甲状腺功能亢进患者有心悸、心率快等交感神经刺激症状,使用本品可能使症状加重)。

7.特殊人群

孕妇及哺乳期妇女只有在其治疗上的有益性超过危险性时予以使用。儿童慎用,特别是在早产儿有心动徐缓、呼吸停止的报道,应充分进行观察,发现异常时应立即停止使用,予以妥当的处置。最佳方法是根据需要将本品稀释后使用。老年人的生理功能有所降低,应予以注意。

8.贮藏

密封容器,1~30 ℃保存。

(史增博)

第十六章　感染科用药

第一节　青霉素类抗生素

本类药物包括:①天然青霉素,如青霉素 G、青霉素 V。主要作用于革兰氏阳性菌、革兰氏阴性球菌和某些革兰氏阴性杆菌,如嗜血杆菌属。②氨基青霉素类,如氨苄西林、阿莫西林等。此组青霉素主要作用于对青霉素敏感的革兰氏阳性菌以及部分革兰氏阴性杆菌,如大肠埃希菌、奇异变形杆菌、沙门菌属、志贺菌属和流感嗜血杆菌等。③抗葡萄球菌青霉素类,包括氯唑西林、苯唑西林、氟氯西林、甲氧西林、萘夫西林、双氯西林。本组青霉素对产生 β-内酰胺酶的葡萄球菌属亦有良好作用。④抗假单胞菌青霉素类,如羧苄西林、哌拉西林、替卡西林等。本组药物对革兰氏阳性菌的作用较天然青霉素或氨基青霉素为差,但对某些革兰氏阴性杆菌包括铜绿假单胞菌有抗菌活性。青霉素类抗生素水溶性好,消除半衰期大多不超过 2 h,主要经肾脏排出,多数品种均可经血液透析清除。使用青霉素类抗生素前均需做青霉素皮肤试验,阳性反应者禁用。

一、青霉素

(一)别名

苄青霉素。

(二)作用与用途

青霉素对溶血性链球菌等链球菌属、肺炎链球菌和不产青霉素酶的葡萄球菌具有良好抗菌作用。对肠球菌有中等度抗菌作用,淋病奈瑟菌、脑膜炎奈瑟菌、白喉棒状杆菌、炭疽芽孢杆菌、牛型放线菌、念珠状链杆菌、李斯特菌、钩端螺旋体和梅毒螺旋体对本品敏感。青霉素通过抑制细菌细胞壁合成而发挥杀菌作用。肌内注射后,0.5 h 达到血药峰浓度,与血浆蛋白结合率为 $45\%\sim65\%$。血液中的清除半衰期(血中半衰期,$t_{1/2}$)约为 30 min,肾功能减退者可延长至 $2.5\sim10$ h。本品约 19% 在肝脏内代谢,主要通过肾小管分泌排泄。临床用于敏感细菌所致各种感染,如脓肿、菌血症、肺炎和心内膜炎等。

(三)注意事项

注射前必须做青霉素皮试。皮试液浓度为 500 $\mu g/mL$,皮内注射 0.1 mL,阳性反应者禁用。青霉素类之间会有交叉变态反应,也可能对青霉胺或头孢菌素过敏。本品不用葡萄糖溶液稀释并应新鲜配制。干扰青霉素活性的药物有:氯霉素、红霉素、四环素、磺胺药。青霉素静脉输液加入头孢噻吩、林可霉素、四环素、万古霉素、琥乙红霉素、两性霉素、去甲肾上腺素、间羟胺、苯妥英钠、盐酸羟嗪、异丙嗪、缩宫素(催产素)、B族维生素、维生素C等将出现浑浊。与氨基糖苷类抗生素混合后,两者的抗菌活性明显减弱。

(四)用法与用量
1.成人

肌内注射,每天 $8\times10^5\sim2\times10^6$ U,分 3~4 次给药;静脉滴注,每天 $2\times10^6\sim2\times10^7$ U,分 2~4 次。

2.儿童

肌内注射,按体重 2.5×10^4 U/kg,每 12 h 给药 1 次;静脉滴注,每天按体重 $5\times10^4\sim2\times10^5$ U/kg,分 2~4 次。新生儿:每次按体重 5×10^4 U/kg,肌内注射或静脉滴注给药。小于 5×10^5 U/kg 加注射用水 1 mL 使溶解,超过 5×10^5 U/kg 加注射用水 2 mL。不应以氯化钠注射液作为溶剂。青霉素钾一般用于肌内注射。

(五)制剂与规格
注射用粉针剂: 8×10^5 U。密闭,凉暗干燥处保存。

二、苄星青霉素

(一)别名
长效青霉素,长效西林。

(二)作用与用途
见青霉素。长效青霉素是一种青霉素 G 的长效制剂。本品肌内注射后,吸收极缓慢,在血液中药物浓度可维持 2~4 周。临床主要用于治疗对由青霉素 G 高度敏感的溶血性链球菌引起的咽炎和急性风湿热患者,用于预防小儿风湿热及其他链球菌感染等。

(三)注意事项
本品肌内注射给药时,肌内注射区可发生周围神经炎。其他见青霉素。

(四)用法与用量
先做青霉素 G 皮肤敏感试验,阳性者禁用本品。

1.成人

肌内注射,每次 $6\times10^5\sim1.2\times10^6$ U,2~4 周 1 次。

2.儿童

肌内注射,每次 $3\times10^5\sim6\times10^5$ U,2~4 周 1 次。

(五)制剂与规格
注射用粉针剂: 1.2×10^6 U。密闭,凉暗干燥处保存。

三、苯唑西林

(一)别名
苯唑青霉素,新青Ⅱ号。

(二)作用与用途
抗菌作用机制与青霉素相似,本品可耐青霉素酶,对产酶金黄色葡萄球菌菌株有效;但对不产酶菌株的抗菌作用不如青霉素 G。肌内注射本品 0.5 g,半小时血药浓度达峰值,为

16.7 μg/mL。3 h 内静脉滴注 250 mg,滴注结束时的平均血浆浓度为 9.7 μg/mL。本品难以透过正常血-脑屏障,蛋白结合率很高,约 93%。正常健康人血中半衰期为 0.5~0.7 h;本品约 49% 由肝脏代谢,通过肾小球滤过和肾小管分泌,排出量分别为 40% 和 23%~30%。临床主要用于耐青霉素葡萄球菌所致的各种感染,如败血症、呼吸道感染、脑膜炎、软组织感染等。

(三)注意事项

皮试见青霉素,其他见青霉素类药品。本品不适用对青霉素敏感菌感染的治疗,与氨基糖苷类抗生素配伍可使其效价降低,本品可用氯化钠及葡萄糖作溶剂滴注。

(四)用法与用量

1.成人

肌内注射,每次 0.5~1 g,每 500 mg 加灭菌注射用水 2.8 mL,每 4~6 h 1 次。静脉滴注,每次 0.5~1 g,每 4~6 h 1 次,快速静脉滴注,溶液浓度一般为 20~40 mg/mL;败血症和脑膜炎患者的每天剂量可增至 12 g。

2.儿童

肌内注射,体重在 40 kg 以下者,每 6 h 按体重 12.5~25 mg/kg;静脉滴注,体重在 40 kg 以下者,每 6 h 按体重 12.5~25 mg/kg。新生儿:体重＜2 kg 者每天 50 mg/kg,分 2 次肌内注射或静脉滴注。

(五)制剂与规格

注射用苯唑西林钠:0.5 g。密闭,凉暗干燥处保存。

四、氯唑西林钠

(一)别名

邻氯青霉素,邻氯青霉素钠,邻氯西林。

(二)作用与用途

本品抗菌谱类似苯唑西林,肌内注射 0.5 g,半小时血清浓度达峰值,约 18 μg/mL。主要由肾脏排泄,血浆蛋白结合率达 95%,半衰期约为 0.6 h。不易透过血-脑屏障而能进入胸腔积液中;能够穿透胎盘屏障,渗入急性骨髓炎患者的骨组织、脓液、关节腔积液中,在胸腔积液浓度也较高。临床主要用于耐青霉素葡萄球菌所致的各种感染,如败血症、呼吸道感染、软组织感染等,也可用于化脓性链球菌或肺炎链球菌与耐青霉素葡萄球菌所致的混合感染。

(三)注意事项

皮试见青霉素,或用本品配制成 500 μg/mL 皮试液进行皮内敏感性试验,其他见苯唑西林。

(四)用法与用量

1.成人

肌内注射,1 天 2 g,分 4 次;静脉滴注,一天 4~6 g,分 2~4 次;口服,1 次 0.5~1 g,一天 4 次。

2.儿童

肌内注射,每天按体重 50~100 mg/kg,分 4 次;静脉滴注,每天按体重 50~100 mg/kg,分 2~4 次;口服,每天按体重 50~100 mg/kg,分 3~4 次。

(五)制剂与规格

注射用氯唑西林钠:1 g;胶囊:0.25 g。密封,干燥处保存。

五、氨苄西林钠

(一)别名

氨苄青霉素。

(二)作用与用途

氨苄西林钠为广谱半合成青霉素,对溶血性链球菌、肺炎链球菌和不产青霉素酶葡萄球菌具较强抗菌作用,对草绿色链球菌亦有良好抗菌作用。本品对白喉棒状杆菌、炭疽芽孢杆菌、放线菌属、流感嗜血杆菌、百日咳鲍特杆菌、奈瑟菌属等具抗菌活性,部分奇异变形杆菌、大肠埃希菌、沙门菌属和志贺菌属细菌对本品敏感。肌内注射本品 0.5 g,0.5~1 h 达血药峰浓度,血浆蛋白结合率为 20%,血中半衰期为 1~1.5 h。临床用于敏感菌所致的呼吸道感染、胃肠道感染、尿路感染、软组织感染、心内膜炎、脑膜炎、败血症等。

(三)注意事项

氨苄西林与卡那霉素对大肠埃希菌、变形杆菌具有协同抗菌作用。其他见青霉素。

(四)用法与用量

皮试见青霉素。

1.成人

肌内注射,每天 2~4 g,分 4 次;静脉给药,每天 4~8 g,分 2~4 次;一天最高剂量为 14 g。

2.儿童

肌内注射,每天按体重 50~100 mg/kg,分 4 次;静脉给药,每天按体重 100~200 mg/kg,分 2~4 次;一天最高剂量为按体重 300 mg/kg。足月新生儿:按体重一次 12.5~25 mg/kg,出生第 1、2 d 每 12 h 1 次,第 3 天~2 周每 8 h 1 次,以后每 6 h 1 次。

(五)制剂与规格

注射用粉针剂:0.5 g。密封,干燥处保存。

六、阿莫西林

(一)别名

羟氨苄青霉素,阿莫仙。

(二)作用与用途

阿莫西林为氨基青霉素类抗生素,杀菌较强,对链球菌的作用较好。细菌对本品和氨苄西林呈完全的交叉耐药性。肌内注射阿莫西林钠 0.5 g 后血清浓度达峰时间为 1 h,血药峰浓度为 14 mg/L,与同剂量口服后的血药峰浓度相近。静脉注射本品 0.5 g 后 5 min 血药浓度为 42.6 mg/L,5 h 后为 1 mg/L。本品在多数组织和体液中分布良好。血浆蛋白结合率为 17%~20%。本品血中半衰期为 1.08 h,60% 以上以原形药自尿中排出。临床用于敏感菌感染,如中耳炎、鼻窦炎、咽炎、扁桃体炎等上呼吸道感染,急性支气管炎、肺炎等下呼吸道感染,泌尿生殖道感染,皮肤软组织感染,伤寒及钩端螺旋体病。

(三)注意事项

青霉素过敏及青霉素皮肤试验阳性患者禁用。其他见氨苄西林。

(四)用法与用量

皮试见青霉素。

1.肌内注射或稀释后静脉滴注

成人,一次 0.5～1 g,每 6～8 h 1 次;小儿,一天剂量按体重50～100 mg/kg,分 3～4 次。

2.口服

成人每次 0.5 g,每 6～8 h 1 次,每天极量 4 g;小儿每天按体重 20～40 mg/kg,每 8 h 1 次。

(五)制剂与规格

注射用阿莫西林钠:2 g。片剂及胶囊:阿莫西林 0.25 g;0.5 g。混悬剂:每包 0.125 g。遮光,密封保存。

七、羧苄西林钠

(一)别名

羧苄青霉素。

(二)作用与用途

本品为广谱青霉素类抗生素,通过抑制细菌细胞壁合成发挥杀菌作用。对大肠埃希菌、变形杆菌属、肠杆菌属、枸橼酸杆菌属、沙门菌属和志贺菌属等肠杆菌科细菌,以及铜绿假单胞菌、流感嗜血杆菌、奈瑟菌属等其他革兰氏阴性菌具有抗菌作用。对溶血性链球菌、肺炎链球菌以及不产青霉素酶的葡萄球菌亦具抗菌活性。脆弱拟杆菌、梭状芽孢杆菌等许多厌氧菌也对本品敏感。肌内注射本品 1 g 后 1 h 达血药峰浓度为34.8 mg/L,4 h 后血药浓度为 10 mg/L。静脉推注本品 5 g 后 15 min 和 2 h 的血药浓度分别为300 mg/L和 125 mg/g。约 2% 在肝脏代谢,血中半衰期为 1～1.5 h。大部分以原形通过肾小球滤过和肾小管分泌清除,小部分经胆管排泄。临床主要用于系统性铜绿假单胞菌感染,如败血症、尿路感染、呼吸道感染、腹腔感染、盆腔感染以及皮肤、软组织感染等,也可用于其他敏感肠杆菌科细菌引起的系统性感染。

(三)注意事项

使用本品前需详细询问药物过敏史并进行青霉素皮肤试验,呈阳性反应者禁用。不良反应主要有变态反应,包括荨麻疹等各类皮疹、白细胞减少、间质性肾炎、哮喘发作和血清病型反应。消化道反应有恶心、呕吐和肝大等。大剂量静脉注射时可出现抽搐等神经系统反应、高钠和低钾血症等。严重者偶可发生过敏性休克。本品与琥珀氯霉素、琥乙红霉素、盐酸土霉素、盐酸四环素、卡那霉素、链霉素、庆大霉素、妥布霉素、两性霉素 B、B 族维生素、维生素 C、苯妥英钠、拟交感类药物、异丙嗪等有配伍禁忌。本品与氨基糖苷类抗生素合用具有协同抗菌作用。但不能同瓶滴注。

(四)用法与用量

本品可供静脉滴注或静脉注射。

1.中度感染

成人一天 8 g,分 2～3 次;儿童每 6 h 按体重 12.5～50 mg/kg 注射。

2.严重感染

成人一天 10～30 g,分 2～4 次;儿童每天按体重 100～300 mg/kg,分 4～6 次;严重肾功能不全者,每 8～12 h 静脉滴注或注射 2 g。

(五)制剂与规格

粉针剂:1 g;2 g;5 g。密闭,干燥处保存。

八、哌拉西林钠

(一)别名

氧哌嗪青霉素,氧哌嗪青霉素钠。

(二)作用与用途

哌拉西林钠对革兰氏阴性菌作用强,对革兰氏阳性菌作用与氨苄西林相似,对拟杆菌和梭菌也有一定作用。正常人肌内注射本品 1 g,0.71 h 后血药峰浓度为 52.2 μg/mL。静脉滴注和静脉注射本品 1 g 后血药浓度立即达 58 μg/mL 和 142.1 μg/mL。哌拉西林的血浆蛋白结合率为 17%~22%,半衰期为 1 h 左右。本品在肝脏不被代谢。注射给药 1 g,12 h 后给药量的 49%~68% 以原形随尿液排出。临床主要用于铜绿假单胞菌和其他敏感革兰氏阴性杆菌所致的感染及与氨基糖苷类抗生素联合应用于治疗有粒细胞减少症免疫缺陷患者的感染。

(三)注意事项

皮试见青霉素,其他见青霉素类药品。哌拉西林与氨基糖苷类联用对铜绿假单胞菌、沙雷菌、克雷伯菌、其他肠杆菌科细菌和葡萄球菌的敏感菌株有协同杀菌作用。但不能放在同一容器内输注。

(四)用法与用量

1.成人

肌内注射,单纯性尿路感染或院外感染的肺炎,每天剂量为 4~8 g,分 4 次;静脉注射及滴注,单纯性尿路感染或院外感染的肺炎,每天剂量为 4~8 g,分 4 次;败血症、院内感染的肺炎、腹腔感染、妇科感染,每 6 h 3~4 g;每天最大剂量不可超过 24 g。

2.儿童

静脉给药,婴幼儿和 12 岁以下儿童每天剂量为按体重 100~200 mg/kg 给药。

(五)制剂与规格

注射用哌拉西林钠:0.5 g;2 g。密闭,凉暗干燥处保存。

九、氨氯青霉素钠

(一)别名

安洛欣。

(二)作用与用途

氨氯青霉素钠是氨苄西林钠与氯唑西林钠复合制剂。临床用于敏感菌的各种感染,如耐药金黄色葡萄球菌、草绿色链球菌、粪链球菌、肺炎链球菌、肠球菌、淋球菌、脑膜炎奈瑟菌、流感杆菌等。

(三)注意事项

皮试见青霉素,其他见青霉素类药品。

(四)用法与用量

1.肌内注射

成人,每天 2~4 g,分 4 次;小儿每天按体重 50~100 mg/kg,分 4 次。用适量注射用水溶解后注射于肌肉深部。

2.静脉注射及滴注

成人每天 4～10 g,分 2～4 次;小儿按每天体重 50～100 mg/kg,分 2～4 次。

(五)制剂与规格

注射剂:1 g(含氨苄西林 0.5 g,氯唑西林 0.5 g)。密闭,干燥处保存。

十、阿洛西林钠

(一)别名

阿乐欣。

(二)作用与用途

本品是一广谱的半合成青霉素,血中半衰期为 1 h,血浆蛋白结合率为 40% 左右,尿排泄为 60%～65%,胆汁排泄为 5.3%。临床主要用于敏感的革兰氏阴性细菌及阳性细菌所致的各种感染,以及铜绿假单胞菌感染,包括败血症、脑膜炎、心内膜炎、化脓性胸膜炎、腹膜炎,以及下呼吸道、胃肠道、胆管、肾及输尿道、骨及软组织和生殖器官等感染,妇科、产科感染,恶性外耳炎、烧伤、皮肤和手术感染等。

(三)注意事项

皮试见青霉素,其他见青霉素类药品。

(四)用法与用量

1.成人

静脉滴注,每天 6～10 g,重症可增至 10～16 g,一般分 2～4 次。

2.儿童

按体重每天 75 mg/kg,分 2～4 次。婴儿及新生儿按体重每天 100 mg/kg,分 2～4 次。

(五)制剂与规格

注射用阿洛西林钠:1 g。密闭,干燥处保存。

十一、美洛西林钠

(一)别名

天林,美洛林。

(二)作用与用途

本品为半合成青霉素类抗生素,对铜绿假单胞菌、大肠埃希菌、肺炎杆菌、变形杆菌、肠杆菌属、枸橼酸杆菌、沙雷菌属、不动杆菌属等敏感。成人静脉注射本品 1 g 后 15 min 平均血药浓度为 53.4 μg/mL,血中半衰期为 39 min,6 h 后给药量的 42.5% 由尿中排泄。本品在胆汁中浓度极高,血浆蛋白结合率为 42%。临床用于敏感菌株所致的呼吸系统、泌尿系统、消化系统、妇科和生殖器官等感染,如败血症、化脓性脑膜炎、腹膜炎、骨髓炎、皮肤及软组织感染及眼耳鼻喉部感染。

(三)注意事项

皮试见青霉素,其他见青霉素类药品。与阿米卡星、庆大霉素、奈替米星合用时可产生协同作用,但不能放在同一容器内输注。药液应现配现用,仅澄清液才能静脉滴注。

(四)用法与用量

肌内注射、静脉注射或静脉滴注。成人一天 2～6 g,严重感染者可增至 8～12 g,最大可增至

15 g；儿童按体重一天 0.1～0.2 g/kg，严重感染者可增至 0.3 g/kg。肌内注射一天 2～4 次；静脉滴注按需要每 6～8 h 1 次，其剂量根据病情而定，严重者可每 4～6 h 静脉注射 1 次。

（五）制剂与规格

注射用美洛西林钠：1 g。密闭，凉暗干燥处保存。

十二、呋布西林钠

（一）别名

呋苄青霉素钠，呋脲苄青霉素钠。

（二）作用与用途

呋布西林是氨基青霉素的脲基衍生物，是一种广谱半合成青霉素，作用类似氨苄西林。对大肠埃希菌、奇异变形菌、产碱杆菌、肺炎双球杆菌、绿色链球菌、粪链球菌的抗菌活性比氨苄西林和羧苄西林强；对铜绿假单胞菌的作用比羧苄西林强 4～16 倍。本品静脉注射 1 g，即刻血药浓度可达 293 μg/mL，但下降迅速。2 h 和 4 h 后，血药浓度分别为 8.7 μg/mL 和 0.68 μg/mL。药物在胆汁及尿中含量较高。血浆蛋白结合率为 90%，12 h 内从尿中排出给药量的 39.2%。临床主要用于治疗敏感菌致的败血症、尿路感染、肺部感染、软组织感染、肝胆系统感染等。

（三）注意事项

皮试见青霉素，其他见青霉素类药品。本品局部刺激反应较强，且溶解度较小，故不宜用于肌内注射；静脉注射液浓度不宜过高或滴注速度不宜太快，以免引起局部疼痛。

（四）用法与用量

1.成人

静脉注射或滴注，每天 4～8 g，分 4 次给予，每次 1～2 g；极重感染时可加大剂量至每天 12 g。

2.儿童

每天量为 100～150 mg/kg，用法同成人。

（五）制剂与规格

注射用呋布西林钠：0.5 g。密闭，凉暗干燥处保存。

十三、氟氯西林

（一）别名

氟氯苯唑青霉素，奥佛林。

（二）作用与用途

抗菌谱与青霉素相似，但对产酶金黄色葡萄球菌菌株有效，本品的口服生物利用度大约为 50%，给药 1 h 后达到血药峰浓度；血浆蛋白结合率为 92%～94%，血中半衰期为 0.75～1.5 h。大部分（40%～70%）药物以原形经肾脏随尿排泄。临床主要用于葡萄球菌所致的各种周围感染。

（三）注意事项

见青霉素类抗生素。

（四）用法与用量

口服。

1.成人

每次 250 mg,每天 3 次;重症用量为每次 500 mg,每天 4 次。

2.儿童

2 岁以下按成人量的 1/4 给药;2~10 岁按成人量的 1/2 给药。也可按每天 25~50 mg/kg,分次给予。

（五）制剂与规格

胶囊:250 mg。室温下密闭,避光保存。

（褚庆环）

第二节　林可霉素类抗生素

林可霉素类也称林可酰胺类,有林可霉素和其半合成衍生物克林霉素两个品种,后者的体外抗菌活性较前者强 4~8 倍。两者的抗菌谱与红霉素相似而较窄,仅葡萄球菌属(包括耐青霉素株)、链球菌属、白喉杆菌、炭疽杆菌等革兰氏阳性菌对本类药物敏感,革兰氏阴性需氧菌如流感嗜血杆菌、奈瑟菌属以及支原体属均对本类药物耐药,这有别于红霉素等大环内酯类药。林可霉素类,尤其是克林霉素对厌氧菌有良好抗菌活性,拟杆菌属包括脆弱拟杆菌、梭杆菌属、消化球菌、消化链球菌、产气荚膜杆菌等大多对本类药物高度敏感。细菌对林可霉素与克林霉素间有完全交叉耐药性,与红霉素间存在部分交叉耐药。

林可霉素类主要作用于细菌核糖体的 50S 亚基,抑制肽链延长,因而影响细菌蛋白质合成。红霉素、氯霉素与林可霉素类的作用部位相同,相互间竞争核糖体的结合靶位;由于前两者的亲和力比后者大,常可取而代之,因此合用时可出现拮抗现象。林可霉素类主要用于厌氧菌和革兰氏阳性球菌所致的各种感染,对金黄色葡萄球菌所致的急性和慢性骨髓炎也有明确指征。本类药物的不良反应主要为胃肠道反应,口服后腹泻较多见,一般轻微,也可表现为假膜性肠炎,系由艰难梭菌外毒素引起的严重腹泻。克林霉素口服后吸收完全(90%),故口服给药时宜选用本品。

一、林可霉素

（一）作用与用途

本品对常见的需氧革兰氏阳性菌有较高抗菌活性,对厌氧菌有良好的抗菌作用,与大环内酯类有部分交叉耐药。成人肌内注射 600 mg,30 min 达血药峰浓度。吸收后广泛及迅速分布于各体液和组织中,包括骨组织。血浆蛋白结合率为 77%~82%。血中半衰期为 4~6 h,本品可经胆管、肾和肠道排泄,肌内注射后 1.8%~24.8%药物经尿排出,静脉滴注后 4.9%~30.3%经尿排出。本品适用于敏感葡萄球菌属、链球菌属、肺炎链球菌及厌氧菌所致的呼吸道感染、皮肤软组织感染、女性生殖道感染和盆腔感染及腹腔感染等,后两种病种可根据情况单用本品或与其他抗菌药联合应用。

（二）注意事项

不良反应有胃肠道反应,可引起假膜性肠炎、血液系统反应等。本品可增强吸入性麻醉药、神经-肌肉阻滞药的神经-肌肉阻滞现象,导致骨骼肌软弱和呼吸抑制或麻痹,与氯霉素、红霉素具拮抗作用,不可合用。

(三)用法与用量

1.肌内注射

成人每天 0.6~1.2 g;小儿每天按体重 10~20 mg/kg,分次注射。

2.静脉滴注

成人每次 0.6 g,每 8 h 或 12 h 1 次;小每天按体重 10~20 mg/kg。

(四)制剂与规格

注射液:2 mL:0.6 g。密闭保存。

二、克林霉素

(一)作用与用途

本品为林可霉素的衍生物,抗菌谱与林可霉素相同,抗菌活性较林可霉素强 4~8 倍。对革兰氏阳性菌如葡萄球菌属、链球菌属、白喉杆菌、炭疽杆菌等有较高抗菌活性。对革兰氏阴性厌氧菌也有良好抗菌活性,拟杆菌属包括脆弱拟杆菌、梭杆菌属、消化球菌、消化链球菌、产气荚膜杆菌等大多对本品高度敏感。本品肌内注射后血药浓度达峰时间,成人约为 3 h,儿童约为 1 h。静脉注射本品 300 mg,10 min 血药浓度为 7 mg/L。血浆蛋白结合率为 92%~94%。在骨组织、胆汁及尿中可达高浓度。约 10% 给药量以活性成分由尿排出,血中半衰期约为 3 h。空腹口服的生物利用度为 90%。口服克林霉素 150 mg、300 mg 后的血药峰浓度分别约为 2.5 mg/L、4 mg/L,达峰时间为 0.75~2 h。临床用于链球菌属、葡萄球菌属及厌氧菌所致的中、重度感染,如吸入性肺炎、脓胸、肺脓肿、骨髓炎、腹腔感染、盆腔感染及败血症等。

(二)注意事项

不良反应有胃肠道反应,可引起假膜性肠炎、血液系统反应等。本品可增强吸入性麻醉药、神经-肌肉阻滞药的神经-肌肉阻滞现象,导致骨骼肌软弱和呼吸抑制或麻痹;与氯霉素、红霉素具拮抗作用,不可合用。

(三)用法与用量

肌内注射或静脉滴注。

(1)成人:每天 0.6~1.2 g,分 2~4 次应用;严重感染,每天 1.2~2.4 g,分 2~4 次静脉滴注。

(2)儿童:4 周及 4 周以上小儿按体重每天 15~25 mg/kg,分 3~4 次应用;严重感染,每天 25~40 mg/kg,分 3~4 次应用。

(3)禁止直接静脉推注,可致小儿呼吸停止。

(四)制剂与规格

盐酸克林霉素注射液:2 mL:0.3 g;克林霉素葡萄糖注射液:100 mL:0.6 g;盐酸克林霉素胶囊:0.15 g。密闭,阴凉处保存。

三、盐酸克林霉素棕榈酸酯

(一)作用与用途

本品系克林霉素的衍生物,在体内经酯酶水解形成克林霉素而发挥抗菌活性。本品口服后药物自胃肠道迅速吸收水解为克林霉素,吸收率约为 90%,血浆蛋白结合率 90% 以上,血中半衰期儿童约为 2 h,成人约为 2.5 h,肝肾功能损害时血中半衰期可延长,尿中 24 h 排泄率达 10%。

其他见克林霉素。

（二）注意事项

见克林霉素。

（三）用法与用量

口服。儿童每天按体重 8～25 mg/kg，分 3～4 次服用；成人每次 150～300 mg（重症感染可用 450 mg），每天 4 次。

（四）制剂与规格

盐酸克林霉素棕榈酸酯颗粒剂：1 g：37.5 mg。密闭，阴凉干燥处保存。

（褚庆环）

第三节　头孢菌素类抗生素

头孢菌素类抗生素是一类广谱半合成抗生素。头孢菌素类具有抗菌谱广、抗菌作用强、耐青霉素酶、临床疗效高、毒性低、变态反应较青霉素少见等优点。根据药物抗菌谱和抗菌作用以及对 β-内酰胺酶的稳定性的不同，目前将头孢菌素分为 4 代。第 1 代头孢菌素主要作用于需氧革兰氏阳性球菌，包括甲氧西林敏感葡萄球菌、化脓性链球菌、酿脓（草绿色）链球菌、D 组链球菌，但葡萄球菌耐药甲氧西林、肺炎链球菌和肠球菌属对青霉素耐药；对大肠埃希菌、肺炎克雷伯菌、奇异变形菌（吲哚阴性）等革兰氏阴性杆菌亦有一定抗菌活性；对口腔厌氧菌亦具抗菌活性；对青霉素酶稳定，但可为许多革兰氏阴性菌产生的 β-内酰胺酶所破坏；常用品种有头孢氨苄、头孢唑啉和头孢拉定。第 2 代头孢菌素对革兰氏阳性球菌的活性与第 1 代相仿或略差，但对大肠埃希菌、肺炎克雷伯菌、奇异变形菌等革兰氏阴性杆菌作用增强，对产 β-内酰胺酶的流感嗜血杆菌、卡他莫拉菌、脑膜炎奈瑟菌、淋病奈瑟菌亦具活性。对革兰氏阴性杆菌所产 β-内酰胺酶的稳定性较第 1 代头孢菌素强，无肾毒性或有轻度肾毒性。常用品种有头孢克洛、头孢呋辛。第 3 代头孢菌素中的注射用品种如头孢噻肟、头孢曲松对革兰氏阳性菌的作用不及第 1 代和第 2 代头孢菌素，但对肺炎链球菌（包括青霉素耐药菌株）、化脓性链球菌及其他链球菌属有良好作用；对大肠埃希菌、肺炎克雷伯菌、奇异变形菌等革兰氏阴性杆菌具有强大抗菌作用；对流感嗜血杆菌、脑膜炎奈瑟菌、淋病奈瑟菌及卡他莫拉菌作用强，对沙雷菌属、肠杆菌属、不动杆菌属及假单胞菌属的作用则不同品种间差异较大。具有抗假单胞菌属作用的品种如头孢他啶、头孢哌酮、头孢匹胺对革兰氏阳性球菌作用较差，对革兰氏阴性杆菌的作用则与其他第 3 代头孢菌素相仿，对铜绿假单胞菌具高度抗菌活性。多数第 3 代头孢菌素对革兰氏阴性杆菌产生的广谱 β-内酰胺酶高度稳定，但可被革兰氏阴性杆菌产生的超广谱 β-内酰胺酶的头孢菌素酶（AmpC 酶）水解。第 4 代头孢菌素对金黄色葡萄球菌等革兰氏阳性球菌的作用较第 3 代头孢菌素为强；对 AmpC 酶的稳定性优于第 3 代头孢菌素，因产 AmpC 酶而对第 3 代头孢菌素耐药的肠杆菌属、柠檬酸菌属、普罗菲登菌属、摩根菌属及沙雷菌属仍对第 4 代头孢菌素敏感；对铜绿假单胞菌的活性与头孢他啶相仿或略差。临床应用品种有头孢吡肟。

一、头孢噻吩钠

(一)别名

先锋 1 号。

(二)作用与用途

本品为第 1 代头孢菌素,抗菌谱广,对革兰氏阳性菌的活性较强。静脉注射 1 g 后 15 min 血药浓度为 30～60 mg/L,本品血浆蛋白结合率 50%～65%,血中半衰期为 0.5～0.8 h。60%～70% 的给药量于给药后 6 h 内自尿中排出,其中 70% 为原形,30% 为其代谢产物。临床适用于耐青霉素金黄色葡萄球菌(甲氧西林耐药者除外)和敏感革兰氏阴性杆菌所致的呼吸道感染、软组织感染、尿路感染、败血症等。

(三)注意事项

肌内注射局部疼痛较为多见,可有硬块、压痛和体温升高。大剂量或长时间静脉滴注头孢噻吩后血栓性静脉炎的发生率可高达 20%。较常见的不良反应为变态反应、粒细胞减少和溶血性贫血,偶可发生与其他头孢菌素类似的一些反应。有头孢菌素和青霉素过敏性休克史者禁用。与氨基糖苷类合用有协同作用但不可同瓶滴注。

(四)用法与用量

肌内注射或静脉注射。

1.成人

1 次 0.5～1 g,每 6 h 1 次;严重感染一天剂量可加大至 6～8 g;一天最高剂量不超过 12 g。

2.儿童

每天按体重 50～100 mg/kg,分 4 次给药。新生儿:1 周内的新生儿每 12 h 按体重 20 mg/kg;1 周以上者每 8 h 按体重 20 mg/kg。

(五)制剂与规格

注射用头孢噻吩钠:1 g。密闭,凉暗干燥处保存。

二、头孢唑啉钠

(一)别名

头孢菌素 V,先锋 V 号。

(二)作用与用途

头孢唑啉为第 1 代头孢菌素,抗菌谱广。除肠球菌属、耐甲氧西林葡萄球菌属外,本品对其他革兰氏阳性球菌均有良好抗菌活性,肺炎链球菌和溶血性链球菌对本品高度敏感。白喉杆菌、炭疽杆菌、李斯特菌和梭状芽孢杆菌对本品也甚敏感。本品对部分大肠埃希菌、奇异变形杆菌和肺炎克雷伯菌具有良好抗菌活性。肌内注射本品 500 mg 后,血药峰浓度经 1～2 h 达 38 mg/L。20 min 内静脉滴注本品 0.5 g,血药峰浓度为 118 mg/L,有效浓度维持 8 h。本品难以透过血-脑屏障。头孢唑林在胸腔积液、腹水、心包液和滑囊液中可达较高浓度。胎儿血药浓度为母体血药浓度的 70%～90%,乳汁中含量低。本品血浆蛋白结合率为 74%～86%。正常成人的血中半衰期为 1.5～2 h。本品在体内不代谢;原形药通过肾小球滤过,部分通过肾小管分泌自尿中排出。24 h 内可排出给药量的 80%～90%。临床用于治疗敏感细菌所致的支气管炎、肺炎、尿路感染、皮肤软组织感染、骨和关节感染、败血症、感染性心内膜炎、肝胆系统感染及眼、耳、鼻、喉科等感染。本品也可作为外科手术前的预防用药。

（三）注意事项

对头孢菌素过敏者及有青霉素过敏性休克或即刻反应史者禁用本品。药疹发生率为1.1%，嗜酸性粒细胞增高的发生率为1.7%，偶有药物热。本品与下列药物有配伍禁忌，不可同瓶滴注：硫酸阿米卡星、硫酸卡那霉素、盐酸金霉素、盐酸土霉素、盐酸四环素、葡萄糖酸红霉素、硫酸多黏菌素B、多粘菌素E甲磺酸钠、戊巴比妥、葡萄糖酸钙。

（四）用法与用量

静脉缓慢推注、静脉滴注或肌内注射常用剂量为：成人一次 0.5～1 g，一天 2～4 次，严重感染可增加至一天 6 g，分 2～4 次静脉给予；儿童一天 50～100 mg/kg，分 2～3 次。肾功能减退者剂量及用药次数酌减。本品用于预防外科手术后感染时，一般为术前 0.5～1 h 肌内注射或静脉给药 1 g，手术时间超过 6 h 者术中加用 0.5～1 g，术后每 6～8 h 0.5～1 g，至手术后 24 h 止。

（五）制剂与规格

粉针剂：0.5 g；1 g。密闭，凉暗干燥处保存。

三、头孢拉定

（一）别名

头孢菌素Ⅵ号，泛捷复。

（二）作用与用途

本品为第 1 代头孢菌素，抗菌谱见头孢噻吩钠。静脉滴注本品 0.5 g 5 min 后血药浓度为 46 mg/L，肌内注射 0.5 g 后平均 6 mg/L 的血药峰浓度于给药后 1～2 h 到达。空腹口服 250 mg 或 500 mg 血药峰浓度于 1～2 h 到达，分别为 9 mg/L 或 16.5 mg/L，平均血浆蛋白结合率为 6%～10%。90% 药物在 6 h 内以原形由尿中排出。临床用于敏感菌所致的急性咽炎、扁桃体炎、支气管炎和肺炎等呼吸道感染及泌尿生殖系统感染、皮肤软组织感染等。

（三）注意事项

本品不良反应较轻，发生率也较低，约 6%。常见恶心、呕吐、腹泻、上腹部不适等胃肠道反应及其他头孢菌素类似的一些反应。药疹发生率 1%～3%。有头孢菌素过敏和青霉素过敏性休克史者禁用。本品中含有碳酸钠，与含钙溶液如复方氯化钠注射液有配伍禁忌。

（四）用法与用量

1.成人

口服，每天 1～2 g，分 3～4 次服用；肌内注射或静脉注射，每次 0.5～1 g，每 6 h 1 次；一天最高剂量为 8 g。

2.儿童

口服，每天 25～50 mg/kg，分 3～4 次服用；肌内注射或静脉给药。儿童（1 周岁以上）按体重一次 12.5～25 mg/kg，每 6 h 1 次。

（五）制剂与规格

注射用剂：0.5 g；1 g。胶囊：0.25 g。干混悬剂：0.125 g。密闭，凉暗处保存。

四、头孢硫脒

(一)别名
仙力素。

(二)作用与用途
作用类似于头孢噻吩钠,对肠球菌有抗菌作用。静脉注射 0.5 g,高峰血浓度即刻到达,血药浓度可达 38.8 mg/L,血中半衰期为 0.5 h。主要从尿中排出,12 h 尿排出给药量的 90% 以上。临床用于敏感菌所引起的呼吸系统、肝胆系统感染,眼及耳鼻喉部感染,尿路感染和心内膜炎、败血症。

(三)注意事项
偶有变态反应,如荨麻疹、哮喘、皮肤瘙痒、寒战高热、血管神经性水肿,非蛋白氮和谷丙转氨酶(GPT)升高。有头孢菌素过敏和青霉素过敏性休克史者禁用。

(四)用法与用量
1.成人

肌内注射 0.5～1 g,每天 4 次;静脉滴注每天 4～8 g,分 2～4 次给药。

2.儿童

每天 50～100 mg/kg,分 2～4 次给药。

(五)制剂与规格
注射用头孢硫脒:0.5 g。密闭,干燥处保存。

五、头孢呋辛

(一)别名
头孢呋肟,西力欣。

(二)作用与用途
本品为第 2 代头孢菌素类抗生素。对革兰氏阳性球菌的抗菌活性与第 1 代头孢菌素相似或略差,但对葡萄球菌和革兰氏阴性杆菌产生的 β-内酰胺酶相当稳定。对流感嗜血杆菌、大肠埃希菌、奇异变形杆菌等敏感;沙雷菌属大多耐药,铜绿假单胞菌、弯曲杆菌属和脆弱拟杆菌对本品耐药。静脉注射本品 1 g 后的血药峰浓度为 144 mg/L;肌内注射 0.75 g 后的血药峰浓度为 27 mg/L,于给药后 45 min 达到;血浆蛋白结合率为 31%～41%。本品大部分于给药后 24 h 内经肾小球滤过和肾小管分泌排泄,尿药浓度甚高。本品血中半衰期为 1.2 h。空腹和餐后口服的生物利用度分别为 36% 和 52%,2～3 h 血药浓度达峰。临床用于敏感菌所致的呼吸道感染、泌尿系统感染、皮肤和软组织感染、骨和关节感染、产科和妇科感染,注射液也用于败血症和脑膜炎等。

(三)注意事项
过敏体质和青霉素过敏者慎用。不良反应有变态反应、胃肠道反应、血红蛋白降低、血胆红素升高、肾功能改变。肌内注射可致局部疼痛。不可与氨基糖苷类药物同瓶滴注。注射液不能用碳酸氢钠溶液溶解。与强利尿药合用可引起肾毒性。

(四)用法与用量

1.肌内注射及静脉给药

成人,头孢呋辛钠每次 0.75 g,一天 3 次,重症剂量加倍;婴儿和儿童按体重一天 30～100 mg/kg,分 3～4 次。

2.口服

成人头孢呋辛酯每次 0.25 g,每天 2 次,重症剂量加倍;儿童每次 0.125 g,每天 2 次。

(五)制剂与规格

注射用头孢呋辛钠:0.75 g、1.5 g。头孢呋辛酯片:0.125 g、0.25 g。密闭,凉暗干燥处保存。

六、头孢孟多酯钠

(一)别名

锋多欣,猛多力。

(二)作用与用途

本品为第 2 代头孢菌素类抗生素。其抗菌活性仅为头孢孟多的 1/10～1/5,对大肠埃希菌、奇异变形杆菌、肺炎克雷伯菌和流感嗜血杆菌的活性较头孢噻吩和头孢唑林为强。本品经肌肉或静脉给药在体内迅速水解为头孢孟多。肌内注射头孢孟多 1 g,1 h 达血药峰浓度,为 21.2 mg/L,静脉注射和静脉滴注 1 g 后即刻血药浓度分别为 104.7 mg/L 和 53.9 mg/L,血浆蛋白结合率为 78%,血中半衰期为 0.5～1.2 h。本品在体内不代谢,经肾小球滤过和肾小管分泌,自尿中以原形排出。静脉给药后 24 h 的尿排泄量为给药量的 70%～90%。临床用于敏感细菌所致的肺部感染、尿路感染、胆管感染、皮肤软组织感染、骨和关节感染以及败血症、腹腔感染等。

(三)注意事项

不良反应发生率约为 7.8%,可有肌内注射区疼痛和血栓性静脉炎,变态反应;少数患者应用大剂量时,可出现凝血功能障碍所致的出血倾向。对头孢菌素类药或青霉素类药过敏者避免使用。应用本品期间饮酒可出现双硫仑样反应,故在应用本品期间和以后数天内,应避免饮酒和含酒精饮料。本品制剂中含有碳酸钠,与含有钙或镁的溶液有配伍禁忌。

(四)用法与用量

肌内注射或静脉给药。

1.成人

每天 2～8 g,分 3～4 次,一天最高剂量不超过 12 g;皮肤感染、无并发症的肺炎和尿路感染,每6 h 0.5～1 g 即可。

2.1 个月以上的婴儿和儿童

一天剂量按体重 50～100 mg/kg,分 3～4 次。

(五)制剂与规格

注射用头孢孟多酯钠:0.5 g。密闭,凉暗干燥处保存。

七、头孢克洛

(一)别名

头孢克罗,希刻劳。

(二)作用与用途

对金黄色葡萄球菌产生的 β-内酰胺酶较稳定,因而对革兰氏阳性菌具有较强的抗菌作用;对革兰氏阴性菌作用较弱,对铜绿假单胞菌和厌氧菌无效。口服 0.5 g 胶囊的血药峰浓度为 16 mg/L,达峰时间约0.5 h,血中半衰期为 0.6～0.9 h。服药后,8 h 内 77% 左右的原药由尿排出。临床主要用于由敏感菌所致呼吸系统、泌尿系统、耳鼻喉部及皮肤、软组织感染等。

(三)注意事项

见其他头孢菌素类药物。

(四)用法与用量

口服。

1.成人

常用量一次 0.25 g,一天 3 次;严重感染患者剂量可加倍,但每天总量不超过 4 g。

2.儿童

每天剂量按体重 20 mg/kg,分 3 次;重症感染可按每天 40 mg/kg,但每天量不宜超过 1 g。

(五)制剂与规格

胶囊:0.25 g;颗粒(干糖浆):125 mg。密闭,凉暗干燥处保存。

八、头孢噻肟钠

(一)别名

头孢氨噻肟,凯福隆。

(二)作用与用途

头孢噻肟钠为杀菌剂。对阴性杆菌产生的 β-内酰胺酶稳定,有强大的抗阴性杆菌作用,且明显超过第 1 代与第 2 代头孢菌素。对革兰氏阳性球菌作用不如第 1 代与第 2 代头孢菌素,但对肺炎链球菌、产青霉素酶或不产酶金黄色葡萄球菌仍有较好抗菌作用。肠球菌、支原体、衣原体、军团菌、难辨梭状芽孢杆菌对本品耐药。30 min 内静脉滴注 1 g 的即刻血药浓度为 41 mg/L,4 h 的血药浓度为 1.5 mg/L。本品血浆蛋白结合率为 30%～50%。静脉注射后的血中半衰期为 0.84～1.25 h。约 80% 的给药量可经肾脏排泄,其中 50%～60% 为原形药。临床用于敏感菌所致下列感染:呼吸系统感染;泌尿、生殖系统感染;腹腔感染,如腹膜炎、胆管炎等;骨、关节、皮肤及软组织感染;严重感染,如脑膜炎(尤其是婴幼儿脑膜炎)、细菌性心内膜炎、败血症等。

(三)注意事项

对本品或其他头孢菌素类药物过敏的患者禁用。对青霉素类抗生素过敏的患者慎用,使用时须进行皮试。本品不良反应发生率低,仅 3%～5%。一般为变态反应、消化道反应,偶有肝肾损害。本品与氨基糖苷类合用(不能置于同一容器内)有协同抗菌作用,但会增加肾毒性。

(四)用法与用量

1.成人

肌内注射,每次 1 g,每天 2 次;静脉注射:2～6 g,分 2～3 次注射;严重感染者,每 6～8 h 2～3 g;每天最高剂量为 12 g。

2.儿童

静脉给药,每天按体重 50～100 mg/kg,必要时按体重 200 mg/kg,分 2～3 次。

（五）制剂与规格

注射用头孢噻肟钠:1 g;2 g。密闭,凉暗干燥处保存。

九、头孢曲松钠

（一）别名

头孢三嗪,罗氏芬,菌必治。

（二）作用与用途

本品为第 3 代头孢菌素类抗生素。对大肠埃希菌、肺炎克雷伯菌、产气肠杆菌作用强;铜绿假单胞菌对本品的敏感性差;对流感嗜血杆菌、淋病奈瑟菌和脑膜炎奈瑟菌有较强抗菌作用;对溶血性链球菌和肺炎链球菌亦有良好作用。肌内注射本品 0.5 g 和 1 g,血药峰浓度约于 2 h 后达到,分别为 43 mg/L 和 80 mg/L。血中半衰期为 7.1 h。1 min 内静脉注射 0.5 g,即刻血药峰浓度为 150.9 mg/L,血中半衰期为 7.87 h。本品血浆蛋白结合率为 95%。约 40% 的药物以原形自胆管和肠道排出,60% 自尿中排出。临床用于敏感致病菌所致的下呼吸道感染,尿路、胆管感染,腹腔感染,盆腔感染,皮肤软组织感染,骨和关节感染,败血症,脑膜炎等及手术期感染预防。本品单剂可治疗单纯性淋病。

（三）注意事项

不良反应有静脉炎、变态反应、消化道反应等。对头孢菌素类抗生素过敏者禁用。有青霉素过敏性休克或即刻反应者,不宜再选用头孢菌素类。静脉输液中加入红霉素、四环素、两性霉素 B、间羟胺、去甲肾上腺素、苯妥英钠、氯丙嗪、异丙醇、B 族维生素、维生素 C 等时将出现浑浊。

（四）用法与用量

肌内注射或静脉给药。

1.成人

常用量为每 24 h 1~2 g 或每 12 h 0.5~1 g;最高剂量一天 4 g;疗程 7~14 d。

2.儿童

常用量,按体重一天 20~80 mg/kg;12 岁以上小儿用成人剂量。治疗淋病的推荐剂量为单剂肌内注射量 0.25 g。

（五）制剂与规格

注射用头孢曲松钠:0.25 g;1 g;2 g。密闭,凉暗干燥处保存。

十、头孢哌酮钠

（一）别名

先锋必。

（二）作用与用途

头孢哌酮为第 3 代头孢菌素,对大肠埃希菌、克雷伯菌属、变形杆菌属、伤寒沙门菌、志贺菌属、铜绿假单胞菌有良好抗菌作用。本品肌内注射 1 g 后,1~2 h 达血药峰浓度,为 52.9 mg/L;静脉注射和静脉滴注本品 1 g 后,即刻血药峰浓度分别为 178.2 mg/L 和 106 mg/L。本品能透过血-胎盘屏障,在胆汁中浓度为血药浓度的 12 倍,在前列腺、骨组织、腹腔渗出液、子宫内膜、输卵管等组织和体液中浓度较高,痰液、耳溢液、扁桃体和上颌窦黏膜亦有良好分布。本品的血浆蛋白结合率高,为 70%~93.5%。不同途径给药后的血中半衰期约 2 h,40% 以上经胆汁排泄。临床用于敏感菌所致的各种感染,如肺炎及其他下呼吸道感染、尿路感染、胆管感染、皮肤软组织感染、败血症、腹膜炎、盆腔感染等,后两者宜与抗厌氧菌药联合应用。

(三)注意事项

本品皮疹较为多见,达 2.3% 以上。对青霉素过敏休克和过敏体质者以及肝功能不全及胆管阻塞者禁用。应用本品期间饮酒或接受含酒精药物或饮料者可出现双硫仑样反应。本品还可干扰体内维生素 K 的代谢,造成出血倾向。

(四)用法与用量

肌内注射、静脉注射或静脉滴注。

1.成人

一般感染,一次 1~2 g,每 12 h 1 次;严重感染,一次 2~3 g,每 8 h 1 次。

2.儿童

常用量,每天按体重 50~200 mg/kg,分 2~3 次静脉滴注。

(五)制剂与规格

注射用头孢哌酮钠:2 g。密闭,冷处保存。

十一、头孢他啶

(一)别名

复达欣。

(二)作用与用途

头孢他啶与第 1、2 代头孢菌素相比,其抗菌谱进一步扩大,对 β-内酰胺酶高度稳定。本品对革兰氏阳性菌的作用与第 1 代头孢菌素近似或较弱;本品对革兰氏阴性菌的作用较强,对大肠埃希菌、肠杆菌属、克雷伯杆菌、枸橼酸杆菌、变形杆菌、流感嗜血杆菌、脑膜炎奈瑟菌等有良好的抗菌作用。本品对假单胞菌的作用超过其他 β-内酰胺类和氨基糖苷类抗生素。本品的血药浓度与剂量有关,血浆蛋白结合率为 10%~17%。血中半衰期为 2 h。健康成人肌内注射本品 0.5 或 1 g后,1~1.2 h 达血药峰浓度,分别为 22.6 mg/L 和 38.3 mg/L。静脉注射和静脉滴注本品 1 g后的血药峰浓度分别为 120.5 mg/L 和105.7 mg/L。本品主要以原形药物随尿排泄。给药 24 h 内近 80%~90% 的剂量随尿排泄。临床用于敏感菌所致的感染,如呼吸道感染,泌尿、生殖系统感染,腹腔感染,皮肤及软组织感染,严重耳鼻喉感染,骨、关节感染及其他严重感染。

(三)注意事项

对青霉素过敏休克和过敏体质者慎用本品。本品遇碳酸氢钠不稳定,不可配伍。

(四)用法与用量

1.成人

肌内注射,轻至中度感染:0.5~1 g,每 12 h 1 次,溶于 0.5%~1% 利多卡因溶剂 2~4 mL 中做深部肌内注射;重度感染并伴有免疫功能缺陷者:每次剂量可酌情递增至 2 g,每 8~12 h 1 次。静脉给药,轻至中度感染:每次 0.5~1 g,每 12 h 1 次;重度感染并伴有免疫功能缺陷者:每次 2 g,每 8~12 h 1 次。

2.儿童

静脉给药,每天剂量 50~150 mg/kg;分 3 次用药,每天极量为 6 g。

（五）制剂与规格

注射用头孢他啶:0.5 g;1 g;2 g。密闭,凉暗干燥处保存。

十二、头孢唑肟钠

（一）别名

益保世灵。

（二）作用与用途

本品属第 3 代头孢菌素,对大肠埃希菌、肺炎克雷伯菌、奇异变形杆菌等肠杆菌科细菌有强大抗菌作用,对铜绿假单胞菌作用差。各种链球菌对本品均高度敏感。消化球菌、消化链球菌和部分拟杆菌属等厌氧菌对本品多呈敏感,艰难梭菌对本品耐药。肌内注射本品 0.5 g 或 1 g 后血药峰浓度分别为 13.7 mg/L 和 39 mg/L,于给药后 1 h 达到。静脉注射本品 2 g 或 3 g,5 min 后血药峰浓度分别为 131.8 mg/L 和 221.1 mg/L。血浆蛋白结合率 30%。本品血中半衰期为 1.7 h。24 h 内给药量的 80% 以上以原形经肾脏排泄。临床用于敏感菌所致的下呼吸道感染、尿路感染、腹腔感染、盆腔感染、败血症、皮肤软组织感染、骨和关节感染等。

（三）注意事项

对青霉素过敏休克和过敏体质者慎用本品。偶有变态反应,严重肾功能障碍者应减少用量,不可与氨基糖苷类抗生素混合注射。

（四）用法与用量

肌内注射、静脉注射及静脉滴注。

1.成人

一次 1~2 g,每 8~12 h 1 次;严重感染者的剂量可增至一次 3~4 g,每 8 h 1 次。

2.儿童

常用量按体重一次 50 mg/kg,每 6~8 h 1 次。

（五）制剂与规格

注射用头孢唑肟钠:0.5 g。密闭,凉暗干燥处保存。

十三、头孢地嗪钠

（一）别名

高德,莫敌。

（二）作用与用途

本品为第 3 代注射用头孢菌素类抗生素。对金黄色葡萄球菌、链球菌属、淋病奈瑟菌和脑膜炎奈瑟菌、大肠埃希菌、志贺菌属、沙门菌属等敏感。本品同时有免疫功能调节作用。用于敏感菌引起的感染,如上、下泌尿道感染,下呼吸道感染,淋病等。

（三）注意事项

本品溶解后应立即应用,不宜存放。不良反应偶有变态反应,胃肠道反应,血清肝酶及胆红素升高。本品能加重氨基糖苷类、两性霉素 B、环孢素、顺铂、万古霉素、多黏菌素 B 等有潜在肾毒性药物的毒性作用。

（四）用法与用量

成人静脉注射及滴注。每次 1 g,每天 2 次;重症用量加倍。淋病治疗只注射一次 0.5 g。

（五）制剂与规格

注射头孢地嗪钠:1 g。密闭,凉暗干燥处保存。

十四、头孢泊肟匹酯

（一）别名

头孢泊肟酯,施博。

（二）作用与用途

本品为第3代头孢菌素的口服制剂。对多种革兰氏阳性和革兰氏阴性细菌有强大的抗菌活性。对多种β-内酰胺酶稳定,对头孢菌素酶和青霉素酶均极稳定,对头孢呋肟酶也较稳定。饭前单次口服 100 mg 或 200 mg 后,血药峰浓度分别为 1.7 mg/L 和 3.1 mg/L,血中半衰期为 2.1 h。血浆蛋白结合率为 40.9%。临床用于革兰氏阳性和革兰氏阴性敏感细菌引起的呼吸系统感染、泌尿道感染、乳腺炎、皮肤软组织感染、中耳炎、鼻窦炎等。

（三）注意事项

不良反应发生率为 2.43%～19%,包括偶可引起休克、变态反应、血液系统异常、肝肾功能异常、消化道不良反应等。其他见头孢菌素类抗生素。

（四）用法与用量

口服。成人每次 100 mg,每天 2 次,饭后服用。

（五）制剂与规格

片剂:100 mg。避光,密封,凉暗干燥处保存。

十五、头孢他美酯

（一）别名

头孢他美匹酯。

（二）作用与用途

本品为口服的第3代广谱头孢菌素类抗生素。本品对链球菌属、肺炎链球菌等革兰氏阳性菌;对大肠埃希菌、流感嗜血杆菌、克雷伯菌属、沙门菌属、志贺菌属、淋病奈瑟菌等革兰氏阴性菌都有很强的抗菌活性。口服本品 500 mg 后 3～4 h,血药浓度达峰值(4.1±0.7)mg/L,约 22% 头孢他美与血浆蛋白结合。本品 90% 以头孢他美形式随尿液排出,血中半衰期为 2～3 h。临床用于敏感菌引起的耳鼻喉部感染,下呼吸道感染,泌尿系统感染等。

（三）注意事项

见其他头孢菌素类药物。

（四）用法与用量

口服。饭前或饭后 1 h 内口服。成人和 12 岁以上的儿童,一次 500 mg,一天 2 次;12 岁以下的儿童,每次按体重 10 mg/kg 给药,一天 2 次。复杂性尿路感染的成年人,每天全部剂量在晚饭前后 1 h 内一次服用;男性淋球菌性尿道炎和女性非复杂性膀胱炎的患者,在就餐前后 1 h 内一次服用单一剂量 1 500～2 000 mg(膀胱炎患者在傍晚)可充分根除病原体。

（五）制剂与规格

片剂:250 mg。避光,密封,凉暗干燥处保存。

十六、头孢特仑匹酯

(一)别名

富山龙,头孢特仑。

(二)作用与用途

头孢特仑匹酯口服吸收后经水解成为有抗菌活性的头孢特仑。头孢特仑匹酯对革兰氏阳性菌中的链球菌属、肺炎链球菌,革兰氏阴性菌中的大肠埃希菌、克雷伯菌属、淋病奈瑟菌、流感杆菌等有强大的抗菌作用。空腹服用头孢特仑匹酯 100 mg,其血药浓度峰值为(1.11±0.8)mg/L,达峰时间为 1.49 h,血中半衰期为 0.83 h。临床用于对青霉素及第 1、2 代头孢菌素产生耐药性或用氨基糖苷类抗生素达不到治疗效果的革兰氏阴性菌引起的呼吸道感染,泌尿、生殖器感染,耳鼻喉部感染(特别是中耳炎)。

(三)注意事项

见其他头孢菌素类药物。

(四)用法与用量

成人口服给药。每天 150～300 mg,分 3 次饭后服用。对慢性支气管炎、弥漫性细支气管炎、支气管扩张症感染、慢性呼吸器官继发感染、肺炎、中耳炎、鼻窦炎、淋球菌性尿道炎等患者,每天 300～600 mg,分 3 次饭后服用。

(五)制剂与规格

片剂:100 mg。避光,密闭,室温下保存。

十七、头孢吡肟

(一)别名

马斯平。

(二)作用与用途

头孢吡肟是一种新型第 4 代头孢菌素,抗菌谱和对 β-内酰胺酶的稳定性明显优于第 3 代头孢菌素。其抗菌谱包括金黄色葡萄球菌、表面葡萄球菌、链球菌、假单胞菌、大肠埃希杆菌、克雷伯菌属、肠杆菌、变异杆菌、枸橼酸菌、空肠弯曲菌、流感嗜血杆菌、淋病奈瑟菌、脑膜炎奈瑟菌、沙门菌属、沙雷菌属、志贺菌属等及部分厌氧菌。单剂或多次肌内注射或静脉注射 250～2 000 mg 的剂量后,其平均血中半衰期为 2 h。本品绝对生物利用度为 100%,与血浆蛋白结合率低于 19%。总体清除率为 120～130 mL/min,肾清除率约占其中 85%。给药量的 85% 以原形经肾随尿液排出。临床用于敏感菌引起的下列感染:下呼吸道感染,泌尿系统感染,皮肤、软组织感染,腹腔感染,妇产科感染,败血症等。

(三)注意事项

本品偶有变态反应,可致菌群失调发生二重感染及其他头孢菌素类似的一些反应。对头孢菌素类药或青霉素类药过敏者避免使用。头孢吡肟与甲硝唑、万古霉素、庆大霉素、硫酸妥布霉素、硫酸奈替米星属配伍禁忌。

(四)用法与用量

肌内注射或静脉注射。

1.成人

每次 1 g,每天 2 次,疗程为 7～10 d;泌尿感染每天 1 g,严重感染每次 2 g,每天 2～3 次。

2.儿童

按体重每 12 h 50 mg/kg。

(五)制剂与规格

注射用粉针剂:1 g。遮光,密闭,干燥凉暗处保存。

(褚庆环)

第四节　四环素类抗生素

四环素类抗生素包括四环素、土霉素、金霉素以及四环素的多种衍生物——半合成四环素。后者有多西环素、米诺环素等。目前,四环素类耐药现象严重,大多常见革兰氏阳性和阴性菌对此类药物呈现耐药。四环素、土霉素等盐类的口服制剂吸收不完全,四环素和土霉素碱吸收尤差。四环素类尚可有毒性反应的发生,如对胎儿、新生儿、婴幼儿牙齿和骨骼发育的影响,对肝脏有损害以及加重氮质血症等。由于上述原因,目前四环素类的主要适应证为立克次体病、布氏杆菌病(与其他药物联合)、支原体感染、衣原体感染、霍乱和回归热等,半合成四环素类也可用于某些敏感菌所致轻症感染,由于此类药物的毒性反应,8 岁以下小儿、孕妇均须避免应用。

一、四环素

(一)作用与用途

本品为广谱抑菌剂,高浓度时具杀菌作用。口服可吸收但不完全,30%～40%的给药量可从胃肠道吸收。口服吸收受食物和金属离子的影响。单剂口服本品 250 mg 后,血药峰浓度为 2～4 mg/L。本品能沉积于骨、骨髓、牙齿及牙釉质中。血浆蛋白结合率为 55%～70%,血中半衰期为 6～11 h。临床用于立克次体、支原体、衣原体、放线菌及回归热螺旋体等非细菌性感染和布氏杆菌病。由于目前常见致病菌对四环素类耐药现象严重,仅在病原菌对本品呈现敏感时,方有指征选用该类药物。

(二)注意事项

不良反应有胃肠道症状、肝毒性、变态反应以及血液系统、中枢神经系统和二重感染等。在牙齿发育期间(怀孕中后期、婴儿和 8 岁以下儿童)应用本品时,四环素可在多种骨组织中形成稳定的钙化合物,导致恒齿黄染、牙釉质发育不良和骨生长抑制,故 8 岁以下小儿不宜用本品。本品忌与制酸药,含钙、镁和铁等金属离子的药物合用。

(三)用法与用量

口服。

1.成人

常用量,1 次 0.25～0.5 g,每 6 h 1 次。

2.儿童

8岁以上儿童常用量,每次 25～50 mg/kg,每 6 h 1 次;疗程一般为 7～14 d,支原体肺炎、布鲁菌病需 3 周左右。本品宜空腹口服。

(四)制剂与规格

片剂:0.25 g。遮光,密封,干燥处保存。

二、土霉素

(一)作用与用途

抗菌谱及应用与四环素相同。但对肠道感染,包括阿米巴痢疾,疗效略强于四环素。本品口服后的生物利用度仅 30% 左右。单剂口服本品 2 h 到达血药峰浓度,为 2.5 mg/L。本品血浆蛋白结合率约为 20%。肾功能正常者血中半衰期为 9.6 h。本品主要自肾小球滤过排出,给药后 96 h 内排出给药量的 70%。

(二)注意事项

见四环素。

(三)用法与用量

口服。成人一天 1.5～2 g,分 3～4 次;8 岁以上小儿一天 30～40 mg/kg,分 3～4 次;8 岁以下小儿禁用本品。本品宜空腹口服。

(四)制剂与规格

片剂:0.25 g。遮光,密封,干燥处保存。

三、多西环素

(一)作用与用途

抗菌谱及应用与四环素相同。多西环素口服吸收良好,在胸导管淋巴液、腹水、肠组织、眼和前列腺组织中的浓度均较高,为血浓度的 60%～75%,胆汁中的浓度可达血药浓度的 10～20 倍。单剂量口服 200 mg,2 h 后达峰值,血药峰浓度约为 3 μg/mL,血浆蛋白结合率为 80%～95%,主要在肝脏内代谢灭活,通过肾小球滤过随尿液排泄,血中半衰期为 16～18 h。适应证见四环素,也可应用于敏感菌所致的呼吸道、胆管、尿路和皮肤软组织感染。由于多西环素无明显肾脏毒性,临床用于有应用四环素适应证而合并肾功能不全的感染患者。此外,还可短期服用作为旅行者腹泻的预防用药。

(二)注意事项

口服多西环素可引起恶心、呕吐、上腹不适、腹胀、腹泻等胃肠道症状。其他见四环素。

(三)用法与用量

宜空腹口服。

1.成人

一般感染,首次 0.2 g,以后每次 0.1 g,每天 1～2 次;疗程为 3～7 d。

2.儿童

一般感染,8 岁以上儿童首剂按体重 4 mg/kg;以后,每次 2～4 mg/kg,每天 1～2 次;疗程为 3～7 d。

(四)制剂与规格

片剂：0.1 g。遮光，密封保存。

四、米诺环素

(一)作用与用途

米诺环素抗菌谱与四环素相似。具有高效与长效性，米诺环素口服吸收迅速，药物在胆汁及尿中浓度比血药浓度高 10～30 倍，本品血浆蛋白结合率为 76%～83%，血中半衰期约为16 h。临床用于治疗支原体肺炎、淋巴肉芽肿、下疳、鼠疫和霍乱；当患者不耐青霉素时，米诺环素可用于治疗淋病奈瑟菌、梅毒和雅司螺旋体、李斯特菌、梭状芽孢杆菌、炭疽杆菌、放线菌和梭杆菌所致感染可用于阿米巴病的辅助治疗等。

(二)注意事项

大剂量用药可引起前庭功能失调，但停药后可恢复。用药后应避免立即日晒，以免引起光感性皮炎。其他见四环素。

(三)用法与用量

口服。

1.成人

一般首次剂量 200 mg，以后每 12 h 100 mg；或在首次用量后，每 6 h 服用50 mg。

2.儿童

8 岁以上儿童首剂按体重 4 mg/kg，以后每次 2 mg/kg，每天 2 次。通常治疗的时间至少持续到发热症状消失 24～48 h 后为止。

(四)制剂与规格

胶囊：50 mg，100 mg。遮光，密闭，干燥处保存。

五、替加环素

(一)作用与用途

本品是静脉给药的甘氨酰环素类抗生素。其结构与四环素类药物相似。都是通过与细菌 30S 核糖体结合，阻止转移 RNA 的进入，使得氨基酸无法结合成肽链，最终起到阻断细菌蛋白质合成，限制细菌生长的作用。但替加环素与核糖体的结合能力是其他四环素类药物的 5 倍。替加环素的抗菌谱包括革兰氏阳性菌、革兰氏阴性菌和厌氧菌。体外实验和临床试验显示，替加环素对部分需氧革兰氏阴性菌（如弗氏枸橼酸杆菌、阴沟肠埃希菌、大肠埃希菌、产酸克雷伯菌和肺炎克雷伯菌、鲍曼不动杆菌、嗜水气单胞菌、克氏枸橼酸杆菌、产气肠埃希菌、黏质沙雷菌和嗜麦芽寡养单胞菌等）敏感。铜绿假单胞菌对替加环素耐药。替加环素静脉给药的峰浓度为 0.63～1.45 $\mu g/mL$，蛋白结合率为 71%～89%。本品给药后有 22% 以原形经尿排泄，其平均血中半衰期范围为 27（单剂量 100 mg）～42 h（多剂量）。临床用于成人复杂皮肤及软组织感染和成人复杂的腹腔感染，包括复杂阑尾炎、烧伤感染、腹内脓肿、深部软组织感染及溃疡感染。

(二)注意事项

常见不良反应为恶心和呕吐，其发生时间通常在治疗头 1～2 d 之内，程度多为轻中度。复杂皮肤和皮肤结构感染患者应用替加环素治疗时，其恶心和呕吐的发生率分别为 35% 和 20%，替加环素不会抑制细胞色素 P450 酶系介导的代谢。孕妇若应用替加环素可能会对胎儿造成损害。在牙齿发育过程中(包括妊娠后期、婴儿期和 8 岁以前幼儿期)应用替加环素可使婴幼儿牙齿变色(黄色或灰棕色)。

(三)用法与用量

替加环素的推荐初始剂量为 100 mg,维持剂量为 50 mg,每 12 h 经静脉滴注 1 次;每次滴注时间为30～60 min。替加环素治疗复杂皮肤和皮肤结构感染或者复杂腹内感染的推荐疗程均为5～14 d。轻中度肝功能损害患者、肾功能损害患者或者血液透析患者均无须调整给药剂量;重度肝功能损害患者的推荐初始剂量仍为 100 mg,维持剂量降低至 25 mg,每 12 h 1 次。

(四)制剂与规格

替加环素为橙色冻干粉针,规格为 50 mg。

(褚庆环)

第五节　酰胺醇类抗生素

酰胺醇类抗生素目前临床应用的有氯霉素和甲砜霉素。

氯霉素具广谱抗菌作用,但其对革兰氏阴性杆菌如流感嗜血杆菌、沙门菌属等的作用较葡萄球菌等革兰氏阳性菌为强;氯霉素对厌氧菌,包括脆弱拟杆菌等亦有效;对衣原体属、支原体属和立克次体属亦具抗微生物作用。氯霉素对细胞内病原微生物有效,也易通过血-脑屏障进入脑脊液中。故氯霉素目前仍为下列感染的选用药物:①伤寒等沙门菌感染,目前耐氯霉素的伤寒沙门菌呈增多趋势,但对氯霉素敏感者,该药仍为适宜选用药物。②化脓性脑膜炎,流感嗜血杆菌脑膜炎或病原菌不明的化脓性脑膜炎。③脑脓肿,因病原菌常系需氧和厌氧菌的混合感染。④腹腔感染,常需与氨基糖苷类联合应用以控制需氧及厌氧菌的混合感染。

氯霉素有血液系统毒性,因此不宜用作轻症感染的选用药,更不应作为感染的预防用药。宜用于某些重症感染,低毒性药物治疗无效或属禁忌的患者。甲砜霉素亦可引起红细胞生成抑制以及白细胞、血小板计数的减少,其抗菌作用较氯霉素为弱,故亦不宜作为常见感染的选用药。另外,甲砜霉素具有较氯霉素明显增强的免疫抑制作用,但对其临床应用价值尚无定论。除血液系统毒性外,由于氯霉素的大剂量应用可致早产儿或新生儿发生外周循环衰竭(灰婴综合征),故在妊娠后期、孕妇及新生儿中应避免使用氯霉素,有指征应用者必须进行血药浓度监测,给药个体化。

一、氯霉素

(一)作用与用途

本品抗菌谱包括流感杆菌、肺炎链球菌和脑膜炎奈瑟菌、某些厌氧菌、立克次体属、螺旋体和衣原体属。对金黄色葡萄球菌、链球菌、大肠埃希菌、肺炎克雷伯菌、奇异变形杆菌、伤寒沙门菌、副伤寒沙门菌、志贺菌属等具有抑菌作用。本品静脉给药后可透过血-脑屏障进入脑脊液中。脑膜无炎症时,脑脊液药物浓度为血药浓度的 21％～50％;脑膜有炎症时,可达血药浓度的45％～89％。新生儿及婴儿患者可达 50％～99％,也可透过胎盘屏障进入胎儿循环。血浆蛋白结合率为 50％～60％。成人血中半衰期为1.5～3.5 h,在 24 h 内 5％～10％以原形由肾小球滤过排泄,

80％以无活性的代谢产物由肾小管分泌排泄。本品为敏感菌株所致伤寒、副伤寒的选用药物,与氨苄西林合用治疗流感嗜血杆菌脑膜炎或对青霉素过敏患者的肺炎链球菌、脑膜炎奈瑟菌脑膜炎,敏感的革兰氏阴性杆菌脑膜炎等。

(二)注意事项

对造血系统的毒性反应是氯霉素最严重的不良反应,表现为白细胞和血小板减少、不可逆性再生障碍性贫血。早产儿或新生儿应用大剂量氯霉素易发生灰婴综合征。还可引起周围神经炎和视神经炎、变态反应、二重感染及消化道反应。妊娠末期或分娩期、哺乳期妇女及新生儿不宜应用本品。由于氯霉素可抑制肝细胞微粒体酶的活性替代合用药物的蛋白结合部位,与抗癫痫药、降血糖药合用时可增加后者的药理作用。本品与林可霉素类或大环内酯类抗生素合用可发生拮抗作用,因此不宜联合应用。

(三)用法与用量

口服或静脉滴注,本品不宜肌内注射。

1.成人

静脉滴注,一天 2～3 g,分 2 次给予;口服,一天 1.5～3 g,分 3～4 次给予。

2.儿童

静脉滴注,按体重一天 25～50 mg/kg,分 3～4 次给予;新生儿必须用时一天不超过 25 mg/kg,分 4 次给予。

(四)制剂与规格

注射液:2 mL：0.25 g;片剂:0.25 g。密闭,避光贮存。

二、甲砜霉素

(一)作用与用途

本品是氯霉素的同类物,抗菌谱和抗菌作用与氯霉素相仿,具广谱抗微生物作用,但有较强的免疫抑制作用,且较氯霉素约强 6 倍。本品口服后吸收迅速而完全,正常人口服 400 mg 后 2 h 血药浓度达峰值,为 4 mg/L。经吸收后在体内广泛分布,以肾、脾、肝、肺等中的含量较多,比同剂量的氯霉素高 3～4 倍。血中半衰期约 1.5 h,肾功能正常者 24 h 内自尿中排出给药量的 70％～90％,部分自胆汁中排泄,胆汁中浓度可为血药浓度的几十倍。甲砜霉素在体内不代谢,故肝功能异常时血药浓度不受影响。临床用于敏感菌如流感嗜血杆菌、大肠埃希菌、沙门菌属等所致的呼吸道、尿路、肠道等感染。

(二)注意事项

本品可致 10％患者发生消化道反应,亦可引起造血系统的毒性反应,主要表现为可逆性红细胞生成抑制,白细胞、血小板降低;发生再生障碍性贫血者罕见。早产儿及新生儿中尚未发现有灰婴综合征者。其他见氯霉素。

(三)用法与用量

口服。成人一天 1.5～3 g,分 3～4 次;儿童按体重一天 25～50 mg/kg,分 4 次服。

(四)制剂与规格

胶囊:0.25 g。密闭,避光保存。

(褚庆环)

第六节　喹诺酮类抗生素

喹诺酮类属化学合成抗菌药物。自 1962 年合成第一个喹诺酮类药物萘啶酸,20 世纪 70 年代合成吡哌酸以来,该类药物发展迅速,尤其是近年来新一代喹诺酮类——氟喹诺酮类的众多品种面世,在感染性疾病的治疗中发挥了重要作用。氟喹诺酮类具有下列共同之处:①抗菌谱广,尤其对需氧革兰氏阴性杆菌具强大抗菌作用,由于其结构不同于其他抗生素,因此对某些多重耐药菌仍具良好抗菌作用。②药物在组织、体液中浓度高,体内分布广泛。③消除半衰期长,多数品种有口服及注射两种制剂,因而减少了给药次数,使用方便。由于上述特点,氟喹诺酮类药物在国内外均不断有新品种用于临床。

在国内已广为应用者有诺氟沙星、氧氟沙星、环丙沙星等,近期一些氟喹诺酮类新品种相继问世,如左氧氟沙星、加替沙星、莫西沙星等,上述新品种与沿用品种相比,明显增强了对社区获得性呼吸道感染主要病菌肺炎链球菌、溶血性链球菌等需氧革兰氏阳性菌的抗菌作用,对肺炎支原体、肺炎衣原体和军团菌的抗微生物活性亦增高,因此这些新品种有指征用于社区获得性肺炎、急性鼻窦炎、急性中耳炎,故又被称为"呼吸喹诺酮类"。然而近几年来,国内临床分离菌对该类药物的耐药性明显增高,尤以大肠埃希菌为著,耐甲氧西林葡萄球菌及铜绿假单胞菌等的耐药率亦呈上升趋势,直接影响了该类药物的疗效。耐药性的增长与近几年来国内大量无指征滥用该类药物密切有关,因此,有指征地合理应用氟喹诺酮类药物是控制细菌耐药性增长、延长该类药物使用寿命的关键。在喹诺酮类药物广泛应用的同时,该类药物临床应用的安全性日益受到人们的关注,除已知该类药物在少数病例中可致严重中枢神经系统反应、光毒性、肝毒性、溶血性尿毒症等外,某些氟喹诺酮类药致 Q-T 间期延长引发严重室性心律失常;对血糖的影响,尤其在与糖尿病治疗药同用时发生的低血糖和高血糖等,虽均属偶发不良事件,但亦需引起高度警惕。在应用该类药物时,进行严密观察及监测,以保障患者的安全。

一、诺氟沙星

(一)作用与用途

本品对枸橼酸杆菌属、阴沟肠埃希菌、产气肠埃希菌等肠埃希菌属、大肠埃希菌、克雷伯菌属、变形菌属、沙门菌属、志贺菌属等,有较强的抗菌活性。对青霉素耐药的淋病奈瑟菌、流感嗜血杆菌和卡他英拉菌亦有良好抗菌作用。静脉滴注 0.4 g,经 0.5 h 后达血药峰浓度,约为 5 μg/mL。血浆蛋白结合率为 10%～15%,血中半衰期为(0.245±0.93) h,26%～32%以原形和 10%以代谢物形式自尿中排出,自胆汁和(或)粪便中的排出量占 28%～30%。临床用于敏感菌所致的呼吸道感染、尿路感染、淋病、前列腺炎、肠道感染和伤寒及其他沙门菌感染。

(二)注意事项

不良反应有胃肠道反应,少数患者出现周围神经的刺激症状,变态反应,光敏反应,应避免过度暴露于阳光。本品在婴幼儿及 18 岁以下青少年的安全性尚未确定。但本品用于数种幼龄动物时,可致关节病变。因此不宜用于 18 岁以下的儿童及青少年。孕妇、哺乳期妇女禁用。本品与茶碱类药物、环孢素合用可引起相应药物代谢减少,需调整剂量。

(三)用法与用量

成人静脉滴注,一次 0.2～0.4 g,一天 2 次;口服,一次 0.1～0.2 g,一天 3～4 次;空腹口服吸收较好。

(四)制剂与规格

注射液:100 mL：0.2 g;胶囊:0.1 g。避光,干燥处保存。

二、环丙沙星

(一)作用与用途

抗菌谱与诺氟沙星相似,静脉滴注本品 0.2 g 和 0.4 g 后,其血药峰浓度分别为 2.1 $\mu g/mL$ 和4.6 $\mu g/mL$。血浆蛋白结合率为 20%～40%,静脉给药后 50%～70% 的药物以原形从尿中排出。口服本品 0.2 g 或 0.5 g 后,其血药峰浓度分别为 1.21 $\mu g/mL$ 和 2.5 $\mu g/mL$,达峰时间为 1～2 h。血浆蛋白结合率为 20%～40%。血中半衰期为 4 h。口服给药后 24 h 以原形经肾脏排出给药量的 40%～50%。临床用于敏感菌引起的泌尿生殖系统感染、呼吸道感染、胃肠道感染、伤寒、骨和关节感染、皮肤软组织感染、败血症等全身感染。

(二)注意事项

含铝或镁的制酸药可减少本品口服的吸收,其他参见氧氟沙星。

(三)用法与用量

成人静脉滴注,一天 0.2 g,每 12 h 1 次;口服,一次 250 mg,一天 2 次,重症者可加倍量;一天剂量不得超过 1.5 g。

(四)制剂与规格

注射液:100 mL：0.2 g;200 mL：0.4 g。片剂:0.25 g。遮光,密封保存。

三、氧氟沙星

(一)作用与用途

本品作用机制是通过抑制细菌 DNA 旋转酶的活性,阻止细菌 DNA 的合成和复制而导致细菌死亡。本品对多数肠埃希菌科细菌,如大肠埃希菌、克雷伯菌属、变形杆菌属、沙门菌属、志贺菌属和流感嗜血杆菌、嗜肺军团菌、淋病奈瑟菌等革兰氏阴性菌有较强的抗菌活性。对金黄色葡萄球菌、肺炎链球菌、化脓性链球菌等革兰氏阳性菌和肺炎支原体、肺炎衣原体也有抗菌作用。口服 100 mg 和 200 mg,血药达峰时间为 0.7 h,血药峰浓度分别为 1.33 $\mu g/mL$ 和2.64 $\mu g/mL$。尿中 48 h 可回收药物 70%～87%。血中半衰期为 4.7～7 h。临床用于敏感菌引起的泌尿生殖系统感染、呼吸道感染、胃肠道感染、伤寒、骨和关节感染、皮肤软组织感染、败血症等全身感染。

(二)注意事项

不良反应有胃肠道反应,中枢神经系统反应可有头昏、头痛、嗜睡或失眠,变态反应,光敏反应较少见,但应避免过度暴露于阳光下。本品在婴幼儿及 18 岁以下青少年的安全性尚未确定。但本品用于数种幼龄动物时,可致关节病变。因此不宜用于 18 岁以下的小儿及青少年。孕妇、哺乳期妇女禁用。本品与茶碱类药物、环孢素合用可引起相应药物代谢减少,需调整剂量。

(三)用法与用量

成人静脉缓慢滴注,一次 0.2～0.3 g,一天 2 次;口服,一次 0.2～0.3 g,一天 2 次。

（四）制剂与规格

注射液：100 mL：0.2 g。片剂：0.1 g，0.2 g。遮光，密封保存。

四、依诺沙星

（一）作用与用途

本品对葡萄球菌、链球菌、志贺杆菌、克雷伯菌、大肠埃希菌、沙雷杆菌、变形杆菌、铜绿假单胞菌及其他假单胞菌、流感杆菌、不动杆菌、淋病奈瑟菌、螺旋杆菌等有良好的抗菌作用。静脉给药 0.2 g 和 0.4 g，血药达峰时间约为 1 h，血药峰浓度为 2 mg/L 和 3～5 mg/L。血中半衰期为 3～6 h，血浆蛋白结合率为 18%～57%。本品主要自肾排泄，48 h 内给药量的 52%～60% 以原形自尿中排出，胆汁排泄为 18%。临床用于由敏感菌引起的泌尿生殖系统感染、呼吸道感染、胃肠道感染、伤寒、骨和关节感染、皮肤软组织感染、败血症等全身感染。

（二）注意事项

参见诺氟沙星。

（三）用法与用量

静脉滴注。成人一次 0.2 g，一天 2 次；重症患者最大剂量一天不超过 0.6 g；疗程 7～10 d；滴注时注意避光。

（四）制剂与规格

注射液：100 mL：0.2 g。遮光，密闭保存。

五、洛美沙星

（一）作用与用途

本品对肠埃希菌科细菌如大肠埃希菌、志贺菌属、克雷伯菌属、变形杆菌属、肠埃希菌属等具有高度的抗菌活性；流感嗜血杆菌、淋病奈瑟菌等对本品亦呈现高度敏感；对不动杆菌、铜绿假单胞菌等假单胞菌属、葡萄球菌属和肺炎链球菌、溶血性链球菌等亦有一定的抗菌作用。本品静脉滴注后血药峰浓度为 (9±2.72)mg/L。血中半衰期为 7～8 h。本品主要通过肾脏排泄，给药后 48 h 约可自尿中以药物原形排出给药量的 60%～80%，胆汁排泄约 10%。空腹口服本品 200 mg 后，(0.55±0.58) h 达血药浓度峰值，峰浓度为 (2.29±0.58)mg/L。血中半衰期为 6～7 h，主要通过肾脏以原形随尿排泄，在 48 h 内 70%～80% 随尿排出。临床用于敏感细菌引起的呼吸道感染，泌尿生殖系统感染，腹腔胆管、肠道、伤寒等感染，皮肤软组织感染等。

（二）注意事项

参见氧氟沙星。

（三）用法与用量

成人静脉滴注，一次 0.2 g，一天 2 次；尿路感染者，一次 0.1 g，一天 2 次；疗程 7～14 d。口服，一天 0.3 g，一天 2 次；重者可增至一天 0.8 g，分 2 次服。单纯性尿路感染者，一次 0.4 g，一天 1 次。

（四）制剂与规格

注射剂：0.2 g；250 mL：0.2 g。片剂：0.2 g。遮光，密封，凉暗处保存。

六、甲磺酸培氟沙星

(一)作用与用途

本品对肠埃希菌属细菌如大肠埃希菌、克雷伯菌属、变形杆菌属、志贺菌属、伤寒沙门菌属等以及流感杆菌、奈瑟菌属等具有强大抗菌活性,对金黄色葡萄球菌和铜绿假单胞菌亦具有一定抗菌作用。静脉滴注0.4 g后,血药浓度峰值为 5.8 mg/L,与血浆蛋白结合率为 20%～30%,血中半衰期较长,为 10～13 h,本品及其代谢物主要经肾脏排泄,约占给药剂量的 58.9%。临床用于敏感菌所致的各种感染:尿路感染,呼吸道感染,耳鼻喉部感染,妇科、生殖系统感染,腹部和肝胆系统感染,骨和关节感染,皮肤感染,败血症和心内膜炎,脑膜炎。

(二)注意事项

不良反应主要有胃肠道反应、光敏反应、神经系统反应、皮疹等。偶见注射局部刺激症状。孕妇及哺乳期妇女及 18 岁以下患者禁用。避免同时服用茶碱、含镁或氢氧化铝抗酸剂。稀释液不能用氯化钠溶液或其他含氯离子的溶液。

(三)用法与用量

成人静脉滴注,常用量,一次 0.4 g,每 12 h 1 次;口服,每天 0.4～0.8 g,分 2 次服。

(四)制剂与规格

注射液:5 mL∶0.4 g;胶囊:0.2 g。遮光,密封,阴凉处保存。

七、司帕沙星

(一)作用与用途

本品对金黄色葡萄球菌、表皮葡萄球菌、链球菌、粪肠球菌等有明显抗菌作用;对大肠埃希菌、克雷伯菌属、志贺菌属、变形杆菌属、肠埃希菌属、假单胞菌属、不动杆菌属等亦有很好的抗菌作用。本品还对支原体、衣原体、军团菌、厌氧菌包括脆弱类杆菌也有很好的抗菌作用。单次口服本品 100 mg 或 200 mg 时,达峰时间为 4 h,血药峰浓度为 0.34 μg/mL 或 0.58 μg/mL。生物利用度为 90%。胆囊的浓度约为血浆药物浓度的 7 倍,血浆蛋白结合率为 50%。本品血中半衰期 16 h 左右。肾脏清除率为 1.51%。健康人单次口服本品 200 mg,72 h 后给药量的 12%以原形、29%以复合物形式随尿排出体外。胆汁排泄率高,给药量的 51%左右以原形随粪便排出体外。临床用于敏感菌所致的呼吸道感染、肠道感染、胆管感染、泌尿生殖系统感染、皮肤软组织感染等。

(二)注意事项

不良反应的发生率极低,主要有胃肠道反应、变态反应、神经系统反应、Q-T 间期延长等。对喹诺酮类药物过敏者、孕妇、哺乳期妇女及 18 岁以下患者禁用。光过敏患者禁用或慎用。其他见喹诺酮类药物。

(三)用法与用量

成人口服给药,每次 100～300 mg,最多不超过 400 mg,每天 1 次;疗程为 4～7 d。

(四)制剂与规格

片剂:100 mg。避光,密闭,室温保存。

八、左氧氟沙星

(一)作用与用途

本品为氧氟沙星的左旋体,其体外抗菌活性约为氧氟沙星的 2 倍。本品对多数肠埃希菌科细菌,如大肠埃希菌、克雷伯菌属、变形杆菌属、沙门菌属、志贺菌属和流感嗜血杆菌、嗜肺军团菌、淋病奈瑟菌等革兰氏阴性菌有较强的抗菌活性。对金黄色葡萄球菌、肺炎链球菌、化脓性链球菌等革兰氏阳性菌和肺炎支原体、肺炎衣原体也有抗菌作用。单次静脉注射 0.3 g 后,血药峰浓度约为 6.3 mg/L,血中半衰期约为 6 h。血浆蛋白结合率为 30%～40%。本品主要以原形药自尿液排泄。口服 48 h 内尿中排出量为给药量的 80%～90%。临床用于敏感菌引起的泌尿生殖系统感染、呼吸道感染、胃肠道感染、伤寒、骨和关节感染、皮肤软组织感染、败血症等全身感染。

(二)注意事项

不良反应有胃肠道反应和变态反应,中枢神经系统反应可有头昏、头痛、嗜睡或失眠,光敏反应较少见,但应避免过度暴露于阳光下。本品在婴幼儿及 18 岁以下青少年的安全性尚未确定。但本品用于数种幼龄动物时,可致关节病变。因此不宜用于 18 岁以下的小儿及青少年。孕妇、哺乳期妇女禁用。本品与茶碱类药物、环孢素合用可引起相应药物代谢减少,需调整剂量。

(三)用法与用量

成人静脉滴注,一天 0.4 g,分 2 次滴注;重度感染患者一天剂量可增至 0.6 g,分 2 次。口服,每次 100 mg,每天 2 次;严重感染最多每次 200 mg,每天 3 次。

(四)制剂与规格

注射剂:0.1 g,0.2 g,0.3 g。片剂:0.1 g。遮光,密闭,阴凉处保存。

九、莫西沙星

(一)作用与用途

莫西沙星对耐青霉素和红霉素肺炎链球菌、嗜血流感杆菌、卡他莫拉汉菌、肺炎支原体、肺炎衣原体以及军团菌等有良好抗菌作用,一次用药后 1～3 h 药物的血清浓度达到高峰,服药 200～400 mg 后血药峰浓度范围在 1.2～5 mg/L。单剂量 400 mg 静脉滴注 1 h 后,在滴注结束时血药浓度达峰值,约为 4.1 mg/L,与口服相比平均约增加 26%。血中半衰期为 11.4～15.6 h,口服绝对生物利用度达到 82%～89%,静脉滴注略高。口服或静脉给药后约有 45% 的药物以原形自尿(约 20%)和粪便(约 25%)中排出。临床用于敏感菌所致的呼吸道感染,包括慢性支气管炎急性发作,轻、中度社区获得性肺炎和急性细菌性鼻窦炎。

(二)注意事项

禁用于儿童、处于发育阶段的青少年和孕妇。不良反应主要有胃肠道反应、变态反应、神经系统反应、Q-T 间期延长等。

(三)用法与用量

成人口服每天 1 次 400 mg,连用 5～10 d;静脉滴注,一次 400 mg,一天 1 次。

(四)制剂与规格

片剂:0.4 g。避光,密封,干燥条件下贮存。注射液:250 mL：400 mg 莫西沙星,2.25 g 氯化钠。避光,密封保存,不要冷藏或冷冻。

十、加替沙星

(一)作用与用途

加替沙星为新一代喹诺酮类抗生素。甲氧西林敏感金黄色葡萄球菌、青霉素敏感的肺炎链球菌,对大肠埃希菌、流感和副流感嗜血杆菌、肺炎克雷伯菌、卡他莫拉菌、淋病奈瑟菌、奇异变形杆菌及肺炎衣原体、嗜肺性军团杆菌、肺炎支原体对其敏感。本品静脉滴注约 1 h 达血药峰浓度。400 mg 每天 1 次静脉注射的平均稳态血药浓度峰值和谷值分别约为 4.6 mg/L 和 0.4 mg/L。加替沙星片口服与本品静脉注射生物等效,口服的绝对生物利用度约为 96%。加替沙星血浆蛋白结合率约为 20%,与浓度无关。加替沙星广泛分布于组织和体液中,唾液中药物浓度与血浆浓度相近,而在胆汁、肺泡巨噬细胞、肺实质、肺表皮细胞层、支气管黏膜、窦黏膜、阴道、宫颈、前列腺液和精液等靶组织的药物浓度高于血浆浓度。加替沙星无酶诱导作用,在体内代谢极低,主要以原形经肾脏排出。本品静脉注射后 48 h,药物原形在尿中的回收率达 70% 以上,加替沙星平均血中半衰期为 7～14 h。本品口服或静脉注射后,粪便中的原药回收率约为 5%,提示加替沙星也可经胆管和肠道排出。临床用于治疗敏感菌株引起的中度以上的下列感染性疾病:慢性支气管炎急性发作、急性鼻窦炎、社区获得性肺炎、单纯性或复杂性泌尿道感染(膀胱炎)、肾盂肾炎、单纯性尿道和宫颈淋病等。

(二)注意事项

可见症状性高血糖和低血糖的报道,严禁将其他制剂加入含本品的瓶中静脉滴注,也不可将其他静脉制剂与本品经同一静脉输液通道使用。如果同一静脉输液通道用于输注不同的药物,在使用本品前后必须用与本品和其他药物相容的溶液冲洗通道。本品在配制供静脉滴注用 2 mg/mL 的静脉滴注液时,为保证滴注液与血浆渗透压等张,不宜采用普通注射用水。本品静脉滴注时间不少于 60 min,严禁快速静脉滴注或肌内、鞘内、腹腔内、皮下用药。其他见莫西沙星。

(三)用法与用量

成人口服 400 mg,每天 1 次;静脉滴注 200 mg,每天 2 次。

(四)制剂与规格

片剂:100 mg;200 mg;400 mg。密封,30 ℃以下干燥处保存。注射剂:5 mL：100 mg;10 mL：100 mg;100 mL：200 mg;200 mL：400 mg。遮光,密闭,阴凉处保存。

十一、氟罗沙星

(一)作用与用途

本品对大肠埃希菌、肺炎克雷伯菌、变形杆菌属、伤寒沙门菌、副伤寒杆菌、志贺菌属、阴沟肠埃希菌、铜绿假单胞菌、脑膜炎奈瑟菌、流感嗜血杆菌、摩拉卡他菌、嗜肺军团菌、淋球菌等均有较强的抗菌作用。对葡萄球菌属、溶血性链球菌等革兰氏阳性菌亦具有中等抗菌作用。静脉缓慢滴注 100 mg 或 400 mg 后,血清峰浓度分别为 2.9 mg/L 或 5.75 mg/L。血中半衰期为 (12±3) h,血浆蛋白结合率低,约为 23%。给药量的 60%～70% 以原形或代谢产物经肾脏排泄。口服 200 mg,最高血药峰浓度为 2.9 μg/mL;血中半衰期为 10～12 h,血浆蛋白结合率为 32%。本品主要从尿中排泄,口服 72 h 后,在尿中回收率为 83%,其中 90% 为原药形式。临床用于对本品敏感细菌引起的膀胱炎、肾盂肾炎、前列腺炎、附睾炎、淋病奈瑟菌性尿道炎等泌尿生殖系统感染;伤寒沙门菌感染、细菌性痢疾等消化系统感染;皮肤软组织感染、骨感染、腹腔感染及盆腔感染等。

(二)注意事项

孕妇、哺乳期妇女及 18 岁以下患者禁用。本品不良反应为胃肠道反应、中枢神经系统反应等。本品避免同时服用茶碱、含镁或氢氧化铝抗酸剂。稀释液不能用氯化钠溶液或其他含氯离子的溶液。

(三)用法与用量

成人避光缓慢静脉滴注,一次 0.2~0.4 g,一天 1 次;口服,一次 0.2~0.3 g,一天 1 次。

(四)制剂与规格

注射液:100 mL(氟罗沙星 0.2 g,葡萄糖 5 g)。遮光,密闭,阴凉处保存。

十二、妥舒沙星

(一)作用与用途

本品对革兰氏阳性菌、革兰氏阴性菌、大多数厌氧菌均有良好的抗菌作用。口服本品 150 mg、300 mg 的达峰时间为 1~2.5 h,峰浓度分别为 0.37 μg/mL 和 0.81 μg/mL,本品在血浆中主要以原形存在,主要随尿排泄。临床用于敏感菌引起的呼吸道、肠道、泌尿系统及外科、妇产科、耳鼻喉科、皮肤科、眼科、口腔科感染。

(二)注意事项

见司帕沙星片。

(三)用法与用量

成人口服给药。每天 300 mg,分 2 次服;或每天 450 mg,分 3 次服;少数患者可达每天 600 mg,分 3 次服。

(四)制剂与规格

片剂:150 mg。密封,干燥,避光凉暗处保存。

十三、芦氟沙星

(一)作用与用途

本品对革兰氏阴性菌具良好抗菌作用,包括大肠埃希菌、伤寒沙门菌、志贺菌属、流感嗜血杆菌、淋病奈瑟菌等均具有较强的抗菌活性。对葡萄球菌属、溶血性链球菌等革兰氏阳性球菌也有一定的抗菌作用。对铜绿假单胞菌无效。单剂量口服 0.2 g 后,血药峰浓度约为 2.3 mg/L,达峰时间约为 3 h。血中半衰期长,约为 35 h。本品主要以原形自尿液排泄,约为 50%,胆汁排泄占 1%。临床用于敏感菌引起的下呼吸道和泌尿生殖系统感染。

(二)注意事项

见司帕沙星片。

(三)用法与用量

口服。一次 0.2 g,一天 1 次,首剂量加倍为 0.4 g;疗程 5~10 d,对前列腺炎的疗程可达 4 周。

(四)制剂与规格

胶囊:0.2 g。遮光,密封,干燥处保存。

(褚庆环)

第七节 硝基咪唑类抗生素

一、甲硝唑

(一)别名

灭滴灵。

(二)作用与用途

本品为硝基咪唑衍生物,可抑制阿米巴原虫,杀灭滴虫,对厌氧微生物有杀灭作用,静脉给药后 20 min 血药达峰值,有效浓度能维持 12 h。血浆蛋白结合率低于 5%,口服 0.25 g、0.4 g、0.5 g、2 g 后的血药浓度分别为 6 mg/L、9 mg/L、12 mg/L、40 mg/L。本品经肾脏排出 60%～80%,约 20% 的原形从尿中排出。临床主要用于厌氧菌感染的治疗,也用于治疗阴道滴虫病、肠道和肠外阿米巴病。

(三)注意事项

15%～30%病例出现不良反应,以消化道反应最为常见,其次为神经系统反应。偶见荨麻疹、瘙痒、膀胱炎、排尿困难、口中金属味及白细胞减少等,停药后自行恢复。本品可抑制酒精代谢。孕妇及哺乳期妇女禁用。

(四)用法与用量

1.成人

静脉滴注治疗厌氧菌感染,首次按体重 15 mg/kg(70 kg 成人为 1 g),维持量按体重 7.5 mg/kg,每 6～8 h 静脉滴注 1 次;口服治疗肠道阿米巴病,一次 0.4～0.6 g,一天 3 次,疗程 7 d;肠道外阿米巴病,一次 0.6～0.8 g,一天 3 次,疗程 20 d;滴虫病,一次 0.2 g,一天 4 次,疗程 7 d;厌氧菌感染,每天 0.6～1.2 g,分 3 次服,7～10 d 为 1 个疗程。

2.小儿

厌氧菌感染,静脉滴注剂量同成人,口服每天按体重 20～50 mg/kg;阿米巴病,每天按体重 35～50 mg/kg;滴虫病,每天按体重 15～25 mg/kg,分 3 次口服,10 d 为 1 个疗程。

(五)制剂与规格

注射液:250 mL(甲硝唑 0.5 g,葡萄糖 12.5 g);片剂:0.2 g。遮光,密闭保存。

二、替硝唑

(一)别名

希普宁,快服净。

(二)作用与用途

本品对原虫及厌氧菌有较高活性。对脆弱拟杆菌等拟杆菌属、梭杆菌属、梭菌属、消化球菌、消化链球菌等具抗菌活性,对阴道滴虫的最低抑虫浓度(MIC)与甲硝唑相仿。本品静脉滴注 0.8 g 及 1.6 g 后血药峰浓度分别为 14～21 mg/L 及 32 mg/L。本品单剂量口服 2 g 后达峰时间为 2 h,峰浓度为 51 mg/L。在肝脏代谢,静脉给药后 20%～25% 以原形从尿中排出,单剂量口服 0.25 g 后约 16% 以原形从尿中排出。血浆蛋白结合率为 12%。血中半衰期为 11.6~13.3 h，平均为 12.6 h。临床用于各种厌氧菌感染及术后伤口感染和结肠直肠手术、妇产科手术、口腔手术等的术前预防用药以及肠道及肠道外阿米巴病、阴道滴虫病等的治疗；也可作为甲硝唑的替代药用于幽门螺杆菌所致的胃窦炎及消化性溃疡的治疗。

(三)注意事项

见甲硝唑。

(四)用法与用量

1.成人

厌氧菌感染静脉缓慢滴注一次 0.8 g，一天 1 次；口服一次 1 g，一天 1 次，首剂量加倍，一般疗程 5~6 d。手术后厌氧菌感染预防：总量 1.6 g，分 1 次或 2 次滴注，第 1 次于手术前 2~4 h，第 2 次于手术期间或术后 12~24 h 内滴注；口服，于手术前 12 h 1 次顿服 2 g。

2.原虫感染

阴道滴虫病，单剂量 2 g 顿服；小儿按体重 50 mg/kg 顿服，间隔 3~5 d 可重复 1 次。

3.肠阿米巴病

一次 0.5 g，一天 2 次，疗程 5~10 d；或一次 2 g，一天 1 次，疗程 2~3 d；小儿按体重一天 50 mg/kg 顿服，疗程 3 d。

4.肠外阿米巴病

一次 2 g，一天 1 次，疗程 3~5 d。

(五)制剂与规格

注射液：200 mL(替硝唑 0.4 g、葡萄糖 10 g)；片剂：0.5 g。避光，密封，阴凉处保存。

三、奥硝唑

(一)别名

圣诺安，潇然。

(二)作用与用途

临床用于敏感厌氧菌(脆弱拟杆菌，其他拟杆菌，消化球菌，梭状芽孢杆菌，梭形杆菌)所致的感染，如呼吸道感染；术前预防厌氧菌感染；妇科感染；非特异性阴道炎、滴虫性阴道炎；严重阿米巴痢疾等。

(三)注意事项

见甲硝唑。

(四)用法与用量

静脉滴注。

1.厌氧菌感染治疗

成人起始剂量 0.5~1 g，随后剂量为每 12 h 0.5 g；或每天 1 次，每次 1 g，疗程为 5~10 d。儿童剂量按体重 10 mg/kg，12 h 给药 1 次；新生儿和婴儿(1~42 周)，20 mg/kg，每天 1 次，滴注时间要在 20 min 以上。

2.严重阿米巴感染治疗

成人首剂量 0.5~1 g，随后剂量 0.5 g，每 12 h 1 次，疗程 3~6 d；儿童按 20~30 mg/kg 给药，每天 1 次，疗程 3~6 d。

（五）制剂与规格

注射液：100 mL（奥硝唑 500 mg，氯化钠 900 mg）；片剂：0.25 g。避光，密封阴凉处保存。

（褚庆环）

第八节　氨基糖苷类抗生素

氨基糖苷类抗生素在其分子结构中都有一个氨基环醇环和一个或多个氨基糖分子，由配糖键相连接。

氨基糖苷类抗生素的共同特点：①水溶性好，性质稳定。②抗菌谱广，对葡萄球菌属、需氧革兰氏阴性杆菌均具有良好的抗菌活性，某些品种对结核分枝杆菌及其他分枝杆菌属亦有作用。③其作用机制主要为抑制细菌合成蛋白质。④细菌对不同品种之间有部分或完全性交叉耐药。⑤与人血浆蛋白结合率低，大多低于 10%。⑥胃肠道吸收差，肌内注射后大部分经肾脏以原形排出。⑦具有不同程度肾毒性和耳毒性，后者包括前庭功能损害或听力减退，并可有神经-肌肉接头的阻滞作用。

一、链霉素

（一）作用与用途

链霉素对结核分枝杆菌有强大抗菌作用，对许多革兰氏阴性杆菌敏感。本品的血浆蛋白结合率 20%~30%。血中半衰期 2.4~2.7 h，肾功能减退时可显著延长。本品在体内不代谢，主要经肾小球滤过排出，给药后 24 h 尿中排出 80%~98%。临床主要与其他抗结核药联合用于结核分枝杆菌所致各种结核病的初治病例，或其他敏感分枝杆菌感染。

（二）注意事项

主要为耳、肾毒副作用；部分患者有周围神经炎症状。孕妇、哺乳期妇女及小儿慎用。本品与其他氨基糖苷类、神经-肌肉阻滞剂及具有耳、肾毒性药合用可增加其不良反应。用药前必须做本药皮肤试验，皮试阳性者不能使用。本药不可直接静脉注射，以免导致呼吸抑制。

（三）用法与用量

成人肌内注射，一次 0.5 g，每 12 h 1 次。

（四）制剂与规格

注射用粉针剂：1 g（1×10^6 U）。密闭，干燥处保存。

二、庆大霉素

（一）作用与用途

本品为氨基糖苷类抗生素。对各种革兰氏阴性细菌及革兰氏阳性细菌都有良好抗菌作用，对各种肠杆菌科细菌如大肠埃希菌、克雷伯菌属、变形杆菌属、沙门菌属、志贺菌属、肠杆菌属、沙雷菌属及铜绿假单胞菌等有良好抗菌作用。本品与 β-内酰胺类合用时，多数可获得协同抗菌作用。本品肌内注射后吸收迅速而完全，在 0.5~1 h 达到血药峰浓度。血中半衰期 2~3 h，肾功能减退者可显著延长，血浆蛋白结合率低。在体内不代谢，以原形经肾小球滤过随尿排出，给药后 24 h 内排出给药量的 50%～93%。本品口服后很少吸收,在肠道中能达到高浓度。临床用于治疗敏感菌所致的严重感染,如败血症、下呼吸道感染、肠道感染、盆腔感染、腹腔感染、皮肤软组织感染、复杂性尿路感染等,临床上多采用庆大霉素与其他抗菌药联合应用。口服治疗细菌性痢疾或其他细菌性肠道感染,亦可用于结肠手术前准备。

(二)注意事项

不良反应有听力减退、耳鸣等耳毒性反应,肾毒性反应,偶有因神经-肌肉阻滞或肾毒性引起的呼吸困难、嗜睡、软弱无力等。每 8 h 1 次给药者有效血药浓度应保持在 4～10 $\mu g/mL$,避免峰浓度超过 12 $\mu g/mL$,谷浓度保持在 1～2 $\mu g/mL$,否则可出现毒性反应。其他肾毒性及耳毒性药物均不宜与本品合用或先后连续应用,以免加重肾毒性或耳毒性。氨基糖苷类与 β-内酰胺类联合应用时必须分瓶滴注。本品亦不宜与其他药物同瓶滴注。本品有抑制呼吸作用,不得静脉推注。

(三)用法与用量

肌内注射或稀释后静脉滴注。

1.成人

一次 80 mg(8×10^4 U);或按体重一次 1～1.7 mg/kg,每 8 h 1 次;或一次 5 mg/kg,每 24 h 1 次;疗程为 7～14 d。口服,一天 240～640 mg,分 4 次服用。

2.儿童

按体重一次 2.5 mg/kg,每 12 h 1 次;或一次 1.7 mg/kg,每 8 h 1 次;疗程为 7～14 d。也可按体重一天 5～10 mg/kg,分 4 次口服。

(四)制剂与规格

注射液:2 mL(8×10^4 U);普通片:40 mg(4×10^4 U);缓释片:40 mg(4×10^4 U)。密闭,凉暗干燥。

三、阿米卡星

(一)别名

丁胺卡那霉素。

(二)作用与用途

本品抗菌谱与庆大霉素相似,抗酶性能较强。阿米卡星口服不吸收,肌内注射后吸收迅速。肌内注射 0.75～1.5 h 后达血药浓度峰值,一次肌内注射 250 mg、375 mg 与 500 mg 后,峰值浓度分别为 12 $\mu g/mL$、16 $\mu g/mL$ 与 21 $\mu g/mL$。静脉滴注过 15～30 min 达峰值,一次静脉滴注 500 mg,30 min 滴完时的血药峰值为 38 $\mu g/mL$。血浆蛋白结合率较低,血中半衰期为 2～2.5 h。一次肌内注射 0.5 g,尿药浓度可高达 800 $\mu g/mL$ 以上,9 h 内可排出给药量的 84%～92%。临床用于敏感菌所致的呼吸道感染,中枢神经系统感染,腹腔感染,胆管感染,骨、关节、皮肤软组织感染,泌尿系统感染等。

(三)注意事项

阿米卡星的有效治疗浓度范围为 15～25 $\mu g/mL$,应避免高峰血药浓度持续在 35 $\mu g/mL$ 以上和谷浓度超过 5 $\mu g/mL$。长期用药可导致非敏感菌过度生长、菌群失调、二重感染,其他见庆大霉素。

（四）用法与用量

肌内注射或静脉滴注。

1.成人

按体重每 8 h 5 mg/kg,或每 12 h 7.5 mg/kg,每天不超过 1.5 g,疗程不超过 10 d;尿路感染,每 12 h 0.25 g。

2.儿童

新生儿首剂按体重 10 mg/kg,然后每 12 h 按 7.5 mg/kg 给药。儿童用量与成人相同。

（五）制剂与规格

注射液:2 mL:0.2 g。遮光,密闭,阴凉处保存。

四、异帕米星

（一）别名

硫酸异帕霉素,依克沙。

（二）作用与用途

本品抗菌谱类似庆大霉素,但对一些耐庆大霉素的菌株也有抗菌活性。敏感菌包括大肠埃希菌、枸橼酸杆菌、克雷伯杆菌、肠杆菌、沙雷杆菌、变形杆菌、铜绿假单胞菌等。肌内注射 200 mg,45 min 后血药浓度达 11.13 μg/mL,约 1 h 达血液浓度峰值。静脉滴注 200 mg,滴注结束时血药浓度为 10.91 μg/mL,血浆蛋白结合率约为 5%,血中半衰期为 2~2.5 h。本品在体内不代谢,主要以原形经肾脏随尿排泄。临床用于敏感菌所致肺炎、支气管炎、肾盂肾炎、膀胱炎、腹膜炎、败血症及外伤或烧伤创口感染。

（三）注意事项

不良反应类似于阿卡米星,常见的不良反应包括耳毒性和中毒性肾损害、神经-肌肉阻滞、头痛、皮疹、静脉炎等;不常见的不良反应有胃肠道功能障碍和肝脏酶学水平升高等。孕妇及哺乳期妇女禁用,小儿慎用。异帕米星与右旋糖酐、藻酸钠等血浆代用品联用可增加肾毒性;与其他氨基糖苷类、神经-肌肉阻滞剂及具有耳肾毒性药合用可增加其不良反应;与青霉素类、头孢菌素类药联用时不宜置于同一容器中。

（四）用法与用量

肌内注射及静脉滴注。成人每天 400 mg,分 1~2 次。

（五）制剂与规格

注射液:2 mL:400 mg。密闭,凉暗处保存。

五、妥布霉素

（一）作用与用途

本品抗菌谱与庆大霉素相似,对铜绿假单胞菌的抗菌作用较庆大霉素强 2~5 倍。肌内注射后迅速吸收,血药峰浓度在 30~60 min 出现。按体重 1 mg/kg 注射给药,血药峰浓度可达 3.7 μg/mL。本品血浆蛋白结合率很低,血中半衰期为 1.9~2.2 h,85%~93% 的药物在 24 h 内经肾脏随尿排出。适应证见庆大霉素。

（二）注意事项

见庆大霉素。

（三）用法与用量

1.肌内注射

每次 1～1.7 mg/kg，每 8 h 1 次，疗程为 7～14 d。

2.婴儿和儿童

按体重每次 2 mg/kg，每 8 h 1 次。

（四）制剂与规格

注射液：2 mL：80 mg（8×10^4 U）。密闭，凉暗处保存。

六、依替米星

（一）别名

爱大。

（二）作用与用途

本品为氨基糖苷类，抗菌谱与庆大霉素相似，一次静脉滴注 100 mg 依替米星时，血药峰浓度为 11.30 mg/L，血中半衰期约为 1.5 h，24 h 内原形药物在尿中的排泄量约为 80％。本品与血浆蛋白的结合率为 25％左右。临床用于敏感菌所致各种感染，如呼吸道感染包括急性支气管炎、慢性支气管炎急性发作、社区肺部感染等，肾脏和泌尿生殖系统感染包括急性肾盂肾炎、膀胱性肾盂肾炎或慢性膀胱炎急性发作等，皮肤软组织感染包括疖、痈、急性蜂窝织炎等，创伤、手术前后感染治疗或预防性用药。

（三）注意事项

本品不良反应为耳、肾的毒性作用，发生率和严重程度与奈替米星相似。主要表现为眩晕、耳鸣等，个别患者电测听力下降，可能发生神经-肌肉阻滞现象等。

（四）用法与用量

成人静脉滴注。每次 0.1～0.15 g，每天 2 次，疗程为 5～10 d。

（五）制剂与规格

注射用粉针剂：50 mg（5×10^4 U）。密闭，凉暗处保存。

七、奈替米星

（一）别名

力确兴，立克菌星，乙基西梭霉素。

（二）作用与用途

本品抗菌谱与庆大霉素相似，其特点是对氨基糖苷乙酰转移酶稳定，对产生该酶而耐卡那霉素、庆大霉素、妥布霉素、西索米星等菌株敏感。肌内注射后迅速吸收，血药峰浓度在 30～60 min 内出现。按体重 2 mg/kg 注射给药，血药峰浓度可达 7 μg/mL。80％的药物在 24 h 内经肾脏随尿排出，尿中药物浓度可超过 100 μg/mL。本品血中半衰期为 2～2.5 h。适应证见庆大霉素，对尿路感染作用佳。

（三）注意事项

耳毒性较轻，其他见庆大霉素。

（四）用法与用量

肌内注射或静脉滴注。

1.成人

单纯泌尿系统感染，每天按体重 3～4 mg/kg，分 2 次给予；较严重的系统感染，每天 4～6.5 mg/kg，分 2～3 次给予。有报道，本品每天按 4.5～6 mg/kg，一次肌内注射，效果好，且不良反应少。

2.儿童

新生儿每天按体重 4～6.5 mg/kg；婴儿和儿童每天 5～8 mg/kg，分 2～3 次给予。

（五）制剂与规格

注射液：2 mL∶100 mg。密闭，阴凉处保存。

八、大观霉素

（一）别名

淋必治。

（二）作用与用途

本品主要对淋病奈瑟菌有高度抗菌活性，对许多肠杆菌科细菌具中度抗菌活性。本品肌内注射吸收良好。一次肌内注射本品 2 g 后，1 h 达血药峰浓度，约为 100 mg/L，8 h 血药浓度为 15 mg/L，与血浆蛋白不结合。本品血中半衰期为 1～3 h，主要以原形经肾脏排出，一次给药后 48 h 内尿中以原形排出约 100%。本品为淋病奈瑟菌所致尿道、宫颈和直肠感染的二线用药。临床主要用于对青霉素、四环素等耐药菌株引起的感染。

（三）注意事项

偶可出现注射部位疼痛、短暂眩晕、恶心、呕吐及失眠等；偶见发热、皮疹等变态反应和血红蛋白、血细胞比容减少，肌酐清除率降低，以及碱性磷酸酶、尿素氮和血清氨基转移酶等升高。本品不得静脉给药。

（四）用法与用量

仅供肌内注射。

（1）成人：用于宫颈、直肠或尿道淋病奈瑟菌感染，单剂一次肌内注射 2 g；用于播散性淋病，一次肌内注射 2 g，每 12 h 1 次，共 3 d；一次最大剂量 4 g，于左右两侧臀部肌内注射。

（2）儿童：禁用。

（3）临用前，每 2 g 本品加入 0.9%苯甲醇注射液 3.2 mL，振摇，使之呈混悬液。

（五）制剂与规格

注射用粉针剂：2 g（2×10^6 U）。密闭，干燥处保存。

（褚庆环）

第九节　大环内酯类抗生素

大环内酯类抗生素均具有大环内酯环基本结构而命名。目前临床应用的大环内酯类按其化学结构可分为十四元环,红霉素、克拉霉素、罗红霉素;十五元环,阿奇霉素;十六元环,醋酸麦迪霉素、交沙霉素。新大环内酯类中已进入临床应用的品种有阿奇霉素、克拉霉素、罗红霉素。本类药物的抗菌谱和抗菌活性基本相似,对多数革兰氏阳性菌、军团菌属、衣原体属、支原体属、厌氧菌等具良好抗菌作用。大多品种供口服,吸收后血药峰浓度较低,但在组织和体液中的分布广泛,肝、肾、肺等组织中的浓度可高出血药浓度数倍;在胸腔积液、腹水、脓液、痰、尿、胆汁等均可达到有效浓度,不易透过血-脑屏障。

本类药物主要在肝脏代谢,从胆汁中排出,胆汁中浓度可为血药浓度的10～40倍,进行肝肠循环,粪中含量较高。血和腹膜透析后极少被清除。

大环内酯类的主要适应证:①溶血性链球菌、肺炎链球菌等革兰氏阳性菌感染,可作为上述感染青霉素过敏患者的替代选用药。②军团菌病。③支原体属感染。④衣原体属感染。⑤百日咳。⑥白喉带菌者。⑦用于对青霉素过敏患者的风湿热和心内膜炎的预防等。大环内酯类的主要不良反应为食欲减退、呕吐、腹泻等胃肠道反应,红霉素尤显著,在一定程度上限制了本类药物的临床应用。

近年来开发的新品种如罗红霉素、克拉霉素、阿奇霉素等,在药效学、药动学特性以及不良反应等方面较沿用品种均有所改进。阿奇霉素对革兰氏阴性菌如流感嗜血杆菌、卡他莫拉菌、淋病奈瑟菌的抗菌作用是红霉素的2～8倍,新品种对支原体属、衣原体属的作用也有所增强。新品种对胃酸的稳定性增加,生物利用度高,血药浓度和组织浓度增高,新品种的血中半衰期延长,每天的给药剂量及给药次数减少,胃肠道反应等不良反应也明显减轻,临床适应证有所扩大。

一、红霉素

(一)作用与用途

本品属大环内酯类抗生素,为抑菌剂,对葡萄球菌属、各群链球菌和革兰氏阳性杆菌、奈瑟菌属、流感嗜血杆菌呈现敏感。本品对除脆弱拟杆菌和梭杆菌属以外的各种厌氧菌亦具抗菌活性;对军团菌属也有抑制作用。静脉滴注后立即达血药浓度峰值,24 h内静脉滴注2 g,平均血药浓度为2.3～6.8 mg/L。空腹口服红霉素碱肠溶片250 mg后,3～4 h内血药浓度达峰值,平均约为0.3 mg/L。吸收后以肝、胆汁和脾中的浓度为最高,在肾、肺等组织中的浓度可高出血药浓度数倍,在胆汁中的浓度可达血药浓度的10倍以上。血浆蛋白结合率为70%～90%,血中半衰期为1.4～2 h。红霉素主要在肝中浓缩和从胆汁排出,并进行肠肝循环,2%～5%的口服量和10%～15%的注入量自肾小球滤过排除。本品作为青霉素过敏患者治疗溶血性链球菌、肺炎链球菌感染的替代用药,军团菌病、衣原体肺炎、支原体肺炎、风湿热复发、感染性心内膜炎的预防用药等。

(二)注意事项

胃肠道反应多见,肝毒性少见,但肝功能不全者慎用。本品可抑制卡马西平和丙戊酸等的代谢,导致后者血药浓度增高而发生毒性反应。与阿司咪唑或特非那定等抗组胺药合用可增加心脏毒性,与环孢素合用可使后者血药浓度增加而产生肾毒性。本品可导致服用华法林患者凝血酶原时间延长,另可抑制茶碱的正常代谢。

(三)用法与用量

1.成人

静脉滴注,每次0.5～1 g,每天2～3次。治疗军团菌病剂量需增加至每天3～4 g,分4次滴注;口服,每天 0.75～2 g,分 3～4 次。用于风湿热复发的预防用药时,每次0.25 g,每天 2 次。

2.儿童

静脉滴注,每天按 20～30 mg/kg,分 2～3 次;口服,每天按 20～40 mg/kg,分 3～4 次。乳糖酸红霉素滴注液的配制:先加灭菌注射用水 10 mL 至 0.5 g 乳糖酸红霉素粉针瓶中或加 20 mL至 1 g 乳糖酸红霉素粉针瓶中,用力振摇至溶解。然后加入生理盐水或其他电解质溶液稀释,缓慢静脉滴注,注意红霉素浓度在 1%～5%。

(四)制剂与规格

注射用乳糖酸红霉素粉针剂:按红霉素计 0.25 g(2.5×10^5 U);片剂:0.125 g(1.25×10^5 U)。密封,干燥处保存。

二、琥乙红霉素

(一)别名

利君沙。

(二)作用与用途

本品属大环内酯类抗生素,为红霉素的琥珀酸乙酯,在胃酸中较红霉素稳定。其他见红霉素。

(三)注意事项

见红霉素。

(四)用法与用量

口服。

1.成人

每天 1.6 g,分 2～4 次服用;军团菌病:每次 0.4～1 g,每天 4 次;衣原体感染:每次800 mg,每 8 h 1 次;共 7 d。

2.儿童

每次 7.5～12.5 mg/kg,每天 4 次;或每次 15～25 mg/kg,每天 2 次;严重感染每天量可加倍,分 4 次服用;百日咳患儿,每次 10～12.5 mg/kg,每天 4 次;疗程 14 d。

(五)制剂与规格

片剂:0.125 g(1.25×10^5 U);0.25 g(2.5×10^5 U)。密闭,避光,干燥处贮存。

三、交沙霉素

(一)作用与用途

抗菌谱与红霉素相似。单剂量口服交沙霉素 800 mg 后,平均血药浓度峰值为 2.43 mg/L,达峰时间为 0.62 h,血中半衰期 A 相为 0.09 h,半衰期 B 相为 1.45 h,给药 24 h 约 50% 从粪中排出,约 21% 从尿中排出。临床用于治疗敏感菌所致的呼吸系统感染、鼻窦炎、中耳炎、乳腺炎、淋巴管炎、牙周炎等。

(二)注意事项

见红霉素。

(三)用法与用量

口服。成人每天量为 0.8～1.2 g,分 3～4 次服用;儿童每天量为 30 mg/kg,分次服用。

(四)制剂与规格

干糖浆:0.1 g;片剂:0.2 g。遮光,密封,干燥处保存。

四、醋酸麦迪霉素

(一)别名

美欧卡。

(二)作用与用途

抗菌谱与红霉素相似。空腹服用本品 600 mg,30 min 后可达血药浓度峰值,约为 2.38 μg/mL,血中半衰期约为 1.3 h。临床用于敏感菌所致毛囊炎、疖痈、蜂窝织炎、皮下脓肿、中耳炎、咽峡炎、扁桃体炎、肺炎等。

(三)注意事项

见红霉素。但不良反应较轻。

(四)用法与用量

口服。成人每天 0.8~1.2 g,分 3~4 次服用;儿童每天按体重 30~40 mg/kg,分 3~4 次服用。

(五)制剂与规格

片剂:0.2 g。遮光,密封,干燥处保存。

五、罗红霉素

(一)别名

罗力得。

(二)作用与用途

抗菌谱与红霉素相似。罗红霉素耐酸而不受胃酸破坏,从胃肠道吸收好,血药浓度高。口服单剂量150 mg,2 h 后血中浓度可达峰值,平均为 6.6~7.9 μg/mL,主要随粪便和尿以原形药物排泄。血中半衰期为 8.4~15.5 h,远比红霉素长。临床用于治疗敏感菌所致的呼吸道、泌尿道、皮肤和软组织、眼耳鼻喉部感染。

(三)注意事项

本品不良反应发生率约为 4.1%,主要有胃肠道反应、肝功异常、变态反应,少数患者使用本药后偶有呕吐、头痛、头晕、便秘等症状。其他见红霉素。

(四)用法与用量

口服。成人每次 150 mg,每天 2 次,餐前服;儿童每次 2.5~5 mg/kg,每天 2 次。

(五)制剂与规格

片剂:50 mg;150 mg。密闭,干燥,室温下保存。

六、阿奇霉素

(一)别名

希舒美。

(二)作用与用途

本品游离碱供口服,乳糖酸盐供注射。抗菌谱与红霉素相似,作用较强,对流感嗜血杆菌、淋病奈瑟菌的作用比红霉素强 4 倍,对军团菌强 2 倍,对金黄色葡萄球菌感染的作用也较红霉素强。口服单次给药 500 mg,2~3 h 达血药峰浓度,为 0.4~0.45 mg/L。生物利用度为 37%,血中半衰期约为 2 d。在各种组织内浓度可达同期血浓度的 10~100 倍,给药量的 50% 以上以原形经胆管排出,给药后 72 h 内约 4.5% 以原形经尿排出。临床用于敏感菌所引起的支气管炎、肺炎、中耳炎、鼻窦炎、咽炎、扁桃体炎、皮肤和软组织感染以及沙眼衣原体所致单纯性生殖器感染等。

(三)注意事项

不良反应主要有胃肠道症状,偶见假膜性肠炎、变态反应、中枢神经系统反应等。本品与地高辛合用,可使地高辛血药浓度水平升高;与三唑仑合用使三唑仑的药效增强;与细胞色素 P450 系统代谢药合用,可提高血清中卡马西平、特非那定、环孢素、苯妥英钠的血药浓度水平。

(四)用法与用量

1.成人

(1)静脉滴注:每次 0.5 g,每天 1 次,连续用药 2~3 d。

(2)口服:沙眼衣原体或敏感淋球菌所致性传播疾病,每天 1 次,每次 1 g。

(3)其他感染的治疗:每次 0.5 g,每天 1 次,连服 3 d,饭前服。

2.儿童

口服给药,按体重计算,每次 10 mg/kg,每天 1 次,连用 3 d。

(五)制剂与规格

注射用粉针剂:0.125 g($1.25×10^5$ U);0.25 g;0.5 g。干混悬剂:0.1 g($1×10^5$ U)。片剂:250 mg($2.5×10^5$ U)。胶囊:250 mg($2.5×10^5$ U)。密闭,阴凉干燥处保存。

七、克拉霉素

(一)别名

甲红霉素。

(二)作用与用途

克拉霉素的抗菌谱与红霉素近似,对流感嗜血杆菌有较强的作用。本品在胃酸中稳定,单剂口服 400 mg 后 2.7 h 达血药峰浓度 2.2 mg/L;在肺脏中浓度为血清浓度的 5 倍。本品血浆蛋白结合率为 65%~75%。主要由肝脏代谢,以原形及代谢物形式 36% 经尿液排泄,56% 从粪便排除。单剂给药后血中半衰期为 4.4 h。临床用于治疗敏感病原体引起的呼吸道感染,鼻窦炎,皮肤、软组织感染。用于根除幽门螺杆菌、淋病、沙眼等。

(三)注意事项

心脏病患者、水和电解质紊乱者禁用。忌与特非那定合用。其他见红霉素及大环内酯类药。

(四)用法与用量

口服。

1.成人

每次 250 mg;重症,每次 500 mg;均为 12 h 1 次,疗程为 7~14 d。根除幽门螺杆菌,建议起始剂量为 250~500 mg,每天 2 次,疗程为 7~10 d,且宜与奥美拉唑再加另一种抗生素联用。

2.儿童

6 个月以上小儿,7.5 mg/kg,每天 2 次。或按以下方法口服给药:8~11 kg,62.5 mg,每天

2 次；12～19 kg，125 mg，每天 2 次；20～29 kg，187.5 mg，每天 2 次；30～40 kg，250 mg，每天 2 次。

（五）制剂与规格

克拉霉素片：250 mg。克拉霉素分散片：125 mg；250 mg。密闭，遮光，阴凉干燥处保存。

（李培静）

第十节 抗 真 菌 药

真菌感染中浅部真菌病的发病率高于深部真菌病，但后者病情大多严重，常危及生命。近年来随着免疫抑制剂、肾上腺皮质激素、广谱抗菌药等的应用增多，深部真菌病的发病率较以前增高，因此有效控制深部真菌病具有重要的临床意义，然而目前既高效又低毒的抗真菌药较少，多烯类抗真菌药物是深部真菌感染治疗的首选药物。然而最有效者仍为两性霉素 B，但其毒性大，限制了它的应用；氟胞嘧啶毒性较低，但其抗真菌谱窄，且真菌易对其产生耐药性，故常与两性霉素 B 联合应用治疗严重深部真菌病；唑类抗真菌药物近年来进展较为迅速，除口服制剂外，尚有注射用药，如氟康唑等具有较广的抗真菌谱，氟康唑体外活性较差，但体内活性显著高于体内活性。因此继续开发高效低毒的抗真菌药仍是今后努力的方向。近年来研制的两性霉素 B 含脂复合制剂既保留了高度抗菌活性，又降低了毒性，是一类有临床应用前途的抗真菌药新制剂。唑类抗真菌新药伏立康唑、棘白菌素类新药卡泊芬净等在体内外均增强了对曲霉等真菌的作用，为治疗侵袭性曲霉病等深部真菌病提供了新的治疗药物。浅部真菌病，即皮肤、毛发、甲床癣菌感染，其治疗大多可采用抗真菌药局部应用，诸如唑类抗真菌药物中的酮康唑、克霉唑、咪康唑等。

一、两性霉素 B

（一）作用与用途

本品为多烯类抗真菌药物。对本品敏感的真菌有新型隐球菌、皮炎芽生菌、组织胞质菌、球孢子菌属、孢子丝菌属、念珠菌属等，部分曲菌属对本品耐药。开始治疗时，每天静脉滴注两性霉素 B 1～5 mg，以后逐步增加至每天 0.65 mg/kg 时的血药峰浓度为 2～4 mg/L。血中半衰期约为 24 h。血浆蛋白结合率为 91%～95%。本品在体内经肾脏缓慢排泄，每天给药量的 2%～5% 以原形排出，7 d 内自尿排出给药量的 40%。停药后自尿中排泄至少持续 7 周。临床用于敏感真菌所致的深部真菌感染且病情呈进行性发展者，如败血症、心内膜炎、脑膜炎（隐球菌及其他真菌）、腹腔感染、肺部感染、尿路感染和眼内炎等。

（二）注意事项

不良反应为寒战、高热、严重头痛、食欲缺乏、恶心、呕吐，有时可出现血压下降、眩晕等。所有患者均可出现不同程度的肾功能损害。还有低钾血症、血液系统毒性反应，肝脏毒性、心血管系统反应较少见，静脉滴注时易发生血栓性静脉炎、神经系统毒性反应等。本品毒性大，不良反应多见，但它又是治疗危重深部真菌感染的唯一有效药物，选用本品时必须权衡利弊后做出决定。孕妇慎用。哺乳期妇女应避免应用。本品与酮康唑、氟康唑、伊曲康唑等在体外具拮抗作用。与氨基糖苷类、抗肿瘤药物、多黏菌素类、万古霉素等肾脏毒性药物同用时可增强其肾脏毒性。

（三）用法与用量

1.静脉滴注

开始滴注时先试以 1～5 mg 或按体重 0.02～0.1 mg/kg 一次给药,以后根据患者耐受情况每天或隔天增加 5 mg,当增至一次 0.6～0.7 mg/kg 时即可暂停增加剂量,此为一般治疗量;成人最高一天剂量不超过 1 mg/kg,每天或隔 1～2 d 给药 1 次,累积总量 1.5～3 g;疗程 1～3 个月,也可长至 6 个月。

2.鞘内注入

首次 0.05～0.1 mg,以后渐增至每次 0.5 mg,最大量一次不超过 1 mg,每周给药 2～3 次,总量 15 mg 左右;鞘内给药时宜与小剂量地塞米松或琥珀酸氢化可的松同时给予,并需用脑脊液反复稀释药液,边稀释边缓慢注入以减少不良反应。

静脉滴注或鞘内注入时,均先以灭菌注射用水 10 mL 配制本品 50 mg,或 5 mL 配制25 mg,然后用 pH 在 4.2 以上的 5% 葡萄糖注射液稀释(不可用氯化钠注射液,因可产生沉淀),滴注液的药物浓度不超过 10 mg/100 mL,避光缓慢静脉滴注,每次滴注时间需 6 h 以上。

鞘内注入时可取 5 mg/mL 浓度的药液 1 mL,加 5% 葡萄糖注射液 19 mL 稀释,使最终浓度成250 μg/mL。注入时取所需药液量以脑脊液 5～30 mL 反复稀释,并缓慢注入。鞘内注射液的药物浓度不可>25 mg/100 mL,pH 应在 4.2 以上。儿童静脉及鞘内给药剂量以体重计算均同成人。

（四）制剂与规格

注射用两性霉素 B 25 mg。冷处,避光保存。注射用两性霉素胆固醇酰硫酸钠复合物(两性霉素 B 脂质体)50 mg。避光,密闭,15～30 ℃保存。

二、酮康唑

（一）别名

里素劳。

（二）作用与用途

本品为咪唑类广谱抗真菌药物,低浓度抑制真菌,高浓度杀灭真菌,穿透血-脑屏障较差,不适宜中枢神经系统感染。酮康唑口服后吸收良好,服药1～2 h可达血药浓度峰值。本品进入人体后,广泛分布于各主要器官(肝、肾)和体表黏膜、腺体组织,并通过汗腺转运到皮肤、头发和指(趾)甲的角质层,不易进入脑髓。酮康唑主要在肝脏代谢,代谢物及原形药主要通过粪便排泄。临床用于全身真菌感染,如全身念珠菌病、副球孢子菌病、组织胞质菌病,还可治疗由皮肤真菌和(或)酵母引起的皮肤、毛发和指(趾)甲的感染。

（三）注意事项

个别患者有胃肠道不适、恶心、头痛、头晕、畏光、感觉异常、血小板减少症。极少数患者可发生肝脏损害(多数为特异体质)。本品禁用于急性和慢性肝脏病患者,需服用本品 2 周以上的患者,治疗前应先做肝功能检查,治疗期间每间隔 2 周必须进行肝功能复查。孕妇禁用。由于本品的吸收依赖于足够的胃液分泌,因此应避免与抑制胃液分泌的药物同时服用。

（四）用法与用量

口服。

1.成人

深部真菌感染,每天 1～2 次,每次 1 片。皮肤感染,每天 1 次,一次 1 片,与饭同服;必要时,可增至每天 1 次,一次 2 片(400 mg);或每天 2 次,一次 1 片(200 mg)。阴道念珠菌病,每天 1 次,一次 2 片(400 mg),与饭同服。

2.儿童

深部真菌感染,每天按体重 4～8 mg/kg。皮肤感染,体重<15 kg 的儿童,每天 3 次,一次 20 mg;体重 15～30 kg 的儿童,每天 1 次,一次 1/2 片。

(五)制剂与规格

片剂:200 mg。15～30 ℃干燥处保存。

三、氟康唑

(一)别名

大扶康。

(二)作用与用途

本品为三唑类抗真菌药,抗真菌谱较广,高度选择干扰真菌细胞色素 P450 的活性,抑制真菌细胞壁谷甾醇的生物合成。本品对念珠菌属感染,包括全身性念珠菌感染、新型隐球菌感染、包括颅内感染、小孢子菌属感染及毛癣菌属感染有效。此外,对皮炎芽生菌、粗球孢子菌、荚膜组织胞质菌感染也有效。单次口服或静脉给药 100 mg 后,平均高峰血浓度为 4.5～8 mg/L。该药血浆蛋白结合率低。在脑膜炎症时,脑脊液中本品浓度可达血药浓度的 54%～85%。该药主要自肾脏排泄,以药物原形自尿中排出给药量的 80% 以上。血中半衰期为 27～37 h。临床用于治疗口咽部和食管感染;播散性念珠菌病,包括腹膜炎、肺炎、尿路感染等;念珠菌外阴阴道炎;治疗脑膜以外的新型隐球菌病;在治疗隐球菌脑膜炎时,本品可作为两性霉素 B 联合氟胞嘧啶初治后的维持治疗药物。

(三)注意事项

氟康唑的不良反应发生率 10%～16%,哺乳期妇女慎用。主要有变态反应、消化道反应、肝脏毒性、血液系统反应。本品与华法林、甲苯磺丁脲、氯磺丁脲和格列吡嗪、环孢素、茶碱、苯妥英等药物合用,可使上述药物的药效增强,而与氢氯噻嗪、异烟肼或利福平同用时,会使氟康唑药效降低。由于氟康唑口服吸收完全,其每天口服剂量与静脉给药相同。

(四)用法与用量

成人口服。

1.念珠菌病、播散性念珠菌病

第 1 天 400 mg,以后每天 200 mg,每天 1 次,至少 4 周,症状缓解后至少持续 2 周。

(1)食管念珠菌病:第 1 天 200 mg,以后每天 100 mg,至少 3 周,症状缓解后至少持续 2 周。

(2)口咽部念珠菌病:第 1 天 200 mg,以后每天 100 mg,每天 1 次,疗程至少 2 周。

(3)念珠菌外阴阴道炎:150 mg 单剂口服;如静脉滴注常用量同口服量。

2.隐球菌脑膜炎

每天 400 mg,一次静脉滴注,直至病情明显好转,然后可给予每天 200～400 mg,每天 1 次,用至脑脊液培养转阴后至少 12 周;亦有应用初始剂量 400 mg,每天 2 次,共 2 d,以后为每天 400 mg,疗程同前述。

(五)制剂与规格

注射液:100 mL:200 mg;胶囊:150 mg。避光,密闭,干燥处保存。

四、伏立康唑

(一)别名

威凡,Vfend。

(二)作用与用途

本药为三唑类抗真菌药,其作用机制是抑制真菌中由细胞色素 P_{450} 介导的 14α-固醇去甲基化,从而抑制麦角固醇的生物合成。本药抗菌谱广,对曲霉属菌、念珠菌属、足放线病菌属和镰刀菌属有临床疗效。口服本药吸收迅速而完全,给药后 1~2 h 达血药峰浓度。静脉给药如使用负荷剂量,24 h 内达血药峰浓度。静脉给药后的浓度-时间曲线下面积为 21.81~50.4 μg/(mL·h),口服给药后的浓度-时间曲线下面积为 19.86~50.32 μg/(mL·h)。口服后绝对生物利用度约为 96%。本药在组织中分布广泛,稳态浓度下分布容积为 4.61 L/kg,血浆蛋白结合率约为58%。当多剂量给药或与高脂肪餐同时服用时,本药的血药峰浓度和给药间期的浓度-时间曲线下面积分别减少 34% 和 24%。胃液 pH 改变不影响本药吸收。

本药主要通过肝脏代谢,口服 200 mg 后血中半衰期约为 6 h。本药的代谢具有可饱和性,且其药代动力学个体差异很大,故本药药代动力学呈非线性,其血中半衰期不能用于预测本药的蓄积或清除。临床用于治疗可能威胁免疫缺陷功能减退患者生命的进行性感染,包括侵袭性曲霉病;也可用于对氟康唑耐药的念珠菌(包括克柔念珠菌)引起的严重侵袭性感染及由足放线病菌属和镰刀菌属引起的严重感染。

(三)注意事项

对本药过敏者及 2 岁以下儿童禁用。严重肝功能减退患者、有潜在心律失常危险的患者慎用。美国药品和食品管理局(FDA)对本药的妊娠安全性分级为 D 级。不良反应方面:最常见的为外周性水肿、头痛、呼吸功能紊乱。有报道重症患者用药后可发生急性肾衰竭。血清氨基转移酶异常总发生率为13.4%。在伴有其他严重基础疾病的患者中,偶可发生严重的肝脏毒性反应。与本药有关的皮疹发生率为 6%。相互作用方面:禁止与利托那韦、依法韦伦、P_{450} 同工酶底物药物合用,尽量避免与 P_{450} 同工酶诱导剂合用,与 P_{450} 同工酶抑制剂合用时须监测药物的疗效和(或)毒性反应。本品与高脂肪餐同时服用会影响吸收,也不宜与血液制品或任何电解质补充剂同时滴注。本品与 4.2% 的碳酸氢钠静脉注射液、替加环素存在配伍禁忌。滴注前先将本品粉针剂溶解成 10 mg/mL,再稀释至 2~5 mg/mL 并立即使用。本品粉针剂不宜用于静脉推注。

(四)用法与用量

1.口服

(1)成人:体重≥40 kg,第 1 天给予负荷剂量,每 12 h 1 次,一次 400 mg;第 2 天后给予维持剂量,一天 2 次,一次 200 mg;如治疗反应欠佳,维持剂量可以一次 300 mg。体重<40 kg,第 1 天给予负荷剂量,每 12 h 1 次,一次 200 mg;第 2 天后给予维持剂量,一天 2 次,一次100 mg;如治疗反应欠佳,维持剂量可以一次 150 mg。如不能耐受上述较高的剂量,可以一次减 50 mg,逐渐减到一天 2 次,一次100 mg。

(2)儿童:2~12 岁的儿童,用药第 1 天给予负荷剂量,每 12 h 1 次,按体重一次 6 mg/kg;开始用药 24 h 后给予维持剂量,一天 2 次,一次 4 mg/kg;12~16 岁的青少年同成人。

2.静脉滴注

（1）成人：用药第 1 天给予负荷剂量，每 12 h 1 次，按体重一次 6 mg/kg；开始用药 24 h 后给予维持剂量，一天 2 次，一次 4 mg/kg；如果患者不能耐受维持剂量，可减为一天 2 次，一次 3 mg/kg。

（2）儿童：静脉滴注同口服。

（五）制剂与规格

伏立康唑薄膜衣片：50 mg；200 mg。注射用伏立康唑：200 mg。遮光，密闭，室温下保存。

五、伊曲康唑

（一）别名

斯皮仁诺。

（二）作用与用途

本品为三唑类抗真菌药物，其化学结构与酮康唑类似，对浅部、深部真菌感染的病原菌具有抗菌活性，抗菌谱较酮康唑更广。餐后立即服用本品。生物利用度最高。口服本品 200 mg 后 (4.6±1.3) h 血药浓度达峰值，为(0.32±0.16)μg/mL。本品血浆蛋白结合率为 99.8%，全血浓度为血浆浓度的 60%，在肺、肾、肝、骨骼、胃、脾和肌肉中的药物浓度比相应的血浆浓度高 2～3 倍。在富含角蛋白的组织中，尤其是皮肤中的浓度比血浆浓度高 4 倍，本品血浆中清除呈双相性，终末半衰期为(23.8±4.7) h。静脉滴注 200 mg 后平均半衰期为 33 h。经粪排泄的原形药为所用剂量的 3%～18%，经肾脏排泄的原形药则低于所用药剂量的 0.03%，大约 35% 以代谢物形式在 1 周内随尿排泄。临床用于系统性真菌感染：系统性曲霉病及念珠菌病、隐球菌病（包括隐球菌性脑膜炎）、组织胞质菌病、孢子丝菌病、芽生菌病和其他各种少见的系统性或热带真菌病，也应用于由皮肤癣菌和（或）酵母引起的甲真菌病。

（三）注意事项

不良反应常见胃肠道不适，较少见的不良反应包括头痛、可逆性氨基转移酶升高、长疗程治疗时可见低血钾症、水肿、肝炎和脱发等症状。肝功能异常患者慎用。孕妇禁用。哺乳期妇女、儿童不宜使用。本品与华法林和地高辛有相互作用，因此这些药物若与本品同服时，应减少剂量。

（四）用法与用量

1.静脉滴注

第 1、2 d，每天 2 次，每次 200 mg；第 3～14 d，每天 1 次，每次 200 mg。对于曲霉病、酵母菌病、组织胞质菌病，每次 200 mg，每天 2 次；2 d 后改为每次 200 mg，每天 1 次。并应尽快将静脉用药调整为口服用药。注射剂只能用 0.9% 的生理盐水稀释。

2.口服

长疗程法：一天 100～200 mg，顿服，疗程为 3 个月，个别也可延至 6 个月。短程间歇疗法：一次 200 mg，一天 2 次，连服 7 d 为 1 个疗程，停药 21 d，开始第 2 个疗程，指甲癣服 2 个疗程，趾甲癣服 3 个疗程。

（五）制剂与规格

注射剂：0.25 g：25 mL。密闭，避光，25 ℃以下室温保存，勿冷冻。混合后的溶液如不能立即使用，须于 2～8 ℃保存，且不超过 24 h。胶囊：0.1 g。15～30 ℃干燥处保存。

六、卡泊芬净

(一)别名

醋酸卡泊芬净,科赛斯,Cancidas,CaspofunginAcetate。

(二)作用与用途

本药为棘白菌素类抗真菌药物,它是 β-(1,3)-D-葡聚糖合成酶的非竞争性抑制剂。抑制 β-(1,3)-D-葡聚糖的合成导致细胞壁完整性和渗透稳定性的破坏及细胞溶解。对曲霉菌属、念珠菌属和组织胞质菌属有良好的抗菌活性。本药口服吸收差。与血浆蛋白的结合率约为 97%。本药主要在肝脏和血浆中清除。母体化合物的清除半衰期为 9～11 h。用药 27 d 后,肾脏和粪便的排泄量分别占给药总量的 41% 和 35%。临床用于念珠菌所致的食管炎、菌血症、腹腔内脓肿、腹膜炎及胸膜腔感染,以及对其他药物治疗无效或不能耐受的侵袭性曲霉菌病。

(三)注意事项

对本药过敏者禁用。肝脏功能不全者、骨髓抑制者、肾功能不全者慎用。美国药品和食品管理局(FDA)对本药的妊娠安全性分级为 C 级。

(1)不良反应方面:其不良反应一般都是轻微的,极少导致停药,有静脉炎(血栓性静脉炎)、头痛、血清总蛋白降低、低清蛋白、低钾、低钠、低钙、皮疹等。

(2)相互作用方面:他克莫司与本药合用血药浓度下降 26%。环孢素与本药合用后可使本药的浓度-时间曲线下面积增加约 35%。本药与右旋葡萄糖溶液存在配伍禁忌。除生理盐水和乳酸化的林格溶液外,不得将本药与任何其他药物混合或同时输注。本药配制后应立即使用。须在约 1 h 内经静脉缓慢地输注。

(四)用法与用量

静脉滴注。成人首日给予单次 70 mg 的负荷剂量,之后给予一天 50 mg 的维持剂量。

(五)制剂与规格

注射用醋酸卡泊芬净:50 mg;70 mg。瓶装冻干粉末:2～8 ℃保存。溶解液或稀释液:25 ℃以下保存。

七、制霉菌素

(一)别名

米可定。

(二)作用与用途

本品为多烯类抗真菌药物。白念珠菌、新型隐球菌、曲霉、毛发癣菌和小孢子菌对本品敏感。此外,对组织胞质菌、皮炎芽生菌、球孢子菌等也有抗菌活性。其抗菌谱与两性霉素 B 相似,但抗菌作用较弱。口服本品后胃肠道不吸收,几乎全部自粪便中以药物原形排出。局部外用也不被皮肤和黏膜吸收。对于念珠菌病,局部用药 24～72 h 达最大效应时间,不影响母乳喂养安全。临床用于局部治疗白念珠菌和其他念珠菌属引起的皮肤和胃肠道感染、口腔感染及外阴阴道炎。

(三)注意事项

对深部真菌病无效。口服较大剂量时可发生腹泻、恶心、呕吐和上腹疼痛。

(四)用法与用量

1.消化道念珠菌病

成人 100 万 U～200 万 U/d,分 3～4 次口服;儿童按体重 5 万 U～10 万 U/kg,分 3～4 次服,连服 7～10 d。

2.口腔念珠菌病

用甘油水悬液涂用,一天多次,每次 10 mL。

3.阴道念珠菌病

用阴道片或栓剂,每晚 1～2 粒(或片)。

4.耳霉菌病

用滴耳液滴耳,每天 2～3 次。

(五)制剂与规格

片剂:50 万 U;栓剂:10 万 U;泡腾片:10 万 U。密闭,凉暗处保存。

八、特比萘芬

(一)别名

兰美抒。

(二)作用与用途

本品为丙烯类抗皮肤真菌药物,对皮肤癣菌有较强的杀菌或抑菌作用。本品口服 2 h 后,血药峰浓度为 0.97 $\mu g/mL$,本品吸收半衰期为 1 h,分布半衰期为 4.6 h,血浆蛋白结合率高达 99%。本品的清除半衰期为 17 h,主要由尿中排出,72 h 内尿中排出量达 85%。本品如与高脂食物同时摄入,其生物利用度可增加约 40%。特比萘芬具有亲脂性和亲角质性,因此皮肤、毛发和甲板中的浓度较高,而且停药后在皮肤角质层中还能保持有效抑菌浓度 1 个月,在甲板中保持有效浓度 2～3 个月。临床用于治疗各种浅部真菌病,如手足癣、体癣、股癣、头癣和甲真菌病。

(三)注意事项

本品耐受性好,少数患者于服药后有轻度恶心、胃部不适、腹胀、食欲缺乏、轻度腹痛、腹泻等消化道反应。偶见药物性皮炎、药疹。苯巴比妥、利福平等可加快本品的血浆清除,加速本品代谢。肝药酶抑制剂(如西咪替丁等)可抑制本品的血浆清除,抑制本品代谢。

(四)用法与用量

成人口服。每次 250 mg,每天 1 次(饭后服用为宜)。疗程:手、足癣为 2～4 周;体、股癣为 2 周;甲癣为 4～12 周,其中指甲癣 4～6 周,趾甲癣须 6～12 周,头癣为 4 周。

(五)制剂与规格

片剂:250 mg。避光保存。

(李培静)

第十一节 抗病毒药

目前,临床上应用的抗病毒药,根据其作用机制有以下几类:①阻止病毒吸附于细胞的药物,因而阻止其侵入细胞内,如丙种球蛋白或高效价免疫球蛋白,通过与病毒结合以阻止其与宿主细胞结合。②阻止病毒进入细胞的药物,如盐酸金刚烷胺、金刚乙胺等。③抑制病毒核酸复制的药物,如利巴韦林、阿昔洛韦等。④抑制病毒蛋白合成的药物,如利福霉素类药物。⑤干扰素,能诱导宿主细胞产生一种抗病毒蛋白,抑制多种病毒繁殖。

按对不同病毒的作用,抗病毒药可分为两大类:抗非反转录病毒药和抗反转录病毒药。后者多用于治疗人类免疫缺陷病毒(HIV)感染的获得性免疫缺陷综合征(艾滋病,AIDS)。

一、阿昔洛韦

(一)别名

无环鸟苷,建适辽。

(二)作用与用途

本品为一种高效广谱抗病毒药。对单纯疱疹病毒Ⅰ型、Ⅱ型及水痘-带状疱疹病毒有抑制作用。口服后可吸收 15%～30%,血药达峰时间为 15～41 h,体内分布广,主要自肾排出,小部分经肝脏代谢,血中半衰期约 2.9 h。注射剂:健康成人以 5 mg/kg 剂量静脉滴注 1 h,平均稳态峰、谷浓度分别为 9.8 μg/mL 和 0.7 μg/mL。在组织和体液中分布广泛,脑脊液中所达浓度大约是血浆浓度的 50%,血浆蛋白结合率低(9%～33%)。本品主要以原形通过肾小球和肾小管排泄。临床用于单纯疱疹和带状疱疹病毒引起的皮肤和黏膜感染,也可用于巨细胞病毒感染。

(三)注意事项

(1)口服可有头痛、头晕、关节痛、恶心、呕吐、腹泻、胃部不适等症状。眼部用药偶见轻微刺激,皮肤外用偶有轻度发红、痒感、脱皮等。

(2)丙磺舒可减少本品自肾小管分泌而血药浓度升高,毒性亦可增加,齐多夫定可增强本品作用,肾毒性亦可增强;也应避免与氨基糖苷类、环孢素等肾毒性药物合用。静脉给药时与干扰素、甲氨蝶呤合用可引起精神异常。

(3)孕妇、哺乳期妇女禁用。肾功能不全者、小儿慎用。服药期间多饮水。

(四)用法与用量

1.口服

成人每次 200 mg,每 4 h 1 次,疗程为 5～10 d;儿童(12 岁以下)每次 15～20 mg/kg,4～5 次/天。

2.静脉滴注

成人按体重每次 5～10 mg/kg,每天 3 次,每天不宜超过 30 mg/kg;儿童每次 5～10 mg/kg,每天 3 次。

(五)制剂与规格

片剂:0.2 g。密闭,阴凉干燥处保存。注射剂:0.25 g。避光,密闭保存。

二、更昔洛韦

(一)别名

赛美维。

(二)作用与用途

核苷类抗病毒药。本品在脑脊液内浓度为同期血药浓度的 7%～67%;本品亦可进入眼内组织。血浆蛋白结合率低,为 $1\%\sim2\%$。口服吸收差,成人静脉滴注 5 mg/kg(1 h 内)后的血药峰浓度可达 8.3～9 mg/L,血中半衰期为 2.5～3.6 h,肾功能减退者可延长至 9～30 h。本品主要以原形经肾脏排出。临床用于:①免疫缺陷患者并发巨细胞病毒视网膜炎的诱导期和维持期治疗。②接受器官移植的患者预防巨细胞病毒感染及用于巨细胞病毒血清试验阳性的艾滋病患者预防发生巨细胞病毒疾病。

(三)注意事项

常见的不良反应为骨髓抑制,此外可有贫血。中枢神经系统症状如精神异常、紧张、震颤等。可出现皮疹、头痛、头昏、呼吸困难、恶心、呕吐等。本品须静脉滴注给药,不可肌内注射。本品与齐多夫定同用时可增强对造血系统的毒性,必须慎用。本品与亚胺培南-西司他丁同用可发生全身抽搐。应避免与氨苯砜、氟胞嘧啶、长春碱、多柔比星、甲氧苄啶、磺胺类及核苷类药物合用。

(四)用法与用量

1.诱导期

静脉滴注按体重一次 5 mg/kg,每 12 h 1 次,每次静脉滴注 1 h 以上;疗程 14～21 d。肾功能减退者剂量应酌减。

2.维持期

静脉滴注按体重一次 5 mg/kg,每天 1 次,静脉滴注 1 h 以上。口服,一天 3 次,每次 1 g 与食物同服。肾功能减退者按肌酐清除率调整剂量。

3.预防用药

静脉滴注按体重一次 5 mg/kg,滴注时间至少 1 h,每 12 h 1 次,连续 7～14 d;继以 5 mg/kg,每天 1 次,共 7 d。

(五)制剂与规格

胶囊:0.25 g。密封保存。注射剂:50 mg;0.5 g。密闭,干燥处保存。

三、泛昔洛韦

(一)作用与用途

本药为核苷类化合物,在体内迅速转化为有抗病毒活性的化合物喷昔洛韦,后者对Ⅰ型单纯疱疹病毒(HSV-I)、Ⅱ型单纯疱疹病毒(HSV-Ⅱ)以及水痘-带状疱疹病毒(VZV)有抑制作用。临床用于带状疱疹和原发性生殖器疱疹。

(二)注意事项

见阿昔洛韦。

(三)用法与用量

口服。250 mg,每天 3 次,连用 7 d。肾功能不全者减量。

(四)制剂与规格

片剂:250 mg。遮光,密封保存。

四、伐昔洛韦

(一)别名

万乃洛韦。

（二）作用与用途

见阿昔洛韦。本药是阿昔洛韦的前体,进入体内水解成阿昔洛韦而抑制病毒。盐酸万乃洛韦口服后被迅速吸收并转化为阿昔洛韦,血中母体阿昔洛韦达峰时间为 0.88～1.75 h。口服生物利用度为 67%±13%,是阿昔洛韦的 3～5 倍。口服给药后母体阿昔洛韦的消除为单相,半衰期为(2.86±0.39) h,代谢产物主要从尿中排除。

（三）注意事项

见阿昔洛韦。

（四）用法与用量

饭前空腹服用。300 mg,每天 2 次。带状疱疹疗程 10 d,单纯疱疹为 7 d。

（五）制剂与规格

片剂:0.3 g。密闭保存。

五、膦甲酸钠

（一）作用与用途

广谱抗病毒药物。对Ⅰ型、Ⅱ型单纯疱疹病毒和巨细胞病毒等有抑制作用。本品能进入脑脊液,平均血中半衰期约 3 h,药量的 80%～90% 以原形由尿排出。用于艾滋病患者巨细胞病毒性视网膜炎,免疫功能损害患者耐阿昔洛韦单纯疱疹病毒性皮肤黏膜感染。

（二）注意事项

不良反应有肾功能损害,用药期间患者应多饮水;另有胃肠系统反应,疲乏,不适,寒战,发热,脓毒症,代谢及营养失调,中枢及周围神经系统反应。本品不能与其他药物混合静脉滴注,不能与其他肾毒性药物如氨基糖苷类抗生素、两性霉素 B 或万古霉素等同时使用。

（三）用法与用量

中央静脉插管滴注,注射液(24 mg/mL)可不需稀释,直接使用。周围静脉滴注,必须用 5% 葡萄糖或生理盐水稀释至 12 mg/mL 后使用。

(1)艾滋病患者巨细胞病毒性视网膜炎(肾功能正常)。①诱导治疗:推荐初始剂量为按体重 60 mg/kg,每 8 h 1 次,静脉滴注时间＞1 h,连用 2～3 周。②维持治疗:维持剂量为每天 90～120 mg/kg,静脉滴注时间＞2 h,维持治疗期间;若病情加重,可重复诱导治疗及维持治疗过程。

(2)免疫功能损害患者耐阿昔洛韦的单纯疱疹病毒皮肤黏膜感染:推荐剂量为 40 mg/kg,每 8 或 12 h 1 次,静脉滴注时间＞1 h,连用 2～3 周至治愈。使用本品期间应密切监测肾功能,调整用药剂量。

（四）制剂与规格

注射剂:250 mL;3 g。避光,密闭保存。

六、利巴韦林

（一）别名

三氮唑核苷,病毒唑。

（二）作用与用途

为广谱抗病毒核苷类化合物。能抑制病毒合成核酸,对多种 MGA、DNA 病毒有抑制作用。口服后血药达峰时间 1～1.5 h,主要由肝脏代谢,口服和静脉给药的血中半衰期为 0.5～2 h。临床用于病毒性感冒、甲型肝炎、流行性出血热、带状疱疹及病毒性脑炎等。

(三)注意事项

不良反应有轻度胃肠道反应、结膜炎、皮疹和低血压。长期或大剂量给药,可引起可逆性贫血、心搏停止。本品可拮抗齐多夫定或扎西他滨的作用。孕妇、哺乳期妇女禁用。

(四)用法与用量

1.口服

成人0.2～0.3 g,每天3次,疗程7 d;儿童按体重15～30 mg/kg,每天2次。

2.肌内注射或静脉滴注

10～15 mg/kg,每天2次,静脉滴注必须缓慢。

(五)制剂与规格

片剂:0.1 g。遮光,密封保存。颗粒剂:0.1 g;50 mg。密封,干燥处保存。注射剂:0.25 g。密闭保存。

七、拉米夫定

(一)别名

贺普丁。

(二)作用与用途

本品是一种抗病毒药物,对乙型肝炎病毒(HBV)有较强的抑制作用。口服给药后迅速经肠道吸收,达峰时间为0.5～1 h,绝对生物利用度稳定在80%～85%;食物能延缓本品的吸收,当血药浓度<100 ng/mL时,血浆蛋白结合率为35%～50%;但血药浓度>100 ng/mL时,则<10%。口服给药后24 h内,大约90%以原形从尿中排泄,其血中半衰期为5～7 h。临床用于慢性乙型病毒性肝炎的治疗。

(三)注意事项

肌酐清除率<30 mL/min的患者不能使用本品。不良反应有轻度头痛、头昏、恶心、呕吐、腹痛、腹泻及上呼吸道感染样症状。

(四)用法与用量

成人口服。每天1片。

(五)制剂与规格

片剂:100 mg。遮光,密封,30 ℃以下干燥处保存。

八、阿德福韦酯

(一)别名

贺维力。

(二)作用与用途

阿德福韦是一种单磷酸腺苷的无环磷酸化核苷类似物。在细胞激酶的作用下被磷酸化为有活性的代谢产物即阿德福韦二磷酸盐。作用机制为抑制HBV DNA聚合酶(反转录酶)。口服本品10 mg后阿德福韦的生物利用度为59%。慢性乙型肝炎患者单剂口服本品10 mg后达到血药峰浓度的中位数时间为1.75 h,通过肾脏排泄。阿德福韦酯10 mg多次给药后,24 h后尿中可以回收到给药剂量的45%。终末消除半衰期的中位数为7.22 h。临床用于治疗有乙型肝炎病毒活动复制证据,并伴有血清谷丙转氨酶(GPT)或谷草转氨酶(GOT)持续升高或肝脏组织学活动性病变的肝功能代偿的成年慢性乙型肝炎患者。

(三)注意事项

在停止服用阿德福韦酯的患者中,已有报道发生肝炎的急性加重,所以停止阿德福韦酯治疗的患者,必须严密监测肝功能数月,包括临床表现和实验室指标。需要时应恢复乙型肝炎的治疗。停药指标:HBeAg 阳性的患者在使用本品治疗发生 HBeAg 血清转阴后,继续治疗 6 个月,检测确认疗效巩固,可考虑中止治疗。对于 HBeAg 阴性的患者,建议长期治疗,至少达到 HBsAg 发生血清转阴或失去疗效才停药。在治疗过程中发生失代偿肝病或肝硬化失代偿的患者,不主张停药。本品最常见的不良反应为疲乏,少见胃肠道反应、鼻咽炎、头晕、皮疹、脱发、肝区痛、自发流产、失眠、GPT、肌酸磷酸激酶(CPK)和碱性磷酸酶(ALP)升高,中性粒细胞和白细胞减少等,任何单个不良事件的总体发生率均≤2%。

(四)用法与用量

口服。成人每天 1 次,每次 10 mg,饭前或饭后服均可。

(五)制剂与规格

片剂:10 mg。密封,25 ℃以下干燥处保存。

九、恩替卡韦

(一)别名

博路定。

(二)作用与用途

本品为鸟嘌呤核苷类似物,对乙肝病毒(HBV)聚合酶具有抑制作用。它能够通过磷酸化成为具有活性的三磷酸盐,三磷酸盐在细胞内的半衰期为 15 h。体外研究发现,对拉米夫定耐药的病毒株对恩替卡韦的典型敏感性明显降低 8～30 倍。口服本品后被迅速吸收,0.5～1.5 h 达血药峰浓度。每天给药 1 次,6～10 d 后可达稳态,累积量约为 2 倍。有效累积半衰期约为 24 h。本品主要以原形通过肾脏清除,清除率为给药量的 62%～73%。临床用于病毒复制活跃,血清 GPT 持续升高或肝脏组织学显示有活动性病变的慢性成人乙型肝炎的治疗。

(三)注意事项

如果本品在未达到停药标准而停药时,则发生停药后 GPT 暴增的概率增加。核苷类药物在单独或与其他抗反转录病毒药物联合使用时,已经有乳酸性酸中毒和重度的脂肪性肝大,包括死亡病例的报道。本品最常见的不良反应有头痛、疲劳、眩晕、恶心。

(四)用法与用量

成人和 16 岁以上青年口服本品,每天 1 次,每次 0.5 mg。拉米夫定治疗病毒血症或出现拉米夫定耐药突变的患者为每天 1 次,每次 1 mg。本品应空腹服用(餐前或餐后至少 2 h)。

(五)制剂与规格

片剂:0.5 mg。密封,15～30 ℃干燥处保存。

十、替比夫定

(一)别名

素比伏。

（二）作用与用途

替比夫定为天然胸腺嘧啶脱氧核苷的一对映体，是人工合成的胸腺嘧啶脱氧核苷类抗 HBV DNA 聚合酶药物。在服用 1~4 h(中值为 2 h)后，替比夫定最大血药浓度为 $(3.69\pm1.25)\mu g/mL$，AUG 为 $(26.1\pm7.2)\mu g\cdot h/mL$，低谷血药浓度为 $0.2~0.3\ \mu g/mL$。每天 1 次，每次 600 mg，连续给药 5~7 d 后达到稳态浓度，药物半衰期为 15 h。单剂 600 mg 服用时，食物不影响替比夫定的药代动力学。替比夫定与人血浆蛋白结合率低(3.3%)，替比夫定对任何一种常见的人体 CYP_{450} 酶都无抑制作用。替比夫定通过被动扩散的方式以原药的形式通过肾脏排出，因为药物主要由肾脏分泌，所以中重度肾功能不全者或正进行血液透析者应相应调整剂量和服用方法。

耐药性：替比夫定对与 rtM204V 变异有关的拉米夫定耐药的病毒仍有效(效果降低1.2 倍)，表现出中度的抗病毒活性。在细胞培养中，与阿德福韦酯耐药有关的 rtA181V 变异的病毒对替比夫定的敏感度降低 3~5 倍；与阿德福韦酯耐药有关的 N236T 变异的病毒对替比夫定仍然敏感。临床用于治疗有乙型肝炎病毒活动复制证据，并伴有血清 GPT 或 GOT 持续升高或肝脏组织学活动性病变的肝功能代偿的成年慢性乙型肝炎患者。

（三）注意事项

(1)不良反应：常见虚弱、头痛、腹痛、恶心、(胃肠)胀气、腹泻和消化不良。

(2)患者停止抗乙肝治疗会发生肝炎急性加重，包括停止使用替比夫定。因此，停止抗乙肝治疗者应密切监测肝功能，若必要，应重新进行抗乙肝治疗。

(3)对于肾功能障碍或潜在肾功能障碍风险者，使用替比夫定慢性治疗会导致肾毒性。这些患者应密切监测肾功能并适当调整剂量。

(4)单用核苷类似物或合用其他抗反转录病毒药物会导致乳酸性酸中毒和严重的伴有脂肪变性的肝大，包括致命事件。本品不宜用于儿童和青少年。

（四）用法与用量

成人和青少年(≥16 岁)本品的推荐剂量为每天 1 次，每次 600 mg，饭前或饭后口服均可。服用本品期间，应当定期监测乙型肝炎生化指标、病毒学指标和血清标记物，至少每 6 个月 1 次。

（五）制剂与规格

片剂：600 mg。阴凉处(15~30 ℃)密封保存。

十一、吗啉胍

（一）作用与用途

本品为广谱抗病毒药，对流感病毒等多种病毒增生期的各个环节都有作用。临床用于呼吸道感染、流行性感冒、流行性腮腺炎、水痘、疱疹及扁平疣等治疗。

（二）注意事项

可引起出汗及食欲缺乏等反应。

（三）用法与用量

口服。成人每天 0.1~0.2 g，每天 3 次；小儿按体重每天 10 mg/kg，分 3 次服用。

（四）制剂与规格

片剂：0.1 g。

十二、莪术油注射液

（一）作用与用途

（1）为抗病毒药，以病毒颗粒溶解方式抗病毒。对呼吸道合胞病毒（RSV）有直接抑制作用，对流感病毒 A1 和 A3 型有直接灭活作用。

（2）抗菌抗炎作用：抑制金黄色葡萄球菌、大肠埃希菌、伤寒沙门菌等。临床用于病毒引起的感冒、上呼吸道感染、小儿病毒性肺炎、消化道溃疡、甲型病毒性肝炎、小儿病毒性肠炎及病毒性心肌炎、脑炎等。

（二）注意事项

静脉滴注过快可有胸闷、颜面潮红、呼吸困难等症状。孕妇忌用，哺乳妇女尚不明确。

（三）用法与用量

静脉滴注。滴速每分钟 30～40 滴；成人或 12 岁以上儿童，0.2～0.4 g，每天 1 次；6 个月以上婴幼儿，每次 0.1 g；6 个月以下减半或遵医嘱。疗程 7～10 d。

（四）制剂与规格

注射剂：250 mL∶40 mg。遮光，密闭，阴凉处保存。

十三、聚肌胞

（一）作用与用途

抗病毒药，由多分子核苷酸组合而成，在体内能诱生干扰素，对多种病毒引起的疾病有效，并能增强抗体形成和刺激巨噬细胞吞噬作用。本品肌内注射后 10～20 min 血液浓度达峰值，代谢产物主要从尿排出。临床用于治疗病毒性角膜炎、单纯疱疹和慢性病毒性肝炎的辅助治疗。

（二）注意事项

少数患者可有低热，如 2 d 后不能自行消失，应即停药。孕妇禁用。

（三）用法与用量

1.肌内注射

一次 1～2 mg，每 2 d 1 次。

2.结膜内注射

0.2～0.5 mg，每 3 d 1 次。患带状疱疹者可配合局部外用，一天数次。

（四）制剂与规格

注射剂：2 mL∶2 mg。密闭，凉暗处保存。

十四、奥司他韦

（一）别名

达菲。

（二）作用与用途

本品在体内转化为对流感病毒神经氨酸酶具有抑制作用的代谢物，有效地抑制病毒颗粒释放，阻抑甲、乙型流感病毒的传播。口服后在体内大部分转化为有效活性物，可进入气管、肺泡、鼻黏膜等部位，并由尿排泄，半衰期为 6～10 h。临床用于治疗流行性感冒。

(三)注意事项

主要不良反应有呕吐、恶心、失眠、头痛、腹痛,尚有腹泻、头晕、疲乏、鼻塞、咽痛等。

(四)用法与用量

成人推荐口服剂量每次 1 粒,每天 2 次,共 5 d。在流感症状开始的第 1 天或第 2 天就应该开始治疗。

(五)制剂与规格

胶囊:75 mg。30 ℃以下保存。

（李培静）

第十七章 精神科用药

第一节 促 智 药

促智药又称认知增强剂,是一类改善记忆障碍、智能损害,促进认知功能恢复的药物。主要用于治疗阿尔茨海默病(Alzheimer's disease,AD)、血管性痴呆、混合性痴呆及轻度认知功能损害。鉴于 AD 病因不明,故目前临床应用的治疗药物仍以对症为主,包括胆碱酯酶抑制剂、抗氧化剂、脑细胞代谢激活剂、脑血循环促进剂、谷氨酸受体阻滞剂、雌激素等。但这些药物治疗 AD 的作用机制尚不确切,作用靶位亦不专一,疗效有限,还有待开发新型药物。

一、胆碱酯酶抑制剂

(一)概述

胆碱酯酶抑制剂(acetyl cholinesterase inhibitors,AChEI)是一类间接增强乙酰胆碱(acetyl choline,ACh)功能药物。AChEI 能与乙酰胆碱酯酶(acetyl cholinesterase,AChE)结合,形成水解较慢的复合物,使 AChE 活性受抑制,导致末梢释放的 ACh 不被水解,产生拟胆碱作用。

自 1993 年美国 FDA 批准他克林作为治疗 AD 的第一个药物,从此引发世界对治疗 AD 药物的开发与应用研究热潮。他克林属于 AChEI,通过阻断 AChE,改善患者的认知功能。AChEI可分为 3 类。①非共价结合的抑制剂:与 AChE 的活性位点以可逆的、非共价的形式结合。对 AChE 的亲和力较强,亲脂性强,易透过血-脑屏障,可抑制中枢神经系统内 AChE 的活性,并有作用时间长的特点。它包括吖啶类他克林、哌啶类多奈哌齐。②氨甲酰类抑制剂:如利斯的明,也具有易通过血-脑屏障,作用时间长的特点。③菲样生物碱类:加兰他敏等。

AD 病因不明,其发病机制复杂。病理学研究显示,AD 患者大脑皮质弥漫性萎缩、沟回增深、脑室扩大,神经元大量减少。并可见老年斑、神经元纤维缠结,颗粒性空泡小体等病理性改变,胆碱乙酰化酶和 ACh 含量显著减少。20 世纪 70 年代以来,发现 AD 患者脑胆碱能神经元功能障碍,它的退变成为疾病过程的中心问题之一。由此,提出 AD 的胆碱能假说,这种假说认为,AD 的认知障碍与中枢胆碱能功能缺陷相关。其根据:①皮质和海马胆碱能神经元减少。②脑的胆碱乙酰转移酶(choline acetyltransferase,ChAT)活性减少。③胆碱能缺陷与认知损害密切相关。在研究学习、记忆障碍的动物模型中,用物理或化学方法破坏基底前脑复合体的胆碱能神经元的胞体,可引起动物学习、记忆能力下降。病理研究显示,梅奈特基底核胆碱能神经元明显减少,神经元丢失的程度与学习、记忆障碍的程度密切相关。④AChEI 能改善 AD 患者的症状。中枢胆碱能功能的缺陷,可由 ACh 前体物质缺乏,ChAT 活性降低,AChE 活性增加,或突触后 ACh 受体和受体后信号转导过程障碍等原因所致。实际上,上述各环节都有不同程度的缺陷。AD 的治疗能通过纠正这些缺陷,来改善胆碱能神经元功能。

可采用以下三种方法。①增加胆碱能前体和促 ACh 释放剂:胆碱和卵磷脂是合成 ACh 的前体,因 AD 患者脑内缺少 ChAT,目前临床试验结果并不令人满意;促 ACh 释放剂孟替瑞林正处于临床试验阶段。②受体激动剂:AD 的重要病理变化是胆碱能系统退行性变,其中以前脑基底部到海马和皮质的投射部位特别明显,这些区域退行性变的程度和认知功能的丧失相关。在海马和皮质的突触后毒蕈碱受体大部分无损害,应用毒蕈碱激动剂直接刺激突触后受体,使胆碱功能得到部分恢复。早期临床试验中,用槟榔碱、氧化震颤素、甲氨酰甲基胆碱等毒蕈碱激动剂的结果令人失望。新药有呫诺美林、米拉美林和 SB202026 等,正处在临床试验的早期。③AChEI:目前认为,最有效的药物作用靶位是抑制胆碱酯酶活性,即 AChEI。

经国际多中心、随机对照试验,AChEI 被认为是当前治疗 AD 的主要药物。其应用范围为早、中期 AD 患者,AChEI 可改善认知功能,延缓病程 1～2 年,并不能阻止疾病的进展。AChEI 对 AD 治疗仅是对症治疗,使 ACh 在突触维持一定水平。有关轻度认知障碍及其他痴呆的应用效果还需进一步研究。目前,虽然对 AD 治疗尚无肯定有效的治愈方法,近 10 年来 AChEI 的发展带来一些希望。但这些药物的前景尚难预测,疗效、不良反应、价格三大因素是决定药物前景的关键。他克林因其肝脏毒性严重、高剂量、半衰期短等原因,在我国临床应用已趋淘汰。多奈哌齐、利斯的明和加兰他敏,经过系统和规范的临床研究证实,确有临床疗效,目前已成为治疗 AD 的主要药物。

(二)多奈哌齐

多奈哌齐(donepezil,安理申,Aricept)属六氧吡啶类氧化物,是一种有哌啶基的可逆性胆碱酯酶抑制剂。由日本卫材公司开发,是 1996 年 11 月美国 FDA 批准上市的第 2 个 AChEI。化学名为(±)-2,3-双羟基-5,6-二甲氧基-2-1{[1-(苯甲基-4-哌啶基)]甲基}-1H-茚-1-酮盐酸盐。分子结构见图 17-1。

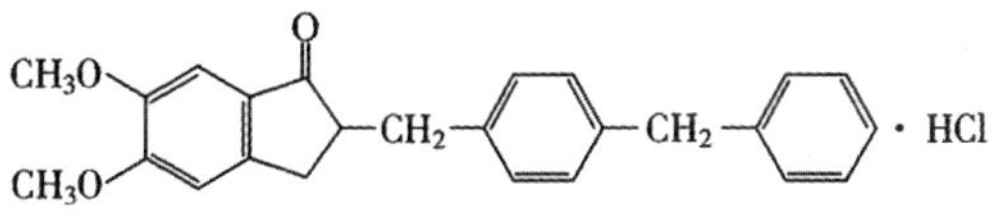

图 17-1 盐酸多奈哌齐分子结构式

1.药理学

多奈哌齐主要作用机制为可逆性、高度选择性抑制脑内乙酰胆碱酯酶对乙酰胆碱的水解,使突触间隙的乙酰胆碱增加,增强中枢神经系统乙酰胆碱能作用。中枢乙酰胆碱主要分布海马、脑皮质、杏仁核等区,参与大脑的学习和记忆功能。

多奈哌齐的选择性作用,主要作用于中枢神经系统,而对外周心肌、小肠平滑肌等无作用。胆碱酯酶按生化性质可分为两种,即乙酰胆碱酯酶(AChE)和丁酰胆碱酯酶(butyryl cholines-terase,BuChE)。BuChE 分布广泛,包括心血管、呼吸、消化、生殖和泌尿等系统,对中枢神经系统功能影响小。药理学研究,多奈哌齐对 AChE 的半数抑制浓度(IC$_{50}$)为(5.70 ± 0.2)nM,对 BuChE 的 IC$_{50}$为$(7\,138.0\pm133)$nM,BuChE 与 AChE 的比值为 1 250,由此可以看出多奈哌齐对

AChE 的选择性好。BuChE 与外周胆碱能作用有关,表明多奈哌齐具有良好的中枢神经系统效应,而很少有外周胆碱能的副效应。口服多奈哌齐对脑内胆碱酯酶产生抑制作用,呈剂量效应关系,而对心脏和消化道中胆碱酯酶没有显著的抑制作用,明显优于他克林和毒扁豆碱。AD 患者服用多奈哌齐 3 mg/d 及 5 mg/d,12 周后发现对红细胞中的 AChE 的产生明显的抑制作用。当药物达稳态浓度时,对 AChE 的抑制作用分别为 44% 及 64%,并与认知功能的改善有关。对 AChE 抑制效应的研究,Rogers(1998)报道多奈哌齐的血浆浓度和红细胞 AChE 抑制作用之间的关系,血浆浓度在 50~75ng/mL,酶活性抑制在 76.7%~83.5% 是药物治疗有效的标志。

2.药代学

口服吸收良好,进食不影响药物的吸收,生物利用度为 100%。达峰浓度时间(T_{max})3~4 h。不同剂量和曲线下面积(AUC)呈线性关系。血浆浓度达到一定水平后,再增加浓度并不能明显抑制红细胞的 AChE 活性。表明血浆中达到相当高浓度后,就不需要增加剂量,而只需要维持量即可。稳态分布容积为 12 L/kg。血浆蛋白结合率为 96%,主要是清蛋白(75%)和 α_1-酸性糖蛋白(21%)。多次给药可在 15 d 内达到稳态。消除半衰期($t_{1/2}$)约 70 h。在肝脏内由 CYP3D4 和 2D6 代谢,并经葡萄糖醛酸化过程。在给药 10 d 后,多奈哌齐原型及其 4 种代谢产物,从尿中排出占 57%,从肠道排出占 15%。其代谢产物 6-0-去甲基-多奈哌齐(11%)具有药理活性,其他代谢产物的作用尚未明确。有肝脏疾病(酒精性肝硬化)的患者肝脏清除率比健康人低 20%。肾脏病对清除率无影响。

3.临床药物试验

Rogers 等在美国 20 个单位入组 473 例患者,分为多奈哌齐 5 mg/d 组、10 mg/d 组和安慰剂组,进行为期 24 周的双盲对照试验。入组符合 DSMⅢ-R AD 诊断标准。评定工具应用阿尔茨海默病评定量表认知分量表、临床医师问卷为基础加照料者反应的病情改变的印象、简易智力状态检查、Boxes 测量法临床痴呆评分总和 CDR-SB 和日常生活能力量表。24 周后结果,多奈哌齐治疗组患者的 ADAS-cog 评分比安慰剂组患者高。其中 5 mg/d 组与 10 mg/d 组之间差异没有统计意义。CIBIC plus 评分在统计学上也有利于多奈哌齐组。其他各项评定结果药物治疗组均有改善。

另有三篇报道应用剂量的研究,研究收集 161 例,年龄 55~85 岁,分为多奈哌齐 1 mg/d 组、3 mg/d 组、5 mg/d 组和安慰剂组,治疗 12 周,应用 ADAS-cog、ADL、MMSE、CDR-SB 评定,结果 5 mg/d 组在改善认知功能上比其他三组有效。研究二在 24 个中心进行 15 周双盲临床试验,468 例,年龄>50 岁,分为多奈哌齐 5 mg/d、10 mg/d 和安慰剂组,应用 ADAS-cog、CIBIC plus 评定,结果 5 mg/d 组和 10 mg/d 组均能改变认知功能,但 5 mg/d 组与 10 mg/d 组之间 ADAS-cog评分无显著性差异。研究三有 450 例患者,分为多奈哌齐 5 mg/d、10 mg/d 和安慰剂,使用 ADAS-cog、CIBIC plus、MMSE 和 CDR-SB 评定,结果 5 mg/d 和 10 mg/d 均改善认知功能,两组间无明显差别。治疗效果在停药后 6 周减少。

多奈哌齐的临床疗效评价,多数研究报告认为用于治疗轻至中度的 AD 患者,在改善认知功能方面有肯定效果。但 2004 年由英国卫生部支持"AD2000"的临床试验,是一项随机、双盲、安慰剂对照,历时 5 年的研究。共纳入 565 例轻、中度 AD,随机分为多奈哌齐和安慰剂组。结果显示,在治疗最初 2 年内,多奈哌齐组患者的认知功能和生活能力有所改善。但在治疗 3 年后,多奈哌齐组有 42% 和安慰剂组有 44% 被送入专业护理机构而中止研究,两组生活能力丧失的速度没有差异,两组疾病进展率分别为 58% 和 59%,表明远期效果并不理想。有关长期疗效尚需进一步研究。

4.剂量和用法

多奈哌齐片剂,白色为 5 mg,黄色为 10 mg。起始剂量,每天 5 mg,一次服。通常在晚上服用,血浆峰浓度出现在入睡后,可减少消化道的不良反应。对于有失眠的患者,则在白天服用。根据临床开放试验,用 6 周时间将剂量加至 10 md/d 时,其不良反应发生率与 5 mg/d 组没有显著差异。一般治疗剂量为 5 mg/d,部分患者需要 10 mg/d。老年患者因其药代学改变导致半衰期延长,使用 5 mg/d 的剂量更为适宜。有轻度肝肾功能损害,不需调整剂量。

5.不良反应

常见有腹泻、恶心、呕吐、失眠、肌肉痛性痉挛、疲倦和厌食。这些不良反应通常很轻,持续短暂,继续治疗可缓解。总体来看,多奈哌齐耐受性较好。用 5 mg/d 治疗时,因不良反应而停止治疗的发生率与安慰剂接近。临床试验中,中止治疗常见的不良反应是恶心、腹泻和呕吐。多奈哌齐通常不引起肝脏毒性反应,这明显优于他克林。对心脏疾病、室上性心律失常、哮喘或阻塞性肺部疾病有影响,有增加消化道出血危险。与抗胆碱能药、琥珀酰胆碱类肌松剂可能有相互作用。

(三)利斯的明

利斯的明(rivastigmine,卡巴拉汀,艾斯能,Exelon)是氨基甲酸类衍生物,属于第二代胆碱酯酶抑制剂(AChEI)。由瑞士诺华公司开发。化学名称:(S)-氮-乙基-3-[(1-二甲氨基)乙基]-氮-甲氨基甲酸苯酯。分子结构式如图 17-2。

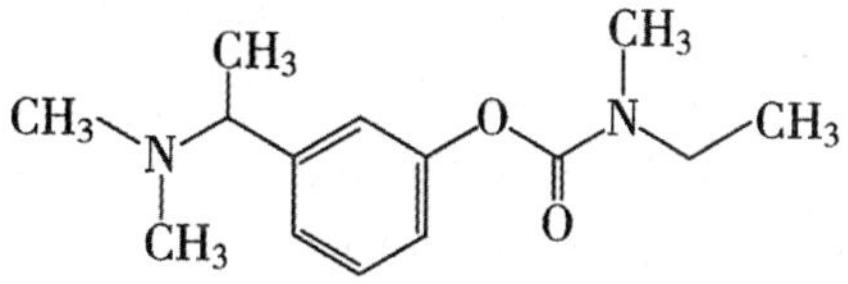

图 17-2　利斯的明分子结构

1.药理学

(1)选择性作用:在体内、外实验证明,利斯的明在中枢神经系统对 AChE 抑制具有选择性。动物实验表明,本品抑制皮质和海马的作用明显强于脑的其他部位。在健康志愿者研究中,顿服 3 mg,1.5 h 内,脑内 AChE 活性抑制近 40%。对脑 AChE 的亲和力是外周的 10 倍,而外周红细胞和血浆中 AChE 活性几乎不受影响,表明本品引起心血管系统和肌肉痉挛等外周不良反应较少。

AChE 存在不同亚型,在脑内以 G_1 和 G_4 亚型最丰富。在 AD 患者脑中 G_1 和 G_4 之比较正常人升高。有研究显示,本品对 G_1 型有选择性作用,对 G_1 型的抑制作用是 G_4 型的 6 倍。

(2)对 BuChE 的抑制作用:BuChE 主要分布在周围器官,在中枢神经系统含量很少,但 BuChE 可能与 AChE 一起协同调节中枢 ACh 水平。Kenndey 等(1999)研究显示,应用利斯的明后,脑脊液中 BuChE 明显减少,认知功能显著改善。由此推测本品作用机制具有中枢 AChE 与 BuChE 双重抑制作用。

(3)作用时间长:利斯的明是一种新型"假性不可逆"性 AChE 抑制剂,它与 AChE 的酯侧结合,并使其降解,在与 AChE 形成氨基甲酰化复合物时,AChE 处于被抑制状态,直到酯位上的甲酰基部分被羟基取代才恢复其活性。利斯的明的氨基甲酸酯分子与酶的酯化位点分离缓慢,即产生所谓的"假性不可逆"性抑制。结果在 10 h 内阻止了 ACh 的进一步水解,使其作用时间延长。

2.药代学

口服吸收迅速,几乎完全被吸收。服后 1 h 达峰浓度,与食物同用,血浆峰浓度延后 90 min。老年人吸收缓慢,1～2 h 达峰浓度。服用 3 mg 绝对生物利用度约 36%,生物利用度随剂量增高。蛋白结合率 40%。易通过血-脑屏障,表观分布容积为 1.8～27 L/kg,大于全身水体积,表明分布到血管外腔隙。

代谢主要通过胆碱酯酶代谢,本品与 AChE 作用产生酚类降解物,这种降解物仅有微弱(<10%)的胆碱酯酶抑制作用。对代谢酶影响小,其代谢不依赖肝微粒体 P450 酶灭活,很少发生药物相互作用。半衰期为 10 h,每天 2 次给药。其代谢物主要由肾脏排泄,服用示踪标记的本品 24 h 内>90%经肾脏迅速排出,尿中未发现原型药物。仅 1%由粪便排泄。快速清除,而无蓄积作用,停药 24 h 内可恢复正常 AChE 功能。

在肝硬化患者,利斯的明及其代谢产物的曲线下面积(AUC)比正常人分别高 23 倍和 0.8 倍。说明肝损害时代谢减少,严重肝损害时应注意。轻、中度肾损害患者的 AUC 比健康人高 2 倍,根据个体耐受调整剂量后,未见两组间 AUC 存在显著差异。

3.临床药物试验

Anand 等(1996)设计主要用以评价利斯的明治疗 AD 的有效性和安全性方案,有 3 300 例纳入为期 6 个月、双盲、对照、长期随访研究。结果:①利斯的明能改善认知功能,6 个月试验后,统计结果显示疗效显著。轻到中度 AD 患者的认知功能临床上有相对提高,包括语言能力、单词回忆、单词识认、定向、记忆测验。ADAS-cog 评分均值有显著提高,在第 6 个月,服用 6～12 mg/d 治疗组与安慰剂组比较 ADAS-cog 评分平均相差 4.9 分。②日常生活活动能力,应用进展性恶化量表(PDS),是一种区域特异性 ADL 评价方法。6 个月后,PDS 评分安慰剂组下降 5.2 分,利斯的明组下降 1 分,表明利斯的明治疗可使 ADL 衰退延缓。③总体执行功能,是对认知、行为和执行功能进行的临床评估,常用工具 CIBIC-plus。服用 6～12 mg/d 组与安慰剂组相比,证实有明显改善。

Rosler 等(1999)在欧洲和南美洲 45 个中心进行前瞻性、双盲对照,把 725 例轻、中度 AD 患者随机分为利斯的明 1～4 mg/d 低剂量组 243 例,6～12 mg/d 高剂量组 243 例,安慰剂组 239 例。经 6 个月治疗,结果 ADAS-cog 评分改变高剂量组(24%)显著高于安慰剂组(16%),CIBIC-plus 高剂量组(37%)显著高于安慰剂组(20%)。PDS 衡量改善状况,两组间具有统计学意义的差异($P<0.01$)。

Spenser 等(1998)综合三篇 II、III 期临床试验,有 1479 例接受不同剂量利斯的明治疗,并以安慰剂 647 例做对照。结果显示,利斯的明能明显改善患者的认知功能,减缓总体功能衰退,延长日常生活能力的时间,并减轻病情严重程度。剂量 6～12 mg/d 疗效最显著,一般在第 12 周起效。

4.剂量和用法

利斯的明胶囊剂,有 1.5 mg、3 mg、4.5 mg 和 6 mg 四种规格。本品适用于轻度、中度阿尔茨海默病。对血管性痴呆的治疗尚未见报道。

开始剂量 1.5 mg,每天 2 次。两周后耐受良好,剂量递增到 3～6 mg,每天 2 次。调整剂量时,注意患者耐受能力。加药过程中出现不良反应,应减量。最高治疗剂量为 6 mg,每天 2 次。

推荐在早、晚进食时服用。

注意：①病态窦房结综合征或伴严重心律失常患者慎用。②溃疡患者应注意观察。③不宜与拟胆碱能药合用。

5.不良反应

常见不良反应有恶心、呕吐、食欲缺乏、眩晕、腹泻和头痛。多为轻到中度，持续时间有限，常发生在治疗开始的前几周，继续治疗症状可消失。采用进食时服药可以改善。如症状明显，不能耐受则减少剂量。不良反应发生频率与程度和剂量相关。

对心电图及肝功能无影响，不需特殊监护。肝、肾功能减退的患者一般不必调整剂量。

本品安全性高，服药过量，出现恶心、呕吐和腹泻，多数不需要处理。乙酰胆碱酯酶抑制作用周期约 9 h，对无症状的用药过量患者，在随后 24 h 内不应继续用药。严重过量患者可使用阿托品，初始剂量为 0.03 mg/kg 静脉注射。1 例一次服用 46 mg，24 h 内完全恢复正常。目前未见因服过量中毒死亡的报告。

二、抗氧化剂

AD 患者脑内老年斑的核心成分是 β-淀粉样蛋白，它能引起自由基大量产生，可导致神经细胞死亡。氧化代谢生成的自由基和其他一些含氧化合物如过氧化氢等总称为活性氧物质。活性氧物质在神经退行性疾病中发挥重要作用。机体在代谢过程中可产生自由基，由于它带有不成对电子，因此很容易与蛋白和脂质发生反应而破坏细胞膜和组织。抗氧化剂具有减少自由基生成和保护神经元免受自由基损害的作用。

(一)维生素 E

维生素 E(vitamin E，生育酚，tocopherol)有很强的抗氧化作用，能够清除自由基，保护细胞内过氧化氢酶和过氧化物酶的活性，减少脑细胞中脂褐素的形成，有助于延缓衰老过程。动物实验显示，维生素 E 能延缓神经细胞损害和死亡，可促进人体新陈代谢，增强机体活力，推迟细胞衰老。

临床研究认为，维生素 E 对延缓衰老和痴呆的进展有效。一项流行病学调查结果，高剂量维生素 E 与 AD 的低发生率有显著相关性。支持抗氧化剂能延缓 AD 的观点。另一项多中心、双盲随机临床试验，应用维生素 E 1 000 IU，每天 2 次，治疗中度 AD 患者，结果可使患者病情进展延缓 7 个月，但不能改善患者总体情况。Sano 等(1997)对 341 例门诊 AD 患者随机分为维生素 E 2 000 IU/d 组，司来吉兰 10 mg/d 组，两药联合组和安慰剂组。结果显示三组治疗组与安慰剂比较在死亡、住院、日常活动能力的终点时间有显著的延迟。与安慰剂比较维生素 E 组延长 230 d，司来吉兰组 215 d，联合治疗组 145 d。但三个治疗组的认知功能均没有显著性改变。

胶丸剂：5 mg；100 mg。每次口服 10～100 mg，每天 2～3 次。

大剂量可引起恶心、呕吐、唇炎、口角炎、眩晕、视力模糊，性腺功能障碍，低血糖等。

长期大剂量(200～600 mg/d)，可引起血栓性静脉炎、肺栓塞、下肢水肿等。因此，应限制大剂量应用。

(二)银杏叶提取物

银杏叶提取物(金纳多、天保宁、达纳康、舒血宁)能阻止自由基所致的损害，是一种抗氧化剂。有效成分为银杏黄酮苷和萜类化合物。

Packer 等(1995)提出，银杏叶提取物具有抗氧化和拟胆碱能作用。它可以清除体内过多的自由基,抑制细胞膜的脂质过氧化反应,保护细胞膜,防止自由基对机体的损害。通过刺激儿茶酚胺的释放和抑制其降解及刺激前列环素和内皮舒张因子的形成而产生动脉舒张作用,增加血流量。增加缺血组织对氧及葡萄糖的供应量,增加中枢毒蕈碱受体数量,增强中枢胆碱能系统的功能。

口服易吸收,生物利用度 $60\%\sim70\%$,半衰期 $4\sim5$ h,大部分经肾脏排出,29% 从粪便排出。

Le Bar 等(1997)对 263 例符合 DSM-Ⅲ-R AD 诊断标准入组,有 137 例完成 52 周观察,结果银杏叶组有 78 例(50%),对照组有 59 例(38%)在日常生活和社会行为评估中有轻微提高,对照组相对于基线显示有明显恶化,结果有统计意义。而 CGI-C 和 ADAS-cog 量表中未见显著性差异。

临床上适用于 AD,血管性痴呆和混合性痴呆,可改善认知功能,但对严重痴呆者效果不显著。

剂量与用法。片剂:40 mg/片;针剂:17.5 mg/5 mL。口服剂量 $40\sim80$ mg,每天 3 次。静脉注射,每次 $5\sim10$ mL,每天 $1\sim2$ 次。静脉滴注时用生理盐水,葡萄糖或右旋糖酐-40 稀释。

不良反应:少见,可有易激惹、情绪不稳,罕有胃肠不适、头痛、血压下降、变态反应。静脉注射时应变换注射部位,以防静脉炎。

(三)司来吉兰

司来吉兰(selegiline,司立吉林,克金平,Jumex,L-deprenyl)是单胺氧化酶-B 抑制剂。老年人单胺氧化酶-B(MAO-B)的活性增高,以海马、顶叶和颞叶皮质最明显。MAO-B 在脑内参与生物源性脱氨作用,通过抑制 MAO-B 活性减少自由基形成,具有神经元保护作用。亦可增加儿茶酚胺水平,增强记忆功能。

有六项随机双盲临床试验,应用司来吉兰治疗 500 例痴呆患者,研究期限 $1\sim24$ 个月。其中 Sano 等(1997)样本最大,以司来吉兰、维生素 E 与安慰剂对照研究。结果显示,司来吉兰与维生素 E 在延缓病情进展疗效相似,均比安慰剂好。另有五项自身交叉对照研究,均证实司来吉兰的疗效。一项对 341 例中度痴呆患者的多中心、双盲对照试验,单用维生素 E 1 000 IU,每天 2 次。单用司来吉兰 5 mg,每天 2 次。经 2 年观察,均可延缓痴呆的进展速度。

司来吉兰可用于治疗痴呆患者,尤其适用于不宜应用胆碱酯酶抑制剂的患者。

片剂:每片 5 mg。每次 5 mg,每天 2 次,早午服。推荐剂量 $5\sim10$ mg/d,分次服。

不良反应:主要是直立性低血压,严重者不能耐受。部分患者可出现焦虑、易激惹、眩晕、失眠、口干、腹痛、恶心、呕吐。

本品不宜与 5-羟色胺再摄取抑制剂、三环类抗抑郁剂、哌替啶配伍用,联合应用可出现精神症状、癫痫、高血压危象严重的相互作用。

三、促脑代谢及脑循环药

(一)吡拉西坦

吡拉西坦(脑复康,吡乙酰胺,酰胺吡酮)是氨基丁酸的衍生物。在促智药临床研究中,常作为阳性对照药物。

吡拉西坦直接作用于大脑皮质,具有激活、保护和修复神经细胞的功能。通过激活腺苷酸激酶,促使脑内 ADP 转化为 ATP。增加大脑对氨基酸、蛋白质、葡萄糖的吸收和利用,促进脑细胞代谢,改善脑功能。它影响胆碱能神经元兴奋传递,促进乙酰胆碱合成,具有改善学习、记忆和回忆功能。

适用于治疗轻度认知功能障碍,轻、中度痴呆以及脑缺氧、脑外伤、脑卒中、药物中毒、一氧化碳中毒引起的记忆、思维障碍。

口服吸收快,30～40 min 达峰浓度,生物利用度大于 90%,易透过血-脑屏障及胎盘障碍,半衰期为 5～6 h。98% 以原形从尿排出,仅 2% 从粪便排出。

剂量和用法。片剂:0.4 g、0.8 g;胶囊:0.2 g;口服液:0.4 g/10 mL、0.8 g/10 mL;注射剂:1 g/5 mL、2 g/10 mL、3 g/15 mL、4 g/20 mL。

口服 0.8～1.6 g,每天 3 次。6 周为 1 个疗程。静脉滴注 8 g/d。

不良反应轻微,偶有口干、食欲缺乏、呕吐、失眠、荨麻疹等。大剂量时可出现失眠、头晕、呕吐、过度兴奋,停药后恢复。锥体外系疾病、亨廷顿病禁用。

(二)茴拉西坦

茴拉西坦(阿尼西坦,三乐喜,脑康酮,aniracetam)属于 2-吡咯烷酮衍生物。1978 年由瑞士 Roche 公司开发,1988 年在日本上市。化学名为 1-(4-甲氧基苯酰基)-2-吡咯烷酮。

选择性作用于大脑,促进和增强记忆。动物模型研究中,被动或主动逃逸、选择性行为反应和迷宫学习试验,均证实了茴拉西坦对学习和记忆的作用。研究表明,本品可以激活丘脑网状结构的胆碱能通路,增加 ACh 释放。ACh 是通过胆碱受体兴奋中枢运动神经元的兴奋介质,与学习记忆有关。口服茴拉西坦 100 mg/kg,可增加大鼠海马 ACh 释放,使海马 ACh 水平下降得以恢复。能刺激中枢神经系统中谷氨酸受体而产生促智作用。本品没有镇静或兴奋作用,也没有血管扩张作用。

口服吸收完全,口服后 1 h 达峰浓度。能透过血-脑屏障,药物浓度-时间曲线下面积(AUC)与剂量无线性关系。蛋白结合率约 66%,在体内主要分布在胃肠道、肾、肝、脑和血液。在肝脏代谢,对肝药酶无明显影响,主要代谢产物为对甲氧基苯甲酰氨基丁酸(ABA)和 2-吡咯烷酮。半衰期为 35 min。代谢产物的 84% 由尿排出,0.8% 经粪便排泄,11% 随 CO_2 呼出。

茴拉西坦用于治疗 AD,可改善认知功能,长短记忆及学习能力。Senin 等(1991)对 109 例轻到中度认知功能损害的 AD 患者进行多中心、双盲随机对照研究,应用茴拉西坦治疗 6 个月,结果治疗组的心理测量评分较对照组有显著提高。

临床用于治疗健忘症、记忆减退、AD 及血管性痴呆患者。

剂量和用法:片剂,100 mg、200 mg、750 mg、1 500 mg。口服每次 200 mg,每天 2～3 次。治疗剂量为 600～1 500 mg/d。有明显失眠、焦虑不安的患者,建议每天晨一次服。1～2 个月为 1 个疗程。

本品安全性和耐受性良好,偶有失眠、激动、头痛、眩晕、腹泻、上腹痛、皮疹、口干等不良反应。反应轻微,一般不需停药。在人体研究中尚未发现与其他药物相互作用。严重肾功能不全者,每天剂量减至 750 mg。

(三)二氢麦角碱

二氢麦角碱(dihydroergotoxine,HYDER GIN,安得静,海特琴)由二氢麦角可宁、二氢麦角汀和 α,β-二氢麦角隐亭甲磺酸盐组成的混合物。

本品能增加 ACh 的合成,增加胆碱能受体数量,可改善记忆。它能抑制 ATP 酶和腺苷酸环化酶的活性,增加神经细胞内 ATP 水平,使神经细胞能量增加。本品为 α 受体阻滞剂,能抑制血管紧张,使血管扩张。同时作用于中枢多巴胺和5-羟色胺受体,缓解血管痉挛,改善脑的微循环,能增加脑血流量和对氧的利用,改善脑细胞代谢功能。

口服吸收25%,服药后1 h达峰浓度,生物利用度5%～12%。血浆蛋白结合率为31%,半衰期为4 h,主要由肝代谢。随胆汁经粪排出,仅2%以原形排出。

适用于血管性痴呆,动脉硬化症及卒中后遗症。对297例AD患者治疗结果显示,神经心理和行为症状的疗效评价有改善,但总体疗效无显著意义。

剂量和用法。片剂:1 mg/片;注射剂:0.3 mg/mL。口服3～6 mg/d。12周为1个疗程。静脉滴注:2～4 mg/d。

不良反应:轻微,偶有恶心、呕吐、鼻塞、面部潮红。

避免与吩噻嗪类、利尿剂和降压药伍用。急慢性精神病、低血压、心脏器质性损害、严重心动过缓、肾功能不全禁用。

(四)阿米三嗪/萝巴新

阿米三嗪/萝巴新(都可喜)是由阿米三嗪与萝巴新组成的复方制剂。

阿米三嗪作用于颈动脉体化学感受器,兴奋呼吸,从而增强气体交换,增加动脉氧分压和血氧饱和度。萝巴新可增加大脑线粒体的氧利用,增强阿米三嗪作用强度和作用时间。二药合用可使脑组织氧供应和利用增强,促进代谢,有改善脑代谢和微循环的作用。

本品适用于记忆下降及脑卒中后的功能恢复。

常用片剂:每片含阿米三嗪30 mg和萝巴新10 mg。口服每次1片,每天2次,餐后服。

不良反应:极少数可有恶心、呕吐、头晕等症状。忌与单胺氧化酶抑制剂合用。孕妇及哺乳期妇女慎用。

(五)吡硫醇

吡硫醇为维生素B_6的类似物,能促进脑内新陈代谢,增加脑血流量,改善脑功能。用于脑动脉硬化,阿尔茨海默病。每次口服100～200 mg,每天3次。不良反应可有恶心、皮疹。

(六)环扁桃酯

环扁桃酯对照研究表明,本品能提高AD患者注意力,改善情绪。剂量600～900 mg/d,分3～4次服。维持量300～400 mg/d。不良反应为颜面潮红、皮肤灼热感,头痛和胃肠反应。

(七)萘呋胺

萘呋胺能增加脑细胞ATP合成,增加脑细胞葡萄糖利用。有报道能增进记忆,提高智力测验评分。剂量300 mg/d,分3次服。有失眠、胃不适反应。

(八)脑蛋白水解物

脑蛋白水解物(脑活素,丽珠赛乐,优尼泰)用标准化控制的酶分解而来,含游离谷氨酸和多肽,其中具有活性的多肽可透过血-脑屏障,进入神经细胞,促进蛋白质合成,改善脑能量代谢,并影响突触的可塑性及传递。有报告用于轻、中度AD患者对记忆、注意力的改善有效。肌内注射,每次2～5 mL,每天1次。静脉滴注,每次10～30 mL,稀释于250 mL静脉滴注液中,缓慢滴注。2～4周为1个疗程。偶有变态反应。癫痫发作、肾功能不全、孕妇禁用。

四、谷氨酸受体阻滞剂

谷氨酸是脑皮质和海马的主要兴奋性神经递质,在学习与记忆功能中具有重要作用。早在20世纪80年代提出AD发病的谷氨酸能神经功能异常假说,神经元受到谷氨酸异常强烈的作用,引起大量的 Ca^{2+} 内流,产生活性氧物质,可能会导致神经元变性死亡。这种由氨基酸兴奋引起的毒性称为兴奋性神经毒性。谷氨酸受体过多的激活会引起神经元变性和丧失,实验证明,兴奋性毒性在神经退行性疾病中起重要作用。

N-甲基-D-天冬氨酸(N-methyl-D-aspartate,NMDA)受体阻断剂可以阻止过量的神经递质谷氨酸传递而达到保护神经元作用;另一方面,增加 NMDA 受体数量和功能有助于增强和调节认知功能。

美金刚(二甲金刚胺)是一种 NMDA 受体阻滞剂。由德国 Merz 药厂出品,已在欧洲批准用于治疗中、重度 AD。其主要成分为盐酸 1-氨基-3,5-二甲基金刚烷。

临床前试验表明,本品具有神经保护作用,长期应用能保护海马免受 NMDA 特异性内源性神经毒剂——喹啉酸毒性作用。在大鼠缺血模型实验中,本品对大脑和局灶具有保护缺血过度损伤作用。

本品对 NMDA 拮抗作用像 Mg^{2+} 一样占据 NMDA 通道,增加动作电位。主要是通过直接利用电压依赖方式,阻断 NMDA 受体,阻止大量 Ca^{2+} 内流,从而保护神经元免受谷氨酸兴奋性毒性作用。

本品对谷氨酸能神经递质具有双重调节作用。①对 α-氨基-3 羟基-5-甲基-4 异噁唑丙酸(AMPA)受体作用:阿尔茨海默病谷氨酸释放异常减少,美金刚对 AMPA 受体具有促进作用,而保证正常的谷氨酸能神经传导,促使学习和记忆功能的恢复。②对 NMDA 作用:在突触前谷氨酸释放病理性增加时,如脑缺血时,美金刚通过突触后膜阻断谷氨酸调节的离子通道(NMDA通道)而抑制谷氨酸的作用,从而减少谷氨酸的兴奋性毒性作用。

口服吸收迅速、完全。单次口服剂量为 10~40 mg,3~7.7 h 达峰浓度,其曲线下面积和达峰浓度与剂量呈线性关系。在体内分布广泛,对肺、肝、肾脏有特殊亲和力,能透过血-脑屏障,脑脊液浓度是血浆浓度的 1/20。血浆蛋白结合率为 42%~45%,清除半衰期为 67~104 h。主要通过肾脏排泄,少量存在粪便中。

动物实验表明,小剂量 NMDA 受体阻滞剂治疗 AD,对改善认知功能有效。近几年,美金刚在欧洲用于治疗各种形式、各个阶段的痴呆,临床资料也证实了动物实验。

Pante 等(1993)对 60 例中重痴呆患者进行 4 周随机双盲对照试验,应用美金刚剂量为 20 mg,结果显示认知障碍及动力缺乏治疗有效反应率为 70%。另一项 160 例重度痴呆患者进行 12 周随机双盲对照试验,其中 151 例完成 12 周观察,75 例为治疗组,76 例为对照组。结果治疗组临床总体印象评定反应率为 76%,对照组为 45%,两组有显著性差异。

有 5 项双盲、对照的临床研究,应用美金刚 4~6 周,进行有效性评价。结果均证实,在改善认知功能、驱动力、情感状态,日常生活中的运动功能方面有效,使患者的社会功能、独立能力得到改善。

Reisberg 等(2003)用美金刚治疗中度和重度 AD 患者的双盲对照研究显示,美金刚在改善AD 患者认知功能、社会功能方面明显优于安慰剂。

剂量和用法:起始剂量 5 mg/d,第 2 周加量到 10 mg/d,第 3 周为 15 mg/d,第 4 周为 20 mg/d,疗程 4 个月。剂量大时,应分 2 次服,午后宜在 4 点前用药,以减少失眠。不宜与抗胆碱能药伍用。

大量临床试验表明,本品无明显毒副作用,耐受性良好,其不良反应轻微,常见有兴奋、激越、失眠、不安、运动增多。

五、雌激素

流行病学调查表明,经绝后妇女 AD 的发病率比同龄组男性高 1.5～3 倍。据报道,雌激素能促进胆碱能神经元生长和生存,减少脑内淀粉样蛋白沉积。脑内存在特定神经元有雌激素受体的表达,其分布与 AD 患者脑内病理改变区一致。AD 女性患者雌激素水平较健康同龄妇女低。这说明雌激素缺乏可能与 AD 有关。

临床试验证实,雌激素可降低绝经期后妇女 AD 的危险度,并减轻痴呆程度,改善 AD 的症状。Rice(1997)观察雌激素治疗 829 例,发现单用雌激素比雌孕激素联合治疗,在改善认知功能效果更好。另有研究应用雌激素替代疗法,治疗 3 周,AD 患者的症状显著好转,以记忆力,时间空间定向力和计算力的提高明显。一旦停药,各项评定指标又恢复治疗前状况,总病程还有恶化。目前认为,雌激素替代治疗,只能减轻症状,延缓疾病进程,不能达到治愈的目的。近期研究表明,长期联合应用雌激素和孕激素存在诸多危险,使乳腺癌、子宫内膜癌、冠心病、卒中、静脉血栓等发生率增高,这些影响不容忽视。因此,雌激素在预防、延缓 AD 的价值,尚待研究。

六、抗 β-淀粉样蛋白药

AD 病理学特征是脑内存在老年斑、神经纤维缠结及选择性神经元死亡。老年斑的核心成分是 β-淀粉样蛋白(amyloid β-protein,Aβ)。Aβ 由细胞分泌,在细胞基质沉淀聚集后可产生很强的神经毒性。目前认为,Aβ 是 AD 患者脑内老年斑周边神经元变性和死亡的主要原因。研究发现,环境或基因突变可引起 β 淀粉样前体蛋白(APP)代谢异常。在神经细胞外导致 Aβ 沉积,形成老年斑,造成神经元损伤。采取抑制与 Aβ 形成有关的蛋白酶,恢复神经元对 APP 代谢的正常调节,阻止 Aβ 形成有毒性的聚合体,保护神经元免遭 Aβ 的神经毒性,修复损伤的基因,可达到治疗 AD 的目的。

抗 β 折叠多肽($iA\beta_{11}$)是一种含有 11 个氨基酸的多肽,它与 Aβ 结合的亲和力很高,离体实验中能抑制淀粉样肽形成。有一种 $iA\beta_{11}$ 的 5 个氨基酸的衍生物,命名为 $iA\beta_5$,它对已形成的 Aβ 具有更强的抑制和灭活作用。新近研制成功 Aβ"疫苗",已进入临床试验阶段。Schenk 等在美国完成 24 例剂量效应研究的 I 期临床试验,初步结果提示,"疫苗"安全性好,为 AD 治疗带来了希望。2001 年开始了 II 期临床试验,可能是因免疫引起的中枢神经系统炎症反应,而于2002 年停止试验。虽然 Aβ 肽免疫疗法临床试验受到挫折,但免疫抗体疗法仍然具有重大潜力,是一种新药开发快捷途径。

(刘　平)

第二节　抗　抑　郁　药

抗抑郁药是一类具有抗抑郁作用的药物。它不仅能治疗各类抑郁症,而且对焦虑、强迫、慢性疼痛、疑病及恐怖等都有一定疗效。抗抑郁药根据化学结构及作用机制的不同分为以下几类。①三环类抗抑郁药:阿米替林、丙咪嗪、氯米帕明、多塞平等。②四环类抗抑郁药:马普替林。③选择性5-HT再摄取抑制药:氟西汀、帕罗西汀、舍曲林、氟伏沙明、西酞普兰。④5-HT及去甲肾上腺素再摄取抑制药:文拉法辛。⑤去甲肾上腺素能及特异性5-HT能抗抑郁药:米氮平。⑥单胺氧化酶抑制药:吗氯贝胺。⑦5-HT受体阻滞剂/再摄取抑制药:曲唑酮。⑧选择性去甲肾上腺素再摄取抑制药:瑞波西汀。⑨其他:噻萘普汀、贯叶连翘提取物等。

传统的三环类抗抑郁药疗效明确,因其作用位点多,故易产生多种不良反应,例如,自主神经系统、中枢神经系统、心血管系统等不良反应。现较广泛使用的四环类抗抑郁药有马普替林,其疗效与三环类药物相当,但不良反应较轻。近10年来,新型抗抑郁药在临床得到广泛应用,主要因为这些药物较传统的抗抑郁药更为安全和有效。

一、阿米替林

(一)别名
氨三环庚素,盐酸阿米替林,Amitid,Amitril。

(二)作用与用途
三环类抗抑郁药,选择性抑制神经中枢突触部位对去甲肾上腺素(NA)和5-羟色胺(5-HT)的再摄取,使突触间NA和5-HT的含量增加,并增强突触后膜5-HT$_2$受体的敏感性。口服吸收完全,8～12 h达血药浓度峰值。吸收后分布于全身,可透过胎盘屏障。血浆蛋白结合率为96%。药物经肝脏代谢,主要活性代谢产物为去甲替林。本药主要经肾脏缓慢排泄,也可从乳汁排泄。血中半衰期为32～40 h。临床用于治疗各型抑郁症或抑郁状态,对抑郁性神经症亦有效。也用于治疗小儿遗尿症。

(三)注意事项
(1)不良反应:常见口干、嗜睡、便秘、视物模糊、排尿困难、心悸及心动过速。偶见心律失常、眩晕、运动失调、癫痫发作、直立性低血压、肝损害和迟发性运动障碍等。用量较大时对敏感者可引起谵妄。

(2)禁忌证:本品不得与单胺氧化酶抑制药合用。患者有转向躁狂倾向时应立即停药。对本药及其他三环类药物过敏者,严重心脏病、高血压患者,青光眼患者,排尿困难、前列腺肥大、尿潴留者,甲状腺功能亢进者,重症肌无力患者,急性心肌梗死恢复期患者,癫痫患者,肝功能不全者,6岁以下儿童禁用。支气管哮喘患者,心血管疾病(除严重心脏病、高血压)患者,严重肾功能不全者,孕妇慎用。哺乳期妇女用药期间应停止哺乳。

(3)本药可导致光敏感性增加,应避免长时间暴露于阳光或日光灯下。

(4)维持治疗时,可每晚顿服,但老人、儿童与心脏病患者仍宜分次服用。

(四)用法与用量
1.成人
(1)口服:初始剂量为一次25 mg,一天2～3次;可酌情增至一天150～250 mg,分3次服用;最大剂量不超过一天300 mg,维持剂量为一天50～150 mg。

(2)肌内注射:严重抑郁症、抑郁状态,一次20～30 mg,一天2次,可酌情增量;患者能配合治疗后改为口服给药。

2.老年人
口服:一天50 mg,分次服或晚间顿服,可酌情减量。

3.儿童
口服:①6岁以上小儿遗尿症,一次25 mg,睡前顿服。②青少年抑郁症,一天50 mg,分次服或晚间顿服。

(五)制剂与规格

片剂:10 mg;25 mg。缓释片:50 mg。注射液:2 mL:20 mg。

二、多塞平

(一)别名

多虑平,凯塞,凯舒,普爱宁。

(二)作用与用途

本品为三环类抗抑郁药,作用机制同阿米替林。除抗抑郁外,本药有一定的抗焦虑作用,但抗胆碱作用较弱。口服易吸收,2～4 h血药浓度达峰值。局部外用后,也可在血中检测到药物。多塞平在体内分布较广,可透过血-脑屏障和胎盘屏障。在肝脏代谢,生成活性代谢物去甲基多塞平。药物可泌入乳汁。血中半衰期为8～25 h。临床用于治疗焦虑性抑郁症或抑郁性神经症。也可用于镇静、催眠。本药乳膏剂用于治疗慢性单纯性苔癣、湿疹、特应性皮炎、过敏性接触性皮炎等引起的瘙痒。

(三)注意事项

(1)不良反应:轻微的有唇干、口干、口腔异味、恶心、呕吐、食欲缺乏、消化不良、便秘、腹泻、头痛、头晕、嗜睡、疲劳、失眠、烦躁、多汗、虚弱、体重增加或减少、视物模糊等。可随机体对药物的适应自行消失。局部症状有烧灼感和(或)刺痛感、瘙痒加重、湿疹加重以及皮肤干燥、发紧、张力增高、感觉异常、水肿、激惹、脱屑和龟裂。严重的不良反应有兴奋、焦虑、发热、胸痛、意识障碍、排尿困难、乳房肿胀、耳鸣、痉挛、惊厥、脱发、手足麻木、心悸、癫痫、咽痛、紫癜、震颤、巩膜或皮肤黄染等。

(2)禁忌证:对本药及其他三环类药物过敏者、严重心脏病患者、心肌梗死恢复期患者、甲状腺功能亢进患者、谵妄者、尿潴留者、癫痫患者、青光眼患者、肝功能不全者禁用。心血管疾病患者、前列腺肥大、排尿困难者,眼压高者,肾功能不全者,儿童,老人,孕妇,哺乳期妇女慎用。

(3)停用单胺氧化酶抑制药2周后,才能使用本药。

(4)本药乳膏只用于局部未破损皮肤,不能用于眼部及黏膜。用药部位不可使用密闭敷料。连续使用本药乳膏不得超过1周,以防药物蓄积。

(四)用法与用量

1.口服

抗抑郁,初始剂量为一次25 mg,一天2～3次;逐渐增至一天100～250 mg;最大剂量不超过一天300 mg。

2.肌内注射

重度抑郁症,一次25～50 mg,一天2次。

3.局部外用

于患处涂一薄层,一天3次,每次涂布面积不超过总体表面积的5%,2次使用应间隔4 h。

(五)制剂与规格

片剂:25 mg;50 mg;100 mg。注射液:1 mL:25 mg。乳膏:10 g:0.5 g。

三、氯米帕明

(一)别名

安拿芬尼,海地芬,氯丙咪嗪,Anafranil。

(二)作用与用途

本药为三环类抗抑郁药,通过抑制突触前膜对去甲肾上腺素(NA)与5-羟色胺(5-HT)的再摄取而产生抗抑郁作用,其抑制5-HT再摄取的作用强于其他三环类抗抑郁药。本药具中度抗胆碱作用,同时还有抗焦虑与镇静作用。口服吸收迅速而完全,生物利用度为30%～40%,进食对吸收无影响。药物可广泛分布于全身,也可分布于脑脊液中,能透过胎盘屏障。血浆蛋白结合率高达96%～97%。在肝脏有首过代谢,活性代谢产物为去甲氯米帕明。血中半衰期为21～31 h。临床用于内因性抑郁症、心因性抑郁症、抑郁性神经症以及各种抑郁状态;伴有抑郁症状的精神分裂症。用于强迫症、恐惧症。也用于多种疼痛。

(三)注意事项

(1)不良反应:常见过度嗜睡。其他主要不良反应有精神紊乱、口干、出汗、眩晕、震颤、视物模糊、排尿困难、直立性低血压、性功能障碍(见于男性)、恶心及呕吐等。偶见皮肤过敏、粒细胞减少。罕见肝损伤、发热、癫痫发作。大剂量时可产生焦虑、心律不齐、传导阻滞、失眠等。

(2)禁忌证:严重心脏病、心肌梗死急性发作期、癫痫、青光眼、尿潴留及对三环类药物过敏者、6岁以下儿童禁用。肝肾功能不全、前列腺肥大、心血管病患者以及老年人、孕妇及哺乳期妇女慎用。

(3)不得与单胺氧化酶抑制药合用。

(4)只有在治疗抑郁症、强迫症或恐惧症的起始阶段,口服给药不可行或不合适时,方可采用肌内注射或静脉滴注给药。

(四)用法与用量

1.口服

(1)治疗抑郁症。①成人:起始剂量为一次25 mg,一天2～3次;或服缓释片,一天75 mg,每晚顿服;可在1～2周内缓慢增加至最适剂量;门诊患者最大剂量为一天250 mg,住院患者为300 mg。②老年人:口服起始剂量为一天20～30 mg,剂量可酌情缓慢增加,以不超过一天75 mg为宜。③儿童:6岁以上者,起始剂量为一天10 mg;10 d后,6～7岁儿童可增至一天20 mg,8～14岁儿童可增至一天20～25 mg,14岁以上儿童可增至一天50 mg。最大剂量为一天200 mg。

(2)治疗强迫症:起始剂量为一次25 mg,一天1次;前2周逐渐增加至一天100 mg,数周后可再增加,最大剂量为一天250 mg。儿童患者口服用量同抑郁症。

(3)治疗恐惧症:成人,一天75～150 mg,分2～3次服。

(4)治疗慢性疼痛:成人,一天10～150 mg,宜同时服用镇痛药。

2.静脉滴注

成人,严重抑郁症者,开始一天25～50 mg溶于250～500 mL葡萄糖氯化钠注射液中,一天1次,在1.5～3 h内输完;可缓慢增加至一天50～150 mg,最大剂量一天不超过200 mg。

(五)制剂与规格

片剂:10 mg;25 mg。缓释片:75 mg。注射液:2 mL∶25 mg。

四、马普替林

（一）别名

甲胺丙内乙蒽，路滴美，路地米尔，马普智林，麦普替林。

（二）作用与用途

马普替林为四环类抗抑郁药，与三环类抗抑郁药具有相似的药理作用。本药可选择性地抑制中枢神经元突触前膜对去甲肾上腺素的再摄取，但不能阻断对5-羟色胺的再摄取。其抗抑郁效果与阿米替林相似，且起效较快、不良反应较少。此外，本药还有抗胆碱作用。口服后吸收完全，血药浓度达峰时间为12 h。起效时间通常为2～3周，少数可在7 d内起效。口服片剂的生物利用度为100%。马普替林在肝脏代谢，代谢产物有去甲基马普替林和马普替林-N-氧化物，均有药理活性。母体药物血中半衰期为27～58 h，老年人为66.1 h。活性代谢物血中半衰期为60～90 h。临床主要用于治疗各型抑郁症。

（三）注意事项

1.不良反应

与三环类药物相似，但轻微而短暂。

2.禁忌证

对本药过敏者，急性心肌梗死患者，束支传导阻滞者，癫痫患者或有惊厥史者，闭角型青光眼患者，尿潴留者，酒精、安眠药、止痛药或抗精神病药物急性中毒者，6岁以下儿童，哺乳期妇女禁用。心血管疾病者、前列腺肥大者、排尿困难者、有眼内压升高病史者、甲状腺功能亢进者或同服甲状腺激素者、肝肾功能不全者、老年人、孕妇慎用。

（四）用法与用量

口服。

1.成人

开始一次25 mg，一天2～3次，根据病情需要隔天增加25～50 mg；有效治疗量一般为一天75～150 mg；维持剂量一天50～150 mg，分1～2次口服。

2.老年

起始剂量为一次10 mg，一天3次；或一次25 mg，一天1次；或一次12.5 mg，一天1次。然后逐渐增至一天50～75 mg维持。老年人维持治疗时不宜在晚间睡前单次服药，仍以分次服药为宜。

（五）制剂与规格

片剂：10 mg；25 mg；50 mg；75 mg。注射液：5 mL：25 mg。滴剂：50 mL：1 mg。

五、氟西汀

（一）别名

百优解，氟苯氮苯胺，氟苯氧丙胺，氟胺苯胺丙醚，氯苯氟丙胺。

（二）作用与用途

本药为选择性5-羟色胺（5-HT）再摄取抑制药（SSRIs），可特异性地抑制5-HT的再摄取，增加突触间隙5-HT的浓度，从而起到抗抑郁的作用。本药对5-HT再摄取的抑制作用强于对去甲肾上腺素或多巴胺再摄取的抑制作用。其抗副交感神经的作用和抗组胺的作用较弱。口服吸收良好,用药后 1～2 周即可起效。治疗抑郁症时,4 周可达最大效应;而治疗强迫症时,需 5 周或更长时间才能达到最大效应。本药有首过效应,生物利用度为 100%。在体内分布广泛,可透过血-脑屏障。血浆蛋白结合率高达 95%。本药主要在肝脏经细胞色素 P4502D6 酶代谢,主要代谢产物为有活性的去甲氟西汀,其他还有少量葡萄糖醛酸结合物。药物主要经肾随尿排出,少量随粪便排出,另有部分随乳汁分泌。氟西汀和去甲氟西汀的血中半衰期分别为 1～3 d、4～16 d,两者均不能通过透析清除。临床用于治疗各种抑郁性精神障碍,包括轻型或重型抑郁症、双相情感障碍的抑郁症、心因性抑郁症及抑郁性神经症。国外已批准用于治疗强迫症,还用于治疗贪食症、经前紧张症。

(三)注意事项

(1)不良反应:常见厌食、焦虑、腹泻、倦怠、头痛、失眠及恶心等。可见昏睡、多汗、皮疹等。少见咳嗽、胸痛、味觉变化、呕吐、胃痉挛、食欲减退或体重下降、便秘、视力改变、多梦、注意力集中困难、头晕、口干、心率加快、乏力、震颤、尿频、痛经、性功能减退及皮肤潮红。罕见皮肤变态反应、低血糖症、低钠血症、躁狂发作或癫痫发作。

(2)禁忌证:对本药过敏者禁用。肝肾功能不全者、儿童、孕妇慎用。不推荐哺乳期妇女使用。

(3)本药及其活性代谢产物的血中半衰期较长,停药时无须逐渐减量停药,但应考虑药物的蓄积作用。停药后其作用可持续 5 周,因此在停药期间应继续观察服药期间的所有反应。

(四)用法与用量

口服。

1.一般用法

(1)成人,起始剂量为一天 20 mg,早餐后服用为宜;如数周后疗效不明显,可每周增加 20 mg;通常有效治疗剂量为一次 20～40 mg,一天 1 次;最大剂量不应超过一天 60 mg。

(2)老年人,起始剂量为一天 10 mg,应延长服药间隔时间,缓慢增加剂量。

2.难治性抑郁症

最大用量为一次 60 mg,一天 1 次;维持量为一次 20 mg,一天 1 次;或一次 20 mg,每 2～3 d 1 次。

3.强迫症、贪食症

用量略高于抑郁症的治疗剂量,可能需要用至一次 40～60 mg,一天 1 次。

(五)制剂与规格

片剂:10 mg;20 mg。分散片:20 mg。胶囊:20 mg。

六、帕罗西汀

(一)别名

氟苯哌苯醚,帕罗克赛,赛乐特。

(二)作用与用途

本药为抗抑郁药,能选择性抑制 5-羟色胺(5-HT)的再摄取,提高神经突触间隙内5-HT的浓度,从而产生抗抑郁作用。对去甲肾上腺素与多巴胺的再摄取抑制作用很微弱。本药不与肾上腺素 α_1、α_2 或 β 受体发生作用,也不与多巴胺 D_2 或组胺 H_1 受体结合,不抑制单胺氧化酶。口服吸收良好,有首过效应。口服本药 30 mg,10 d 内可达稳态血药浓度,达峰时间为 5.2 h,血药浓度峰值为 61.7 ng/mL。生物利用度为 50%～100%。吸收不受食物或抑酸药的影响。本药可广泛分布于各种组织和器官,仅 1% 出现在体循环中。血浆蛋白结合率高达 95%。药物经肝脏 CYP450 同工酶代谢,代谢产物无活性。本药大部分经肾随尿排出,其中 2% 为原形;约 36% 由粪便排出;也可经乳汁排泄。健康人的血中半衰期为 24 h,个体间存在显著差异。临床主要用于治疗抑郁症及其伴发的焦虑症状和睡眠障碍,也可用于惊恐障碍、社交恐惧症及强迫症。

(三)注意事项

(1)不良反应:常见乏力、便秘、腹泻、头晕、头痛、口干、视物模糊、多汗、失眠、性功能减退、震颤、尿频或尿潴留、呕吐、恶心、嗜睡、激动及胃肠胀气等。较少见焦虑、食欲改变、心悸、感觉障碍、味觉改变、体重变化、肌痛、肌无力、直立性低血压、血管神经性水肿、肝功能异常、心动过速、低钠血症、皮疹。罕见的不良反应有锥体外系反应,如静坐不能、肌张力低下、肌张力不协调、构音不连贯等。

(2)禁忌:对本药过敏者禁用。癫痫患者、癫痫或躁狂病史者、严重心脏疾病患者、闭角型青光眼患者、肝肾功能不全者、孕妇、哺乳期妇女慎用。

(3)帕罗西汀:在服用 1～3 周后才能充分显效。用药时间应足够长以巩固疗效,抑郁症痊愈后维持治疗时间至少数月,强迫症和惊恐障碍的维持治疗时间更长。

(4)用药期间不宜驾驶车辆、操作机械或高空作业。

(四)用法与用量

口服。建议每天早餐时顿服,勿咀嚼药片。

1.抑郁症、社交恐惧症/社交焦虑症

一天 20 mg;2～3 周后根据患者反应,每周可将一天剂量增加 10 mg,最大剂量可达一天 50 mg。

2.强迫症

初始剂量为一天 20 mg,每周可将一天剂量增加 10 mg;常规剂量为一天 40 mg,最大剂量可达一天 60 mg。

3.惊恐障碍

初始剂量为一天 10 mg,每周可将一天剂量增加 10 mg;常规剂量为一天 40 mg,最大剂量可达一天 50 mg。

(五)制剂与规格

片剂:20 mg。

七、舍曲林

(一)别名

珊特拉林,左洛复。

(二)作用与用途

本药是选择性 5-羟色胺(5-HT)再摄取抑制药,对 5-HT 再摄取的抑制强化了 5-HT 受体神经传递。本药与毒蕈碱受体、5-羟色胺能受体、多巴胺受体、肾上腺素受体、组胺受体、7-氨基丁酸受体以及苯二氮䓬类受体无亲和作用。口服易吸收,6～8 h 血药浓度达峰值。在体内分布广泛,血浆蛋白结合率约为 98%。药物通过肝脏代谢,形成活性较弱的代谢产物 N-去甲基舍曲林。舍曲林和去甲基舍曲林在体内代谢完全,最终代谢产物随粪便和尿液等量排泄,只有少量原形药随尿排出。舍曲林在血中的平均半衰期为 22～36 h,N-去甲基舍曲林的血中半衰期为 62～104 h。临床主要用于治疗抑郁症,或预防其发作,也用于治疗强迫症。

(三)注意事项

(1)不良反应:胃肠道不适,如恶心、厌食、腹泻等。亦可出现头痛、不安无力、嗜睡、失眠、头晕或震颤等。少见不良反应有过敏性皮疹及性功能减退。大剂量时可能诱发癫痫。突然停药可有撤药综合征,如失眠、焦虑、恶心、出汗、震颤、眩晕或感觉异常等。

(2)禁忌证:对本药过敏者、严重肝功能不全者禁用。有癫痫病史者、闭角型青光眼患者、严重心脏病患者、轻至中度肝功能不全者、肾功能不全者、儿童、孕妇、哺乳期妇女慎用。

(3)出现癫痫发作应停药。

(4)用药期间不宜驾驶车辆、操作机械或高空作业。

(四)用法与用量

口服。

1.抑郁症

一次 50 mg,一天 1 次,治疗剂量范围为一天 50～100 mg。

2.强迫症

开始剂量为一次 50 mg,一天一次;逐渐增加至一天 100～200 mg,分次口服。

(五)制剂与规格

片剂:50 mg;100 mg。密封,30 ℃以下保存。

八、氟伏沙明

(一)别名

氟甲沙明,氟戊肟胺,兰释。

(二)作用与用途

本药具有抗抑郁作用,可抑制脑神经元对 5-羟色胺的再摄取,但不影响对去甲肾上腺素的再摄取和单胺氧化酶的活性,对心血管系统影响小,很少引起直立性低血压。口服吸收迅速而完全。单次服用 100 mg,2～8 h 达血药浓度峰值。用药后 10 d 内达稳态血药浓度。进食对药物吸收的影响不明显。血清总蛋白结合率为 77%。药物在肝脏代谢,肾脏排泄占总排泄量的 94%,少量经乳汁分泌。母药的血中半衰期为 15.6 h。临床用于治疗各类抑郁症和强迫症。

(三)注意事项

(1)不良反应:本药耐受良好,常见的不良反应有困倦、恶心、呕吐、口干、过敏等,连续使用 2～3 周后可逐渐消失。也可见心动过缓、可逆性血清肝酶浓度升高。偶见惊厥。

(2)禁忌证:对本药过敏者、哺乳期妇女禁用。癫痫患者、患躁狂症或处于轻度躁狂状态的患者、孕妇慎用。不推荐儿童使用,但 8 岁以上儿童可酌情使用。

(3)服用本药期间禁止驾驶车辆或操作机械。

(4)本药治疗抑郁症伴焦虑状态、烦躁、失眠时,如疗效不佳,可与苯二氮䓬类药合用,但禁止与单胺氧化酶抑制药(MAOI)合用。停用本药 2 周后才可使用 MAOI。

(四)用法与用量

口服。

1.抑郁症

推荐起始剂量为一天 50～100 mg,晚间顿服,再逐渐增加;常规剂量为一天 100 mg,可酌情调整,剂量超过一天 150 mg 时可分次服。

2.抑郁症复发

推荐剂量为一天 50～100 mg。

3.强迫症

推荐的起始剂量为一天 50 mg,睡前服,连服 3～4 d,再逐渐增加;常规剂量为一天 100～300 mg;最大剂量为一天 300 mg。儿童强迫症:8 岁以上儿童的起始剂量为一天 50 mg,睡前服;最大剂量为一天 200 mg。

(五)制剂与规格

片剂:50 mg;100 mg。干燥,避光处保存。

九、西酞普兰

(一)别名

氰酞氟苯胺,喜普妙。

(二)作用与用途

本药是一种二环氢化酞类衍生物,为选择性 5-羟色胺(5-HT)再摄取抑制药。通过抑制 5-HT 再摄取,提高突触间隙 5-HT 浓度,增强 5-HT 的传递功能而产生抗抑郁作用。口服吸收好,2～4 h 达血药峰浓度,食物不影响其吸收。一天 1 次给药,约 1 周内血清浓度达稳态。绝对生物利用度约 80%。药物在肝脏代谢,主要代谢产物有 3 种,均有活性,但它们的选择性、活性都比母体化合物差,在血清中的浓度也较低。血中半衰期较长,正常成人半衰期约 35 h。血液透析不能清除本药。临床用于各种类型的抑郁症。

(三)注意事项

(1)不良反应:本药的不良反应通常短暂而轻微,在治疗开始的第 1～2 周比较明显,随着抑郁状态的改善,不良反应逐渐消失。常见恶心、呕吐、口干、腹泻、多汗、流涎或体液分泌减少、震颤、头痛、头晕、嗜睡或睡眠时间缩短。可引起激素分泌紊乱、躁狂、心动过速及直立性低血压、性功能障碍。有引起癫痫发作的个案报道。

(2)禁忌证:对本药过敏者禁用。对其他 SSRI 过敏者、心血管疾病患者、有自杀倾向者、肝功能不全者、严重肾功能不全者、有躁狂病史者、有癫痫病史者、孕妇、哺乳期妇女慎用。

(3)使用本药不应同时服用含酒精的制品。

(4)服用本药期间,患者从事需精神高度集中的工作(包括驾驶汽车)时应谨慎。

(5)本药通常需经过 2～3 周的治疗方可判定疗效。为防止复发,治疗至少持续 6 个月。为避免出现戒断症状,需经过 1 周的逐步减量后方可停药。

(四)用法与用量

口服。初始剂量为一次 20 mg,一天 1 次;必要时可增至最大剂量一次 60 mg,一天 1 次;增量需间隔 2～3 周。肝功能不全者、65 岁以上的患者初始剂量为一次 10 mg,一天 1 次;推荐剂量为一天 20 mg,最大剂量为一天 40 mg。

(五)制剂与规格

片剂:20 mg。

十、文拉法辛

（一）别名

博乐欣，凡拉克辛，万拉法新，怡诺思。

（二）作用与用途

文拉法辛及其活性代谢物是神经系统 5-羟色胺和去甲肾上腺素（NA）再摄取抑制药，通过抑制 5-HT 和 NA 的再摄取而发挥抗抑郁作用。本药及其活性代谢产物对多巴胺的再摄取有轻微的抑制作用，对单胺氧化酶无抑制作用。口服经胃肠道吸收迅速而良好，有首过效应。在肝脏中代谢的主要活性产物为 O-去甲基文拉法辛（ODV），其抗抑郁作用与母体药相似。多次给药，文拉法辛和 ODV 在 3 d 内达到稳态血浆浓度。文拉法辛和 ODV 的血浆蛋白结合率分别为27％和30％；血中半衰期分别为 5 h、11 h。本药及其代谢产物主要经肾脏排泄。临床用于治疗各种抑郁症及抑郁伴发的焦虑，国外还用于治疗广泛性焦虑症。

（三）注意事项

（1）不良反应：胃肠道不适、头痛、无力、嗜睡、失眠、头晕或震颤等；少见过敏性皮疹及性功能减退；可引起血压升高，且与剂量呈正相关；大剂量时可诱发癫痫；突然停药可见撤药综合征。

（2）禁忌证：对本品过敏者禁用。闭角型青光眼、癫痫、严重心脏疾病、高血压、甲状腺疾病、血液病患者以及有自杀倾向者、肝肾功能不全者、老年患者、孕妇及儿童慎用。

（3）本药缓释胶囊应于每天相同的时间在进餐时服，一天 1 次，以水送服。不得将其弄碎、嚼碎或溶解在水中服用。

（4）用药期间驾车或操纵机器应谨慎。

（四）用法与用量

口服。起始剂量为一天 37.5 mg，分 2～3 次进餐时服；剂量可酌情增加，通常最大剂量为一天225 mg，分 3 次服；增加的剂量达一天 75 mg 时，至少应间隔 4 d。对严重抑郁症患者，剂量可增至一天 375 mg；轻至中度肾功能不全者，日剂量应降低 25％。中度肝硬化患者，日剂量应降低 50％。

（五）制剂与规格

片剂：25 mg；37.5 mg；50 mg；75 mg；100 mg。胶囊：25 mg；50 mg。缓释胶囊：75 mg；150 mg。

十一、曲唑酮

（一）别名

苯哌丙吡唑酮，美抒玉。

（二）作用与用途

本药为三唑吡啶类抗抑郁药。本药可选择性地抑制 5-羟色胺（5-HT）的再吸收，并可微弱地阻止去甲肾上腺素再吸收。本药无抗胆碱不良反应，对心血管系统的毒性小，但能引起血压下降，此作用与剂量相关。本药还具有中枢镇静作用和轻微的肌肉松弛作用，但无抗痉挛和中枢兴奋作用。此外，本药能阻断 5-HT$_2$ 受体，改善睡眠，并能显著缩短抑郁症患者入睡的潜伏期，延长整体睡眠时间，提高睡眠效率。口服吸收良好。由肝脏的微粒体酶广泛代谢，其代谢产物仍有明显的活性。本药及其代谢产物均易透过血-脑屏障，极少量可透过胎盘屏障。本品血中半衰期平均为 4.1 h,但个体差异较大,故某些患者可能会出现药物蓄积。临床主要用于治疗各种抑郁症,也可用于治疗伴有抑郁症状的焦虑症。

(三)注意事项

(1)不良反应:常见嗜睡、疲乏、头昏、头痛、失眠、紧张、震颤、视物模糊、口干、便秘、过度镇静及激动等。少见直立性低血压、心动过速、恶心、呕吐。偶见高血压、腹痛、共济失调、白细胞和中性粒细胞计数降低。极少见肌肉骨骼疼痛、多梦、静坐不能、变态反应、贫血、胃胀气、排尿异常、性功能障碍和月经异常等。

(2)禁忌证:对本药过敏者、严重肝功能不全者、严重心脏病或心律失常者、意识障碍者禁用。癫痫患者、轻至中度肝功能不全者、肾功能不全者、孕妇、哺乳期妇女慎用。

(3)本药与降压药合用,需要减少降压药的剂量。

(4)服用本药应从低剂量开始,逐渐增加剂量并观察治疗反应。如出现嗜睡,须减量或将每天的大部分药调至睡前服。通常在治疗第 1 周内症状有所减轻,在 2 周内出现较好的抗抑郁效果,25%的患者达到较好的疗效需要 2～4 周。

(5)本药宜在餐后立即服用。禁食或空腹服药可能会加重头晕。

(四)用法与用量

口服。

1.成人

初始剂量为一天 50～100 mg,分次服;3～4 d 内,门诊患者剂量以一天 200 mg 为宜,分次服;住院患者较严重者剂量可增加,最高剂量不超过一天 400 mg,分次服。长期用药,维持量为最低有效剂量。一旦产生足够的疗效,可酌情逐渐减量。建议持续治疗数月以上。

2.老年人

初始剂量为一次 25 mg,一天 2 次;经 3～5 d 逐渐增至一次 50 mg,一天 3 次;剂量很少超过一天 200 mg 的。

(五)制剂与规格

片剂:50 mg;100 mg。

十二、米氮平

(一)别名

米塔扎平,瑞美隆。

(二)作用与用途

米氮平为四环类抗抑郁药,是 α_2-肾上腺素和 5-HT 受体阻滞剂。可阻断突触前的 α_2-受体,强化去甲肾上腺素和 5-HT 的释放,对组胺 H_1 受体、外周 α_1 受体及胆碱能受体也有一定的阻滞作用。口服吸收快而完全,生物利用度约为 50%。约 2 h 达血药浓度峰值,血浆蛋白结合率约为 85%。本药主要在肝脏代谢,主要经肾脏排泄。女性患者的血中半衰期(平均 37 h)显著长于男性患者(平均 26 h)。中度和重度肾功能不全时,本药的清除率分别下降 30%和 50%。临床用于治疗抑郁症。

(三)注意事项

(1)不良反应:主要为嗜睡、食欲增加、体重增加、头晕、便秘及口干,少见意识错乱、焦虑、情绪不稳、兴奋、皮疹、水肿、呼吸困难、低血压、肌痛、感觉迟钝、疲乏、眩晕、噩梦、恶心、呕吐、腹泻、尿频等。尚可诱发双相情感障碍者的躁狂发作、惊厥发作、震颤、肌痉挛、水肿、急性骨髓抑制及血清氨基转移酶升高。

（2）禁忌证：对本品过敏者禁用。肝肾功能不全者，传导阻滞、心绞痛及心肌梗死等心脏病患者，癫痫患者，粒细胞缺乏者，高胆固醇血症者，孕妇和哺乳期妇女不宜使用。

（3）应避免本药与地西泮及其他中枢抑制药联用，用药期间禁止饮酒。

（四）用法与用量

口服。成人每天 15 mg，逐渐加至有效剂量每天 15～45 mg，睡前服 1 次或早晚各 1 次。

（五）制剂与规格

片剂：15 mg；30 mg。避光干燥处（2～30 ℃）。

十三、噻奈普汀

（一）别名

达体郎，Tatinol。

（二）作用与用途

本品为三环类抗抑郁药，作用于 5-羟色胺系统，对心境紊乱有较好的作用。对躯体不适症状具有较显著作用，特别是对与焦虑和心境紊乱有关的胃肠道不适症状效果较明显。对酒精依赖患者在戒断过程中出现的性格和行为异常有缓解作用。本药对睡眠和注意力、心血管系统没有影响，也无抗胆碱作用和药物成瘾性。口服吸收迅速且完全。口服 12.5 mg 后，0.79～1.8 h 可达血药浓度峰值。体内分布迅速，血浆蛋白结合率高达 94%。在肝脏代谢，主要以代谢产物形式从尿中排出。血中半衰期为 2.5 h。长期用药的老年人及肾功能不全患者，半衰期延长 1 h；对肝功能不全者未见不良影响。临床用于治疗各种抑郁症，如神经源性的反应性抑郁症、躯体（特别是胃肠道）不适的焦虑抑郁症及酒精依赖患者在戒断过程中出现的焦虑抑郁状态等。

（三）注意事项

1.不良反应

少见，通常有轻度上腹不适、腹痛、口干、厌食、恶心、呕吐、便秘、腹胀；心动过速、期前收缩、心前区疼痛；失眠、嗜睡、噩梦、无力、眩晕、头痛、晕厥、震颤、发热、面部潮红；呼吸困难、喉部堵塞感、咽部发痒；肌痛、腰痛。

2.禁忌证

对本药过敏者、15 岁以下儿童禁用。不宜与单胺氧化酶抑制药（MAOI）类药物合用。心血管疾病患者、胃肠道疾病患者、严重肾功能不全者、老年患者、有三环类抗抑郁药过敏史者、孕妇慎用。用药期间不宜哺乳。

3.手术前 24 h 或 48 h 需停服本药

不要突然停药，需 7～14 d 逐渐减量。正服用单胺氧化酶抑制药，需停药 2 周，才可服用本药；本来服用噻奈普汀改为 MAOI 类药物治疗的患者，只需停服噻奈普汀 24 h。用药后不宜驾驶或操纵机器。

（四）用法与用量

口服。推荐剂量为一次 12.5 mg，一天 3 次，于早、中、晚餐前服用。肾功能不全者、老年人应减少剂量，最大剂量不超过一天 25 mg。

（五）制剂与规格

片剂：12.5 mg。低于 30 ℃保存。

（刘　平）

第三节　抗　焦　虑　药

抗焦虑药是一大类主要用于减轻焦虑、紧张、恐惧、稳定情绪兼有镇静催眠作用的药物。这一类药发展很快，20 世纪前仅有溴剂、水合氯醛。20 世纪初出现了巴比妥类，是 20 世纪 50 年代以前主要的镇静催眠、抗焦虑药。

1955 年，科学家成功研制了新药氯氮䓬。1960 年，第 1 种苯二氮䓬类（BDZ）抗焦虑药问世，在抗焦虑药发展史上具有划时代意义，迅速取代巴比妥类，成为当代抗焦虑首选药。1963 年后出现了地西泮系列产品，因其优良的药理学性能，被广泛用于包括精神科、神经科在内的临床各学科。

BDZ 的主要药理作用：①抗焦虑；②镇静催眠；③抗惊厥；④骨骼肌松弛。各种 BDZ 的药理作用基本相似，只有强弱之分，无本质差异。例如，地西泮的抗焦虑和肌松作用较强，氯硝西泮抗惊厥和镇静作用强，临床有不同用途。

BDZ 促进 γ-氨基丁酸（GABA）中介的神经传导，因而其作用类似间接 γ-氨基丁酸受体激动药。脑中有两种 BDZ 受体，BDZ（w-1）和 BDZ（w-2）。地西泮是它们的激动药，具有抗焦虑、抗痉挛作用，杏仁核 BDZ 受体密度很高，提示可能是抗焦虑药重要作用部位。

目前 BDZ 仍是抗焦虑的首选药。一类新的非 BDZ 抗焦虑药（如丁螺环酮、坦度螺酮）于近年问世，其优点是镇静作用较轻，无滥用风险，但起效较慢。

一、劳拉西泮

（一）别名

氯羟安定，氯羟二氮䓬，氯羟去甲安定，罗拉。

（二）作用与用途

本药为中效的苯二氮䓬类中枢神经抑制药，可引起中枢神经系统不同部位的抑制，随着用量的增加，可引起自轻度的镇静到催眠，甚至昏迷。本药口服吸收良好、迅速；肌内注射吸收迅速、完全。血药浓度达峰时间口服为 1～6 h，肌内注射为 1～1.5 h。本药在血浆中及脑中有效浓度可维持数小时，作用较地西泮持久。血药浓度达稳态时间为 2～3 d。本药易通过胎盘屏障，但胎儿的血药浓度并不更高。本药的血浆蛋白结合率约为 85%。经肝脏代谢，代谢产物无药理活性。血中半衰期为 10～18 h。重复给药蓄积少。临床主要用于抗焦虑，包括伴有精神抑郁的焦虑，但不推荐用于原发性抑郁症；可用于镇静催眠、抗惊厥及癫痫持续状态、紧张性头痛；可用作麻醉前及内镜检查前的辅助用药；注射剂可用于癌症化疗时止吐。

（三）注意事项

（1）不良反应：可出现疲劳、共济失调、肌力减弱、恶心、胃不适、头痛、头晕、乏力、定向障碍、抑郁、食欲改变、睡眠障碍、激动、眼功能障碍及便秘等症状。偶见不安、精神紊乱、视物模糊等。

有发生血管升压素分泌增多、性欲丧失(男性)的报道。长期用药可有巴比妥-酒精样依赖性;骤然停药偶可产生惊厥。大剂量用药可出现无尿、皮疹、粒细胞减少。静脉注射可引起静脉炎、静脉血栓形成。

(2)禁忌证:对苯二氮䓬类药物过敏者、重症肌无力患者、青光眼患者禁用。中枢神经系统处于抑制状态的急性酒精中毒者、有药物滥用或成瘾史者、癫痫患者、运动过多症患者、低蛋白血症患者、严重精神抑郁者、严重慢性阻塞性肺疾病患者、伴呼吸困难的重症肌无力患者、肝肾功能不全者、哺乳期妇女慎用。18 岁以下患者应避免肌内注射或静脉注射本药。除用于抗癫痫外,妊娠期间应避免使用本药。

(3)服药期间应避免驾车及操纵机器。

(4)停药应逐渐减量,骤然停药会出现戒断综合征。

(四)用法与用量

1.口服

抗焦虑:一次 1～2 mg,一天 2～3 次;镇静催眠:一次 2～4 mg,睡前服。

2.肌内注射

抗焦虑、镇静催眠:按体重 0.05 mg/kg,最大剂量为 4 mg;癫痫持续状态:1～4 mg。

3.静脉注射

注射速度应<2 mg/min。①癌症化疗止吐:2～4 mg,在化疗前 30 min 注射;必要时重复注射,可与奋乃静合用。②癫痫持续状态:一次 0.05 mg/kg,最大剂量为 4 mg;如果癫痫持续发作或复发,10～15 min 之后可按相同剂量重复注射;如再经 10～15 min 后仍无效,须采用其他措施;12 h 内用量通常不超过 8 mg。

(五)制剂与规格

片剂:0.5 mg;1 mg;2 mg;注射液:1 mL∶2 mg;1 mL∶4 mg;2 mL∶2 mg;2 mL∶4 mg。

二、溴西泮

(一)别名

滇西泮,宁神定,溴安定,溴吡啶安定,溴吡三氮䓬,溴氮平,溴梦拉。

(二)作用与用途

本药是一种苯二氮䓬类抗焦虑药,作用类似地西泮,但疗效较强。作用机制参见地西泮。口服吸收较快,1～4 h 达血药浓度峰值。生物利用度为 84%。药物在肝脏广泛代谢。给药量的 70% 经肾脏由尿排泄,2%～6% 经粪便排泄。母体的血中半衰期为 8～20 h。重复用药蓄积少。临床主要用于抗焦虑,也可用于镇静、催眠。

(三)注意事项

(1)不良反应:大剂量用药时有嗜睡、乏力等。长期用药可致依赖。中毒症状及解救参见地西泮。

(2)禁忌证:对本药过敏者、闭角型青光眼患者、重症肌无力患者、哺乳期妇女禁用。中枢神经系统受抑制的急性酒精中毒者、昏迷或休克者、有药物滥用或成瘾史者、多动症患者、低蛋白血症患者、严重抑郁患者、严重慢性阻塞性肺气肿患者、肝肾功能不全者慎用。妊娠早期使用可增加致畸胎的危险;孕妇长期使用可产生依赖,使新生儿出现戒断症状;妊娠末数周用于催眠,可使新生儿中枢神经系统受抑制;分娩前或分娩时使用,可导致新生儿肌张力减弱。

(3)对本药耐受较差、清除较慢的患者应采用较低的起始剂量。

(4)本药应避免长期大量应用,停药前应缓慢减量。用药期间应避免驾驶、操作机械和高空作业等。

(四)用法与用量

口服。成人一次 1.5～3 mg,一天 2～3 次;可根据疗效和病情调整剂量,重症患者可用至一天 18 mg,分次服。老年体弱者由一天 3 mg 开始,按需调整剂量。

(五)制剂与规格

片剂:1.5 mg;3 mg;6 mg。

三、丁螺环酮

(一)别名

丁螺旋酮,盐酸布螺酮,盐酸丁螺环酮。

(二)作用与用途

本药为氮杂螺环癸烷二酮化合物,是一种新型抗焦虑药。在脑中侧缝际区与 5-羟色胺(5-HT)受体高度结合,具有 5-HT$_{1A}$受体激动作用,抗焦虑作用可能与此有关。本药不具有抗惊厥及肌肉松弛作用,无明显地镇静作用与依赖性。本药与苯二氮䓬受体无亲和性,也不对 γ-氨基丁酸(GABA)受体产生影响。经胃肠道吸收迅速、完全,40～90 min 后血药浓度达峰值,有首过效应。本药的蛋白结合率高达 95%,但不会置换与蛋白结合的其他药物。经肝脏代谢,代谢产物有一定生物活性。肝、肾功能不全时可影响本药的代谢及清除率。血中半衰期为 2～3 h。临床用于治疗广泛性焦虑症及其他焦虑障碍。

(三)注意事项

(1)不良反应:常见头晕、头痛、恶心、不安、烦躁,可见多汗、便秘、食欲减退,少见视物模糊、注意涣散、萎靡、口干、肌痛、肌痉挛、肌强直、耳鸣、胃部不适、疲乏、梦魇、多梦、失眠、激动、神经过敏、腹泻、兴奋,偶见心电图异常、血清 ALT 轻度升高,罕见胸痛、精神紊乱、抑郁、心动过速、肌无力、肌肉麻木。

(2)禁忌证:对本药过敏者、癫痫患者、重症肌无力患者、急性闭角型青光眼患者、严重肝肾功能不全者、孕妇、哺乳期妇女、儿童禁用。心功能不全者,轻至中度肝肾功能不全者,肺功能不全者慎用。

(3)本药显效时间为 2 周(少数患者可能更长),故达到最大剂量后应继续治疗 2～3 周。

(4)用药期间不宜驾驶车辆和操作机器。

(四)用法与用量

口服。成人一次 5～10 mg,一天 3 次;根据病情和耐受情况调整剂量,可每隔 2～3 d 增加 5～15 mg;常用剂量为一天 20～40 mg,最大剂量为一天 60 mg。

(五)制剂与规格

片剂:5 mg;10 mg。

四、坦度螺酮

(一)别名

枸橼酸坦度螺酮。

(二)作用与用途

本药为嘧啶哌嗪的氮杂螺酮衍生物,属 5-HT$_{1A}$ 受体的部分激动药,对 5-HT$_{1A}$ 受体有高度亲和力,可激动海马锥体细胞突触后 5-HT$_{1A}$ 受体和中缝核突触前 5-HT$_{1A}$ 受体,从而产生抗焦虑效应。和苯二氮䓬类药(BDZ)相比,本药作用的靶点相对集中,抗焦虑作用的选择性更高,因而免除了 BDZ 的肌松、镇静、催眠作用和对认知、运动功能的损害。此外,本药亦可较强地抑制多巴胺能神经的兴奋作用。长期使用时,可使 5-HT$_{1A}$ 受体下调,这可能与其抗抑郁作用有关。口服吸收良好,达峰时间为 0.8 h。在肝脏代谢为 1-嘧啶-哌嗪,后者的血药浓度为本药的 2~8 倍。经肾排泄率为 70%,仅有 0.1% 以原形排出,约 20% 随粪便排出,血中半衰期为 1.2 h,1-嘧啶-哌嗪的血中半衰期为 3~5 h。临床用于多种神经症所致的焦虑状态,如广泛性焦虑障碍。亦用于原发性高血压、消化性溃疡等疾病伴发的焦虑状态。

(三)注意事项

(1)不良反应:少而轻。较常见心动过速、头痛、头晕、嗜睡、乏力、口干、食欲缺乏、出汗。

(2)禁忌证:对本药及 1-嘧啶-哌嗪过敏和有过敏史者禁用。对其他氮杂螺酮衍生物(如丁螺环酮、伊沙匹隆、吉哌隆)有过敏史者、器质性脑功能障碍患者、中度或重度呼吸功能衰竭患者、心功能不全患者、肝肾功能不全患者慎用。

(3)本药一般不作为抗焦虑的首选药,如需使用不得随意长期应用。

(4)对病程较长(3 年以上),病情严重或对 BDZ 无效的难治性焦虑患者,本药可能也难以产生疗效。

(5)用药期间不得从事有危险性的机械性作业。

(四)用法与用量

口服:①成人一次 10~20 mg,一天 3 次;可根据病情适当增减剂量,一天最大剂量 60 mg。②老年人用药时应从小剂量开始。

(五)制剂与规格

片剂:10 mg。

(刘吉燕)

第四节　抗精神病药

精神障碍(精神疾病)有精神病性与非精神病性两种。抗精神病药主要是用以治疗精神分裂症等精神病性障碍的药物,可分为以下两大类。

第一代抗精神病药(典型抗精神病药)。①吩噻嗪类:如盐酸氯丙嗪、奋乃静、盐酸氟奋乃静、硫利达嗪、盐酸三氟拉嗪及长效制剂氟奋乃静癸酸酯、哌泊噻嗪棕榈酸酯等。②丁酰苯类:如氟哌啶醇及长效制剂五氟利多等。③硫杂蒽类:如氯普噻吨。④苯甲酰胺类:如舒必利等。

这些药物对精神分裂症患者的阳性症状相当有效,但有一些难以克服的不良反应。第一代抗精神病药主要为多巴胺-2(D$_2$)受体阻断药,其他尚可阻断 α_1 受体、α_2 受体、M$_1$ 受体、H$_1$ 受体等。主要适应证有精神分裂症和分裂情感性精神病、分裂样精神病、躁狂发作、谵妄和痴呆患者的行为障碍、躯体疾病或精神活性物质所致的精神病性症状、妄想性障碍等。

其局限性为：①不能改善患者的认知功能。②对精神分裂症阴性症状一般疗效不佳，甚至可引起阴性症状。③部分患者的阳性症状不能有效缓解。④引起锥体外系和迟发性运动障碍等不良反应较多。⑤患者依从性较差。

第二代抗精神病药（非典型抗精神病药）除了阻断多巴胺受体外，还具有较强的5-羟色胺（$5-HT_2$）受体阻断作用，因此也称为多巴胺-5-羟色胺受体阻滞剂，它们对中脑边缘系统的作用比对纹状体系统的作用更具有选择性，常用的药物有氯氮平、利培酮、奥氮平和喹硫平等。对第一代抗精神病药有适应证者也可应用这类药物，避免了第一代抗精神病药的某些缺点，对精神分裂症患者的阳性症状和阴性症状均有一定疗效，较少影响认知功能，有利于患者回归社会，因此应用日益广泛。但也有其缺点，主要是：①某些第二代抗精神病药（尤其是氯氮平）的不良反应较多且严重。②部分患者疗效仍不理想。

抗精神病药的使用原则主要有以下几点：①以单一药物治疗为主，包括各种精神病性障碍的急性发作、复发和病情恶化的病例。如疗效不满意但无严重不良反应，则在治疗剂量范围内适当增加剂量。已达治疗剂量而仍无效者，可考虑换用另一类化学结构不同的抗精神病药。②经上述治疗，若疗效仍不满意，考虑两种药物合用，以化学结构不同、药理作用有所区别的药物合用较好。达到预期疗效后仍以单一用药为原则。③药物种类、剂量和用法均应注意治疗个体化，因人而异。④治疗中应密切观察，正确评价疗效，注意药物不良反应，及时适当处理并调整剂量。⑤对精神分裂症等病程冗长的疾病，给药时一般由小剂量开始，逐步增加至有效治疗量。药物调整速度和幅度，应根据患者情况和药物性质而定。疗程应充足，急性期治疗至病情缓解后，应有相当时间的巩固治疗，然后才可适当减少剂量作较长时间维持治疗，一般不少于2年，以预防疾病复发。

一、氯丙嗪

（一）别名

冬眠灵，可乐静，氯硫二苯胺，氯普马嗪。

（二）作用与用途

本品为吩噻嗪类抗精神病药，主要阻断脑内多巴胺受体，还能阻断α肾上腺素受体和M胆碱受体。此外，还有镇吐、降低体温等作用。口服易吸收，但吸收不规则，个体差异大，有首过效应，2～4 h血药浓度达高峰，持续约6 h。注射给药生物利用度比口服高3～4倍，血浆蛋白结合率在90%以上，易于透过血-脑屏障，颅内药物浓度比血液中的高4～5倍。本药脂溶性高，易蓄积于脂肪组织中。在肝脏代谢，代谢产物中7-羟基氯丙嗪仍有药理活性。主要经肾脏排泄，也可经母乳分泌。母体药物的血半衰期为6 h，但停药6个月后，仍可从尿中检出氯丙嗪代谢物。

临床用于：①抗精神病。对兴奋躁动、幻觉妄想、思维障碍及行为紊乱等阳性症状疗效较好，对抑郁症状及木僵症状的疗效较差。②镇吐。对各种原因所致的呕吐或顽固性呃逆均有效，但对晕动症呕吐无效。③低温麻醉及人工冬眠。用于低温麻醉时可防止休克发生；人工冬眠时，与哌替啶、异丙嗪配成冬眠合剂用于创伤性休克、中毒性休克、烧伤、高热及甲状腺危象的辅助治疗。④与镇痛药合用，治疗癌症晚期患者的剧痛。⑤治疗心力衰竭。

（三）注意事项

（1）不良反应：常见口干、上腹不适、食欲缺乏、乏力及嗜睡。可引起直立性低血压、心悸或心电图改变、锥体外系反应、血浆中催乳素浓度增加、中毒性肝损害或阻塞性黄疸。长期大量用药可引起迟发性运动障碍。少见骨髓抑制。偶可引起癫痫、过敏性皮疹或剥脱性皮炎及恶性综合征。可引起注射局部红肿、疼痛、硬结。

(2)禁忌证:对椎基底神经节病变、帕金森病、帕金森综合征、骨髓抑制、青光眼、昏迷及对吩噻嗪类药过敏者禁用。对心血管病患者、癫痫患者、孕妇、儿童和老年人慎用。哺乳期妇女使用本品期间应停止哺乳。肝肾功能不全者应减量。

(3)出现迟发性运动障碍,应停用所有的抗精神病药。

(4)不适用于有意识障碍的精神异常者。对晕动症引起的呕吐效果差。用药期间不宜驾驶车辆、操作机械或高空作业。

(四)用法与用量

1.精神病

(1)口服:开始每天 25～50 mg,分 2～3 次服;逐渐增至每天 300～450 mg;症状减轻后再减至每天 100～150 mg;极量每次 150 mg,每天 600 mg。

(2)肌内注射:一次 25～50 mg,一天 2 次,待患者配合用药后改为口服。

(3)静脉滴注:从小剂量开始,25～50 mg 稀释于500 mL葡萄糖氯化钠注射液中缓慢静脉滴注,一天 1 次;每隔 1～2 d 缓慢增加 25～50 mg,治疗剂量一天 100～200 mg。不宜皮下注射或静脉推注。

2.呕吐

口服,每次 12.5～25 mg;肌内注射或静脉滴注,一次 25～50 mg。

3.心力衰竭

小剂量肌内注射,每次 5～10 mg,一天 1～2 次;也可静脉滴注,速度每分钟0.5 mg。

(五)制剂与规格

片剂:5 mg,12.5 mg,25 mg,50 mg。注射液:1 mL∶10 mg;2 mL∶25 mg;2 mL∶50 mg。

二、奋乃静

(一)别名

得乐方,过二苯嗪,过非那嗪,氯吩嗪,羟哌氯丙嗪。

(二)作用与用途

为吩噻嗪类药物,药理作用与氯丙嗪相似,抗精神病与镇吐作用较强,镇静作用较弱。对幻觉妄想、思维障碍、淡漠木僵及焦虑激动等症状疗效较好。临床用于精神分裂症及其他精神病性障碍,还用于各种原因所致的呕吐或顽固性呃逆。

(三)注意事项

1.不良反应

主要有锥体外系反应,如震颤、僵直、流涎、运动迟缓、静坐不能、急性肌张力障碍等。长期大量用药可引起迟发性运动障碍。可引起血浆中催乳素浓度增加。少见直立性低血压、粒细胞减少症与中毒性肝损害。偶见过敏性皮疹及恶性综合征。可引起注射局部红肿、疼痛、硬结。

2.禁忌证

椎-基底神经节病变、帕金森病、帕金森综合征、骨髓抑制、青光眼、昏迷、对吩噻嗪类药过敏者禁用。心血管病患者、癫痫患者、孕妇、儿童和老年人慎用。哺乳期妇女使用本品期间应停止哺乳。肝肾功能不全者应减量。

(四)用法与用量

1.精神分裂症

口服,起始剂量一次 2～4 mg,一天 2～3 次;每隔 1～2 d 增加 6 mg,至常用治疗量一天20～60 mg;维持剂量一天 10～20 mg。肌内注射,一次 5～10 mg,一天 2 次。静脉注射,一次5 mg,用氯化钠注射液稀释成 0.5 mg/mL,注射速度每分钟不超过 1 mg;待患者合作后改为口服。

2.止呕

口服,一次 2～4 mg,一天 2～3 次。

(五)制剂与规格

片剂:2 mg,4 mg。注射液:1 mL：5 mg;2 mL：5 mg。

三、癸氟奋乃静

(一)别名

氟奋癸酯,氟奋乃静癸酸盐,氟奋乃静癸酸酯,癸酸氟奋乃静。

(二)作用与用途

癸氟奋乃静是哌嗪吩噻嗪类抗精神病药,为氟奋乃静的长效制剂,抗精神病作用主要与其阻断脑内多巴胺受体(DA_2)有关。氟奋乃静抗精神病作用比奋乃静强,且更持久;镇静、降压、止吐作用微弱。癸氟奋乃静为氟奋乃静经酯化而得到的长效抗精神病药,作用时间长,不良反应较少、较轻。一般配成油制注射液使用。肌内注射吸收后,经酯解酶缓慢水解释放出氟奋乃静,然后分布至全身而产生药理作用。肌内注射后,42～72 h 开始发挥治疗作用,48～96 h 作用最明显,一次给药可维持 2～4 周,血中半衰期为3～7 d。临床主要用于治疗慢性精神分裂症,特别适用于对口服治疗不合作的患者,也可用于精神分裂症缓解期的维持治疗。

(三)注意事项

1.不良反应

主要为锥体外系反应,如静坐不能、急性肌张力障碍和类帕金森病。长期大量使用可发生迟发性运动障碍,亦可发生嗜睡、乏力、口干、月经失调、溢乳等,偶见过敏性皮疹及恶性综合征,可引起注射局部红肿、疼痛、硬结。

2.禁忌证

氟奋乃静过敏者、帕金森病患者、严重抑郁者、昏迷者、血液系统疾病患者、皮质下脑组织受损害者、接受大剂量中枢神经抑制药者禁用。嗜铬细胞瘤患者、冠心病及其他心脏病患者、严重肝肾功能不全者、既往有抽搐史者、青光眼患者、皮肤病患者、在过热或使用有机磷杀虫剂的环境中工作者、妊娠妇女、老年患者、6 岁以下儿童慎用。

(四)用法与用量

深部肌内注射。一次 12.5～25 mg,2～4 周 1 次;以后逐渐增加至 25～75 mg,2～4 周注射 1 次。

(五)制剂与规格

油注射液:1 mL：25 mg。

四、三氟拉嗪

(一)别名

甲哌氟苯嗪,甲哌氟丙嗪,三氟吡拉嗪,三氟哌丙嗪,斯的拉静。

(二)作用与用途

本药为吩噻嗪类抗精神病药,作用机制与氯丙嗪相同,但抗精神病作用和镇吐作用均比氯丙嗪强,催眠及镇静作用较弱,尚有抗组胺及抗惊厥作用。本药起效快、作用持久。口服易吸收,达峰时间为 2~4 h。单次给药作用可持续 24 h。脂溶性高,在中枢神经系统内的浓度大于其血药浓度,且易透过胎盘屏障。本药总蛋白结合率为 90%～99%。在肝脏中通过氧化作用产生多种活性代谢产物,通过尿液排出体外,部分由粪便排泄,不能经血液透析清除。母体化合物的血中半衰期为 24 h。临床主要用于治疗精神分裂症,尤其适用于精神分裂症的妄想型与紧张型,也用于镇吐。

(三)注意事项

1.不良反应

锥体外系反应发生率约 60%,其他不良反应有心动过速、失眠、口干、烦躁等,偶见肝损害、白细胞减少或再生障碍性贫血。

2.禁忌证

椎基底神经节病变、帕金森病、帕金森综合征、骨髓抑制、昏迷、对吩噻嗪类药过敏者禁用。心血管病患者、视网膜病变和青光眼患者、孕妇慎用。哺乳期妇女服用本药期间应停止哺乳。

(四)用法与用量

口服。

1.精神病

从小剂量开始,一次 5 mg,一天 2~3 次;每隔 3~4 d 逐渐增至一次 5~10 mg,一天 2~3 次;一天剂量 15~30 mg,最大剂量为一天 45 mg。

2.镇吐

一次 1~2 mg,一天 1~2 次。

(五)制剂与规格

片剂:1 mg,5 mg。

五、硫利达嗪

(一)别名

甲硫达嗪,甲硫哌啶,利达嗪,利达新,硫醚嗪,美立廉,眠立乐。

(二)作用与用途

本药为吩噻嗪类抗精神病药,通过阻断脑内突触后多巴胺 D_2 受体而起抗精神病作用,与氯丙嗪相似。本药尚具中度或更强的降血压作用,中度抗胆碱及镇静作用,但本药抗呕吐作用轻、锥体外系效应弱。口服易吸收,生物利用度约 40%,血药浓度达峰时间为 1~4 h。可透过血-脑屏障,血浆蛋白结合率达 99%。主要在肝脏代谢,代谢产物美索达嗪的药理活性是本药的 2 倍,代谢产物磺达嗪也有活性。母体药物的血中半衰期为 21 h。临床主要用于治疗急性和慢性精神分裂症,尤其适用于伴有激动、焦虑、紧张的精神分裂症。还可用于躁狂症、更年期精神病。

(三)注意事项

1.不良反应

常见有嗜睡、头晕、口干、鼻塞、直立性低血压、心动过速、视物模糊等。少见震颤、流涎、运动迟缓、静坐不能和急性肌张力障碍等锥体外系反应。偶有腹泻、腹胀、心电图异常、中毒性肝损害。长期用药可出现色素性视网膜病变、闭经、血小板降低、白细胞减少等。

2.禁忌证

对本药或其他吩噻嗪类药过敏者、严重心血管疾病者、严重中枢神经系统功能障碍者、昏迷患者、白细胞减少者禁用。肝、肾功能不全者,癫痫患者,脑炎、脑部外伤后遗症患者,孕妇慎用。哺乳期妇女服用本药期间应停止哺乳。

(四)用法与用量

口服。成人起始剂量为一次 25 mg,一天 3 次;每隔 2~3 d 每次增加 25 mg,逐渐增加至最佳效应剂量。1~5 岁按体重每天 1 mg/kg;5 岁以上儿童每天 5~15 mg,分次服。老年人酌情减量。

(五)制剂与规格

片剂:10 mg;25 mg;50 mg;100 mg;200 mg。

六、氟哌啶醇

(一)别名

氟哌醇,氟哌丁苯,卤吡醇,哌力多。

(二)作用与用途

本药为丁酰苯类抗精神病药,其作用机制为阻断脑内多巴胺受体,并能加快和增强脑内多巴胺的转化。此外,还可阻断 α-肾上腺素受体。其特点为抗精神病、抗焦虑症作用强而久;镇吐作用亦较强;镇静作用弱;降温作用不明显。口服后有 70% 被吸收,口服 3~6 h 或肌内注射 10~20 min 后血药浓度达峰值。血浆蛋白结合率高。本药在体内分布广泛,在肝脏较多分布,少量分布于骨骼肌,且可透过血-脑屏障。血中半衰期为 21 h。临床主要用于治疗各型急性和慢性精神分裂症及躁狂症等,可用于焦虑性神经症,还可用于儿童多发性抽动-秽语综合征。

(三)注意事项

1.不良反应

以锥体外系症候群最常见,较常见失眠、头痛、口干、便秘、恶心等。较少见直立性低血压、头昏、晕眩、嗜睡、淡漠、焦虑、抑郁、迟发性运动障碍、内分泌和代谢紊乱、排尿困难、皮疹、接触性皮炎等。罕见的有恶性综合征、中性粒细胞减少、咽部疼痛和发热、巩膜或皮肤黄染。肌内注射后可致呼吸肌运动障碍。大剂量长期使用可引起心律失常、心肌损伤。

2.禁忌证

对本药过敏者、重症肌无力患者、严重心脏病患者、帕金森综合征患者、严重中枢神经抑制状态者、骨髓抑制者禁用。心脏疾病患者、癫痫患者、青光眼患者、肝功能不全者、甲状腺功能亢进或中毒性甲状腺肿大患者、肺功能不全者、肾功能不全及尿潴留者、儿童、孕妇慎用。哺乳期妇女不宜服用。

(四)用法与用量

1.口服

精神分裂症,从小剂量开始,起始剂量一次 2～4 mg,一天 2～3 次,逐渐增加至常用量一天 10～40 mg,维持剂量一天 4～20 mg。焦虑性神经症,一天 0.5～1.5 mg,根据临床疗效调整剂量。抽动-秽语综合征,一次 1～2 mg,一天 2～3 次。

2.肌内注射

用于控制兴奋躁动,一次 5～10 mg,一天 2～3 次,安静后改为口服给药。

3.静脉滴注

本药 10～30 mg 加入 250～500 mL 葡萄糖注射液内静脉滴注。

(五)制剂与规格

片剂:2 mg;4 mg;5 mg。注射液:1 mL:5 mg。

七、氟哌利多

(一)别名

达罗哌丁苯,达哌啶醇,氟哌啶。

(二)作用与用途

本药为丁酰苯类抗精神病药,通过阻滞边缘系统、下丘脑和黑质-纹状体系统等部位的多巴胺受体而发挥作用。有强安定作用和镇吐作用,可产生锥体外系反应。其安定作用相当于氯丙嗪的 200 倍,氟哌啶醇的 3 倍;镇吐作用为氯丙嗪的 700 倍。本药对心肌收缩力无影响,但有轻度 α-肾上腺素受体阻滞作用。口服或肌内注射时对血压无明显影响,静脉注射则可使血压轻度下降。有抗心律失常的作用。肌内注射吸收迅速,静脉注射后 5～8 min 起效。最佳效应持续时间为 3～6 h。可广泛分布于全身,并可透过血-脑脊液屏障和胎盘屏障。血浆蛋白结合率为 85%～90%。母体药物的血中半衰期为 2～3 h。

临床用于:①治疗精神分裂症的急性精神运动性兴奋躁狂状态。②与强镇痛药芬太尼一起静脉注射,做神经安定镇痛术,可使患者处于一种特殊麻醉状态(精神恍惚、不进入睡眠状态、活动减少、痛觉消失)。用于小手术的麻醉,如烧伤大面积换药以及各种内镜检查、造影等。③可于麻醉前给药,用于抗精神紧张、抗休克、镇吐等。④也可用于治疗持续性呃逆、呕吐。

(三)注意事项

(1)不良反应:长期大量应用时可引起锥体外系反应,可产生严重肌张力障碍。可出现口干、便秘、上腹部不适、视物模糊、尿潴留等。偶见男性乳房女性化、泌乳和女性月经失调、闭经等。可引起注射局部红肿、疼痛、硬结。静脉注射时可引起血压轻度下降。

(2)禁忌证:对本药过敏者,严重中枢神经抑制者,抑郁症患者,嗜铬细胞瘤患者,重症肌无力患者,帕金森病、帕金森综合征及有帕金森病史的患者,椎基底神经节病变者禁用。心脏病患者、高血压患者、药物引起的急性中枢神经抑制者、癫痫患者、甲状腺功能亢进或毒性甲状腺肿患者、青光眼患者、休克患者、肺功能不全者、肝功能不全者、肾功能不全及尿潴留患者、儿童、老人、孕妇慎用。哺乳期妇女用药期间应停止哺乳。

(3)肌内注射时,可加用 1% 普鲁卡因做深部注射,以减轻局部疼痛。

(4)注射本药后,为防止出现直立性低血压,应静卧 1～2 h。血压过低时应及时补液,可静脉滴注去甲肾上腺素或麻黄碱升压,但不可用肾上腺素。

(四)用法与用量

1.肌内注射

(1)治疗精神分裂症:一天 10～30 mg,分 1～2 次注射。

(2)麻醉前给药:手术前 30 min 注射 2.5～5 mg。

(3)急性精神运动性兴奋躁狂:一天 5～10 mg。

(4)癌症化疗后镇吐:化疗前 30～60 min 注射 2.5～5 mg;化疗后根据需要可注射 0.5～1 倍的原剂量,但每小时最多 1 次。

2.静脉注射

(1)神经安定镇痛术:每 5 mg 本药加枸橼酸芬太尼 0.1 mg,在 2～3 min 内缓慢注射,5～6 min 内如未达到一级麻醉状态,可追加 0.5～1 倍的原剂量。

(2)一般麻醉:注射 15 mg,然后按需要继续静脉给药 1.25～2.5 mg 以维持。儿童 62.5～300 μg/kg。

(3)治疗呃逆:一次 2～2.5 mg。

(五)制剂与规格

注射液:1 mL∶5 mg;2 mL∶5 mg;2 mL∶10 mg。

八、无氟利多

(一)别名

Flupidol,Longoperidol。

(二)作用与用途

本药属二苯丁哌啶类化合物,为长效口服抗精神病药。本药能阻断多巴胺 D_2 受体,具有较强而长效的抗精神病作用,同时还有镇吐作用。本药的优点是能阻断 α-肾上腺素受体,对心血管系统的不良反应小,镇静作用弱,用药后不影响活动,极少引起反应迟钝。对精神分裂症的各型、病程各阶段均有疗效。能控制幻觉、妄想、兴奋、冲动等症状,对慢性精神分裂症可消除幻觉、活跃情感、改善行为,使患者恢复社会活动。口服后经胃肠道吸收,血药浓度于 24～72 h 达峰值。药物进入体内后贮存于脂肪组织中,并缓慢释放,7 d 后仍可自血中检出。本药可缓慢透入脑组织,自脑组织清除也缓慢,在脑中与某些受体稳定结合。大部分以原形经粪便排出,小部分经尿排泄。血中半衰期为 70 h。临床用于各型精神分裂症,尤其适用于病情缓解者的维持治疗,防止复发。

(三)注意事项

1.不良反应

主要为锥体外系反应,如静坐不能和类帕金森病。一次服药过多或耐受性差者,可在服药次日出现急性肌张力障碍,如斜颈、眼动危象或扭转痉挛。出现较严重的锥体外系反应时,常产生焦虑反应与睡眠障碍。还可能引起胃肠道症状,少数患者的 ALT 可有一过性改变,个别患者有过敏性皮疹、抽搐、尿潴留、心电图异常、粒细胞减少及恶性综合征等。长期大剂量使用,可发生迟发性运动障碍,亦可发生嗜睡、乏力、口干、月经失调、溢乳、焦虑或抑郁反应等。

2.禁忌证

对本药或匹莫齐特有过敏史者、帕金森病或帕金森综合征患者、骨髓抑制者、椎体基底神经节病变患者禁用。肝肾功能不全者、癫痫患者、有神经阻滞药恶性综合征病史的患者、孕妇慎用。

哺乳期妇女使用本药期间,应停止哺乳。

3.药物过量中毒症状

主要为心肌受损及干扰心内传导,出现严重心律不齐、胸闷等。

(四)用法与用量

口服。治疗剂量范围为 20~120 mg,一周 1 次;可从一周 10~20 mg 开始,逐渐增量,每 1~2 周增加 10~20 mg;通常剂量为一周 30~60 mg,待症状消失后继续巩固 3 个月,维持剂量为一周 10~20 mg。

(五)制剂与规格

片剂:5 mg;20 mg。

九、匹莫齐特

(一)别名

哌迷清,Opeiram,Orap。

(二)作用与用途

本药为中枢多巴胺受体的特异性阻断药,具有较长效的抗精神病作用,对情感淡漠、退缩、思维障碍、接触不良等精神分裂症的阴性症状具有振奋激越作用,但镇静作用较弱。口服后达峰时间为 3~6 h,血药峰浓度初期下降较快,后期下降极慢,有明显的首过效应,生物利用度大于 50%。在肝脏代谢,随尿和粪便排泄,肾排泄率为 38%~45%。多次口服的血中半衰期约为 5 h。临床用于急性和慢性精神分裂症,对精神分裂症的阴性症状疗效较好,尤其适用于慢性退缩性患者。亦可用于治疗偏执状态、亨廷顿病、抽动-秽语综合征、躁狂症、神经性厌食、青少年行为障碍等。

(三)注意事项

1.不良反应

可见轻度锥体外系反应、乏力、失眠、口干。

2.禁忌证

对本药过敏者、发生攻击行为的精神分裂症患者、先天或药物诱导的 Q-T 延长综合征患者、有心律失常史者、帕金森病患者、低钾血症或低镁血症患者、重度抑郁患者、单纯的或与抽动-秽语综合征无关的抽搐禁用。癫痫患者,有恶性综合征者、迟发性运动障碍史者、肝肾功能不全患者、老年患者慎用。

(四)用法与用量

口服:一天 2~8 mg,一次服用,最大日剂量 20 mg。

(五)制剂与规格

片剂:2 mg;4 mg;10 mg。

十、氟哌噻吨美利曲辛

(一)别名

黛安神,黛力新,复方氟哌噻吨。

(二)作用与用途

氟哌噻吨是突触后膜多巴胺 D_1、多巴胺 D_2 受体抑制药,有良好的抗精神病作用及兴奋和激活作用;美利曲辛是一种三环类抗抑郁药,两者合用可提高脑内突触间隙多巴胺、去甲肾上腺素及 5-羟色胺等多种神经递质的含量,从而调节中枢神经系统的功能。另一方面,美利曲辛可以对抗大剂量用氟哌噻吨时可能产生的锥体外系反应。此外,本药对组胺受体也有一定的拮抗作用,并且还具有镇静、抗惊厥作用。氟哌噻吨吸收后约 4 h 血药浓度达峰值,2～3 d 后起效,生物利用度为 40%～50%,经血液分布于脑、脊髓、肺、肝、肠道、肾及心脏,可少量通过胎盘屏障。本药有广泛的首过作用,主要在肝脏和肠壁代谢,代谢后主要从粪便排泄,少量从尿中排泄,也可通过乳汁排泄。美利曲辛吸收后,达峰时间约为 3.5 h,血浆蛋白结合率为 89%,可经乳汁排泄,31 d 内经肾脏排泄 60%,经粪便排泄 17%,血中半衰期为 19 h。

临床用于:①治疗神经症,如神经衰弱、慢性疲劳综合征、神经性抑郁症、焦虑症等。②治疗各种焦虑抑郁状态,包括更年期、经前期、嗜酒及药瘾者的焦虑抑郁状态。③也可治疗神经性头痛、偏头痛、紧张性疼痛、某些顽固性疼痛及慢性疼痛等。

(三)注意事项

(1)不良反应:少而轻微,主要为锥体外系反应,也可见失眠、抑郁。

(2)禁忌证:严重心脏疾病、闭角型青光眼、精神高度兴奋、急性酒精、巴比妥类药物及鸦片中毒者、造血功能紊乱者、前列腺腺瘤患者禁用。癫痫患者、肝肾功能损害者、心脏疾病患者、孕妇、哺乳期妇女慎用。

(3)为避免影响睡眠,每天最后一次服药不应晚于下午 4 点。

(4)若患者已预先使用了镇静药物,应逐渐停用镇静药物。

(四)用法与用量

口服。①成人:一天 2 片,早晨单次顿服,或早晨、中午各服 1 片;严重者一天 3 片,早晨 2 片,中午 1 片;维持剂量为一天 1 片,早晨服。②老年人:一天 1 片,早晨服。

(五)制剂与规格

片剂:每片含氟哌噻吨 0.5 mg,美利曲辛 10 mg。

十一、舒必利

(一)别名

硫苯酰胺,舒定,消呕宁,止呕灵,止吐灵。

(二)作用与用途

本药为苯甲酰胺类抗精神病药,是特异性多巴胺 D_2 受体阻滞剂,同时能止吐并抑制胃液分泌。其具体作用:①止吐。为中枢性止吐药,止吐作用强。口服比氯丙嗪强 166 倍,皮下注射时强 142 倍;比甲氧氯普胺强 5 倍。②抗精神病。抗木僵、退缩、幻觉、妄想及精神错乱的作用较强,并有一定的抗抑郁作用。无催眠作用。口服自胃肠道吸收,血药浓度达峰时间为 1～3 h。血中半衰期为 8～9 h。口服 48 h 后约有口服量的 30% 从尿中排出,少量经胆汁由粪便排出,也可从乳汁分泌。临床用于单纯型、偏执型、紧张型精神分裂症及慢性精神分裂症的孤僻、退缩、淡漠症状,对抑郁症状有一定疗效;可用于顽固性恶心、呕吐的对症治疗;也可用于胃及十二指肠溃疡、眩晕、偏头痛等。

(三)注意事项

(1)不良反应:常见有失眠、早醒、头痛、烦躁、乏力、食欲缺乏等。可出现口干、视物模糊、心动过速、排尿困难与便秘等抗胆碱能不良反应。剂量大于一天 600 mg 时可出现锥体外系反应,如震颤、僵直、流涎、运动迟缓、静坐不能、急性肌张力障碍。较多引起血浆中催乳素浓度增加,可能出现的症状有男子女性化乳房、溢乳、月经失调、闭经、体重增加。可出现心电图异常和肝功能损害。少数患者可发生兴奋、激动、睡眠障碍或血压升高。长期大量用药可引起迟发性运动障碍。可引起注射局部红肿、疼痛、硬结。

(2)禁忌证:嗜铬细胞瘤、高血压、严重心血管疾病和严重肝病患者及对本品过敏者禁用。心血管病、基底神经节病变、帕金森综合征、严重中枢神经抑制状态、癫痫患者及孕妇、哺乳期妇女慎用。肝肾功能不全者减量。

(3)治疗精神分裂症时,一般以口服为主,对拒服药者在治疗开始1～2周内可静脉注射给药,以后应改为口服。

(4)抑酸药和止泻药可降低本药的吸收率,因此使用时两者之间应至少间隔1 h。

(四)用法与用量

1.呕吐

口服,一次100～200 mg,一天2～3次。

2.精神分裂症

口服,开始时一次100 mg,一天2～3次,逐渐增至一天600～1 200 mg,维持剂量为一天200～600 mg;肌内注射,一天200～600 mg,分2次注射;静脉滴注,100～200 mg稀释于250～500 mL葡萄糖氯化钠注射液中缓慢静脉滴注,一天1次,可逐渐增量至一天300～600 mg,一天量不超过800 mg,滴注时间不少于4 h。

3.胃肠溃疡

一天100～300 mg,分3～4次服。

4.偏头痛

一天100～200 mg,分次服。

(五)制剂与规格

片剂:10 mg;100 mg。注射液:2 mL∶50 mg;2 mL∶100 mg。

十二、硫必利

(一)别名

泰必利。

(二)作用与用途

本药是苯酰胺类抗精神病药,属典型抗精神病药物,结构与舒必利相似。为选择性多巴胺D_2受体拮抗药,其特点是对感觉运动方面的神经系统疾病及精神运动行为障碍具有良好效果。

1.具体作用

(1)抗精神病、镇静。本药可纠正精神运动性障碍,因此治疗舞蹈病及抽动-秽语综合征的疗效好。

(2)本药可迅速改善急性酒精中毒者的精神运动性症状,对慢性酒精中毒所致的运动障碍、消化障碍或行为障碍等均有效,对抗戒断症状的作用显著。

(3)镇痛、中枢性镇吐、抗焦虑、兴奋胃肠平滑肌等。口服吸收迅速,食物可增加本药吸收量(约29%),生物利用度为75%～80%,达峰时间为0.5～2 h。肌内注射后达峰时间为30 min。

本药分布半衰期为 0.2 h,血浆蛋白结合率很低。母体化合物的血中半衰期为 2.2～5.8 h。

2.临床用于

(1)舞蹈病。本药对舞蹈样运动疗效好,即使对氟哌啶醇或舒必利无效者,用本药仍能改善症状,使异常运动明显减少。

(2)抽动-秽语综合征。对氟哌啶醇无效或因氟哌啶醇不良反应太大而不能耐受者,改用口服本药多可取得满意疗效。

(3)老年性精神病。本药可减轻(或消除)老年人的精神运动不稳定(如激动、震颤、多言等)伴精神错乱、失眠、幻觉或谵妄等症状。

(4)对大多数急性和慢性酒精中毒患者有效。

(5)还可用于各种疼痛。对顽固性头痛、痛性痉挛、关节疼痛及肩关节周围炎的疼痛均有明显疗效。

(三)注意事项

1.不良反应

治疗量不良反应轻微,可有嗜睡、口干、头昏、乏力、便秘等,偶见锥体外系不良反应如震颤、静坐不能等。罕见暂时性闭经、溢乳。一般停药或减量均可自行消失。

2.禁忌证

对本药过敏者、严重循环障碍者、肾功能障碍者、嗜铬细胞瘤患者、催乳素依赖性肿瘤患者、不稳定性癫痫患者禁用。癫痫发作者、严重肝功能损害患者、白细胞减少或造血功能不良患者、孕妇及哺乳期妇女慎用。儿童不宜使用。

(四)用法与用量

1.舞蹈病及抽动-秽语综合征

口服:①成人,开始剂量为一天 150～300 mg(可用至 300～600 mg),分 3 次服;待症状控制后 2～3 个月,应酌情减量;维持量为一天 150～300 mg。②7～12 岁儿童,一次 50 mg,一天 1～2 次。

2.老年性精神运动障碍和迟发性运动障碍

肌内注射或静脉注射,24 h 内注射 200～400 mg,根据病情逐渐减量,然后改为口服。

3.慢性酒精中毒

一天口服 150 mg;严重者静脉注射,平均剂量一天 400 mg,随后改为口服。

4.急性酒精中毒

开始 24 h 内肌内注射或静脉注射 600～1 200 mg,每 4～8 h 1 次,3～4 d 后减量,给药数天后改为口服,一天 150～800 mg。

5.头痛、痛性痉挛、神经-肌肉痛等

口服,开始一天 200～400 mg(平均 300 mg),连服 3～8 d;维持量为一次 50 mg,一天 3 次;严重病例,肌内注射或静脉注射,一天 200～400 mg,连用 3 d,随后改为口服给药。

(五)制剂与规格

片剂:100 mg。注射液:2 mL：100 mg。

十三、氯氮平

(一)别名

二氮杂草,氯扎平。

(二)作用与用途

本药是二苯氧氮杂草类抗精神病药的代表药,为非典型抗精神病药。对多种神经递质受体(如多巴胺 D_1、多巴胺 D_2、多巴胺 D_4 受体及 5-HT_2 受体、胆碱受体、组胺受体、α-肾上腺素受体)有较强的亲和力。口服吸收迅速而完全。吸收后迅速且广泛地分布到各组织中,并可通过血-脑屏障。血浆蛋白结合率达 95%。服药后 2.5(1～6) h 血药浓度达峰值,8～10 d 达稳态血药浓度。作用持续时间为 4～12 h。母体化合物的血中半衰期为 8～12 h。临床用于治疗精神分裂症,对精神分裂症的阳性或阴性症状及难治性精神分裂症有较好疗效。由于本药有导致粒细胞减少的不良反应,故不用作此类疾病的首选,只在使用两种其他抗精神病药无效或不能耐受时才使用本药。

(三)注意事项

1.不良反应

常见头痛、头昏、精神萎靡、多汗、流涎、恶心、呕吐、便秘、体重增加等。较少见不安、易激惹、精神紊乱、视物模糊、血压升高及严重的持续性头痛。这些反应均与剂量有关。罕见粒细胞减少或缺乏,当粒细胞减少或缺乏时均可伴有畏寒、高热、咽部疼痛与溃疡。用量过大可引起惊厥。

2.禁忌证

对本药过敏者,中枢神经处于明显抑制状态者,曾有骨髓抑制或血细胞异常疾病史者,严重心、肝、肾疾病患者,孕妇和哺乳期妇女禁用。闭角型青光眼患者、前列腺增生者、有痉挛性疾病或病史者、心血管疾病患者、癫痫患者慎用。12 岁以下儿童不宜使用本药。

(四)用法与用量

口服:①成人首次剂量一次 25 mg,一天 2～3 次,逐渐加至常用治疗量一天 200～400 mg,最大量可达一天 600 mg;维持量为一天 100～200 mg。②老年人慎用或使用低剂量。

(五)制剂与规格

片剂:25 mg;50 mg。

十四、奥氮平

(一)别名

奥拉扎平,欧兰宁,再普乐,Lanzac,Zyprexa。

(二)作用与用途

奥氮平为非典型抗精神病药,是噻嗯苯二氮草衍生物,可显著地改善精神分裂症的阴性和(或)阳性症状及情感症状。本药作用于 5-HT、DA、M 胆碱能多种受体以及组胺 H_1 受体和 $α_1$ 受体,进而显示出广泛的药理活性。口服吸收良好,5～8 h 可达血药峰浓度。通过肝脏代谢,生成至少10 种无活性的代谢物,本药代谢产物不会透过血-脑屏障。细胞色素 P450 酶 CYP2D6 的状态不影响本药的代谢。

临床用于:①有阳性症状(如妄想、幻觉、思维障碍、敌意、猜疑)和(或)阴性症状(如情感淡漠、社会退缩、言语贫乏)的精神分裂症和其他精神障碍的急性期及维持治疗。②可缓解精神分裂症及相关疾病常见的继发性情感症状。对于取得初步疗效、需要继续维持治疗的精神分裂症患者,本药可有效维持其临床症状的缓解。

(三)注意事项

(1)不良反应:常见嗜睡和体重增加;少见头晕、食欲亢进、外周水肿、直立性低血压、嗜酸性粒细胞增多、急性或迟发性锥体外系运动障碍、一过性抗胆碱能作用;偶见一过性肝脏氨基转移酶升高;罕见血浆催乳素升高、光敏反应、肌酸磷酸激酶(CPK)升高。

(2)禁忌证:对本药过敏者、闭角型青光眼患者禁用。有低血压倾向的心血管和脑血管疾病患者、肝功能损害者、前列腺增生者、麻痹性肠梗阻患者、癫痫及其相关疾病患者、各种原因引起的白细胞或中性粒细胞降低者、有药物所致骨髓抑制等毒性反应史者、嗜酸性粒细胞过多性疾病或骨髓及外骨髓增生性疾病患者、疾病、放疗或化疗所致的骨髓抑制者、有乳腺癌病史者、窄角性青光眼患者、孕妇慎用。哺乳期妇女用药时应停止哺乳。18周岁以下患者不宜使用本药。

(3)服药期间不宜驾车或操作机械。

(四)用法与用量

口服。起始剂量为每天 10 mg,剂量范围为 5~20 mg,每天剂量应根据临床状况而定。女性患者、老年患者、严重肾功能损害或中度肝功能损害患者,起始剂量为每天 5 mg。

(五)制剂与规格

片剂:5 mg;10 mg。

十五、喹硫平

(一)别名

富马酸奎的平,富马酸喹噻平,思瑞康。

(二)作用与用途

本药是二苯氧氮杂䓬类药,为非典型抗精神病药。其结构与氯氮平和奥氮平相似,主要阻断中枢多巴胺 D_2 受体和 5-HT_2 受体而起抗精神病作用。对组胺 H_1 受体和 α_1-肾上腺素受体也有阻断作用,对毒蕈碱和苯二氮䓬类受体无亲和力。口服后 2 h 血药浓度达峰值,48 h 达稳态血药浓度,7~14 d 起效。口服生物利用度为 9%,食物可影响本药的吸收。在肝脏广泛代谢,存在首过效应。血中半衰期为 4~12 h。临床用于精神分裂症,对精神分裂症的阳性症状和阴性症状均有效;也可以减轻精神分裂症伴发的抑郁、焦虑及认知缺陷症状;还可用于急性双相躁狂症。

(三)注意事项

1.不良反应

常见头晕、嗜睡、直立性低血压、心悸、口干、食欲减退和便秘。少见体重增加、腹痛、碱性磷酸酶增高、血总胆固醇和甘油三酯增高。偶见锥体外系反应、兴奋与失眠。长期用药可出现晶状体改变。

2.禁忌证

对本药过敏者,哺乳期妇女禁用。心脑血管疾病患者、可能诱发低血压者、肝肾功能不全者、阻塞性肺疾病患者、甲状腺疾病患者、癫痫患者或有癫痫发作史者、惊厥阈值降低者、阿尔茨海默病患者、吞咽困难者、孕妇、儿童慎用。

(四)用法与用量

口服。初始剂量为一次 25 mg,一天 2 次;第 2 天或第 3 天的增量为一次 25~50 mg,一天

2～3次;若能耐受,第 4 天可增至治疗剂量一天 300～400 mg,分 2～3 次给药;若需进一步调整剂量,间隔时间一般不少于 2 d;推荐的增减剂量方案为一次 25～50 mg,一天 2 次。

(五)制剂与规格

片剂:25 mg;100 mg;200 mg。

十六、利培酮

(一)别名

利司培酮,维思通。

(二)作用与用途

利培酮属非典型抗精神病药,是一种高选择性的 5-羟色胺/多巴胺(5-HT$_2$/DA$_2$)受体平衡拮抗药。本药对 DA$_2$ 受体有阻断作用,可改善精神分裂症的阳性症状,如幻觉、妄想、思维紊乱、行为障碍、敌意和猜疑;对 5-HT$_2$ 受体也有阻断作用,可改善精神分裂症的阴性症状,如思维贫乏、情感淡漠、意志减退等。对精神分裂症伴有的情感障碍也有效。口服吸收完全、迅速,1～2 h 达血药浓度峰值。在肝脏内经 CYP450 酶系统代谢,代谢产物为 9-羟基利培酮,有药理活性。利培酮的血中半衰期约为 3 h,9-羟基利培酮的血中半衰期为 24 h。老年患者和肾功能不全患者的血药浓度较高,清除较慢。临床用于治疗精神分裂症,也可减轻与精神分裂症有关的情感障碍,还可用于治疗双相情感障碍的躁狂发作。

(三)注意事项

(1)不良反应:常见失眠、焦虑、激越、易激动、攻击倾向、注意涣散、记忆障碍、头痛、头晕、口干、视力改变、排尿障碍或多尿、皮肤瘙痒。可见体重增加、水肿、肝酶浓度升高、血浆催乳素浓度升高等。可能引起锥体外系症状。

(2)禁忌证:对本品过敏者以及 15 岁以下的儿童禁用。心血管病、帕金森综合征、癫痫患者及孕妇、哺乳期妇女慎用。

(3)服药期间避免驾驶或操作机器。

(四)用法与用量

1.精神分裂症

起始剂量为 1 mg,一天 1～2 次;在 1 周内可逐渐将剂量增加至一天 2～4 mg,2 周内可逐渐增加至一天 4～6 mg;以后可维持剂量不变,或酌情调整;通常最适剂量为一天 2～6 mg,不超过一天 10 mg。

2.双相情感障碍的躁狂发作

推荐起始剂量为一天 1 次,一次 1～2 mg,剂量可根据个体需要进行调整,增加的幅度为一天 1～2 mg,且增加至少隔天或间隔多日进行,适宜的剂量为一天 2～6 mg。

3.肾病、肝病患者和老年患者

起始剂量每次 0.5 mg,每天 2 次,可逐渐加量至每次 1～2 mg,每天 2 次。

(五)制剂与规格

片剂:1 mg;2 mg;3 mg;4 mg。口服液:30 mL。15～30 ℃密封保存。

（刘吉燕）

第十八章 中医科用药

第一节 辛温解表药

味辛性温,以发散风寒表证为主的中草药,叫作辛温解表药。风寒表证的主要表现为发热轻、恶寒重,汗出不畅或无汗,头痛、身痛、舌苔薄白、口不渴、脉浮等。

一、麻黄

(一)别名

草麻黄。

(二)处方名

麻黄、生麻黄、炙麻黄、麻黄绒、净麻黄、制麻黄、蜜麻黄。

(三)常用量

3～9 g。

(四)常用炮制

1.麻黄绒

取原药材去根,切 1.5～2 cm 长段,研绒,筛去灰屑即可。

2.制麻黄

麻黄 500 g,生姜 50 g,甘草 50 g。取甘草、生姜煎汤,煎至味出,趁热浸泡麻黄段,浸后晒干。

3.蜜麻黄(炙麻黄)

麻黄段 50 kg,蜜 5～10 kg。先将蜜熔化后,加入麻黄段,或再加少许水拌匀、稍闷,置锅中用微火炒至蜜干,以不粘手为度。

(五)常用配伍

1.配桂枝

增强宣散风寒、止痛功效,用于治疗外感风寒、头痛、身痛、无汗等症。

2.配杏仁

增强止咳、平喘、化痰作用,用于治疗风寒咳喘之证。

3.配生石膏

用于治疗肺热咳喘之证。如胸满咳喘、口苦舌干、脉浮数等。

（六）临床应用

1.风寒感冒

麻黄汤:麻黄9g,桂枝6g,苦杏仁9g,炙甘草3g。水煎服,每天1剂。

2.荨麻疹

麻黄10g,桂枝3g,苦杏仁6g,白术12g,蝉蜕6g,炙甘草6g。水煎服,每天1剂。

3.支气管炎

止嗽定喘丸(麻黄、苦杏仁、石膏、甘草),口服1次6g,1天2次。

4.水肿病初起

麻黄6g,白术15g,茯苓20g,冬瓜皮30g,薏苡仁30g。水煎服,每天1剂。

5.咳喘

麻黄10g,生石膏30g,黄芩15g,桑白皮30g,生甘草6g。水煎服,每天1剂。

（七）不良反应与注意事项

(1)长期服用本品可致成瘾。

(2)超过治疗量5倍以上时,即可引起中毒。

(3)大剂量中毒可引起心率缓慢、胸闷、气急、烦躁、失眠、头痛、恶心、呕吐、周身发麻、排尿困难,甚至呼吸困难、昏迷等。

(4)心绞痛者用此药可引起心绞痛发作。

(5)偶有变态反应,表现为皮肤红斑、水疱、皮疹、溃疡等。

(6)体虚多汗者忌用麻黄。

(7)高血压、心脏病患者忌用。

二、桂枝

（一）别名

柳桂。

（二）处方名

桂枝、细桂枝、嫩桂枝、桂枝尖、炒桂枝、蜜桂枝。

（三）常用量

3～10g。

（四）常用炮制

1.炒桂枝

取桂枝放锅中,用微火炒数分钟至深黄色或微焦为度。

2.蜜桂枝

桂枝10kg,蜜2.5kg。先将蜜熔化,加热至起泡,加入桂枝片拌匀,微洒清水炒至老黄色不粘手为度。

（五）常用配伍

1.配白芍

温中止痛。用于治疗脾胃虚寒之胃病、腹痛。另可用于治疗外感风寒,表虚多汗者。

2.配桃仁

有温经活血功效。用于治疗妇女虚寒痛经、月经失调、慢性附件炎腹痛等症。

3.配附子

温经散寒止痛。用于治疗风寒关节疼痛、四肢疼痛等症。

4.配丹参

通气活血。用于治疗冠心病胸痛、心悸以及血虚失眠、惊悸等症。

5.配甘草

温阳益心。用于治疗阳虚所致的心悸气短、畏寒等症。

(六)临床应用

1.流行性感冒

桂枝汤加减:桂枝10g,赤芍10g,炙甘草6g,厚朴花10g,法半夏10g,茯苓12g,白术12g,生姜10g,大枣10枚。水煎服,每天1剂。

2.类风湿关节炎

桂枝芍药知母汤加味:桂枝、白芍各12g,制附子(先煎)15g,甘草9g,麻黄8g,知母10g,白术15g,防风10g,生姜10g。水煎服,每天1剂。

3.荨麻疹

桂枝10g,白芍15g,生姜10g,炙甘草10g,大枣12枚。随症加减:痒甚者加蝉蜕10g,白蒺藜15g,防风10g;皮疹鲜红者加生地黄30g,赤芍10g;皮疹苍白者加当归12g,土茯苓30g,苍耳子10g。水煎服,每天1剂。

4.胃及十二指肠溃疡虚寒性脘腹疼痛

桂枝10g,白芍15g,黄芪30g,陈皮10g,醋延胡索12g,炙甘草6g,生姜10g,大枣10枚。水煎服,每天1剂。

5.冠心病心悸胸痛

桂枝10g,薤白10g,瓜蒌30g,丹参30g,炙甘草6g,生姜10g。水煎服,每天1剂。

6.风湿性及类风湿关节疼痛

桂枝10g,制附子(先煎)6g,鸡血藤30g,黄芪30g,细辛3g。水煎服,每天1剂。

7.慢性附件炎腹痛

桂枝10g,赤芍12g,醋延胡索12g,桃仁10g,红花6g,皂角刺3g,蒲公英30g,炙甘草6g,大枣10枚。水煎服,每天1剂。

(七)不良反应与注意事项

(1)有伤津助火之弊。热病高热、阴虚火旺、血热妄行者禁用。

(2)风热表证、风寒表湿证及温病初起者,不宜应用。

(3)孕妇慎用。

三、防风

(一)别名

防风根、东防风、关防风、西防风、水防风、屏风、公防风、母防风。

(二)处方名

防风、炒防风、口防风、防风炭。

(三)常用量

16～12g。

(四)常用炮制

1.净防风

取原药材,拣净杂质,去茎及毛茸,洗净,切2～3 cm或0.5 cm厚的片,晒干。

2.炒防风

取防风片,用微火炒呈深黄色或微焦,放冷即可。

3.防风炭

取防风片在180 ℃热锅内炒,或用微火炒至黑色为度,喷淋清水,灭净火星取出。

4.蜜防风

防风片500 g,蜂蜜200 g。取防风片,加蜜炒至蜜被吸尽,放冷即可。

(五)常用配伍

1.配苍术

增强祛散风湿作用。用于治疗风湿性关节疼痛及风邪皮肤痒疹等症。

2.配秦艽

祛风除湿。用于治疗风湿四肢关节疼痛以及午后、夜间低热等症。

3.配白术

润肠健脾。用于治疗脾胃虚弱,运化无力导致的大便秘结之症。

4.配苍耳子

祛风止痒。用于治疗皮肤荨麻疹、瘙痒等症。

5.配川芎

祛风活血止痛。用于治疗头痛、偏头痛。

(六)临床应用

1.头痛

防风通圣散加减:防风15 g,荆芥10 g,连翘15 g,黄芩15 g,川芎15 g,当归12 g,白术15 g,炒白芍15 g,栀子15 g,麻黄6 g,大黄8 g,芒硝8 g,滑石10 g,生石膏15 g(先煎),薄荷6 g(后下)。随症加减:无大便秘结者去大黄、芒硝;无小便黄赤者去滑石、栀子;头昏眼花者加菊花15 g。水煎服,每天1剂。

2.周围性神经麻痹

防风20 g,川芎15 g,当归15 g,蜈蚣2条(研粉)。前三味水煎汤,送服蜈蚣粉。每天1剂,分2次服。

3.慢性肠炎

防风15 g,白芍15 g,补骨脂10 g,五味子10 g,乌梅6 g。水煎服,每天1剂。

4.脾胃虚大便秘结

防风15 g,白术30 g,蒲公英30 g。水煎服,每天1剂。

5.砷中毒

防风15 g,绿豆15 g,红糖10 g,甘草6 g。水煎服,每天1剂。14 d为1个疗程。

(七)不良反应与注意事项

(1)偶见变态反应。于服药后1 h内,出现恶心、呕吐、烦躁、皮肤瘙痒、冷汗、灼热、红斑等,或见荨麻疹样药疹、光敏性皮炎。

(2)血虚发痉及阴虚火旺者慎用。

四、生姜

(一)别名

名姜、鲜姜。

(二)处方名

生姜、川姜、煨姜、闷姜。

(三)常用量

6～15 g。

(四)常用炮制

1.煨姜

取生姜片或块,用纸包好,加水润湿,置炉台上烘烤,或在火中煨至纸黄或焦枯时,去纸即可。

2.闷姜

将生姜切片,加白糖腌制数天而成。

(五)常用配伍

1.配半夏

和胃止呕。用于治疗胃肠炎所致之呕吐、恶心、腹胀等症。

2.配竹茹

清热止呕。用于治疗体虚有热,恶心呕吐,口苦、舌苔黄,尿赤等症。

3.配陈皮

温中行气。用于治疗脾胃有寒,脘腹胀满,胃脘疼痛之症。

4.配大枣

和胃解表。用于治疗风寒感冒,胃脘不舒,恶心、呕吐等症。

(六)临床应用

1.慢性胃炎

生姜泻心汤:生姜 15 g,炙甘草 9 g,党参 10 g,干姜 3 g,黄芩 9 g,黄连 3 g,制半夏 9 g,大枣 4 枚。水煎服,每天 1 剂。

2.风寒感冒

生姜 30 g,紫苏叶 10 g。水煎服,每天 1 剂。

3.急性细菌性痢疾

生姜 50 g,红糖 30 g。水煎分 3 次服,每天 1 剂。

4.急性扭伤

取生姜适量,捣烂去汁,加入食盐少许拌匀,外敷患处,可用绷带固定,每天 1 次。

5.尿潴留

将生姜 15～24 g,咀嚼后用开水吞服。一般可在用药后 5 min 内缓解症状,过半小时后按上法续服 1 次。

(七)不良反应与注意事项

(1)大剂量口服可致鼻血。

(2)外敷偶可见皮肤过敏性紫癜。

(3)高血压患者不宜多用。

（4）阴虚内热盛者不宜应用。

五、荆芥

(一)别名

假苏、香荆芥。

(二)处方名

荆芥、炒荆芥、荆芥炭、黑荆芥。

(三)常用量

3～9 g。

(四)常用炮制

1.炒荆芥

将荆芥段炒至微黄或黄色。

2.醋荆芥

荆芥段 50 kg,醋 5 kg。取荆芥段加醋炒至大部分黑色为度。

3.荆芥炭

取荆芥段置 180 ℃热锅中,炒至黑色存性,加水灭净火星,放冷即成。

(五)常用配伍

1.配薄荷

治疗感冒头痛,鼻塞不通,无汗,四肢疼痛等症。

2.配防风

治疗感冒无汗身痛及荨麻疹皮肤瘙痒之症。

3.配白芷

治疗头痛、偏头痛,症见舌苔白,口不渴,少汗等症者。

4.配黄芩

治疗气管炎咳嗽痰多,胸闷不舒,口苦、舌苔发黄等症。

(六)临床应用

1.风寒感冒

荆芥 12 g,射干 12 g,柴胡 10 g,防风 10 g,葛根 15 g,苦杏仁 9 g,茵陈 10 g,金银花 10 g,桂枝 10 g,生姜 15 g,甘草 6 g。水煎服,每天 1 剂。

2.传染性软疣

荆芥 12 g,防风 10 g,蝉蜕 10 g,当归 15 g,柴胡 15 g,赤芍 15 g,僵蚕 15 g,黄芩 15 g,薏苡仁 30 g,大青叶 30 g,甘草 6 g。水煎服,每天 1 剂。

3.痔疮出血

荆芥炭 15 g,槐花炭 10 g,共研为细粉,每服 3～4 g,饭前清茶送服,每天 1～2 次。

4.慢性咽炎

荆芥穗 30 g,桔梗 10 g,沙参 30 g,炙甘草 6 g。共研为细末,每次服 3 g,每天 1～2 次。

5.荨麻疹

荆芥 12 g,防风 10 g,紫草 30 g,黄芩 15 g,山楂 30 g,甘草 9 g。水煎服,每天服 1 剂。

(七)不良反应与注意事项

(1)变态反应,表现为眼睑浮肿,皮肤丘疹或暗红色斑点,烘热,瘙痒或伴有胸闷,腹痛、恶心、呕吐、腹泻。

(2)表虚盗汗,阴虚头痛者禁服。

(3)服荆芥时忌食鱼、虾、蟹、驴肉等食物。

六、羌活

(一)别名

蚕羌、竹节羌、条羌、鸡头羌、大头羌。

(二)处方名

羌活、川羌活、西羌活、蚕羌。

(三)常用量

3～10 g。

(四)常用炮制

取原药材,洗净,切 0.3 cm 之厚片,晒干或用微火烘干。

(五)常用配伍

1.配川芎

祛风湿、活血、止痛。用于外感风寒关节疼痛,四肢疼痛;风湿性关节炎疼痛;偏正头痛。

2.配防风

增强祛风湿作用。用于治疗风寒头痛、关节疼痛、肢体疼痛之症。

3.配独活

增强祛风湿作用。用于治疗风湿关节疼痛、腰腿疼痛。

(六)临床应用

1.流行性感冒

(1)九味羌活汤:羌活 9 g,防风 8 g,苍术 10 g,川芎 8 g,细辛 3 g,白芷 5 g,生地黄 10 g,黄芩 10 g,甘草 5 g。水煎服,每天 1 剂。

(2)九味羌活丸:口服,一次 6～9 g,每天 2～3 次。

2.功能性水肿

羌活胜湿汤加味:羌活 6 g,独活 6 g,藁本 3 g,防风 6 g,川芎 6 g,炙甘草 2 g,蔓荆子 3 g。随症加减:气虚加党参 10 g,炒白术 10 g;尿少加茯苓皮 10 g,泽泻 6 g,车前子 20 g;食积加谷芽 20 g,麦芽 15 g,炒莱菔子 6 g,山楂 30 g;阳虚加巴戟天 10 g,补骨脂 6 g。水煎服,每天 1 剂。

3.风湿性关节炎

羌活 10 g,防风 10 g,生地黄 15 g,苍术 10 g,细辛 4 g,川芎 10 g,白芷 10 g,炙甘草 6 g,秦艽 10 g,五加皮 10 g,独活 10 g,薏苡仁 10 g。水煎服,每天 1 剂。

4.感冒发热

羌活 10 g,板蓝根 30 g,蒲公英 30 g。水煎服,每天 1 剂。

5.肢体麻木

羌活 12 g,鸡血藤 30 g,当归 10 g。水煎服,每天 1 剂。

6.偏头痛

羌活 10 g,白芷 10 g,川芎 15 g,天麻 12 g。水煎服,每天 1 剂。

7.上肢怕冷

羌活 12 g,黄芪 30 g,薏苡仁 30 g,炙甘草 6 g。水煎服,每天 1 剂。

(七)注意事项

阴虚火旺者慎用。

七、白芷

(一)别名

祁白芷、禹白芷。

(二)处方名

白芷、香白芷、川白芷、杭白芷、白芷片、白芷炭。

(三)常用量

3～10 g。

(四)常用炮制

1.白芷片

取原药材,洗净,加水浸 1 d 至透,切 0.2～0.3 cm 厚的片,晒干。

2.白芷炭

取白芷片用 180 ℃锅炒至炭存性,加水灭净火星,放冷即成。

(五)常用配伍

1.配藁本

散寒止痛。用于治疗风寒头痛、偏正头痛。

2.配细辛

用于治疗风寒头痛及慢性鼻炎之鼻塞流涕等症。

3.配川芎

治疗风寒头痛、偏正头痛、眉框痛等症。

4.配甘草

缓中和胃止痛。用于治疗胃、十二指肠溃疡或慢性胃炎所致之胃脘疼痛之症。

5.配天麻

治疗头痛、肢体麻木、头晕等症。

6.配菊花

治疗高血压所致之头痛、头项不适等症。

(六)临床应用

1.胃溃疡

白芷 10 g,黄连 9 g,炙甘草 12 g,焦三仙(山楂、神曲、麦芽)各 10 g。共研细粉,饭前口服,一次 6～9 g,一天 3 次。

2.风寒感冒

白芷 9 g,羌活 6 g,防风 10 g,苍术 6 g,细辛 3 g。水煎服,每天 1 剂。

3.头痛、眉棱骨痛

(1)风寒引起者:白芷 6 g,荆芥 6 g,紫苏叶 6 g,川芎 10 g。水煎服,每天 1 剂。

(2)风热引起者:白芷 6 g,菊花 10 g,川芎 10 g,茶叶 6 g。水煎服,每天 1 剂。

4.额窦炎

白芷 15 g,黄芩 15 g,苍耳子 10 g,葛根 15 g,川芎 15 g,薄荷(后下)9 g。水煎服,每天 1 剂。

5.白癜风

(1)白芷 15 g,补骨脂 15 g,北沙参 20 g,防风 15 g。水煎服,每天 1 剂。

(2)15%白芷酊,外涂搽患处,每天 2~3 次。

6.便秘

白芷为末,每服 6 g,米汤入蜜少许送服,连进 2 服。

(七)不良反应与注意事项

(1)大剂量使用能引起强直性间歇性痉挛、惊厥,继则全身麻木。临床服用白芷所引起的中毒表现为恶心、呕吐、头晕、心悸、气短、大汗、血压升高、惊厥、烦躁不安、呼吸困难、心前区疼痛,最后可因呼吸中枢麻痹而死亡。

(2)变态反应:主要为接触性皮炎,皮损主要发生于面颈、胸上部和四肢暴露部位,出现红斑、水肿、水疱、大疱、糜烂、丘疹等。

(3)阴虚血热者忌用本品。

八、藁本

(一)别名

西芎、茶芎、土芎。

(二)处方名

藁本、川藁本、北藁本、香藁本。

(三)常用量

3~10 g。

(四)常用炮制

取原药材,用清水洗净,半阴干,切 0.3 cm 厚的片;或隔夜,再切片,晒干。

(五)常用配伍

1.配细辛

增强祛风散寒止痛作用。用于治疗风寒头痛以及感受风寒所致之鼻塞流涕等症。

2.配苍术

用于治疗风湿腰腿疼痛,关节疼痛。

3.配吴茱萸

用于治疗寒疝疼痛,肠鸣腹痛等症。

4.配川芎

用于治疗偏正头痛,耳鸣头眩等症。

5.配木瓜

用于治疗寒湿肢体麻木、疼痛之症。

（六）临床应用

1.血管神经性头痛

藁本15 g,当归15 g,桃仁12 g,红花10 g,川芎15 g,白芷10 g,生地黄20 g,黄芪18 g,丹参20 g,龙骨30 g,牡蛎(先煎)30 g,细辛(后下)3 g,甘草9 g,蜈蚣2条。水煎服,每天1剂。

2.风湿性关节炎

藁本15 g,苍术15 g,防风15 g,川牛膝15 g,血竭6 g。水煎服,每天1剂。

3.慢性鼻炎

辛夷12 g,藁本10 g,炒苍耳子10 g,升麻6 g,黄芩15 g,防风10 g,牛蒡子10 g,蝉蜕6 g,连翘20 g,川芎12 g,荆芥穗(后下)8 g,红花6 g,甘草6 g。水煎服,每天1剂。

4.巅顶头痛

藁本12 g,川芎15 g,细辛4 g。水煎服,每天1剂。

5.血虚四肢麻木

藁本12 g,当归12 g,木瓜30 g,鸡血藤30 g。水煎服,每天1剂。

6.寒疝疼痛

藁本15 g,吴茱萸8 g,小茴香10 g。水煎服,每天1剂。

（七）不良反应与注意事项

(1)变态反应表现为头面及周身奇痒、皮肤出现红色或白色风团块。

(2)阴虚火旺者慎用。

（赵凤青）

第二节　辛凉解表药

味辛性凉,能够发散消除风热表证的中草药,叫辛凉解表药。风热表证的主要表现为发热重、恶寒轻、头痛、口苦、口干、红舌质、舌苔黄、脉浮数等。

一、牛蒡子

（一）别名

大力子、牛子、恶实、杜大力、关力子、鼠黏子。

（二）处方名

牛蒡子、炒牛蒡子、大力子、牛子。

（三）常用量

6～15 g。

（四）常用炮制

1.牛蒡子

取原药材,筛去尘土,洗净,晒干或用微火烘干。

2.炒牛蒡子

取牛蒡子用微火炒至鼓起,微黄或黄色,有香味。

(五)常用配伍

1.配桔梗

清热利喉止咳。用于治疗风热感冒,咽喉疼痛,咳嗽吐痰之症。

2.配白芷

清热解毒消肿。用于治疗热毒肿痛或脓成不溃者。

3.配连翘

增强清热解表功效。用于治疗风热感冒,咽痛口干以及口舌生疮、痈肿疮疡之症。

4.配玄参

治疗慢性咽炎口干咽痒,干咳少痰等症。

(六)临床应用

1.风热感冒

牛蒡子 12 g,柴胡 12 g,黄芩 15 g,葛根 15 g,连翘 15 g,金银花 15 g,皂角刺 6 g,生石膏 30 g(先煎)。随症加减:咳嗽加前胡 10 g,射干 10 g;便秘者加大黄 9 g,柏子仁 15 g。水煎服,每天 1 剂。

2.慢性咽炎

牛蒡子 12 g,桔梗 10 g,北豆根 10 g,沙参 10 g,赤芍 15 g,甘草 3 g。水煎服,每天 1 剂。

3.牙周炎

牛蒡子 12 g,栀子 15 g,薄荷(后下)9 g,荆芥 10 g,牡丹皮 10 g,玄参 12 g,夏枯草 15 g,石斛 10 g。水煎服,每天 1 剂。

4.面神经麻痹

牛蒡子 20 g,钩藤 20 g,全蝎 6 g,僵蚕 10 g,白附子 6 g。水煎服,每天 1 剂。

(七)不良反应与注意事项

(1)过量可引起胸闷气急,咽喉阻塞感,头晕呕吐,血压下降。

(2)变态反应,可导致皮肤丘疹,皮肤瘙痒。

(3)脾胃虚寒,便溏泄泻者慎服。气虚者不可过量久服。

二、薄荷

(一)别名

薄荷草、仁丹草、野薄荷。

(二)处方名

苏薄荷、炒薄荷、蜜薄荷、盐薄荷。

(三)常用量

3~9 g。

(四)常用炮制

1.薄荷粉

取原药材晒干,去土及梗,磨成细粉。

2.蜜薄荷

薄荷 500 g,蜂蜜 200 g。先将蜜熔化,至沸腾时加入薄荷拌匀,用微火炒至微黄色即可。

3.盐薄荷

薄荷 50 kg,盐 100 kg,甘草 12.5 kg,桔梗 6 kg,浙贝母 6 kg。先将薄荷叶蒸至软润倾出,放通风处稍凉,再用甘草、桔梗、浙贝母三味煎汤去渣,浸泡薄荷至透,另将盐炒热研细,投入薄荷内,待吸收均匀即成。

(五)常用配伍

1.配菊花

疏散风热,清利头目。用于治疗风热头痛,肝火及肝阳上亢之头目眩、目赤肿痛等症。

2.配夏枯草

用于治疗淋巴结核及目赤肿痛、风热头痛等症。

3.配白僵蚕

清热息风解痉。用于治疗小儿癫痫及皮肤丘疹瘙痒等症。

4.配牛蒡子

清咽利喉。用于治疗咽喉肿痛及慢性咽炎咽干咽痒等症。

(六)临床应用

1.外感高热

薄荷 10 g,荆芥穗 9 g,金银花 30 g,苦杏仁 10 g,前胡 10 g,板蓝根 30 g,黄芩 15 g,柴胡 15 g,淡竹叶 6 g,生石膏(先煎)40 g,生甘草 8 g,连翘 30 g。水煎服,每天 1 剂。

2.慢性荨麻疹

薄荷 15 g,龙眼肉 20 g,大枣 12 枚。水煎服,每天 1 剂。

3.急性咽喉炎

薄荷 12 g,桔梗 10 g,麦冬 20 g,玄参 15 g,板蓝根 15 g,生甘草 10 g,金银花 15 g,白茅根 30 g,生地黄 15 g,藕节炭 10 g。水煎服,每天 1 剂。

4.黄褐斑

薄荷 10 g,柴胡 10 g,黄芩 15 g,栀子 12 g,当归 10 g,红花 10 g,赤芍 15 g,莪术 12 g,陈皮 6 g,生甘草 10 g。水煎服,每天 1 剂。

5.乳腺炎

薄荷 12 g,蒲公英 40 g,金银花 30 g。水煎服,每天 1 剂。

6.风热牙痛

薄荷 12 g,生石膏 40 g,生地黄 40 g,白芷 10 g。水煎服,每天 1 剂。

(七)不良反应与注意事项

(1)过量可引起中毒反应。主要表现为神经系统症状及消化道刺激征,头痛、眩晕、恶心、呕吐、腹痛腹泻、大汗、四肢麻木、神志恍惚,甚则昏迷、心率缓慢、血压下降等。

(2)胃食欲缺乏、久病体虚者慎用。

(3)婴幼儿慎用。

(4)表虚汗多者禁用。

三、蝉蜕

(一)别名

蝉壳、知了壳。

(二)处方名

蝉衣、虫衣、蝉蜕、虫退、仙人衣、净蝉蜕。

(三)常用量

3～10 g。

(四)常用炮制

取原药材,加水浸泡 3～5 min,轻轻搅动,使泥沙脱落,或去头足,淘净晒干。

(五)常用配伍

1.配薄荷

疏散风热,透疹止痒。用于治疗风疹肤痒、麻疹透发不畅以及风热头痛、目赤等症。

2.配苍耳子

祛风止痒。用于治疗荨麻疹、银屑病、湿疹等皮肤瘙痒之症。

3.配磁石

用于治疗肝火上攻所致之耳鸣耳聋之症。

4.配胖大海

宣肺利咽。用于治疗慢性咽喉炎所致之声音嘶哑、咽干疼痛等症。

(六)临床应用

1.结膜炎

蝉蜕 10 g,黄芩 15 g,蒲公英 30 g。水煎服,每天 1 剂。

2.耳鸣

蝉蜕 10 g,磁石 40 g,夏枯草 30 g,杜仲 6 g,五味子 6 g。水煎服,每天 1 剂。

3.湿疹

蝉蜕 10 g,苍耳子 15 g,薏苡仁 30 g,鸡血藤 30 g,山楂 30 g,生甘草 9 g。水煎服,每天 1 剂。

4.慢性荨麻疹

蝉蜕炒焦、研末,与炼蜂蜜制成丸,每丸 9 g 重。每次服 1 丸,每天 2～3 次。

5.头痛

蝉蜕 15 g,葛根 20 g,川芎 15 g,白芍 15 g,白芷 6 g,细辛 3 g,甘草 6 g。水煎服,每天 1 剂。

6.风热感冒

蝉蜕 9 g,前胡 10 g,淡豆豉 15 g,牛蒡子 10 g,瓜蒌仁 6 g,薄荷(后下)6 g。水煎服,每天1 剂。

(七)不良反应与注意事项

(1)消化道反应:上腹疼痛、腹胀、肠鸣等。但停药后多可自行消失。

(2)变态反应:全身出汗、颜面潮红、全身出现散在性小皮疹、体温升高等。

(3)孕妇慎用。

(4)痘疹虚寒者忌用。

四、桑叶

(一)别名

霜叶。

(二)处方名

冬桑叶、霜桑叶、蜜桑叶。

(三)常用量

6～15 g。

(四)常用炮制

1.桑叶

取原药材,拣净杂质,去梗搓碎即可。

2.炒桑叶

用微火炒至焦黄色,有焦斑即可。

3.蜜桑叶

桑叶 5 kg,蜜 1.5 kg。先将蜜熔化开,加入桑叶,用微火炒至微黄色至不粘手为度。

4.蒸桑叶

取桑叶放蒸笼内,下垫清洁细麻布,蒸 1 h,晒干即可。

(五)常用配伍

1.配菊花

凉血明目,清利头目。用于治疗目赤肿痛、风热头痛以及肝阳上亢所致之眩晕、抽搐等症。

2.配紫菀

止咳化痰。用于治疗感冒咳嗽及气管炎咳嗽痰多,口苦胸闷等症。

3.配杏仁

润肺止咳。用于治疗干咳少痰、咽喉干燥发痒等症。

4.配黑芝麻

补益肝肾。用于治疗肝肾阴虚所致之头目眩晕之症。

(六)临床应用

1.肺热咳嗽

桑叶 15 g,苦杏仁 10 g,麦冬 15 g,黄芩 15 g,枇杷叶 10 g,板蓝根 15 g,蒲公英 30 g,炙甘草 6 g,生石膏 15 g(先煎)。水煎服,每天 1 剂。

2.百日咳

桑菊饮:桑叶 20 g,薄荷(后下)3 g,菊花 10 g,苦杏仁 6 g,连翘 15 g,桔梗 6 g,芦根 15 g,甘草 5 g。水煎服,每天 1 剂。

3.风热感冒

桑菊感冒颗粒(桑叶、菊花、连翘、苦杏仁、桔梗、薄荷、甘草、芦根)。开水冲服,一次 1～2 袋,每天 2～3 次。

4.荨麻疹、神经性皮炎、日光性皮炎、脂溢性皮炎

桑叶 30 g,重楼 15 g,生地黄 15 g,枇杷叶 15 g,生甘草 10 g。水煎服,每天 1 剂。

5.妇女面部褐色斑

桑叶 500 g,隔水蒸消毒,去除杂物,干燥后处理备用。每天 15 g,沸水泡后作茶饮用。连服 1 个月为 1 个疗程。

(七)注意事项

风寒感冒不宜使用。

五、菊花

(一)别名

滁菊花、亳菊、贡菊。

(二)处方名

白菊花、甘菊花、黄菊花、杭菊花、怀菊花、菊花炭。

(三)常用量

6～15 g。

(四)常用炮制

1.菊花

取原药材,挑去杂质,过筛即可。

2.炒菊花

取菊花用微火炒至微黄色或深黄色。

3.菊花炭

取菊花放 120 ℃热锅内,翻炒至黄黑色或黑色,喷淋清水,灭净火星取出。

(五)常用配伍

1.配石决明

用于治疗肝阳上亢及高血压头目眩晕、耳鸣、头项疼痛等症。

2.配川芎

活血祛风止痛。用于治疗外感风热头痛及高血压头痛、肝火上炎头痛等。

3.配枸杞子

清利头目,滋补肝肾。用于治疗肝肾不足及血虚导致的头昏目花,腰膝酸软等症。

4.配天麻

祛风止痛。用于治疗高血压眩晕、头痛以及小儿惊痫抽搐等症。

5.配黄芩

清火明目。用于治疗目赤、流泪、目昏等症。

(六)临床应用

1.目昏流泪

菊花 20 g,黄芩 15 g,赤芍 6 g。水煎服,每天 1 剂。

2.目赤肿痛

菊花 15 g,白蒺藜 15 g,木贼 6 g,蝉蜕 10 g。水煎服,每天 1 剂。

3.偏头痛

菊花 30 g,天麻 15 g,醋延胡索 15 g,黄芩 15 g,川芎 15 g,百合 15 g,甘草 3 g。水煎服,每天 1 剂。

4.干咳咽痛

菊花 20 g,麦冬 30 g,沙参 15 g,山楂 30 g,杏仁 9 g,甘草 6 g。水煎服,每天 1 剂。

5.高血压、动脉硬化症

菊花 30 g,金银花 20 g,山楂 30 g,炒决明子 15 g。每天 1 剂,开水冲泡 15 min 后当茶饮。

6.三叉神经痛

菊花 30 g,丹参 15 g,白芍 15 g,川芎 15 g,柴胡 10 g,白芷 10 g,荜茇 10 g,全蝎 6 g,僵蚕 10 g,细辛(后下)5 g。水煎服,每天 1 剂。

7.冠心病

菊花 30 g,山楂 18 g,决明子 12 g,泽泻 9 g。水煎服,每天 1 剂。

8.外感风热、发热恶寒

菊花 30 g,柴胡 15 g,蒲公英 30 g,薄荷 6 g。水煎服,每天 1 剂。

(七)不良反应与注意事项

(1)偶见变态反应,表现为面部、手部皮肤瘙痒、烧灼感,水肿性红斑,甚至糜烂、渗出、色素沉着,皮肤瘙痒或见红色丘疹。

(2)胃寒泄泻者慎用。

六、蔓荆子

(一)别名

京子、万金子。

(二)处方名

炒蔓荆子、酒蔓荆、蜜蔓荆、蔓荆子。

(三)常用量

6～10 g。

(四)常用炮制

1.炒蔓荆子

(1)炒黄:取蔓荆子置锅内,微火炒至黄色,去白膜即可。

(2)炒焦:取蔓荆子置 120 ℃ 热锅中炒至微焦,去膜即可。

2.酒蔓荆

先将蔓荆子用微火炒至外膜脱落时,喷酒炒干。

3.蜜蔓荆

先将蔓荆子炒热,再加蜜水炒干。

4.蒸蔓荆

取蔓荆子蒸半小时即可。

(五)常用配伍

1.配菊花

清利头目。用于治疗风热头痛、头目眩晕等症。

2.配川芎

祛风止痛。用于治疗偏正头痛,风湿腰腿痛等症。

3.配黄芩

用于治疗气虚头晕、耳鸣、耳聋等症。

4.配钩藤

祛风解痉。用于治疗惊风抽搐及癫痫抽搐之症。

5.配熟地黄

用于治疗血虚头痛、肢体疼痛之症。

(六)临床应用

1.血管性头痛

蔓荆子 15 g,菊花 20 g,钩藤(后下)20 g,川芎 15 g,白芷 10 g,薄荷(后下)6 g,甘草 6 g,细辛(后下)4 g。水煎服,每天 1 剂。

2.急性鼻窦炎

蔓荆子 12 g,白芷 10 g,菊花 15 g,苍耳子 10 g,僵蚕 10 g,辛夷 9 g,苦杏仁 10 g,生石膏(先煎)20 g,黄芩 12 g,麻黄 6 g,细辛(后下)3 g,甘草 5 g。水煎服,每天 1 剂。

3.感冒

蔓荆子 12 g,紫苏叶(后下)10 g,薄荷(后下)9 g,白芷 10 g,菊花 10 g。水煎服,每天 1 剂。

4.化脓性中耳炎

蔓荆子 15 g,功劳叶 10 g,苍耳子 10 g。水煎服,每天 1 剂。

5.耳鸣

蔓荆子 10 g,地龙 15 g,菊花 15 g,白术 15 g,黄芩 12 g。水煎服,每天 1 剂。

6.皮肤瘙痒

蔓荆子 12 g,桑叶 30 g,苍耳子 12 g,大枣 15 枚。水煎服,每天 1 剂。

(七)注意事项

(1)血虚多汗者慎用。

(2)脾胃虚弱者慎用。

七、葛根

(一)别名

柴葛根、柴葛。

(二)处方名

粉葛根、粉葛、干葛、煨葛根、葛根粉、炒葛根。

(三)常用量

6~20 g。

(四)常用炮制

1.葛根粉

取原药材,碾碎过筛,去筋取粉。

2.葛根片

取原药材,加水浸后淋水闷润至透,晒半干,切 0.6 cm 厚之片,晒干。

3.煨葛根

葛根片 500 g,米汤 180 g。取葛根片用米汤拌浸,以吸润为度。连药和米汤一同入锅内炒干,至色成深黄褐色即成。

4.炒葛根

葛根 500 g,麦麸 40 g。将麦麸放热锅中待烟起,加入葛根片,炒至黄色,筛去麦麸即可。

（五）常用配伍

1.配升麻

解表透疹。用于治疗麻疹出不透之症。

2.配山药

健脾止泻。用于治疗热病口渴、腹泻以及脾胃虚弱腹泻等症。

3.配黄连

清热止痢。用于治疗湿热痢疾、大便脓血之症。

4.配白术

用于治疗脾胃气虚、大便溏泄之症。

5.配赤芍

用于治疗血瘀气滞之冠心病心绞痛频繁发作之症。

6.配车前子

利湿止泻。用于治疗小儿脾虚湿滞所致之泄泻之症。

（六）临床应用

1.冠心病

葛根 30 g，丹参 30 g，赤芍 15 g，薤白 10 g。水煎服，每天 1 剂。

2.小儿腹泻

葛根 10 g，车前子（另包）10 g，生姜 2 片。水煎服，每天 1 剂。

3.痢疾

葛根 30 g，黄连 15 g，秦皮 10 g，苦参 12 g，黄柏 10 g，山楂 30 g，生甘草 6 g。水煎服，每天 1 剂。

4.结肠炎

葛根 30 g，黄芪 30 g，薏苡仁 30 g，山药 30 g，大枣 10 枚。水煎服，每天 1 剂。

5.缺血性脑梗死

葛根汤加减：葛根 30 g，麻黄 3 g，桂枝 8 g，白芍 15 g，当归 15 g，丹参 30 g，川芎 15 g，红花 9 g，甘草 6 g，干姜 2 g，大枣 5 枚。随症加减：上肢活动不便，加桑枝 15 g，鸡血藤 30 g；下肢活动不便，加川牛膝 15 g，桑寄生 15 g；痰多加半夏 12 g，陈皮 10 g；血压高加夏枯草 30 g，石决明 30 g。水煎服，每天 1 剂。

6.面神经麻痹

葛根 30 g，桂枝 10 g，白芍 12 g，生姜 6 g，麻黄 3 g，炙甘草 6 g，大枣 10 枚。水煎服，每天 1 剂。

（七）不良反应与注意事项

(1)大剂量可引起中毒，表现为心悸、烦躁、神志不清、面色潮红、精神异常、语言不清、腹胀、呕吐等。

(2)胃寒及表虚多汗者慎用。

八、柴胡

（一）别名

茈胡。

(二)处方名

北柴胡、醋柴胡。

(三)常用量

6～15 g。

(四)常用炮制

醋柴胡:将柴胡饮片置 120 ℃热锅内,喷醋炒至黄色即可。

(五)常用配伍

1.配黄芩

清热解表。用于治疗外感热证所致之口苦、咽干、目眩、烦躁等症。

2.配白芍

清肝止痛。用于治疗胆囊炎疼痛、阴虚胃痛、妇女气滞痛经等症。

3.配枳壳

和胃理气。用于治疗肝脾失调所致之胃脘痛、腹痛、食欲缺乏等症。

4.配青皮

疏肝理气。用于治疗气滞胁痛、胆囊炎腹痛、痛经等症。

5.配甘草

舒肝和胃。用于治疗肝炎肝区疼痛之症。

6.配茵陈

理气退黄。用于治疗黄疸型肝炎所致之面目爪甲发黄、脘腹胀痛等症。

(六)临床应用

1.痛经

柴胡 15 g,白芍 15 g,醋延胡索 12 g。水煎服,每天 1 剂。

2.月经不调

柴胡 15 g,当归 15 g,川芎 15 g,白芍 12 g,白术 10 g,桂枝 6 g,炙甘草 6 g。水煎服,每天 1 剂。

3.胆囊炎

柴胡 15 g,大黄 9 g,白芍 15 g,陈皮 10 g,紫花地丁 30 g。水煎服,每天 1 剂。

4.病毒性肝炎

柴胡 15 g,黄芩 15 g,人参 10 g,清半夏 10 g,炙甘草 10 g,生姜 10 g,大枣 4 枚。水煎服,每天 1 剂。14 d 为 1 个疗程。

5.胆结石

柴胡 15 g,黄芩 15 g,枳壳 15 g,木香 10 g,白芍 20 g,郁金 15 g,大黄(后下)15 g,甘草 10 g。随症加减:黄疸加茵陈 18 g,栀子 15 g;腹胀加厚朴 15 g,莱菔子 10 g。水煎服,每天 1 剂。

6.急慢性阑尾炎

大柴胡汤加减:柴胡 20 g,枳实 15 g,大黄 12 g,黄芩 12 g,姜半夏 15 g,白芍 15 g,牡蛎 30 g,川楝子 15 g,生姜 3 片,大枣 6 枚。水煎服,每天 1 剂。

7.风热感冒

柴胡 15 g,葛根 15 g,羌活 10 g,白芍 15 g,黄芩 15 g,前胡 10 g,桔梗 10 g,白芷 6 g,生石膏(先煎)30 g,金银花 30 g。水煎服,每天 1 剂。

8.梅尼埃病

柴胡 10 g,黄芩 10 g,白芍 15 g,清半夏 15 g,大黄(后下)10 g,枳实 10 g,竹茹 10 g,石菖蒲 10 g,木通 6 g,炙甘草 6 g。水煎服,每天 1 剂。

9.多形红斑

柴胡注射液每次 2 mL,肌内注射,一天 2 次。

(七)不良反应

(1)过量服用可致呕吐、少尿、水肿、无尿等毒性反应。

(2)变态反应表现为皮肤红色丘疹、头痛加重。注射剂可致头晕、心悸、手足麻木、呼吸急促、面色苍白、四肢厥冷、大汗淋漓、血压降低等表现。

九、升麻

(一)别名

北升麻、西升麻、川升麻、绿升麻、花升麻、关升麻、蜀升麻、鸡骨升麻、黑升麻。

(二)处方名

炒升麻、炙升麻、蜜升麻、升麻炭。

(三)常用量

3～9 g。

(四)常用炮制

1.升麻

取原药材洗净,加水闷润 12 h,切 0.2～0.3 cm 厚的片即可。

2.炒升麻

升麻片 5 kg,麦麸 0.8 kg。先将锅烧热,加入麦麸与升麻片,炒至微黄色,筛去麦麸。

3.升麻炭

取升麻片,用大火炒至焦黑色。

4.酒升麻

升麻片 5 kg,白酒 1 kg,麦麸 0.6 kg,米酒 0.6 kg。取升麻片,加白酒与水拌匀,用微火熔干,再将锅烧热,撒入麦麸,至冒烟时,倒入升麻片,1～2 min 后成微黄色,筛去麦麸。

5.蜜升麻

升麻 500 g,蜜 100 g。先将蜜煮沸,加入升麻片,炒至蜜被吸尽,升麻呈黄红色,放冷即可。

(五)常用配伍

1.配牛蒡子

清热透疹。用于治疗疹毒热盛,疹出不畅之症。

2.配生石膏

清胃泻火。用于治疗胃热火盛所致之牙痛齿肿、口舌生疮之症。

3.配柴胡

清热解表。用于治疗外感风热,发热恶寒之症。

4.配黄芪

升提中气。用于治疗气虚所致之子宫脱垂、久痢脱肛、胃下垂等症。

（六）临床应用

1.风热感冒

升麻 6 g,柴胡 10 g,蒲公英 30 g,生姜 6 g。水煎服,每天 1 剂。

2.急性鼻窦炎

升麻葛根汤加味:升麻 6 g,葛根 15 g,赤芍 10 g,黄芩 12 g,鱼腥草 15 g,蒲公英 30 g,桔梗 6 g,白芷 8 g,苍耳子 12 g,生甘草 6 g。随症加减:身热、舌红、脉数加生石膏 30 g;口苦、耳鸣、耳聋加龙胆草 10 g;头晕、身重、胃纳呆滞加佩兰 10 g,藿香 6 g,薏苡仁 20 g;鼻塞加辛夷 10 g,苦杏仁 9 g;涕中带血加紫草 10 g,牡丹皮 12 g,白芍 10 g,炙甘草 3 g;气虚无力加黄芪 15 g,当归 10 g;便秘加生大黄 10 g。水煎服,每天 1 剂。

3.胃下垂

升麻 6 g,葛根 15 g,黄芪 30 g,炙甘草 10 g,细辛(后下)3 g,大枣 10 枚。水煎服,每天 1 剂。

4.习惯性流产

黄芪 30 g,升麻 8 g,人参 5 g,白术 12 g,当归 10 g,续断 12 g,杜仲 10 g,菟丝子 15 g,炙甘草 6 g。水煎服,每天 1 剂。

（七）不良反应与注意事项

（1）剂量过大,可出现毒性反应,头痛、震颤、四肢强直性收缩等。

（2）可致皮肤充血、胃肠炎、呼吸困难等不良反应。

（3）体虚汗多者慎用。

（赵凤青）

第三节　清热泻火药

一、石膏

（一）别名

细石、白虎、软石膏、细理石。

（二）处方名

生石膏、熟石膏、煅石膏。

（三）常用量

10～30 g。

（四）常用炮制

1.石膏

取原药材,捣碎或研细即可。

2.煅石膏

取石膏放入砂锅或铁锅内,煅至酥松为度,放冷研细即可。

（五）常用配伍

1.配知母

清热泻火。用于治疗发热口渴、头痛、小便黄赤等症。

2.配熟地黄

滋阴泻火。用于治疗阴虚火旺所致之牙痛、头痛、口渴、舌黄等症。

3.配麻黄

清肺止喘。用于治疗支气管哮喘、慢性支气管炎咳喘、痰黄、口苦、舌黄等症。

4.配黄芩

清肺胃火邪。用于治疗肺胃热盛,痰黄口渴、恶心腹胀等症。

5.配牡丹皮

凉血消疹。用于治疗血热皮肤斑疹之症。

（六）临床应用

1.流行性乙型脑炎

生石膏(先煎)40 g,知母 18 g,生甘草 6 g,粳米 10 g,生大黄 10 g,板蓝根 15 g,水牛角粉 6 g。水煎服,每天 1 剂。

2.牙痛

生石膏 30 g,细辛 5 g。水煎服,每天 1 剂。

3.急性扭伤

生石膏粉 150 g,鲜白萝卜 50 g,捣料成糊,外敷患处。

4.皮肤溃疡不敛

煅石膏 45 g,红花 5 g,共研细粉,外用适量,撒于患处。

5.口舌生疮

口炎颗粒(石膏、知母、生地黄、玄参、青蒿、木通、淡竹叶、板蓝根、儿茶、芦竹根、甘草),口服,一次 3～6 g,一天 3 次。

6.淋巴结炎

生石膏 100 g,研细末。与桐油调匀,敷患处,外加纱布包扎,每天换药 1 次(脓肿溃破者勿用)。

（七）不良反应与注意事项

(1)用量过大,可致神呆不语,疲倦乏力,精神不振。

(2)脾胃虚寒者忌用。

二、知母

（一）别名

名母肉、毛知母、光知母。

（二）处方名

知母、盐知母、炒知母、酒知母、知母肉。

（三）常用量

6～15 g。

(四)常用炮制

1.知母

取原药材,去须毛及外皮,用冷水或温水洗净,闷润,切 0.1～0.3 cm 厚之片,晒干。

2.炒知母

取知母片,放热锅中,用微火炒至深黄色,放冷即可。

3.酒知母

知母片 5 kg,黄酒 1 kg。取知母片,加黄酒拌匀,用微火炒至微黄色。

4.盐知母

知母 5 kg,盐 90 g,水适量。先将知母片加盐水拌匀,微火炒至变色或炒干。

(五)常用配伍

1.配黄柏

滋阴降火。舌红苔黄、咳血等症。

2.配麦冬

清肺泻火。用于治疗肺结核午后低热、手足心热、盗汗、口渴、用于治疗肺中燥热,气管炎导致的干咳、咽喉干燥等症。

3.配酸枣仁

清热养阴除烦。用于治疗虚烦失眠之症。

4.配郁李仁

清火通便。用于治疗血虚津少,大便秘结之症。

(六)临床应用

1.外感发热

白虎汤:生石膏(先煎)30～50 g,知母 12 g,粳米 10 g,甘草 4 g。水煎服,每天 1 剂。

2.肺结核低热咳嗽

知母 15 g,川贝母 10 g,苦杏仁 9 g,炒葶苈子 10 g,法半夏 10 g,秦艽 10 g,橘红 10 g,甘草 6 g。水煎服,每天 1 剂。

3.流行性乙型脑炎

白虎加人参汤:石膏(先煎)30 g,知母 10 g,人参 6 g,粳米 10 g,炙甘草 6 g。水煎至米熟汤成。

4.遗精

知母 15 g,熟地黄 24 g,山茱萸 12 g,山药 12 g,牡丹皮 10 g,云茯苓 10 g,泽泻 8 g,黄柏 12 g。水煎服,每天 1 剂。

5.妊娠反应

知母 12 g,人参 3 g,黄芩 3 g。水煎服,每天 1 剂。

6.胃火牙痛

知母 15 g,紫花地丁 30 g,白芷 10 g。水煎服,每天 1 剂。

(七)注意事项

脾胃虚寒、腹泻者慎服。

三、芦根

(一)别名
苇根、芦苇根、苇子根、甜梗子。

(二)处方名
芦根、鲜芦根。

(三)常用量
10～30 g。鲜品 30～60 g。

(四)常用炮制
取鲜品洗净,切 1.5～3 cm 段,晒干即可。

(五)常用配伍

1.配白茅根

增强清热利水功效。用于治疗肾炎水肿及泌尿道感染尿频尿急之症。

2.配竹茹

清胃止呕。用于治疗胃肠炎呕吐、口渴心烦之症。

3.配麦冬

用于治疗热病伤津、干咳、干哕、口干、烦渴等症。

4.配淡竹叶

用于治疗小便赤痛不畅、口苦舌干、脉数等症。

5.配茜草

凉血消斑。用于治疗皮肤斑疹、红赤或瘙痒等症。

(六)临床应用

1.肺脓疡

芦根 30 g,薏苡仁 30 g,冬瓜子 10 g,桃仁 10 g。水煎服,每天 1 剂。

2.胃热呕吐

鲜芦根 100 g,煎浓汁频饮。

3.尿道炎

芦根 30 g,木通 6 g,车前子(另包)30 g,滑石 15 g,白茅根 10 g。水煎服,每天 1 剂。

4.河豚中毒

鲜芦根 60 g,生姜 10 g,紫苏叶 10 g。水煎服,每天 1 剂。

5.牙龈出血

芦根 30 g。水煎服,每天 1 剂。

6.疝气

芦根 50 g。水煎服,早晚分服,每天 1 剂。

7.荨麻疹

芦根 30 g,黄芩 15 g,茜草 10 g,苍耳子 10 g。水煎服,每天 1 剂。

(七)注意事项
脾胃虚寒者慎用。

四、天花粉

(一)别名
瓜蒌根。

(二)处方名
天花粉、花粉。

(三)常用量
10~15 g。

(四)常用炮制
取原药材,加水浸泡,淋水润透,切 0.2~0.3 cm 片,晒干。

(五)常用配伍

1.配知母
滋阴生津泻火。用于治疗糖尿病口渴、尿频及汗多,伤津口渴等症。

2.配芦根
清热生津。用于治疗热病伤津,心烦口渴、恶心、干呕等症。

3.配川贝母
清热化痰。用于治疗肺热咳嗽、痰黄等症。

4.配天冬
消痰散结。用于治疗乳腺增生,肿硬疼痛之症。

(六)临床应用

1.乳腺增生
天花粉 15 g,天冬 30 g,小茴香 10 g。水煎服,每天 1 剂。

2.糖尿病
天花粉 20 g,夏枯草 10 g,蒲公英 15 g,五味子 3 g,人参 3 g,黄芩 12 g,山楂 15 g。水煎服,每天 1 剂。

3.胃热呕吐
天花粉 15 g,清半夏 12 g,黄芩 15 g。水煎服,每天 1 剂。

4.肺结核咳嗽
天花粉 15 g,蜈蚣 2 条,桑叶 15 g,甘草 10 g。水煎服,每天 1 剂。

5.黄褐斑
天花粉 18 g,当归 10 g,黄芪 30 g,薏苡仁 30 g。水煎服,每天 1 剂。

6.过期流产及死胎
结晶天花粉蛋白针剂肌内注射,剂量以 0.45 mg 乘以月份计算;可加注射地塞米松 5 mL,以减少不良反应。一天 2 次,连用 3 d。

7.流行性腮腺炎
天花粉、绿豆各等份,共研细粉,冷水润涂患处,每天 3~4 次。

(七)不良反应

1.变态反应
荨麻疹、血管神经性水肿、胸闷、气急、过敏性休克等。

2.毒性反应

腹痛、呕吐、阴道出血、肝脾肿大等。

五、栀子

(一)别名

山栀子、红栀子、黄栀子。

(二)处方名

栀子、炒栀子、姜栀子、焦栀子、栀子炭、盐栀子。

(三)常用量

6～15 g。

(四)常用炮制

1.炒栀子

用微火炒至微黄色或者黄色,放冷即可。

2.焦栀子

取栀子放热锅中炒至焦黄色,炒后略洒水取出。

3.栀子炭

取栀子置 180 ℃热锅内,炒至外黑内深褐色,喷水取出,筛去屑末,晒干。

4.姜栀子

栀子 500 g,姜 50 g。用姜汁拌匀栀子,用微火熔干,或微炒干即可。

5.盐栀子

栀子 50 kg,食盐 1.5 kg,水适量。取栀子用大火炒至内心半透、喷入盐水取出。

(五)常用配伍

1.配玄参

清热利咽。用于治疗慢性咽炎、咽干不适、咽部异物感及喉炎声音嘶哑、口苦舌黄之症。

2.配淡豆豉

清热除烦。用于治疗阴虚或热病伤津,心烦不安、失眠、头痛等症。

3.配侧柏叶

清热凉血。用于治疗肺结核咯血、胃火吐血、鼻炎出血、痔大便出血等症。

4.配牡丹皮

疏泄肝胆。用于治疗慢性肝炎及胆囊炎腹痛、腹胀;月经腹痛、头痛;神经衰弱之头晕头痛、失眠等症。

5.配白茅根

泻火凉血。用于治疗尿血、尿灼热等症。

6.配大黄

清火通便。用于治疗痔大便出血、疼痛之症。

(六)临床应用

1.咽炎

栀子 15 g,玄参 15 g,麦冬 15 g。水煎服,每天 1 剂。

2.痰中带血

栀子 15 g,侧柏叶 15 g,荷叶 15 g,黄芩 12 g,白茅根 20 g。水煎服,每天 1 剂。

3.痔

栀子 18 g,大黄 10 g,白芍 15 g,甘草 3 g。水煎服,每天 1 剂。

4.胆囊炎

栀子 12 g,白芍 15 g,牡丹皮 12 g,柴胡 12 g,生姜 6 g,甘草 3 g,山楂 10 g。水煎服,每日 1 剂。

5.尿道感染

栀子 15 g,白茅根 30 g,黄柏 10 g,蒲公英 30 g。水煎服,每天 1 剂。

6.肝火头痛

栀子 15 g,龙胆草 8 g,薄荷 6 g,白芷 8 g,石膏 30 g。水煎服,每天 1 剂。

7.慢性胃炎

炒栀子 10 g,淡豆豉 10 g,蒲公英 30 g。水煎服,每天 1 剂。

8.细菌性痢疾

栀子 15 g,黄连 15 g,黄柏 10 g,白芍 15 g,地榆 10 g,木香 6 g,马齿苋 30 g,山楂 30 g。水煎服,每天 1 剂。

9.血小板减少性紫癜

栀子(炒焦)15 g,生地黄 30 g,赤芍 12 g,白茅根 30 g,炙甘草 3 g。水煎服,每天 1 剂。

10.急性黄疸型肝炎

栀子 15 g,茵陈 20 g,鸡骨草 15 g,田基黄 15 g,甘草 3 g,大枣 5 枚。水煎服,每天 1 剂。

11.胎动不安

栀子 6 g,白芍 10 g,黄芩 9 g。水煎服,每天 1 剂。

(七)不良反应与注意事项

(1)胃部不适、恶心、灼烧感。

(2)外敷偶见皮肤红疹、起疱、瘙痒。

(3)中寒便溏者慎用。

六、夏枯草

(一)别名

东风、六月干、广谷草、灯笼头、白花草、大头花、羊肠菜、牛枯草。

(二)处方名

夏枯草、夏枯头。

(三)常用量

6~20 g。

(四)常用炮制

取原药材,摘去花柄,筛去泥土即可。

(五)常用配伍

1.配杜仲

用于治疗高血压所致之头痛、眩晕、烦躁等症。

2.配黄芩

用于治疗内热炽盛、肝火上攻所致之目赤、咽痛、牙痛、头痛等症。

3.配菊花

清肝明目。用于治疗目赤肿痛、迎风流泪以及头目眩晕之症。

4.配玄参

用于治疗阴虚内热、淋巴结核之症。

5.配石决明

用于治疗高血压头痛、颈项不适、眩晕、失眠等症。

(六)临床应用

1.高血压

夏枯草 30 g,石决明 30 g,杜仲 12 g,菊花 12 g。水煎服,每天 1 剂。

2.淋巴结核

夏枯草 30 g,沙参 20 g,玄参 15 g,牡蛎 30 g。水煎服,每天 1 剂。

3.结膜炎

夏枯草 30 g,黄芩 15 g,赤芍 15 g,生地黄 30 g。水煎服,每天 1 剂。

4.内耳眩晕症

夏枯草 20 g,竹茹 6 g,清半夏 12 g,云茯苓 20 g,黄芩 12 g,桂枝 3 g,钩藤(后下)20 g。水煎服,每天 1 剂。

5.急性黄疸型肝炎

夏枯草 30 g,茵陈 15 g,大枣 10 枚。水煎服,每天 1 剂。

6.甲状腺良性结节

夏枯草 25 g,当归 10 g,丹参 15 g,昆布 10 g,珍珠母 20 g,生牡蛎(先煎)30 g。水煎服,每天 1 剂。

7.滑膜炎

夏枯草 30 g,防己 6 g,泽兰 6 g,豨莶草 10 g,薏苡仁 30 g,丹参 10 g,功劳叶 10 g,土茯苓 20 g,当归 10 g,黄芪 15 g,川牛膝 12 g,丝瓜络 6 g。水煎服,每天 1 剂。

8.糖尿病

夏枯草 30 g,木贼 6 g,生地黄 15 g,黄芪 20 g。水煎服,每天 1 剂。

(七)不良反应与注意事项

(1)变态反应、恶心、呕吐、心悸、头晕、腹痛、腹泻、皮肤红斑、丘疹等。

(2)脾胃虚弱者慎用。

(赵凤青)

第四节　清热凉血药

一、生地黄

(一)别名

鲜生地黄。

(二)处方名

生地黄、干地黄、干生地黄、大生地黄、细生地黄、小生地黄、焦生地黄、生地黄炭。

(三)常用量

10～30 g。

(四)常用炮制

1.生地黄

取原药材,洗净,切成小段,晒干。

2.焦生地黄

取生地黄片放热锅内,炒至微焦。

3.生地黄炭

取生地黄片,放入热锅内,炒至炭黑色,至外皮发起小泡,喷以清水,放冷即可。

(五)常用配伍

1.配阿胶

滋阴补血。用于治疗血虚有热、面黄乏力、口渴舌黄或出血性疾病、血液耗伤、口干唇焦,烦躁不宁、失眠等症。

2.配玄参

凉血消斑。用于治疗热病皮肤斑疹痒点、烦热口渴等症。

3.配白茅根

清热凉血。用于治疗血热所致之鼻血、尿血、妇女崩漏等症。

4.配地榆

凉血止血。用于治疗痔大便出血、便秘疼痛等症。

5.配生石膏

用于治疗热证牙龈肿痛、口渴舌黄、头痛目赤等症。

6.配白芍

柔肝止痛。用于治疗慢性肝炎、慢性胆囊炎之胁腹疼痛、上脘不适、食欲缺乏、恶心、腹胀等症。

(六)临床应用

1.退行性脊椎炎

生地黄 20 g,肉苁蓉 15 g,淫羊藿 6 g,鸡血藤 10 g,莱菔子 6 g。水煎服,每天 1 剂。

2.痛风性关节炎

生地黄 20 g,山茱萸 12 g,山药 12 g,泽泻 10 g,云苓 12 g,牡丹皮 10 g,金钱草 10 g,黄芪 10 g,川牛膝 10 g,赤芍 10 g,车前子(另包)15 g,盐黄柏 6 g,盐知母 6 g。水煎服,每天 1 剂。

3.高血压

知柏地黄丸(盐知母、盐黄柏、熟地黄、山茱萸、山药、泽泻、牡丹皮、云苓),口服,一次 2 丸,一天 2 次。

4.化脓性中耳炎

鲜地黄酊(60%地黄乙醇液),清洁耳道后滴耳,一次 2～3 滴,一天 3 次。

5.肿瘤化疗不良反应

生地黄 15 g,山茱萸 10 g,炒山药 15 g,半枝莲 15 g,白花蛇舌草 15 g,大枣 10 枚。水煎服,每天 1 剂。

6.更年期综合征

生地黄 30 g,牡丹皮 12 g,五味子 10 g,炒枣仁 15 g,蒲公英 30 g,枸杞子 12 g,山楂 12 g。水煎服,每天1剂。

7.心悸、失眠

生地黄 30 g,当归 12 g,丹参 20 g,何首乌 6 g,远志 6 g,五味子 10 g,合欢花 6 g。水煎服,每天 1 剂。

8.颈椎病

生地黄 30 g,杜仲 15 g,白芍 15 g,菟丝子 15 g,黄芩 15 g,三七粉(冲服)3 g。水煎服,每天 1 剂。

9.糖尿病

生地黄 30 g,天花粉 12 g,夏枯草 10 g,山药 15 g。水煎服,每天 1 剂。

10.痛经

生地黄 30 g,赤芍 15 g,白芍 15 g,川芎 15 g。水煎服,每天 1 剂。

(七)不良反应与注意事项

(1)过量服用,可致头痛、头晕、乏力、颜面苍白、口唇发绀、血压下降、心律不齐等。

(2)变态反应,荨麻疹样皮疹。

(3)脾虚、便溏、食少者慎用。

二、玄参

(一)别名

黑参。

(二)处方名

玄参、元参、大玄参、乌远参。

(三)常用量

10～15 g。

(四)常用炮制

1.玄参

取原药材,加水浸泡,闷润,切 0.1～0.3 cm 厚的片,晒干。

2.盐玄参

玄参片 500 g,盐水 100 g。取玄参片,洒匀盐水,微炒即可。

3.制玄参

玄参 5 kg,黑豆 0.5 kg,盐 50 g,水适量。取玄参,加黑豆盐水煮后,晒干,去芦切片。

(五)常用配伍

1.配麦冬

清咽利喉。用于治疗慢性咽炎、咽喉疼痛、干燥不适、声音嘶哑以及慢性扁桃体炎、咽肿干咳等症。

2.配生地黄

凉血消斑。用于治疗热病伤血之皮肤斑疹、口渴舌黄、低热倦怠等症。

3.配牡蛎

软坚散结。用于治疗淋巴结核、甲状腺肿大等病症。

4.配菊花

凉血明目。用于治疗肝火上攻,目赤流泪之症。

(六)临床应用

1.慢性咽炎

玄参 20 g,沙参 15 g,牛蒡子 12 g,甘草 3 g。水煎服,每天 1 剂。

2.荨麻疹

玄参 30 g,麻黄 5 g,蛇床子 6 g,槐花 6 g,地肤子 6 g,炙甘草 3 g。水煎服,每天 1 剂。

3.目赤肿痛

玄参 20 g,大黄 10 g,黄芩 15 g,菊花 15 g,牡丹皮 10 g,木贼 6 g。水煎服,每天 1 剂。

4.淋巴结核

玄参 30 g,牡蛎 30 g,干姜 2 g,肉桂 1 g,黄芩 15 g,夏枯草 30 g,黑豆 15 g。水煎服,每天 1 剂。

5.血栓闭塞性脉管炎

玄参 30 g,黄芪 30 g,当归 12 g,金银花 30 g,赤芍 15 g,甲片 15 g,乳香 6 g,没药 6 g,炙甘草 3 g。水煎服,每天 1 剂。

6.高脂血症

玄参 20 g,生地黄 20 g,草决明 15 g,生山楂 30 g,女贞子 10 g,丹参 10 g,甘草 3 g。水煎服,每天 1 剂。

7.带状疱疹

玄参 30 g,野菊花 15 g,大青叶 15 g,马齿苋 30 g,生地黄 30 g。水煎服,每天 1 剂。

8.便秘

玄参、黄连、大黄各等份,共研细粉,每次服 10 g,每天 2 次。

(七)注意事项

脾虚泄泻者慎用。

三、牡丹皮

(一)别名

连牡丹皮、山牡丹皮、川丹皮、连丹、骨丹皮、丹根、花王、洛阳花、木芍药。

(二)处方名

牡丹皮、粉丹皮、刮丹皮、刮丹、风丹皮、风丹、炒丹皮、丹皮炭。

(三)常用量

6～12 g。

(四)常用炮制

1.牡丹皮

取原药材,拣净杂质,去净木心,洗净,切 0.1～0.2 cm 厚的片,晒干,筛去灰屑即可。

2.酒丹皮

丹皮 500 g、白酒 70 g。取丹皮用白酒喷匀,润 1 h,至酒被吸尽时,晾干。

3.炒丹皮

取牡丹皮片,用微火炒至黄色即可。

4.丹皮炭

取牡丹皮放锅内,炒至焦黑或炭黑为度。

(五)常用配伍

1.配青蒿

清热除烦。用于治疗肺结核午后低热、夜间盗汗、手足心热等症。

2.配赤芍

增强活血化瘀作用。用于治疗荨麻疹、过敏性紫癜、丹毒等皮肤热性斑疹、丘疹等症。

3.配芦根

行血利水。用于治疗慢性肾炎导致的眼睑及下肢水肿之症。

4.配桃仁

泄热化瘀。用于治疗瘀血头痛、失眠、烦躁以及跌打损伤疼痛、痛经等症。

5.配桂枝

温经活血。用于治疗脉管炎肢体发凉疼痛以及冻疮痒痛之症。

6.配菊花

清肝泻火。用于治疗高血压头痛头晕、口苦失眠等症。

7.配皂角刺

消肿化瘀。用于治疗痈肿初起、疼痛灼热或脓成不溃、胀痛不消等症。

(六)临床应用

1.高血压

牡丹皮 15 g,杜仲 15 g,菊花 20 g,黄芩 15 g,赤芍 15 g,山楂 30 g。水煎服,每天 1 剂。

2.过敏性鼻炎

牡丹皮 18 g,酒大黄 5 g,苍耳子 10 g,薏苡仁 30 g,辛夷 3 g,生甘草 6 g。水煎服,每天 1 剂。

3.扁桃体炎

牡丹皮 12 g,蒲公英 30 g,紫花地丁 30 g,皂角刺 5 g,青果 3 g。水煎服,每天 1 剂。

4.慢性胃炎

牡丹皮 12 g,山药 12 g,黄芪 30 g,白茅根 30 g,大枣 6 枚。水煎服,每天 1 剂。

5.胃溃疡

牡丹皮 10 g,白芍 15 g,牡蛎 30 g,清半夏 15 g,黄芩 12 g。水煎服,每天 1 剂。

6.冠心病

牡丹皮 15 g,丹参 20 g,葛根 20 g,川芎 10 g,赤芍 10 g,桂枝 3 g。水煎服,每天 1 剂。

7.痛经

牡丹皮 18 g,醋延胡索 15 g,赤芍 15 g,小茴香 6 g,槐花 6 g,红糖 20 g。水煎服,每天 1 剂。

8.荨麻疹

牡丹皮 15 g,赤芍 15 g,生地黄 30 g,麻黄 3 g,紫草 15 g,甘草 10 g。水煎服,每天 1 剂。

9.更年期综合征

牡丹皮 15 g,黄芩 12 g,菟丝子 15 g,杜仲 10 g,黄芪 15 g,太子参 15 g,天麻 15 g,百合 30 g,石斛 6 g。水煎服,每天 1 剂。

10.慢性腰痛

牡丹皮 10 g,泽泻 6 g,山药 12 g,云茯苓 12 g,山茱萸 6 g,杜仲 12 g,菟丝子 15 g。水煎服,每天 1 剂。

(七)注意事项

(1)孕妇禁用。

(2)虚寒,血虚者慎用。

四、赤芍

(一)别名

北赤芍、川赤芍、京赤芍、西赤芍。

(二)处方名

赤芍、赤芍药、炒赤芍、酒赤芍、醋赤芍。

(三)常用量

6～15 g。

(四)常用炮制

1.赤芍

取原药材洗净,切片,晒干。

2.炒赤芍

赤芍片 100 kg,麦麸 6 kg,在 180 ℃热锅中,撒入麦麸,至冒烟时,倒入赤芍片,炒至微黄色,筛去麦麸即可。

3.酒赤芍

赤芍 5 kg,酒 0.5 kg。取赤芍片,加酒拌匀,用微火烘干,或炒至微黄色。

(五)常用配伍

1.配川芎

增强活血化瘀功效。用于治疗瘀血所致之冠心病、痛经、偏头痛、失眠等病症。

2.配桃仁

行血祛瘀。用于治疗妇女附件炎、痛经、经血量少等病症。

3.配香附

行气化瘀。用于治疗气滞血瘀之胃脘痛、肋痛、痛经等症。

4.配蒲黄

化瘀止痛。用于治疗瘀血胃脘疼痛、慢性胃炎、溃疡病等病症。

5.配小茴香

行气止痛。用于治疗疝气小腹疼痛之症。

(六)临床应用

1.慢性胃炎

赤芍 15 g,蒲黄(冲服)3 g,五灵脂 15 g,甘草 6 g。水煎服,每天 1 剂。

2.疝气

赤芍 15 g,小茴香(另包)15 g,橘核 6 g,干姜 3 g,桂枝 4 g,陈皮 10 g。水煎服,每天 1 剂。

3.慢性胆囊炎

赤芍 15 g,白芍 10 g,柴胡 12 g,香附 10 g,蒲公英 30 g,大黄 5 g。水煎服,每天 1 剂。

4.偏头痛

赤芍 15 g,醋延胡索 15 g,川芎 15 g,山楂 30 g,天冬 15 g,沙参 15 g,黄柏 10 g,木贼 3 g,白芷 6 g,菊花 10 g。水煎服,每天 1 剂。

5.癫痫

赤芍 12 g,大黄 6 g,全蝎 6 g,蜈蚣 1 条,红花 6 g,当归 10 g,莪术 6 g,大青叶 10 g,琥珀(研末冲服)3 g。水煎服,每天 1 剂。

6.冠心病

赤芍 20 g,三七 10 g,红花 10 g,佛手 6 g,当归 10 g,桃仁 10 g,泽泻 6 g,葛根 15 g,生甘草 3 g。水煎服,每天 1 剂。

7.乳腺炎

赤芍 30 g,酒大黄 10 g,金银花 30 g,蒲公英 30 g,丹参 15 g,黄芪 10 g,川芎 10 g,生甘草 6 g。水煎服,每天 1 剂。

8.慢性附件炎

赤芍 15 g,桃仁 10 g,土茯苓 30 g,三棱 10 g,川楝子 10 g,莪术 8 g,醋延胡索 12 g,黄芩 10 g,苦参 15 g,黄柏 12 g,丹参 10 g,香附 10 g,山药 15 g,薏苡仁 15 g。水煎服,每天 1 剂。

9.盆腔炎

赤芍 15 g,乌药 10 g,香附 12 g,刘寄奴 12 g,萆薢 6 g,萹蓄 6 g,猪苓 15 g,女贞子 12 g,苦参 12 g,蒲公英 30 g,马齿苋 30 g,益母草 10 g,甘草 3 g。水煎服,每天 1 剂。

10.淋巴结核

赤芍 18 g,蜈蚣 2 条,苦参 15 g,山药 30 g,百合 15 g,夏枯草 15 g,黄芪 10 g,党参 10 g,沙参 15 g,石斛 6 g。水煎服,每天 1 剂。

11.痈疽肿痛

赤芍 20 g,蒲公英 30 g,皂角刺 6 g,金银花 30 g,连翘 20 g,黄芩 15 g,紫花地丁 30 g,甘草 10 g。水煎服,每天 1 剂。

12.失眠

赤芍 20 g,红花 6 g,当归 10 g,黄柏 15 g,钩藤(后下)30 g,琥珀(冲服)3 g,龙骨 30 g,牡蛎 30 g。水煎服,每天 1 剂。

13.慢性肾盂肾炎

赤芍 15 g,白茅根 30 g,马齿苋 30 g,蒲公英 30 g,黄柏 15 g,益智仁 6 g,生蒲黄(另包)6 g,生甘草 6 g。水煎服,每天 1 剂。

(七)注意事项

痈疽已溃者慎用。

五、紫草

(一)别名

地血、鸦衔草、山紫草、红石根、紫根。

(二)处方名

紫草、软紫草、紫草茸、紫草根、老紫草、硬紫草。

(三)常用量

6～20 g。

(四)常用炮制

取原药材,拣净杂质,去苗,剪成1.5～2 cm段即可。

(五)常用配伍

1.配连翘

清凉解毒。用于治疗热证之湿疹、荨麻疹、斑疹等病症。

2.配大青叶

清热解毒。用于治疗流行性乙型脑炎、传染性肝炎等所致之高热口渴、小便赤黄、皮肤斑点等症。

3.配黄柏

清血燥湿。用于治疗疖肿、湿疹、水火烫伤等症。

4.配茵陈

清热退黄。用于治疗黄疸型肝炎,皮肤、小便发黄,口渴,腹胀等症。

5.配生地黄

清热凉血。用于治疗外感热病,高热神昏、口舌绛紫以及血热所致之鼻血、尿血等症。

(六)临床应用

1.扁桃体炎

紫草30 g,黄芩15 g,蒲公英30 g。水煎服,每天1剂。

2.黄疸型肝炎

紫草15 g,茵陈15 g,柴胡12 g,黄芩12 g,白茅根30 g,五味子6 g,生姜6 g,大枣6枚。水煎服,每天1剂。

3.预防麻疹

33%紫草根糖浆口服,6个月～1岁每次10 mL;2～3岁每次20 mL;4～6岁每次30 mL。每隔天服2次,共服3 d,计6次。

4.玫瑰糠疹

紫草15～30 g(小儿用6～15 g),煎服,每天1次,10 d为1个疗程。

5.银屑病

0.1%紫草注射液2 mL,每天肌内注射1次,连用30～40次。

6.扁平疣

0.1%紫草注射液,肌内注射,每次2 mL,每天1次,10次为1个疗程。

7.面颈部烧伤

紫草10 g,菜油100 mL,加热煮沸20 min后,过滤,凉后备用。用时,先用75%乙醇溶液清洁创面,抽出水疱积液,然后用纱布块蘸紫草油均匀地涂在创面上,每天3～4次,保持创面湿润,连用7～9 d。小面积轻度烧伤2～4 d。

8.新生儿臀红

先用20～25 ℃生理盐水洗净患处,消毒纱布蒸干后,涂当归紫草油,每天3～4次。

9.子宫颈糜烂

紫草油外涂,每天1～2次,10次为1个疗程。

10.消化道灼伤

紫草油口服,每次10～20 mL,每天3～4次。儿童酌减。

11.肌内注射后硬结

将紫草油涂于硬结皮肤上,加塑料膜覆盖,用无菌纱布包扎,胶布固定。每天涂敷2～6次。

12.过敏性紫癜

紫草15 g,黄柏12 g,当归10 g,知母12 g,牛蒡子12 g,苦参12 g,淡竹叶6 g,西河柳10 g,蝉蜕6 g。水煎服,每天1剂。

13.便秘

紫草30 g,杏仁10 g,防风12 g,白术15 g,生姜3 g,山楂10 g。水煎服,每天1剂。

14.荨麻疹

紫草30 g,黄芩15 g,地肤子15 g,苍耳子12 g,土茯苓15 g,天冬30 g。水煎服,每天1剂。

(七)注意事项

脾虚便溏者慎服。

(赵凤青)

参 考 文 献

[1] 俞捷,姚卫峰.药物分析[M].北京:中国中医药出版社,2023.

[2] 张子健.临床药学与药物治疗学[M].长春:吉林科学技术出版社,2022.

[3] 赵玉霞,杨颖,张吉霞,等.药物学基础与临床应用[M].哈尔滨:黑龙江科学技术出版社,2022.

[4] 符秀娟,陈小婉,胥彦琪.药物分析[M].上海:上海科学技术文献出版社,2023.

[5] 杜永丽.临床药物导论与药物治疗学[M].武汉:湖北科学技术出版社,2022.

[6] 谷翠霞.现代实用药物学[M].天津:天津科学技术出版社,2022.

[7] 贾茜,张庆霞,杨青青,等.现代药物学基础与实践[M].青岛:中国海洋大学出版社,2023.

[8] 董志强.药物综合治疗学[M].济南:山东大学出版社,2022.

[9] 刘汉南,冯秀真,孔杰娜,等.临床药物学与药事管理[M].哈尔滨:黑龙江科学技术出版社,2023.

[10] 邓远雄,李晓宇,郝刚.体内药物分析[M].长沙:中南大学出版社,2022.

[11] 胡秀珍.临床药物应用指导[M].哈尔滨:黑龙江科学技术出版社,2023.

[12] 刘晓东,刘李.药代动力学的药物相互作用[M].北京:科学出版社,2022.

[13] 马娜.临床常见病药物治疗[M].武汉:湖北科学技术出版社,2022.

[14] 朱来清.临床用药与药物管理[M].上海:上海交通大学出版社,2023.

[15] 亓军波.药学导论与药物临床研究[M].武汉:湖北科学技术出版社,2022.

[16] 甄怡君,孙彩丽,刘宣彤.现代临床药物治疗基础与实践[M].北京:中国纺织出版社,2023.

[17] 桑素波.临床疾病诊断与药物应用[M].长春:吉林科学技术出版社,2022.

[18] 姚云峰.实用药物学临床应用[M].哈尔滨:黑龙江科学技术出版社,2023.

[19] 于美芹.医院药学管理与药物治疗[M].北京:科学技术文献出版社,2022.

[20] 于春玲.医学疾病诊疗与药物应用[M].汕头:汕头大学出版社,2022.

[21] 矫金庆.药物学研究与合理用药[M].哈尔滨:黑龙江科学技术出版社,2023.

[22] 郭衍梅,王美霞,马焕焕,等.新编临床药物基础与应用[M].哈尔滨:黑龙江科学技术出版社,2022.

[23] 张菁,毛颖.药物临床研究理论与实践[M].上海:复旦大学出版社,2022.

[24] 易凡.疾病学基础与药物干预[M].济南:山东大学出版社,2022.

[25] 苏治国,卢晓东,郭珍,等.临床药物学基础与应用[M].北京:科学技术文献出版社,2022.

[26] 王美霞.药事管理与药物应用[M].上海:上海交通大学出版社,2023.

[27] 裴丽娜,田甜,张静,等.临床药物学基础与实践[M].北京:科学技术文献出版社,2022.

[28] 王邦玲,孙晓玲,李红霞,等.临床药物研究与药学管理规范[M].哈尔滨:黑龙江科学技术出版社,2022.

[29] 林彩侠,王宗岩,金善子,等.实用药理与药物治疗学[M].上海:上海科学技术文献出版社,2023.

[30] 涂小云,邹峥嵘,余小辉.药物常识[M].北京:人民卫生出版社,2022.

[31] 王博.药物学基础[M].重庆:重庆大学出版社,2021.

[32] 刘淑岚,欧雯平,陈丕瑞,等.现代药物学理论与应用[M].上海:上海交通大学出版社,2023.

[33] 曾苏,余露山,柴逸风,等.药物分析学[M].北京:高等教育出版社,2021.

[34] 于秀娟,韩召选,谢莹,等.临床药物应用治疗学[M].哈尔滨:黑龙江科学技术出版社,2021.

[35] 陈智娴,孟德钢,文彤.临床常见药物不良反应与防治[M].长春:吉林科学技术出版社,2023.

[36] 郭晔,陈建平,成日青,等.药物代谢动力学的研究进展[J].物理化学进展,2024,13(1):25-34.

[37] 郭思瑞,王晶,王月,等.吸入用盐酸氨溴索溶液与5种临床常用平喘药物的配伍稳定性考察[J].中国药学杂志,2023,58(13):1218-1223.

[38] 贺渝森,李默晗,马超,等.超长效镇痛药物的研发与转化[J].协和医学杂志,2024,15(2):251-257.

[39] 吴海松,刘欣卉,杨东妮.托拉塞米和呋塞米治疗心功能不全的临床疗效比较[J].当代医学,2023,29(22):17-20.

[40] 刘晓玲,邢亚兵,裴保方,等.某儿童医院围手术期止血药物预防性用药情况分析[J].中国合理用药探索,2023,20(3):73-77.